Die Fäzes des Menschen

im normalen und krankhaften Zustande

mit besonderer Berücksichtigung

der klinischen Untersuchungsmethoden.

Von

Prof. Dr. Ad. Schmidt und **Prof. Dr. J. Strasburger**

Geh. Medizinalrat,
Direktor der medizinischen Klinik an der
Universität Halle.

ordentl. Professor
der inneren Medizin und Direktor der medizinischen
Universitätspoliklinik zu Frankfurt a. M.

Vierte, neubearbeitete und erweiterte Auflage.

Mit 15 lithographischen Tafeln und 16 Figuren im Text.

Springer-Verlag Berlin Heidelberg GmbH
1915

ISBN 978-3-662-34347-0   ISBN 978-3-662-34618-1 (eBook)
DOI 10.1007/978-3-662-34618-1

Vorwort zur ersten Auflage.

Bei der wachsenden Bedeutung, welche die Untersuchung der menschlichen Fäzes für die Pathologie und Klinik gewinnt, ist es auffallend, dass wir bisher keine zusammenfassende Arbeit auf diesem Gebiete besitzen. Unsere Absicht war die, eine Koprologie zu geben, welche in gleicher Weise den Bedürfnissen des Forschers und Praktikers entgegenkommt. Selbstverständlich ist dies nur bis zu einem gewissen Grade möglich, denn es liegt in der Natur der Sache, dass das Interesse des Praktikers sich mehr der makroskopischen und mikroskopischen Untersuchung der Fäzes, das des Forschers vorwiegend der Chemie und Bakteriologie des Kotes zuwenden wird. Dem entspricht es, dass die diagnostischen Gesichtspunkte, welche wir den einzelnen Kapiteln anfügten, in dem 3. und 4. Abschnitt schon sehr zusammengeschrumpft sind und in dem letzten ·der Hauptsache nach unformuliert bleiben mussten. Trotz dieser Differenzen in der klinischen Verwertbarkeit des Stoffes wird unser ganzes Werk, besonders die ersten 3 Abschnitte desselben, durch ein festes organisches Gerüst zusammengehalten. Dasselbe besteht in der von uns geschaffenen Normal- oder Probediät, und seine einzelnen Pfeiler sind die mittels derselben gewonnenen Normalwerte und Leitsätze. Ohne solche würde jede Koprologie nur ein ungeordneter Haufen zusammengetragener Tatsachen bleiben. In der Aufrichtung jenes Gerüstes von Normalwerten erblicken wir den Hauptanteil unserer eigenen Arbeit.

Von einer eingehenden makro- und mikroskopischen Beschreibung der Pflanzenreste im Kot haben wir Abstand genommen, da das 1899 in deutscher Sprache erschienene Buch von Ledden-Hülsebosch diesen Gegenstand in vortrefflicher und erschöpfender Weise behandelt. Dieselbe Ueberlegung führte uns auch dazu, von den tierischen Parasiten nur die Protozoen aufzunehmen; es liegen· seit langem und aus jüngster Zeit mustergiltige Bearbeitungen der Eingeweidewürmer vor.

Die Abbildungen sind zum grössten Teil nach Originalpräparaten gefertigt.

Dresden und Bonn, Oktober 1903.

Ad. Schmidt.   J. Strasburger.

Vorwort zur dritten Auflage.

In den letzten Jahren ist die literarische Produktion auf dem Gebiete der Koprologie ausserordentlich gewachsen. Dabei hat sich das Interesse der Forscher besonders dem Vorkommen und der diagnostischen Bedeutung der Eiweisskörper und der Fermente in den Fäzes zugewendet. Die Fett- und Zellulosebestimmungen sind wesentlich verbessert, die Bakteriologie, die Mengenbestimmung der Bakterien, ist vielfach weiter ausgebaut worden. Eine Reihe von Stoffen (hämolytische und artspezifische Substanzen, Pentose, Hemizellulose) hat zu neuen Untersuchungen Veranlassung gegeben.

Die dadurch notwendige Erweiterung, zum Teil völlige Umarbeitung verschiedener Kapitel, hat den Umfang des Buches um einige Bogen vergrössert.

Auf den Tafeln wurden 2, in den Text 10 Figuren neu eingefügt.

Halle und Bonn, Juli 1910.

Ad. Schmidt.   J. Strasburger.

Inhaltsverzeichnis.

Allgemeine Zusammensetzung der Fäzes und Methodik der Untersuchung.

An der Zusammensetzung der Fäzes beteiligen sich Substanzen sehr verschiedener Herkunft, die man in folgende Gruppen gliedern kann:

1. Nahrungsreste, und zwar
    a) Unverdauliche Bestandteile der Nahrung (Nahrungsschlacken).
    b) An sich verdauliche, aber aus irgend einem Grunde nicht resorbierte Bestandteile der Nahrung (Nahrungsreste im engeren Sinne).
2. Reste der in den Verdauungsschlauch ergossenen Sekrete.
3. Produkte der Zersetzungsvorgänge innerhalb des Darmkanals (einschliesslich der sie bedingenden Mikroorganismen).
4. Geformte und ungeformte Produkte der Darmwand (ausser den sub 2 aufgeführten Sekreten).
5. Zufällige Bestandteile.

Es ist nicht möglich, eine scharfe Grenze zwischen physiologischer und pathologischer Zusammensetzung der Fäzes zu ziehen, etwa in der Art, dass man die unter 4 und 5 aufgeführten Teile als pathologische den unter 1 bis 3 genannten als normalen gegenüberstellt. In jedem einzelnen Falle hängt die Beurteilung dessen, was in den Exkrementen krankhaft oder normal ist, von einer Summe von Faktoren ab, als da sind: Zusammensetzung der Kost, Art der Nahrungsaufnahme, individuelle Leistungsfähigkeit des Darmes, Schnelligkeit der Passage usw. Im folgenden sollen nur einige fundamentale Tatsachen kurz erwähnt werden.

1. a) **Nahrungsschlacken.** Als absolut unverdaulich sind von den mit der gewöhnlichen Nahrung eingeführten Stoffen nur sehr wenige zu bezeichnen, nämlich: Hornsubstanzen, Harze, Wachsstoffe; von den aussergewöhnlich eingeführten mehrere: Chitin, Paraffin, gewisse organische und anorganische Salze etc. Relativ verdaulich, d. h. nur von einem der Hauptverdauungssäfte angreifbar oder nur unter Zuhilfenahme der Mikroorganismen löslich, sind: kollagenes Bindegewebe[1]), Gräten, Knochen[2]) (nur im Magensaft löslich), Gewebskerne[3]) (nur im Pankreassaft löslich), Hemizellulosen, Zellulose. Im weiteren Sinne versteht man unter Nahrungsschlacken auch wohl die Reste aller schwer verdaulichen Stoffe,

---

1) Kühne, Verh. d. naturhistor. Vereins zu Heidelberg. N. F. 1. 1877. S. 194.
2) Knut Faber, Berl. klin. Wochenschr. 1898. Nr. 35.
3) A. Schmidt, Deutsche med. Wochenschr. 1899. Nr. 49; Fr. W. Strauch, ebenda. 1909. Nr. 52.

sei es nun, dass diese an die chemische oder an die mechanische Tätigkeit des Verdauungsschlauches besondere Ansprüche stellen. Dahin gehören harte Vegetabilien (inkrustierte Zellulose), elastisches Gewebe, zähes Fleisch, rohe Stärke, Fette mit hohem Schmelzpunkt u. a.

1. b) Nahrungsreste. Für eine grosse Zahl der gebräuchlichen Nahrungsmittel ist durch die Versuche der Münchener physiologischen Schule die Ausnutzbarkeit im normalen menschlichen Darme festgestellt worden. Die Untersuchungen sind alle in der Weise ausgeführt, dass der Versuchsperson die jeweilige Speise an mehreren aufeinander folgenden Tagen allein oder in vorwiegender Menge gereicht und der auf die Versuchstage fallende Kot mit der Nahrung verglichen wurde[1]). Als allgemeines Resultat hat sich dabei ergeben, dass von „aufgeschlossenen" (d. h. von schwerverdaulichen Stoffen befreiten) Nahrungsmitteln selbst über das Bedürfnis hinausgehende Mengen fast ohne Verlust aufgenommen werden. Grössere Nahrungsreste treten in den Fäzes nur dann wieder zutage, wenn bei aufgeschlossenen Nahrungsmitteln die Assimilationsgrenze überschritten wurde oder die Nahrungsstoffe in nicht genügend aufgeschlossener, d. h. für die Verdauungssäfte schwerer zugänglicher Form gereicht wurden. Für die Menge der unverdaut wieder abgehenden Nahrungsreste sind aber weiterhin noch folgende zwei Momente von nicht zu unterschätzender Bedeutung: das Mischungsverhältnis der einzelnen Nahrungsstoffe in der Kost[2]) und die individuelle Leistungsfähigkeit des Verdauungsapparates.

2. Reste der in den Verdauungsschlauch ergossenen Sekrete und Exkretionsprodukte. Ueber die Gesamtheit der hier in Frage kommenden Stoffe gibt uns die Untersuchung des sog. Hungerkotes Anhaltspunkte. Doch darf nicht vergessen werden, dass derselbe nur einen Minimalwert darstellt, isofern bei Nahrungszufuhr natürlich auch mehr Verdauungssäfte abgesondert werden als im Hungerzustande[3]). Von Einzelheiten ist zu erwähnen, dass im normalen Kote vorwiegend Gallenreste und von der Darmwand abgesonderte Bestandteile wiedererscheinen. Von den Bestandteilen der Hauptverdauungsorgane finden sich Pepsin nur ausnahmsweise[4]), sonstiges proteolytisches (Trypsin, Erepsin) und diastatisches Ferment dagegen regelmässig im Kote[5]). Die Gallereste sind normalerweise nur Cholesterin, etwas Cholalsäure und Farbstoffe. Von der Darmschleimhaut werden geliefert: Nukleoproteid, Fettkörper und anorganische Salze[6]) (Fe, Ca u. a.).

3. Mikroorganismen und Produkte der Zersetzungsvorgänge. Dass die Mikroorganismen und ihre Zerfallsprodukte einen erheblichen Teil der Fäzes ausmachen, ist zuerst von Woodward[7]) betont worden. Genauere Bestimmungen, welche Strasburger[8]) mittels einer besonderen Methode (Wägung der isolierten Fäzesbakterien) ausgeführt hat, haben gelehrt, dass unter normalen Verhältnissen etwa $^1/_3$ der Trockensubstanz der Fäzes aus Mikroorganismen besteht[9]) und dass diese Zahl in pathologischen Zuständen noch wachsen kann. Die

---

1) Ein Ueberblick über die Ergebnisse findet sich bei Rubner, Handbuch der Ernährungstherapie von v. Leyden. Berlin 1897. S. 115.

2) Siehe Rosenheim, Archiv f. d. ges. Physiologie. 46. 1890. S. 422.

3) Rieder, Zeitschr. f. Biologie. 20. 1884. S. 378.

4) Nach im Laboratorium der med. Klinik zu Bonn gemachten Beobachtungen.

5) Strasburger, Deutsches Archiv f. klin. Med. 67. 1900; Döblin, Deutsche med. Wochenschr. 1909. Nr. 25; Wynhausen, Berl. klin. Wochenschr. 1909. Nr. 30 u. a. m.

6) Schlössmann, Zeitschr. f. klin. Med. 60. 1906. S. 272; Kobert und Koch, Deutsche med. Wochenschr. 1894. Nr. 47.

7) The medical and surgical history of the war of the rebellion. Part II. Vol. I.

8) Strasburger, Zeitschr. f. klin. Med. 46. 1902. S. 413 und 48. 1903. S. 495.

9) Nach neueren Versuchen ist dieser Wert etwas niedriger (vergl. Abschnitt IV; I, 2, b).

Zersetzungsprozesse betreffen vornehmlich die Kohlehydrate und die Eiweisskörper. Aus den ersteren bilden sich durch Gärung und gelangen in den Kot: flüchtige Fettsäuren, Milchsäure, Bernsteinsäure, Alkohol, CO_2, H_2, CH_4, aus letzteren liefert die Fäulnis: Indol, Phenol, Skatol, NH_3, H_2S u. a. Fette werden nur in geringem Grade zersetzt. Als Produkte bakterieller Tätigkeit müssen auch die Bildung von Hydrobilirubin aus Bilirubin sowie die Reduktion gewisser medikamentös eingeführter Substanzen, schliesslich die seltene Bildung von Diaminen aufgefasst werden.

4. Geformte und ungeformte Produkte der Darmwand. Hierhin gehören der Schleim und die verschiedenen die innere Oberfläche des Verdauungsschlauches auskleidenden Epithelien. Man findet einzelne Exemplare der letzteren, z. B. verhornte Plattenepithelien aus der Mundhöhle, in jedem Stuhle, und es ist anzunehmen, dass durch die beständige Mauserung der obersten Zellschicht allerlei Zellbestandteile in die Fäzes gelangen. Von pathologischen Produkten der Darmwand kommen vor: rote und weisse Blutkörperchen, Serum, Gewebsbestandteile, aber wie es scheint kein Fibrin.

5. Zufällige Bestandteile. Sandkörner, Haare, Wollfäden u. ä. sind fast regelmässig vorhanden und fallen noch in den Bereich des Normalen. Die Zahl der von aussen eingeführten Fremdkörper, die in den Fäzes wieder zum Vorschein kommen können, ist Legion. Ein kleiner Teil der zufälligen Bestandteile bildet sich erst im Körper selbst heran: nämlich: Parasiten, Gallensteine, Darmsteine etc.

Allgemeine Methodik der Fäzesuntersuchung.

Normalkot. Bei der ausserordentlich verschiedenartigen Zusammensetzung des Kotes ist ein Vergleich zwischen den Fäzes verschiedener Personen nur dann möglich, wenn wenigstens die wichtigste Komponente, die Nahrung, gleichartig war. Man kann wohl von dem „Hungerkot“, dem „Fleischkot“, dem „Milchkot“ usw. als typischen Kotarten sprechen, aber nicht von einem normalen Kot schlechthin, d. h. von einer charakteristischen Zusammensetzung des Kotes bei mittlerer gemischter Nahrung. Es ist aber einleuchtend, dass es für die klinische Kotuntersuchung durchaus notwendig ist, eine derartige Norm zu besitzen, weil es nur so möglich ist, geringe Abweichungen leicht zu erkennen. Mit diesen geringen Abweichungen sind speziell Unterschiede in der Ausnutzung der Nahrungsstoffe gemeint, die unter gewöhnlichen Umständen nur, wenn sie sehr ausgesprochen sind (z. B. im Fettstuhl), ohne weiteres in die Auge fallen. Wenn man bedenkt, welche grossen Vorteile die Magenpathologie aus der systematischen Anwendung bestimmter Kostnormen, wie dem Probefrühstück und der Probemahlzeit, gezogen hat, so ist es eigentlich kaum zu verstehen, warum nicht schon viel früher der Versuch gemacht wurde, auch die Beschaffenheit der Fäzes unter besonderen Versuchsbedingungen zu studieren. Quantitative Ausnutzungsversuche, wie sie von Fr. Müller, Klemperer, v. Noorden u. a. in die klinische Forschung eingeführt worden sind, sind doch nicht einfach genug, um allgemeine Verbreitung zu finden. Vor Einführung der Probediät durch

Schmidt und Strasburger[1]) hat eigentlich nur Praussnitz[2]) einen beachtens-
werten Vorschlag zur Gewinnung eines Normalkotes gemacht.

Praussnitz versteht unter Normalkot einen solchen, welcher ganz vorwiegend aus Resten der Verdauungssäfte und Darmsekreten besteht, also von
einer schlackenfreien, im aufgeschlossenen Zustande gereichten Nahrung stammt,
wobei es einerlei ist, wie dieselbe speziell ausgewählt ist. Er hat für diesen
Normalkot eine prozentische Zusammensetzung von 8,6 N, 16 Aetherextrakt
und 15 Asche (der Trockensubstanz) berechnet und kalkuliert so: Werden im
gegebenen Falle die an und für sich leicht resorbierbaren Speisen schlecht ausgenutzt, so verändert sich die Prozentzusammensetzung des Kotes, und zwar
muss der N-Gehalt steigen, wenn die N-reichen Bestandteile der Kost ungenügend
verarbeitet wurden, dagegen fallen, wenn die mangelhafte Ausnutzung die N-freien
Stoffe betraf. Aehnliches gilt auch für den Fettgehalt, kurz, jede erhebliche
Abweichung vom Normalkot inbezug auf die Prozentzusammensetzung bedeutet
eine Verschlechterung der Darmleistung.

Es mag sein, dass für die Fälle relativer Gesundheit dieser Durchschnitts-
kot zur Beurteilung ausreicht [Schierbeck[3]) bezweifelt auch dies]; für die
Untersuchung pathologischer Zustände des Darmes ist das kaum anzunehmen. Hier
kommt überhaupt nur eine geringe Auswahl von Speisen in Betracht, der Appetit
des Kranken ist launenhaft, und man kann infolgedessen nicht darauf rechnen,
dass die Kost und damit auch der Kot dieselbe mittlere Zusammensetzung zeigt,
wie beim Gesunden. Nimmt man hinzu, dass Praussnitz nur auf eine gleichmässige chemische Zusammensetzung des Normalkotes ausgeht, die makroskopische und mikroskopische Beschaffenheit dagegen, die bei einem so weiten
Spielraum in der Kost erhebliche Schwankungen aufweist, ganz vernachlässigt, so
ist es leicht begreiflich, dass sein Verfahren keinen Eingang in die Praxis finden
konnte. Auch der Versuch v. Oefeles[4]), ihm durch Erweiterung der Untersuchungsmethoden eine breitere Unterlage zu geben, dürfte kaum zum Ziele führen.

Die von Schmidt und Strasburger eingeführte Methode besteht in der
mehrtägigen Darreichung einer jedesmal gleich zusammengesetzten Probediät,
deren Auswahl so getroffen ist, dass sie sowohl von Gesunden als auch von den
meisten Darmkranken genommen werden kann. Ihre Menge ist hinreichend, um
das Maximalmass des Kalorienbedürfnisses eines Erwachsenen (bei Körperruhe) zu
befriedigen, sie enthält die 3 Hauptgruppen der Nahrungsmittel in angemessenem
Verhältnis zueinander und ist möglichst, aber nicht absolut schlackenfrei (damit
die normalerweise von den Ingestis gelieferten Reize nicht ganz ausfallen). Endlich
ist sie so einfach zusammengesetzt, dass sie überall leicht zu beschaffen ist und
gleichmässig zubereitet werden kann.

Die ersten Probekostverordnungen, welche Schmidt und Strasburger bei
der Ausarbeitung der „Gärungsprobe" aufgestellt haben[5]), haben später mannigfache Abänderungen erfahren[6]), hauptsächlich im Sinne einer Vereinfachung (aus
drei Diätformen ist eine geworden), teils aber auch durch Verbindung mit der
sogenannten „Fleischprobe" Schmidts. Ihr Prinzip — die Menge und Art der
stärkehaltigen Nahrungsmittel, welche die Gärungsfähigkeit des Kotes beein-

<hr>

1) s. Schmidt, Berl. klin. Wochenschr. 1898. Nr. 41.
2) Zeitschr. f. Biologie. 35. 1897. S. 335.
3) Archiv f. Hygiene. 51. 1904.
4) v. Oefele, Statistische Vergleichstabellen zur praktischen Koprologie etc. Jena,
Fischer, 1904.
5) A. Schmidt, Berl. klin. Wochenschr. 1898. Nr. 41.
6) Deutsch. Arch. f. klin. Med. 61. 1898. S. 571 und 65. 1899. S. 240.

flussen — ist übrigens beibehalten worden. Wir geben im folgenden nur die letzte von Schmidt[1]) gegebene Vorschrift wieder. Sie ist für klinische Zwecke und quantitative Analysen bestimmt und weicht nur in ganz unwesentlichen Punkten von der Probediät II der 1. Auflage dieses Buches[2]) ab.

Diese detaillierte Probekost Schmidts enthält: 1,5 Liter Milch, 100 g Zwieback, 2 Eier, 50 g Butter, 125 g Rindfleisch, 190 g Kartoffeln, Schleim aus 80 g Hafergrütze, ca. 2—3 g Kochsalz. Dieselben entsprechen etwa: 102 g Eiweiss, 111 g Fett und 191 g Kohlehydraten oder zusammen 2234 Kalorien [Rohkalorien[3])]. Die Verteilung geschieht am besten folgendermassen:

Morgens: 0,5 Liter Milch, dazu 50 g Zwieback,
Vormittags: 0,5   „   Haferschleim [aus 40 g Hafergrütze, 10 g Butter, 200 g Milch, 300 g Wasser und 1 Ei und etwas Salz bereitet (durchgeseiht)],
Mittags: 125 g gehacktes Rindfleisch (Rohgewicht), mit 20 g Butter leicht übergebraten, so dass es inwendig noch roh bleibt.
     Dazu: 250 g Kartoffelbrei (aus 190 g gemahlenen Kartoffeln, 100 g Milch und 10 g Butter und etwas Salz bereitet).
Nachmittags: Wie morgens.
Abends: Wie vormittags.

Diese Probekost wird in der Regel 3 Tage lang, eventl. auch länger, gegeben, jedenfalls so lange, bis ein Stuhl, welcher sicher nur noch von dieser Diät stämmt, zur Verfügung steht. Das ist bei normalem Stuhlgang meist schon bei der 2. Defäkation nach Beginn des Versuches der Fall. Dieser „Normalkot" kann in der Regel schon an seiner gleichmässigen Konsistenz und seiner hellbraunen Farbe erkannt werden; will man sicher gehen, so reicht man im Beginn des Versuches 0,3 g gepulverten Karmins in Oblate, wodurch die Grenze zwischen dem früheren und dem „Normalkot" markiert wird (s. u.).

Die Erfahrung hat gelehrt, dass die Schmidt-Strasburgersche Probediät von der grossen Mehrzahl der in Betracht kommenden Kranken gerne genommen und ohne Beschwerden vertragen wird. Der gegen dieselbe erhobene Einwand, dass die Milch leicht zu Durchfall Veranlassung gebe, trifft nur für eine geringe Minderzahl (nach unseren Erfahrungen ca. 5 pCt. der Untersuchten) zu. Wo es nicht auf vergleichende quantitative Analysen ankommt, kann man in solchen Fällen morgens und nachmittags statt des halben Liters Milch das gleiche Quantum Kakao (aus 20 g Kakaopulver, 10 g Zucker, 100 g Milch und 400 g Wasser bereitet) geben. Für die ambulante Praxis hat überdies Schmidt[1]) eine allgemeine Probekost angegeben, welche einen weiteren Spielraum lässt, ohne die Grundlagen des Ganzen umzustossen. Sie lautet:

Morgens:
     ½ Liter { Milch oder Tee oder Kakao } mit Milch oder Wasser gekocht,
     dazu 1 Semmel mit Butter und 1 weiches Ei.

---

1) A. Schmidt, Die Funktionsprüfung des Darmes mittels der Probekost etc. 2. Auflage. Wiesbaden, J. F. Bergmann. 1908.
2) Probediät II enthält 1½ Eier und 20 g Zucker mehr, dagegen 30 g Butter weniger.
3) Vaughan Harley und Francis W. Goodbody (The chemical investigation of gastric and intestinal diseases by the aid of test meals. London, Edward Arnold. 1906. p. 96) berechnen auf Grund eigener Analysen folgende Zahlen: 110 g Eiweiss, 105 g Fett, 200 g Kohlehydrate; zusammen 2247 Rohkalorien.

Frühstück: 1 Teller Haferschleimsuppe, mit Milch gekocht, durchgeseiht (Salz- oder Zuckerzusatz erlaubt). Eventuell kann auch Mehlsuppe oder Porridge gereicht werden.

Mittags: $\frac{1}{4}$ Pfd. gehacktes mageres Rindfleisch, mit Butter leicht übergebraten (inwendig roh). Dazu eine nicht zu kleine Portion Kartoffelbrei (durchgesiebt).

Nachmittags: Wie morgens, aber kein Ei.

Abends: $\frac{1}{2}$ Liter Milch oder ein Teller Suppe (wie zum Frühstück), dazu 1 Semmel mit Butter und 1—2 weiche Eier (oder Rührei).

Es ist selbstverständlich, dass die Schmidt-Strasburgersche Probediät nicht die allein-mögliche Diätform für eine praktische Funktionsprüfung des Darmes darstellt. Da indes mittelst ihr sämtliche quantitativen Analysen und zahlreiche qualitative Untersuchungen, welche das Fundament des vorliegenden Werkes bilden, ausgeführt sind, da sie ferner bereits in weite Kreise der Praxis eingedrungen ist, so wäre es nicht gerechtfertigt, ohne zwingenden Grund von ihr abzugehen oder sie durch andere Diätformen zu ersetzen. Ein solcher Grund liegt aber, wie Schmidt überzeugend nachgewiesen hat, nicht vor[1]).

Abgrenzung des auf eine bestimmte Kost entfallenden Kotes. Will man den von einem besonderen Tage oder einer speziellen Kostform stammenden Kot untersuchen, so genügt es nicht, diejenige Entleerung herauszugreifen, welche nach der durchschnittlichen Passagezeit der Speisen durch den Verdauungskanal erscheint. Auch bei regelmässiger täglicher Stuhlentleerung enthält der Kot nicht jedesmal die Reste der vortäglichen Mittagsmahlzeit. Man pflegt deshalb den Beginn der betr. Kost durch eine unverdauliche, in den Fäzes leicht wieder erkenntliche Substanz zu markieren. Ranke[2]) gebrauchte zu diesem Zwecke Preisselbeeren, Salkowski und Munk[3]) (beim Hunde) Korkstückchen. Beide Mittel sind nur bei einem gesunden Darme zu gebrauchen und, wie es scheint, nicht ganz zuverlässig. Rubner[4]) grenzte bei seinen physiologischen Ausnutzungsversuchen die Fäzes dadurch ab, dass er in gemessenen Zeiträumen vor Beginn und nach Beendigung der betr. Kost grössere Quantitäten ($1\frac{1}{2}$—$2\frac{1}{2}$ Liter) Milch trinken liess, wodurch ein charakteristischer heller Kot gebildet wird. Spätere Untersucher haben nach dem Vorgange von Rubner[5]) meistens Kohleemulsion verwendet. (Carbo vegetab. 15,0; Mucilago Gummi arab. 15,0; Aq. Menthae pip. 60,0; davon 3 Esslöffel.) Cremer und Neumayer[6]) empfehlen Kieselsäure.

Für Patienten mit Verdauungsstörungen ist es erwünscht, eine Substanz zu haben, welche ohne Widerwillen zu erregen in möglichst kleiner Dosis genommen

---

1) Es gereicht uns zur Genugtuung, konstatieren zu dürfen, dass die anfangs von verschiedenen Seiten erhobenen Bedenken gegen die praktische Durchführbarkeit unserer Probediät nunmehr allseitiger Zustimmung Platz gemacht haben. Insbesondere gilt das auch für das Ausland (vergl. Oerum, Nord. med. Archiv. 1905. Abt. II; Mathieu und Roux, Pathologie gastrointestinale. Paris, Octave Doin et fils. 1909. p. 406; Harley und Goodbody, The chemical investigation of gastric and intestinal diseases by the aid of test meals. London, Edward Arnold. 1906, u. A.). Angesichts dieser Tatsache bedarf der Widerspruch, welcher von einzelnen Autoren immer noch gegen die Zweckmässigkeit einer dem Probefrühstück resp. der Probemahlzeit nachgebildeten Probediät für die Darmuntersuchung erhoben wird, keiner ausführlichen Widerlegung mehr. Selbstverständlich steht nichts im Wege, die Ordnung der Mahlzeiten je nach den Gepflogenheiten des Landes zu ändern, wie das auch von verschiedenen Autoren geschehen ist.

2) Archiv f. Anatomie u. Physiologie. 1862. S. 315.
3) Zeitschr. f. physiol. Chemie. 2. 1877. S. 37.
4) Zeitschr. f. Biologie. 15. 1879. S. 115.
5) Zeitschr. f. Biologie. 19. 1883. S. 45.
6) Zeitschr. f. Biologie. 35. 1897. S. 355.

werden kann. So wird auch die Reizung, welche unlösliche Stoffe selbst bei feiner Verteilung in empfindlichen Därmen ausüben, auf ein kleinstes Mass reduziert. Diesem Ziele am nächsten kommt wohl die Eingabe von Karmin, dessen grosse Färbekraft bekannt ist. Schmidt[1]) gibt bei quantitativen Versuchen im Beginne und am Ende der Probediät jedesmal 0,3 g fein gepulverten Karmins in einer Oblate und ist mit den Resultaten sehr zufrieden.

Auffangen des Kotes. Während bei Erwachsenen das isolierte Auffangen der Fäzes, wenn vor der Defäkation uriniert wird, keine Schwierigkeiten bereitet, hat man bei Säuglingen besondere Vorrichtungen zu diesem Zwecke konstruiert[2]). Der mechanische Reiz eines in das Rektum eingeführten Glasstabes führt übrigens bei Säuglingen häufig zur spontanen Entleerung. Das allgemein übliche Absetzen des Kotes in das Nachtgeschirr oder ein ähnliches Gefäss hat für die Untersuchung den grossen Nachteil, dass man die zeitliche Aufeinanderfolge der einzelnen Kotteile nachher nicht immer mehr zu bestimmen vermag. Höchstens bei gut geformten, nicht zu reichlichen Entleerungen ist das möglich. Rubner[3]) hat diesen Uebelstand dadurch umgangen, dass er den Kot auf grossen Porzellanplatten, welche unter dem Versuchsindividuum hinweggezogen wurden, auffing. In die Praxis wird eine Vorrichtung, welche etwas ähnliches leistet, wegen der Sprödigkeit des Publikums in allen Defäkationsangelegenheiten wohl sobald noch nicht eingeführt werden können.

---

1) Deutsch. Archiv f. klin. Med. 61. 1898. S. 548.
2) s. Freund, Jahrb. f. Kinderheilk. Bd. 48.
3) Zitat. S. 6 sub 4.

Makroskopische Untersuchung der Fäzes.

I. Methodik.

Zur makroskopischen Untersuchung im weiteren Sinne gehört ausser der Betrachtung mit unbewaffnetem Auge auch noch der Gebrauch des Geruchsinnes und des Tastgefühls. Letzteres wird in der Regel durch einen Glasstab oder Holzspatel vermittelt. Entgegen dem Gebrauche in der Praxis fassen wir ferner den Begriff der makroskopischen Untersuchung nicht so eng, dass ein flüchtiger Blick auf die Oberfläche der Fäzes zu ihrer Ausführung genügt, sondern wir begreifen darunter alles, was nach gründlicher Zerkleinerung der Fäzes noch mit blossem Auge wahrgenommen werden kann.

Eine sorgfältige Zerkleinerung der Fäzes, welche die festeren Partikel möglichst ohne Verletzung aus dem Detritus isolieren soll, gehört bei der eigentümlich zäh-klebrigen Konsistenz des Kotes zu den schwierigeren Aufgaben der Kotuntersuchung. Will man nur auf grobe Rückstände fahnden, wie Parasiten, Gallensteine u. a., so genügt es allenfalls, den Kot unter Zuhilfenahme eines Wasserleitungsstromes durch ein Haarsieb zu rühren oder mit Holzspateln auf dem Ausgusse auszubreiten. Um kleinere Teilchen, z. B. Bindegewebsfäden, Muskelbruchstücke und Schleimfetzen zu erkennen, ist das beste Verfahren das Verreiben des Kotes[1]). Zu dem Zwecke wird der ganze Stuhl zunächst mit einem Holzspatel gründlich durcheinander gerührt, und ein geringes, etwa walnussgrosses Quantum in eine grössere Porzellanreibeschale übertragen. Hierin wird er mit dem Pistill unter Zusatz von anfangs wenigen Kubikzentimetern, später allmählich mehr destillierten Wassers auf das feinste (etwa bis zur Konsistenz einer Sauce) verrieben. Die Zerreibung muss sorgfältig gemacht werden, so dass keine zusammenklebenden Kotteile mehr vorhanden sind. Man giesst nun die verriebene Masse auf einen flachen schwarzen Teller aus. Voraussetzung des Verfahrens ist, dass der Kot im ganzen gleichmässig zusammengesetzt ist, wie nach Gebrauch der Probediät.

Von Boas[2]) ist ein Stuhlsieb empfohlen worden, welches in einfacher und schonender Weise alle makroskopisch erkennbaren Teile aussondern soll. Es trifft das aber nur für gröbere harte Bestandteile, speziell für Steine, Bandwurmglieder, grobe Nahrungsreste etc. zu. Es besteht aus 2 Halbkugeln, die mittelst Bajonettverschlusses leicht zu schliessen und zu öffnen sind.

„Die obere Halbkugel kann mittelst eines passenden Ansatzrohres leicht mit jeder Wasserleitung in Verbindung gebracht werden, das Ansatzrohr der unteren Halbkugel mündet in ein Abflussbecken. Die Kette an der oberen Halbkugel dient zur besseren Sicherung des Apparates an dem Wasserleitungsrohr. Bei vorsichtig aufgedrehtem Wasserleitungshahn fliesst nun das

---

1) Schmidt, Deutsch. Arch. f. klin. Med. 65. 1899. S. 228.
2) Deutsche med. Wochenschr. 1900. No. 36.

Wasser in feinem kontinuierlichen Strahl durch ein enges Sieb auf das in der unteren Halbkugel befindliche äusserst feine Haarsieb und den darauf befindlichen Stuhlgang. Rechts und unterhalb von dem oberen Sieb ist eine mit einem Deckel verschliessbare Oeffnung angebracht durch welche ein dicker Glasstab eingeführt wird. Derselbe dient dazu, während der Durchspülung die Fäzes in eine breiige Masse zu verwandeln. Die ganze Prozedur ist in etwa 10—20 Minuten beendet."

Eine Modifikation dieses Siebes beschreibt Einhorn[1]), das Wesen derselben besteht in der Verbindung mit einem Rührhebel. Auch Schilling[2]) sowie H. Strauss[3]) haben ein Stuhlsieb konstruiert. Letzteres ist dadurch ausgezeichnet, dass die Spülung in der Richtung von unten nach oben erfolgt.

Zarte Pflanzenbestandteile werden übrigens schon durch dieses Manipulieren leicht zerstört. Wo auf die Erhaltung derselben Wert gelegt wird, muss man deshalb noch anders verfahren. van Ledden-Hulsebosch[4]) lässt die Fäzes, sofern sie nicht schon unter einem schwachen Wasserleitungsstrahle auseinanderfallen, zunächst in einem hohen Zylindergefässe in Wasser sich erweichen, wobei das Gemenge von Zeit zu Zeit mit einem Glasstabe vorsichtig umgerührt wird, bis es gut verteilt ist. Das Zylindergefäss enthält 3 ineinander geschaltete Einsätze, deren in Abständen geordnete Böden Siebe von verschiedener Feinheit darstellen. Auf jedem derselben sammeln sich Substanzen verschiedener Herkunft resp. Grösse. Durch wiederholtes Dekantieren und Waschen mit Wasser werden die Rückstände vollständig gereinigt, und das Gleiche geschieht mit der in einem Standglase aufgefangenen durchgesiebten Flüssigkeit. Es ist van Ledden-Hulsebosch auf diese Weise gelungen, selbst aus sehr kleinen Resten die Art der aufgenommenen Nahrung zu erkennen.

Ein mehr summarisches Verfahren, um festzustellen, ob eine weichbreiige Konsistenz der Fäzes auf vermehrten Gehalt an Fett oder Wasser oder auf Schleimbeimengung beruht, hat Nothnagel[5]) empfohlen: Wenn man ein kleines Teilchen des betr. Kotes zwischen Objektträger und Deckglas zerdrückt, so soll bei Anwesenheit von Schleim oder Fett die Masse beim Nachlassen des Fingerdruckes gleichmässig ausgebreitet bleiben, bei vermehrtem Wassergehalt dagegen wieder zusammenschnellen, so dass Lücken im Präparat entstehen. Dass diese Probe zuverlässig ist, muss zweifelhaft erscheinen. Es kommt doch zu viel darauf an, ob zufällig elastische Zellulosereste im Präparate anwesend sind oder nicht. Um Schleim zu erkennen, bedient man sich jedenfalls immer besser der Isoliermethode. Endlich wäre hier noch die Empfehlung Grützner's[6]) zu erwähnen, den Stuhlgang durch Uebergiessen mit Alkohol zum Zerfall zu bringen. Dieselbe kann natürlich nur dort Anwendung finden, wo es nicht auf die Erhaltung der Struktur der entleerten Teile ankommt.

Dass man bei Untersuchung der Farbe und des Geruches der Fäzes sich nicht auf die Oberfläche beschränken darf, sondern stets auch das Innere berücksichtigen muss, braucht kaum besonders betont zu werden.

Ueber die makroskopische Färbung von Eiweiss und Schleim in den Fäzes vergl. Kap. VI.

1) Deutsche med. Wochenschr. 1901. No. 10.
2) Schilling, Münch. med. Wochenschr. 1903. Nr. 44.
3) Fortschritte der Medizin. 1902. Bd. 20.
4) Makro- und mikroskopische Diagnostik der menschlichen Exkremente. Berlin, Julius Springer. 1899. S. 10 und briefliche Mitteilung.
5) Beiträge zur Physiologie und Pathologie des Darmes. Berlin, A. Hirschwald. 1884. S. 76.
6) Deutsche med. Wochenschr. 1904. Nr. 44.

II. Menge.

Das durchschnittliche Gewicht der einzelnen Stuhlentleerung berechnet v. Oefele[1]) auf 100 bis 250 g mit 30 bis 40 g Trockensubstanz. Die Menge der auf einmal abgesetzten Exkremente unterliegt übrigens ausserordentlich grossen Schwankungen; sie kann mehrere Kilo betragen. Lynch[2]) will sogar nach voraufgegangener Verstopfung auf einen Einlauf 20 Kilo auf einmal abgehen gesehen haben (?). Wegen der wechselnden Zahl der Stuhlentleerungen innerhalb eines bestimmten Zeitraums hat für die wissenschaftliche und klinische Betrachtung nur die durchschnittliche, als Mittel aus mehrtägigen Beobachtungen berechnete Menge Wert. Von den hauptsächlichen Faktoren, welche diese mittlere Menge beeinflussen, betrachten wir nacheinander:

1. Die Quantität und Qualität der Nahrung,
2. Die Reste der Verdauungssäfte etc.,
3. Den Zustand der Verdauungsorgane.

Im Anhange soll ferner kurz die Häufigkeit der Stuhlentleerungen besprochen werden.

1. Quantität und Qualität der Nahrung.

Um die Bedeutung der Nahrung für die Kotbildung zu illustrieren, sind nur Beobachtungen an Menschen mit gesunden Verdauungsorganen geeignet. Denn nur wenn die Verdauung und Resorption intakt ist und pathologische Produkte der Darmwand nicht in Frage kommen, kann die verschiedene Kotmenge ohne weiteres in Beziehung zur Kost gebracht werden. Allerdings ändert sich mit der Art und dem Quantum der Nahrung auch die Menge der Verdauungssäfte und ihrer in den Fäzes wiedererscheinenden Reste; aber diese Schwankungen treten gegen die viel bedeutenderen der Nahrungsreste völlig in den Hintergrund, so dass wir keinen zu grossen Fehler begehen, wenn wir den ad 2 genannten Faktor zunächst als konstante Grösse ansehen. Wir können also die zahlreichen physiologischen Ausnutzungsversuche als Beispiele benutzen.

a) Menge der Nahrung: Der Einfluss der Nahrungsmenge auf die Kotbildung lässt sich in einfachster und deutlicher Weise erkennen, wenn man die täglichen Kotmengen von gesunden Personen verschiedenen Alters bei gemischter, resp. für das betreffende Alter geeigneter Kost miteinander vergleicht. Die Zahlen der Tabelle A auf der folgenden Seite mögen das illustrieren.

Auch von einer und derselben Person muss natürlich, wenn sie von der gleichen Nahrung verschiedene Mengen geniesst, weniger resp. mehr Kot gebildet werden. Hierfür findet sich ein Beispiel bei Rubner[3]):

In einem jedesmal 3 tägigen Versuche mit ausschliesslicher Weissbrotnahrung ass dieselbe Versuchsperson
das 1. Mal tägl. 689 g Brot u. lieferte pro Tag 95 g frischen Kot (= 23,5 g trocken),
„ 2. „ „ 1237 g „ „ „ „ „ 109 g „ „ (= 28,9 g „).
Vergleicht man die Menge des Kotes mit dem Körpergewicht, so ergibt sich, dass (bei gleicher Nahrung und bei nicht zu grossen Schwankungen in der

1) l. c. (S. 4, Anm. 4) S. 58.
2) Ricardo Lynch, Coprologia. Tesis Buenos Aires. 1896. p. 38.
3) Zitat siehe S. 6 sub 4.

Tabelle A.

	Alter	Nahrung	Durchschnittliche Menge d. frischen Kotes pro Tag	Beobachter
1.	1 Monat altes Kind	Muttermilch	3,3 g	Camerer u. Hartmann[1]).
2a.	2—3 Monate altes Kind	„	6,5 „	Dies.
2b.	2—3 „ „ „	Kuhmilch	51,6 „	Escherich[2]).
3.	7 Monate	Je nach der Nahrung	15—56 „	Verschiedene.
4.	9 Monate	Kuhmilch m. Zutaten	59 „	Camerer[3]).
5.	$^3/_4$—2 Jahre	Gemischt	77 „	Ders.
6.	4 Jahre	„	101 „	Camerer[4]).
7.	6 „	„	134 „	Ders.
8.	9 „	„	117 „	Ders.
9.	11 „	„	128 „	Ders.
10.	Erwachsener	„	131 „	Pettenkofer u. Voit[5]).

Ausnutzung) pro Kilo Körpergewicht im Alter viel weniger Kot gebildet wird als in der Jugend. Camerer[6]) berechnet für reine Milchkost

bei	tägl. Kotmenge	d. i.	Kotmenge pro 1 Kilo Milch	pro 1 Kilo Körpergewicht
1. einem 5 monatigen Kinde .	56 g		35,2 g	8,3
2. einem 8 jähr. Kinde . . .	112 g		51,7 g	6,3
3. einem 66 jähr. Manne . .	60,4 g		29,0 g	0,9

Weitere Angaben über die Kotmenge von Säuglingen und Kindern finden sich in der Zusammenstellung von Hecht[7]).

b) Art der Nahrung: Wichtiger und von grösserem Interesse als die Menge ist die Art der genossenen Nahrung. Auch ohne genauere Analyse kann man schon durch Vergleich der Kotmenge mit der Kost einen Ueberblick über die Verdaulichkeit resp. Ausnutzbarkeit der letzteren bekommen. Dies gilt ganz besonders für die Nahrung der Säuglinge, bei denen bemerkenswerte Unterschiede in der Kotmenge bestehen, je nachdem sie mit Muttermilch oder Kuhmilch ernährt werden. Dies geht schon aus der Rubrik 2 der Tabelle A hervor. Nach Biedert[8]), welcher genauere Berechnungen angestellt hat, beträgt die Menge des Trockenkotes bei Milchnahrung

α) bei Muttermilchkindern . . . . . . 1,0—1,3 pCt. der Trockennahrung,
β) bei Kindern mit gut geregelter künstlicher Nahrungszufuhr . . . . . . 2,0—3,1 „ „ „
γ) bei ad libitum genährten Kindern . . 5,9—7,5 „ „ „

Bei Erwachsenen, wo die Kostwahl einen grösseren Spielraum hat, sind die Unterschiede noch deutlicher. In der folgenden Tabelle, welche zum grössten Teile nach Rubner[9]) zusammengestellt ist, sind die meisten der gebräuchlichen Speisen enthalten. (Siehe Tab. B auf S. 15).

---

1) Zeitschr. f. Biologie. 14. 1878. S. 383.
2) Jahrb. f. Kinderheilkunde. 27. 1888. S. 104.
3) Zeitschr. f. Biologie. 39. 1899. S. 37.
4) Zeitschr. f. Biologie. 16. 1888. S. 33.
5) Zeitschr. f. Biologie. 2. 1866. S. 488.
6) Württemberger med. Korrespondenzblatt. 46. 1876. S. 81. Zitiert n. Vierordt.
7) Die Fäzes des Säuglings und des Kindes. Berlin u. Wien 1910. S. 4. Urban und Schwarzenberg.
8) Jahrb. f. Kinderheilkunde. 17. 1881. S. 251.
9) Zit. s. S. 6 sub 4.

Tabelle B.

	Speise	Menge des Hauptnahrungsmittels (frisch)	Kotmenge in Grammen		pCt.-Gehalt der Trockensubstanz	Beobachter
			frisch	trocken		
1.	Gemischt . .	—	131,0	34,0	25,9	Pettenkofer u. Voit.
2.	Vegetar. Kost .	—	370,6	—	—	Rumpf u. Schumm[1]).
3.	Milch	3075	174,0	40,6	23,0	Rubner.
4.	Milch mit Käse { Milch 2050 Käse 218	}	88,0	27,4	31,1	„
5.	Eier	948	64,0	13,0	20,3	„
6.	Fleisch . . .	1435	64,0	17,2	26,9	„
7.	Weissbrot . .	1237	109,0	28,9	26,5	„
8.	Reis	638	195,0	27,2	13,9	„
9.	Makkaroni . .	695	98,0	27,0	27,5	„
10.	Mais	750	198,0	49,3	24,9	„
11.	Kartoffel . . .	3078	635,0	93,8	14,7	„
12.	Schwarzbrot .	1360	815,0	115,8	14,2	„
13.	Erbsen . . .	959,8	927,1	124,0	13,4	Rubner[2]).
14.	Gelbe Rüben .	5133	1092,0	85,0	7,7	„
15.	Wirsing . . .	3831	1670,0	73,8	4,4	„

Man sieht, dass eine Reihe von Speisen, und zwar diejenigen, welche keine oder wenig Nahrungsschlacken enthalten, weniger als die mittlere Kotmenge bilden (Fleisch, Eier, Milch mit Käse, Makkaroni, Reis, Weissbrot), während die zellulosehaltigen weit darüber hinausgehen, auch wenn man von dem grösseren Wassergehalt dieser Fäzes absieht. Da der Wassergehalt der Fäzes grossen Schwankungen unterworfen ist, so tut man überhaupt gut, sich bei der Beurteilung der Kotmenge bei verschiedener Nahrung an die Trockensubstanz zu halten. In besonders anschaulicher Weise hat Rubner die Beziehungen der Kost zur Kotmenge dargetan, indem er ausserdem den wechselnden Aschegehalt berücksichtigte und auf Grund seiner Versuche ausrechnete, wie viel aschefreier Trockenkot abgesondert werden würde, wenn jedes einzelne Nahrungsmittel in einer solchen Quantität gereicht würde, dass es den zur Ernährung notwendigen Stickstoff und Kohlenstoff liefert. Folgende Tabelle giebt darüber Aufschluss.

Tabelle C.

Kost	Aschefreier Kot	Kost	Aschefreier Kot
Fleisch	26	Mais	51
Eier	26	Gelbe Rüben . .	101
Weissbrot	36	Wirsing	113
Makkaroni	37	Kartoffel	133
Milch	42	Schwarzbrot . . .	146
Reis	50		

---

1) Zeitschr. f. Biologie. 39. 1899. S. 153.
2) Zeitschr. f. Biologie. 1880. S. 119.

2. Reste der Verdauungssäfte etc.

Als Grundlage zur Berechnung des Anteiles, welchen die Reste der Verdauungssäfte und die mit ihnen vereinigten Exkrete der Darmwand an der Kotbildung haben, dienen die Beobachtungen des menschlichen Hungerkotes. Der Hungerkünstler Cetti, welcher 10 Tage fastete, lieferte pro Tag 22 g frischen (= 3,4 g trockenen) Kot. Breithaupt, der nur 6 Tage hungerte, schied, auf den Tag berechnet, 9,5 g frischen (= 2 g trockenen) Kot aus. Bei 3 anderen völlig hungernden Kranken fand Fr. Müller[1]) pro Tag 4,35, 4,0 und 5,9 g trockenen Kot. Als Mittel aus diesen Zahlen ergibt sich für die tägliche Menge Hungerkot beim Menschen 3,93 g Trockensubstanz. [Beim Hunde ist die Menge des Hungerkotes bedeutend grösser. Ehrenthal[2]) berechnet aus Fr. Müller's[3]) diesbezüglichen Angaben pro 30,7 kg Tier auf den Tag 9,67 g Trockenkot. Es soll indess nicht unterlassen werden zu erwähnen, dass nach Ansicht Cannons der Hund überhaupt keinen Hungerkot bildet.]

Man darf aber nicht die Menge des täglichen Hungerkotes ohne weiteres gleichsetzen dem Fäzesquantum, welches bei Nahrungszufuhr von den Resten der Verdauungssäfte geliefert wird. Dieses ist vielmehr erheblich grösser, und zwar vermutlich um so viel, als mehr Verdauungssäfte gebraucht werden. Nach Versuchen am Hunde berechnet Tsuboi[4]), dass dabei das Doppelte und selbst das Dreifache an Trockensubstanz vom Körper ausgeschieden wird. Aehnliche Zahlen ergeben sich auch für den mit N-freier Nahrung ernährten Menschen, wenn man den Anteil der Körperabscheidungen an der Kotbildung aus dem N-Gehalt der Fäzes berechnet [Rieder[5]), Roehl[6])]. Etwas kleinere Zahlen, nämlich 5—6 g Trockensubstanz pro die, berechnet Ury[7]), indem er alles, was in das wässerige Extrakt des Fäzes von schlakenarmer Kost übergeht, als Körperausscheidungen ansieht. Es ist danach wohl wahrscheinlich, dass bei schlackenfreier animalischer Kost von den 13—17 g täglichen Trockenkotes etwa die Hälfte von den Resten der Verdauungssäfte (plus Exkreten der Darmwand und Mikroorganismen) herrührt. Bei Darmkatarrh ist ihr Anteil noch weit erheblicher (Roehl).

Schwieriger zu entscheiden ist die Frage, wie sich die letztgenannten Komponenten (Reste der Verdauungssäfte, Exkrete der Darmwand und Mikroorganismen) zueinander verhalten? So viel ist von Hermann[8]) und seinen Schülern[9]) durch Tierversuche sicher festgestellt, dass auch bei Ausschaltung der Verdauungssäfte, speziell von Pankreas und Galle, eine kotähnliche Masse in nicht unbeträchtlicher Quantität von der Darmwand geliefert wird. Für den Menschen liegt nur eine verwertbare Beobachtung vor, welche bei Anus praeternaturalis an dem ausgeschalteten Dickdarm gemacht wurde [Kobert und Koch[10])]. Danach betrug die Trockensubstanz der täglich von der Dickdarmschleimhaut gelieferten Stoffe 0,97 g (oder 24,7 pCt. der mittleren Menge des täglichen

---

1) Untersuchungen an zwei hungernden Menschen von Lehmann, Müller, J. Munk, Senator, Zuntz. Virchow's Archiv. 131. Supplement. 1893. S. 107.

2) Arch. f. d. ges. Physiologie. 48. 1891. S. 74.

3) Zeitschr. f. Biologie. 20. 1884. S. 327.

4) Zeitschr. f. Biologie. 35. 1898. S. 68.

5) Zeitschr. f. Biologie. 20. 1884. S. 378.

6) Roehl, Deutsch. Arch. f. klin. Med. 83. 1905. S. 523.

7) Ury, Arch. f. Verdauungskrankh. 14. 1908. S. 411.

8) Arch. f. d. ges. Physiologie. 46. 1890. S. 93.

9) Siehe Berenstein, Arch. f. d. ges. Physiologie. 53. 1893. S. 53, und Ehrenthal, daselbst. 48. 1891. S. 74.

10) Deutsche med. Wochenschr. 1894. Nr. 47.

Hungerkotes). Nimmt man an, dass auch von der Dünndarmschleimhaut in annähernd ähnlicher Menge Stoffe sezerniert oder, besser gesagt, Material abgestossen wird — und dazu hat man nach den Tierversuchen volle Berechtigung —, so bleibt für die Reste der Verdauungssäfte nur wenig übrig, ein Resultat, das übrigens durch die chemische Untersuchung des Hungerkotes nicht umgestossen wird.

Die grössere Menge des vom Körper normalerweise gelieferten Kotanteiles besteht also aus abgestossenem Epithel und Auswurfstoffen der Darmwand. Mikroorganismen sind darin wohl immer vorhanden, im Hungerkot des Hundes macht ihre Menge nach Strasburger[1]) ebenso wie im gewöhnlichen Kot etwa $\frac{1}{3}$ der Trockensubstanz, bzw. etwas weniger, aus.

3. Zustand der Verdauungsorgane.

Veränderungen der Kotmenge können bewirkt werden:

a) durch den Ausfall von Verdauungssekreten resp. durch Störungen der Resorption. Es ist bekannt, dass der Ausfall des Magensekretes allein die Ausnutzung der Nahrung nicht zu beeinflussen braucht[2]). Nur wenn maximale Anforderungen an die Verdauungsorgane gestellt werden [v. Tabora[3])] oder wenn sekundär die pankreatische Sekretion in Mitleidenschaft gezogen wird [Schmidt[4])], ist das der Fall. Auch von dem Speichel darf angenommen werden, dass sein Fehlen für die Ausnutzung bedeutungslos ist, obgleich spezielle Untersuchungen hierüber nicht vorliegen[5]). Anders verhält sich die Sache bei Abschluss der Galle oder des Pankreassaftes vom Darm. Dabei treten sehr erhebliche Verdauungsstörungen auf, die in dem Wiedererscheinen grösserer Mengen von Nahrungsresten, besonders von Fett und Eiweiss, im Stuhle zutage treten[6]). Fettverluste entstehen auch bei Störungen des Resorptionsvermögens der Darmschleimhaut.

Um die Veränderungen, welche die Kotmenge unter den genannten Bedingungen erfährt, zu studieren, muss man immer dieselbe Kost für eine gleiche Reihe von Tagen (3) reichen und den Kot im Anfang und am Ende des Versuches durch Karmin abgrenzen. Solche Versuche sind von Schmidt[7]) und seinen Schülern[8]) mit der Probediät bei Gesunden und verschiedenen Kranken angestellt worden und zeigen, namentlich was die Trockensubstanz betrifft, in den einzelnen Gruppen eine verhältnismässig grosse Uebereinstimmung, welche als Beweis für die Brauchbarkeit der Probekost angesehen werden darf.

Nur in dem letzten der Versuche der folgenden Tabelle D muss ein Teil der vermehrten Kotmenge auf Beimengung von Schleim bezogen werden. In den anderen handelte es sich ausschliesslich um vermehrte Nahrungsreste.

---

1) Zeitschr. f. klin. Med. 46. 1902. S. 436.
2) cf. v. Noorden, Zeitschr. f. klin. Med. 17. 1890. S. 137.
3) Zeitschr. f. klin. Med. 53. 1904. S. 460.
4) Deutsches Arch. f. klin. Med. 87. 1906. S. 456.
5) Wenn v. Oefele [l. c. (S. 4 Anm. 4) S. 143] behauptet, mangelhafte Speichelwirkung äussere sich in „Amylorrhoe", so unterschätzt er die mächtige diastatische Wirkung des Bauchspeichels.
6) cf. Fr. Müller, Zeitschr. f. klin. Med. 12. 1887. S. 45.
7) Teils unveröffentlicht, teils aus Deutsches Arch. f. klin. Med. 87. 1906. S. 456.
8) Lohrisch, Zeitschr. f. phys. Chemie. 47. 1906. S. 200; ebenda. 41. 1904. S. 308 u. a.; zum Teil unveröffentlicht.

Tabelle D.
Kotmenge in Gramm bei 3 tägigem Gebrauch der Probediät.

	frisch	trocken	pCt.-Gehalt der Trockensubstanz	Bemerkungen
1. Gesunde.				
K.	219	62,0	28,31	Probediät II, vergl. S. 5 Anm. 2.
Li.	259,5	60,3	23,23	
W.	270	55,6	20,59	
Schi.	225	51,6	22,98	
Ho.	—	51,0	—	
St.	282	45,0	15,92	
Mittel	251,1	54,3	22,21	
2. Galleabschluss.				
G. (unvollständiger Abschluss)	497	127,0	25,5	. . . . (— 50 g Fleisch).
V.1 } vollständiger Abschluss {	1147	215,4	18,7	Probediät II.
D. }	985	158,0	20,1	
V.2	1147	202,0	17,6	
Mittel	944	175,6	20,9	
3. Pankreatische Sekretionsstörung.				
B.	5048	117	2,2	Probediät II.
Bu.	689	147	21,4	
Mittel	2868,5	132	11,9	

4. Galleabschluss mit pankreatischer Sekretionsstörung.

Pratt[1]) fand in 2 einschlägigen Fällen 355 und 419 g trockene Fäzes bei derselben Versuchsanordnung.

	frisch	trocken	pCt.-Gehalt	Bemerkungen
5. Gärungsdyspepsie.				
B.	465	103,4	22,2	Probediät II.
T.	680	134,5	19,8	
K.	922	116,0	12,5	
F.	759	123,0	16,2	
D.	1070	159,9	14,9	
Mittel	779,2	127,4	17,1	
6. Gastrogene Diarrhöe bei Achylie.				
Ja.	581	112,2	19,3	
Lu.	474	85,6	18,0	
Mittel	527,5	98,9	18,7	
7. Schwere Enteritis.				
C.	2780	186,5	6,7	Probediät II (— 240 g Zwieback und 200 g Schleim).

Im Gegensatz zu diesen Befunden vermehrter Kotmenge steht der von Strasburger[2]) und Lohrisch[3]) erbrachte Nachweis, dass bei chronischer habitueller Obstipation die Kotmenge gegenüber der Norm verringert ist. Die, ebenfalls durch Probediät ermittelten Zahlen Lohrischs sind später durch andere Forscher [Pletnew[4]), Tomaszewski[5])] bestätigt worden.

1) The American Journal of medical sciences. 1912. March.
2) Zeitschr. f. klin. Med. 46. 1902. S. 436.
3) Deutsches Arch. f. klin. Med. 79. 1904. S. 383.
4) Zeitschr. f. exper. Pathol. u. Therap. 5. 1908. S. 186.
5) Med. Klinik. 1909. No. 12.

3 tägige Kotmenge bei Probekost.

	frisch	trocken	pCt.-Gehalt der Trockensubstanz	Bemerkungen
8. Habituelle Obstipation.				
Lohrisch { Gr. . . .	130,0	37,0	28,5	— 80 g Kartoffelbrei.
M.	121,0	30,8	25,4	
Lo. . . .	134,0	30,0	22,3	
Gü. . . .	142,0	33,0	23,2	
Tomaszewski { G. W. . . .	130,2	36,8	27,6	
J. N. . . .	119,0	33,5	24,8	
Mittel	129,3	33,3	25,3	

Lohrisch nimmt mit Schmidt und Strasburger eine zu gute Ausnutzung der Nahrung als die Ursache dieser Erscheinung an.

b) Durch Beimengung pathologischer Produkte der Darmwand. Als solche kommen in Betracht: Schleim, Blut, Eiter, transsudiertes resp. exsudiertes Blutserum. Die Quantitäten, in welchen diese verschiedenen Bestandteile in den Fäzes erscheinen, sind manchmal sehr erhebliche; sie können die Hauptmenge des Kotes ausmachen. So wird bei Cholera, um nur ein Beispiel anzuführen, mehr Flüssigkeit vom Darme abgesondert als überhaupt zugeführt werden kann, so dass eine förmliche Austrocknung des Körpers stattfindet.

Eine eigenartige Absonderung von wasserklarem Sekret aus dem Darme beobachtete Caro[1] nach einer Darmresektion wegen Rektumkarzinoms. Es wurden täglich etwa $^3/_4$ Liter der chemisch indifferenten, etwas Schleim, aber keine morphologischen Bestandteile enthaltenden Flüssigkeit entleert. Nach der Ansicht kompetenter Beurteiler handelte es sich um eine paralytische Darmsaftsekretion. Aehnliche Beobachtungen sind später von Richartz[2] und Geissler[3] mitgeteilt worden.

Diese Fälle sind nicht zu verwechseln mit den seltenen Beobachtungen von Chylorrhoe aus dem Darm, über die Meyerle[4] und Fleischmann[5] berichtet haben.

Häufigkeit der Stuhlentleerungen. Verweildauer der Speisen im Darme.

Im allgemeinen ist die Häufigkeit der Stuhlentleerungen proportional der Menge des gebildeten Kotes; es existieren in diesem Punkte bei dem omnivoren Menschen je nach der Art der Ernährung ähnliche Unterschiede wie bei den fleischfressenden Tieren einerseits und den pflanzenfressenden andererseits. Während bei gemischter Kost eine einmalige Entleerung pro Tag die Regel bildet[6], wird bei ausschliesslich animalischer Kost oft in mehreren Tagen nur einmal, bei vegetarischer Lebensweise umgekehrt mehrmals am Tage Kot abgesetzt. Dieses

---

1) Deutsche med. Wochenschr. 1894. S. 680.
2) Münch. med. Wochenschr. 1904. Nr. 3.
3) Münch. med. Wochenschr. 1904. Nr. 12.
4) Deutsches Arch. f. klin. Med. 104. 1911. S. 405.
5) Verein f. innere Med. u. Kinderheilk. in Berlin 19. V. 1913 (Referat Deutsche med. Wochenschr. 1913. No. 39. V. B.).
6) Bei Kindern während des ersten Jahres durchschnittlich 1—4 tägliche Entleerungen. (Vergl. Cramer, Dissertat. Breslau 1896; Hecht, Zitat S. 14 sub 7.)

Verhältnis hängt ausser von der Schnelligkeit der Passage von dem Reize ab, den die angesammelten Kotmassen vermöge ihres Quantums und ihres Gehaltes an flüchtigen Fettsäuren und Gasen auf die Schleimhaut des Rektums ausüben[1]).

Befindet sich diese Schleimhaut im Zustande erhöhter Reizbarkeit, wie regelmässig bei Entzündungen, so entsteht ein Missverhältnis zwischen Menge und Häufigkeit der Entleerungen: es werden sehr viel öfter am Tage kleine Kotmengen abgesetzt. Bei Dysenterie sind 50, ja selbst 100 Entleerungen am Tage keine Seltenheit. Dabei besteht ein eigentümlicher schmerzhafter Stuhldrang (Tenesmus), der auch nach den an Quantität oft nur minimalen Entleerungen andauert. Hierin gehört auch die von Boas[2]) beschriebene „fragmentäre Stuhlentleerung“, die bei Obstipation vorkommt.

Umgekehrt können sich bei verminderter Reizbarkeit kolossale Mengen von Kot im Rektum und der Flexura sigmoidea anhäufen, ehe es zur Auslösung der Defäkation kommt. Frauen mit atonischem Dickdarm haben oft nur einmal wöchentlich eine Entleerung. Als Maximum kann man etwa 100 tägige Zwischenräume betrachten[3]). Weniger bedeutungsvoll für die Häufigkeit der Kotentleerung ist das Bestehen einer Verengerung im Dickdarm, da hierbei in der Regel Stuhldrang mit Abgang kleiner Kotmengen fortbesteht. Dagegen spielt die Wirksamkeit der Bauchpresse eine nicht zu unterschätzende Rolle. Ihr ist es beispielsweise zuzuschreiben, dass die Defäkation im Sitzen meist sehr viel besser gelingt als im Liegen, wo sie sich manchmal verzögert.

Die Aufenthaltsdauer der Ingesta im Darm, speziell im unteren Dickdarm, ist naturgemäss in erster Linie von der Häufigkeit der Entleerungen abhängig. Sie beträgt normalerweise in Summa (einschliesslich der Magenverdauung) ungefähr 24 Stunden. Bei genauerer Beobachtung (mittels Eingabe von Karminpulver) zeigt sich indes, dass doch gewisse Differenzen vorkommen, derart, dass auch bei regelmässiger täglicher Entleerung nicht jedesmal der Kot die Reste der vor 24 Stunden genossenen Speisen zu enthalten braucht. In den Haustris coli können Kotreste Tage und selbst Wochen lang liegen bleiben, während der frische Kot vorbeipassiert. Sicard und Infroit[4]) konnten durch Radioskopie nachweisen, dass die Ingesta gewöhnlich nach etwa 7 Stunden die Bauhin'sche Klappe passieren, dann weitere 14 Stunden im Coecum und Colon ascendens verweilen, um den übrigen Dickdarm in etwa 3 Stunden zu durchlaufen. Hertz[5]) kommt auf Grund ausgedehnter Erfahrungen mittels derselben Methode zu folgenden Mittelzahlen: Die ersten Nahrungsteile erreichen das Coecum nach $4^3/_4$ Std., die Leberflexur nach $6^1/_2$ Std., den Beginn der Flex. sigm. nach 9 Std. und erscheinen, wenn zufällig gerade Stuhlgang erfolgt, nach 10 Std. bereits im Kote. Erfolgte dagegen der Stuhlgang kurze Zeit bevor die Reste der fraglichen Nahrung die Flexura sigmoidea erreichten, so bleiben sie hier resp. im Rektum bis zur nächsten Entleerung liegen, und die Passagezeit erhöht sich dann bis auf 32 Stunden, ohne darum krankhaft verzögert zu sein. Das stimmt mit den an Patienten mit Kotfisteln gesammelten Erfahrungen gut überein. Auf die Schnelligkeit der Passage in Krankheitszuständen ist vornehmlich die Aufenthaltsdauer im Dickdarm von Einflusss [v. Koziczkowsky[6])].

---

1) Näheres hierüber findet sich bei Nothnagel (Zitat S. 12 sub 5). S. 133.

2) Diagnostik und Therapie der Darmkrankheiten. Leipzig, Thieme. 1899. S. 253.

3) Siehe Lynch (Zitat S. 13 sub 2). S. 50. Geib und Jones (Journ. Amer. Med. Assoc. 1902, 17. Mai) berichten von einem Patienten, welcher ein ganzes Jahr lang keinen Stuhl hatte, um dann 32 Liter Fäzes zu entleeren.

4) La presse médicale. 1903. No. 99.

5) Arthur F. Hertz, Constipation and allied intestinal disorders. London 1909. Hodder and Stroughton.

6) Deutsche med. Wochenschr. 1904. No. 33.

Diagnostische Gesichtspunkte.

Die Menge der frischen Fäzes hat im grossen und ganzen keine erhebliche diagnostische Bedeutung, abgesehen von dem Falle, wo sie in eklatanter Weise vermehrt ist und der Grund der Vermehrung ohne weiteres aus der Betrachtung jeder einzelnen Stuhlportion erkannt werden kann (Beimengung von Schleim, Blut, Serum, Blähung durch Gas, auffallender Wasser- oder Fettreichtum). Geringgradige Veränderungen der Kotmenge werden oft von Patienten auf Grund ihrer Empfindungen bei der Defäkation behauptet, erweisen sich aber bei näherer Beobachtung als grundlos. Das subjektive Gefühl beim Stuhlgang ist trügerisch, es wird manchmal mehr von der Konsistenz als von der Menge der Fäzes beeinflusst. Auch die Empfindung unangenehmen Vollseins im Leibe rührt nicht immer von der Stagnation von Kot her.

Will man bei nicht auffallend veränderter Kotbeschaffenheit aus der Menge der Fäzes diagnostische Anhaltspunkte gewinnen, so ist es unbedingt erforderlich, den Kot mehrerer Tage sorgfältig zu sammeln, seine Trockensubstanz zu bestimmen und mit der entsprechenden Menge der aufgenommenen Nahrung zu vergleichen. Dieses etwas mühsame Verfahren kann unter Umständen lohnende Ergebnisse zeitigen, und zwar sowohl bei Kindern wie bei Erwachsenen. Bei Säuglingen ist entsprechend der Ernährung die tägliche Kotproduktion eine ziemlich gleichmässige und die Bekömmlichkeit der Nahrung spiegelt sich in der Kotmenge wieder. Oben wurde bereits darauf hingewiesen, dass bei mit Kuhmilch ernährten Kindern das Kotquantum bedeutend (bis zum 10 fachen) grösser ist als bei Muttermilchkindern (s. Tabelle A, S. 14). Nach neueren Anschauungen liegt dem allerdings nicht allein die schlechtere Ausnutzung der Kuhmilch zugrunde, sondern auch der Umstand, dass in der Regel bei künstlicher Ernährung viel grössere Quanta gegeben werden als bei natürlicher. Wenigstens konnten Biedert[1]) und Cramer[2]) durch sorgfältige Regelung der Nahrungszufuhr (Rahmgemenge) die Kotbildung bedeutend verringern, ohne die Entwickelung der Kinder zu beeinträchtigen. Man ist danach also durchaus berechtigt, die Bekömmlichkeit der Nahrung neben anderen Merkmalen nach dem Vergleich des Fäzesquantums mit dem der Nahrung zu beurteilen, wobei allerdings nochmals betont werden muss, dass nur die Trockensubstanz massgebend ist.

Dass bei Erwachsenen ähnliche Beziehungen existieren, ist von vornherein wahrscheinlich, doch kann von einem Vergleich hier nur bei ganz gleicher Nahrungszufuhr die Rede sein. Die von Schmidt und seinen Schülern bei Benutzung der Probekost gemachten Erfahrungen deuten darauf hin, dass selbst leichte Störungen, wie sie z. B. die Gärungsdyspepsie darstellt, sich durch eine im Vergleich zur Norm eklatante Vermehrung der Kotmenge dokumentieren (siehe Tabelle D, S. 18).

Ueber die Häufigkeit der Entleerungen ist das Wesentliche schon oben hervorgehoben worden. Man pflegt seltener als alle 48 Stunden und häufiger als 2 mal täglich erfolgende Entleerungen bei Erwachsenen als pathologisch anzusehen, doch muss dabei auf die Art der Ernährung und die Gewöhnung Rücksicht genommen werden. Kopiöse, aber weniger häufige Entleerungen deuten im allgemeinen auf einen Sitz des Leidens in den oberen, spärliche aber frequente auf einen Sitz in den tiefsten Darmabschnitten. Bei Dünndarmverengerung kann, wenn der Verschluss kein absoluter ist, lange Zeit das normale tägliche Kotquantum entleert werden, während bei Dickdarmverengerung die Menge des Kotes

---

1) Zitat S. 14 sub 7.
2) Sammlung klinischer Vorträge von Bergmann, Erb u. Winkel. Nr. 263. 1900. S. 1963.

oft auffallend nachlässt, obwohl die Entleerungen in dem gewöhnlichen Zeitabstande erfolgen. Bei absolutem Verschluss braucht, wenn derselbe im Dünndarm oder oberen Dickdarm sitzt, die Entleerung der Exkremente nicht momentan aufzuhören.

Ausser dem Quantum der Stuhlmasse, der verschiedenen Reizbarkeit der Rektumschleimhaut und der Funktion der Bauchpresse spielt ferner noch das Zentralnervensystem bei der Defäkation eine wichtige Rolle. Schon die gewöhnliche Defäkation wird oft durch psychische Eindrücke (Gewöhnung an eine bestimmte Zeit oder einen bestimmten Ort) ausgelöst. Bei Erregung, speziell bei Angst, kommt es manchmal zu plötzlicher dünner Entleerung (Angstdiarrhoe), wobei eine nervöse Hypersekretion der Darmschleimhaut im Spiele ist. Erkrankungen des Rückenmarkes, welche das Zentrum des willkürlichen Anteils am Entleerungsakt aufheben, heben zunächst die Defäkation ganz auf, doch stellt sich später ein reflektorisch bedingter periodischer Modus der Kotausstossung wieder her. Ueber Einzelheiten vergleiche die klinischen Handbücher[1].

III. Konsistenz, Form und Kohärenz.

1. Konsistenz.

Hinsichtlich der Konsistenz unterscheidet man geformte, breiige und flüssige Stuhlgänge, zwischen denen es naturgemäss alle möglichen Uebergänge gibt, so dass es unter Umständen Schwierigkeiten bereiten kann, die Fäzes in eine dieser Rubriken einzureihen. Zuweilen enthält eine Entleerung Teile verschiedener Konsistenz, selbst geformte und flüssige, nebeneinander. Massgebend für die Konsistenz der Fäzes ist in erster Linie der Wassergehalt, erst in zweiter der Fettgehalt, der Gehalt an Schleim oder klebrigen Pflanzenresten. Letztere wirken mehr auf die Kohärenz als auf die Konsistenz. Ein vermehrter Wassergehalt kann durch verschiedene Ursachon bewirkt werden:

a) Die Ansicht Bambergers[2], dass schon ein übermässiger Genuss von Flüssigkeit den Fäzes eine wässerige Beschaffenheit geben könne, ist von Leichtenstern[3] und Nothnagel[4] dahin korrigiert worden, dass dieses nur bei gleichzeitiger Störung der Resorption zutreffe (vgl. b). Andererseits kann aber durch übermässige Wasserabgabe vom Körper der Kot wasserärmer werden, wie jeder nach starkem Schwitzen an sich selbst erfahren kann.

b) Die häufigste Ursache des vermehrten Wassergehaltes der Fäzes ist nach landläufiger Ansicht die verminderte Aufnahme von Wasser seitens der Darmschleimhaut, und zwar speziell der Dickdarmschleimhaut, die normalerweise die Eindickung des Darminhalts besorgt. Dabei sollen einerseits gesteigerte Peristaltik [Radziejowski[5]], andererseits Erkrankungen der aufsaugenden Apparate, z. B. Schleimhautatrophie [Nothnagel[6]], amyloide Degeneration, von mass-

---

1) z. B. Ad. Schmidt, Klinik der Darmkrankheiten; Wiesbaden, Bergmann 1913. S. 46, 570, 636 u. a.
2) Virchows Handb. der spez. Pathologie u. Therapie. VI. B. (Zitiert nach Nothnagel.)
3) Prager Vierteljahrschr. für Heilkunde. 1873. S. 189.
4) Zitat S. 12 sub 5. S. 77.
5) Arch. f. Anatomie u. Pysiologie. 1870. S. 37.
6) Zitat S. 12 sub 5.

gebendem Einfluss sein. Indessen ist durch Ury[1]) nachgewiesen, dass die Resorptionsfähigkeit der Schleimhaut für leicht lösliche Stoffe durch künstliche Steigerung der Peristaltik keine Not leidet, und es ist deshalb sehr unwahrscheinlich, dass der vermehrte Flüssigkeitsgehalt dünner Fäzes bei beschleunigter Darmpassage nur durch unresorbiertes Wasser bedingt wird. Vielmehr ist eine Diffusion von Flüssigkeit durch die Darmwand anzunehmen. Das gilt vermutlich für alle Formen von Durchfall [Schmidt[2])], auch für den durch Abführmittel erzeugten. Insbesondere spricht das Vorkommen gelösten Eiweisses in den meisten flüssigen Stühlen [Schlössmann[3]), Tsuchiya[4])] sowie der vermehrte Gehalt an gelöstem Chlor [Ury[5])] für diese Auffassung. Inwieweit sie auch auf den vermehrten Flüssigkeitsgehalt normaler Fäzes (Pflanzenkost) ausgedehnt werden muss, bleibe dahingestellt. Erkrankungen der aufsaugenden Apparate führen aller Wahrscheinlichkeit nach an sich ebenfalls nicht zu verminderter Wasserresorption, wenigstens kann Darmamyloid auch ohne Durchfall bestehen, und die Schleimhautatrophie Nothnagels ist fast immer eine Leichenerscheinung[6]). (Vergl. auch „Trockensubstanz".)

2. Form.

Die äussere Bildung solcher Fäzes, welche überhaupt geformt sind, d. h. feste Konsistenz darbieten, kann eine verschiedene sein. Sie ist naturgemäss am ausgeprägtesten bei harten Fäzes und zeigt gewöhnlich eine zylindrische Gestaltung.

Das Kaliber der Kotzylinder richtet sich zunächst nach der Weite der Anusöffnung; aber auch die tieferen Teile des Dickdarmes (Ampulle) können darauf Einfluss haben. Verengerungen dieser Teile, seien sie mechanischer oder spastischer Natur, führen manchmal zu der charakteristischen Bleistiftform des Kotes, die übrigens auch beim Hungerkot beobachtet wird. An wohl geformten und noch häufiger an abnorm harten Kotsäulen und Kotballen sieht man manchmal auf der Oberfläche Eindrücke der Darmwand, flache Rinnen, welche von den Taenien herrühren. Dicke Kotzylinder sind ferner oft in Abständen von einigen Zentimetern mit kleinen Kugelsegmenten besetzt, knopfartigen Bildungen, welche oft nur wenig fest mit der übrigen Masse verbunden sind und offenbar aus den Haustris coli stammen. Bei sorgfältiger Beobachtung, zumal nach Eingabe eines Karminpulvers (vergl. Verweildauer), kann man sich überzeugen, dass diese Teile die ältesten sind. Sie enthalten oft noch Reste des mehrere Tage vorher abgesetzten Kotes. Umgekehrt enthalten die zentralen Partien der Kotsäule immer die frischesten Kotbestandteile. Man kann bei der Kotausstossung wie beim Blutstrom in den Gefässen von einer langsameren Fortbewegung der Randzone sprechen.

Je fester der Kot ist, um so weniger gleichmässig pflegt die Zylinderform ausgebildet zu sein. Harte Säulen lassen schon durch zahlreiche quere Einschnitte die Zusammensetzung aus einzelnen Ballen (Scybala) erkennen. Bei trägem Stuhle werden manchmal die rundlichen Scybala einzeln ausgestossen, und es ist wohl die Vorstellung erlaubt, dass diese offenbar in den erweiterten Haustris gebildeten Ballen einer ungenügenden Kontraktion der Darmwand ihren

---

1) Arch. f. Verdauungskrankheiten. 14. 1909. S. 506.
2) Med. Klinik. 1909. No. 13.
3) Zitat S. 2 sub 6.
4) Zeitschr. f. experim. Pathol. u. Therap. 5. 1908. S. 455.
5) Ury, Internationale Beiträge zur Pathologie und Therapie der Ernährungsstörungen. I. 1910. S. 368.
6) Gerlach, Deutsch. Arch. f. klin. Med. 57. 1896. S. 83.

Ursprung verdanken. Sind die einzelnen Scybala klein, haselnussgross und darunter, so spricht man von der „Schafkotform" der Fäzes, über die früher viel diskutiert wurde (s. unter „diagnostische Gesichtspunkte").

3. Kohärenz.

Die Kohärenz der Fäzes kann sowohl bei geformter, als auch bei breiiger und flüssiger Konsistenz verschieden gross sein; am augenfälligsten tritt sie bei breiigen Stuhlgängen in die Erscheinung. Sie lässt sich am besten prüfen, wenn man die Fäzes in einer Reibeschale mit Wasser verreibt.

a) Für die meisten Konsistenzgrade gilt, dass die Kohärenz um so grösser ist, je gleichmässiger zusammengesetzt der Kot ist, d. h. je kleiner die einzelnen Partikel sind, welche ihn bilden. Kotarten, welche keine makroskopisch erkennbaren Bestandteile enthalten, sind in der Regel kohärent, wie z. B. das Mekonium, der Hungerkot, Fleischkot, Milchkot u. a., während solche, welche sichtbare Reste enthalten, leichter auseinander fallen. (Kot bei Pflanzenkost, kaseinhaltiger Säuglingskost bei mangelhafter Ausnutzung der Milch). Nothnagel[1]) bemerkt, dass bei reichlicher Anwesenheit junger Parenchymzellen aus fleischigen Gemüsen der Kot bei der Deckglasprobe (s. S. 10) sich nicht gleichmässig zerdrücken lässt, sondern feinkörnig „krisselig" erscheint.

b) Von grosser Bedeutung für die Kohärenz ist der Fettgehalt der Fäzes. Je fetthaltiger die Fäzes (bei im übrigen gleicher Konsistenz), um so zäher sind sie. Bekannt sind die lehm- resp. tonartigen Stühle bei Ikterus. Bei Sektionen kann man beobachten, dass die Darmwand sich von fettreichen Stühlen viel schwerer reinigen lässt, als von fettarmen, und feine Beobachter fühlen schon bei der Defäkation aus der besseren oder schlechteren Lösung der Kotballen grobe Unterschiede des Fettgehaltes heraus. Ist das Fett ganz überwiegend in der Form von Erdalkalisalzen vorhanden (Kalk- und Magnesiaseifen), so lässt die Kohärenz nach zugunsten einer etwas mehr körnigen Beschaffenheit, wie sie beispielsweise an dem reinen Milchkot mancher Darmgesunden zutage tritt.

c) Auch reichlicher Gehalt an zähem Schleim kann die Fäzes klebrig machen, doch besteht kein konstantes Verhältnis zwischen Schleimgehalt und vermehrter Kohärenz. Zäher Schleim enthält häufig Fett[2]) und vielleicht ist gerade die Kombination dieser beiden Körper besonders wirksam. Selten gelangt statt des eigentlichen Schleimes das Nukleoproteid der Darmschleimhaut in so erheblicher Menge in den Stuhl, dass dadurch seine Beschaffenheit eine fadenziehende wird. Zur Unterscheidung von Schleim dient der Umstand, dass beim Verreiben mit Wasser keine Flocken sich isolieren lassen. Ueber die chemischen Reaktionen vergleiche Abschnitt III.

d) Jeder Kot, welcher Gasblasen enthält, erscheint locker. Stark gärende Fäzes sehen manchmal wie gebläht aus und zerfallen leicht bei der Untersuchung. Gasgehalt der Fäzes findet sich, abgesehen von pathologischen Zuständen, vielfach bei pflanzenreicher Kost, am ausgesprochensten beim Genuss von Schwarzbrot, er fehlt bei animalischer Nahrung und bei reichlichem Fettgehalt des Stuhles.

Diagnostische Gesichtspunkte.

Was zunächst die Konsistenz betrifft, so wird normalerweise bei gemischter Kost ein zylindrisch geformter Kot von mittlerem Kaliber entleert. Allenfalls kann noch die dickbreiige Form als normal gelten, und zwar bei Säug-

---

1) Zitat s. S. 12 sub 5.
2) Schmidt, Zeitschr. f. klin. Med. 32. 1897.

lingen mit Brustmilchnahrung und bei vorwiegender Pflanzenkost. Allgemein anerkannt ist der Nothnagelsche Satz, „dass ein weichbreiiger Stuhl, welcher nicht durch Abführmittel oder die Diät veranlasst ist (viel Fett, Obst, junges Gemüse), auch wenn er täglich nur einmal erfolgt, immer einen pathologischen Zustand annehmen lässt.[1]) Auf der anderen Seite muss auch eine harte Konsistenz, jedenfalls sobald dabei eine Veränderung der äusseren Form (Scybalabildung) auftritt, als nicht mehr normal bezeichnet werden. Nur Boas[2]) will den Begriff des Normalen weiter fassen. Nach ihm sind schafkotartige Entleerungen in der Rekonvaleszenz eines Abdominaltyphus und vorübergehende Diarrhöen bei vorzugsweiser Milchdiät oder beim ungewohnten Genuss saurer Weine etc. noch „physiologische Vorkommnisse".

Welche speziellen Ursachen einer Konsistenzverminderung der Fäzes zugrunde liegen, kann man den Entleerungen meist nicht ohne weiteres ansehen. Eine Ausnahme machen allerdings die Säuglingsfäzes, welche bei künstlicher Ernährung durchschnittlich härter und trockener sind als bei Brustmilchnahrung und auch sonst manchmal schon durch ihre Konsistenz auf verschlechterte Ausnutzung des einen oder anderen Nahrungsbestandteiles hinweisen [vgl. Hecht[3])]. Bei der Mannigfaltigkeit der Prozesse, welche Diarrhöe im Gefolge haben, muss im Uebrigen bei der Beurteilung des einzelnen Falles gleichzeitig das sonstige Verhalten der Fäzes (Menge, Geruch, Farbe, Gehalt an Schleim usw.) und das gesamte Krankheitsbild berücksichtigt werden.

Bei vermehrter Konsistenz gibt die Form manchmal Anhaltspunkte. Ungewöhnliche Ausprägung der Haustra auf der Oberfläche und besonders die Scybala-Bildung deuten auf zu langen Aufenthalt des Kotes im Dickdarm, mit der in der Regel auch eine zu grosse Austrocknung Hand in Hand geht, event. auch auf eine mangelhafte Kontraktionsfähigkeit der Dickdarmmuskulatur hin.

Kleinkalibrige Beschaffenheit der Fäzes (Bleistift- und Schafkotform) ist kein sicheres Zeichen einer organischen Darmstenose, auch wenn sie dauernd beobachtet wird. Sie kann auch bei Hungerzuständen (Leichtenstern), bei spatischen Zuständen des Dickdarmes [Fleiner[4])] und bei Magenkarzinom (Nothnagel) vorkommen, während normal geformte Kotmassen selbst bei tiefsitzenden Dickdarmstrikturen gesehen werden[5]). Boas[2]) möchte für die Diagnose der Darmstenosen mehr Gewicht legen auf eine „homogen breiige oder stückig breiige Entleerung, in welcher einzelne kleinfingerdicke, längere oder kürzere Zylinder herumschwimmen", warnt aber ebenfalls vor Ueberschätzung dieses Zeichens. Kleinkalibrige Beschaffenheit ist besonders dann charakteristisch für spastische Obstipation, wenn sie in Verbindung mit „fragmentärer Stuhlentleerung" auftritt [Westfalen[6])].

Veränderungen der Kohärenz sind namentlich bei Säuglingsstühlen diagnostisch verwertbar. Wenn die normalerweise salbenartige Beschaffenheit dieser Fäzes einem gehackten Aussehen weicht (reichlichere Anwesenheit von Milchresten), so darf man auf eine schlechtere Ausnutzung der Nahrung schliessen. Bei Obstipation der Milchkinder werden die Fäzes trocken, knollig und bröckelig. Sie enthalten dann viel Kalk [Heubner[7])]. Auch Erwachsene haben bei reiner

---

1) Zitat S. 12 sub 5. S. 77.
2) Diagnostik und Therapie der Darmkrankheiten. Leipzig 1898. I. S. 95 u. 96.
3) Hecht, Zitat S. 14 sub 7. S. 13 ff.
4) Berliner klin. Wochenschrift. 1893. Nr. 3 u. 4.
5) Siehe Sawyer, British med. Journ. 1879, Sept. 27: u. Walters, ibid. Mai 31.
6) Arch. f. Verdauungskrankh. 7. 1901. S. 28.
7) Berl. klin. Wochenschr. 1900. Nr. 48.

Milchkost normalerweise einen weichen, gleichmässig geformten Kot, doch werden manchmal maiskolbenartige, weisse Knollen entleert, ohne dass anscheinend eine Störung vorliegt[1]).

Die von Nothnagel empfohlene Deckglasprobe, aus welcher bei breiiger Beschaffenheit der Fäzes Schlüsse auf die Ursache der jeweiligen Kohärenz gezogen werden sollen, ist bereits oben besprochen worden. Für die Erkennung von Schleim und Pflanzenresten empfiehlt sich jedenfalls mehr die Verreibung einer Kotprobe mit Wasser (vgl. S. 9). Bei flüssigen Stühlen genügt meist die einfache Besichtigung.

IV. Farbe.

Auf die Färbung der Fäzes, die, wie schon betont wurde, im Inneren nicht immer dieselbe ist, wie auf der Oberfläche, wirken eine Reihe von Faktoren ein, die man, ähnlich wie bei Betrachtung der Menge der Fäzes, in verschiedene Gruppen ordnen kann.

1. Nahrungsreste: Dass die Art der Nahrung von grösstem Einfluss auf die Farbe des Stuhlganges ist, lehrt schon die tägliche Beobachtung. Während bei gemischter Kost der Kot eine mittlere Nüance von Braun zeigt, wird er bei Fleischnahrung dunkel- bis schwarzbraun, bei vorwiegend vegetabilischer Nahrung hellbraun, bei Milchnahrung orange bis hellgelb. Man sieht daraus, dass die Beimischung der zum Teil intensiv gefärbten Verdauungssäfte für gewöhnlich nicht imstande ist, die Eigenfarbe der Nahrung zu verwischen. Fallen die Verdauungssäfte, vor allen ihr wirksamster Bestandteil, die Galle, aus, so tritt die Eigenfarbe der Kost im Kot noch viel deutlicher zutage: Röhmann[2]) fand beim Gallenfistelhunde nach Fütterung mit Mehlkost die Fäzes kreideartig weiss, nach Fleischfütterung dunkel, aber doch nicht so schwarz wie sonst. Ganz rein ist dieser Versuch allerdings ebensowenig wie die Beobachtung der menschlichen Entleerungen beim Ikterus, weil die durch den Gallenmangel bedingte übermässige Anwesenheit von fein verteiltem Fett mitwirkt [Quincke[3])].

Während die helle Farbe der Fäzes bei Milchkost ohne weiteres verständlich ist, bedarf die dunkle Farbe des Fleischkotes einer besonderen Erklärung. Sie rührt nach Fleischer[4]) von der Umwandlung des normalen Blutfarbstoffes in braunes Hämatin her, nicht auch gleichzeitig von Schwefeleisen. Für die helle Farbe mancher Stuhlgänge von gemischter und vegetabilischer Kost kommt nach Quincke auch noch der höhere Grad von Durchsichtigkeit in Betracht, der durch Anwesenheit von Gasblasen bedingt sein kann. Auf der Konsistenzvermehrung beruht andererseits auch die Tatsache, dass die Fäzes um so dunkler („verbrannt") aussehen, je länger sie im Dickdarm verweilen. Fleischer führt auch das allmähliche Nachdunkeln der Fäzes an der Oberfläche auf die stärkere Austrocknung der äusseren Teile zurück, indem er als Beweis dafür

---

1) Vergl. Magnus-Levy, Achiv f. d. ges. Physiologie. 53. 1893. S. 547.
2) Arch. f. d. ges. Physiologie. 29. 1882. S. 524.
3) Vortrag in der Sitzung des physiolog. Vereins zu Kiel am 13. VII. 96. Referiert Münch. med. Wochenschr. 1896. S. 854.
4) Lehrbuch der inneren Medizin. Wiesbaden, J. F. Bergmann. 1896. S. 1161.

anführt, dass die Oberfläche nach Befeuchtung mit Wasser wieder heller wird; doch trifft diese Erklärung für die meisten Fälle sicher nicht zu (s. unter 2).

Werden Nahrungsbestandteile von charakteristischer Eigenfarbe genossen, so können dadurch besondere Färbungen der Fäzes hervorgerufen werden. Hierzu gehört die dunkelbraune Färbung durch Röstprodukte von Kaffee und Zucker, Schwarzbraunfärbung durch Blutwurst (vermehrter Hämatingehalt), ferner Grünfärbung nach reichlichem Genuss chlorophyllhaltiger Stoffe (Gemüse, Salate). Man findet Chlorophyll häufig auch schon bei gemischter Kost in den Fäzes, doch hat für gewöhnlich seine Anwesenheit keinen Einfluss auf die Gesamtfarbe derselben. Reichliche Aufnahme von Möhren kann einen gelbrötlichen Farbenton verursachen, der allerdings selten ganz diffus verteilt ist. Kakao macht braunrote bis schwarzrote Färbung. Ein ähnlicher aber noch dunklerer Ton wird durch schwarze Kirschen und Brombeeren bewirkt. Rotwein und Heidelbeeren färben den Kot schmutzig schwarzbraun mit einem Stich ins Grünliche. Diese Farbe ist aber nur bei alkalischer Reaktion deutlich; bei Säurezusatz schlägt sie in ein tiefes Rotbraun um.

2. Reste der Verdauungssäfte: Die Bedeutung der vom Verdauungskanal abgegebenen Stoffe für die Färbung des Kotes wird durch die Tatsache illustriert, dass sowohl das Mekonium wie der Hungerkot eine Eigenfarbe haben, das Mekonium eine dunkelgrün-schwarze, der Hungerkot eine dunkel-braungelbe, dem Fleischkote sehr ähnliche. Die Ursache dieser Farbentöne ist die Anwesenheit von Gallenfarbstoffen, von Biliverdin im Mekonium, von Hydrobilirubin und Cholecyanin im Hungerkote[1]). Es scheint aber, als ob die Gallenfarbstoffe nicht die einzigen Kotfarbstoffbildner unter den Resten der Verdaungssäfte sind. Wenigstens konnte Ehrenthal[2]) im Experiment zeigen, dass auch vom hungernden Gallenfistelhunde dunkelfarbiger, pechartiger Kot gebildet wird. Ehrenthal ist geneigt, diese Färbung einer Wirkung des Pankreassekretes zuzuschreiben, da die in abgebundenen Darmschlingen sich ansammelnde, von der Darmwand gelieferte Masse (der Hermannsche Ringkot) ungefärbt, grau aussieht. Jedenfalls tritt aber die Bedeutung dieses bisher noch nicht erklärten Farbstoffes vollkommen hinter die der Gallenfarbstoffe zurück, von denen ausser den genannten noch Bilirubin und vielleicht Biliprasin im Kote vorkommen.

Unter normalen Verhältnissen ist (beim Erwachsenen) das Hydrobilirubin der eigentliche Kotfarbstoff. Ursprünglich wurde der Stoff von Vanlair und Masius[3]) als Sterkobilin bezeichnet, bis Maly[4]) seine Uebereinstimmung mit dem Urobilin feststellte und zugleich nachwies, dass er durch Reduktion aus dem Bilirubin entsteht. Manchmal geht im Darme aus bisher noch unbekannten Gründen der Reduktionsprozess des Bilirubins über die Stufe des Hydrobilirubins hinaus; es bildet sich das farblose Hydrobilinogen (Leukohydrobilirubin), welches dann nach der Entleerung unter dem Einfluss der Luft sich teilweise wieder in Hydrobilirubin zurückverwandeln kann. Darauf beruht in den meisten Fällen das Nachdunkeln der Oberfläche frisch entleerter Fäzes [Quincke[5])]. Wahrscheinlich kommen aber neben dem Hydrobilirubin noch andere Derivate des Gallenfarbstoffes im normalen Kote vor; beispielsweise sieht das saure Alkoholextrakt viel dunkler aus, als dem Absorptionsstreifen des darin vorhandenen Hydrobilirubins

---

1) s. Fr. Müller, Zeitschr. f. Biologie. 20. 1884. S. 327, u. Virchows Arch. 131. 1893. Supplement. S. 111.
2) Zitat s. S. 16 sub 2.
3) Zentralbl. f. die med. Wissenschaften. 9. 1871. S. 369.
4) Zentralbl. f. die med. Wissenschaften. 9. 1871. S. 849.
5) Zitat s. S. 26 sub 3.

entspricht. Fleischer[1]) meint, dass es sich um Biliprasin handelt. Cholezyanin kommt nach Fr. Müller ausser im Hungerkot auch in anderen Fäzes vor, allerdings selten bei gemischter Nahrung. Seine Menge scheint im umgekehrten Verhältnis zu der des Hydrobilirubins zu stehen[2]).

Bilirubin kommt normalerweise bei Säuglingen vor, so lange die Reduktionsprozesse im Darme noch fehlen; im späteren Leben nur unter pathologischen Verhältnissen [Pettenkofer[3])]. Es macht eine goldgelbe Färbung, die sich von der schmutzig gelbbraunen des Hydrobilirubins leicht unterscheiden lässt. Wo Bilirubin die Fäzes färbt, kommt oft auch Biliverdin vor, sei es, dass die dazu nötige Umwandlung (Oxydation) bereits innerhalb des Darmes oder erst nach der Entleerung stattfindet. Besonders bei den Säuglingsfäzes hat die Grünfärbung eine grosse diagnostische Bedeutung, wenn auch ihre Erklärung noch auf Schwierigkeiten stösst [Wernstedt[4]), Koeppe[5])]. Manchmal kommen Bilirubin und Biliverdin nebeneinander vor, gelegentlich daneben auch noch Hydrobilirubin.

Für die Gesamtfarbe der Fäzes ist neben der Art des Gallenfarbstoffes natürlich auch noch dessen Menge massgebend. Es kommt vor, dass dieselbe so gering ist, dass ihre Färbekraft durch die der Nahrungsmittelreste völlig übertrumpft wird.

3. Pathologische Produkte der Darmwand: Von diesen können Schleim und Eiter, wenn sie in grossen Mengen abgesondert werden, dem Kote einen grauweissen bis gelbgrauen Farbenton verleihen. Blut kann in den verschiedensten Nüancen, vom Hellrot bis zum Pechschwarz erscheinen. Seine Farbe hängt davon ab, wie weit das Hämoglobin innerhalb des Darmes in Hämatin umgewandelt wird. Sind geringe Mengen Blut innig mit dem Kote vermischt, so kann ein eigentümlich orange- bis paprikafarbener Ton vorkommen[6]), der zu Verwechslungen Veranlassung geben kann. Reichliche Beimengung von Transsudat zu den Fäzes gibt ihnen ein wässriges Aussehen. Bleibt dabei die Galleabsonderung ganz aus (wie z. B. in der Cholera), so erscheinen sie völlig farblos.

4. Zufällige Bestandteile: Als solche kommen namentlich Arzneimittel und gewisse Bakterienfarbstoffe in Betracht.

Am bekanntesten ist die Grünfärbung, welche der Stuhlgang nach Gebrauch von Kalomel (gelegentlich auch von Wismutpräparaten) anzunehmen pflegt. Dieselbe beruht auf einer Umwandlung des Bilirubins in Biliverdin innerhalb des Darmkanals. Wie diese Umwandlung zu erklären ist, darüber herrschen noch Meinungsverschiedenheiten: während Zawadzki[7]) aus dem Kalomel Quecksilberoxydul hervorgehen lässt, welches sich bei der Oxydation des Bilirubins weiterhin in Quecksilberoxyd verwandeln soll, schreiben andere den geringen Mengen Quecksilberchlorid, die innerhalb des Darms aus dem Kalomel gebildet werden, die Vermittlerrolle zu.

Bekannt ist auch die Schwarzfärbung der Fäzes nach Einnahme von Wismutpräparaten, von denen besonders Bismutum subnitricum viel verordnet wird. Quincke[8]) hat den allgemein verbreiteten Irrtum, wonach diese Schwarz-

---

1) Zitat s. S. 26 sub 4.
2) Zitat s. S. 16 sub 1. S. 112.
3) Annalen der Chemie u. Pharmacie. 52. 1844. S. 90.
4) Monatsschr. f. Kinderheilk. 4. 1905. Heft 5.
5) Koeppe, Monatsschr. f. Kinderheilk. 5. 1906. Nr. 8.
6) s. Nothnagel, Die Erkrankungen des Darms und des Peritoneums (in Nothnagels Handbuch der spez. Pathologie und Therapie). Wien, Hölder. 1898. S. 84.
7) Wratsch. 1887. Nr. 15 u. 16. (Referat in Schmidts Jahrbüchern. 216. 1887. S. 29.)
8) Zitat s. S. 26 sub 3.

färbung auf der Bildung von Schwefelwismut beruhen sollte, korrigiert, indem er nachwies, dass ihre Ursache in der Reduktion des Bismutum subnitricum zu schwarzem Wismutoxydul gelegen ist. Anders verhält es sich mit dem dunklen Farbenton, welchen die Oberfläche der Fäzes manchmal nach Einnahme von Eisensalzen aufweist. Quincke glaubt, dass sich dabei eine organische Eisenverbindung im Darm bildet, welche bei ihrer Oxydation einen schwarzgrauen Farbenton annimmt. Silber- und Bleipräparate machen für gewöhnlich überhaupt keine Farbenveränderung.

Beim Gebrauch von Rheum, Senna, Santonin und Gummi Gutti werden die Fäzes mehr oder weniger stark gelb gefärbt. Ist die Reaktion ausgesprochen alkalisch, so kann ein mehr rötlicher Ton entstehen.

Kampescheholzextrakt und Lignum Santali färben die Fäzes rotviolett. Wird Methylenblau genommen, so färbt sich der ursprünglich normal kolorierte Stuhl an der Luft alsbald blaugrün.

Lesage[1]) hat zuerst aus grünen Stühlen junger Säuglinge einen Bazillus gezüchtet, dessen Kulturen ein grünes Pigment enthalten, welches offenbar auch die Ursache der Kotfärbung gewesen war. Dieser Bazillus (Bacille de la diarrhée verte des enfants) ist später noch öfter gefunden worden[2]). Er hat nichts zu tun mit dem Bacillus pyocyaneus, der aber unter Umständen auch Grünfärbung des Stuhles machen kann[3]).

Diagnostische Gesichtspunkte.

Von weitgehender diagnostischer Bedeutung ist die Färbung der Fäzes im Säuglingsalter, so lange der Einfluss wechselnder Nahrung ausgeschaltet ist. Nach der Ausstossung des Mekoniums, welche in der Regel in den ersten 48 Stunden beendet ist, erfolgt zunächst noch ein etwas dunkler, gefärbter Stuhl, welcher von Czerny und Moser[4]) dem Einfluss des Kolostrums zugeschrieben wird. Später ist der normale Stuhlgang der Brustkinder einige Zeit lang durch Bilirubin gleichmässig orange- bis dottergelb gefärbt und bleibt so auch unter dem Einflusse der Luft. Hydrobilirubin tritt aber bereits nach wenigen Wochen neben Bilirubin auf, um es allmählich zu ersetzen[5]). Die Färbung wird dadurch nur ein wenig dunkler. Künstlich ernährte Kinder entleeren von vornherein hydrobilirubinhaltigen Kot[6]). Bei Kuhmilchnahrung pflegt deshalb der Farbenton mehr bräunlich zu sein. Eine mehr ins Weissliche spielende Färbung der Säuglingsfäzes findet sich bei Stuhlträgheit, aber auch bei anderen Verdauungsstörungen leichter Art (Dyspepsie). Dieselbe ist auf die Anwesenheit grösserer Mengen von Nahrungsresten, speziell von unverdautem Kasein und Kalkseifen, zurückzuführen. Tatsächlich kann man häufig in derartigen Fällen, wobei dann die Fäzes das Aussehen von gehackten Eiern (s. u. Kohärenz) annehmen, in der gelblichen Masse weisse, aus Milchresten bestehende Flocken schon mit blossem Auge erkennen. Jede Ungleichmässigkeit der Färbung verdient deshalb Beachtung. Gleichmässig grauweiss, auf der Oberfläche schillernd, wird der Stuhl bei der

---

1) Archives de physiologie. IV. Série. Tome I. 1888. p. 212.

2) Vergl. Damaschino, Semaine médicale. 1887. p. 240, u. Hayem, ibid. p. 224.

3) Vergl. Salus, Prag. med. Wochenschr. 1894. Nr. 33. (Referat im Archiv f. Verdauungskrankheiten. I. 1884.)

4) Arch. f. Kinderheilkunde. 39. S. 431.

5) Schorlemmer, Arch. f. Verdauungskrankheiten. 6. 1900. S. 271.

6) Schikora, Zur Kenntnis der Gallenfarbstoffe in den Fäzes der Säuglinge. Inaug.-Dissertation. Breslau 1901.

sog. Fettdiarrhoe [Biedert[1])], deren Ursachen sehr verschiedenartiger Natur sein können (Behinderung der Galle- oder Pankreasabsonderung, Mesenterialdrüsentuberkulose, schwere Enteritis).

Eine häufige Erscheinung bei Verdauungsstörungen aller Art ist das spontane Grünwerden der Säuglingsfäzes, das in ausgesprochener Weise nur bei Brustkindern, deren Kotfarbstoff hauptsächlich unverändertes Bilirubin ist, beobachtet wird. Dasselbe beruht, abgesehen von den seltenen Fällen der Bildung von Bakterienfarbstoffen, auf der Umwandlung des Bilirubins in Biliverdin, die dabei meist schon innerhalb des Darmes, gelegentlich aber auch erst nach der Entleerung vor sich geht. Früher glaubte man, diese Erscheinung mit einer grösseren Säurebildung im Darm in Verbindung bringen zu müssen, aber Pfeiffer[2]) zeigte, dass die bei der Gärung entstehenden Säuren (Milchsäure, Buttersäure u. ä.) Bilirubin nicht umzubilden vermögen, während, wie bekannt, Alkalien dazu leicht imstande sind. Pfeiffer nimmt demgemäss an, dass die Grünfärbung der Säuglingsstühle durch einen stärkeren Alkaligehalt in den oberen Abschnitten des Darmes bewirkt wird. In ganz anderer Weise deuten Wernstedt[3]) und Koeppe[3]) die Grünfärbung, nämlich als Wirkung eines oxydierenden Fermentes (Leukozyten?).

Durch das Zusammenwirken der verschiedenen genannten Faktoren kommt manchmal eine Mischung von gelben, weissen und grünen Farbentönen im Säuglingskot zustande, welche für die gemeiniglich als Dyspepsie bezeichnete Verdauungsstörung einigermassen charakteristisch ist.

Wenn bei stärkerem Darmkatarrh kleine Mengen von Blut (meist zusammen mit Schleim) sich dem Stuhle beimischen und der Zersetzung anheimfallen, so können weiterhin braune Farbentöne sich den anderen zumischen oder sie verdecken. In dieser Weise missfarbig wird der Stuhl besonders leicht bei der Ruhr.

Bei der Beurteilung der Fäzesfärbungen Erwachsener hat man mehr als bei Kindern an die eigenartigen Wirkungen mancher Nahrungsmittel und der oben unter den zufälligen Bestandteilen aufgeführten Substanzen zu denken, die zu groben Täuschungen führen können. Besonders leicht kann man durch die nach Genuss von Kakao, Brombeeren etc., aber auch nach Einnahme von Wismut- resp. Eisenpräparaten auftretenden Farbentöne zu der Annahme einer Blutbeimengung verführt werden, und man soll es deshalb sich zur Regel machen, in allen zweifelhaften Fällen die Anwesenheit von Blut durch exakte Proben (s. den chemischen Abschnitt) sicher zu stellen.

Was die durch Blut bewirkten Färbungen betrifft, so gilt als allgemeine Regel, dass das ursprüngliche Blutrot um so mehr in das braunschwarze Hämatin verwandelt wird, je länger es im Darme verweilt. Da in der Regel das aus hochgelegenen Abschnitten des Verdauungskanals stammende Blut länger verweilt, als das von den tieferen Teilen gelieferte, so pflegt man auch den Satz so zu formulieren, dass das erstere braune bis pechschwarze, das letztere rote Färbung macht. Das ist aber nur bedingt richtig, denn bei schneller Passage kann auch aus dem Dünndarm stammendes Blut hellrot entleert werden und umgekehrt Blut aus dem Dickdarm bei langem Verweilen braun. Damit die viel zitierte Teerfarbe des Stuhles entsteht, müssen schon recht erhebliche Quantitäten veränderten Blutes ausgeschieden werden. (Cave Blutwurstgenuss!)

Fehlen Gallenfarbstoffe im Stuhle vollständig (z. B. bei absolutem Verschluss des Gallenganges), so werden die bekannten tonfarbenen Stühle abgesetzt, deren

---

1) Vogel-Biedert, Lehrbuch der Kinderkrankh. 9. Aufl. Stuttgart, Enke. 1887. S. 115.
2) Jahrbuch f. Kinderheilkunde. 28. 1888. S. 164.
3) Zitat s. S. 28 sub 4 u. 5.

Farbe zu einem Teile gewiss durch den Gallenmangel, zum andern aber auch durch den übergrossen Fettgehalt bedingt wird. Bunge und Fleischer[1]) haben festgestellt, dass derartige Stühle nach Entfernung des Fettes durch Aether manchmal wieder braun wurden, offenbar wegen des aus dem Fleische stammenden Farbstoff-(Hämatin?)gehaltes.

Besonderes Interesse haben für die Kliniker seit langem die Fälle von tonartigen Stühlen ohne Ikterus gehabt. Reichliche Anwesenheit von Fett im Stuhl kann unter Umständen allein genügen, ihn weiss zu machen [Fleischer[2])]. Wo dies nicht zutrifft, muss der Gallenfarbstoff dabei eine Rolle spielen, und zwar kann dies sowohl durch zeitweisen Mangel des Gallenzuflusses zum Darm (Nothnagel), als durch Umwandlung des Bilirubins zu Hydrobilinogen statt zu Hydrobilirubin geschehen. Im letzteren Falle wird man den Fäzes durch sauren Alkohol und einige Tropfen Jodtinktur Hydrobilirubin entziehen können, im ersteren nicht. Auf die eine oder andere dieser drei Möglichkeiten lassen sich tatsächlich alle bisher beobachteten Fälle von tonartigen Stühlen ohne Ikterus zurückführen. Nothnagel[3]) fand dieselben bei Leukämie, Karzinom des Magens und Darms, bei Tuberkulose, bei einfachem Darmkatarrh der Kinder, v. Jaksch[4]) ausserdem bei chronischer Nephritis, Chlorose und Scharlach, Berggrün und Katz[5]) bei tuberkulöser Peritonitis der Kinder, Boas[6]) bei Cholelithiasis und vorübergehend nach Gebrauch von Karsbader Wasser bei chronischem Darmkatarrh. Wahrscheinlich fallen hierunter auch manche Fälle von sogen. Fettdiarrhöe der Kinder[7]). Farblosigkeit des Stuhls infolge relativen Gallenmangels wird beobachtet bei Dysenterie und Cholera.

V. Geruch.

Der eigenartige Geruch der Fäzes ist — abgesehen von gewissen individuellen Eigentümlichkeiten — vorwiegend durch die Anwesenheit von Skatol, weniger durch Indol bedingt. Beide Körper entstehen durch die Fäulnis von Eiweisskörpern im Dickdarme. Daraus ist schon verständlich, dass die Intensität der Darmfäulnis, die ihrerseits wieder durch sehr verschiedene Ursachen beeinflusst wird, von grösster Bedeutung für die Stärke des Fäkalgeruches ist. Unter normalen Verhältnissen bedingt schon die Art der Nahrung Unterschiede: bei Fleischnahrung ist der Kotgeruch deutlicher als bei vegetabilischer. Er ist sehr gering bei Milchkost und fehlt fast völlig im Mekonium und im Hungerkot. Wird die Eiweissfäulnis durch Kohlehydratgärung überboten, so riecht der Kot nach Buttersäure oder Essigsäure. Des weiteren hat die Aufenthaltsdauer des Kotes im Dickdarm Einfluss: bei Stuhlträgheit ist der Geruch manchmal stärker als bei schlanker Verdauung. Akute und chronische Diarrhöeen liefern gelegent-

---

1) Zitat s. S. 26 sub 4.
2) Zitat s. S. 26 sub 4. S. 1163.
3) Zitat s. S. 28 sub 6. S. 18.
4) Klinische Diagnostik innerer Krankheiten usw. II. Aufl. Wien u. Leipzig, Urban u. Schwarzenberg. 1889. S. 213.
5) Wiener klin. Wochenschr. 1898. S. 858.
6) Zitat s. S. 25 sub 2. S. 98 u. 110.
7) Vergl. Langstein, Festschrift für Salkowski. Berlin, Hirschwald. 1904. S. 221.

lich, die Cholera regelmässig geruchlose Entleerungen. Alle stärkeren Zersetzungsprozesse erhöhen den Kotgeruch, verändern ihn aber auch gleichzeitig nach der Richtung des Fauligen zu. Diese Modifikation wird besonders begünstigt durch den Zerfall pathologischer, von der Darmwand gelieferter Produkte (Serum, Schleim, Blut, Eiter).

Die diagnostische Bedeutung des Kotgeruches darf nicht unterschätzt werden. Er ist, wie die anderen allgemeinen Eigenschaften am besten verwertbar im Säuglingsalter. Der normale Stuhl der Brustkinder riecht so gut wie gar nicht, höchstens ganz schwach säuerlich. Bei Kuhmilchnahrung sind die Fäzes schon etwas übelriechend. Jeder stinkende Säuglingsstuhl ist unter allen Umständen pathologisch. Das gilt auch für alle stark sauer (stechend) riechenden Entleerungen, aus denen man manchmal nach dem vorherrschenden Charakter (Essig- resp. Buttersäure) Rückschlüsse auf die Art des Gärungsvorganges machen kann [Selter[1])].

Auch bei Erwachsenen findet man bei ausgesprochener Gärung Säuregeruch (meist Buttersäure). Acholische Stühle riechen — wie entgegen der landläufigen Angabe betont werden muss — an sich wenig oder gar nicht; sie stinken erst, wenn Zersetzungsprozesse (Katarrh) den Gallenmangel komplizieren. Ebenso sind die Entleerungen von unkomplizierter Obstipation oft fast geruchlos. Das gilt auch für die Säuglingsfäzes [Hecht[2])].

Reichliche Schleimbeimengung bedingt einen eigentümlichen spermaartigen Geruch. Für Amöbendysenterie ist nach Quincke und Roos[3]) ein leimartiger Geruch bezeichnend. Die meisten diarrhöischen Stühle riechen faulig.

Aashaft stinkende Entleerungen findet man besonders bei Dysenterie und Dickdarmkarzinom. Ihr Geruch unterscheidet sich nicht von anderen Fäulnisgerüchen.

VI. Makroskopisch erkennbare Bestandteile.

Von den verschiedenen, die Fäzes zusammensetzenden Stoffen sind die als Reste der Verdauungssäfte bezeichneten und die durch Zersetzungsprozesse erzeugten nebst den sie erzeugenden Mikroorganismen entweder gelöst oder doch in so feiner Verteilung im Kote vorhanden, dass sie mit blossem Auge nicht erkennbar sind. Es bleiben deshalb für die makroskopische Untersuchung nur die folgenden Gruppen zu berücksichtigen: Nahrungsmittelreste, von der Darmwand gelieferte pathologische Produkte und zufällige Bestandteile.

1. Nahrungmittelreste.

Auf das Erscheinen von mit blossem Auge erkennbaren Nahrungsresten im Stuhlgang hat einmal die Nahrung selbst und zweitens der Zustand der Verdauungsorgane Einfluss.

a) **Nahrung.** Ganz unverdauliche resp. schwer verdauliche Teile (Schlacken) kommen sowohl in der animalischen wie in der vegetabilischen

---

1) Münch. med. Wochenschr. 1904. Nr. 30.
2) Hecht, Zitat S. 14 sub 7. S. 15.
3) Berl. klin. Wochenschr. 1893. Nr. 45.

Kost vor, in ersterer allerdings viel weniger reichlich. Es gehören dahin: kleine Knochenstückchen, die gelegentlich mit verschluckt werden, Knorpel, Sehnen, Haare und Federn sowie die Epidermis von Tieren und Geflügel, Gräten und Schuppen von Fischen, die hornartigen Schalen von Garneelen, das Beingerippe von Hummern, Schalen von Eiern u. dergl. m. Das Bindegewebe und das Sarkolemm alter Tiere sind oft schwer aufquellbar und dementsprechend schwerer verdaulich. — Von den pflanzlichen Nahrungsmitteln enthalten die meisten Zellulosebestandteile in irgend einer Form. Es werden aber nur die ganz dünnen Zellulosehüllen innerhalb des Darmes gelöst, diese allerdings manchmal in beträchtlicher Menge. Alle dickeren Schichten, z. B. die Kleberzellen der Zerealien, das Kotyledonargewebe und die Samenschale der Leguminosen sind durchaus unverdaulich[1]); es wird aus den Kleberzellen nicht einmal der Inhalt gelöst[2]). Sehr schwer angreifbar für die Verdauung sind ferner alle verholzten, verkorkten und kutinisierten Zelluloseteile, wie die Frucht und Samenhaut der Zeralien (Kleie), die Wand von Nüssen und dergl.

Von grosser Bedeutung für das Erscheinen von Nahrungsresten in den Fäzes ist die Zubereitung der Speisen. Durch das Abhängenlassen (Autolyse) und durch den Kochprozess wird das Bindegewebe des Fleisches leichter verdaulich gemacht[3]); die Muskelfasern fallen leichter auseinander und die Verdauungssäfte haben besseren Zutritt zum Muskeleiweiss. In ähnlichem Sinne, wenn auch schwächer, wirkt das Braten, das aber andererseits den Nachteil hat, dass die äusserste Schicht, welche der grössten Hitze ausgesetzt ist, dabei leicht in einen schwerer verdaulichen Zustand gerät. Schwarz gebratene Teile von Fleisch und selbst von Eiern (Spiegeleier) finden sich oft im Kote wieder [van Ledden-Hulsebosch[4])]. Ungünstig hinsichtlich der Verdaulichkeit wirkt auch der Räucherungsprozess, namentlich auf das Bindegewebe. Schmidt[5]) fand, dass die meisten grösseren Bindegewebsabgänge von „rohem" Schinken herrühren. Einmal ausgetrocknete Gewebe quellen später nur schwer wieder auf: Stockfisch wird deshalb nicht immer restelos verdaut.

Alle genannten Momente kommen auch für die vegetabilische Nahrung in Betracht. Wie die Stärke durch das Kochen erst leicht assimilierbar gemacht wird, so wird das Zellusosegerüst durch die Lösung der Pektinstoffe (Mittellamellen) aufgeweicht und gesprengt. Von den roh genossenen Gemüsen kommen meist Teile unverändert im Kote wieder zum Vorschein (Kopfsalat, Gurken, Zwiebeln, Radies). Getrocknete Früchte und Gemüse sind, auch wenn sie tadellos zubereitet werden, doch schwerer verdaulich als frische. Beim Kochen in hartem (kalkhaltigem) Wasser werden die Zellulosehüllen mancher Vegetabilien fester, so dass die Verdauungssäfte schwerer eindringen können und die Ausnutzung geringer wird [Richter[6])]. Man setzt deshalb dem Kochwasser kohlensaures Natron hinzu.

Zur Zubereitung der Speisen gehört auch eine geeignete Zerkleinerung, die wir besser nicht ganz unseren Kauwerkzeugen überlassen. Namentlich bei solchen Fleischsorten, deren Bindegewebe schwer verdaulich ist, und bei den meisten

---

1) J. Moeller, Zeitschr. f. Biologie. 35. 1897. S. 291.
2) Rubner, Zeitschr. f. Biologie. 19. 1883. S. 45.
3) s. Kühne, Verhandlungen des naturhistorisch-medizinischen Vereins zu Heidelberg. Neue Folge. I. 1877; ferner Schmidt, Die Funktionsprüfung des Darmes mittels der Probekost. 2. Aufl. Wiesbaden, Borgmann. 1908. S. 46 Anm.
4) Zitat s. S. 12 sub 4.
5) Deutsche med. Wochenschr. 1899. Nr. 49.
6) Arch. f. Hygiene. 46. 1903. Heft 3.

Gemüsen kommt auf die Zerkleinerung viel an. Dass Hülsenfrüchte als Brei viel besser ausgenutzt werden, als wenn man sie unzerkleinert geniesst, hat Praussnitz[1]) gezeigt. Das gleiche gilt für die Darreichung von Kartoffeln; aber selbst bei Genuss von Kartoffelbrei kommen häufig noch makroskopisch erkennbare Teilchen im Kote vor [Constantinidi[2])]. Getrocknete und staubförmig pulverisierte Gemüse werden erklärlicherweise sehr vollständig ausgenutzt [Bergmann und Strauch[3])]. Bei flüssiger Kost ist das natürlich unmöglich, doch macht die Milch eine Ausnahme: die mit blossem Auge sichtbaren Milchklümpchen der Säuglingsstühle verdanken ihren Ursprung der Labgerinnung.

Es spielt übrigens hier und bei allen leicht verdaulichen Speisen die Menge des Genossenen mit. Man wird Kaseingerinnsel und Reste aus Kartoffelbrei in der Regel nur bei Aufnahme grosser Quantitäten dieser Nahrungsmittel finden. Auch Bindegewebsfetzen und Muskelbruchstücke aus Fleisch sieht man normalerweise nur nach reichlichem Fleischgenuss, z. B. bei Diabetikern. Wenn sehr viel Fett gegessen wird, kann man ferner gelegentlich Speckstücke oder Klümpchen geronnenen Fettes abgehen sehen [Nothnagel[4])]. Schilling[5]), welcher bei frei gewählter Kost (aber anscheinend mit Vorwiegen der zu prüfenden Speise) die Fäzes sorgfältig auf Reste untersuchte, kommt zu dem Schlusse, dass alle Nahrungs- und Genussmittel, die nicht in Wasser oder Verdauungssäften löslich sind, Rückstände in geringerer oder grösserer Menge hinterlassen. Von Fleischsorten soll das rohe Rindfleisch nur dann keine groben Reste hinterlassen, wenn es von der Lende stammt und fein gewiegt ist.

b) Zustand der Verdauungsorgane. Während der eine die schwerstverdaulichen Speisen geniessen kann, ohne dass man seinen Fäzes auffällige Störungen anmerkt, kommt bei einem anderen ein grosser Prozentsatz aller festen Speisen im Stuhlgang wieder zum Vorschein. Diese Unterschiede beruhen auf der verschiedenen Leistungsfähigkeit der Verdauungswerkzeuge in mechanischer, chemischer und resorptiver Hinsicht.

Die mechanische Insuffizienz der Verdauungsorgane beginnt schon mit der Mangelhaftigkeit resp. dem ungenügenden Gebrauch der Zähne. Est ist allgemein bekannt, dass ungenügendes Kauen die Verdauung erschwert und es braucht hier nur auf das soeben bei der Zubereitung der Speisen Gesagte verwiesen zu werden. Viel schwerer zu beurteilen ist der Einfluss, den mangelhafte motorische Tätigkeit des Magens und Darmes (Peristaltik) auf das Erscheinen maskrokopisch erkennbarer Speisereste in den Fäzes ausübt. Wir sind gewohnt, dem Magen den bei weitem grösseren Anteil an der mechanischen Verarbeitung der Ingesta zuzuschreiben, und die eigentümliche Art, wie er immer die flüssigen Teile zuerst in den Darm abschiebt und die festen zunächst zurückbehält, lässt das berechtigt erscheinen. Zweifellos ist aber der Weg, auf dem die Zerkleinerung der Ingesta im Magen vor sich geht, vornehmlich ein chemischer [Lösung des Zwischengewebes, Schmidt[6])]. Auch für den Darm lässt sich zeigen, dass seine mechanische Einwirkung auf die Ingesta nur eine sehr geringfügige ist [Arnold[7])]. Die klinische Beobachtung lehrt, dass der Abgang grober

1) Zeitschr. f. Biologie. 26. 1890. S. 227.
2) Zeitschr. f. Biologie. 23. 1885. S. 433.
3) Therapeutische Monatshefte. 1913. Heft 1.
4) Zitat s. S. 28 sub 7. S. 19.
5) Die Verdaulichkeit der Nahrungs- und Genussmittel auf Grund mikroskopischer Untersuchungen der Fäzes. Leipzig, Hartung u. Sohn. 1901.
6) Münch. med. Wochenschr. 1902. Nr. 6.
7) Arnold, Zentralbl. f. innere Medizin. 1912. Nr. 4. S. 77.

Nahrungsreste mit der Stärke der Peristaltik nichts zu tun hat. Wo er beobachtet wird, besteht meist Durchfall, also verstärkte Peristaltik. Das Entscheidende ist die Dauer der Einwirkung der Verdauungssäfte resp. ihre fermentative Kraft. Bei beschleunigter Passage infolge erhöhter Peristaltik kommen in der Regel beide Momente in Betracht, da die primäre Ursache der Durchfälle sehr oft in einer Störung der sekretorischen Funktionen der Verdauungsorgane besteht [Schmidt[1])]. Die auffälligsten Grade der Lienterie beobachtet man dementsprechend bei Degeneration des Pankreas und bei Magenkolonfisteln. Umgekehrt finden sich bei der Verstopfung nur selten grössere Nahrungsreste in den Fäzes, trotzdem die Peristaltik vermindert ist. Es besteht aber hier eine gesteigerte chemische Einwirkung auf die Nahrung [Lohrisch[2])].

Im Einzelnen gestalten sich die Wirkungen der chemischen Insuffizienz der Verdauungsorgane auf die Fäzes folgendermassen. Ungenügende sekretorische Tätigkeit des Magens braucht sich nicht in auffälligen Veränderungen der Fäzes zu äussern, kann es aber wohl, und zwar in dem Erscheinen reichlicher Bindegewebsreste. Ogata[3]) bemerkte, dass, wenn er Hunden rohes Fleisch unter Umgehung des Magens direkt in das Duodenum hineinbrachte, Bindegewebsreste in den Fäzes erschienen. Aehnliches wurde gelegentlich bei Kranken mit Achylia gastrica beobachtet[4]). Schmidt[5]) hat später gezeigt, dass sich bei allen Störungen der Magensekretion Bindegewebsreste häufiger im Stuhlgang finden als unter normalen Verhältnissen. Die Ursache dieser Erscheinung liegt darin, dass von allen Verdauungssekreten nur der Magensaft imstande ist, rohes resp. unvollständig gekochtes oder gesäuertes Bindegewebe aufzulösen. Am schwersten wird geräuchertes Bindegewebe im Magen verdaut, weshalb die grössten Konvolute von Bindegewebe nach Genuss von rohem Schinken abzugehen pflegen. Dabei leidet dann häufig auch die Fettverdauung, wahrscheinlich wegen des ungenügenden Zerfalles des vom Bindegewebe durchzogenen Speckes[6]). Nach Faber[7]) werden auch Gräten und kleine Knochensplitter nur im Magen aufgelöst. Er fand bei Kranken mit Achylie und Hypazidität sehr häufig nach Fischgenuss Gräten in den Fäzes, die bei Magengesunden fehlten.

Ist ausschliesslich die Pankreassekretion insuffizient, so treten in erster Linie Störungen der Eiweiss- und Fettverdauung auf. Was die letztere betrifft, so führt sie u. U. zum Erscheinen grösserer Mengen flüssigen Fettes, welches an der Luft schnell erstarrt, so dass der Stuhl wie mit einer Fettkruste überzogen aussieht [Przibram[8])]. Hinsichtlich der Eiweissverdauung haben fast alle Beobachter in Fällen gestörter Pankreasfunktion das Erscheinen sichtbarer Muskelreste in den Fäzes konstatiert, und zwar selbst bei einer Diät, bei welcher das unter normalen Verhältnissen niemals vorkommt[9]). Diese Muskelbruchstücke sind in der Regel klein; nur wenn bei gleichzeitiger Magenstörung auch die Bindegewebsverdauung Not leidet, erscheinen grössere zusammenhängende Stücke.

---

1) Med. Klinik. 1909. Nr. 13.

2) Deutsches Archiv für klin. Med. 79. 1904. S. 383, und Zeitschr. f. phys. Chemie. 47. 1906. S. 200.

3) Arch. f. Anatomie u. Physiologie, physiolog. Abteilg. 1883. S. 89.

4) Berl. klin. Wochenschr. 1898. Nr. 35.

5) Deutsche med. Wochenschr. 1899. Nr. 49.

6) L. Brinck, Ueber Ausscheidung von grösseren Bindegewebs- und Fettmassen aus dem Darm. Inaug.-Diss. Bonn 1896.

7) Berl. klin. Wochenschr. 1898. Nr. 35.

8) Prag. med. Wochenschr. 1899. Nr. 36 u. 37.

9) Die einschlägige Literatur findet sich bei Oser, Die Erkrankungen des Pankreas. Wien 1898. S. 98 (in Nothnagel's Handbuch der spez. Pathologie und Therapie).

Nach Schmidt bleiben ferner bei völligem Ausfall des Pankreassekretes in den unverdauten Fleischresten die Kerne erhalten, sofern frisches rohes Fleisch genossen wird. Es beruht das darauf, dass von allen Verdauungssekreten allein der Pankreassaft die Kerne löst. Nur starke Fäulnis kann event. in dem gleichen Sinne wirken. Schmidt[1]) hat darauf eine Probe zur Erkennung von Pankreaserkrankungen aufgebaut, welche im mikroskopischen Abschnitt näher besprochen werden wird.

Gallemangel macht, wie bekannt, ausschliesslich Störungen der Fettverdauung, u. zw. tritt dabei das Fett, wenn keine Komplikation mit Magen- resp. Pankreasstörung vorliegt, lediglich in mikroskopischer Verteilung wieder zutage.

Der Darm selbst kommt für die Sekretion von Verdauungssäften viel weniger in Betracht. Am ehesten scheint beim Ausfall seiner Arbeit die Zelluloseverdauung zu leiden, so dass es zum Auftreten gärender Stuhlentleerungen kommt [„intestinale Gärungsdyspepsie" nach Schmidt und Strasburger[2])]. Indirekt, nämlich durch mangelhafte Verarbeitung des Speisebreies wegen zu kurzer Aufenthaltsdauer, kann er die chemische Verdauung erheblicher beeinträchtigen. In diesem Falle können sowohl makroskopische Fleisch- wie Fettklümpchen und Stärkereste im Kote sichtbar werden.

Insuffizienz der Resorption: Obwohl nur gelöste Bestandteile von der Darmwand aufgenommen werden, so erscheint es doch keineswegs unmöglich, dass mangelhafte Resorption auch den Zerfall von grösseren Nahrungsteilen behindert. Man denke nur daran, wie viel schneller ein Stück Zucker im Munde zerfällt, wenn man dabei saugt, als wenn man es sich ruhig lösen lässt. Schmidt[3]) hat bei unkomplizierter Tabes meseraica sichtbare Muskelbruchstücke in den Fäzes gefunden, deren Erscheinen durch die gesteigerte Peristaltik nicht genügend erklärt zu sein schien. Möglich ist aber auch, dass hier eine noch unbekannte sekretorische Störung im Spiele ist.

Bezüglich weiterer Details muss auf die klinischen Handbücher verwiesen werden[4]).

Diagnostische Gesichtspunkte.

Die diagnostische Bedeutung makroskopischer erkennbarer Speisereste in den Fäzes, welche in früheren Zeiten, als man noch unter der Lienterie ein eigenes Krankheitsbild verstand, sehr hoch geschätzt wurde, ist später vernachlässigt worden. Man hatte erkannt, dass nur in wenigen Fällen ein einzelnes Moment für diese Störung verantwortlich zu machen ist, und dass es vor allem ausserordentlich schwer ist, eine Grenze zwischen dem, was normal und was krankhaft ist, festzusetzen. Dennoch lässt sich aus einer richtigen Durchmusterung der Fäzes unter gleichzeitiger genauer Kontrolle der Nahrung mancherlei Vorteil ziehen. Man darf sich allerdings die Mühe nicht verdriessen lassen, systematisch zu suchen (s. oben unter Methodik, S. 11) und muss auch das Mikroskop immer zur Hand haben, denn manche grundverschiedenen Dinge sehen sich für die Betrachtung mit blossem Auge zum Verwechseln ähnlich. So betont Nothnagel die Aehnlichkeit kleiner Muskelbruchstücke mit gallig gefärbten Fett- und Pflanzen-

---

1) Verh. d. Kongr. f. innere Medizin. 21. 1904. S. 335.
2) Deutsches Arch. f. klin. Med. 69. 1901. S. 570. Die hier geäusserte Auffassung der Gärungsdyspepsie beruht auf Erfahrungen, deren nähere Begründung ich mir vorbehalte. Schmidt. (Vergl. Zeitschr. f. exper. Pathol. u. Therapie. 7. 1909. S. 275.)
3) Zitat s. S. 35 sub 5.
4) Vgl. S. 22 sub 1.

teilen und selbst mit Schleimklümpchen[1]). Dass Apfelsinenschläuche[2]), Reste von verholztem Spargel u. a. für Parasiten gehalten werden, ist nichts Aussergewöhnliches. Schwer zu unterscheiden sind oft grössere Bindegewebskonvolute von den Schleimabgängen bei der sog. Enteritis membranacea resp. von ausgestossenen Darmschleimhautstücken[3]) (s. Fig. 1 u. 2, Tafel I).

Am einfachsten liegen auch hier die Verhältnisse im Säuglingsalter, sofern nur Milch genossen wird. Bei normaler Verdauung sollen in Säuglingsstühlen makroskopisch erkennbare Teile fehlen. Sie treten aber sehr leicht auf bei Verdauungsstörungen, und zwar als weisse Flocken oder Klümpchen, die oft aus Kasein [Monti[4]), Biedert[5])], häufig auch aus Fett [Widerhofer[6]), Wegscheider[7])] oder Kalkseifen bestehen. Talbot[8]), welcher besonders die grossen Flocken untersuchte, fand in ihnen ein Kaseingerüst, dessen Maschen mit Fett ausgefüllt waren. Er glaubt, dass Salzsäuremangel des Magens als Ursache in Betracht kommt. Jedenfalls lässt sich zeigen, dass sie schon im Magen gebildet werden, da sie keinen Gallenfarbstoff, wohl aber neutrales Fett enthalten [Hess[9])]. Bei Darreichung gekochter Milch treten sie nicht auf [Jbrahim[10])]. Auch bei reiner Milchnahrung Erwachsener findet man Kaseingerinnsel, und zwar selbst in beträchtlicher Grösse. Näheres darüber im mikroskopischen Teil.

Bei gemischter Kost muss man·in der Beurteilung makroskopischer Reste verschieden verfahren, je nach den Hauptgruppen der Nahrungsmittel, denen sie angehören. Dabei ergeben sich keine prinzipiellen Unterschiede zwischen Kindern und Erwachsenen [Selter[11])].

Reste von animalischer Nahrung (Fleisch, Fisch, Eier): Normalerweise begegnet man ausser den bereits oben (s. S. 33) erwähnten unverdaulichen resp. schwer verdaulichen Bestandteilen (Knochen, Knorpel, Gräten, Schalen, Haut, Sehnen) noch einzelnen zu scharf gebratenen Krusten und kleinen Bindegewebsflocken. Die letzteren kommen indes nur bei reichlicher Fleischaufnahme oder bei unzweckmässiger Zubereitung vor, und das gilt in noch höherem Masse von allen mit blossem Auge erkennbaren Muskelbruchstücken, so dass im grossen und ganzen der Satz gerechtfertigt ist, dass mit blossem Auge erkennbare Fleischreste (Muskelstücke und Bindegewebe) — zweckmässige und vorsichtige Nahrungsaufnahme vorausgesetzt — als krankhaft zu bezeichnen sind. Genauer hat Schmidt[12]) die Grenze zwischen Normalem und Pathologischem festgestellt, indem er Gesunden und Kranken verschiedene leichter und schwerer verdauliche Fleischspeisen in aufsteigenden Quantitäten darreichte. Er gelangte dabei zu dem Resultat, dass bei einer täglichen Aufnahme von 100 g durch die Maschine zerkleinerten und übergebratenen Rindfleisches (s. o. bei der Probediät S. 5) unter normalen Verhältnissen niemals mit blossem Auge erkennbare, wenn auch noch so kleine Fleischreste in den Fäzes zu finden sind. Finden sich unter

1) Beiträge zur Physiologie und Pathologie des Darmes. Berlin, Hirschwald. 1884. S. 97.
2) R. Virchow, Virchows Archiv. 52. 1871. S. 558.
3) cf. Brink, Zitat S. 35 sub 6.
4) Jahrbuch f. Kinderheilkunde. 1. 1868. S. 299.
5) Jahrbuch f. Kinderheilkunde. 17. 1881. S. 251.
6) In Gerhardts Handbuch der Kinderkrankheiten. IV. 2.
7) Ueber die normale Verdauung bei Säuglingen. Inaug.-Dissert. Strassburg 1875.
8) Boston medical and surgical journal. 1908. June 11.
9) American Journal of Diseases of Children. 5. 1913. p. 457.
10) Monatsschr. f. Kinderheilk. 10. 1911. S. 55.
11) Funktionsschwäche und Funktionsstörungen des Verdauungsapparates im Kindesalter. Stuttgart, Enke. 1909.
12) Zitat S. 35 sub 5.

dieser Bedingung (Probediät) Bindegewebsfetzen im Stuhle, so ist eine Störung der Magentätigkeit anzunehmen. Finden sich andererseits sichtbare Muskelreste ohne Bindegewebe, so liegt eine Störung der Darmverdauung (im weitesten Sinne einschliesslich des Pankreas) vor. Wenn Bindegewebs- und Muskelreste zusammen wiedererscheinen, so ist sowohl der Magen wie der Darm beteiligt. Am wenigsten verändert sind die Fleischreste bei der schon erwähnten seltenen Form von Lienterie, die auf einer abnormen Kommunikation zwischen Magen und Querkolon beruht.

Man hat sich grosse Mühe gegeben, aus den Fleischresten der Fäzes isolierte Störungen der Pankreasfunktion zu erkennen. Die makroskopische Untersuchung allein gibt aber dafür keine sicheren Anhaltspunkte, wenn auch bei Probediät am häufigsten pankreatische Sekretionsstörungen die Ursache ihres Vorkommens sind. Nur wenn die unverdauten Muskelbruchstücke bei der mikroskopischen Betrachtung sich als kernhaltig erweisen, hat man die Berechtigung, sie auf Insuffizienz der Pankreassekretion zu beziehen (vgl. S. 36). Auf die Sahli sche Methode der Glutoidkapseln [1]), deren Resultate übrigens nicht als zuverlässig betrachtet werden dürfen, sowie auf weitere Methoden der Funktionsprüfung des Pankreas kann hier nicht näher eingegangen werden.

Makroskopisch sichtbare Fettklumpen (Speck) können bei ungenügender Bindegewebsverdauung infolge von Magenstörungen vorkommen. Sie sind dann oft verseift. Bei schweren Durchfällen findet man, wie schon erwähnt, gelegentlich kleine Fettklumpen, bei Pankreasausfall auch flüssiges an der Luft gerinnendes Fett aus der Nahrung. Man hüte sich vor Verwechselungen mit Resten von Kakaobutter (beim Gebrauch von Stuhlzäpfchen).

Reste von vegetabilischer Nahrung: Sehr schwierig gestaltet sich die Frage, ob normal oder krankhaft, für die mit blossem Auge erkennbaren Vegetabilien im Kote. Auf Grund seiner reichen eigenen Erfahrungen spricht sich van Ledden-Hulsebosch [2]) dahin aus, dass von Mehlspeisen, Weissbrot, Kartoffeln und saftigen Früchten (ohne Schale) bei geeigneter Zubereitung und zweckmässiger Zerkleinerung normalerweise keine oder doch nur sehr unbedeutende Reste im Kote wiedererscheinen, während auf der anderen Seite rohe Gemüse (wie Kopfsalat, Gurken, Zwiebeln, Radies usw.) fast unverändert den Darmkanal passieren. Dazwischen liegen die harten Gemüse (Spargel, Rhabarber, Pilze, Schnittbohnen etc.), die man meist ohne weiteres wiedererkennen kann, ferner ungenügend gekochte oder mangelhaft zerkleinerte (Erbsen, Bohnen, Linsen, Möhren u. dergl.), von denen wenigstens einzelne Exemplare gewöhnlich leicht auffindbar sind. Nur Erbsenbrei, fein gehackter Grünkohl und Spinat hinterlassen keine mit unbewaffnetem Auge erkennbaren Reste. Von Früchten erscheinen viele, wie Preisselbeeren, Nüsse, Korinthen, unverändert wieder; andere lassen sich an ihren unverdaulichen Schalen oder Gerüsten leicht erkennen (Pflaumen, Apfelsinen, Aepfel usw.). Aehnlich äussert sich Schilling [3]).

Wann man berechtigt ist, aus dem Auftreten von vegetabilischen Resten im Kote auf eine Verdauungsstörung zu schliessen, ist bei gemischter Kost fast unmöglich zu entscheiden. Nach der Schmidt-Strasburgerschen Probediät findet man unter normalen Verhältnissen beim Verreiben der Fäzes im Glasmörser ausser kleinsten eben noch erkennbaren Zelluloseresten keine makroskopischen Bestandteile, so dass man, wenn solche erscheinen, krankhafte Verhältnisse annehmen darf. Die Art derselben kann aber vorläufig nur ganz allgemein als Insuffizienz der Zellulose- resp. Stärkeverdauung bezeichnet werden.

---

1) Deutsches Arch. f. klin. Med. 61. 1898. S. 445.
2) Zitat s. S. 12 sub 4.
3) Zitat s. S. 34 sub 5.

Ohne Probediät kann man nur sagen, dass, je feiner verarbeitet der Kot ist, um so besser auch die Verdauung war. Im übrigen gestattet das Wiedererscheinen makroskopischer Pflanzenreste keinen sicheren Rückschluss auf eine spezielle Verdauungsstörung.

2. Pathologische Produkte der Darmwand.

a) Schleim.

α) Erkennung: Die Erscheinungsweisen des Schleims, dieses inbezug auf Häufigkeit und diagnostische Bedeutung bei weitem wichtigsten Absonderungsproduktes, im Stuhl können ausserordentlich mannigfache sein, sie können so sehr von dem, was man gewöhnlich unter Schleim versteht, abweichen, dass Verwechselungen mit Gewebsfetzen (aus der Darmwand oder der Nahrung) und selbst mit Parasiten [Taenien, Echinokokkusmembranen[1])] gar nicht selten sind. Gegen dieselben schützt nur gründliche Isolierung der einzelnen Schleimteilchen. Grössere Flocken kann man leicht mit der Pinzette fassen und in Wasser reinigen; kleinere erkennt man am besten, wenn man den Kot mit Wasser verdünnt resp. verreibt (s. S. 11) und in dünner Schicht an einer gegen das Licht gehaltenen Glaswand hinabfliessen lässt. In zweifelhaften Fällen muss man das Mikroskop zu Hilfe nehmen (s. später). Die chemische Untersuchung hat bisher nur wenig Nutzen gebracht, dagegen kann unter Umständen die makroskopische Färbung zur Aufklärung beitragen [Pariser[2]), Kaufmann[3]), Schmidt[4])].

Diese wird folgendermassen ausgeführt:

Einige Flocken des Schleimes werden in Wasser gut gereinigt und in einem Reagenzglase mit Sublimatalkohol (2½ proz.) geschüttelt (zur Härtung und damit grössere Flocken zerfallen, wobei man eventl. einen Glasstab zu Hilfe nimmt). Sodann lässt man sedimentieren und giesst destilliertes Wasser auf, das man in einigen Tropfen der sog. Triazidlösung (1g Ehrlich-Biondisches Dreifarbengemisch von Grübler-Leipzig auf 30 g Aq. dest.) versetzt. Nach 5 Minuten wird wiederum sedimentiert, abgegossen und die Flocken mit destilliertem Wasser gewaschen. — Einhorn[5]) färbt neuerdings auch ohne vorausgegangene Sublimathärtung, ebenso Lorentzen[6]), der u. a. Thionin und Methylenblau verwendet.

Dabei färben sich Schleimflocken, wenn sie nicht zu zellreich oder fetthaltig sind, grün oder blaugrün, alle anderen tierischen Gewebsbestandteile (ausser Nuklein) rot. Pflanzliche Gewebe können nicht zum Vergleiche herangezogen werden. Voraussetzung für das Gelingen der Probe ist ferner, dass die Reaktion der fraglichen Teile nicht zu weit vom Neutralen abweicht.

β) Gesamtmenge und Grösse der einzelnen Flocken: Die Menge des auf einmal entleerten Schleimes kann von Spuren bis zu kolossalen Massen variieren, derart, dass der ganze Stuhlgang nur aus Schleim besteht. Izoard[7]) erwähnt, dass Bories bis zu 120 g sah, ein Quantum, das übrigens noch nicht das Maximum sein dürfte. In einem Falle Powell's[8]) reichten die Massen hin, den ganzen Intestinalkanal damit auszutapezieren. Ausserordentlich verschieden ist auch die Grösse der einzelnen Schleimfetzen, die mikroskopisch klein und

---

1) Sven Åkerlund, Arch. f. Verdauungskrankheiten. 1. 1896. S. 396.
2) Sitzung des Vereins für innere Medizin vom 5. Mai 1893. Deutsche med. Wochenschr. 1893. Nr. 41.
3) New-Yorker med. Monatsschr. 1895. Nov.
4) Zeitschr. f. klin. Med. 32. 1897.
5) Arch. f. Verdauungskrankheiten. IV. 1898. S. 459.
6) Arch. f. Verdauungskrankheiten. X. 1904. S. 225.
7) Contribution à l'étude de l'entérite muco-membraneuse. Thèse de Paris. 1883.
8) Zitiert bei Whitehead, The British medical Journal. 1871. Febr. 11 u. 18.

hühnereigross vorkommen. Unter den langgezogenen (membranösen) Formen beobachtet man Stücke von 30 bis 40 cm Länge [Potain[1])].

γ) Form und Konsistenz: Die gewöhnliche Form des Schleimes im Stuhle ist die von Klumpen oder Flocken. Bringt man dieselben in Wasser, so erscheinen sie in der Regel als Fetzen mit unregelmässigem Rande. Abweichungen kommen besonders bei der sog. Enteritis membranacea vor, deren Abgänge lang gestreckt sind und als bandartige Streifen oder Häute, als rundliche solide mit Knoten und selbst Verzweigungen versehene Stränge, als röhrenförmige Ausgüsse des Darmes (makkaroniartig) u. dergl. m. beschrieben werden (siehe Figur 1, Tafel I). Viel diskutiert sind weiterhin die sog. „Froschlaich" oder „gekochten Sagokörnern" ähnlichen Gebilde, kleine durchsichtige Kugeln, denen man häufig in den verschiedenartigsten Stühlen begegnet. Nach Virchow[2]), dem sich im wesentlichen auch Woodward[3]) und Nothnagel[4]) anschliessen, handelt es sich stets um Reste pflanzlicher Nahrung; Kitagawa[5]) will aber derartige Gebilde schleimiger Natur durch mikrochemische Reaktionen nachgewiesen haben (?).

Die Konsistenz des Schleimes im Stuhle schwankt zwischen grösster Weichheit und der Härte eines dünnen Leders. Im allgemeinen wird die weichere Konsistenz bei den kleineren (fetzigen, flockigen und klumpigen) Teilen, die härtere bei den grösseren, zumal den „häutigen" Abgängen beobachtet, doch gibt es Ausnahmen, wie z. B. die soeben genannten ziemlich festen sagokornartigen Klümpchen, ferner grosse geleeartige Konvolute u. a. m. Reiner Schleim ist in der Regel weich; meist hängt die vermehrte Konsistenz von der Beimengung fremder Bestandteile ab, unter denen Eiweissstoffe, Fette und besonders reichlicher Zellgehalt zu nennen sind.

δ) Durchsichtigkeit und Farbe: Die verschiedene Reinheit des Schleimes bedingt auch den Grad der Durchsichtigkeit. Zellarme nur aus Schleim bestehende Teilchen sind vollkommen glasig durchscheinend. während die mit Fetten imprägnierten und von verschollten Zellen wimmelnden Häute[6]) weiss, wie Papier, aussehen. Dazwischen gibt es alle möglichen Uebergänge: die verschiedenen Grade der Trübung glasiger Massen durch beigemengte Zellen. Weichheit und Durchsichtigkeit decken sich häufig, aber nicht immer; es gibt auch zähe glasige Gebilde, deren Konsistenz dann durch geringen Wassergehalt des Schleimes oder Imbibition mit Eiweissstoffen, jedenfalls nicht durch Zumischung Licht-reflektierender Teilchen (Fettreste, Zellen) bedingt ist.

Oft, namentlich bei längerem Verweilen innerhalb des Darmlumens, nimmt der Schleim die Eigenfarbe der Fäzes an, soweit diese durch lösliche Stoffe verursacht ist. Die verschiedenen Nüancen von Braun werden durch Hydrobilirubin, dunkelorange resp. goldgelbe und grüne Farbentöne durch Bilirubin und Biliverdin bewirkt. Blutbeimengung macht hellrote bis rotbraune Färbung.

ε) Mischungsverhältnis zum Kot: Es kann vorkommen, dass die gesamte Entleerung nur aus Schleim oder aus Schleim gemischt mit anderen pathologischen Produkten der Darmwand besteht. Sehr viel häufiger findet sich Schleim und Kot zusammen. Dabei sind dann entweder beide nebeneinander vorhanden, so dass man sie leicht scheiden kann, oder sie sind mehr oder minder innig miteinander gemischt. Der erstere Fall ist der gewöhnliche bei geformten

---

1) Zitiert bei Whitehead, The British medical Journal. 1871. Febr. 11 u. 18.
2) Virchows Arch. Bd. 5 u. 52.
3) The med. and surgical history of the war of the rebellion. Part. II. Vol. I. Med. history.
4) Zitat s. S. 37 sub 1. S. 96.
5) Zeitschr. f. klin. Med. 18. 1891. S. 9.
6) cf. Schmidt, zitiert S. 39 sub 4.

Fäzes. Der Schleim haftet hier aussen an der Kotsäule oder er füllt die Lücken und Einkerbungen zwischen den einzelnen Scybala aus. Innige Mischung makroskopisch erkennbarer Schleimteile mit festem Kot kommt nicht vor. Umgekehrt sind bei flüssiger Konsistenz die einzelnen — dann meist kleineren — Schleimteilchen immer gleichmässig verteilt. Am verschiedenartigsten gestaltet sich das Mischungsverhältnis bei breiiger Konsistenz; lockere Vereinigung und sehr innige Mischung kommen vor, letztere um so häufiger, je kleiner die einzelnen Schleimpartikel sind. Eine gallertartige Konsistenz des gesamten breiigen Stuhles findet sich bei der von Nothnagel[1]) so genannten Jejunaldiarrhöe, ohne dass dabei von der Darmwand gelieferter Schleim im Spiele ist (Gallenmucin?). Auch bei reichlichem Gehalt der Stühle an Nukleoproteid der Darmschleimhaut kann etwas ähnliches vorkommen.

Diagnostische Bedeutung des mit blossem Auge erkennbaren Schleimes.

1. Nothnagel[2]) hat zuerst den jetzt allgemein anerkannten Satz formuliert, dass jede makroskopisch (und mikroskopisch, aber nicht auch jede chemisch) erkennbare Schleimbeimischung zum Stuhlgang eine Abweichung von dem physiologischen Verhalten anzeigt. Als auf der Grenze des Physiologischen stehend, erkennt er nur eine Erscheinungsform an, nämlich einen dünnen, nach dem Eintrocknen wie Lack aussehenden Schleimüberzug auf der Oberfläche harter Kotballen, der gelegentlich bei trägem Stuhlgang beobachtet wird. Boas[3]) will den Bereich des Physiologischen etwas weiter abstecken, indem er z. B. auch die nach einmaligem Gebrauche eines starken Abführungsmittels vorübergehend auftretenden Schleimbeimengungen noch dahinein fallen lässt. Indessen kann doch nicht bestritten werden, dass es sich hier wie auch bei alimentärer Diarrhöe und Verstopfung um eine abnorme Reizung der Schleimhautoberfläche durch die Ingesta handelt. Verstopfung und Diarrhöe sind an sich anormale Zustände, einerlei welchen Ursprung sie haben. Noch weiter geht Lorentzen[4]), indem er behauptet, dass auch in der Entleerung Gesunder stets geringe Mengen makroskopisch erkennbaren Schleimes vorhanden seien. Das ist gewiss nicht richtig. Dagegen muss man als weitere Ausnahmen von dem Nothnagelschen Satze noch den von Cramer[5]) beschriebenen Mekonpfropf der Neugeborenen gelten lassen, eine kurze grauglasige Schleimsäule, welche von jedem Kinde als erstes (vor oder mit dem Mekonium) ausgestossen wird, sowie die kleinen Schleimfetzchen, welche sich konstant in den Fäzes Neugeborener und junger Säuglinge finden.

2. Von grösster diagnostischer Bedeutung ist die Frage: aus welchen Abschnitten des Darmkanals stammen die im Kote sichtbaren Schleimbeimengungen? Allgemein anerkannt ist wohl der Satz, dass die übergrosse Mehrzahl aller makroskopisch erkennbaren Schleimbeimengungen zum Kote aus dem Dickdarm herkommt. Die Verdaulichkeit und leichte Zersetzbarkeit des Schleimes erklären es, dass aus den oberen Verdauungswegen (Oesophagus, Magen) stammender Schleim so gut wie niemals, und dass von der Dünndarmschleimhaut gelieferte Schleimteilchen nur bei aussergewöhnlich schneller Passage des Inhalts durch Ileum und Kolon unaufgelöst bis in die Fäzes ge-

---

1) Zitat s. S. 28 sub 6.
2) Zitat s. S. 37 sub 1. S. 95.
3) Zitat s. S. 25 sub 2. S. 99.
4) Zitat s. S. 39 sub 6.
5) Cramer, Deutsche med. Wochenschr. 1900. Nr. 12.

langen können[1] [2]). Berücksichtigt man ausserdem, dass die Schleimproduktion auf der Dünndarminnenfläche nach allem, was wir darüber wissen, stets unvergleichlich weniger reichlich ist, als auf der Dickdarmschleimhaut, so kann man sagen, dass von allen mit blossem Auge sichtbaren Schleimteilchen nur die kleinsten und diese auch nur dann, wenn sie in flüssigem Kote fein verteilt sind, für die Herkunft aus dem Dünndarm in Frage kommen (heftige Durchfälle, Tuberkulose-, Cholera- und Typhusstühle). Der Verdacht, dass derartige Schleimflocken aus dem Dünndarm stammen, wird bestärkt, wenn sie mit unverändertem Gallenfarbstoff (Bilirubin) imprägniert sind, doch beweist an sich Bilirubinfärbung des Schleimes nicht Dünndarmursprung [Schorlemmer[3]]. Die Entscheidung kann manchmal durch das Mikroskop herbeigeführt werden (Nachweis halbverdauter Zellen). Auf die ausschliesslich mikroskopisch nachweisbaren Schleimbeimengungen kann hier nicht näher eingegangen werden (s. später), doch mag vorwegnehmend bemerkt werden, dass das Alleinvorkommen solcher Teilchen sehr selten ist und dass die Existenz der von Nothnagel so genannten „gelben Schleimkörner" und „hyalinen Schleiminseln" ernsten Zweifeln unterliegt.

Aus der Grösse und Form des Schleimes und namentlich aus der Art der Mischung mit den eigentlichen Kotbestandteilen kann man Rückschlüsse auf die Herkunft aus bestimmten Abschnitten des Dickdarms machen. Geht reiner klumpiger Schleim ohne Kot ab oder überzieht er in dicken Lagen gut geformte Kotsäulen resp. füllt die Lücken zwischen den einzelnen Scybala aus, so stammt er aus dem Mastdarm oder dem untersten Ende des Kolons. Die bandartigen, häutigen, strang- und röhrenförmigen Abgänge der Enteritis membranacea stammen wahrscheinlich ebenfalls meist nur aus den unteren Abschnitten des Kolons, doch sind wir über den Sitz dieser Erkrankung nicht genügend orientiert.

Findet sich eine innige Durchmischung von Schleimfetzen und Fäkalsubstanz (bei breiiger oder flüssiger Konsistenz der letzteren), so darf man daraus den Schluss auf die Herkunft des Schleimes aus den höheren Abschnitten des Dickdarms ziehen, und zwar sind ceteris paribus um so höher gelegene Teile befallen, je kleiner und gleichmässiger verteilt die einzelnen Schleimteile sind (Uebergänge zu Dünndarmschleimflocken).

3. Die Art der pathologischen Veränderung, welche sich in dem Abgang von Schleim äussert, braucht nicht in jedem Falle die gleiche zu sein. Im allgemeinen können wir zwar aus der Anwesenheit von Schleim in den Fäzes auf einen „katarrhalischen Zustand" der Schleimhaut schliessen, aber dieser Begriff ist sehr dehnbar, er umfasst leichteste, anatomisch kaum noch nachweisbare Reizzustände des Epithels und der Schleimdrüsen und schwere diffuse Entzündungen der ganzen Schleimhaut. Unter die erstgenannten fällt wahrscheinlich die attackenartig auftretende massenhafte Schleimabsonderung bei der Colica mucosa, einer Krankheit, die Nothnagel als eine Hypersekretion auf nervöser Basis (Sekretionsneurose) auffasst. Weiterhin fallen darunter gewisse glasige Schleimüberzüge auf harten Kotballen, die offenbar nur der vermehrten Konsistenz derselben ihre Entstehung verdanken. Immer ist Voraussetzung für die Annahme solcher Hypersekretionszustände die Anwesenheit reinen (also durchscheinenden, nicht mit zelligen Bestandteilen durchsetzten) Schleimes. Ist der Schleim trübe und weist das Mikroskop Zelleinschlüsse nach, so darf man an Entzündungszustände der Schleimhaut denken, wobei die Massenhaftigkeit und Art der Zellen (ob Epithelien oder Eiterkörperchen) einen Fingerzeig für den Grad der Entzündung abgibt.

---

1) Zitat s. S. 39 sub 6.
2) Vergl. Schmidt, Zitat S. 39 sub 4.
3) Münch. med. Wochenschr. 1900. Nr. 14.

Man darf aber nicht umgekehrt aus der Abwesenheit von Schleim im Stuhl den Schluss ziehen, dass ein Katarrh nicht vorhanden ist. Entzündungszustände können selbst in den untersten Abschnitten des Dickdarms bestehen, ohne dass Schleim in den Fäzes erscheint. In zweifelhaften Fällen gibt manchmal die von Boas[1]) empfohlene „Probespülung“ des Darmes darüber Aufschluss.

Auf geschwürige Prozesse kann der Befund von Schleim an sich niemals hinweisen. Wenn von seiten der Kinderärzte das Vorkommen froschlaich- resp. sagokornartiger Schleimklümpchen im Stuhle als charakteristisch für Follikular-verschwärungen oder auch dysenterische Prozesse[2]) angesehen wird, so ist dem entgegenzuhalten, dass — wenn überhaupt jene Klümpchen aus wirklichem Schleim bestehen (s. S. 40) — man sich nur sehr schwer eine Vorstellung über den Ur-sprung derselben machen kann. Heubner meint, es könne der von aussen in die Follikularverschwärungen hineingepresste Schleim hier die kugelige Gestalt annehmen; Kelsch[3]) lässt ihn aus Lieberkühnschen Drüsen stammen, welche in das Geschwür hineingeraten sind. Das Gezwungene beider Erklärungen leuchtet ohne weiteres ein.

Selbst reichlicher Eitergehalt des Schleimes — eine übrigens sehr seltene Erscheinung — beweist noch nicht das Vorhandensein von Ulzerationen. Das-selbe gilt für die Beimengung von Blut zum Schleim, doch ist zuzugeben, dass beide Erscheinungsweisen unter Umständen für die Diagnose ulzeröser Prozesse schwerwiegend in die Wagschale fallen können (Dysenterie).

b) Fibrin.

Das Vorkommen von Fibrin im Stuhl, und zwar speziell in den Ent-leerungen bei Enteritis membranacea, ist von verschiedenen Seiten behauptet, aber bisher nicht mit Sicherheit bewiesen worden. Die hierauf bezüglichen An-gaben von P. Guttmann[4]), Friedländer[5]), Litten[6]) und v. Jaksch[7]) beziehen sich im wesentlichen auf die äussere Erscheinung der fraglichen Massen, die für den exakten Nachweis selbstverständlich nicht genügt. Auch die chemische Untersuchung, die von einigen Autoren[8]) ausgeführt wurde, kann nicht als be-weiskräftig gelten. Gewissheit kann nur eine sorgfältige mikroskopische Unter-suchung unter Zuhilfenahme der Färbetechnik geben und diese hat bisher, wo immer der Verdacht auf Fibrin bestand, nur negative Resultate ergeben[9]). Bei dysenterischen Prozessen der Dickdarmschleimhaut ist es immerhin möglich, dass fibrinöse Auflagerungen resp. Einlagerungen in die Schleimhaut allein oder mit dieser selbst ausgestossen werden. Nachgewiesen sind sie aber bis jetzt auch hier nicht, und das hängt wohl mit der leichten Zersetzbarkeit der zarten Fibrin-netze zusammen.

1) Deutsche Aerzte-Zeitung. 1895. Nr. 2 u. 3.

2) Vergl. C. Gerhardt, Lehrb. der Kinderkrankh. 3. Aufl. Tübingen. 1874. Heubner, Artikel „Dysenterie“ in v. Ziemssens Handb. der spez. Pathol. u. Therap. Bd. II. Widerhofer, Jahrb. f. Kinderheilk. 4. 1871. S. 249, und Gerhardts Handb. der Kinderkrankh. Bd. IV.

3) Archives de Physiologie normale et pathologique. 1877. (Zitiert nach Nothnagel.)

4) Verhandl. des Vereins f. innere Medizin vom 20. Juni 1887. Deutsche med. Wochenschr. 1887. Nr. 27.

5) Verhandl. des Vereins f. innere Medizin vom 20. März 1883. Deutsche med. Wochenschr. 1883. Nr. 16 u. 17.

6) Verhandl. der Gesellsch. der Charité-Aerzte vom 2. Febr. 1888. Berl. klin. Wochenschr. 1888. Nr. 29.

7) Zitat s. S. 31 sub 4. S. 158.

8) Fleischer, Zitat s. S. 26 sub 4. S. 1174.

9) Siehe Schmidt, zitiert S. 39 sub 4, und Brink, zitiert S. 35 sub 6.

c) Eiter.

Makroskopisch sichtbare Eiterflocken von grauweisser Farbe kommen gelegentlich in dünnen Entleerungen vor, könnnen aber ohne Zuhilfenahme des Mikroskopes wohl kaum von trüben Schleimflocken unterschieden werden. Erscheinen sie plötzlich in grösserer Menge oder wird gar reiner Eiter abgesetzt, so wird man an den Durchbruch paraintestinaler Eiterherde in den Dickdarm denken müssen. Während der Passage des Eiters vom Dünndarm und selbst vom Coecum bis zum After tritt bereits ein so weitgehender Zerfall des Eiters ein, dass er nur in den seltensten Fällen noch als solcher erkennbar sein dürfte [Sahli[1])]. Auch die verschiedenen Ulzerationsprozesse des Dickdarmes und in Ausnahmefällen des Dünndarmes (Dysenterie, Colitis ulcerosa, Lues, Neoplasmen, Tuberkulose, Typhus) können zum Abgang von Eiterflocken mit dem Stuhle führen, am häufigsten wohl die chronische Ruhr. Dass in diesen Fällen der Eiter inniger mit dem Kote gemischt ist, als bei Durchbrüchen, kann wohl kaum als allgemeine Regel gelten. Abgesehen von Perforationen eitriger Herde in den Darm und wie Ulzerationsprozessen des Darmes selbst können auch einfache flächenhafte Entzündungen der Darmschleimhaut, und zwar speziell der Dickdarmschleimhaut, zum Abgang reinen Eiters führen. Diese Erfahrung, welche den älteren Ansichten Nothnagels[2]) und meiner eigenen früheren Meinung widerspricht, ist durch die Beobachtung zahlreicher Fälle von suppurativer Colitis ohne Geschwürsbildung sicher gestellt[3]).

d) Blut.

Das Erkennen von Blutzumengungen zum Stuhle ist nicht immer leicht, da die rote Farbe des Hämoglobins bei längerer Passage in Braun (Hämatin) umgewandelt wird. Reichliche Mengen zersetzten Blutes machen die bekannte Teefarbe. Man tut bei Verdacht auf Blutbeimengung stets gut, die sicheren chemischen Proben zu Rate zu ziehen. Ueber den Ursprungsort des Blutes im Darme gibt der Grad der Zersetzung einen — keineswegs immer zuverlässigen — Anhaltspunkt (vergl. S. 30). Die Art des Prozesses, welcher zur Blutung geführt hat, kann manchmal mit ziemlicher Sicherheit erschlossen werden: ist das Blut mit Eiter gemischt (wie in der sog. Lotio carnea der Ruhr) oder liegen andere Symptome vor, welche an die Möglichkeit von Geschwüren denken lassen, so spricht Blutabgang mit grosser Wahrscheinlichkeit für das Vorhandensein von Ulzerationen oder von eitriger Colitis (s. o.). Schleimig-blutige Abgänge werden u. a. bei Invagination und Polyposis intestinalis beobachtet. Ferner geht die Embolie der Arteriae mesaraicae in der Regel mit einer initialen Darmblutung einher. Bei einfachen Katarrhen kommen Blutungen wohl nur ganz ausnahmsweise vor, häufiger bei venösen Stauungen, zu denen auch die so gewöhnlichen Hämorrhoidalblutungen zu rechnen sind. Nothnagel[2]) hat bei Phthisikern ohne Ulzerationen und ohne Katarrhe Darmblutungen vorkommen sehen. Dass Blutungen aus dem Magen und selbst dem Oesophagus in den Fäzes sichtbare Spuren hinterlassen können, ist bekannt.

e) Gewebsbestandteile.

Von solchen kommen vor: Gewebsfetzen bei dysenterischen und anderen Ulzerationsprozessen, ganze Darmstücke bei Invagination, abgestossene adenomatöse

---

1) Sahli, Lehrb. d. klin. Untersuchungsmethod. 2. Aufl. Leipzig u. Wien. F. Deuticke. S. 450.
2) Zitat s. S. 37 sub 1. S. 239.
3) Ad. Schmidt, Mitteilungen a. d. Grenzgebieten. 27, 1913. S. 150,

Polypen, Partikel ulzerierter Neoplasmen. Verwechselungen mit Bindegewebsresten aus der Nahrung sind sehr häufig, sogar trotz sorgfältiger mikroskopischer Musterung, die natürlich niemals versäumt werden darf.

3. Zufällige Bestandteile.

Von den zufälligen Bestandteilen sind die im Körper selbst herangebildeten — die verschiedenen Steine und die Parasiten — von weit grösserer klinischer Bedeutung, als die von aussen eingeführten.

Unter den Steinen nehmen wiederum die Gallensteine, was Häufigkeit und diagnostischen Wert anbetrifft, den ersten Rang ein. Ihre mattglänzende, meist facettierte Oberfläche und ihr geringes Gewicht können zur Erkennung verwertet werden, doch darf man sich auf diese Zeichen nicht zu sehr verlassen[1]). In allen zweifelhaften Fällen gibt die chemische Untersuchung Auskunft. Die Grösse der Gallensteine schwankt innerhalb weiter Grenzen, doch werden die Extreme nur selten im Kote angetroffen; denn sehr grosse Steine führen zur Darmobstruktion und sehr kleine (sog. Gallengries) zerfallen leicht im Darme [Naunyn[2])]. Die seltenen Pankreassteine haben für die Betrachtung mit blossem Auge nichts Charakteristisches. Nach Fleiner[3]) sind sie bisweilen ebenfalls facettiert und von rauher Oberfläche.

Von den eigentlichen Darmsteinen (Enterolithen) sind die oft sehr grossen, aus eingedickten Kotmassen bestehenden Kotsteine (Koprolithen), zu unterscheiden. Leichtenstern[4]) teilt die Enterolithen in folgende 3 Klassen ein:

1. Schwere, steinharte, runde Konkremente, auf dem Durchschnitt konzentrisch geschichtet und im Zentrum häufig einen Fremdkörper enthaltend. (Ueber ihre Zusammensetzung vergl. den chemischen Teil.)

2. Leichtere, unregelmässig geformte, poröse Steine, aus einer verfilzten, mit Fäkalien und Kalksalzen inkrustierten Masse unverdaulicher Pflanzenreste bestehend. In diese Kategorie fallen die in Schottland häufigen „Hafersteine".

3. Konkremente, welche nach längerer Einführung von Arzneistoffen, wie kohlensaurem Kalk [Schwalbe[5])], Benzoesäure, Bismut [Nishiushi[6])], Salol [Leo[7])] etc., oder nach häufigem Genuss alkoholischer Schellacklösung sich bilden können.

Diesen letzteren sind der Entstehung nach die Haarkugeln verwandt, Konvolute abgebissener Haare, die z. B. bei jungen Mädchen beobachtet werden, welche die schlechte Gewohnheit haben, an ihren Zöpfen zu kauen[8]).

Als eine besondere Gattung von Darmsteinen wären endlich die kleinen Konkretionen zu erwähnen, welche von französischen Autoren[9]) als Zeichen der Lithiasis intestinalis, einer besonderen, mit der Enteritis membranacea zusammenhängenden Krankheit, angesehen werden. Dieser „Darmgries" erweist sich bei näherer Untersuchung nicht selten als ein Konvolut von Steinzellen aus Birnen

---

1) Nach Oelkuren können klumpige, gallensteinähnliche Gebilde entleert werden, welche beim Erhitzen schmelzen und aus einer Mischung von Galle mit verseiftem Fett bestehen sollen. Voraussetzung ist dabei ein unbehinderter Gallezufluss.
2) Klinik der Cholelithiasis. Leipzig, Vogel. 1892. S. 76.
3) Zitiert nach Fleischer, zitiert S. 26 sub 4. S. 1174.
4) In von Ziemssens Handbuch der spez. Pathologie u. Therapie. Bd. VII. 2. 1876.
5) Die med. Woche. 1901. Nr. 41.
6) Mitteilungen aus der med. Fakultät zu Tokio. 5. 1904. H. 3.
7) Deutsche med. Wochenschr. 1900. Nr. 20. (Vereinsbeilage.)
8) Mériel, Gazette des hôpitaux. 1903. No. 12 u. 13.
9) Vergl. Dieulafoy, Semaine médicale. 1896. p. 62, und Matthieu, ibidem. p. 211.

[Ransom[1]), eigene Beobachtungen] oder auch als Kalkseifen [Unschuld[2])], doch gibt es unzweifelhaft auch echten, im Darme selbst gebildeten Gries[3]).

Von den mit blossem Auge erkennbaren Parasiten sind die häufigsten: Proglottiden der Bandwürmer (die von Taenia saginata gehen auch spontan ohne Stuhl ab); Ascaris lumbricoides (gelegentlich werden die Ovarialschläuche isoliert ausgestossen, was zu Verwechselungen Veranlassung geben kann); Oxyuris vermicularis (ebenfalls spontan abgehend). Anchylostoma duodenale und Trichocephalus dispar werden in der Regel nur nach Abtreibungskuren im Kote vorgefunden. Selten sind Insekten und deren Larven[4]).

Das Register der von aussen eingeführten und gelegentlich im Kote wiedererscheinenden Fremdkörper ist sehr reichhaltig. In mehr oder minder inniger Verbindung mit Nahrungsbestandteilen werden z. B. hinuntergeschluckt: Bindfäden (aus Fleischrouladen), Holzsplitter, Eierschalen, Gartenerde (aus ungenügend gereinigtem Gemüse), Lotkörner (aus Konservenbüchsen), Kerne (aus Früchten aller Art), Blattstücke von Tee und Tabak u. dergl. m.

Unabsichtlich oder aus Spielerei verschluckte Gegenstände passieren den Verdauungstraktus oft auch, wenn sie spitz sind, ohne Schaden. Nadeln, Messerklingen, Gabeln, ferner Glaskugeln, Münzen, Steine werden verhältnismässig oft beobachtet. Seltenere Funde hat Leichtenstern[5]) zusammengestellt. Es mag noch erwähnt werden, dass natürlich manche Fremdkörper auch per anum eingeführt werden.

1) Quarterly medical journal. 1902. Febr.
2) Verein der Aerzte des Reg.-Bez. Coblenz, 12. Juni 1901.
3) Garrod, The Lancet. 1902. März 8; Bedfort, The British medical journal. 1902. December 6; Deetz, Deutsches Arch. f. klin. Med. 70.
4) Schlesinger u. Weichselbaum, Wiener klin. Wochenschr. 1902. Nr. 1 u. 2.
5) Siehe Zitat S. 45 sub 4.

Mikroskopische Untersuchung der Fäzes.

I. Methodik.

Die mikroskopische Untersuchung der Fäzes, die sich in der Regel unmittelbar an die makroskopische Betrachtung anschliesst, kann je nach dem Zwecke, welchen man verfolgt, in einfacherer oder komplizierterer Weise geschehen. Will man nur einen Ueberblick über die vorwiegenden Bestandteile haben, so genügt es, eines oder wenige Präparate der frischen Fäzes ohne weitere Vorbereitung zu durchmustern. Das ist gewöhnlich auch ausreichend, wenn man auf gewisse leicht erkennbare und im Stuhlgang gleichmässig verteilte Gegenstände, wie Parasiteneier, Kristallformen, freie Stärkekörner u. a. fahndet. In anderen Fällen erleichtert die vorausgegangene makroskopische Sonderung das Auffinden bestimmter Teile (z. B. der Zellen im Schleim) oder die mit blossem Auge resp. durch Zentrifugieren der mit Wasser verriebenen Masse isolierte Substanz wird überhaupt erst durch die nachfolgende mikroskopische Untersuchung erkannt. Mikrochemische Reaktionen, welche manchmal unerlässlich sind, werden meist ebenfalls an den isolierten Teilen, seltener am unveränderten Präparat angestellt.

Der mikroskopische Apparat, welcher zur Fäzesuntersuchung erforderlich ist, weicht von dem sonst gebräuchlichen in keiner Weise ab. Die notwendigen Vergrösserungen schwanken zwischen den schwächsten und den stärksten Systemen. Wünschenswert ist ausserdem eine gute Lupe resp. ein Präpariermikroskop. Für bestimmte Zwecke (Untersuchung von Protozoen und Fettsubstanzen) ist ein heizbarer Objekttisch unerlässlich. Grosse flache Glasschalen, die man nach Belieben auf schwarze oder weisse Unterlage stellt, erleichtern die Arbeit. Der unangenehme Fäzesgeruch, der gerade bei der mikroskopischen Untersuchung besonders lästig fällt, lässt sich auf keine Weise vermeiden. Zusätze von Aether (Ewald), 1—2 proz. Formalinlösung (Boas) oder 1 proz. Karbollösung (Herz) zu den Fäzes können zu grosse Veränderungen des mikroskopischen Bildes hervorrufen, als dass sie ernstlich empfehlenswert wären.

1. Das einfache (Uebersichts-)Präparat. Voraussetzung für die Anfertigung desselben ist, dass der Kot schon makroskopisch gleichmässig zusammengesetzt erscheint. Ist das nicht der Fall, so muss man entweder von den einzelnen Anteilen (festen und flüssigen, dunkleren und helleren etc.) verschiedene Präparate machen oder künstlich den Kot mischen. Man soll möglichst nur frische Fäzes zur mikroskopischen Untersuchung verwenden. Haben sie einige Zeit stehen müssen, so nehme man die zentralen, nicht mit der Luft in Berührung gekommenen Teile zum Präparat.

Bei mittlerer und dickflüssiger Konsistenz der Fäzes wird das Präparat in einfachster Weise so angefertigt, dass man ein nicht zu grosses (etwa stecknadelkopf- bis hanfkorngrosses) Teilchen zwischen Deckglas und Objektträger mit den Fingern zerquetscht. Aus der Art und Weise, wie sich der Kot dabei verteilt, kann man unter Umständen schon Schlüsse auf die Anwesenheit gewisser Substanzen machen: schleimige und fetthaltige Stühle breiten sich gleichmässig aus, wasserhaltige ziehen sich beim Nachlassen des Druckes wieder zusammen. Oben (S. 12) wurde aber bereits betont, dass dabei Irrtümer unterlaufen können, wenn elastische Teile, speziell Zellulosereste, anwesend sind. Auch zähe Schleimklumpen sind häufig so kohärent, dass sie sich nicht gleichmässig zerdrücken lassen, wie das vom Sputum her bekannt ist. Knirschen die Präparate beim Zerdrücken, so verrät das das Vorhandensein von Kristallen oder Sand.

Dünnflüssige Fäzes lässt man entweder sedimentieren, oder man breitet sie in dünner Schicht auf einem Glasteller aus und sucht die zusammenhängenden Teile heraus. Harte Fäzes müssen vorher erweicht werden, und zwar gewöhnlich mit Wasser, bei sorgfältiger Untersuchung event. mit physiologischer Kochsalzlösung. Die Mischung kann man direkt auf dem Objektträger mit der Präpariernadel vornehmen oder man verreibt grössere Teile in der Glasschale (s. u. 2).

In den meisten Fällen ist es zweckmässig, erst das Präparat in etwas dickerer Schicht mit schwacher Vergrösserung zu durchmustern. Untersucht man nur mit stärkeren Linsen, die eine sehr dünne Kotschicht erfordern, so können gröbere Bestandteile leicht der Beobachtung entgehen.

2. Isolierung. Zum Zwecke der Isolierung einzelner mikroskopischer Teilchen muss die klebrige Beschaffenheit der Fäzes durch geeignete Verdünnung mit Wasser gebrochen werden. Je nach der Absicht, welche den Untersucher leitet, kann das in mehr brüsker oder schonender Weise geschehen.

a) Brüskes Verfahren: Verreiben und Zentrifugieren der Fäzes. Dieses Verfahren, welches schnell zum Ziele führt, kann überall dort angewendet werden, wo es nicht auf die Erhaltung der Struktur zarter Teile, speziell der Pflanzenreste, ankommt. Die Residuen tierischer Gewebe erweisen sich auch gegen scharfes Verreiben als widerstandsfähig. Gröbere, makroskopisch erkennbare Partikel müssen vorher entfernt werden; trotzdem treten nach dem Verreiben in der Regel neue, mit blossem Auge erkennbare Teile in die Erscheinung, die vor dem Zentrifugieren ebenfalls beseitigt werden müssen. Dieses Blosslegen aller makroskopisch erkennbaren Reste durch das Verreiben ist besonders wichtig bei Darreichung der Probediät (s. S. 5), weil danach ausser kleinsten, eben noch erkennbaren Zelluloseresten normalerweise keine derartigen Residuen auftreten; man kann deshalb alle bei der Verreibung zutage tretenden Bindegewebsflocken (s. S. 37), Pflanzenreste (s. S. 38) und Schleimfetzen ohne weiteres als pathologisch ansprechen.

Das Verreiben geschieht am besten in Porzellanmörsern; es muss gründlich und unter allmählichem Zusatz von so viel Wasser geschehen, dass die Mischung ganz dünnflüssig erscheint.

Für das Zentrifugieren, das zuerst von Herz[1]) empfohlen wurde, kann man die gewöhnlichen Sedimentiergläschen benutzen, doch ist es zweckmässiger, besondere Gläser mit röhrenförmigem Ansatz, wie sie von mir für die Abschätzung der Eiweissreste durch die Verdauungsprobe empfohlen sind, zu verwenden (s. Figur 1, S. 60).

Die Sedimentbildung geschieht in den meisten Fällen mit scharfer Grenze. In der oben stehenden trüben Flüssigkeit befinden sich die Bakterien und der feine Detritus suspendiert, bei Fettstühlen auch ein grosser Teil der nadelförmigen Kristalle. Fettstühle zeigen ausserdem nicht selten eine schaumige Ansammlung

---

1) Zentralbl. f. klin. Med. 1892. XIII. S. 883.

von Fettteilchen an der Oberfläche. Sonst findet man in der Regel nur spärliche oben schwimmende Reste: Teile dünner Pflanzenmembranen, mit Fett oder Luftbläschen durchsetzte Schleim- oder Bindegewebsflocken etc.

Die Reihenfolge, in der sich die Teile im Bodensatz lagern, ist verschieden. Nach Herz sollen zu oberst die unverdauten Zellulosereste, darunter — einen schwarzen Ring bildend — die Muskelfaserreste und zu unterst Eiterzellen, Stärkekörner u. dergl. in gesonderten Schichten liegen. Nach meinen Erfahrungen ist die Sonderung in verschiedene Schichten nur selten eine so scharfe, und die Reihenfolge der Lagerung wird in erster Linie durch die Grösse der einzelnen Teile bestimmt. In den tiefsten Schichten findet man neben grossen Kristallen (von Tripelphosphat u. a.): Steinzellen, Pflanzenhaare, grössere Muskelfaserreste und Zelluloseflocken. Darüber lagert gewöhnlich die Mehrzahl der — mittelgrossen — Muskelreste, vereint mit gelben Kalksalzen und kleineren Zellulosestücken. Die oberste Schicht wird vornehmlich von lockeren Pflanzenresten (leeren Kartoffelzellen etc.) und von kleineren Exemplaren der sonst tiefer gelegenen Partikel gebildet. Aber, wie gesagt, diese Reihenfolge ist nicht konstant.

Häufig ist es wünschenswert, den Bodensatz noch weiter zu reinigen, resp. zu trennen. Wenn man das trübe Wasser durch neues ersetzt, den Satz aufschüttelt und nochmals zentrifugiert, so ist meist auch das zweite Wasser noch stark getrübt. Man kann dann weiter zur Entfernung der alkalischen Salze aus salzsäurehaltigem Wasser zentrifugieren, darauf aus absolutem Alkohol, welcher die ätherischen Oele, Harze, Chlorophyll etc. löst, und schliesslich aus Aether, in dem die Fette bleiben. Der Bodensatz besteht dann nur noch aus gereinigten Zellulosebestandteilen, Muskelfaser- resp. Eiweissresten, säurebeständigen Salzen und einigen zufälligen Beimengungen[1]. Für spezielle Zwecke kann man natürlich auch einen anderen Weg wählen. So ist für die Auffindung von Parasiteneiern zuerst von Telemann[2] die Vermischung der Fäzesmasse mit Aether und unverdünnter (offizineller) Salzsäure im Verhältnis von 1 : 1 empfohlen worden. Im zentrifugierten Sediment finden sich dann die Eier, welche der Einwirkung selbst so starker Salzsäure widerstehen, angereichert vor. Yaoita[3] nimmt zur Vermischung 25 pCt. Antiformin. Quadflieg[4] hat mit der ersteren Methode güte Resultate erzielt, Wolff[5] mit der letzteren angeblich noch bessere. Schröder und Jörgensen[6] homogenisieren die Fäzes durch Entwicklung von CO_2, indem sie Kalium bicarbonicum und Salzsäure hinzusetzen. Dann erst erfolgt die Zentrifugierung, nachdem ev. vorher mit Glyzerin verdünnt wurde.

Die Entnahme des Bodensatzes zur Anfertigung des Präparates geschieht durch Pipetten mit enger Spitze, welche bis in die einzelnen Schichten vordringen können.

b) Schonendes Verfahren: Aufquellenlassen in Wasser und spontane Sedimentierung. Diese speziell von van Ledden-Hulsebosch für die Identifizierung der verschiedenen pflanzlichen Nahrungsreste ausgebildete Methode ist sehr zeitraubend, liefert aber ausgezeichnete Resultate und möge deshalb hier mit den eigenen Worten H.'s wiedergegeben werden[7].

---

1) Ad. Schmidt, Deutsches Arch. f. klin. Med. 65. 1900. S. 242.
2) Deutsche med. Wochenschr. 1908. Nr. 35.
3) Deutsche med. Wochenschr. 1912. Nr. 33.
4) Deutsche med. Wochenschr. 1909. Nr. 48.
5) Berliner klin. Wochenschr. 1913. Nr. 7.
6) Hospitalstidende. 1913. Nr. 40 u. 41.
7) van Ledden-Hulsebosch, Makro- und mikroskopische Diagnostik der menschlichen Exkremente. Berlin, Julius Springer. 1899.

„Man kommt am besten zum Ziel, wenn man über eine Wasserleitung mit leichtem Druck zu verfügen hat. Die Fäzes können alsdann in einem Siebchen von feinem Messingdraht durch den schwachen Strahl der Wasserleitung und nachher in einem hohen Becherglase gereinigt werden.

Sind die eben erwähnten Bedingungen nicht vorhanden, so lässt man die Exkremente, welche Konsistenz sie auch haben mögen, in einem hohen Becher- oder Zylinderglase in Wasser sich erweichen, bis die Teilchen sich trennen und die Masse gut verteilt ist. Man kann diese Teilung fördern, indem man das Gemenge dann und wann mit einem Glasstabe rührt.

Nachdem die gröberen Teilchen des Gemenges sich abgesetzt haben, wird die darüber stehende trübe Flüssigkeit durch ein Siebchen von dünnen Messingdraht mit feinen Oeffnungen in ein grosses Gefäss gebracht. Was beim Dekantieren im Becherglase zurückbleibt, wird abermals auf dieselbe Weise mit kaltem Wasser behandelt und dieses Verfahren einige Male wiederholt.

Bei der letzten Abwaschung wird der ganze Inhalt des Becherglases auf das Siebchen gestürzt und danach mit Wasser gewaschen.

Die durchgesiebten flüssigen Massen werden vereinigt und, damit die festen Teile sich absetzen, beiseite gestellt. Durch Dekantieren und wiederholte Behandlung mit Wasser, bis letzteres nicht mehr gefärbt wird, wird der Bodensatz dann gereinigt (B).

Was auf dem Siebchen zurückbleibt, wird so lange mit Wasser abgewaschen, bis letzteres farblos abfliesst und schliesslich mit Wasser in ein Becherglas gespült, in welchem die festen Teilchen sich zum letzten Male absetzen können (A).

Bei diesem Verfahren lasse man sich nicht verführen, um Zeit zu gewinnen die gröberen Teilchen, die langsam auseinanderfallen, mechanisch zu scheiden. Man liefe dann Gefahr, Gegenstände, die gerade an der Form, in der sie ausgeschieden werden, am besten zu erkennen sind, zu schädigen und das Erkennen derselben zu erschweren; überdies könnte man dadurch leicht eine falsche Vorstellung von dem wahren Zustand erhalten, worin die Speisereste den Darmkanal verlassen.

In weitaus den meisten Fällen wird man, nachdem die gereinigten Exkremente sich haben absetzen können, bemerken, dass nicht alle festen Teilchen sich abgesetzt haben, sondern eine Anzahl häutiger Gegenstände, sei es von Luftbläschen emporgetrieben, oder infolge ihrer mehr oder weniger fetten Natur, an der Oberfläche schwimmen.

Man fängt nun die Untersuchung damit an, dass man diese schwimmenden Gegenstände mittelst gebogener Nadeln auffischt, um sie in den dazu bereit gestellten flachen Glasschälchen (kleine Kristallisiergläser von 6, 8 und 10 cm Durchmesser), die zur Hälfte mit Wasser gefüllt sind, zu sortieren.

Blattstücke von Kopfsalat, die Speisereste von Zwiebeln und sonstigen aromatischen Gemüsen, die Kutikula und Epidermis der meisten Gemüse und Früchte, ganze Kapern, Gartenerbsen und Bohnen, lose Früchte von Erdbeeren, Federchen von Geflügel etc. habe ich bei meinen Untersuchungen stets schwimmend gefunden und in der beschriebenen einfachen Weise absondern können.

Nach dieser ersten Manipulation gibt man aus dem Becherglas den Inhalt — jedesmal in kleinen Quantitäten und ja nicht zu viel auf einmal! — in eine flache weisse Porzellanschale und untersucht jede kleine Portion unter der Lupe. Mit gutem Erfolg bediene ich mich hierbei einer an einem messingnen Stativ verschiebbaren Lupe mit Kugelgelenken, mit einer Linse von ungefähr 7 cm. Auf diese Weise erlangt man einen guten Ueberblick und die Gewissheit, dass nichts der Wahrnehmung entgeht.

Der ganze Bodensatz wird so nach und nach makroskopisch untersucht und sortiert in verschiedene mit Wasser versehene Glasschalen gebracht.

Diese Untersuchung ist mit der grössten Sorgfalt auszuführen, denn die Zahl der Gegenstände, welche bei einer solchen, selbstverständlich oberflächlichen Prüfung schon zu entdecken ist, ist Legion. Sämtliche so gefundene, gleichartige, mit den gebogenen Nadeln aufgenommene Teilchen können dann in einer Schale vereinigt werden.

Der auf diese Weise zuletzt aus dem Becherglase in die Schale gelangende Teil der Fäzes enthält natürlich die spezifisch schwersten Objekte: Früchtchen, Samenkörner, Fleischstückchen, Gräten, Kartoffelstückchen, Knöchelchen, Fischschuppen etc., die nötigenfalls in der Schale noch einige Male mit reinem Wasser abgewaschen werden können.

Bei der makroskopischen Untersuchung von A hindern am meisten die verworrenen Fäden, die, zu kleinen Perücken vereinigt, viele andere Objekte einschliessen und sich der Entwirrung und Absonderung letzterer kräftig widersetzen. Sie bilden sich dadurch, dass die mehr oder weniger vollständig isolierten Gefässbündel aus Pflanzengeweben mit dem faserigen, schlüpfrigen Bindegeweben der Fleischspeisen sich zu Knäueln vereinigen. Am besten ist es, letztere für sich in der Schale zu entwirren.

Bei der Sortierung ist die Form- und Farbenveränderung, der die Speisen während ihres Verbleibens in der Speiseröhre und auf dem Verdauungswege unterliegen, in Betracht zu ziehen.

Bald sind diese von geringer Bedeutung, so dass man die Objekte an ihrer eigentümlichen Beschaffenheit, die von der ursprünglichen fast nicht abweicht, erkennt, bald ist. die Form- und Farbenveränderung so gross, dass man nur mühsam die Herkunft festzustellen vermag." . . .

„Die sortierten Speisereste in den Glasschalen sind jetzt noch mikroskopisch zu untersuchen, damit von jedem einzelnen Teil dieses meist vielartigen Sortiments die Identität bestimmt werde. Was davon dünn genug ist, kann sofort, ohne irgend eine Präparation, zwischen Objekt- und Deckglas in Wasser unter das Mikroskop gebracht werden. Fragmente parenchymatösen Gewebes lassen sich leicht durch geringen Druck zwischen diesen Gläsern zu einer dünnen Schicht ausdehnen.

Von undurchsichtigen harten Gegenständen werden, nachdem sie zwischen Kork gepresst wurden (oft ist hier eine partielle Austrocknung durch freiwillige Verdampfung zu empfehlen), mit dem Rasiermesser dünne Schnitte gemacht, während in einzelnen Fällen, wenn man mehrere Gewebschichten oder Zellen zu isolieren wünscht, und auf mechanischem Wege nicht leicht dazu gelangen kann, mit Erfolg das Schultzesche Mazerationsverfahren (Kochen in verdünnter Salpetersäure, der etwas Kaliumchlorat zugefügt ist) in Anwendung gebracht werden kann.

Die festen Teilchen, die wir A und B nannten, sind einander durchaus nicht immer ähnlich. Diese beiden Fraktionen, die wie zwei Hälften zueinander gehören, hilden ein Ganzes. Man könnte sich leicht täuschen, wenn man die beiden vor Vollendung der Untersuchung für genügend charakterisiert erklärte und aus dem Ergebnisse der Untersuchung einer dieser zwei Hälften schon einen Schluss auf das Ganze ziehen wollte.

In B hat man aufzusuchen: die isolierten Parenchymzellen mit ihrem oft charakteristischen Inhalt (Kartoffeln, Erbsen, Bohnen, Datteln, Reis); Steinzellen (Pfeffer, Birnen, Datteln, Piment); die durch Gallenfarbstoffe gelbbraun gefärbten Muskelfaserfragmente (Fleisch, Fisch, Schaltiere); rohe Stärkekörner, welche frei (rohe Kastanien, Gebäckstreupulver) oder noch in den Zellen aufgeschlossen (Bananen, Erdnüsse, Muskatnuss, Kastanien) vorkommen; weiter die feinsten Gräten (Sardinen, Stinte, Sprotten, Aal, Anchovis); die Haare von Weizenkörnern (aus Weizenbrot und anderem Gebäck) und kleine Fragmente der Samenhaut, Kristalle verschiedener Form usw.

Man nimmt von dem ziemlich voluminösen Bodensatz, der sich in einem Spitzglas abgesetzt hat (das frühere Inkognitum der Gelehrten, das sie „Fäkalmasse" nannten), mit einer Pipette, die an der Spitze keine zu enge Oeffnung hat, von den verschiedenenen Schichten ein wenig und untersucht die Beschaffenheit der darin vorkommenden Teilchen unter dem Mikroskop, bei verschiedenen Vergrösserungen."

3. **Mikrochemische Reaktionen.** Die Ausführung mikrochemischer Reaktionen geschieht in der Regel unter dem Deckglase, und zwar am schonendsten in der Weise, dass man einen Tropfen des Reagens und ein Stückchen Fliesspapier an 2 gegenüber liegende Seiten des Deckglases bringt und die Wirkung des so erzeugten langsamen Flüssigkeitsstromes auf das unter dem Mikroskop eingestellte Objekt betrachtet.

Bereitet die Aufsuchung des betreffenden Objektes keine Schwierigkeiten, so kann man das Verfahren durch Lüften des Deckglases mit der Präpariernadel oder durch Einlegen von Härchen zwischen Deckglas und Objektträger beschleunigen. Bei Präparaten von nicht völlig flüssigen resp. flüssig gemachten Fäzes und bei allen in schleimiger Grundsubstanz eingebetteten Teilen genügen indes diese Methoden nicht. In solchen Fällen ist es erforderlich, das Kotpartikelchen oder Schleimteilchen vor dem Auflegen des Deckglases auf dem Objektträger innig mit dem Reagens zu durchkneten, weil zäher Kot und Schleim dem Eindringen fremder Stoffe grossen Widerstand entgegensetzen.

Die verschiedenen Reaktionen, deren man sich zur mikrochemischen Untersuchung bedient, werden bei den einzelnen Bestandteilen besprochen werden. Hier sollen nur die am häufigsten gebrauchten Reagentien aufgeführt werden. Es sind das die folgenden:

0,6 proz. Kochsalzlösung,
Glyerin,
Alkohol, Aether, Chloroform,
Essigsäure (30 proz.), Salzsäure (3—5 proz.), Schwefelsäure (konzentriert
und verdünnt),

Ammoniaklösung, Kalilauge, (10- resp. 15proz. entsprechend der Pharmacopoea germanica),

Millon's Reagens (salpetersaures Quecksilberoxydul; Hg wird in dem gleichen Gewichte HNO_3 gelöst und mit gleichen Teilen Wasser verdünnt; es muss stets frisch sein, alte Lösungen kann man durch Zusatz einiger Tropfen Kaliumnitritlösung auffrischen),

Modifizierte Lugol'sche Lösung (Jod 1,0; Jodkalium 2,0 ; Aq. dest. 50,0),

Ueberosmiumsäure (1proz.),

Alkoholische Lösung von Sudan III,

Sudanessigsäurelösung nach Saathoff[1]) (Eisessig 90,0; 96 proz. Alkohol 10,0; eine Messerspitze Sudan III von Grübler-Leipzig),

Dünne wässerige Lösungen von Eosin, Methylenblau und Saffranin,

Ziehl'sche Fuchsinlösung (1 g Fuchsin, 10 ccm Alkohol, 100 ccm 5proz. Karbollösung),

Konzentrierte wässrige Lösung (sorgfältig filtriert) von Nilblausulfat nach Lohrisch[2]),

Polychrome Farblösung nach Friediger[3]) (konz. alkohol. Lösung von Dimethylamidoazobenzol, Alcohol abs., 0,5proz. alkohol. Eosinlösung, konzentrierte Essigsäure āā 2,0; Lugol'sche Lösung gtt. 20; Mucicarmin in wässriger, konzentrierter Lösung gtt. 20).

Spezielle Färbungen von Schleim etc. s. d.

Auch wenn man keine speziellen Zwecke verfolgt, ist es geraten, wenigstens je ein Präparat mit Essigsäure und mit Jodlösung zu untersuchen.

4. Besondere Schwierigkeiten bereitet die Konservierung von Fäzespräparaten. Meist geht die Struktur der zarten Objekte innerhalb kurzer Zeit verloren, auch wenn man durch Zusatz von Karbol- oder Sublimatlösung die Zersetzung hintanzuhalten versucht hat.

Am besten bewährt sich immer noch das Glyzerin, entweder allein oder nach Lynch[4]) mit Zusätzen von Wasser, Gelatine oder Gummi arabicum. Empfehlenswert ist auch ein geringer Formolzusatz. Schilling[5]) verwendet Karbol-Glyzeringelatine (Gelat. 4,0; Aq. dest. 12,0; Acid. carbol. liq. 0,2; Glyzerin 14,0), von der er ein linsengrosses Stück auf dem Objektivträger erhitzt.

Will man Parasiteneier oder andere leicht zersetzliche Gebilde konservieren, so tut man gut, dieselben vorher nach der oben unter 2a angegebenen Methode zu isolieren und zu reinigen.

Die Anfertigung von Trockenpräparaten hat für die Fäzesuntersuchung — abgesehen von der bakteriologischen — keinen Wert.

5. Polariskopische Untersuchung: Wasserthal und Goiffon[6]) haben das mikroskopische Fäzespräparat mittels des Polariskopes untersucht. Unter den doppelbrechenden Substanzen zeichnen sich besonders die unverdauten Stärkekörner und die noch mit einer Sarkolemmhülle versehenen Muskelfaserreste aus, welche auf diese Weise leicht erkannt und von anderen Teilen unterschieden werden können.

1) Münchener med. Wochenschr. 1912. Nr. 44.
2) Arch. f. Verdauunngskrankheiten. 18. 1912. S. 636.
3) Münchener med. Wochenschr. 1912. Nr. 52.
4) Coprologia. Tesis. Buenos Aires 1896. p. 70.
5) Zitat S. 34 sub 5.
6) Archives des maladies de l'appareil digestif. 1913.

6. **Verwertung des mikroskopischen Befundes:** Es ist hier darauf aufmerksam zu machen, dass man aus dem Vorhandensein bestimmter Speisereste in den Fäzes keinen sicheren Rückschluss auf den Zeitpunkt machen kann, an welchem die betr. Nahrung genossen wurde. Nach Fleischer[1]) können sich nach 6- bis 8tägiger reiner Fleischkost noch vereinzelte Reste der vorausgegangenen Pflanzenkost im Kote finden. Meine eigenen Erfahrungen stimmen damit überein: nach Wismut- oder Karmineingabe findet man Reste des Pulvers konstant in der 3. und 4. Kotentleerung, häufig noch viel später.

II. Nahrungsreste.

Von den Nahrungsresten im weiteren Sinne kommen für die mikroskopische Untersuchung vor allem die eigentlichen — an sich verdaulichen — Nahrungsreste, weniger die unverdaulichen Schlacken in Betracht. Letztere sind häufig schon makroskopisch erkennbar, im mikroskopischen Präparat fehlen sie bei gemischter Kost niemals. Erstere treten dagegen nur unter bestimmten Bedingungen in die Erscheinung. Manche Nahrungsreste sind so klein, dass sie auch unter dem Mikroskop als solche nicht mehr erkannt werden können und damit in den Bereich des im nächsten Kapitel zu besprechenden „Detritus" fallen.

1. Fleischreste.

a) Muskelfasern.

α) **Vorkommen:** Frerichs[2]) hat zuerst betont, dass nach Genuss von Fleisch im menschlichen Kote konstant Muskelfaserreste vorkommen, und dieser Satz ist von allen späteren Beobachtern bestätigt worden. Zwar ist es richtig, dass sie, wie Nothnagel[3]) hervorhebt, im normalen Stuhl bei gemischter Kost mit mässigem Fleischgehalt nur in relativ geringer Menge vorkommen, aber man findet ihre Spuren doch bei Genuss von nur 60 g übergebratenen Hackfleisches pro die; ja selbst die wenigen im mageren Speck vorhandenen Muskelfasern verschwinden nicht spurlos im Darmkanal[4]). Der menschliche Verdauungskanal tritt dadurch in bemerkenswerten Gegensatz zu dem des Fleischfressers (Hundes), von dem erkennbare Muskelreste auch nach reichlicher Fleischkost nicht ausgeschieden werden [Voit[5])].

Selbstverständlich existiert in bezug auf die Menge der ausgeschiedenen Muskelfaserreste ein grosser Unterschied je nach der Menge, Art und vor allem nach der Zubereitung des genossenen Fleisches. Was die Menge betrifft, so sind sie nach reichlichem Fleischgenuss stets in erheblicher Zahl vorhanden. Ueber den Einfluss der Herkunft des Fleisches existieren nur Vermutungen. Die Behauptung, dass man aus der verschiedenen Erscheinungsweise der Muskelfaser-

---

1) Spezielle Pathologie und Therapie der Magen- und Darmkrankheiten. (Aus dem Lehrbuch der inneren Medizin".) Wiesbaden, Bergmann. 1896. S. 1165.

2) Artikel „Verdauung" in Wagners Handwörterbuch der Physiologie. 1846.

3) Beiträge zur Physiologie und Pathologie des Darmes. Berlin 1884. S. 90.

4) van Ledden-Hulsebosch, Zitat S. 51 sub. 7. S. 22.

5) Physiologie des allgemeinen Stoffwechsels und der Ernährung. (Aus Hermann's Handbuch d. Physiologie) Leipzig 1881. S 446.

reste auf die Art des genossenen Fleisches schliessen könne [Rawitz[1])], hat sich als irrig erwiesen; nicht einmal Fleisch und Fisch kann man so unterscheiden, und es muss sogar zweifelhaft erscheinen, ob man tatsächlich, wie Gamgee[2]) angibt, glatte Muskelfasern als solche wiedererkennen kann. Dagegen liefert die fast niemals fehlende Ausscheidung kleinster Haut- und Federteilchen bei Geflügel, sowie von Gräten und Schuppen bei Fischen um so sichere Erkennungsmerkmale [Schilling[3])].

Von besonderem Interesse ist die Bedeutung der Zubereitung des Fleisches für die Menge der ausgeschiedenen Muskelreste. Die mikroskopische Untersuchung ergibt hier keine sicheren Aufschlüsse, abgesehen davon, dass von der scharf gebratenen Kruste gelegentlich zickzackförmig geschrumpfte Fasern wiedererscheinen[4]); dagegen hat Kermauner durch die von ihm ersonnene Schätzungsmethode (s. unter δ) zum ersten Male nachgewiesen, dass bei einem Knaben gleiche Mengen Schinken mehr Muskelfaserreste hinterliessen als gebratenes Fleisch. Ich[5]) habe später bei einem Erwachsenen mit der verbesserten Kermaunerschen Methode einen Vergleichsversuch mit zartem übergebratenen und mit zähem gekochten Ochsenfleisch gemacht, und zwar in der Weise, dass ich während je 3 Tage gleiche Mengen der betr. Fleischsorte (Rohgewicht) zu der stets gleichen Beikost gab. Danach gingen von dem zähen Fleische etwa 3 mal so viel Muskelfaserreste durch den Kot verloren, als von dem zarten. Man darf also wohl schliessen, dass neben der Zerkleinerung (s. darüber unter Bindegewebe) auch die Güte und Zubereitung des Fleisches wie für die makroskopischen Reste (vergl. S. 33) so auch für die Menge der mikroskopischen Muskelbruchstücke in den Fäzes nicht gleichgültig ist.

Mehr noch als die Ingesta kommt aber hierfür der Zustand der Verdauungsorgane in Betracht. Das Nähere darüber wird bei den diagnostischen Gesichtspunkten besprochen werden.

β) Erscheinungsweisen: Die Muskelreste erscheinen im Stuhlgang als isolierte verschieden grosse, meist polygonale Bruchstücke der vom Sarkolemma entblössten Muskelfasern. Nur selten liegen sie zur mehreren nebeneinander und sind dann wahrscheinlich noch vom (kernlosen) Sarkolemma umgeben. Sie sind, abgesehen von seltenen Fällen, durch Gallenfarbstoffe gelb bis gelbbraun gefärbt und fallen dadurch leicht in die Augen. Sehr gewöhnlich zeigen sie in mehr oder minder deutlicher Weise die den Muskelfasern eigentümliche Längs- und Querstreifung. (Vergleiche Figur 1, Tafel II.)

Von Einzelheiten seien besprochen:

Grösse und Gestalt: Die Grösse wechselt zwischen den allerkleinsten, dem Detritus zuzuzählenden Körnern und vollkommen wohlerhaltenen, das ganze Gesichtsfeld durchziehenden Muskelfasern. Letztere finden sich allerdings meist nur dann, wenn auch makroskopisch schon Muskelreste erkennbar sind. Während die kleinsten Stücke kreisförmige oder ovale Konturen haben, haben die mittleren mehr eckige Grenzen und die grössten lassen deutlich parallele Seitenflächen und darauf senkrechte Bruchflächen erkennen. Unter Berücksichtigung der äusseren

---

1) J. Rawitz, De vi alimentorium nutritia. Dissert. inaugur. Breslau 1846.
2) A. Gamgee, Die physiologische Chemie der Verdauung etc. Deutsche Ausgabe von Asher u. Beyer. Leipzig u. Wien 1897. S. 474.
3) l. c. (S. 34 sub 5.)
4) van Ledden-Hulsebosch, Zitat S. 51 sub 7. S. 22.
5) Sitzungsberichte der Niederrheinischen Gesellschaft f. Natur- und Heilkunde zu Bonn. 1899. Sitzung vom 23. 1. 1899.

Erscheinung und der sogleich zu besprechenden Streifung hat Szydlowski[1]) die fäkalen Muskelreste in folgende 4 Gruppen geordnet:

1. Grosse, deutlich quergestreifte Stücke mit scharfen eckigen Konturen,
2. Stücke, an welchen die Längsstreifung deutlicher hervortritt als die Querstreifung und welche parallel angeordnete Fettkörnchenreihen aufweisen,
3. an den Ecken abgerundete Stücke ohne erkennbare Streifung, aber mit reihenweise angeordneten Fettkörnern und -tröpfchen,
4. rundliche homogene Schollen.

Obwohl diese Einteilung durchaus korrekt ist, habe ich[2]) es für die Abschätzung der Volumina der verschiedenen Reste doch für zweckmässiger gehalten, nur 3 Gruppen zu unterscheiden, und zwar (vergl. Fig. 1, Taf. II, a, b, c):

1. grosse, deutlich gestreifte Stücke mit scharfen, eckigen Konturen (welche die ursprüngliche Form der Muskelfaser noch erkennen lassen);
2. mittlere, an den Ecken mehr oder minder abgerundete Rechtecke oder Quadrate, deren Längs- oder Querstreifung noch zu erkennen ist;
3. kleine polygonale oder rundliche Schollen, entweder homogen oder mit verwaschener Zeichnung.

Die Durchschnittsvolumina dieser 3 Gruppen verhalten sich nach sorgfältiger Schätzung etwa wie 4 : 2 : 1.

Streifung: Die Querstreifung der Muskelfaserreste ist in den meisten Fällen schon bei mittleren Vergrösserungen deutlich. Daneben sieht man häufig Längsstreifung, oder die Längsstreifung ist allein vorhanden. Letzteres soll nach Szydlowski[1]) und Lynch[3]) namentlich bei vorgeschrittener Verdauung der Stücke der Fall sein. Nothnagel[4]) hat behauptet, dass auch an den kleinsten Resten bei der Untersuchung mit starken Systemen stets noch Andeutungen der Streifung erkennbar seien, und fast alle übrigen Untersucher haben sich dieser Ansicht angeschlossen. Ich muss ihr widersprechen und befinde mich dabei in Uebereinstimmung mit Hulsebosch[5]), welcher ausserdem hervorhebt, dass die Streifung bei Resten von Fischfasern leichter verschwindet als bei Fleischfasern. Ich finde die meisten der von mir als kleine bezeichneten Schollen auch mit stärksten Vergrösserungen und nach Entfernung der störenden Gallenfärbung völlig homogen, und diese kleinen und kleinsten Schollen sind in allen Fleischreste enthaltenden Stühlen zahlreich vorhanden. Ihre Zugehörigkeit zu den Muskelresten wird einmal durch die verschiedenen Zwischenstufen und zweitens durch die mikrochemischen Reaktionen bewiesen. Auch an den mittelgrossen Resten fehlt manchmal die Streifung vollständig, und zwar speziell bei Bildungen, welche unter die Rubrik der von Nothnagel[4]) fälschlich so genannten „gelben Schleimkörner" fallen.

Es sind dies nach Nothnagel eigentümliche, gelbe bis braune Körner von butterweicher Konsistenz. Sie sind durchschnittlich mohnkorngross, können aber zwischen Erbsengrösse und mikroskopischer Kleinheit variieren. Zwischen Deckglas und Objektträger lassen sie sich gleichmässig auseinanderdrücken. „Unter dem Mikroskop besteht ein solches Körnchen aus lauter kleinen, in zahllosen verschiedenen Begrenzungen erscheinenden Schollen, welche durch einzelne Risse getrennt, dicht nebeneinanderliegen. Es macht den Eindruck, als ob eine (gelbe) Eisscholle in lauter hart nebeneinander liegen gebliebene Bruchstücke zersprungen wäre." „Mit

---

1) J. Szydlowski, Beiträge zur Mikroskopie der Fäzes. Inaug.-Dissert. Breslau 1879.
2) Deutsch. Arch. f. klin. Med. 65. 1900. S. 244.
3) Zitat s. S. 54 sub 4. S. 90.
4) Zitat s. S. 55 sub 3. S. 90, 98.
5) Zitat s. S. 51 sub 7.

stärksten Vergrösserungen ist es mir nicht gelungen, irgend eine Andeutung von Struktur zu erkennen."

Nachden ich[1]) bereits früher hervorgehoben habe, dass Körper von dieser mikroskopischen Erscheinungsweise unmöglich Schleim sein könnten (vgl. Fig. 2. Tafel II), habe ich später im Verein mit Schorlemmer[2]) nachweisen können, dass ihre Grundsubstanz aus Eiweiss besteht. Wenn nun auch diese gelben Körner sicher in Stühlen vorkommen, die keine Muskelreste enthalten und enthalten können (Schorlemmer, Nothnagel) — für diese Fälle nehme ich an, dass es sich um Kasein- oder Eiereiweissreste handelt, während Spiegel[3]) sie als Salze anspricht —, so habe ich sie doch sehr oft auch zusammen mit Muskelbruchstücken gesehen. Dabei war durch das Vorhandensein zahlreicher Uebergangsformen, durch die Lagerung zwischen solchen und durch die allen gemeinsame Gallenfärbung die Entstehung dieser Schollen aus Muskelfaserresten so evident, dass jede andere Deutung gezwungen wäre.

Färbung: Die Färbung der Muskelfaserreste in den Fäzes ist in den allermeisten Fällen durch Hydrobilirubin bedingt, dem sich die geringe Eigenfarbe zumischt, die man an den grösseren Stücken nach Entfernung des Hydrobilirubins oder bei Gallenmangel noch wahrnehmen kann. Die Nuance der Färbung wechselt zwischen hellgelb und braungelb und hängt sowohl von der Menge des vorhandenen Farbstoffes als von der Aufenthaltsdauer im Dickdarm ab. Nur selten wird die Farbe durch unverändertes Bilirubin bedingt; sie ist dann mehr goldgelb, wie die der „gelben Körner", die oft bilirubinhaltig sind. Ueber die Art des Farbstoffes klärt am besten die Sublimatprobe auf (s. Abschnitt III).

Kernmangel: In der Regel sieht man an den mikroskopischen Muskelresten, auch wenn das Sarkolemma anscheinend noch erhalten ist, keine Kerne. Die gegenteilige Behauptung von Rawitz[4]) kann nur auf einem Irrtum beruhen. Das Vorhandensein von Kernen kann auch nur erwartet werden bei völligem Ausfall des Pankreassekretes, wenn gleichzeitig makroskopische Fleischreste (s. S. 35) abgehen. Dann bleiben in der Tat — vorausgesetzt, dass nicht starke Darmfäulnis besteht — die Kerne ungelöst [Schmidt[5])].

γ) Mikrochemische Reaktionen: Spezifische Reaktionen der fäkalen Muskelfaserreste gibt es nicht; sie geben nur die allen Eiweisskörpern gemeinsamen Reaktionen und auch diese viel schlechter als im frischen Zustande. Das liegt nicht nur an der Imprägnation mit Gallenfarbstoff, nach dessen Entfernung zwar die Reaktionen vielfach deutlicher ausfallen, sondern auch an anderen, vorläufig nicht bekannten Faktoren. Zur Entfernung des Gallenfarbstoffes bedient man sich, wenn derselbe (wie gewöhnlich) Hydrobilirubin ist, des Alkohols; bilirubinhaltige Fasern können mit Chloroform entfärbt werden. Essigsäurezusatz lässt die Muskelreste aufquellen, wobei die Streifung zunächst deutlicher hervortritt. Ein völliges Verschwinden der Konturen beobachtet man nur an den kleinen Schollen.

Durch Kalilauge werden sie, ebenfalls unter Quellungserscheinungen, ziemlich schnell gelöst. Bringt man mit der Kalilauge gleichzeitig ein wenig Kupfersulfat unter das Deckglas, so beobachtet man an den quellenden Teilchen oft noch eine deutliche Violettfärbung (Biuretreaktion).

Konz. Salpetersäure färbt beim Erwärmen die Bruchstücke gelb (Xanthoproteinreaktion).

Mit Millon's Reagens erwärmt nehmen sie unter Verlust ihrer Struktur eine rote Farbe an.

---

1) Zeitschr. f. klin. Med. 32. 1897. S. 268.
2) Arch. f. Verdauungskrankh. 6. 1900. S. 282.
3) Arch. f. Verdauungskrankh. 12. 1906. S. 313.
4) Zitat s. S. 56 sub 1.
5) Verh. d. Kongr. f. innere Medizin. 21. 1904. S. 335.

Pikrinsäure und Jodjodkaliumlösung färben sie schon in sehr grosser Verdünnung gelb.

Auch auf dünne wässerige Eosinlösung [rein oder im polychromen Gemisch von Friediger (vgl. S. 54) reagieren sie schneller als die anderen Kotpartikel mit Rotfärbung.

Durch Pepsinsalzsäure und Trypsinlösungen werden sie verdaut, wobei die auffällige Beobachtung gemacht worden ist[1]), dass die Reste aus verschiedenen Fäzes manchmal leichter und manchmal schwerer sich auflösen.

δ) **Diagnostische Gesichtspunkte:** Für die klinische Beurteilung ist vor allen Dingen die Frage wichtig, ob es möglich ist, aus der Erscheinungsweise oder aus der Menge der mikroskopischen Muskelfaserreste in den Fäzes auf eine Störung der Verdauung zu schliessen?

Szydlowski[2]) sprach im Anschluss an seine Gruppierung der mikroskopischen Muskelreste die Ansicht aus, dass das Vorkommen grösserer Mengen der beiden ersten Formen im Gesichtsfelde für eine unzureichende Tätigkeit der Verdauungssäfte spreche. Diese Vermutung konnte keinen Anspruch auf diagnostische Bedeutung machen, da S. von jeder Kontrolle der eingeführten Fleischmengen abgesehen hatte.

Nothnagel[3]), dessen Untersuchungen vorwiegend an Spitalkranken mit wahrscheinlich ziemlich gleichartiger Ernährung gemacht sind, legt grösseres Gewicht auf die Menge der Reste, als auf ihre Grösse. Auf der Erfahrung fussend, dass — abgesehen von übermässigem Fleischgenuss — im normalen Stuhl immer nur geringe Mengen von Muskelresten existieren, sagt er: „Wenn man auch nicht die einzelnen im normalen Stuhl vorkommenden Muskelschollen und -Fasern zählen kann, so glaube ich doch durch die mikroskopische Untersuchung von jetzt etwa 1000 Stühlen ein Urteil darüber gewonnen zu haben, wie viel etwa davon normal ist; . . . . . Da es sich aber nur um eine ungefähre Abschätzung handelt, so habe ich bloss solche Fälle als pathologisch betrachtet, in welchen die normale Menge ohne allen Zweifel als ganz erheblich überschritten angesehen werden musste."

In der Tat vermag grosse persönliche Erfahrung den Untersucher schon bei der Betrachtung des einfachen mikroskopischen Präparates zur Beurteilung der Grenze zwischen normal und pathologisch zu befähigen. Beim Gebrauch der Probediät ist dies natürlich viel leichter, weil jedesmal genau gleiche Mengen Fleisch in gleicher Zubereitung gegeben werden. Nach meiner Erfahrung darf man bei Probediät dann eine Störung der Fleischverdauung vermuten, wenn reichlich grosse, deutlich quergestreifte und mit scharfen Konturen versehene Muskelbruchstücke (vom Typus 1, S. 57) im Gesichtsfeld erscheinen. Dann sind allerdings oft auch schon makroskopische Fleischreste nachweisbar. Zu einer exakten Bestimmung ist aber eine solche Schätzungsmethode natürlich ebenfalls nicht geeignet.

Kermauner[4]) machte zuerst Versuche zur annähernden Berechnung der Gesamtmenge der mit dem Kote ausgeschiedenen Muskelfaserreste. Er nimmt 2 gleich grosse Quantitäten des frischen Kotes, verrührt sie mit der zehnfachen Menge destillierten Wassers und setzt zu der einen Portion im Verhältnis von 1 : 100 „Zusatzfleisch" hinzu — gekochtes Rindfleisch, welches vorher auf das feinste gewiegt und verrieben wurde. Nachdem gut durchgemischt ist, werden beide Portionen durch Zentrifugieren geklärt, von dem Bodensatz beider in genau gleicher Weise mikroskopische Präparate angefertigt und in diesen die Muskelfaserreste ausgezählt. Durch folgende Formel lässt sich dann die Quantität des in der ursprünglichen Kotprobe vorhandenen Muskelfleisches berechnen:

$$x = \frac{a}{b-a} \cdot 0{,}05$$

(wobei a die Zahl der Muskelfasern im Gesichtsfeld der unveränderten, b der durch Zusatzfleisch veränderten Probe bedeutet, und wobei auf 5 g Kot 0,05 g Zusatzfleisch hinzugesetzt wurde).

Diese Methode K.'s deren grösste Fehlerquelle darin liegt, dass die Bruchstücke des Zusatzfleisches viel grösser sind als die ursprünglich im Kote vorhandenen, lässt sich bis zu einem gewissen Grade verbessern, wenn man das pulverisierte Zusatzfleisch vorher künstlich andaut und die einzelnen Teilchen dadurch den natürlichen Schollen ähnlicher macht[1]). Dennoch misst sie

---

1) Schmidt, Zitat s. S. 51 sub 1. S. 227.
2) Zitat s. S. 57 sub 1.
3) Zitat s. S. 55 sub 3. S. 163 ff.
4) Zeitschr. f. Biologie. N. F. 35. 1897. S. 316.

die Muskelfaserreste nur nach ihrer Zahl, statt. wie es richtiger ist, nach ihrem Volumen, sie erfordert ausserdem grosse Sorgfalt und Mühe.

Die bisher zuverlässigste Methode der Abschätzung der im Kote vorhandenen Muskelfaserreste ist die „Verdauungsprobe" von Ad. Schmidt[1]). Sie hat höchstens den Nachteil, dass sie gleichzeitig auch die nicht aus Fleisch herstammenden isolierten Eiweissreste des Kotes misst, deren Menge aber in den meisten Fällen gegenüber den Muskelresten völlig verschwindet. Dafür setzt sie den Gebrauch der Probediät voraus, deren Vorteile für die diagnostische Verwertung des Kotbefundes bereits oben (S. 4) eingehend erörtert worden sind. Ihr Prinzip beruht auf der künstlichen Nachverdauung des gereinigten Bodensatzes einer zentrifugierten Kotaufschwemmung, wobei aus dem Sediment alle (nicht in Zellulosehüllen eingeschlossenen) Eiweissbestandteile verschwinden. Ihre Ausführung geschieht folgendermassen:

„Von der gleichmässig verrührten Masse des frischen Kotes misst man mit einem geeigneten Instrument (mit Stempel armiertes Stück eines Bürettenrohres) eine annähernd 0,25 g Trockensubstanz entsprechende Menge ab. Dieselbe beträgt bei mittlerer Konsistenz durchschnittlich 1 ccm, bei harter etwa 0,8, bei flüssiger etwa 3 ccm[2]). Dieses Quantum wird mit wenigen Kubikzentimetern destillierten Wassers in einem Glas- oder Achatmörser auf das feinste zerrieben und in ein Schleudergläschen der gewöhnlichen Zentrifuge mit so viel Wasser hinübergespült, dass das (etwa 9—10 ccm fassende) Gläschen bis oben gefüllt ist. Erscheint die Verdünnung für ein schnelles Zentrifugieren nicht gross genug, so verteilt man den Inhalt auf 2—4 Gläschen, die man dann alle mit Wasser auffüllt.

Es wird jetzt etwa $\frac{1}{2}$ Minute lang zentrifugiert, die trübe Flüssigkeit vom Bodensatz abgegossen und der letztere durch kräftiges Aufschütteln von neuem in destilliertem Wasser

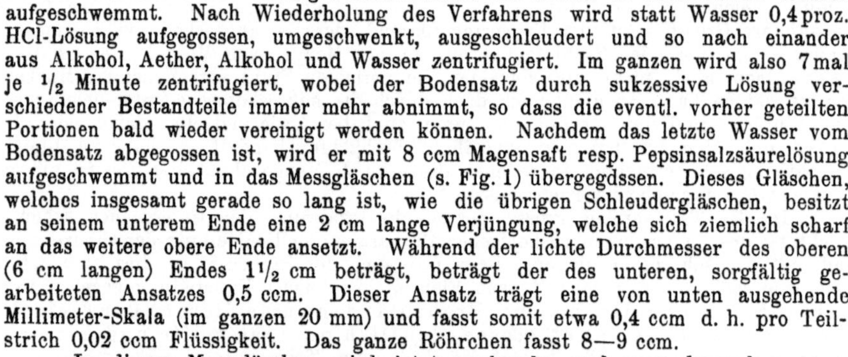

aufgeschwemmt. Nach Wiederholung des Verfahrens wird statt Wasser 0,4 proz. HCl-Lösung aufgegossen, umgeschwenkt, ausgeschleudert und so nach einander aus Alkohol, Aether, Alkohol und Wasser zentrifugiert. Im ganzen wird also 7 mal je $\frac{1}{2}$ Minute zentrifugiert, wobei der Bodensatz durch sukzessive Lösung verschiedener Bestandteile immer mehr abnimmt, so dass die eventl. vorher geteilten Portionen bald wieder vereinigt werden können. Nachdem das letzte Wasser vom Bodensatz abgegossen ist, wird er mit 8 ccm Magensaft resp. Pepsinsalzsäurelösung aufgeschwemmt und in das Messgläschen (s. Fig. 1) übergegdssen. Dieses Gläschen, welches insgesamt gerade so lang ist, wie die übrigen Schleudergläschen, besitzt an seinem unterem Ende eine 2 cm lange Verjüngung, welche sich ziemlich scharf an das weitere obere Ende ansetzt. Während der lichte Durchmesser des oberen (6 cm langen) Endes 1½ cm beträgt, beträgt der des unteren, sorgfältig gearbeiteten Ansatzes 0,5 ccm. Dieser Ansatz trägt eine von unten ausgehende Millimeter-Skala (im ganzen 20 mm) und fasst somit etwa 0,4 ccm d. h. pro Teilstrich 0,02 ccm Flüssigkeit. Das ganze Röhrchen fasst 8—9 ccm.

In diesem Messgläschen wird jetzt nochmals, und zwar besonders sorgfältig zentrifugiert und die Höhe des Bodensatzes an der Skala des verjüngten Endes abgelesen. (Sollte dessen Höhe über 20 mm hinausgehen, so verteilt man die aufgeschüttelte Flüssigkeit auf 2 Gläschen.) Nach erneutem gründlichen Aufschütteln wird das Gläschen mit einem gut sitzenden Stöpsel verschlossen und in den Brütschrank gelegt (nicht gestellt!). Nach 24 Stunden wird es herausgenommen und von neuem zentrifugiert. Die Differenz der Bodensatzhöhen vor und nach der Verdauung gibt den Masstab für die Menge der verdauten Eiweissreste ab."

Fig. 1.

Nach Schmidt und Schorlemmer[3]) darf man auf eine Störung der Eiweissverdauung schliessen, wenn (nach mehrtägigem Genuss der Probediät) der Kot bei der Nachverdauung eine Bodensatzabnahme von mehr als 2 mm der Skala des Messgläschens zeigt. Zu bemerken ist noch, dass sehr fettreiche Stühle (bei Galleabschluss) aus Wasser sehr schlecht zentrifugiert werden können. Man nimmt dann gleich zum Verreiben eine Mischung von Wasser und Alkohol zu gleichen Teilen.

Man kann also in der Tat einen genügend sicheren Ueberblick über die Masse der in den Fäzes enthaltenen Muskelfaserreste gewinnen und damit ist die Möglichkeit gegeben, auch ohne gleichzeitige makroskopische Ueberbleibsel auf die Leistungsfähigkeit des Verdauungskanales hinsichtlich der Eiweissverdauung

---

1) Vergl. das Zitat S. 51 sub 1. S. 235.

2) Bei Stühlen, deren Konsistenz stark von der mittleren abweicht, macht man besser gleichzeitig eine Trockensubstanzbestimmung und korrigiert danach eventl. das Resultat.

3) R. Schorlemmer, Untersuchungen der Fäzes auf unverdaute Eiweissreste mittels der „Verdauungsprobe". Inaug.-Diss. Bonn 1899.

Rückschlüsse zu machen. Für die Praxis freilich sind die hier geschilderten Methoden zu kompliziert [Schmidt[1])].

Aber welcher Art sind diese Schlüsse? Da sowohl der Magen wie der Darm sich an der Eiweissverdauung beteiligen, sollte man meinen, dass Erkrankungen jedes einzelnen dieser Organe vermehrte Ausscheidung von Muskelfaserresten bewirken können. Das ist aber nach den bisher gesammelten Erfahrungen nicht der Fall. Bei ausschliesslicher Magenerkrankung fand Schorlemmer[2]) mittels der Verdauungsprobe eine über die Norm nicht hinausgehende Menge von Muskelschollen, und dieses Ergebnis stimmt mit Resultaten der chemischen Untersuchungen[3]) und der Stoffwechselpathologie[4]) in erfreulicher Weise überein.

Man muss also die Schuld für das Erscheinen vermehrter Muskelreste im Stuhl — Probediät oder wenigstens ein gleiches Mass Fleischzufuhr vorausgesetzt — dem Darme zuschieben, und zwar dem Dünndarme. Denn im Dickdarme findet nach allem, was darüber bekannt ist, keine nennenswerte Proteolyse mehr statt und Nothnagel hat ganz Recht, wenn er sagt[5]): „Was einmal von Muskelbruchstücken die Ileozökalklappe überschritten hat, wird auch in den Fäzes nach aussen befördert."

Mit dem Hinweis auf eine Störung der Dünndarmverdauung (im weitesten Sinne, d. h. namentlich einschliesslich der Pankreasverdauung) ist aber auch der diagnostische Wert vermehrter Muskelfaserreste erschöpft. Wir haben ohne gleichzeitige Berücksichtigung anderer Punkte kein Recht, speziell auf eine isolierte oder primäre Störung der motorischen, sekretorischen oder auch (?) resorptiven Funktion des Dünndarmes zu schliessen. Dass erhöhte Peristaltik reichliches Erscheinen von Muskelschollen im Kote bewirkt, ist durch Radziejewskis[6]) Versuche und Nothnagels[5]) Beobachtungen sichergestellt. Wir dürfen aber dabei nicht ausser acht lassen, dass nach neuerer Auffassung[7]) die erhöhte Peristaltik sich sehr häufig mit sekretorischen Störungen des Pankreas und der Darmdrüsen verbindet oder auch sekundär durch sie erzeugt wird. Eine vorwiegend resorptive Störung glaubte ich in einem von mir beobachteten Falle von unkomplizierter Tabes meseraica annehmen zu sollen, bei dem schon nach sehr geringen Mengen Fleisch makroskopische Muskelreste abgingen (vergl. S. 35), doch kann hier sehr wohl ebenfalls eine sekretorische Störung im Spiele gewesen sein[8]). In allen übrigen Fällen — und dahin gehören sämtliche katarrhalischen, ulzerativen und nervösen Erkrankungen, die nach Schorlemmers Beobachtungen alle mehr oder minder die Fleischverdauung beeinträchtigen, ferner ein Teil der Fälle von Gärungsdyspepsie[9]) — greifen alle 3 Funktionen des Darmes so innig ineinander, dass man keine als speziell betroffen herausgreifen kann.

Fasst man alles zusammen, so kann man folgenden Satz formulieren: Das Vorkommen abnormer Mengen von Muskelfaserresten im Stuhle kann durch die einfache mikroskopische Untersuchung der Fäzes nach Probediät dann vermutet werden, wenn reichlich grosse, deutlich quergestreifte und mit scharfen eckigen Konturen versehene Stücke (Typus 1, S. 57) im Gesichtsfeld

---

1) Die Funktionsprüfung des Darmes mittels der Probekost u. s. w. Wiesbaden 1904. S. 16 Fussnote.
2) Zitat s. S. 60 sub 3.
3) v. Noorden, Zeitschr f. kin. Med. 17. 1890.
4) v. Noorden, Lehrbuch der Pathologie des Stoffwechsels. Berlin 1893. S. 245 u. 207.
5) Zitat s. S. 55 sub 3. S. 163 ff.
6) Arch. f. Physiol. (v. du Bois-Reymond), 1870.
7) Schmidt, Med. Klinik. 1909. No. 19.
8) Schmidt, Zeitschr. f. exper. Pathol. u. Ther. 7. 1909. S. 277.
9) Berl. klin. Wochenschr. 1900. Nr. 51.

erscheinen. (Oft werden dann auch makroskopische Muskelreste zu erkennen sein.) Sicher gestellt wird es eventuell durch das Resultat der Verdauungsprobe. Diagnostisch weist es auf eine Störung der Dünndarmverdauung (im weitesten Sinne) hin. Welcher Art diese Störung ist, kann nur aus begleitenden Symptomen geschlossen werden.

Ein solches Begleitsymptom ist das bereits wiederholt erwähnte seltene **Erhalten- und Färbbarbleiben der Kerne** in den unverdauten (makroskopischen und mikroskopischen) Muskelresten. Wo es beobachtet wird, weist es nach Schmidts[1]) und Wallenfangs[2]) Untersuchungen mit Sicherheit auf vollständigen Ausfall der äusseren Pankreassekretion hin. Dagegen erlaubt das Fehlen der Kerne nicht den umgekehrten Schluss auf intakte Funktion der Bauchspeicheldrüse. Gegen diese Auffassung ist von verschiedenen Seiten Widerspruch erhoben worden[3]), und zwar mit Bezug auf das Verhalten der einzelnen Verdauungssäfte gegen chemisch dargestelltes Nukleoproteïd. Indessen besteht hier kein Parallelismus; offenbar bedarf es zur Lösung der Kernmembran resp. zur Zerstörung der Färbbarkeit der Kernsubstanz besonderer Bedingungen, die nur im pankreatischen Sekret vorhanden sind. Auch die jüngste Angabe Hesses[4]), dass wirksamer Magensaft die Kerne zum Verschwinden bringen könne, hat sich als irrig erwiesen [Strauch[5]), Kashiwado[6])].

In der Praxis gestaltete sich die ursprüngliche „Kernprobe" von Schmidt folgendermassen: „Man schneidet frisches, wenig durchwachsenes Ochsenfleisch in Würfel von etwa $^1/_2$ cm Seitenlänge und wirft sie in absoluten Alkohol. Nach der Härtung werden sie in kleinste Beutelchen aus Seidengaze getan (damit sie in den Fäzes leichter wieder aufgefunden werden können) und unter Alkohol aufbewahrt. Vor dem Gebrauche werden die Beutelchen einige Stunden lang gewässert, sodann in einer Oblate von dem Patienten verschluckt. Es empfiehlt sich, die Oblaten während der Probediät einige Tage hintereinander jedesmal mittags zu geben. Die Beutelchen werden bei der Verreibung oder Durchsiebung des zur Probekost gehörigen Kotes leicht wieder gefunden. Sie enthalten bei den überhaupt in Frage kommenden Fällen fast immer noch kleine Reste des Muskelgewebes. Dasselbe wird dann in Wasser abgespült und entweder frisch (mit Essigsäure oder Methylenblaulösung) oder (in zweifelhaften Fällen) nach vorausgegangener Härtung und Färbung auf die Anwesenheit von Kernen untersucht." Ein **positives Resultat liegt nur dann vor, wenn die Passage des Säckchens durch den Verdauungskanal nicht aussergewöhnlich schnell (in wenigen Stunden) oder aussergewöhnlich langsam (mehr als 30 Stunden) erfolgte und wenn die grosse Mehrzahl aller Kerne erhalten geblieben ist.** Kashiwado hat die Kernprobe wesentlich vereinfacht, indem er statt der Fleischwürfel isolierte und gefärbte Gewebskerne mit der Nahrung reicht. Die Probe hat ausserdem den Vorteil, dass sie sowohl bei positivem wie bei negativem Ausfall beweisend ist. Isolierte Kerne aus Thymusgewebe werden mit Eisenhämatoxylin gefärbt und mit Lykopodium zu gleichen Teilen vermengt. Das Präparat wird von der Firma Merck-Darmstadt fabriziert und unter dem Namen „Gefärbte Gewebskerne zur Pankreasfunktionsprüfung nach Prof. Dr. Ad. Schmidt und Dr. Kashiwado" in den Handel gebracht. Der zu Untersuchende erhält zweimal 0,25 g Mischpulver entweder nach der Mittags- oder Abendmahlzeit in Gelatinekapseln. Dann untersucht man die nächsten Stühle. Gewöhnlich ist das Pulver schon in den zuerst entleerten Fäzes nachweisbar. Eine nussgrosse Portion des zu untersuchenden Stuhles wird in einer Reibschale mit Wasser bis zu einem dünnen Brei verrührt. Dann macht man davon einige, wenigstens drei,

---

1) **Schmidt**, Verhandl. des 21. Kongr. f. innere Medizin. 1904. S. 342; Deutsches Arch. f. klin. Med. 104. 1911. S. 598.

2) **Wallenfang**, Ueber die Symptome der gestörten Funktion des Pankreas mit besonderer Berücksichtigung neuerer Versuche zur Prüfung derselben. Inaug.-Dissert. Bonn 1903.

3) Vergl. die Diskussion über den Vortrag von **Brugsch**: „Funktionelle Darmdiagnostik" im Verein für innere Medizin zu Berlin am 9. Nov. 1909 (Deutsche med. Wochenschr. 1909. Nr. 52. V.-B.).

4) Zeitschr. f. exper. Pathol. u. Ther. 7. 1909. S. 91.

5) Deutsche med. Wochenschr. 1909. Nr. 52.

6) Deutsches Arch. f. klin. Med. 104. 1911. S. 584.

mikroskopische Präparate. Ist der Stuhl bereits von dünnflüssiger Konsistenz, so kann man ohne weiteres Präparate herstellen. Es ist vorzuziehen, von einer der am stärksten gefärbten Kotstellen Präparate zu machen. Man mikroskopiert zunächst mit einem Trockensystem und sucht nach Lykopodiumkörnern. Das Lykopodium ist leicht zu finden. Bei seiner Anwesenheit darf man annehmen, dass die Kerne in dem Stuhl vorhanden sind, vorausgesetzt, dass sie nicht verdaut wurden. Die Kerne erscheinen bald einzeln, bald zusammenhängend, sie behalten ihre kugelige Gestalt und tiefblaue Farbe, welche unter Immersion deutlich erkennbar wird.

Reichliche Bismutkristalle stören das Auffinden der Kerne, ebenso störend wirkt manchmal Hinzusetzen von Jodlösung, wodurch etwa vorhandene Stärkekörner blau gefärbt werden. Selbstverständlich darf die Versuchsperson keine Lykopodiumkörner als Pillenstreupulver eingenommen haben.

Das Wiedererscheinen der Kerne hängt ausser vom Pankreassekret von der Passagezeit ab; wenn sie allzu schnell (binnen 5 Stunden) den ganzen Verdauungstrakt passieren, gehen sie trotz des Vorhandenseins von wirksamem Pankreassaft in den Stuhl über.

Im übrigen gelten folgende diagnostische Regeln:

Finden sich die gefärbten Zellkerne in den Fäzes bei genügender Passagezeit (mindestens 6 Stunden) nicht wieder vor, so kann man mit Sicherheit den Schluss auf eine normale Funktion des Pankreas machen.

Sind die Kerne alle oder grösstenteils erhalten, so muss eine erhebliche Störung der Pankreassekretion vorliegen.

b) Bindegewebe.

α) Vorkommen: Bei den Bindegewebsresten lässt sich nicht wie bei den Muskelfasern eine scharfe Grenze zwischen makroskopischer und mikroskopischer Erscheinungsweise ziehen: ihre fädige Struktur bewirkt es, dass auch ganz kleine Flocken nach gehöriger Isolierung resp. Aufschwemmung in Wasser schon mit blossem Auge erkennbar sind. Grosse bei der Betrachtung der Fäzes ohne weiteres in die Augen fallende Fetzen werden konstant auch von mikroskopischen Resten begleitet. Wir können deshalb hier nur ganz allgemein von kleinen Bindegewebsfäden sprechen.

Derartige Fäden kommen in den Stühlen Gesunder zwar nicht regelmässig, wie die Muskelreste, aber doch ziemlich häufig vor, nach Schmidt[1]) etwa in der Hälfte der Fälle. Von Einfluss auf ihre Menge ist im Gegensatz zu den Muskelresten weniger die Menge als die Art und Zubereitung des genossenen Fleisches: die meisten Bindegewebsreste hinterlässt geräuchertes, demnächst rohes Fleisch; in viel grösserem Abstande folgen gebratenes und zuletzt (zartes) gekochtes Fleisch. Die Ursache dieser Differenzen liegt in der Tatsache, dass das Pankreassekret ungesäuertes oder ungekochtes, kollagenes Bindegewebe nicht verdaut[2]). Durch den Kochprozess wird ausserdem das gesamte Bindegewebe seines Leimes beraubt, bröckelig und in seiner Masse erheblich reduziert, während beim Braten diese Umwandlung vielfach nur in den oberflächlichsten Schichten vor sich geht. In sehr vielen Fällen hat also der Magen allein die Arbeit der Bindegewebsverdauung und auch für ihn ist neben der ungenügenden Zerkleinerung der Räucherungsprozess ein erschwerendes Moment.

Genuss rohen resp. geräucherten Fleisches und mangelhafte Zerkleinerung (die gerade hierbei häufig ist) sind auch fast immer Schuld an dem Erscheinen der grossen, oft kolossale Dimensionen annehmenden Bindegewebskonvolute, auf die von Brink[3]) die Aufmerksamkeit gelenkt wurde.

Unter Berücksichtigung dieser verschiedenen Momente und der Menge des genossenen Fleisches hat Schmidt[4]) durch Versuche festgestellt, dass normaler-

---

1) Zitat s. S. 51 sub 1. S. 228.
2) Kühne, Verhandl. des naturhistorisch-medizin. Vereins zu Heidelberg. N. F. 1. 1877.
3) L. Brink, Ueber die Ausscheidung von grösseren Bindegewebs- und Fettmassen aus dem Darm. Inaug.-Diss. Bonn 1896.
4) Zitat s. S. 51 sub 1. S. 253.

weise bei Genuss von 100 bis 125 g durch die Maschine zerkleinerten und übergebratenen Rindfleisches pro die Bindegewebsreste in den Fäzes nicht mehr zu finden sind. Dieses Mass ist deshalb in die Probediät aufgenommen worden. Natürlich kann man auch, wie es Zweig[1]) und Strauss[2]) tun, die „Fleischprobe" gesondert anstellen. Es ist aber dabei zu betonen, dass das Fleisch nicht völlig durchgebraten sein darf, weil es sonst kein geeignetes Prüfungsobjekt für die Magenarbeit mehr liefert; andererseits ist es unzweckmässig, wie Boas[3]) empfiehlt, nur rohes Fleisch zu geben, weil dieses von vielen Kranken refüsiert wird.

β) Erscheinungsweisen: Das Bild des aus den Fäzes isolierten Bindegewebes weicht an sich nicht von dem des frischen ab, doch wird es gewöhnlich durch die Einlagerung der verschiedensten Fäkalbestandteile (Muskel- und Fettreste, Zellulosebestandteile, Bakterien) verwischt. Im genügend gereinigten Zustande sieht man eine fädige Struktur mit zarter, oft kaum erkennbarer Faserung (s. Fig. 2, Tafel I), die aber an einzelnen Stellen deutlicher hervortritt (elastische Fasern). Die Unterscheidung gegenüber Schleimfäden ist nicht immer leicht: letzteren fehlt vor allem die scharfe Begrenzung, ausserdem ist die Grundsubstanz homogener (Figur 7, Tafel III). Auch mit Fibringerinnseln sind Verwechselungen denkbar, doch schützt dagegen die gitterförmige Struktur des Fibrins (Fig. 6, Tafel III) (in praxi werden Fibringerinnsel in den Fäzes nicht beobachtet). Besonders schwierig ist ihre Abgrenzung gegenüber Pflanzenfaserresten, mit denen sie oft zu einem unentwirrbaren Knäuel vereinigt sind (vergl. S. 52). Elastische Elemente finden sich in manchen Bindegewebsflocken so reichlich, dass man im Zweifel ist, ob man das vorliegende Gebilde noch zu den Bindegewebsresten oder bereits zum elastischen Gewebe rechnen soll. Hier wie auch in allen anderen zweifelhaften Fällen ergibt die mikrochemische Untersuchung meist den gewünschten Aufschluss. Wie in den Muskelresten, fehlen auch im Bindegewebe die Kerne fast konstant. Hydrobilirubin färbt die Bindegewebsreste nicht, doch sehen sie unter dem Mikroskop wegen der eingestreuten gefärbten Teile in der Regel nicht ganz weiss aus. Dagegen werden sie durch unveränderten Gallenfarbstoff gelb.

γ) Mikrochemische Reaktionen: Die mikrochemischen Reaktionen der Bindegewebsflocken sind dieselben wie die der Muskelreste. Durch Essigsäure verschwindet ihre Struktur fast völlig, während die eingestreuten elastischen Fasern deutlicher hervortreten. Es ist dies das einfachste Unterscheidungsmittel gegenüber Schleim, dessen Grundsubstanz durch Essigsäure bekanntlich streifig gefällt wird. Die Biuretreaktion gelingt an den Bindegewebsresten häufig gut. Dadurch und durch die Xanthoproteinreaktion werden sie am besten von Pflanzenfasern unterschieden. Jod- und Eosinlösungen färben auch die Bindegewebsflocken in grosser Verdünnung, aber nicht so intensiv wie die Muskelfasern.

δ) Diagnostische Gesichtspunkte: Die diagnostische Beurteilung der Bindegewebsflocken im Stuhl fällt, was das event. Vorkommen von Kernen betrifft, mit der der Muskelreste zusammen. Anders die Menge und die Ursache ihres Erscheinens!

Während man bei gemischter frei gewählter Nahrung das Auftreten von Bindegewebsfetzen im Kote nur dann als pathologisch ansehen kann, wenn sie die von Brink[4]) beschriebenen massigen Konvolute darstellen oder doch wenigstens

---

1) Wiener klin. Rundschau. 1901. Nr. 41.
2) Fortschritte der Medizin. 19. 1901. Nr. 31.
3) Deutsche med. Wochenschr. 1900. Nr. 36.
4) Zitat s. S. 53 sub 3.

bei einfacher Betrachtung ohne weiteres in die Augen fallen, deuten bei Anwendung der Probediät auch kleine Reste auf Verdauungsstörungen hin, und zwar auf Störungen der Magenverdauung. Das ergibt sich aus der Tatsache, dass das Pankreassekret (also im weiteren Sinne der Darm) an der Verdauung ungekochten Bindegewebes unbeteiligt ist. Und nur solches rohes resp. geräuchertes Bindegewebe erscheint überhaupt im Stuhle wieder. Die klinischen Beobachtungen[1]) stimmen damit vollkommen überein, man kann sogar behaupten, dass das Vorkommen von Bindegewebsfäden nach Zufuhr von 100 bis 125 g übergebratenen Hackfleisches (Probediät) ein sehr feines Reagens auf Störungen der Magentätigkeit ist; doch scheint es nach den bisherigen Erfahrungen nicht möglich zu sein, sichere Schlüsse auf die Art der Magenstörung daraus abzuleiten, wenn auch meistens eine Verminderung der Salzsäureabscheidung vorliegt. Bindegewebsflocken und vermehrtes Auftreten von Muskelresten im Stuhl ergänzen sich also diagnostisch, indem die einen auf Störungen der Magenverdauung, die anderen auf solche der Dünndarmverdauung hinweisen.

c) Elastische Fasern und elastisches Gewebe.

Die elastischen Elemente der Nahrung gehören zu den schwerer verdaulichen Teilen, wenn sie auch — was immer noch nicht genügend bekannt ist — sowohl im Magensaft, wie im Pankreassekret gelöst werden. Sie erscheinen in den meisten Stühlen als makroskopisch erkennbare Teile und kommen auch nach Probediät bei Gesunden in kleinen Fetzen vor, die sich häufig erst durch die mikroskopische Untersuchung von Bindegewebsflocken unterscheiden lassen.

Ihre mikroskopische Erscheinungsweise ist verschieden: Mit Bindegewebe zusammen erscheinen sie als diesem eingelagerte festere Züge (s. Fig. 4, c, Tafel I); isoliert aus Sehnen oder Faszien etc. stellen sie das bekannte Gewirr doppelt konturierter geschwungener Fasern dar (a); aus gröberen Bändern endlich gelangen sie manchmal im halb verdauten Zustande zur Beobachtung (b), wobei sie dann grosse Aehnlichkeit mit Wollefäden oder Pflanzenfasern annehmen. Gelegentlich hängen sie noch in ihrer ursprünglichen Form zusammen (Gefässe etc.). Mikrochemisch sind sie durch ihre Widerstandsfähigkeit gegen Essigsäure und namentlich Kalilauge charakterisiert. Eine diagnostische Bedeutung kommt ihnen nicht zu.

d) Andere Gewebselemente.

Es ist bemerkenswert, dass andere als die genannten Bestandteile animaler Nahrung nur selten in den Fäzes Reste hinterlassen. Reichmann[2]) hatte gefunden, dass nach vorwiegendem Genuss von Gehirnsubstanz, Leber oder Nieren der Kot frei von mikroskopischen Teilen dieser Organe war. Ich kann dem allerdings nicht völlig beistimmen, wenigstens was die Leber betrifft, denn ich fand unter solchen Umständen wiederholt sicher erkennbare Schollen von Leberzellen. Aehnliches berichtet Schilling[3]) vom Gehirn. Nach Gamgee[4]) sollen im Detritus freie Zellkerne vorkommen, doch muss diese Angabe mit Rücksicht auf die nukleinlösende Wirkung des Pankreassaftes und der Fäulnis bezweifelt werden. Verhältnismässig häufig findet man dagegen kernlose Epidermisschuppen aus der

<hr>

1) Schmidt. Zitat s. S. 56 sub 5. — D. Gerhardt, Berliner klin. Wochenschr. 1898. Nr. 35. — Boas, Zitat s. S. 62 sub 3. — Lewinski, Münch. med. Wochenschr. 1907. Nr. 9.
2) Die Speisereste in den Fäzes. Ein Beitrag zur Mikroskopie der Darmsekrete. Leipzig, Stauffer. 1885.
3) Die Verdaulichkeit der Nahrungs- und Genussmittel etc. Leipzig 1901. S. 60.
4) Zitat s. S. 56 sub 2.

Hornschicht, die durchaus unverdaulich sind und wegen ihrer eigentümlichen mikroskopischen Erscheinungsweise und ihrer chemischen Unzugänglichkeit leicht zu Verwechselungen Veranlassung geben (vergl. Fig. 5 Tafel I). Sie kommen sehr zahlreich im Mekonium, oft auch in Säuglingsfäzes vor und stammen dann offenbar von der mütterlichen Brust oder den Fingern und Lippen der Säuglinge selbst her. Mikroskopische Fischschuppen, Gräten, Hornteile von Schalentieren, Geflügelfederchen etc. finden sich nach Genuss der betreffenden Speisen ganz gewöhnlich in den Fäzes vor. Rawitz[1]) will auch Knorpelzellen wieder erkannt haben. Meistens gehören aber Knorpel- und Knochenreste zu den bereits makroskopisch erkennbaren Residuen.

In diagnostischer Hinsicht sei hier noch einmal daran erinnert, dass nach Faber[2]) Gräten und kleine Knochensplitter im Magen — und zwar nur in diesem — gelöst werden können und dass deshalb Kranke mit Subazidität resp. Achylie nach Fischgenuss besonders viel Gräten im Stuhl entleeren.

2. Eiweissreste anderer Herkunft.

Ihrer praktischen Bedeutung nach sind hier besonders die sogenannten Kaseingerinnsel und die Nothnagelschen gelben Körner zu besprechen. Als weniger wichtig reihen sich an: Reste von Eiern, die Mekonkörper und die pflanzlichen Eiweissreste.

a) Kaseingerinnsel.

α) Vorkommen und Erscheinungsweise: Dieselben finden sich bei vorwiegender oder ausschliesslicher Milchnahrung in sehr vielen Stühlen, und zwar entweder als Flocken, die, wie die genauere mikroskopische Betrachtung lehrt, fast immer aus mit Milchresten durchsetztem Schleim bestehen oder als Klümpchen, auf deren makroskopisches Vorkommen bereits S. 37 hingewiesen wurde. Nothnagel[3]) schildert diese Klümpchen als „mehr oder weniger rundliche Körper, die kleinsten wie eine halbe Linse, die grössten etwa doppelt erbsengross. Stets sind sie aussen gelb, zuweilen nur ganz blass maisgelb, zuweilen tief dunkelgelb; die etwas grösseren sind aber stets innen milchweiss, nie durchweg gefärbt, vielmehr ist nur die äussere Schicht gelb. Die Färbung rührt, der chemischen Reaktion gemäss, vom Gallenpigment her. Die Körper zerdrücken sich zwischen Objekt- und Deckglas ganz homogen, leicht, wie weicher weisser Käse oder wie Butter; sie sind makroskopisch ganz strukturlos." Dem ist nur noch hinzuzufügen, dass sie auch, mikroskopisch betrachtet, keine besondere Struktur erkennen lassen; sie stellen zerklüftete weisse Massen dar, deren einzelne Stücke meist nicht so regelmässig wie die unter b) zu beschreibenden Schollen begrenzt sind (vgl. Fig. 1, Tafel III).

Das sie äusserlich färbende Gallenpigment ist bei Säuglingen, wo sie im allgemeinen kleiner sind, Bilirubin, bei Erwachsenen manchmal auch Hydrobilirubin.

Makroskopisch von ihnen nicht zu unterscheiden sind die in Säuglingsstühlen regelmässig vorkommenden, allerdings meist nur stecknadelkopfgrossen Klümpchen, die fälschlicherweise ebenfalls gewöhnlich als „Kaseinflocken" bezeichnet werden. Sie bestehen, unter dem Mikroskope betrachtet, aus Haufen von Fettkristallen, resp. von Fettropfen und Bakterien, die durch eine Binde-

---

1) Zitat s. S. 56 sub 1.
2) Berliner klin. Wochenschr. 1898. Nr. 35.
3) Zitat s. S. 55 sub 3. S. 93.

substanz zusammengehalten werden [Uffelmann[1]), Leiner[2])]. Diese Bindesubstanz ist gewöhnlich Schleim. Kaseinschollen fehlen in diesen Flocken manchmal gänzlich, doch habe ich sie im Zentrum meist doch in einzelnen Exemplaren angetroffen. Sie unterscheiden sich ausser durch ihre geringere Grösse dadurch von den Kaseingerinnseln, dass sie auf Wasser schwimmen, während die Kaseingerinnsel untersinken. Zur Unterscheidung von den eigentlichen Kaseingerinnseln dürfte sich für sie die Bezeichnung „Milchkörner" empfehlen.

Eine dritte Art hierher gehöriger Körner hat Talbot[3]) beschrieben. Sie bestanden aus einem Kaseingerüst, dessen Maschen mit Fett ausgefüllt waren. Offenbar gehören die Mehrzahl der zur Beobachtung gelangenden Kaseingerinnsel in diese Kategorie.

β) Mikrochemische Reaktionen: Nothnagel[4]) sagt von den eigentlichen Kaseingerinnseln: „Sie lösen sich bis auf geringe Reste (Beimengungen) in sehr verdünnter (5 pCt.) Salzsäure. Die durch Essigsäure in ihrer alkalischen Lösung entstehende Fällung löst sich im Ueberschuss der Essigsäure; dagegen erzeugt Ferrozyankalium eine Fällung. Danach handelt es sich um ein Albuminat und zwar höchstwahrscheinlich um Kasein, welches aus der Milchnahrung stammt."

Dieser letztere Schluss wird neuerdings von Leiner[5]) auf Grund von Farbenreaktionen bestritten. Nach Leiner besteht die Grundsubstanz der Gerinnsel aus einem dem Pseudonuklein nahe stehenden Körper. Auch Schilling[6]) benutzt Farbenreaktionen (Triazidlösung) zur Differenzierung.

Von den sonstigen Reaktionen sind hervorzuheben: die Rotfärbung mit Millons Reagens und die leichte Färbbarkeit durch dünne Jod- und Eosinlösungen. Talbot[7]) hat durch die spezifische Präzipitinreaktion, Uffenheimer und Takeno[8]) durch Anaphylaxieversuch und Bauer[9]) durch Komplementbindung die Kaseinnatur der Gerinnsel erwiesen.

γ) Diagnostische Bedeutung: In den Säuglingsstühlen gehören die Milchkörner, wie schon hervorgehoben, zu den normalen Bestandteilen. Dagegen treten die eigentlichen Kaseingerinnsel nur unter pathologischen Bedingungen auf; sie weisen aber nicht auf eine bestimmte Form der Verdauungsstörung hin. Nur für die von ihm beschriebenen Formen nimmt Talbot Salzsäuremangel des Magens als Ursache an. Das stimmt mit den Untersuchungsergebnissen von Hess[10]), wonach die Körper schon im Magen formiert werden. Bei Darreichung von gekochter Milch kommen sie nicht vor [Ibrahim[11])]. Ganz ähnlich liegen die Verhältnisse beim Erwachsenen, nur dass hier Bilirubinfärbung stets einen höheren Grad der Störung anzeigt.

b) Gelbe Körner.

α) Vorkommen und Erscheinungsweise: Unter dem Namen „gelbe Schleimkörner" hat zuerst Nothnagel[12]) eigentümliche, an der Grenze makro-

---

1) Deutsches Arch. f. klin. Med. 28. 1880. S. 437.
2) Jahrbuch f. Kinderheilkunde. 50. 1899. S. 321.
3) Zitat s. S. 37 sub 8.
4) Zitat s. S. 55 sub 3. S. 39, 97.
5) Jahrbuch f. Kinderheilkunde. 50. 1899. S. 321.
6) Fortschritte d. Medizin. 1903. Nr. 34—36.
7) Jahrbuch für Kinderheilkunde. 73. 1911. S. 159.
8) Zeitschr. f. Kinderheilkunde. 2. 1911. S. 32.
9) Monatsschrift für Kinderheilkunde. 10. 1912. S. 239.
10) Zitat s. S. 37 sub 9.
11) Zitat s. S. 37 sub 10.
12) Boas, Diagnose und Therapie der Darmkrankheiten. Leipzig, Georg Thieme. 1898. S. 106.

skopischer Erkennbarkeit stehende Gebilde beschrieben, welche nur in pathologischen Stühlen vorkommen, grosse Aehnlichkeit mit kleinen Muskelstückchen haben, aber nach Nothnagel aus Schleim bestehen sollen. Spätere Untersucher haben diese Teilchen überhaupt nicht wieder finden können oder sie haben, wenn sie ähnliche Gebilde zu Gesicht bekamen, sich nicht von der Schleimnatur derselben überzeugen können[1]). S. 58 wurde bereits ausgeführt, dass sie nach Schorlemmers Untersuchungen[2]) wahrscheinlich aus Eiweiss bestehen und dass sie zum Teil doch wohl Muskelreste, häufiger vielleicht Kasein- oder Eiereiweissreste darstellen. In den Fällen, wo die betreffenden Kranken längere Zeit überhaupt kein Fleisch genossen haben, wie z. B. in der 3. und 4. Woche des Abdominaltyphus, kann natürlich nur die letztere Möglichkeit in Frage kommen, während die Entstehung aus Fleischresten dann wahrscheinlicher ist, wenn sie mit diesen zusammen angetroffen werden und wenn ausserdem alle möglichen Uebergangsstufen zu den gewöhnlichen Muskelbruchstücken gleichzeitig anwesend sind (vergl. S. 58).

Hier möge zunächst ihre Beschreibung mit Nothnagels eigenen Worten folgen:

„Bei der makroskopischen Besichtigung verschiedener Stühle kann man sehr oft kleine, im Durchschnitt mohnkorngrosse Pünktchen unterscheiden von brauner, selten mehr gelber Farbe . . .“ „Die gelben Schleimkörner wechseln in ihrer Menge; zuweilen habe ich sie nur vereinzelt in einem Stuhl getroffen, andere Male in enormer Zahl, so dass der ganze (dann meist breiige oder mehr dünne) Stuhl wie gesprenkelt, mit braunen Mohnkörnchen wie durchsät aussieht. Zuweilen werden sie nur ab und zu bei einem Kranken entleert, doch habe ich sie auch schon bei demselben Kranken regelmässig täglich viele Wochen lang in grossen Mengen beobachtet. — Ihre Grösse hat in der Regel knapp den Umfang eines Mohnkornes, und sie können bis an die Grenze des mit blossem Auge sichtbaren hinuntergehen, selten erreichen sie die Grösse eines Stecknadelkopfes. — Die Farbe ist immer ein gesättigtes Gelb, bei auffallendem Licht etwas braun, bei durchfallendem (auf dem Objektglas zerdrückt) rein gelb oder mit einem Stich ins Grünliche. — Die Konsistenz ist ganz weich; sie zerdrücken sich stets gleichmässig, nie nehmen sie zwischen Objekt- und Deckglas ein so feinkrümeliges oder — wie man in Berlin sagt — krisseliges Gefüge an, wie die von Vegetabilien herrührenden sogenannten froschlaichähnlichen Klümpchen“ . . . . „Mit dem Deckgläschen zerquetscht haben sie nicht das Bestreben wie der gewöhnliche Schleim sich wieder zusammenzubegeben, sondern sie drücken sich ganz homogen auseinander und verharren auch so. Unter dem Mikroskop besteht ein solches Körnchen aus lauter kleinen, in zahllosen verschiedenen Begrenzungen erscheinenden Schollen, welche durch einzelne Risse getrennt, dicht nebeneinander liegen. Es macht den Eindruck, als ob eine (gelbe) Eisscholle in lauter kleine, hart nebeneinander liegen gebliebene Bruchstücke zersprungen wäre (s. Fig. 2 Tafel II).“ „Mit den stärksten Vergrösserungen ist es mir nicht gelungen, irgend eine Andeutung von Struktur zu erkennen. Alle diese Schollen sind gelb (durch Gallenpigment). Niemals habe ich in diesem Schleim Formelemente, Epithelien oder Rundzellen, gesehen.“

Gerade diese letzten Sätze Nothnagels dürften geeignet sein, seiner Annahme, dass es sich hier um Schleim handelt, den Boden zu entziehen. Denn, wie unten näher ausgeführt werden wird, sind wirkliche Schleimteile unter dem

---

1) Zitat s. S. 58 sub 1.
2) Zitat s. S. 58 sub 2.

Mikroskop niemals ganz strukturlos, sondern von Falten oder Streifen durchzogen und mit Einschlüssen verschiedener Art (Zellen, Bakterien, Fettkörnchen etc.) durchsetzt. Dieser Kontrast ist besonders dann auffällig, wenn (wie in der Figur und wie übrigens häufig) die gelben Körner in kleine Schleimflocken eingebettet sind.

Neuerdings hat Spiegel[1]) gelbe Körner häufig in den Fäzes von Säuglingen angetroffen, besonders solchen, die künstlich mit Buttermilch ernährt waren. Entgegen den Nothnagelschen Körnern knirschten sie beim Zerdrücken zwischen Deckglas und Objektträger und bestanden nach der chemischen Untersuchung zu 51 pCt. aus anorganischer Substanz. Auch nach dem mikrochemischen Verhalten (s. unter β) muss man annehmen, dass diese Körper mit den Nothnagelschen nicht identisch sind.

Dagegen scheinen die von Nebel[2]) beschriebenen Körner mit den Nothnagelschen identisch zu sein.

β) Mikrochemische Reaktionen: Nach Nothnagel lösen sich die Körner vollständig, wenn man sie mit Wasser und Kalilauge erwärmt. „Ferrozyankalium bewirkt in dieser Lösung keine Fällung, wohl aber scheidet Essigsäure einen flockigen Niederschlag aus, der im Ueberschuss der Essigsäure unlöslich ist." Demgegenüber fand Schorlemmer[3]): „In Kalilauge lösten sich die Schollen langsam, beim Erwärmen etwas schneller; fügte man Essigsäure hinzu, so entstand keine Fällung. Andererseits quollen die Schollen bei Essigsäurezusatz bis zum Unsichtbarwerden auf; durch Zusatz von Ferrozyankalium zum Präparat erhielt man eine ausgesprochene weisse Fällung. Millons Reagens färbte die Schollen beim Erwärmen eklatant rot."

Aus diesen sich teilweise widersprechenden Ergebnissen geht doch mit grosser Wahrscheinlichkeit hervor, dass es sich um eine albuminöse Grundsubstanz handelt. Ganz besonders spricht in diesem Sinne die Färbung mit Millons Reagens — die ich bei wiederholten Nachprüfungen bestätigen konnte — und das Verhalten gegen Essigsäure (bei Schleim hätte eine streifige Schrumpfung der Grundsubstanz stattfinden müssen). Die Schwierigkeit der Untersuchung erklärt übrigens manche Widersprüche, zumal wenn die Körner in Schleim eingebettet liegen.

Was den gelben Farbenton der Körner betrifft, so ist er in den meisten Fällen durch Bilirubin bedingt; Schorlemmer hat aber einmal auch ein durch Hydrobilirubin gefärbtes Korn beobachtet.

Spiegels Körner lösten sich unter dem Mikroskop nicht in Kalilauge oder Salzsäure. Nach Zusatz von Schwefelsäure trat eine braunrote Verfärbung ein, und die Scholle verwandelte sich in eine Kristalldruse. Nach seiner Annahme bestanden sie aus einem phosphorsauren Aluminium-Kalksalz.

γ) Diagnostische Bedeutung: Mit der Erkenntnis der Eiweissnatur der gelben Körner fallen natürlich die von Nothnagel aus ihrem Auftreten gezogenen Schlüsse in sich zusammen. Ihre pathologische Bedeutung beruht vornehmlich auf ihrer Färbung durch Bilirubin, welche ein ungenügendes Funktionieren der normalen Reduktionsprozesse im Darme anzeigt. Im Verein mit den Tatsachen, dass die gelben Körner häufig in kleine Schleimfetzen eingebettet sind und dass sie in normalen Stuhlentleerungen fehlen, kann man hieraus in den meisten Fällen weiterhin auf eine Dünndarmaffektion, speziell auf eine schleimbildende (entzündliche) Dünndarmaffektion schliessen.

---

1) Zitat s. S. 58 sub 3.
2) Jahrbuch f. Kinderheilkunde. 62. 1905. S. 101.
3) Zitat s. S. 58 sub 2. S. 282.

c) Reste von Eiern.

Normalerweise bleiben von Eiern nur kleine Eihautreste und hart gebackene Krusten (Spiegeleier) unverdaut. In pathologischen, gewöhnlich gleichzeitig diarrhoischen Stühlen finden sich gelegentlich schon mit blossem Auge erkennbare kleine Eiweissreste. Ihr Aussehen hat nichts Charakteristisches und kann bei Unkenntnis der genossenen Nahrung leicht zu Täuschungen führen. Das gilt auch für das mikroskopische Bild, welches mit Kaseingerinnseln und (bei Gallenfarbstoffimbibition) auch mit gelben Körnern Aehnlichkeit zeigt. Vielleicht stammt ein Teil der gelben Körner wirklich von Eiweissresten ab.

d) Mekonkörperchen.

Wenn man Mekonium bei starker Vergrösserung unter dem Mikroskope betrachtet (vgl. Fig. 3, Tafel II), so sieht man neben Epithelresten, Cholesterintafeln und Fettschollen zahlreiche, schwach grüngelb gefärbte, homogene, runde und ovale Schollen, die sog. Mekonkörperchen. Ihre Herkunft ist unklar, doch ist es nach ihrem mikrochemischen Verhalten, besonders nach dem (keineswegs immer deutlichen!) Ausfall der Millonschen Reaktion wahrscheinlich, dass sie aus einer eiweissartigen Grundsubstanz bestehen. Ihre Färbung ist durch Gallenfarbstoffe (Biliverdin) bedingt. F. C. Th. Schmidt[1]) hält sie für geschrumpfte Epithelien der Vernix caseosa.

e) Pflanzliche Eiweissreste.

Wenn Teile pflanzlicher Nahrungsmittel — Hülsenfrüchte, Gemüse usw. — unverdaut oder nur wenig verändert den Verdauungskanal passiert haben, so kann man häufig noch innerhalb der Zellen Eiweissbestandteile mikroskopisch und mikrochemisch ebenso wie an den frischen Teilen nachweisen. Es genügt deshalb hier auf die Lehrbücher der Botanik hinzuweisen. Hervorgehoben sei nur, dass nach Brotgenuss die unverdaulichen Kleberzellen stets noch ihren eiweissartigen Inhalt behalten haben, dass es aber wegen der Undurchdringlichkeit der Zellwände in der Regel nicht gelingt, ihn mikrochemisch nachzuweisen. Freie, ausserhalb der Zellen gelagerte pflanzliche Eiweissreste sind bisher im mikroskopischen Bilde der Fäzes nicht mit Sicherheit nachgewiesen worden.

3. Fette.

Fettsubstanzen kommen in allen Stühlen vor und machen einen nicht geringen Anteil derselben aus. Sie sind teils als Neutralfette, teils als freie Fettsäuren, teils als Seifen darin vorhanden. Wenn auch nicht alles Fett, ebenso wenig wie alle Eiweisssubstanzen der Fäzes, aus der Nahrung stammt, so gilt das doch hier wie dort von denjenigen Resten, welche mikroskopisch als solche erkennbar sind.

Abweichend von der bisherigen Anordnung besprechen wir hier zunächst Erscheinungsweise und mikrochemische Reaktionen der einzelnen Fettreste, später gemeinsam Vorkommen und diagnostische Bedeutung.

a) Neutralfett.

α) Erscheinungsweisen: Neutralfett erscheint in den Fäzes je nach dem Schmelzpunkt entweder als unregelmässige Schollen oder in Tropfenform. Dass es auch in kristallinischer Bildung vorkommen kann, muss zugegeben werden, doch liegen bisher keine derartigen Beobachtungen vor, wenigstens was das

---

1) Vierteljahrsschr. f. gerichtl. Medizin. 13. 1897. Heft 2.

Nahrungsfett anbetrifft. (Zäpfchen aus Kakaobutter werden gewöhnlich mit dem nächsten Stuhl als flüssige Masse wieder ausgestossen und erstarren dann an der Luft gelegentlich mit kristallinischer Struktur.)

Die Fettschollen (s. Fig. 3 b, Tafel II) sind mattglänzende weisse Gebilde von sehr verschiedener Grösse und ganz unregelmässiger — bald mehr runder, bald mehr eckiger — Begrenzung. Sie sind in der Regel ungefärbt. Von entsprechenden Fettsäure- und Seifenschollen sind sie meist nur durch mikrochemische Reaktionen zu trennen. Ihre Hauptfundorte sind das Mekonium und die Säuglingsstühle.

Das tropfenförmige Fett im Stuhl ist — bei Zimmertemperatur — gewöhnlich dickflüssig resp. salbenartig, etwa wie Butter, und erscheint deshalb unter dem Mikroskope nicht nur in runden Tropfen, sondern in den verschiedensten rundlinigen Begrenzungen, wie Seen auf einer Landkarte (vergl. Fig. 4, Tafel II). Es erscheint ebenfalls glänzend, aber durchsichtig und im Gegensatz zu den Schollen selten ungefärbt, häufig mehr oder weniger gelb, und zwar infolge von Bilirubinfärbung oder auch durch Eigenfarbe. In den Säuglingsstühlen, wo es am häufigsten angetroffen wird, gleicht es den mikroskopischen Erscheinungsweisen von Milch oder Butter. Lynch[1]) beschreibt als eine besondere Art matt durchscheinende opake Tropfen, die sich besonders nach Glyzerinzusatz zu ikterischen Fäzes finden sollen.

β) **Mikrochemische Reaktionen:** Alle Neutralfette, sofern sie nicht schon Tropfenform haben, werden durch Erhitzen zum Schmelzen und zum Zusammenfliessen zu grösseren Tropfen gebracht. Bei Abkühlung erstarren sie dann wieder zu unregelmässigen undurchsichtigen Schollen, und zwar, wenn die Abkühlung schnell geschieht, oft plötzlich „ruckweise". Diese Probe ist unter dem Mikroskope aber nur bei den nicht zu niedrig schmelzenden Fetten ausführbar.

Sie sind unlöslich in Wasser, wenig löslich in kaltem Alkohol, leicht löslich in heissem Alkohol, Aether und Chloroform. Durch Alkalilauge werden sie nicht verändert.

Mit Ueberosmiumsäure färben sie sich gelbbraun bis schwarz. Diese Reaktion ist aber nicht in dem Masse für Neutralfett charakteristisch, wie vielfach geglaubt wird. Nach Starke[2]) reduzieren nur Olein und Oleinsäure das Osmiumtetraoxyd ohne weiteres, Palmitin, Stearin und die entsprechenden Säuren dagegen nur bei gleichzeitiger Alkoholanwendung. Da die im Tierkörper vorkommenden Fette Mischungen aller drei Körper, und zwar mit verschiedenem Oleingehalt sind, so erklärt es sich, dass sie nicht alle gleich leicht und gleich intensiv gefärbt werden. Ausserdem können neben den Fetten noch eine Reihe anderer Substanzen in den Fäzes durch Osmium schwarz werden.

Durch Zusatz einiger Tropfen einer alkoholischen Lösung des Farbstoffes Sudan III zu dem Präparate werden alle Neutralfettbestandteile rot gefärbt[3]); Alkannatinktur gibt je nach der Reaktion einen mehr rötlich- oder bläulichbraunen Farbenton.

Mit dem Friediger'schen Farbstoffgemisch (vergl. S. 54) färben sich die Neutralfettbestandteile gelb. Konzentrierte Nilblausulfatlösung gibt ihnen einen rosaroten Farbenton [Lohrisch[4])]. Letztere Färbung ist insofern spezifisch, als alle anderen Fettbestandteile in der Nilblausulfatlösung blau gefärbt werden.

---

1) Zitat s. S. 54 sub 4. S. 99.
2) J. Starke, Arch. f. Anatomie u. Physiologie, physiolog. Abteilung. 1895. S. 70 ff.
3) Rieder, Deutsches Arch. f. klin. Med. 59. 1897. S. 444.
4) Zitat s. S. 54 sub 2.

Nach Uffelmann[1]) findet man im tropfenförmigen Neutralfett manchmal Fettsäurekristalle; Lynch[2]) fand dieselben besonders häufig dann, wenn er neutralfetthaltige Präparate in Glyzerin aufgehoben hatte, eine Beobachtung, die aber nach Lohrisch anders gedeutet werden muss. Die angeblichen Neutralfetttropfen erwiesen sich ihm nämlich bei der Nilblausulfatprobe als Fettsäuretropfen. Unter diesen Umständen ist es nicht verwunderlich, dass auch bei einfachem Stehenlassen der betr. Stühle die Nadeln aus den Tropfen hervorschiessen. (Vergl. Fig. 2b, Tafel III.)

b) Fettsäuren.

α) Erscheinungsweisen: Die freien Fettsäuren — wir meinen hier natürlich nur die höheren, nicht flüchtigen — erscheinen im Stuhlgang zum Teil als Schollen oder Tropfen, die von dem Neutralfett nicht ohne weiteres zu unterscheiden sind (s. Fig. 3a, Tafel III), zum anderen Teil als Kristalle von verschiedener Form.

Am leichtesten als Fettsäurekristalle zu erkennen sind die dünnen, fein geschwungenen Nadeln (Fig. 2a, Tafel III), welche an den Enden spitz zulaufen und sich dadurch, sowie durch ihren weniger gewundenen Verlauf von den elastischen Fasern leicht trennen lassen. Es sind dieselben Formen, die auch im Sputum vorkommen. Im Stuhl sind sie nicht häufig. Andere, weniger lange Nadeln, finden sich in oder um die Tropfen, besonders nach Glyzerinzusatz (Fig. 2b, Tafel III). Wieder andere bilden schmale, lanzettförmige Plättchen. Diese kommen nach Uffelmann[1]) häufig in Säuglingsfäzes vor und sind, ebenso wie die übrigen Fettsäurekristalle, stets ungefärbt. Schliesslich gibt es wahrscheinlich noch Fettsäurenadeln, welche den Seifenkristallen fast vollkommen gleichen, doch muss betont werden, dass die Mehrzahl der so (Fig. 3b, Tafel III) erscheinenden Nadeln sicher Seifen sind. Lynch[2]) bildet verschiedene seifenähnliche Fettsäurekristalle ab, doch muss es zweifelhaft erscheinen, ob diese wirklich aus freien Fettsäuren bestanden.

β) Mikrochemische Reaktionen: Während die freien Fettsäuren in ihrem übrigen chemischen Verhalten völlig mit den Neutralfetten übereinstimmen, unterscheiden sie sich von jenen dadurch, dass sie in Alkalilaugen und in kaltem Alkohol leicht löslich sind. Wie die geronnenen Neutralfette schmelzen sie beim Erwärmen des Präparates zu Tropfen, die bei der Abkühlung als Schollen wieder erstarren. Die Fettsäurekristalle erscheinen stets ungefärbt und färben sich auch nicht mit den oben erwähnten Fettfärbemitteln. Dagegen färbt Osmiumsäure die Fettsäureschollen wie das Neutralfett (s. o.), ebenso Sudan III (nach eigenen Beobachtungen) und das Friediger'sche Gemisch. In Nilblausulfat nehmen sie eine blaue Farbe an. Mit verdünnter Ziehlscher Lösung (s. S. 54) färben sie sich intensiv, während Neutralfette ungefärbt bleiben [Jacobson[3])]. Letztere Reaktion eignet sich am besten zu ihrer Identifizierung.

c) Seifen.

α) Erscheinungsweisen: Auch die Seifen erscheinen in den Fäzes entweder als Schollen oder als Kristalle. Gegenüber den Neutralfett- und Fettsäureschollen zeigen die Seifenschollen weniger Glanz, etwas festere Konsistenz und häufig mehr eckige, polygonale Konturen, so dass sie von einem geübten Auge unter Umständen schon aus dem Aussehen erkannt werden können. Zur sicheren

---

1) Zitat s. S. 67 sub 1.
2) Zitat s. S. 54 sub 4. S. 106 und Fig. 116—133.
3) La presse médicale. 1906. No. 19.

Unterscheidung sind aber mikrochemische Reaktionen unerlässlich. Sie sind wie die anderen Schollen entweder ungefärbt oder gelb bis gelbbraun gefärbt und zwar sowohl durch Hydrobilirubin (gewöhnlich) wie durch Bilirubin (selten). Die gefärbten Schollen stellen die von Nothnagel[1]) sogenannten „gelben Kalksalze" dar (s. Fig. 5b, Tafel II). Er beschreibt sie als Kristalle mit plumpen, unregelmässigen, teils eckigen, teils abgerundeten Begrenzungen. „Oefters trifft man sie auch in ganz ausgeprägt elliptischen, ovalen oder fast kreisrunden Gestalten; diese kugeligen Gebilde sind gelegentlich durch mehrere Risse zerklüftet, und die einzelnen Bruchstücke hängen noch mehr oder weniger zusammen." Die gelben Kalksalze haben oft grosse Aehnlichkeit mit den „gelben Körnern" und mit Muskelfaserresten, mit denen sie auch verschiedentlich verwechselt worden sind[2]).

Die Seifenkristalle kommen am häufigsten als ungefärbte Nadeln vor. Sie sind gerade, kürzer und weniger spitz zulaufend, überhaupt plumper als die Fettsäurenadeln (vgl. Fig. 3b, Tafel III), dafür aber grösstenteils zu Büscheln, Garben und selbst grösseren Konglomeraten vereinigt [Fr. Müller[3])]. Durch Druck auf das Deckglas kann man sie indes leicht isolieren.

Eine andere bisher noch nicht beschriebene Form von Seifenkristallen habe ich häufig in den verschiedensten Stühlen gefunden; ich möchte sie als „Kringelform" bezeichnen. Es sind das runde Gebilde mit erhabenem Rande und vertieftem Zentrum. Sie haben bei oberflächlicher Betrachtung grosse Aehnlichkeit mit Bandwurmeiern, die noch dadurch erhöht wird, dass der Rand manchmal eine feine radiäre Strichelung zeigt. Auch im Zentrum findet sich bei einigen kristallinische Zeichnung. Sie sind nicht immer wohl ausgebildet, sondern häufig zerbröckelt. Sie kommen farblos oder gelb (durch Hydrobilirubin) gefärbt vor (vgl. Fig. 5a, Tafel II).

β) Mikrochemische Reaktionen: Die Basis der in den Fäzes vorhandenen Seifen ist nur zu einem sehr geringen Prozentsatz ein Alkalimetall. Diese lösen sich in heissem Wasser und Alkohol. Ihrer mikroskopischen Erscheinung nach scheinen sie zu den Nadeln zu gehören, ohne sich aber durch irgendwelche Besonderheiten der Bildungsform auszuzeichnen [Lynch[4])] Fast alle übrigen sind Kalkseifen und Magnesiaseifen, Schollen sowohl wie Nadeln und „Kringel". Müller[3]) und sein Schüler Kimura[5]) haben für die Nadeln mit überzeugenden Gründen dargetan, dass sie ganz vorwiegend aus Kalkseifen bestehen, während vorher Oesterlein[6]) dafür eingetreten war, dass es sich hier meist um Magnesiaseifen handele. Nach Stadelmann und Boruttau[7]) sollen sie gar aus sauren fettsauren Alkaliseifen bestehen. Indes ist diese Angabe durch die Untersuchungen von v. Hösslin und Kashiwado[8]) als widerlegt anzusehen, welche nur verhältnismässig wenig Magnesiumseifen neben Kalkseifen fanden. Für die gelben Schollen hat Nothnagel den Beweis geliefert, dass sie grösstenteils Kalksalze darstellen. Am einfachsten überzeugt man sich von dieser Tatsache, wenn man das mit Schwefelsäure versetzte Präparat erwärmt; es verschwinden dann die Seifen und nach dem Erkalten treten zahlreiche Gipskristalle (vgl. Fig. 6, Tafel V) auf.

---

1) Zitat s. S. 55 sub 3. S. 84 u. 85.
2) Vgl. Hecht, Zitat s. S. 14 sub 7. S. 29.
3) Zeitschrift f. klin. Med. 12. 1887. S. 110ff.
4) Zitat s. S. 54 sub 4.
5) Münchener med. Wochenschr. 1904. Nr. 15.
6) Mitteilungen aus der med. Klinik zu Würzburg. 1. 1885.
7) Deutsches Arch. f. klin. Med. 99. 1910. S. 1.
8) Deutsches Arch. f. klin. Med. 105. 1912. S. 576,

Von den übrigen Reaktionen, welche die Seifen zeigen, ist hervorzuheben, dass sie beim einfachen Erwärmen des Präparates nicht wie die Fettsäurenadeln und die Neutralfette zu Tropfen schmelzen. Setzt man aber vor dem Erwärmen irgend eine Säure hinzu, so schmelzen sie zu (Fettsäure-)Tropfen, die dann meist schnell und mit einem Ruck erstarren, ein Zeichen, dass es sich um höher schmelzbare Fettsäuren handelte. Mit dem Saathoffschen Essigsäure-Sudangemisch (vgl. S. 54) kann man sie auf diese Weise schön zur Darstellung bringen. In der Kälte wirken die verschiedenen Säuren auf die Kristalle nicht ein, wohl aber nach Nothnagel[1]) auf die gelben Kalksalze. Auch Alkalien und Ammoniak haben keinen Einfluss.

Heisses Wasser, Alkohol und Aether lösen die Erdseifen nicht. Namentlich die Aetherbehandlung kann zur Differenzierung gegenüber Neutralfett und Fettsäuren dienen. Durch Osmiumsäure, Sudan III und Alkannatinktur werden sie nicht gefärbt. Ziehlsche Lösung färbt sie matt [Jacobson[2])], Nilblausulfat nur die Kringelformen matt graublau. Die Tyrosinreaktionen fallen negativ aus [Oesterlein[3])].

Vorkommen der Fettsubstanzen unter normalen Verhältnissen.

Im Mekonium, gewissermassen den ersten Fäzes, finden sich konstant ungefärbte Neutralfettschollen von verschiedener Grösse.

Die normalen Säuglingsstühle enthalten sowohl Neutralfett, wie Fettsäuren und Seifen, und zwar das Neutralfett grösstenteils als mehr oder weniger (durch Bilirubin) gelb gefärbte Tropfen, die Fettsäuren als feine nadelförmige Kristalle oder lanzettartige Plättchen [Uffelmann[4])], die Seifen als Kristallnadeln und als — oft intensiv gelbbraun gefärbte — Schollen. Von diesen verschiedenen Bestandteilen überwiegen in der Regel die Neutralfettropfen und die Seifenschollen an Zahl die kristallinischen Bildungen, doch sind auch letztere unter Umständen zahlreich vertreten, besonders in den „Milchkörnern“ (vgl. S. 67), an deren Zusammensetzung sie sich (neben Bakterien, verhornten Epithelzellen und einzelnen Kaseinschollen) zu einem grossen Prozentsatz beteiligen. Je jünger die Säuglinge sind, um so reichlicher ist in der Regel das Neutralfett vertreten, offenbar weil hier die Fettspaltung im Darme noch ungenügend vor sich geht. Beim älteren Kinde und beim Erwachsenen fehlen auch nach reiner Milchkost die Tropfenformen. Durch die Anwendung des Karbolfuchsins, welches die Fettsäuretropfen fast spezifisch färbt, ist es indes zweifelhaft geworden, ob die bisher stets als Neutralfett angesehenen Tropfenformen der Säuglingsstühle wirklich aus Neutralfett und nicht vielmehr hauptsächlich aus freien Fettsäuren bestehen (Jacobson). Zuverlässige Untersuchungen darüber stehen noch aus.

Auch die normalen Stühle Erwachsener enthalten konstant Fett, aber im Gegensatz zum Säuglinge fast ausschliesslich als Seifen und zwar als Seifenschollen. Ihre Menge ist verschieden und richtet sich in erster Linie nach der Menge, dann aber auch nach der Qualität der Nahrung: schwerer schmelzbare Fette hinterlassen mehr Fettreste als leichter schmelzende. Seifennadeln kommen gelegentlich auch in normalen Stühlen vor, aber immer nur in einzelnen Exemplaren. Nach Probekost fehlen sie bei Gesunden. Die „Kringelformen“ habe ich häufig in normalen wie pathologischen Stühlen nach fettreicher Nahrung

---

1) Zitat s. S. 55 sub 3. S. 84.
2) Zitat s. S. 72 sub 3.
3) Zitat s. S. 73 sub 6.
4) Zitat s. S. 67 sub 1.

angetroffen. Fettsäurekristalle werden in den normalen Fäzes vermisst; im Hungerkot hat sie Fr. Müller[1]) regelmässig gesehen. Daneben enthält der Hungerkot reichlich kleinste, schon zum Detritus zu rechnende, Seifenschollen. Neutralfetttropfen treten beim Erwachsenen nur ausnahmsweise nach reichlichem Genuss niedrig schmelzender Fette, speziell nach Rizinusöl, auf. Dieser Befund steht aber schon an der Grenze des Pathologischen, weil damit in der Regel Durchfälle verbunden zu sein pflegen.

Diagnostische Gesichtspunkte.

Alle Zustände, welche die Resorption des Nahrungsfettes erschweren, führen zum Auftreten vermehrter Fettmengen in den Fäzes. Es fallen darunter alle Störungen der Galleabsonderung, die Erkrankungen der aufsaugenden Apparate (Darmschleimhauterkrankungen, Affektionen der mesenterialen Lymphdrüsen usw.), ferner aber auch alle Zustände erhöhter Peristaltik, selbst wenn sie ohne anatomische Veränderungen der Schleimhaut einhergehen. Bei isolierten Erkrankungen des Magens braucht die Fettresorption nicht Not zu leiden, ebensowenig bei Dickdarmerkrankungen. Pankreasaffektionen machen nicht notwendig einen vermehrten Fettabgang durch die Fäzes (es kommt das aber immerhin häufig dabei vor); dagegen sind manchmal die Fettspaltung und die Seifenbildung im Darme herabgesetzt, so dass man also besonders Neutralfett und Fettsäureschollen im mikroskopischen Bilde der Fäzes erwarten darf. (Näheres hierüber siehe im III. Abschnitt.)

Einen erhöhten Fettgehalt der Fäzes erkennt man gewöhnlich schon bei der Untersuchung mit blossem Auge an dem eigentümlich schillernden Glanz, der grauweisslichen Färbung und der schmierigen Konsistenz. Das Fehlen von Kotfarbstoff bei Ikterus ist ein weiteres Zeichen. Bei Pankreasleiden kann Neutralfett als flüssiges, nach der Entleerung schnell gerinnendes Oel den ganzen Stuhlgang überziehen. Bei geringen Graden von Fettvermehrung, welche das blosse Auge nicht erkennt, leistet die chemische Untersuchung in der Regel mehr als die mikroskopische, doch gibt auch diese immerhin einige Anhaltspunkte.

Was zunächst die Säuglingsfäzes betrifft, so kann man, abgesehen von ganz jungen Brustkindern, reichliche, das ganze Präparat durchsetzende Fetttropfen oder -lachen wohl als krankhaft bezeichnen, zumal wenn sich daneben noch vermehrte Fettsäure- und Seifennadeln finden. Biedert[2]) hat unter dem Namen „Fettdiarrhöe" einen besonderen Krankheitszustand geschildert, bei dem dieser Befund konstant ist. Wenn man ein solches Präparat mit Essigsäure versetzt und erhitzt, so sieht man fast nur Fettropfen.

Bei Erwachsenen kann (ausser nach Einnahme von Rizinusöl oder etwas Aehnlichem) das Auftreten von Neutralfettropfen jedesmal mit Sicherheit als krankhaft bezeichnet werden. Man findet solche Tropfen nicht selten bei schweren Diarrhöen und dann durch Bilirubin intensiv gelb gefärbt. Ebenso ist das Auftreten zahlreicher Fettsäureschollen und Fettnadeln (grösstenteils Seifennadeln) pathologisch. Nach Probediät kommt normalerweise nadelförmiges Fett überhaupt nicht vor. In den Lehmstühlen bei Ikterus machen die Seifennadeln oft die Mehrzahl aller mikroskopischen Bestandteile aus. Sie kommen aber auch bei leichteren Störungen in erheblicher Menge vor (dyspeptische Störungen, Enteritis).

Wenn das Fett nur in Form von Seifenschollen im Stuhle vorhanden ist, kann auch der Befund sehr zahlreicher solcher Schollen meist nicht diagnostisch

---

1) Virchows Arch. 131. Supplementheft. 1893. S. 11.
2) Jahrbuch f. Kinderheilk. 12. 1878.

verwertet werden, da eine quantitative Abschätzung nicht möglich ist und bei Genuss hochschmelzender Fette selbst normalerweise beträchtliche Mengen erscheinen können. Wohl aber kann man die gelben Kalksalze diagnostisch verwerten, wenn sie nicht wie gewöhnlich durch Hydrobilirubin, sondern durch Bilirubin gelb gefärbt sind. (Ueber den Nachweis mittels der Sublimatprobe vergl. Abschnitt III.) Dieser Befund deutet ebenso wie bei den Muskelresten und anderen Nahrungsresiduen auf ungenügende Reduktionsvorgänge hin.

4. Stärkekörner.

a) **Erscheinungsweisen:** Die Stärkereste erscheinen im Stuhl entweder als unveränderte resp. wenig veränderte (rohe) Stärkekörner und deren Bruchstücke, als gequollene (verkleisterte) Stärke oder als ungeformte — an den Zelluloseresten haftende — Reste von Erythrodextrin. Letztere sind nur durch chemische Reaktionen erkennbar. Verhältnismässig selten sind die˙ Stärkereste isoliert in der Fäkalmasse vorhanden; viel häufiger liegen sie in Zellulosehüllen eingeschlossen.

Charakteristisch für die **rohen Stärkekörner** ist das Erhaltensein der (je nach der Art konzentrischen oder exzentrischen) Schichtung. Dieselbe ist allerdings in den Fäzes-Stärkeresten nur selten noch deutlich zu erkennen. Manchmal sieht man die bekannten vom Zentrum ausgehenden radiären Spalten. Einzelne Körner weisen auch von der Peripherie ausgehende Einrisse auf, wahrscheinlich eine Folge zu starken Druckes auf das Deckglas, oder sind gar vollständig in Bruchstücke zersprengt. Die Grösse der Körner schwankt innerhalb weiter Grenzen, ebenso die äussere Form, die bald mehr rund (Weizenstärke), bald mehr oval (Kartoffelstärke) ist. Sie sind stets ungefärbt und zeigen einen lebhaften Glanz. (Vergl. Fig. 5, Tafel VI.)

Die **verkleisterten Stärkereste** in den Fäzes lassen nur selten noch die äussere Form der Körner erkennen; sie sind dann homogen gequollen. Nach Aufnahme roher Kartoffelstärke (Fig. 6, Tafel VI) sieht man statt dessen gelegentlich einzelne offenbar auch in Verkleisterung begriffene Körner verkleinert, wie korrodiert und gerunzelt; ihre innere Struktur ist verwischt. Im übrigen erscheinen die Kleisterreste als mattglänzende, formlose Partikel, die nur nach vorausgegangener Färbung als solche erkennbar sind.

b) **Mikrochemische Reaktionen:** Während kaltes Wasser rohe Stärkekörner nicht verändert, tritt beim Erwärmen langsame Quellung unter Verlust der Struktur ein. Der gleiche Prozess (Kleisterbildung) kann schneller durch Zusatz von Kalilauge hervorgerufen werden. Essigsäure und dünne Salzsäure wirken auf die Körner nicht ein. Jod in irgend einer Form bewirkt die charakteristische Blaufärbung. Dieselbe ist bei sehr dünnen Lösungen resp. im Beginne der Einwirkung stahlblau, später blauschwarz (Fig. 7, Tafel IV). Für die Zwecke der Fäzesuntersuchung benutzt man am besten die Lugolsche Jodjodkaliumlösung, doch hat man dabei zu berücksichtigen, dass alle Reagentien nur sehr langsam in die zähe Fäkalmasse eindringen und dass noch viele andere Kotbestandteile Jod in sich aufnehmen. Man muss also nicht zu wenig Jodlösung nehmen resp. die Jodlösung verstärken (s. S. 54), und das zu untersuchende Fäkalpartikelchen gründlich darin zerdrücken oder verreiben[1]). Dennoch wird man häufig bei der mikroskopischen Untersuchung Stärke vermissen, trotzdem chemisch Kohlehydrate nachgewiesen werden können, und zwar deshalb, weil die in den Zellulosehüllen eingeschlossenen Reste dem Reagens nur schwer zugäng-

---

1) Rubner, Zeitschrift f. Biologie. 19. 1883. S. 45 ff.

lich gemacht werden können[1]). Die an den leeren Zellulosehüllen oft noch haftenden Erythrodextrinreste färben sich mit Jod weinrot und verleihen diesen Teilen gelegentlich eine diffus rötliche Färbung.

c) Vorkommen: Unter normalen Verhältnissen richtet sich das Vorkommen von Stärke in den Fäzes nach der Menge, der Art und vor allem nach der Zubereitung der stärkehaltigen Nahrungsmittel.

Für die Säuglingsstühle ist zunächst festzustellen, dass Stärkekörner darin nur durch Beimengung von aussen vorkommen können, nämlich infolge der allgemein üblichen Anwendung stärkehaltiger Pudermittel. Man findet dann die Körner oder deren Fragmente unverändert, isoliert, zuweilen in Gruppen beisammen liegend. Bei älteren Kindern, die schon mehlhaltige Nahrung bekommen, kann dieser Befund leicht zu Täuschungen Veranlassung geben. Denn wenn auch im Beginne der „Beikost" bei unzweckmässiger Zubereitung und zu reichlicher Darreichung von Stärkepräparaten anscheinend ohne Erkrankung einzelne Stärkekörner den Verdauungskanal wenig verändert passieren können, so kommt doch ein reichlicher Befund derselben hier wie beim Erwachsenen nur bei Verdauungsstörungen vor. [Raudnitz[2]); Kerley, Campbell und Mason[3])].

In den Fäzes Erwachsener muss man hinsichtlich der Beurteilung einen strengen Unterschied machen zwischen den von vorne herein isoliert vorhandenen und den in Zelluloschüllen eingeschlossenen Stärkekörnern. Nur eine sorgfältige Anfertigung des Präparates (Vermeidung jeden Druckes) kann davor schützen, dass die letzteren nach Einreissen der Hüllen frei erscheinen.

Was die isolierten Körner betrifft, so handelt es sich dabei — sofern der Verdauungskanal intakt ist — meistens um mehr oder weniger veränderte, verkleisterte Reste. Unveränderte Stärkekörner erscheinen nur nach Genuss roher Stärke und auch keineswegs nach allen Arten. Während z. B. Stärkekörner von Erdnüssen, Bananen, Kastanien (nach Hulsebosch) keine oder kaum eine Veränderung bei der Verdauung erleiden, wird rohes Weizenmehl in geringer Menge vollständig verdaut. Nach Genuss roher Kartoffelstärke (die im auffälligen Gegensatz zur rohen Weizenstärke schwer verdaulich ist) erscheinen, wie schon erwähnt, die einzelnen Körner in den Fäzes selten noch wohl erhalten, sondern wie arrodiert, geschrumpft und mit verwischter Struktur [Strasburger[4])]. Völlig verkleisterte Körner sehen ähnlich, aber gequollen und homogen aus. Es ist wahrscheinlich, dass die Angaben älterer Beobachter über das Vorkommen einzelner Stärkekörner in den Fäzes Gesunder sich grösstenteils auf solche veränderte Reste beziehen, wenn man nicht annehmen will, dass dieselben erst bei der Präparation aus den Hülsen herausgetreten waren. Rawitz[5]), Szydlowski[6]) und Reichmann[7]) haben isolierte Stärkereste zwar nicht regelmässig, aber doch gelegentlich nach ausschliesslichem oder vorwiegendem Genuss mehlhaltiger Nahrung (Kartoffeln, Brot) gesehen. Dementsprechend fand Müller[8]) im Hundekot nach ausschliesslicher Darreichung grösserer Mengen Stärke den aussen schwarzen Kot im Inneren mit unveränderten Stärkekörnern gefüllt. Alle diese Angaben beziehen sich, wohl gemerkt, auf übermässige oder doch reichliche Stärkeaufnahme.

1) s. Rosenheim, Pflügers Archiv. 46. 1890. S. 422.
2) Prager med. Wochenschr. 1892.
3) Journ. of. Am. Assoc. 1906. No. 10.
4) Deutsches Arch. f. klin. Med. 61. 1898. S. 579.
5) Zitat s. S. 56 sub 1.
6) Zitat s. S. 57 sub 1.
7) Zitat s. S. 65 sub 2.
8) Zeitschr. f. Biologie. 20. 1884. S. 327 ff.

Für gemischte Kost hat Nothnagel[1]) auf Grund seiner Beobachtungen folgenden Satz aufgestellt: „Im normalen Stuhl kann Amylum spärlich in Pflanzenzellen eingeschlossen vorkommen. Bei gemischter Kost ist Stärke in wohl erhaltenen isolierten Körnern niemals, in zertrümmerten Bruchstücken nur ausnahmsweise und dann in ganz vereinzelten Stücken nachzuweisen. Jedes einigermassen reichliche Erscheinen in den beiden letzten Formen ist als pathologisch anzusehen." Diese Fassung ist von fast allen späteren Beobachtern akzeptiert worden, ja Moeller[2]), der sich speziell mit diesen Untersuchungen befasst hat, geht sogar noch weiter, indem er Spuren isolierter Stärkekörner nur in nicht ganz normalen Fäzes zugibt.

Neuerdings mehren sich aber die Stimmen derer, welche unter normalen Verhältnissen bei gemischter Kost Stärkereste, und zwar verkleisterte Schollen, häufiger gesehen haben wollen. Ich[3]) habe mich in diesem Sinne ausgesprochen, sowohl im Hinblick auf die häufige Kohlehydratgärung normaler Stühle, als auch auf Grund von Beobachtungen des gereinigten Bodensatzes zentrifugierter Fäzes. Schilling[4]) fasst seine mikroskopischen Studien dahin zusammen, dass „bei gemischter Kost stets isolierte Stärkezellen aufzufinden sind und dass von den Zerealien, Kartoffeln und Leguminosen, selbst wenn sie gemahlen und zerrieben sind, regelmässig einzelne gequollene Amylumzellen des Endosperms und Kernes abgehen". Das grösste Gewicht dürfte indes den Untersuchungen Hulseboschs[4]) zukommen, da dieselben ohne jede mechanische Zerkleinerung der Exkremente angestellt wurden (s. S. 51). Hulsebosch sagt: „Niemals habe ich nach dem Genusse von Kartoffeln meine Fäzes untersucht, ohne dass ich imstande gewesen wäre, durch Jod Stärkekleister innerhalb und ausserhalb der Parenchymzellen darin nachzuweisen, abgesehen von den makroskopisch wahrnehmbaren Kartoffelstückchen, die nach jeder Mahlzeit daraus abgesondert werden konnten. Dasselbe kann ich von Reis und reifen und unreifen Samen von Hülsenfrüchten aussagen."

Ziehen wir aus diesen verschiedenen Erfahrungen die Summe, so können wir Nothnagel zwar darin zustimmen, dass vollkommen erhaltene (rohe) Stärkekörner normalerweise fehlen, können aber weiterhin wohl als feststehend betrachten, dass auch bei gemischter Kost — bei der ja häufig beträchtliche Mengen stärkehaltiger Nahrungsmittel genossen werden — freie Stärkereste vorkommen, dass diese aber als verkleisterte unförmige Schollen und wegen der mangelhaften Reaktion bei ungenügender Jodanwendung der mikroskopischen Beobachtung oft entgehen.

Reduziert man die Zufuhr stärkehaltiger Nahrungsmittel in der Weise, wie Strasburger und ich das in der Probediät getan haben (s. S. 5), so fehlen auch die verkleisterten Splitter normalerweise konstant, — die Fäzes gären nicht mehr.

Gegenüber den isolierten Stärkeresten sind in Zelluloschüllen eingeschlossene fast in jedem normalen Stuhle nachweisbar. Es ist dazu gar nicht erforderlich, dass die betreffenden Speisen (Kartoffeln, Hülsenfrüchte, Gemüse) besonders reichlich genossen oder nicht genügend gar gekocht wurden. Wir zitieren wieder Hulsebosch[5]): „Nach dem Genuss von Kartoffeln, Erbsen oder Bohnen findet man in den kleinsten Teilen der Exkremente, welche sich im Wasch-

<hr>

1) Zitat s. S. 55 sub 3. S. 90.
2) Zeitschr. f. Biologie. 35. 1897. S. 291.
3) Deutsches Arch. f. klin. Med. 61. 1898. S. 298.
4) Die Verdaulichkeit der Nahrungs- und Genussmittel etc. Leipzig 1901. S. 126.
5) Zitat s. S. 51 sub 7. S. 75 u. 20.

wasser absetzen, immer eine grössere Zahl isolierter, geschwollener Parenchymzellen, überfüllt mit Stärkekleister, welcher bei der Zubereitung der Speisen durch das Kochen aus der Stärke sich gebildet hat." „Es ist sogar leicht, bei den in den Fäzes gefundenen, Stärke enthaltenden Zellen einen Unterschied zwischen gar und halbgar gekochten zu machen. Letztere haben die ursprüngliche, meist gedehnte Form behalten, haben ziemlich dicke Wände und weisen noch häufig die Stärkekörner in der ihnen eigentümlichen Form auf, erstere hingegen sind geschwollen zu isodiametrischen Figuren mit aufgeblasenen dünnen Wänden, welche einen gelblich-grauen, formlosen Stärkekleister einschliessen."

Nach meinen Erfahrungen existieren übrigens selbst bei gleicher Kost grosse individuelle Unterschiede inbezug auf die Reichlichkeit des Vorkommens gefüllter (und ungefüllter) Parenchymzellen; wir werden im nächsten Kapitel darauf zurückkommen.

Keinesfalls aber kann man Moeller[1]) beistimmen, wenn er behauptet, dass gesunde Individuen die Stärke der Zerealien und Kartoffeln auch dann vollständig verdauen, wenn die stärkehaltigen Nahrungsmittel nur unvollkommen mechanisch aufgeschlossen sind, wie im Getreideschrot, Reis oder in Kartoffelschnitten.

Bezüglich der Erythrodextrinreaktion ist noch zu bemerken, dass dieselbe in normalen Fäzes sehr oft an anscheinend leeren Zellulosehüllen positiv ausfällt.

d) Diagnostische Gesichtspunkte: Wie aus dem Vorhergehenden ersichtlich ist, kann die Grenze zwischen normalem und pathologischem Vorkommen von Stärkekörnern in den Fäzes nur sehr schwer gezogen werden, zumal wir bei der Schätzung der Menge derselben bis jetzt ausschliesslich auf das Augenmass angewiesen sind. Garnicht verwertbar für diagnostische Zwecke sind zunächst die in Zellulosehüllen eingeschlossenen Stärkekörner; man kann aus ihrem vermehrten Vorkommen höchstens auf mangelhafte Zelluloseauflösung, jedenfalls nicht direkt auf Störungen der Stärkeverdauung schliessen. Bei der Beurteilung isoliert liegender Stärkekörner müssen immer erst die Möglichkeiten ausgeschlossen werden, dass sie bei der Präparation aus den Hüllen herausgedrückt wurden oder von aussen (durch Puder) hineingelangt sind. Sodann muss, wenn es sich um unveränderte Stärkekörner handelt, die Art und Zubereitung der Nahrung berücksichtigt werden. Denn sicher waren diese Körner auch roh aufgenommen und es fragt sich also, ob in dem gegebenen Falle überhaupt von dem Darme verlangt werden konnte, dass er sie verdaute. Das trifft aber, soviel wir bisher wissen, nur für relativ kleine Mengen roher Weizenstärke zu, und so wird man in praxi aus dem Befunde ganz unveränderter Stärkekörner wohl nur selten einen sicheren Schluss auf Störungen der Darmverdauung ziehen können.

Diagnostisch verwertbar sind also eigentlich nur die isoliert vorkommenden mehr oder weniger verkleisterten Stärkereste. Bei mittlerer Kost dürfen dieselben im mikroskopischen Präparat nur bei besonders darauf gerichteter Aufmerksamkeit in spärlicher Anzahl zu finden sein, bei Probediät überhaupt nicht. Sind sie hier vorhanden, so beweist das eine Verdauungstörung, wie übrigens auch schon daraus hervorgeht, dass in solchen Fällen der Kot meist gleichzeitig eine dünnere Konsistenz aufweist [Nothnagel[2])]. Welcher Art diese Verdauungsstörung ist, können wir ohne weitere Anhaltspunkte nicht wissen, wir können aber mit Sicherheit den Dünndarm als ihren Sitz bezeichnen, da Magen und Dickdarm an der Stärkeverdauung keinen nennenswerten

---

1) Zitat s. S. 78 sub 2.
2) Zitat s. S. 55 sub 3. S. 167.

Anteil haben. Von der durch (übrigens nicht einwandsfreie) chemische Kotanalysen gestützten Ansicht ausgehend, dass die Stärke als das am leichtesten
verdauliche Nahrungsmittel auch bei relativ schweren Affektionen der Verdauungsorgane noch gut resorbiert wird, hat Nothnagel[1]) und mit ihm alle späteren
Autoren den Schluss gezogen, dass das Erscheinen freier Stärkereste im Stuhle
immer eine schwere Darmstörung anzeige, eine schwerere jedenfalls als das Auftreten vermehrter Muskelreste. Es darf aber wohl bezweifelt werden, dass diese
Schlussfolgerung für alle derartigen Fälle zutrifft. Wenigstens haben Strasburger und ich[2]) für die Gärungsdyspepsie der Erwachsenen nachgewiesen, dass
es sich bei dieser (keineswegs schweren) Dünndarmaffektion um eine Verdauungsstörung handelt, welche ganz vorwiegend die Kohlehydrate, speziell die Stärke
betrifft. Allerdings ist diese Affektion auch nicht immer aus dem mikroskopischen
Befunde allein erkennbar — dazu sind die ausgeschiedenen Stärkereste nicht
zahlreich genug — vielmehr bedarf es dazu des Resultates der Nachgärung bei
der Probediät. (Vergl. Abschnitt III).

5. Zellulose und andere Bestandteile der Pflanzenmembranen.

a) Vorkommen: Frerichs[3]), welcher zuerst sorgfältige mikroskopische
Untersuchungen der Fäzes anstellte, sprach bereits die noch heute im grossen
und ganzen giltige Ansicht aus, dass bis auf die ganz jungen Zellen alle aus
Zellulose bestehenden Elemente der Nahrung unverändert mit dem Kote wieder
ausgeschieden würden. Den sicheren Nachweis aber, dass tatsächlich ein Teil
der eingeführten Zellulose im Darm verschwindet, brachte erst Weiske[4]), und
zwar auf chemischem Wege. Tappeiner[5]), welcher Weiskes Versuche bestätigte,
gelangte zu dem Schluss, dass es sich dabei nicht um eine Fermentwirkung,
sondern um bakterielle Gärung handele und dass dieser Prozess im Verdauungskanal überall dort sich entwickele, wo Stagnation der Ingesta stattfindet, beim
Menschen also im Dickdarme. Es dürften indes die Akten über diesen Vorgang
noch nicht geschlossen sein; Lohrisch[6]), welcher in den letzten Jahren die
Frage der Zelluloseverdauung beim Menschen gründlich bearbeitet hat, ist der
Ansicht, dass neben den Bakterien möglicherweise doch eine aktive Tätigkeit des
Darmes bei der Zelluloselösung mitwirkt. Er fand, dass von manchen Gemüsen
der grösste Teil der Zellulose im Darm verschwindet. Besonders werden junge,
unverholzte oder sonst wenig veränderte Zellwände im Darme gelöst, speziell die
Parenchymzellen der Zerealien und der nährenden Gemüse (Kartoffeln, Hülsenfrüchte, Möhren) und das zarte Blattgewebe der grünen Gemüse. Dass dickere
Zelluloseschichten, auch wenn sie unverholzt sind, nicht verdaut werden, stellte
schon Rathay[7]), später genauer Rubner[8]) für die Kleberzellenschicht der
Zerealien fest. Diese nur einzellige Schicht wird konstant samt ihrem aus Aleuronkörnern bestehenden Inhalt unverändert wieder ausgeschieden; sie ist auch bei
künstlicher Einwirkung von Verdauungssäften für die eiweissverdauenden Fermente

---

1) Zitat s. S. 55 sub 3. S. 167.
2) Deutsches Arch. f. klin. Med. 69. 1901. S. 570.
3) Zitat s. S. 55 sub 2.
4) Zeitschr. f. Biologie. VI. 1870. S. 456.
5) Zeitschr. f. Biologie. 20. 1884. S. 52.
6) Zeitschr. f. physiol. Chemie. 47. 1906. S. 200; Zeitschr. f. exp. Pathol. u. Therapie.
5. 1908. S. 478.
7) 2. Jahresbericht der K. K. Realschule im Bezirke Sechshaus bei Wien. 1874. (Zitiert
nach Moeller.)
8) Zeitschr. f. Biologie. 19. 1883. S. 45 ff.

fast garnicht, für Diastase nur sehr wenig durchgängig. Unverdaulich ist nach Moeller[1]) auch das ebenfalls aus reiner Zellulose bestehende Stützgewebe der Samenschale und selbst das Kotyledonargewebe der Hülsenfrüchte.

Demgegenüber wird die sog. Mittellamelle der Zellwände durch die Verdauungssäfte anscheinend stark angegriffen (Moeller). Wenigstens ist nur so die im Darme — auch ohne genügende chemische und mechanische Zerkleinerung — sich häufig vollziehende Trennung der einzelnen Zellen von einander verständlich. Da die Mittellamelle nach Auffassung der Botaniker[2]) vorwiegend aus einer Pektinverbindung (Kalkpektat) besteht, so lag der Gedanke nahe, dass überhaupt die Pektinstoffe, welche in den jungen verdaulichen Pflanzenzellen der Zellulose reichlich beigemischt sind, im Darme leichter gelöst werden. Schmidt[3]) konnte den Beweis dafür in Verdauungsversuchen erbringen.

Zu den am schwersten verdaulichen Pflanzenbestandteilen gehören alle verkorkten, kutinisierten und verholzten Membranen. Aus den letzteren besteht die Mehrzahl der in den Fäzes erscheinenden Reste (Epidermis, Gefässe, Sklerenchymzellen usw.).

Aus dem Vorstehenden ergibt sich, dass von hervorragendem Einfluss auf das Vorkommen der Zellulosereste neben der Art der genossenen Pflanzennahrung vor allem das Alter der betreffenden Früchte sein muss: junge unreife Hülsenfrüchte sind leichter verdaulich als alte, zarte Blattgemüse leichter verdaulich als verholzte. Daneben spielt weiterhin die Zubereitung eine grosse Rolle, und zwar sowohl die mechanische wie die chemische. Es ist bekannt und wissenschaftlich erhärtet[4]), dass Hülsenfrüchte und Kartoffeln in Form von Brei viel besser ausgenutzt werden als unzerkleinert; das gleiche gilt ohne Zweifel auch für Blattgemüse (Spinat). Durch den Kochprozess wird das Pektin zum grossen Teile gelöst und die Zellulose erweicht, um so mehr, je frischer die Gewebe sind (Schwierigkeit des Garkochens getrockneter Früchte). Kalkhaltiges Wasser kann mit dem Legumin der Hülsenfrüchte eine unlösliche Verbindung bilden, wenn man nicht, wie es die Kochregel für solche Fälle vorschreibt, doppeltkohlensaures Natron hinzugefügt hat [Richter[5])].

Endlich ist zu betonen, dass die Fähigkeit, Zellulose zu lösen, offenbar individuell sehr verschieden ist, auch wenn man von der verschieden guten Zermalmung beim Kauakt absieht. Wenigstens haben wir bei ausschliesslicher Verabreichung von Zwieback und Kartoffelbrei (Probediät) sehr wechselnde Mengen von Zelluloseresten in den Fäzes gefunden. Krankheitszustände, insbesondere die Gärungsdyspepsie, ferner aber auch Galle- und Pankreasmangel, beeinflussen die Zelluloseverdauung sehr ungünstig [Lohrisch[6])].

b) Erscheinungsweisen. Die Pflanzenmembranen erscheinen im Kote häufig als grössere, mit blossem Auge leicht zu erkennende Fetzen, zu deren Identifizierung die mikroskopische Untersuchung nicht immer entbehrlich ist (vgl. S. 38). Kleinere nur bei Vergrösserung sichtbare Teile fehlen fast in keinem Fäzespräparat. Wenn sie auch oft schon ohne weitere Präparation an ihrer charakteristischen Gestalt erkannt werden können, empfiehlt es sich doch zum genaueren Studium, sie in der S. 51 und 52 geschilderten Weise zu isolieren.

---

1) Zitat s. S. 78 sub 2.
2) E. Strasburger, Das botanische Praktikum. Jena 1897. S. 135.
3) Deutsche medizin. Wochenschr. 1911. Nr. 10.
4) s. Prausnitz, Zeitschr. f. Biologie. 26. 1890. S. 227, und Constantinidi, Ebenda. 23. 1895. S. 433.
5) Zitat s. S. 33 sub 6.
6) Zitat s. S. 80 sub 6.

Abgesehen von der Zerstückelung und einer eventuellen Veränderung des Farbentones sind die Pflanzenmembranen im Kote gegenüber den frischen meist nur wenig verändert, so dass es für einen Botaniker leicht ist, ihre Herkunft zu bestimmen. Bei der grossen Mannigfaltigkeit unserer pflanzlichen Nahrungs- und Genussmittel ist es uns hier unmöglich, alle vorkommenden Formen zu beschreiben resp. abzubilden. Wir werden im folgenden nur die am häufigsten wieder erscheinenden Pflanzenreste besprechen und können uns um so eher darauf beschränken, als bereits eine ausführliche Diagnostik der fäkalen Pflanzenreste in dem mit Mikrophotogrammen reich ausgestatteten Werke von van Ledden-Hulsebosch[1]) vorliegt.

α) Reste von Zerealien (vergl. Fig. 8 bis 14, Tafel VI und Fig. 1, Tafel VII): Die charakteristischen Reste der Zerealien: Haare der Epidermis, Teile der Spelze und der Samenhaut, Bruchstücke der Kleberzellenschicht, finden sich besonders reichlich nach Genuss von grobem (Schrot- oder Schwarz-) Brot, ferner nach Hafergrütze; einzelne, namentlich kleine Stücke der Samenhaut, werden aber auch nach Zwieback- oder Weissbrotnahrung nicht vermisst. Während die glashellen, oft zerbröckelten Haare konstant ungefärbt erscheinen, sehen die Spelzenreste gelbbraun aus, und zwar die Epidermisschicht gewöhnlich intensiver als die tiefer gelegene, sogenannte Querzellenschicht. Es scheint, dass daran ausser der natürlichen Farbe auch das Hydrobilirubin ein wenig beteiligt ist. Dasselbe gilt wohl auch für den aus Aleuronkörnern bestehenden Inhalt der Kleberzellen, deren Wandung im Gegensatz dazu wiederum stets hell erscheint. Glashell präsentieren sich auch die oft sehr kleinen und dann mit Epidermisschuppen leicht zu verwechselnden Stücke der Samenhaut. Von den Endospermzellen erkennt man bei Brotgenuss nur selten noch etwas. Bei Reisnahrung, die bekanntlich nicht immer tadellos gekocht ist, habe ich öfter Teile des Endosperms beobachtet. Das Gleiche berichtet Nishiushi[2]) aus Japan. Bezeichnend für sie sind die in den Zellen eventuell noch lagernden (verkleisterten) Reste der zusammengesetzten Stärkekörner. Natürlich sind die einzelnen Teile nicht immer so schön isoliert, wie hier im Bilde: Manchmal bilden sie braunschwarze, fast undurchsichtige Fetzen, an deren Rande eventuell noch die eine oder andere Zellschicht herausragt.

Oft begegnet man in den Fäzes von Brotnahrung kleinen, dunkelbraunen Pilzsporen (Fig. 14, Tafel VI) von verschiedener Struktur. Sie stammen wahrscheinlich von Brandpilzen des Getreides her und ihre Kenntnis ist von Wichtigkeit, damit man sich nicht verleiten lässt, an Parasiteneier zu denken.

β) Reste von Hülsenfrüchten (vergl. Fig. 3 bis 6, Tafel VII): Nach Aufnahme von Erbsen, Bohnen und Linsen erscheinen gewöhnlich zahlreiche Reste der Samenhaut sowohl wie des Parenchyms im Kote wieder. Das Kotylenparenchym besteht aus mit Stärke und Aleuron gefüllten, von einer ungefärbten Zellulosehülle umgebenen ovalären (im Kote häufig geschrumpften) Zellen. Je nach der Intensität des voraufgegangenen Kochprozesses sind dieselben im Kote nur als leere Hülsen oder als mit Kleister und selbst mit noch unveränderten Stärkekörnern gefüllte Zellen vorhanden. Von der Samenhaut fallen besonders die verschieden langen, stäbchenförmigen Pallisadenzellen ins Auge, sowie die darunter gelegene — bei den Erbsen Stützzellen, bei den Bohnen wegen der darin vorhandenen Oxalatkristalle Kristallzellen genannte — Schicht. Alle diese Zellformen finden sich im Kote ungefärbt vor, zum Teil zu grösseren Konglomeraten

---

1) Makro- und mikroskopische Diagnostik der menschlichen Exkremente. Berlin, Julius Springer. 1899.
2) Mitteilungen der med. Fakultät zu Tokio. Bd. 5. 1904. Heft 3.

oder Häuten vereinigt. Bei Anwesenheit von Bilirubin können die Stützzellen und das Kotyledonargewebe leicht gelblich aussehen.

γ) Reste nährender Gemüse (Kartoffeln, Möhren, Rüben) (vergl. Fig. 9, Tafel VII): Die grossen, schon bei schwacher Vergrösserung als helle Scheiben auffallenden Kartoffelzellen (aus dem Parenchym) fehlen bei unserer Bevölkerung fast in keinem Stuhle. Sie erscheinen gewöhnlich ungefärbt, manchmal aber doch ein wenig getönt, und zwar durch Hydrobilirubin bräunlich, durch Bilirubin gelblich. Sie sind in der Regel leer und dann stark gefaltet und mit Mikroorganismen besetzt: in anderen Fällen erkennt man in ihnen noch die in Kleister umgewandelten Stärkereste. Ein charakteristischer Bestandteil der Möhren ist der in den Parenchymzellen vorkommende rote Farbstoff, das Karotin, welches in der frischen Pflanze in stäbchenförmigen Kristallen, im Kote dagegen meist mehr in körniger (arrodierter?) Form sich vorfindet (s. Fig. 19, Tafel VI).

δ) Reste nicht nährender resp. aromatischer Gemüse. Es gehören dahin die verschiedenen Kohlarten, Salate, Kraut, Gurken, Spargeln, Spinat, Zwiebeln, Petersilie etc. etc. Von den hierin vorkommenden Zellulosebestandteilen fallen in den Fäzes am meisten die verschieden geformten Gefässe in die Augen: getüpfelte, Spiralen-, Ringgefässe und andere mehr. Manchmal ist die Wand gelöst, so dass die Verstärkungsringe oder die Spiralen isoliert liegen. Diese Teile sind stets ungefärbt und heben sich durch ihren Glanz scharf von der dunkleren Grundmasse ab. (Vergl. Fig. 8, Tafel VII). Von den Blättern der grünen Gemüse bleibt gewöhnlich die Epidermis am besten erhalten. Durch die charakteristischen Spaltöffnungen und die gelegentlich noch an ihr haftenden Haare ist sie leicht zu erkennen. (Fig. 2, Tafel VII.) Ihre Farbe ist eine mehr schmutzige, ob infolge von Chlorophyllresten oder von Hydrobilirubinfärbung wage ich nicht zu entscheiden. Jedenfalls wird bei normaler Verdauung und nicht zu reichlichem Genuss grüner Gemüse das Chlorophyll oft so vollständig verdaut, dass es mikroskopisch nicht mehr nachgewiesen werden kann.

ε) Reste von Genussmitteln und Früchten. Wir führen von den mannigfachen Erscheinungsweisen dieser Teile hier nur die folgenden auf, die zur Verhütung von Verwechselungen besonders wichtig erscheinen:

Nussreste (Fig. 15, Tafel VI) enthalten grosse Oeltropfen und sind manchmal dunkel gefärbt.

Kakaoreste (Fig. 16, Tafel VI) sind kleine unregelmässig geformte braunrote Schollen.

Steinzellen aus Birnen (Fig. 7, Tafel VII) zeigen eine charakteristische Gestalt und sind oft massenhaft vorhanden und stets ungefärbt.

Trüffelsporen (Fig. 17, Tafel VI).

Reste von Apfelsinenschläuchen (Fig. 18, Tafel VI), zartes Zellgewebe mit teils gefärbten, teils ungefärbten Kalkoxalatkristallen verschiedener Form.

ζ) Gelegentliche Beimengungen. Als solche kommen praktisch in Betracht: Pollenkörner der Koniferen, welche im Frühjahr aus der Luft aufgenommen werden und zu Verwechselungen mit Parasiteneiern führen können [Chauffard[1]], Reste von Mutterkornpulver; über ihren Nachweis (zur Erkennung von Sekalevergiftungen) vergl. J. Strasburger[2].

c) Mikrochemische Reaktionen.

α) Stärkereste: Die innerhalb der Zellen (Kartoffelzellen, Kotyledonen der Hülsenfrüchte) gelegenen Stärke- oder Stärkekleisterreste färben sich bei der Jod-

---

1) La presse médicale. 1906. No. 3.
2) Zentralbl. f. Gynäkol. 1906. Nr. 49.

— 84 —

behandlung des Präparates, zumal wenn die Jodlösung schwach ist, oft nicht ohne
weiteres blau, weil die Zellulosehülle dem Eindringen des Jod einen gewissen
Widerstand entgegensetzt. Nimmt man Chlorzinkjodlösung, so dringt das Jod
leichter ein, weil dadurch die Zellulose in Amyloid übergeführt wird. Beim langsamen Diffundieren von Jod erhält man u. U. zunächst eine weinrote Färbung der
Stärkereste, die später in Schwarzblau übergeht. (Erythrodextrin bindet das Jod
schneller als Stärke).

β) Zellulose: Von den mikrochemischen Reaktionen der Zellulose sind die
wichtigsten und bekanntesten: die Violettfärbung beim Zusatz von Chlorzinkjodlösung und die Blaufärbung beim Hinzufliessenlassen von Schwefelsäure (2 H_2SO_4:
1 H_2O) oder Phosphorsäure zu dem vorher mit Jodlösung imprägnierten Präparat.
Bei neutraler oder schwach alkalischer Reaktion färbt sich ferner Zellulose in
dünner Kongorotlösung rot. Durch frisch bereitetes Kupferoxydammoniak wird
sie langsam gelöst[1].

Alle diese Reaktionen fallen nur dann deutlich aus, wenn die Zellulose rein,
d. h. nicht zu sehr mit Pektinstoffen vermischt oder verholzt resp. kutinisiert ist.
Da dieses bei den in den Fäzes erscheinenden Pflanzenmembranen nur selten der
Fall ist, so darf man sich nicht wundern, dass man oft unbefriedigende Resultate
erhält. Dennoch ist zweifellos die Angabe Szydlowskis[2], dass die Zellulose-
reaktionen in gesunden Stühlen überhaupt nicht, dagegen in pathologischen häufig
zu erhalten seien, falsch. Man muss nur die Pflanzenmembranen vorher durch
Zentrifugieren genügend isolieren und reinigen und sich an solche Objekte halten,
die wirklich aus reiner Zellulose bestehen.

Ich habe die Chlorzinkjodreaktion an folgenden Teilen erhalten: Kleberzellen (Fig. 9, Tafel VI), Kotyledonenhüllen, Stützzellen, Kristallzellen, Pallisadenzellen (Fig. 5, Tafel VII). Von diesen bestehen alle ausser den letztgenannten
aus reiner Zellulose. Die wohl zum Teil schon veränderten Pallisadenzellen
gaben die Reaktion undeutlich. An allen fiel auch die Kongorot- und die Jod-
Schwefelsäure-Reaktion positiv aus. Die letztere erhielt ich auch noch an bereits
teilweise verholzten resp. kutinisierten Teilen, z. B. an Spelzenresten. Die Lösung
der Zellulosereste in Kupferoxydammoniak ist mir bisher nicht gelungen, doch
sind meine diesbezüglichen Versuche nicht zahlreich genug, um ein sicheres Urteil
zu gestatten. Durch diese Angaben erledigt sich die Angabe Amanns[3], wonach
eine deutliche Chlorzinkreaktion nur an „verdaulichen" Zelluloseresten vorkommen soll.

γ) Pektinstoffe: Diese Stoffe finden sich in den Wandungen junger
Pflanzenteile mit der Zellulose gemischt vor. Die sogenannte Mittellamelle
zwischen den einzelnen Zellen besteht grösstenteils aus ihnen. Wie schon
hervorgehoben, werden sie durch den Kochprozess zum Teil gelöst, zum andern
verschwinden sie während der Verdauung. Darauf weist wenigstens die weitgehende Isolierung der Zellen hin, der wir in den Fäzes begegnen. Es ist
sicher, dass dieser Vorgang für die Lösung der Zellulose im Darm eine grosse
Rolle spielt.

Nachweisbar sind die Pektinstoffe in den Pflanzenmembranen, wenn man
nach Mangin[4] vorher die Zellulose mit Kupferoxydammoniak entfernt. Sie
färben sich dann mit bestimmten Farbstoffen in charakteristischer Weise, z. B.

---

1) Vergl. die Lehrbücher der Botanik, speziell E. Strasburger, Das botanische Praktikum. 3. Aufl. Jena 1897.
2) Zitat s. S. 57 sub 1.
3) Schweizer Wochenschr. f. Chemie u. Pharmazie. 49. 1911. S. 697.
4) Zitiert nach E. Strasburger.

mit Methylenblau violettblau. An frischen Teilen gelingt die Färbung auch ohne vorausgehende Lösung der Zellulose. Durch sukzessives Kochen mit 2 proz. HCl und 2 proz. KOH kann man sie entfernen, ohne die Zellulose zu zerstören, die sich danach mit Jod-Phosphorsäure besonders leicht und schön färbt.

Meine Versuche, die Pektinstoffe in den fäkalen Pflanzenresten auf die eine oder andere Weise nachzuweisen, sind bisher ohne Erfolg gewesen, was ebenfalls dafür spricht, dass sie während der Verdauung gelöst werden.

δ) Verholzte Teile: Die kaum verdaulichen Holzstoffe finden sich, ebenfalls mit der Zellulose vermischt, in älteren Pflanzenmembranen vor, besonders in dem Stützgewebe. Sie färben sich nach Vorbehandlung mit Phlorogluzinalkohol in Salzsäure violettrot, mit wässeriger Lösung von schwefelsaurem Anilin werden sie gelb, mit Saffranin (im Gegensatz zu anderen Pflanzenteilen) kirschrot. In Javellescher Lauge werden sie langsam gelöst. Abgesehen von dieser letzteren Reaktion sind sie mikrochemisch leicht nachweisbar, z. B. in den verschiedenen Gefässresten (Fig. 8, Tafel VII), den Steinzellen der Birnen (Fig. 7, Tafel VII), gelegentlich auch in Resten der Samenhaut der Zerealien (Fig. 13, Tafel VI).

ε) Kutinisierte und verkorkte Teile: Diese namentlich in der Epidermis anzutreffenden Teile sind ebenfalls fast unverdaulich. Beim Zusatz von Kalilauge nehmen sie einen gelben Farbenton an. Mit konzentrierter alkoholischer Chlorophylllösung werden sie im Dunkeln grün gefärbt. Ich habe nur die erstere Reaktion erhalten, und zwar häufig an Haaren (Fig. 8, Tafel VI), Teilen der Spelze und der Samenhaut verschiedener Zerealien (Fig. 13, Tafel VI), sowie an den Resten der Blattepidermis (Fig. 2, Tafel VII).

d) Diagnostische Gesichtspunkte.

Das erste Erfordernis zur diagnostischen Verwertung der in den Fäzes wieder erscheinenden Pflanzenmembranreste ist ein — wenn auch nur unvollkommener — Maasstab zur Schätzung ihrer Menge. Das mikroskopische Präparat reicht dazu nicht aus, ebensowenig bisher die chemischen Methoden. Dagegen dürfte die von mir für die Schätzung der Eiweissreste vorgeschlagene Verdauungsprobe (s. S. 60) auch für die Beurteilung der Pflanzenreste gute Dienste leisten, da diese nach der Verdauung der Muskelbruchstücke fast allein den Bodensatz der gereinigten Fäzesprobe ausmachen. Wenn man also die nach der Verdauung zurückbleibende Bodensatzhöhe mit der Menge der angewandten Fäzessubstanz vergleicht, so erhält man einen Ueberblick über die darin vorhandenen Pflanzenmembranreste, der aber. natürlich nur bei Verabreichung einer ganz gleichen, d. h. der Probekost (s. S. 5), diagnostisch verwertet werden kann. Um ein Beispiel anzuführen, so erhielten wir[1]) als Mittelzahl bei 3 Leuten mit normaler Verdauung pro 0,25 Trockensubstanz Fäzes Bodensatzhöhe: 5 mm; dagegen im Mittel bei 3 Leuten mit Gärungsdyspepsie pro 0,25 Trockensubstanz Fäzes Bodensatzhöhe: 10 mm. Es geht daraus hervor, dass bei dieser Störung die Zelluloseverdauung beträchtlich herabgesetzt ist, was durch die chemische Analyse bestätigt wird [Lohrisch[2])]. Dass auch bei Normalen hierin nicht unerhebliche Schwankungen vorkommen, wird dadurch bewiesen, dass bei den genannten 3 Leuten die betreffenden Zahlen 2,5, 5,0 und 7,5 mm Bodensatzhöhe waren. Raudnitz[3]) hat schon früher auf Grund mikroskopischer Schätzung sich dahin ausgesprochen, dass bei Verstopfung die Zellulose besser verdaut würde.

---

1) Deutsches Arch. f. klin. Med. 69. 1901. S 570.
2) Zitat s. S. 80 sub 6.
3) Zitat s. S. 77 sub 2, ferner S. 80 sub 6.

Diese Beobachtung, die ich aus eigener Erfahrung bestätigen kann und die inzwischen durch Lohrisch[1]) und Moeller[2]) auf chemischem Wege sicher gestellt ist, liefert gewissermassen das Gegenstück zu den Verhältnissen bei der Gärungsdyspepsie, wo der Stuhlgang meist etwas beschleunigt ist. Die Verzögerung resp. Beschleunigung des Stuhlganges ist aber hier aller Wahrscheinlichkeit nach nicht die Ursache, sondern die Folge der besseren oder schlechteren Zelluloseverdauung. Dass Szydlowskis Ansicht bez. der verschiedenen mikrochemischen Reaktion der Zellulose in normalen und pathologischen Fäzes nicht richtig ist, wurde bereits oben (s. S. 84) hervorgehoben. Im übrigen bleibt abzuwarten, ob nicht eine sorgfältigere Beschäftigung mit diesen Dingen doch noch neue diagnostische Gesichtspunkte zu eröffnen vermag. Bemerkenswert ist jedenfalls, dass auch bei Galleund Pankreassekretionsstörung nach Lohrisch mehr Zellulose in die Fäzes gelangt als beim Gesunden.

III. Detritus.

Unter Detritus versteht man die aus kleinsten morphologischen Bestandteilen aller Art zusammengesetzte Grundmasse der Fäzes, deren mikroskopische Merkmale oft so wenig ausgeprägt sind, dass ihre Erkennung grossen Schwierigkeiten begegnet. Auch die mikrochemischen Reaktionen lassen bei der Kleinheit der einzelnen Partikelchen manchmal im Stiche, so dass man sich tatsächlich oft mit Vermutungen begnügen muss.

Wegen der zahlreichen Uebergänge zwischen diesen kleinsten und den grösseren, morphologisch noch zu identifizierenden Teilen ist eine scharfe Abgrenzung dessen, was man als Detritus bezeichnen kann oder will, nicht möglich. Praktisch dürfte es sich empfehlen, alles, was nach feinster Verreibung der Fäzes mit Wasser (im Mörser) beim Zentrifugieren suspendiert bleibt, zum Detritus zu rechnen.

In dieser trüben Zentrifugenflüssigkeit kann man mit starken Vergrösserungen Verschiedenes immerhin unterscheiden. Es finden sich darin neben zahllosen Mikroorganismen aller Art[3]) einzelne, an der Streifung erkennbare Muskelreste, isolierte Pflanzenzellen, kleine Seifenschollen u. dergl. mehr. Der Rest ist, wie gesagt, nicht definierbar. Isolierte Zellkerne, von denen Gamgee[4]) spricht, habe ich niemals feststellen können. Bei ihrer Löslichkeit im Pankreassaft ist es auch sehr unwahrscheinlich, dass man sie hier finden sollte.

Lässt man Essigsäure zum Präparat hinzufliessen, so sieht man, zumal in Kinderfäzes, manchmal Körner verschwinden [Uffelmann[5])], die vermutlich Eiweiss waren. Andere lösen sich dabei unter Gasentwicklung (kohlensaure Salze); wiederum andere nehmen beim Erwärmen Tropfenform an und dokumentieren sich dadurch als Seifenteilchen. In den Fettstühlen bilden die charakteristischen Seifennadeln einen grossen Bestandteil des Detritus. Genauere chemische Reaktionen sind meist nicht ausführbar.

1) Deutsches Arch. f. klin. Med. 79. 1904. S. 383.
2) Internat. Beitr. z. Pathologie u. Therapie d. Ernährungsstörungen. 1. 1910. Heft 3.
3) J. Strasburger, Münchner med. Wochenschr. 1900. Nr. 16.
4) Zitat s. S. 56 sub 2.
5) Zitat s. S. 67 sub 1.

In diagnostischer Hinsicht ist das Vorhandensein von viel Detritus in der Regel ein Zeichen guter mechanischer und chemischer Verarbeitung der Fäzes. Der Hungerkot besteht — abgesehen von den verschluckten Haaren, die man wenigstens bei Hunden konstant findet — überhaupt nur aus Detritus und das Gleiche gilt auch von dem normalen Milchkot. Von dem von der Probekost stammenden Kote erhält man bei Gesunden auch nur einen sehr spärlichen Bodensatz beim Zentrifugieren, der ganz aus Kartoffelzellen, Spelzenresten und spärlichen Muskelbruchstücken besteht. Im Fettstuhle ist die Menge des Detritus infolge der zahlreichen Fettkristalle pathologisch vermehrt.

Am Schlusse dieses Abschnittes verweisen wir auf die in Tafel IV wiedergegebenen mikroskopischen Bilder eines normalen Probediätstuhles (Fig. 1) und verschiedener pathologischer Bestandteile (Fig. 2), welche in ihm vorkommen und zu diagnostischen Schlüssen verwertet werden können.

IV. Kristalle.

1. Phosphate.

a) Tripelphosphat (Ammoniummagnesiumphosphat).

α) Erscheinungsweisen: „Die phosphorsaure Ammoniakmagnesia erscheint mikroskopisch in verschiedenen Gestalten. Einmal in wohl ausgebildeten Sargdeckelkristallen, bald so klein, dass sie mit den Briefkuverts des oxalsauren Kalkes verwechselt werden können, bald zu enormer Grösse ansteigend, mit allen Zwischengrössen daneben. Diesen gutentwickelten Kristallen begegnet man am häufigsten in flüssigen Stühlen und in dem Schleim, welcher neben breiigen oder auch festen Stühlen sich findet. — Dann erscheint das Doppelsalz gelegentlich in prachtvollen Fiederformen, wie sie beim raschen Auskristallisieren aufzutreten pflegen; diese Form habe ich nur selten getroffen. — Drittens findet man neben gut ausgebildeten Sargdeckeln viele solche mit Rissen, Sprüngen und teilweisen Absprengungen versehen. — Viertens habe ich einige Male eine sehr auffällige Form gesehen. Hier waren meist die länglichen Kristalle in so ungeheuren Massen scheitartig dicht aneinander gelagert, dass sie ein oder zwei mikroskopische Gesichtsfelder vollständig erfüllten; diese Haufen waren dann auch schon mit blossem Auge als kleine weisse Pünktchen auf dem Objektträger zu erkennen. — Endlich muss ich eine Erscheinungsform besonders hervorheben. In den festen oder breiigen Stühlen sieht man oft nur ganz vereinzelte oder auch gar keine Sargdeckelkristalle, dagegen in grösseren oder geringeren Mengen, zuweilen zerstreut, gewöhnlich aber in Haufen zusammenliegend, ganz verschiedenartig begrenzte glänzende Kristallsplitter, drei-, vier-, vieleckig, öfters ganz unregelmässig geformt. Diese Splitter rühren sämtlich von zertrümmerten, zerfallenen Sargdeckeln her. Den Beweis dafür liefert einmal die Möglichkeit, öfters sämtliche Uebergangsstadien von den wohl ausgebildeten Kristallen bis zu den kleinsten Splittern nebeneinander liegend zu verfolgen; zweitens die chemische Reaktion." (Vergl. Fig. 1, Tafel V.)

Diesen Nothnagelschen Worten[1]) ist nur noch hinzuzufügen, dass die Tripelphosphatkristalle niemals durch Galle gefärbt erscheinen. Nothnagel hat

---

1) Zitat s. S. 55 sub 3. S. 83.

nur einmal in einem Typhusstuhl mit Bilirubin imprägnierte Sargdeckelkristalle beobachtet.

β) **Mikrochemische Reaktionen**: Die Tripelphosphatkristalle lösen sich leicht in verdünnter Essigsäure oder anderen Säuren. Hat man sie vorher genügend isoliert, so erscheinen, wenn man nachher Ammoniaklösung hinzufügt, die charakteristischen Formen wieder. Durch Ammoniumkarbonatlösung werden sie im Gegensatz zu den Kristallen von basischem Magnesiumphosphat nicht beeinflusst [Lynch[1])].

γ) **Vorkommen und diagnostische Bedeutung**: Schönlein[2]), welcher die Kristalle zuerst in Typhusstühlen sah, hielt sie für charakteristisch für diese Krankheit, eine Ansicht, der aber schon Johannes Müller widersprach. Von späteren Autoren hat zuerst Szydlowski[3]) die jetzt allgemein angenommene Auffassung vertreten, wonach sie in allen möglichen, normalen wie pathologischen Stühlen und bei jeder Reaktion vorkommen. Neuerdings behauptet Schilling[4]), dass sie nach Genuss von Rindfleisch, Schweinefleisch oder Wild besonders zahlreich auftreten sollen, zumal im Vergleich zur Gemüsekost. Szydlowski hat die Kristalle nur bei einer Krankheit konstant vermisst, nämlich bei Ikterus. Lynch bestätigt dies und fügt hinzu, dass sie auch im Mekonium stets fehlen. Nach meinen Erfahrungen treten sie im Probediätstuhl unter normalen Verhältnissen niemals auf, wohl aber bei alkalischer Reaktion und Neigung zur Fäulnis. Immer muss man bei reichlicher Anwesenheit von Tripelphosphatkristallen an die Beimengung von Urin zum Stuhlgang denken. Eine diagnostische Bedeutung kommt im übrigen den Sargdeckelkristallen kaum zu.

b) **Neutraler phosphorsaurer Kalk (Dikalziumphosphat)** (Fig. 3, Tafel V).

α) **Erscheinungsweisen**: Die gewöhnliche Form, in welcher die Kristalle des neutralen phosphorsauren Kalkes in den Fäzes auftreten, ist dieselbe, wie im Urin: „grössere und kleinere drusenartig gruppierte Haufen, welche aus plumpen, unzierlich begrenzten Keilen bestehen, die sämtlich mit den Spitzen zusammenliegen" (Nothnagel). Ausserdem kommen nach Lynch[1]) noch Rosetten aus feinen, nadelförmigen Kristallen vor, welche im Gegensatz zu den erstgenannten durch Gallenfarbstoffe gefärbt sein sollen. Eine dritte Form — homogene durchsichtige Schollen — entsteht durch Verbindung mit Fettsäuren und findet sich besonders in Milchstühlen. Näheres darüber s. u. „Kohlensaurer Kalk" (Fig. 5a, Tafel V).

β) **Mikrochemische Reaktionen**: Sie lösen sich, wie die vorhergehenden, in allen Säuren. Durch Ammoniak werden sie zerstört und unterscheiden sich dadurch von den eventuell ähnlich geformten Gipskristallen.

γ) **Vorkommen und diagnostische Bedeutung**: Sie finden sich, wie die Tripelphosphatkristalle, in allen möglichen Stühlen, wenn auch nicht annähernd so häufig wie diese. Eine diagnostische Bedeutung haben sie nicht.

c) **Neutrales Magnesiumphosphat (Trimagnesiumphosphat)**.
(Fig. 2, Tafel V.)

Man begegnet diesem Salze gelegentlich in den Fäzes, zumal bei ammoniakalischer Gärung (Lynch). Sie erscheinen dann aber niemals als stark licht-

---

1) Zitat s. S. 54 sub 4. S. 125 ff.
2) Arch. f. Anat. u. Physiol. Berlin 1836. S. 258.
3) Zitat s. S. 57 sub 1.
4) Münchner med. Wochenschr. 1900. Nr. 42.

brechende länglich-rhombische Täfelchen, wie im Urin [Stein[1])], sondern als unregelmässige Schollen oder höchstens als stark arrodierte Kristalle. Sie lösen sich in Essigsäure. Durch Ammoniumkarbonatlösung werden sie opak und lösen sich vom Rande her auf, so dass sie wie angenagt aussehen.

2. Verschiedene Kalksalze.

a) Kohlensaurer Kalk, Kalziumkarbonat. (Fig. 5, Tafel V.)

α) Erscheinungsweisen: Ausser den bekannten, so häufig in Urinsedimenten sich findenden kleinen kugel- resp. hantelförmigen oder auch amorphen Körnern trifft man in gewissen Fäzes, und zwar besonders in den Stühlen von Milchkindern, grössere homogene, durchsichtige oder mattglänzende Schollen an, die bei oberflächlicher Betrachtung grosse Aehnlichkeit mit den sog. „hyalinen Schleiminseln" Nothnagels haben (Fig. 5a, Tafel V). Sie sind oft massenweise vorhanden und können durch Druck auf das Deckglas in Stücke zersprengt werden. Beim Zusatz von Säuren schrumpfen diese eigentümlichen Gebilde zu kleinen Haufen von Fettsäurenadeln oder -Schollen, welche beim Erhitzen zu Tropfen schmelzen (Fig. 5a$_1$, Tafel V). Gleichzeitig tritt Gasentwicklung auf. (Dieselbe fehlt, wenn die Grundmasse, wie das auch vorkommt, aus phosphorsaurem Kalk besteht.) Danach handelt es sich also um eine Verbindung oder Vermischung von Fettsäuren mit Kalksalzen.

β) Mikrochemische Reaktionen: Bei Zusatz von Essigsäure oder einer anderen Säure lösen sich die Salze des kohlensauren Kalkes unter Gasentwicklung. Nahm man Schwefelsäure, so entwickeln sich nach einiger Zeit im Präparate die charakteristischen Gipskristalle (s. Fig. 6, Tafel V).

γ) Vorkommen: Während Uffelmann[2]) angibt, dass der amorphe kohlensaure Kalk in den Fäzes natürlich ernährter Säuglinge selten sei, habe ich die grossen Schollen gerade in Säuglingsfäzes häufig angetroffen — allerdings meist ebenfalls bei künstlicher Ernährung. Auch in dem Milchkot Erwachsener kommen sie vor. Amorphen $CaCO_3$ hat ferner v. Jaksch[3]) bei Erwachsenen gesehen. Schilling[4]) fand vielfach die Pflanzenzellwände mit kohlensaurem Kalk inkrustiert und meint, dass der letztere aus den Pflanzen selbst stamme.

b) Fettsaurer Kalk. (Vergl. S. 73.)

c) Milchsaurer Kalk.

Derselbe wurde in Büscheln von radiären Nadeln von Uffelmann[5]) und Baginsky[6]) in Säuglingsstühlen vermutet, doch fehlt der sichere mikrochemische Nachweis. v. Jaksch[3]) bemerkt dazu, dass auch essigsaurer und buttersaurer Kalk vorkommen können.

d) Schwefelsaurer Kalk. (Kalziumsulfat, Gips.)

Die charakteristischen, radiär zusammenhängenden, schmalen Gipskristalle (s. Fig. 6, Tafel V) sind von Nothnagel[7]), Boas[8]) und den meisten anderen

---

1) Deutsch. Arch. f. klin. Med. 18. 1876. S. 207.
2) Zitat s. S. 67 sub 1.
3) Klinische Diagnostik innerer Krankheiten. 2. Aufl. Wien. Urban u. Schwarzenberg. 1889. S. 198.
4) Zitat s. S. 88 sub 4.
5) Zitat s. S. 67 sub 1.
6) Die Verdauungskrankheiten der Kinder. Laupp, Tübingen 1884. S. 230.
7) Zitat s. S. 55 sub 3. S. 85.
8) Zitat s. S. 25 sub 2.

Beobachtern in den Fäzes nur nach künstlichem Zusatz von Schwefelsäure zum Präparat gesehen worden. Sie sind unlöslich in Ammoniak, Essigsäure und Schwefelsäure.

e) **Oxalsaurer Kalk.** (Kalziumoxalat.) (Fig. 4, Tafel V.)

α) Erscheinungsweisen: Der oxalsaure Kalk kommt in den Fäzes in den mannigfachsten Formen des tetragonalen und monosymmetrischen Systems kristallisiert vor: Briefkuvertformen, Rhomboeder etc., je nach der Art, wie er in den pflanzlichen Nahrungsmitteln, aus denen er wohl grösstenteils stammt, vorgebildet war. Hantelformen und andere sphäroide Bildungen, die im Urin häufig sind, wurden in den Fäzes bisher anscheinend nicht gesehen.

β) Reaktionen: Durch Zusatz von Essigsäure werden die Kristalle nicht verändert, durch Mineralsäuren werden sie gelöst. Schwefelsäure lässt die bekannten Gipskristalle auftreten.

γ) Vorkommen: Die Kristalle kommen in allen normalen und auch in pathologischen Stühlen vor. Je nach der Nahrung sind sie verschieden reichlich; bei Fleischkost, ferner bei Kindern und im Mekonium will sie Lynch[1]) niemals gesehen haben; dagegen fehlen sie kaum je bei Gemüsekost.

3. Kochsalz (Natriumchlorid).

Wenn es auch von vornherein unwahrscheinlich ist, dass Kochsalzkristalle in den Fäzes vorkommen, so soll doch nicht unerwähnt bleiben, dass sie Rawitz[2]) dort gesehen haben will. Ueber ihre Reaktionen gibt der Autor nichts an. Wahrscheinlich liegt eine Verwechslung mit oxalsaurem Kalk vor.

4. Medikamentöse Substanzen.

Am häufigsten vorkommend und am bekanntesten sind die schwarzen Wismutkristalle, die sich nach Gebrauch von Bismuthum subnitricum im Stuhle finden. Quinckes[3]) Untersuchungen haben gezeigt, dass es sich dabei nicht, wie man früher glaubte, um Schwefelwismut, sondern um Wismutoxydul handelt. (S. Fig. 2, Tafel VI.) Ihre Form ist nicht charakteristisch, aber doch deutlich kristallinisch, und das reicht meist aus, um sie von unregelmässig geformten Holzkohleteilchen (Fig. 3, Tafel VI) zu unterscheiden. Nach Gebrauch von salizylsaurem Wismut erscheinen mehr fädige Figuren [Nothnagel[4])].

5. Cholesterin.

a) Erscheinungsweise: Das Cholesterin kristallisiert in dünnen durchsichtigen, rhombischen Tafeln, die sehr verschiedene Grösse, häufig auch ausgeschnittene Ecken resp. treppenartige Absätze haben, und oft übereinander gelagert sind (Fig. 7, Tafel V). Nothnagel warnt vor der Verwechselung mit Bruchstücken von Tripelphosphat oder Pflanzenresten (Stücke der Samenhaut der Zerealien), doch schützt davor leicht das verschiedene chemische Verhalten.

b) Mikrochemische Reaktionen: Die Kristalle lösen sich leicht in heissem Alkohol, Aether und Chloroform; in Wasser, Alkalien und Säuren sind

---

1) Zitat s. S. 54 sub 4.
2) Zitat s. S. 56 sub 1.
3) Münchner med. Wochenschr. 1896. S. 854.
4) Zitat s. S. 55 sub 3. S. 84.

sie unlöslich. Setzt man nacheinander Jod und konzentrierte Schwefelsäure zum Präparat hinzu, so nimmt das Cholesterin eine gelbe, gelbrote, karminrote, violette, grüne, blaue Farbe an und die Kristalle schmelzen von den Rändern her ein.

c) Vorkommen und diagnostische Bedeutung: Von den früheren Autoren wird das Cholesterin nur als gelegentlicher Befund erwähnt, so von Birnbaum[1]) bei einem Kranken mit Herzfehler und Leberaffektion, von Rawitz[2]) nach Genuss von Geflügel. Nothnagel[3]) und Boas[4]) sahen es je einmal nach einem Nährklystier. In Säuglingstühlen kommt es nach Uffelmann[5]) konstant, wenn auch nur spärlich, vor. Reichlich ist es stets im Mekonium vorhanden. Bei starker Schleimabsonderung findet man vereinzelte Kristalle nicht selten in dem Schleime selbst. [Kitagawa[6]), Åkerland[7]), Schmidt.] Ob daraus eine diagnostische Bedeutung abgeleitet werden kann, erscheint fraglich.

6. Charcot-Leydensche Kristalle.

a) Erscheinungsweise: Diese Kristalle treten ebenso wie in anderen Sekreten als farblose, stark zugespitzte Oktaeder von sehr verschiedener Grösse in den Fäzes auf. Oft sind sie an den Ecken abgebrochen oder korrodiert. (Fig. 8 und 9, Tafel V.) Sie liegen entweder in der Fäzesmasse selbst oder — was häufiger zu sein scheint — in den schleimigen Teilen des Stuhlganges eingebettet. Ihr Vorkommen ist nicht von einer bestimmten Reaktion der Fäzes abhängig.

b) Mikrochemische Reaktionen: Die Kristalle sind unlöslich in kaltem Wasser, Alkohol, Aether und Chloroform, leicht löslich in warmem Wasser, kaustischen Alkalien, Ammoniak, Essigsäure und Mineralsäuren, langsam löslich in Glyzerin. Sie färben sich schwach mit einzelnen Farbstoffen.

c) Vorkommen und diagnostische Bedeutung: Nachdem zuerst Bäumler[8]) und Perroncito[9]) Charcot-Leydensche Kristalle bei Anchylostomum-Anämie in den Fäzes beobachtet hatten und andere Beobachter, spezioll Nothnagel[10]), sie inzwischen nur gelegentlich bei verschiedenen Krankheitszuständen wiedergefunden hatten, trat 1892 Leichtenstern[11]) auf Grund ausgedehnter Untersuchungen mit der Behauptung hervor, dass ihr Vorkommen im Stuhlgang für Helminthiasis charakteristisch sei. „Die Gegenwart von Entozoen, gleichviel welcher Art, im Darmkanal ist, wenn nicht die ausschliessliche, so doch jedenfalls die häufigste Ursache, welche zur Bildung der Charcot-Leydenschen Kristalle im Darm und somit zum Auftreten dieser Kristalle in den Fäzes Veranlassung gibt." Nach Leichtenstern wird der ursächliche Zusammenhang zwischen der Anwesenheit von Darmparasiten und Kristallen besonders dadurch wahrscheinlich, dass bei Sektionen von Anchylostomakranken die Kristalle sich am häufigsten bei denjenigen Schleimteilen vorfanden, die auch die zahlreichsten Anchylostomen

1) De crystallis in faecibus tam sanorum tam aegrorum. Dissertatio. Bonnae 1851.
2) Zitat s. S. 56 sub 1.
3) Zitat s. S. 55 sub 3.
4) Zitat s. S. 25 sub 2.
5) Zitat s. S. 67 sub 1.
6) Zitat s. S. 95 sub 1.
7) Zitat s. S. 95 sub 2.
8) Korrespondenzbl. f. Schweizer Aerzte. 11. 1881. Nr. 1.
9) Rivista della Accademia di Torino. Il Morgagni. 1881. — Zentralbl. f. d. med. Wissensch. 1881.
10) Zitat s. S. 55 sub 3.
11) Deutsche med. Wochenschr. 1892. S. 582.

beherbergten. Leichtensterns Schüler Bücklers[1]) brachte weiterhin die mehrfach konstatierte Vermehrung der eosinophilen Zellen im Blute in Beziehung zu den Kristallen und den Würmern und stellte folgende Häufigkeitsskala hinsichtlich des Vorkommens von Kristallen bei Darmparasiten auf: Anchylostomum und Anguillula; Taenien; Askariden und Oxyuren; Trichozephalus.

Gegen diese Behauptungen sind später von verschiedenen Seiten Widersprüche erhoben worden, dahingehend, dass einerseits Kristalle bei Würmern nicht selten fehlen, andererseits auch ohne Würmer gelegentlich Kristalle angetroffen werden [Grawitz[2]), Zappert[3]), Roesen[4]), Cina[5]), Lynch[6])]. Bücklers hat darauf entgegnet, dass die Fehlbefunde zum Teil wohl durch mangelhaftes Suchen erklärbar seien; oft müsse man 10 Präparate und mehr machen, bis man Kristalle antreffe. Wenn man durch Kalomelmedikation den Schleim aus dem Darm austreibe, habe man mehr Chance, Kristalle zu finden. Zum anderen Teil sei die verschiedene Grösse der Kristallproduktion bei den einzelnen Patienten Schuld an den Widersprüchen. Dennoch gibt aber sowohl er wie Leichtenstern zu, dass ein ganz konstantes Verhältnis zwischen Entozoen und Kristallen nicht bestehe.

Wenn nach diesen Ausführungen die Bedeutung der Charcot-Leydenschen Kristalle für die Diagnose der Helminthiasis noch nicht völlig klar gestellt erscheint, halte ich es für wichtig, darauf hinzuweisen, dass auch in den Schleimabgängen bei der sogenannten Enteritis membranacea wiederholt Charcot-Leydensche Kristalle gefunden worden sind [Åkerlund[7]), Schmidt]. Ich habe sie ausserdem mehrfach· in Eiterflocken angetroffen (vergl. Fig. 9, Tafel V). Damit nähert sich das Verhalten mehr den Sputumbefunden, die auch nicht für einen bestimmten Krankheitszustand diagnostisch verwertbar sind, wenn sie auch am häufigsten beim Asthma bronchiale erhoben werden. Einen dem Asthma ähnlichen Zustand der Dickdarmschleimhaut, bei dem neben eosinophilen Leukozyten (s. u.) reichlich Charcot-Leydensche Kristalle im schleimig-eitrigen Sekret vorhanden sind, bezeichnen Neubauer und Stäubli[8]) als „eosinophile Proktitis".

7. Hämatoidin und Hämin.

Während Häminkristalle nur von Feischer[9]) erwähnt werden und zwar als Bestandteil normaler Fäzes nach Genuss von blutigem Fleisch resp. von Blutwurst, sind die sogenannten Hämatoidinkristalle häufig gefunden worden. Sie erscheinen teils als rotgelbe rhombische Tafeln oder Säulen (s. Fig. 4, Tafel VI), teils als Nadeln oder Büschel von Nadeln, teils als amorphe Massen. Uffelmann[10]) erwähnt ihr gelegentliches Vorkommen in Säuglingsfäzes, Lynch[11]) fand sie im Mekonium. Bei Erwachsenen kommen sie nach v. Jaksch[12]) manchmal bei Stauungskatarrhen oder nach voraufgegangenen Blutungen vor. Lynch

---

1) Münchner med. Wochenschr. 1894. S. 21.
2) Berliner klin. Wochenschr. 1893. Nr. 39.
3) Wiener klin. Wochenschr. 1892. Nr. 24.
4) Ueber die Charcotschen Kristalle und deren Beziehung in den Fäzes zur Helminthiasis. Inaug.-Dissert. Bonn. 1893.
5) Pediatria. Anno 1. Napoli. 1893.
6) Zitat s. S. 54 sub 4. S. 125 ff.
7) Zitat s. S. 95 sub 2.
8) Münchner med. Wochenschr. 1906. Nr. 49.
9) Lehrbuch der inneren Medizin. Wiesbaden 1896, Bergmann. S. 1170,
10) Zitat s. S. 67 sub 1.
11) Zitat s. S. 54 sub 4. S. 125 ff,
12) Zitat s. S. 89 sub 3,

bemerkt, dass sie sich in seinen Beobachtungen nicht in Kali- oder Natronlauge, wohl aber in Ammoniak, und zwar mit Hinterlassung von gelben Flecken gelöst hätten. Durch Salpetersäure seien sie blau geworden. Bei den nahen, aber noch nicht völlig klar gestellten Beziehungen des Hämatoidins zum Bilirubin dürfte es von Interesse sein, dass ich einmal in einem Stück nekrotischer Darmwand, welches nach geheilter Intussuszeption ausgestossen wurde, in den noch deutlich erkennbaren Gefässen braune, wie Hämatoidin aussehende Massen fand, welche ausgesprochene Gallfarbstoffreaktion gaben.

8. Bilirubin.

Bilirubin kommt wie das Hämatoidin in Rhomben, nadelförmigen Kristallen oder Körnern von goldgelber Farbe in den Fäzes vor (s. Fig. 1, Tafel VI). Gelegentlich wird es im Mekonium und im Säuglingsstuhl (v. Jaksch, Lynch), häufiger in den Stühlen Erwachsener bei schweren Durchfällen (Schmidt) angetroffen. Gewöhnlich liegt es dabei in zellenförmiger Anordnung in kleinen aus dem Dünndarm stammenden Schleimfetzen (vergl. S. 96).

9. Harnsäure und harnsaure Salze.

Schönlein[1]) erwähnt zuerst das Vorkommen von Harnsäurekristallen in den Fäzes. Nach ihm hat nur Lynch[2]) Harnsäure resp. harnsaure Salze, und zwar wie er angibt, häufig gesehen. Ich selbst kann den Befund bestätigen, glaube aber, dass man, so lange nichts anderes bewiesen ist, daraus nur den Schluss auf Verunreinigung mit Urin ziehen kann.

10. Andere Kristalle.

Nach Schilling[3]) soll Huguenin bei chronischen Durchfällen Leuzin- und bei perniziösen Anämieen Tyrosinkristalle in den Fäzes gefunden haben. Auch Levier soll Leuzinkugeln gesehen haben [Eichhorst[4])]. Lynch[2]) glaubt einmal Zystinkristalle bei Diarrhoe beobachtet zu haben. Diese Befunde bedürfen dringend der Bestätigung.

In einem Falle von perniziöser Anämie sah J. Müller[5]) besonders nach Milchkost zahlreiche farblose, 40—50 μ lange und 10—12 μ breite rhombische Kristalle, welche sich mit Jodlösung intensiv braunrot färbten und durch warmes Wasser, verdünnte Essigsäure und Natronlauge leicht gelöst wurden. Ueber ihre Natur und Herkunft blieb Müller im Unklaren.

V. Pathologische Produkte der Darmwand.

1. Schleim.

a) Vorkommen. Im Vergleich zn dem häufigen Erscheinen makroskopisch erkennbarer Schleimbeimengungen zu den Fäzes ist das Vorkommen mikroskopisch kleiner Schleimteilchen relativ selten. In den meisten Fällen ist das Verhältnis so, dass neben grösseren Schleimflocken oder -Fetzen gleichzeitig kleine und

1) Zitat s. S. 88 sub 2.
2) Zitat s. S. 54 sub 4.
3) Zitat s. S. 88 sub 4.
4) Lehrbuch der physikalischen Untersuchungsmethoden. Braunschweig 1881. S. 226.
5) Kongress f. innere Med. 22. 1905. S. 447.

kleinste vorhanden sind. Sind nur kleine vorhanden, so kann man sie doch meistens schon mit blossem Auge erkennen, wenn man den mit Wasser genügend verdünnten oder verriebenen Kot in dünner Schicht an einer gegen das Licht gehaltenen Glaswand hinunterlaufen lässt (vergl. S. 39). Dennoch gibt es natürlich auch kleinste, tatsächlich nur mikroskopisch erkennbare Flocken, die dann aber dieselben optischen und strukturellen Eigenschaften aufweisen, wie die grösseren. Nicht hierher gehörig sind deshalb unserer Auffassung nach die von Nothnagel[1]) sogenannten „gelben Schleimkörner" und die „hyalinen Schleiminseln".

Was die ersteren betrifft, so genügt es hier, auf das S. 58 und S. 68 über diese Gebilde Ausgeführte zu verweisen. Die „hyalinen Schleiminseln" sind nach Nothnagel teils rundliche, teils unregelmässig begrenzte, ganz blasse, hyalin-opake Gebilde, ohne jede bemerkbare Struktur, welche bald homogen, bald deutlich zerklüftet erscheinen. Sie gleichen den sog. Kolloidkugeln oder auch abgestorbenen Monaden, sind aber weniger scharf konturiert, weniger glänzend und vor allem grösser (bis zur Grösse eines Askarideneies). Während spätere Autoren, speziell Boas[2]), diese eigentümlichen Teilchen überhaupt nicht wiedergefunden haben, bin ich[3]) ihnen wiederholt unter den gleichen Bedingungen wie Nothnagel, nämlich in flüssigen Stühlen, begegnet, habe mich aber nicht von ihrer Schleimnatur überzeugen können. Gegen dieselbe spricht ebenso wie bei den „gelben Schleimkörnern" die Strukturlosigkeit und die scharflinige Begrenzung (s. Fig. 4b, Tafel III). Dass sie, wie Nothnagel anführt, in 10proz. Essigsäure unverändert bleiben, ist in demselben Sinne zu verwerten, da wirklicher Schleim darin fädige Struktur anzunehmen pflegt. In 10proz. Salzsäure sollen sie sich lösen. Weitere chemische Reaktionen kann man wegen der Kleinheit an ihnen nicht ausführen. Es muss deshalb dahin gestellt bleiben, woher sie stammen und welcher Natur sie sind. Die früher geäusserte Vermutung, dass es sich um abgestorbene Amöben handeln könne, möchte ich heute nicht mehr aufrecht erhalten. Neuerdings gibt Lorentzen[4]) an, sie 3mal in breiigen Entleerungen angetroffen zu haben. Ueber ihre Natur spricht er sich aber nicht aus.

b) Erscheinungsweise: Der im Stuhlgang erscheinende Schleim, und zwar sowohl der mit blossem Auge erkennbare, wie die kleinen mikroskopischen Flocken, besteht im mikroskopischen Bilde aus einer strukturlosen, mehr oder weniger durchsichtigen Grundsubstanz, in die Gebilde verschiedenster Art eingebettet sind: Epithelien, Eiterzellen, rote Blutkörperchen, Bakterien, Protozoen, ferner Luftblasen, alle möglichen Nahrungsreste, Detritus, Kristalle usw. Im grossen und ganzen kann man sagen, dass, wenn der Schleim aus höheren Darmabschnitten stammt, er um so reichlicher mit Nahrungsresten durchsetzt ist, während die zelligen Bestandteile überwiegen, wenn er in tiefer gelegenen Abschnitten gebildet wurde. Dagegen ist der Bakteriengehalt grossem Wechsel unterworfen, besonders gering ist er nach Nothnagel bei der Schleimkolik[5]). Je transparenter der Schleim bei der Betrachtung mit blossem Auge ist, d. h. je weniger reich an Beimengungen, um so mehr tritt erklärlicherweise die Grundsubstanz unter dem Mikroskop in den Vordergrund. Wo man sie deutlich zu sehen bekommt — es ist das keineswegs immer der Fall — zeigt sie ausser der Durchsichtigkeit zwei charakteristische Eigenschaften: sie ist von unregelmässigen Linien durchzogen und ihre Randkonturen sind sehr zart, häufig kaum erkennbar (s. Fig. 7, Tafel III).

Die erstere dieser Eigenschaften ist der Ausdruck der niemals fehlenden Faltung, die sogar so weit gehen kann, dass Andeutung von Spiralenbildung, wie bei den Sputumspiralen, in die Erscheinung tritt. Zellen, Luftblasen und andere weiche Einschlüsse, werden durch diese Faltung oft in die Länge gezogen. Die

---

1) Zitat s. S. 55 sub 3. S. 90, 98, 100.
2) Zitat s. S. 25 sub 2.
3) Zitat s. S. 51 sub 1.
4) Arch. f. Verdauungskrankh. 10. 1904. S. 227.
5) Die Erkrankungen des Darms und des Peritoneums (in Nothnagels Handbuch der spez. Pathologie u. Therapie). Wien, Hölder. 1898. S. 61.

Beobachtung der Randkonturen ist besonders wichtig zur Unterscheidung der Schleimflocken von Bindegewebsfetzen. Die Färbung des Schleimes ist unter dem Mikroskop meist nicht ausgesprochen, wenigstens nicht bei stärkeren Vergrösserungen. Mit schwachen Systemen sieht man ihn entweder ungefärbt oder in den verschiedenen Nuancen der Gallenfarbstoffe (gelb, grün, braun), selten blutig gefärbt.

c) Chemische Reaktionen: Die für das Muzin charakteristische Reaktion ist die Fällung durch Essigsäure und die Unlöslichkeit des entstandenen Niederschlages im Ueberschuss dieser Säure. Unter dem Mikroskop entsteht beim Essigsäurezusatz (besser: nach gründlichem Durchkneten des betreffenden Schleimflöckchens mit Essigsäure) eine streifige Fällung der Grundsubstanz unter gleichzeitiger Aufhellung des Protoplasmas der eingeschlossenen Zellen (Hervortreten der Kerne). Manchmal tritt auch eine netzförmige Struktur zutage, so dass das Bild jetzt einem Präparat von Fibrin ähnlich sieht (s. Fig. 8, Tafel III). Seltener erfolgt nach Essigsäurezusatz statt der Streifung eine Aufhellung der Grundsubstanz [Kitagawa[1]), Åkerlund[2])], nämlich wenn der Schleim stark mit Eiweisssubstanzen imbibiert ist.

Salzsäure in dünner Lösung macht manchmal ebenfalls Fällung des Schleimes; in stärkerer löst sie ihn, ebenso wie die anderen Mineralsäuren. Alkalien bringen die schleimige Grundsubstanz zur Quellung und Lösung. Alkohol bewirkt Schrumpfung unter gleichzeitiger Trübung.

Von den gebräuchlichen Farbstoffen, zu deren Anwendung man entweder Trockenpräparate oder Schnitte (nach Sublimat-Alkoholhärtung) benutzen kann, nimmt die Grundsubstanz des Schleimes nur wenige auf, speziell Methylenblau, Methylgrün und Thionin [Hoyer[3])]. Letzteres färbt den Schleim spezifisch violett, die anderen Gewebsbestandteile dagegen blau. Für seine Wirkung ist aber, wie auch beim Methylgrün, neutrale Reaktion und nicht zu starke Mischung des Schleimes mit fremden Stoffen (Eiweiss, Fett) Vorbedingung. Dicke Schleimzüge färben sich auch nach der Weigertschen Fibrinfärbemethode[4]). Die meisten übrigen Anilinfarbstoffe (Eosin, Saffranin etc.) färben nur die eingeschlossenen Zellen. Dasselbe tun Karmin und Hämatoxylin. Jod gibt diffuse Gelbfärbung. Nach Hecht[5]) sollen in einer Mischung von Brillantgrün (2 pCt.) und Neutralrot (1 pCt.) die Schleimflocken eine leuchtend rote Färbung annehmen, welche lebhaft mit der grünen Färbung des Stuhles kontrastiert und ihre Auffindung erleichtert.

Diagnostische Gesichtspunkte: Die diagnostische Bedeutung der mikroskopischen Schleimteilchen der Fäzes ist im wesentlichen dieselbe, wie die der mit blossem Auge erkennbaren Beimengungen (vergl. S. 41 ff.) Wie jene zeigen sie immer einen pathologischen Zustand der Darmschleimhaut an. Ausgenommen sind davon nur die im Mekonium und in den Stühlen junger Säuglinge vorkommenden, meist sehr kleinen Schleimflocken. Ich muss Lynch durchaus beistimmen, wenn er behauptet, dass Schleimflocken in den Exkrementen Neugeborener (bis etwa in die zweite Woche) eine normale Erscheinung seien. Dieselben sind oft nur unter dem Mikroskop erkennbar.

Inbezug auf den Ursprungsort kleiner, mit dem Kote innig gemischter Schleimteilchen sind von Nothnagel verschiedene Sätze aufgestellt worden, die aber nach unserer Auffassung hinfällig sind, weil sie sich grösstenteils auf

---

1) Zeitschr. f. klin. Med. 18. 1891. S. 9.
2) Arch. f. Verdauungskrankh. I. 1896. S. 396.
3) Arch. f. mikroskop. Anat. 36. 1890. S. 10.
4) Schmidt, Zeitschr. f. klin. Med. 20. 1892. S. 476 ff.
5) Wiener klin. Wochenschr. 1908. Nr. 45.

die „gelben Schleimkörner" und „hyalinen Schleiminseln" beziehen. Nur darin kann man ihm beistimmen, dass, je kleiner und inniger gemischt mit dem (dann meist flüssigen) Kote die Schleimteilchen sich präsentieren, um so wahrscheinlicher ein hoher Ursprung des Schleimes vorliegt. Es wird das verständlich, wenn man berücksichtigt, dass die Schleimproduktion auf der Dünndarmoberfläche nicht annähernd solche Grade erreicht, wie auf der Dickdarmschleimhaut, und dass wegen der Zersetzbarkeit des Schleimes kleine Flocken nur bei sehr schneller Passage des Inhaltes aus dem Jejunum oder dem oberen Teil des Ileums bis in die Fäzes gelangen können.

Dennoch ist es nicht zu bezweifeln, dass dies vorkommt, aber die Anhaltspunkte, welche wir für die Annahme des Dünndarmursprunges kleiner Schleimflocken besitzen, sind spärlich und unsicher, und so wird man es meistens nur bis zu einer Vermutungsdiagnose bringen. Folgende Punkte kommen hier in Betracht.

1. Findet man bei der Untersuchung mit schwachen Vergrösserungen helle Flecken im Fäzespräparat, die sich bei Anwendung stärkerer Systeme als von Bakterien, Detritus und Nahrungsresten so stark durchsetzte Schleimteilchen erweisen, dass die Grundsubstanz fast völlig verschwindet, so spricht das für einen hohen Ursprung dieser Flocken.

2. Bilirubinfärbung des Schleimes ist an sich nicht beweisend für Dünndarmursprung [Schorlemmer[1])], wohl aber kann das Vorkommen von Bilirubinkörnern und -Kristallen in zellförmiger Anordnung in diesem Sinne verwertet werden (s. Fig. 1, Tafel VI).

3. Die Anwesenheit halb verdauter Zellen resp. von Zellkernen in typischer Anordnung weist auf Dünndarmursprung hin [Schmidt[2])]. (Vergl. Fig. 10, Tafel V.)

4. Sogenannte „verschollte" Zellen, speziell Epithelien (s. u.), finden sich kaum jemals im Dünndarmschleim, dagegen sehr häufig im Dickdarmschleim.

Was die Art des pathologischen Prozesses betrifft, den wir eventuell aus dem Abgang kleiner Schleimflocken erschliessen können, so gelten hier dieselben Regeln wie für die grösseren (s. S. 42). Hier sei nochmals hervorgehoben, dass, je weniger Zelleinschlüsse in dem Schleim vorhanden sind, um so geringer die Läsion der Schleimhaut sein muss, und dass besonders reichliche Anwesenheit von Eiterzellen oder deren Kernen für ulzerative Prozesse spricht. Bilirubinkörner in zellenförmiger Anordnung habe ich verhältnismässig oft in den Stühlen von Typhus und schwerer Darmtuberkulose gefunden, gewöhnlich zusammen mit halbverdauten Zellen. Bei der von Nothnagel[3]) so genannten Jejunaldiarrhoe handelt es sich um Schleimbeimengungen, die offenbar nicht von der Darmwand stammen, und die deshalb auch mikroskopisch nicht als solche erkennbar sind (Fehlen von Zelleinschlüssen etc.).

2. Fibrin. (Fig. 6, Tafel III.)

Es wurde bereits oben (S. 43) hervorgehoben, dass der sichere Nachweis des Vorkommens von Fibrin in den Fäzes nur durch das Mikroskop erbracht werden kann, dass derselbe aber bisher noch niemals einwandsfrei geliefert ist. Da man bei dysenterischen Prozessen oft post mortem die Schleimhaut mit feinen Fibrinauflagerungen bedeckt sieht, so ist es durchaus möglich, dass kleine Teile

---

1) Zitat s. S. 58 sub 2. S. 281.
2) Zitat s. S. 58 sub 5.
3) Zitat s. S. 94 sub 5.

derselben auch intra vitam abgestossen und mit den Fäzes entleert werden. Wegen ihrer Zartheit und Zerfetztheit entgehen sie aber offenbar gewöhnlich der Beobachtung. Wo man sie mit blossem Auge gesehen haben will, liegt jedenfalls meistens eine Verwechselung mit kleinen Gewebsfetzen vor. Einigermassen zuverlässig sind nur die Beobachtungen Lambls[1]), der sie bei Dysenterie wiederholt gesehen haben will und hervorhebt, dass sie sich bei Essigsäurezusatz im Gegensatz zum Schleim aufhellen.

3. Epithelien.

a) Vorkommen: Epithelzellen der Darmoberfläche finden sich sehr häufig in allen möglichen Stuhlgängen, auch in normalen, entsprechend der Tatsache, dass ähnlich wie im Respirationsapparat auch im Darmtraktus eine beständige langsame „Mauserung" der obersten Zelllage stattfindet. Wenn auch die Möglichkeit zugegeben werden muss, dass vereinzelte Epithelien oder deren Reste inmitten der Fäkalmasse vorkommen, so wird man sie dort doch meist vergeblich suchen. Um sie zu sehen, muss man die schleimigen Anteile des Stuhlganges durchmustern, denn gewöhnlich werden sie zusammen mit Schleim entleert und gehen ebenso wie dieser ev. verloren, wenn es sich um kleine Fetzen aus hochgelegenen Darmabschnitten handelt, die eine lange, langsame Passage bis zum Anus zu machen haben.

b) Erscheinungsweisen: Pflasterepithel aus der Umgebung des Anus kann in seltenen Fällen im mikroskopischen Präparate angetroffen werden und präsentiert sich dann als kernhaltige grosse Schollen von der Art der Mundhöhlenepithelien. Sie sind nicht zu verwechseln mit den kernlosen Epidermisschüppchen des Mekoniums und Säuglingsstuhles, die ihren Ursprung nicht im Darm, sondern in der Vernix caseosa, resp. dem Epithel der mütterlichen Brustwarze haben. Nach Nothnagel finden sich die Plattenepithelien vornehmlich in den Schleimspuren, welche die besonders voluminösen Kotsäulen überziehen. „Man muss annehmen, dass sie rein mechanisch durch die Kotsäule vom Orificium ani abgestreift sind."

Unendlich viel häufiger sind die Zylinderepithelien; sie können aus allen Abschnitten des Darmkanals stammen. Ihrer Form resp. ihrem Aussehen nach kann man unterscheiden:

α) Unveränderte Epithelien. Dieselben haben entweder dieselbe Grösse und Gestalt wie post mortem auf der Schleimhaut oder sie sind durch die Faltungen des Schleimes in die Länge gezogen resp. in anderer Weise verbildet. Sie zeigen einen deutlichen Kern und granuliertes Protoplasma; selbst der Basalsaum kann erhalten sein, wiewohl dies selten ist. Gewöhnlich trifft man auch wohlgeformte Becherzellen. Diese unveränderten Epithelzellen sind kein häufiger Befund: wenn man von den durch Probespülungen des Dickdarmes [Boas[2])] gewonnenen Schleimflocken absieht, kommen sie am ehesten in sehr dünnflüssigen Entleerungen vor, z. B. bei Kinderdiarrhöen, Typhus, Darmtuberkulose und bei der Cholera. Während sie in der Regel einzeln liegen, sind sie manchmal noch zu mehreren verkittet, wie auf der Schleimhaut, am ausgesprochensten in den Cholerastühlen, wo sie unter Umständen als ganze (handschuhfingerartig abgestreifte) Zottenüberzüge oder als vollständige Lieberkühnsche Drüsen wiedererscheinen [Lambl[1])].

---

1) Vierteljahrsschr. f. prakt. Heilk. Prag 1859. 16. S. 1 ff.
2) Zitat s. S. 25 sub 2.

β) **Ungewöhnlich grosse, fast auf das Doppelte des Normalen gewachsene Formen.** Diese meist mit relativ grossen Fetttropfen erfüllten Zellen sind zuerst von **Lambl** beschrieben. Ihr immerhin seltenes Vorkommen wird von **Nothnagel** und **Åckerlund**[1]) bestätigt.

γ) **Sog. verschollte Zellen.** Die zuerst von **Nothnagel**[2]) genauer studierte und als „spindelförmige Verschollung" bezeichnete eigentümliche Veränderung der Epithelien findet sich ausserordentlich häufig in den verschiedensten Schleimteilen des Kotes, vor allem in den zähen Schleimfetzen, welche locker verbunden mit geformten Kotmassen entleert werden oder harte Skybala in dünner Lage überziehen. Die charakteristische Gestalt und das Aussehen geht dabei verloren, und so kommt es, dass die so veränderten Zellen von den verschiedenen Autoren in verschiedener Weise gedeutet worden sind, als „zertrümmerte Epithelien" (**Leube**), amyloid degenerierte Zellen (**Lambl**) usw. Das Gemeinschaftliche der Veränderung ist nach **Nothnagel**, „dass die Zellen sich verkleinern, schrumpfen, und dass die normale fein granulierte Beschaffenheit verloren geht, dass das Aussehen homogen, matt glänzend, wächsern wird. Dabei wird der Kern immer undeutlicher" (vergl. Fig. 5, Tafel III). „In den ausgeprägtesten Formen stellt die Epithelzelle eine kleine, ganz homogene, matt glänzende, kernlose Spindel dar, welche sich bei der Karminisierung noch durch eine etwas stärkere Färbung insgesamt von der Umgebung auszeichnet, in welcher aber keine Spur mehr von einem Kerne zu entdecken ist. Von diesem Extrem führen die mannigfachsten Uebergänge zu den wohlerhaltenen, annähernd normal gestalteten Zellen hinüber, und gerade das Nebeneinandervorkommen dieser allmählichen Uebergangsformen in einem Gesichtsfelde gibt die bestimmte Gewissheit, dass die spindelförmigen Schollen in der Tat veränderte Epithelien sind."

Was die Natur und Ursache der „Verschollung" betrifft, so hat **Nothnagel** zunächst mit der Methylviolett- und der Jod-Schwefelsäurereaktion festgestellt, dass es sich nicht um eine Amyloiddegeneration handelt. Seiner Auffassung nach ist die Verschollung die Wirkung einer Wasserentziehung aus den Epithelien, einer Art Eintrocknung. Als Stütze dieser Auffassung führt er an, dass die „ausgeprägtesten und zahlreichsten Exemplare von verschollten Epithelien in dem Schleime gefunden werden, welcher die festen Skybala bei Stuhlverstopfung überzieht und dass umgekehrt bei sehr raschen und flüssigen Entleerungen dieselben am ehesten, zuweilen vollständig, vermisst werden." Er glaubt, dass diese Einwirkung erst geschieht, nachdem die Zellen schon von der Schleimhaut gelöst sind, dass sie also eine postmortale Veränderung darstellt. Dem gegenüber betont **Kitagawa**[3]), dass er die verschollten Zellen auch in diarrhoischen, wässerigen Stühlen gefunden hat, und dass er sie einige Male bei der Obduktion auf der Darmschleimhaut selbst konstatiert hat, wo sie nach **Nothnagel** nicht vorkommen. Nach ihm ist die Verschollung ein degenerativer Prozess, „sei es hyaline Degeneration von **Recklinghausen**, sei es Koagulationsnekrose von **Weigert** oder dergleichen".

Meine eigenen auf diesen Punkt gerichteten Untersuchungen[4]) haben ergeben, dass weder die eine noch die andere Annahme zutreffend ist, sondern dass es sich bei der Verschollung um eine eigenartige Imbibition des Zellprotoplasmas

---

1) Zitat s. S. 95 sub 2.
2) Zitat s. S. 55 sub 3. S. 100.
3) Zitat s. S. 95 sub 1.
4) Zitat s. S. 57 sub 2. Daraus auch das folgende Zitat.

mit Fettseifen handelt, eine Veränderung, welche bisher noch nicht beschrieben wurde. Es sei deshalb gestattet, hier etwas näher auf den Gegenstand einzugehen.

„Was zunächst die Nothnagelsche Annahme der Eintrocknung betrifft, so wird dieselbe, ganz abgesehen von dem Kitagawaschen Einwande, schon dadurch unwahrscheinlich, dass die verschollten Zellen, selbst nach tagelangem Liegen im Wasser, nicht wieder aufquellen. Auch will dabei nicht einleuchten, warum man nicht auch in anderen, eingedickten Sekreten, z. B. dem zähschleimigen Asthmasputum, ähnlichen Gebilden begegnet, oder warum sie nicht erscheinen, wenn man zellreichen Schleim an der Luft eintrocknen lässt. Ganz unerklärlich bleibt ferner bei dieser Annahme die Tatsache, dass manchmal in demselben Schleimteilchen verschollte und unveränderte Epithelzellen nebeneinander vorhanden sind.

Auf der anderen Seite spricht gegen die Möglichkeit einer Koagulationsnekrose der Umstand, dass in sehr vielen dieser Zellen bei Anwendung von Anilinfarben ein wohl erhaltener Kern sichtbar gemacht werden kann, und dass das Protoplasma auch der kleinen kernlosen Spindeln nach der Härtung sich leicht und intensiv färbt — trotz des etwas verwaschenen Aussehens der Grundsubstanz. Eben dadurch wird auch der Gedanke an eine hyaline Degeneration — sofern überhaupt von einer solchen bei Epithelzellen die Rede sein kann — ausgeschlossen. Ueberhaupt erwecken die Bilder gefärbter Präparate durchaus nicht immer den Eindruck, dass es sich um eine Degeneration oder Nekrose der Zellen handele, während allerdings bei der Untersuchung frischer Objekte dieser Gedanke zunächst auftauchen muss. Von Zellenstruktur ist frisch häufig garnichts zu erkennen: es sind harte, matt glänzende, unregelmässig begrenzte Schollen oder Bruchstücke von solchen (vergl. Fig. 5a′, Tafel III), und ich finde den Vergleich Kitagawas, dass sich eine Gruppe solcher Zellen wie eine zertrümmerte Eisscholle ausnimmt, sehr zutreffend. Schollen ganz derselben Art, nur grösser, kommen im Stuhlgang sehr häufig vor: ich meine die bekannten Seifenschollen. Es liegt nahe genug, beide miteinander zu vergleichen.

Wenn man zu einem frischen mikroskopischen Präparat vorsichtig Alkalilauge hinzufügt, so sieht man die verschollten Zellen sich aufhellen und die Kerne deutlicher werden. Säurezusatz macht keine Veränderungen; wohl aber tritt eine solche ein, wenn man nach tüchtigem Durchkneten des Schleimes mit der Säure (Essigsäure oder Salzsäure) das Präparat vorsichtig über der Flamme erwärmt. Man sieht dann aus den verschollten Zellen feinste Fetttropfen austreten, sich bei weiterem Erhitzen über der Zelle sammeln und, wenn es zum Sieden kommt, zu grösseren Tropfen unter dem Deckglas oder am Rande des Präparates zusammenfliessen. Zugleich hellt sich das Protoplasma der Zellen auf, die vorher undeutlichen Kerne treten schärfer hervor, und das ganze Präparat, das vorher weisslich trübe war, wird hell und durchsichtig (s. Fig. 5a′, Tafel III). Beim Abkühlen des Präparates erstarren die Fetttröpfchen wieder. Die abgespalteuen Fettsäuren lösen sich leicht in Aether und färben sich mit Ueberosmiumsäure schwarz, während die ursprünglichen Zellen durch diese nur viel langsamer und weniger stark gefärbt werden. Es dürfte also keinem Zweifel unterliegen, dass die frei gewordene Substanz Fettsäure ist. Ueber die Natur der ursprünglichen Seife lässt sich vorläufig noch kein definitives Urteil abgeben. . . .

Dass diese Verseifung der Zellen nicht als eine besondere Art von Degeneration, sondern als ein Imbibitionsprozess, eine Durchtränkung des Protoplasmas mit Seifen, anzufassen ist, wird dadurch bewiesen, dass bei sorgfältig angestellter Reaktion im frischen Präparat die Zellkerne und selbst das Protoplasma in einem gewissen Stadium ganz deutlich und wohlerhalten zu erkennen sind. Ebenso verhält es sich im gefärbten Präparat, obgleich dabei die imbibirenden Seifen nicht entfernt sind. Die Kerne bleiben anscheinend in der Regel frei von der Verseifung, wie ich daraus schliesse, dass sie beim Zufliessenlassen irgend einer Anilinfarbe meist rasch und deutlich gefärbt werden. In vielen Fällen sind sie durch das verseifte Protoplasma verdeckt und deshalb nicht sichtbar, doch gibt es zweifellos unter den Schollenzellen eine grosse Anzahl kernloser Bruchstücke, die ich mir z. T. einfach mechanisch von den ursprünglichen Epithelien abgesprengt denke. Bei anderen mag aber wohl ein degenerativer Prozess vorausgegangen sein; denn dass die Seifenimbibition erst an den toten Zellen zustande kommt, scheint mir trotz des Kitagawaschen Befundes sehr wahrscheinlich. Wenn auch post mortem einzelne verschollte Epithelien auf der Darmschleimhaut gefunden werden, so ist damit noch nicht gesagt, dass sie schon während des Lebens verseift waren, dass die Seifenimbibition einen vitalen Vorgang darstellt. Eine solche funktionelle Seifendurchtränkung könnte zwar bei den Darmepithelien noch am ehesten vermutet werden, da wir ja wissen, dass dieselben unter physiologischen Verhältnissen sowohl Fettsäuren wie Kalksalze absondern, — aber man findet im Darmschleim auch sehr häufig verschollte Leukozyten, von denen man ähnliche Funktionen nicht voraussetzen darf. Ich habe ferner einmal Gelegenheit gehabt, auch ausserhalb der Darmschleimhaut, im eitrigen Konjunktivalsekret, eine exquisite Verschollung sämtlicher Leukozyten zu konstatieren, und ich zweifle nicht daran, dass auch gelegentlich in anderen Schleimhautsekreten ähnliche Zustände vorkommen, obgleich ich überzeugende Reaktionen noch nicht aufweisen kann.

δ) **Mehr oder weniger zerfallene Zellen.** In Frage kommen: fettige Degeneration, schleimige Degeneration (Åkerlund)?, am häufigsten Einwirkung der Verdauungssäfte. Schon Lambl hat auf diese letztgenannte Veränderung aufmerksam gemacht und betont, dass man (gelb gefärbte) Epithelkerne, umgeben von zarten wolkigen Protoplasmaresten, häufig in Typhusstühlen findet. Ich kann dies bestätigen und möchte hinzufügen, dass man die Grenzen der Protoplasmahülle oft noch aus der Anordnung unverdaut gebliebener Fett- oder Bilirubinkörner erschliessen kann (s. Fig. 10, Tafel V, u. 1, Tafel VI). Die Verhältnisse liegen hier ähnlich wie im Magenschleim[1]), doch löst das Pankreassekret im Gegensatz zum Magensaft auch die Kerne, und daher kommt es, dass man solchen Bildern in den Fäzes nur verhältnismässig selten begegnet.

Für alle Formen von Epithelzellen im Stuhle gilt, dass sie meist ungefärbt, in seltenen Fällen aber auch (durch Bilirubin) gelb erscheinen. Nothnagel[2]) meint, dass die Aufnahme des Gallenfarbstoffes zwar erst nach der Abstossung, aber doch noch intravital erfolge; denn die postmortal von der Schleimhaut gelösten Zellen färben sich im bilirubinhaltigen Dünndarminhalt ebenso wenig wie die noch an der Schleimhaut haftenden.

c) **Mikrochemische Reaktionen:** Während die schleimige Grundsubstanz, in der die Epithelzellen stets eingebettet liegen, durch Essigsäure getrübt wird, hellt sich das Protoplasma der Zellen (mit Ausnahme der verschollten) dadurch auf, und die Kerne treten deutlicher hervor. Durch Osmiumsäure können die Fettkörner der degenerierten Zellen schwarz gefärbt werden. Ueber die Seifenreaktion der verschollten Zellen siehe unter b, γ. Karmin, Hämatoxylin und die Anilinfarbstoffe färben die Zelleinschlüsse des Schleimes in der bekannten Weise, die verschollten Zellen allerdings nur sehr mangelhaft. Man muss die Färbemittel gründlich einwirken lassen, damit sie die schleimige Grundmasse durchdringen. Dann aber kann man schöne Kontrastfärbungen bekommen. Zum genaueren Studium der Zellen eignen sich besonders Trockenpräparate und Schnitte[3]) (Fixierung in Sublimatlösung, Härtung in steigendem Alkohol, Aufhellung in Zedernholzöl, Einbettung in Paraffin).

d) **Diagnostische Gesichtspunkte:** Dadurch, dass bei den katarrhalischen Entzündungen der Darmschleimhaut Epithelzellen ausserordentlich häufig, Eiterzellen dagegen viel seltener und meist nur spärlich angetroffen werden, treten sie in einen bemerkenswerten Gegensatz zu den Katarrhen anderer Schleimhäute, besonders der des Respirationstraktus, bei der das umgekehrte Verhältnis statthat. Nothnagel, welcher hierauf zuerst hingewiesen hat, meint, dass die Differenz rein mechanisch zu erklären sei, insofern der grobe Inhalt des Darmtraktus die Epithelien leichter von der Oberfläche abstreife. Es ist deshalb auch misslich, aus der Menge der in dem Fäzesschleim enthaltenen Epithelzellen einen Rückschluss auf die Stärke des Reizungszustandes der Schleimhaut zu machen, doch kann man immerhin umgekehrt, wenn der entleerte Schleim sehr zellarm ist, annehmen, dass die Hypersekretion von Schleim weniger Folge eines Entzündungs- als eines Nervenreizes ist. Das ist z. B. bei der Colica mucosa der Fall, die deshalb auch von Nothnagel als eine besondere Krankheitsform aus dem Sammelbegriff der Enteritis membranacea ausgesondert worden ist.

Unter Umständen können die verschiedenen Erscheinungsweisen der Epithelzellen diagnostische Bedeutung gewinnen. So wird man wohl erhaltene, nament-

---

1) Vergl. Schmidt, Deutsches Arch. f. klin. Med. 57. 1896. S. 69.
2) Zitat s. S. 55 sub 3. S. 161.
3) Vergl. Schmidt, Zeitschr. f. klin. Med. 20. 1892. S. 476.

lich zusammenhängende Epithelien nur bei intensiver (toxischer) Schädigung der Schleimhaut und bei ausserordentlich schneller Passage des Inhaltes erwarten dürfen (Cholera und ähnliche Affektionen). Gallige Färbung der Epithelien, die nach Nothnagel[1]) auf Dünndarmherkunft hinweisen soll, beweist diesen Ursprung an sich nicht, sondern nur im Verein mit anderen Zeichen [Schorlemmer[2])]. Ebenso ist die Verschollung kein sicheres Merkmal für die Abstammung von der Dickdarmschleimhaut, da Nothnagel verschollte Zellen einige Male auch im postmortalen Dünndarminhalt gefunden hat; in praxi darf man aber getrost Schleimteilchen, welche reichlich verschollte Epithelien enthalten, mit grosser Wahrscheinlichkeit als Dickdarmschleim bezeichnen.

Als anscheinend sicheres Zeichen für die Herkunft aus dem Dünndarm dürfte die Anwesenheit halbverdauter Zellen in kleinen Schleimfetzen anzusehen sein; denn nur im Dünndarm sind die Verdauungssäfte noch so wirksam, dass sie die Schleimteilchen durchdringen. Sind ausserdem Bilirubinkörner in zellförmiger Anordnung anwesend, so ist kaum noch ein Zweifel möglich. Am häufigsten habe ich solche Befunde bei Typhus und Darmtuberkulose erhoben. Meist waren gleichzeitig Reste von Eiterzellen in diesen Flocken anwesend, wodurch geschwürige Prozesse der Schleimhaut wahrscheinlich wurden.

4. Leukozyten.

a) Das Vorkommen von Rundzellen im Fäzesschleim ist ein im Verhältnis zu den Epithelien seltenes. Dieser Satz bezieht sich aber nur auf zahlreich nebeneinander gelagerte Leukozyten, d. h. also auf eitrige Beimengungen zum Schleim, resp. auf das Vorkommen mehr oder weniger reinen Eiters. Vereinzelte Rundzellen finden sich auch in dem gewöhnlichen Fäzesschleim zwischen den Epithelzellen, sind hier aber oft erst nach der Färbung als solche erkennbar. Selbst in den normalen Fäzes sollen sich nach verschiedenen Autoren (z. B. Boas) äusserst spärliche Leukozyten nachweisen lassen. Tatsache ist jedenfalls, dass vereinzelte Exemplare konstant auch durch die gesunde Darmschleimhaut hindurchwandern.

b) Die Erscheinungsweisen sind ebenso wie bei den Epithelzellen sehr wechselnd. Man kann unterscheiden:

α) gut erhaltene Formen von gewöhnlichem Aussehen, granuliertem Protoplasma, einkernig oder polynukleär. (Fig. 9, Tafel V.)

Es scheinen alle Arten Granula vorzukommen, wenigstens habe ich, ebenso wie van Enden[3]) eosinophile Körner häufig nachweisen können, und zwar auch ohne gleichzeitige Anwesenheit von Charcot-Leydenschen Kristallen und Parasiteneiern. Besonders reichlich scheinen eosinophile Leukozyten bei gewissen periodisch exazerbierenden Proktitiden vorzukommen [Neubauer und Stäubli[4]), Langstein[5])]. Vereinzelte Fettropfen sind gewöhnlich im Protoplasma vorhanden. Nach Nothnagel[6]) sind diese gut erhaltenen Leukozyten — und nur diese — manchmal mit Bilirubin imbibiert.

β) Vergrösserte Formen (bis zum Doppelten und Dreifachen der Mundplattenepithelien nach Nothnagel). Sie sind zum Teil nur durch Vakuolenbildung aufgeblähte gewöhnliche Exemplare. Wirkliche grosse Leukozyten hat

---

1) Zitat s. S. 55 sub 3. S. 161.
2) Zitat s. S. 58 sub 2.
3) Weekblad van het Nederlandsch Tijdschr. voor Geneeskunde. 1902. No. 9.
4) Münchener med. Wochenschr. 1906. Nr. 49.
5) Berliner klin. Wochenschr. 1908. Nr. 26.
6) Zitat s. S. 55 sub 3. S. 106.

Nothnagel[1]) bei Darmtuberkulose und bei Ruhr beobachtet, und bezeichnet sie als „Riesenzellen", ohne aber hervorzuheben, dass sie mehrkernig gewesen seien. Ich selbst habe bei Dysenterie wiederholt Phagozyten beobachtet: Einschlüsse von roten Blutkörperchen in grossen einkernigen Rundzellen.

γ) Verschollte Rundzellen, von mir häufig neben verschollten Epithelien (s. diese) beobachtet.

δ) Mehr oder weniger zerfallene oder verdaute Zellen. Diese sieht man nur in ganz kleinen Schleimfetzen. Es gilt von ihnen dasselbe, was von den angedauten Epithelien gesagt wurde, sie sind aber leichter zu erkennen als jene wegen der charakteristischen Kernfiguren. Nach Sahli[2]) konkurriert mit den Verdauungssäften zur Zerstörung der Eiterkörperchen noch die Fäulnis, die in der Tat in den Fällen, wo Eiter durch den Stuhl entleert wird, besonders stark zu sein pflegt. Sie lässt übrigens die Kerne länger intakt als das Pankreassekret[3]).

c) Mikrochemische Reaktionen: vergl. Epithelzellen.

d) Diagnostische Gesichtspunkte: Wenn man von den Stühlen Neugeborener absieht, in deren schleimigen Anteilen schon normalerweise einzelne Leukozyten vorkommen sollen [Lynch[4])], so bedeutet die Anwesenheit spärlicher Leukozyten zwischen den Epithelzellen des Fäzesschleimes zunächst nichts weiter, als dass ein etwas stärkerer Reizzustand der Darmschleimhaut vorliegt. „Beim einfachen Darmkatarrh (akuten sowohl wie chronischen) kommt eitriger, d. h. an Rundzellen sehr reichlicher Schleim, wie man ihn z. B. bei katarrhalischer Bronchitis oder Cystitis sieht, nicht zur Beobachtung. Das Vorhandensein desselben in den Dejektionen weist auf ulzeröse Prozesse hin." Dieser Satz Nothnagels, welcher allgemein akzeptiert ist, muss nach den Erfahrungen bei der sog. suppurativen Colitis dahin modifiziert werden, dass schwere (akute und chronische) Entzündungsprozesse der Dickdarmschleimhaut auch ohne Geschwürsbildung vorkommen, bei denen rein eitriges, eventuell mit wenig Schleim oder Blut vermengtes Sekret mit den Fäzes entleert wird. Andererseits führt ein Geschwür nicht notwendig zur Eiterabsonderung. Es gibt zahlreiche ulzeröse Prozesse, bei denen kein Eiter beobachtet wird, ja selbst beim Durchbruch perityphlitischer Abszesse kann der Eiter durch Verdauung und Fäulnis so sehr verändert werden, dass er in den Fäzes nicht mehr kenntlich ist (Sahli). Im allgemeinen werden die Eiterkörperchen um so besser erhalten sein, je tiefer im Darme die Ulzerationen gelegen sind. Halbverdaute Eiterzellen in kleinen (mikroskopischen) Schleimflocken weisen auf Dünndarmursprung hin (Typhus, Tuberkulose). Im übrigen wird man Schlüsse auf die Art der Ulzeration (ob Perforation, Diphtherie, Lues, Neoplasmen etc.) aus den Eiterzellen allein nicht ziehen können. Die oben erwähnten periodisch exazerbierenden Proktitiden mit herdförmigen Auflägerungen auf der Schleimhaut, in denen sich sehr reichliche eosinophile Leukozyten und Charcot-Leydensche Kristalle finden, werden von Neubauer und Stäubli in Parallele gestellt zu der asthmatischen Bronchitis.

5. Rote Blutkörperchen.

Wenn frisches, aus den untersten Abschnitten des Darmes stammendes Blut dem Kote beigemischt ist, so sieht man mikroskopisch (aber nicht immer!) die Formen der roten Blutkörperchen noch wohl erhalten, bei saurer Reaktion eventuell auch Stechapfelformen. Hat das Blut länger im Darme ver-

---

1) Zitat s. S. 55 sub 3. S. 106.
2) Lehrbuch der klinischen Untersuchungsmethoden. Leipzig und Wien 1899. S. 449.
3) Zitat s. S. 62 sub 1.
4) Zitat s. S. 54 sub 4. S. 121.

weilt oder ist es höheren Teilen entsprungen, so erkennt man sie allenfalls noch an den Schattenfiguren des Stromas, in der Regel aber überhaupt nicht mehr, da sie noch weniger als andere Zellen gegen die Verdauungssäfte widerstandsfähig sind.

Ihre diagnostische Bedeutung ist insofern nicht gering, als manchmal auch beim Fehlen makroskopisch erkennbarer Blutspuren „ganz unbedeutende Haufen" von roten Blutkörperchen im mikroskopischen Präparat gesehen und für die Diagnose verwertet werden können [Nothnagel[1])]. Solche mikroskopischen Blutspuren gehen nach Nothnagels Beobachtungen nicht selten grösseren Blutungen (z. B. aus Typhusgeschwüren) voraus.

Im allgemeinen deuten die mikroskopischen Blutspuren ebenso wie die makroskopischen auf die Anwesenheit von Geschwüren hin. Nothnagel sagt darüber: „Wenn Blut im Stuhle auftritt unter Verhältnissen, welche überhaupt an die Möglichkeit von Geschwüren denken lassen, so wird diese Erscheinung mit einer sehr grossen Wahrscheinlichkeit für Geschwüre sprechen". Aus dieser Fassung ist ersichtlich, dass in einzelnen Fällen Blutungen auch ohne Geschwüre auftreten können (venöse Stauungen, Katarrhe ohne Ulzerationen) und dass andererseits Blutabgang bei Geschwüren keine konstante Erscheinung ist. Ja, bei katarrhalischen und tuberkulösen Geschwüren gehören sie sogar zu den „allerungewöhnlichsten Ausnahmen". Für die Beurteilung des Sitzes und der Art blutender Geschwüre kommt neben den Veränderungen der Blutkörperchen und der Blutfarbe die Art der Mischung des Blutes mit dem Kote und die gleichzeitige Anwesenheit anderer Produkte der Darmwand (Schleim, Eiter, Gewebsbestandteile) in Betracht (vergl. S. 42 ff.).

6. Gewebsbestandteile.

Hier handelt es sich entweder um Teile von Geschwülsten der Darmwand oder um nekrotische Schleimhautfetzen. Zu den ersteren gehören: Polypen, Stücke von Hämorrhoidalknoten, Karzinome und in seltenen Fällen Lipome [Lambl[2])]. Nekrotische Stücke der Darmwand kommen in grösseren Exemplaren wohl nur bei der Invagination und allenfalls bei der tropischen Ruhr [Kartulis[3])] vor. Bei der einheimischen Dysenterie gehen meist nur kleine Fetzen ab. Kleinste (mikroskopische) Schorfteilchen sollen sich nach Curschmann[4]) auch beim Typhus in der 2. und 3. Woche gelegentlich im Stuhle finden. Bei allen anderen Formen von Ulzerationen, insbesondere bei katarrhalischen und tuberkulösen, werden sie konstant vermisst (Nothnagel).

Für die mikroskopische Erkennung von Geschwulstteilen und Gewebsfetzen lassen sich keine allgemeinen Regeln geben. Insbesondere bei Gewebsfetzen kann die Unterscheidung von Nahrungsresten (Bindegewebe) sehr schwierig werden, zumal auch in ihnen die Kerne durch Fäulnis (Dysenterie) oder Verdauung (Invagination) vor der Entleerung zugrunde gehen. Ehe man nicht in röhrenförmigen Abgängen Reste der Drüsenstruktur der Schleimhaut erkannt hat, soll man mit der Annahme einer Invagination vorsichtig sein!

---

1) Zitat s. S. 55 sub 3. S. 236 ff.
2) Zitat s. S. 97 sub 1.
3) Dysenterie (in Nothnagels Handbuch der spez. Pathologie und Therapie). Wien, Hölder. 1896. S. 70.
4) Typhus abdominalis (in Nothnagels Handbuch der spez. Pathologie und Therapie). Wien, Hölder. 1898. S. 199.

VI. Zufällige Bestandteile.

Abgesehen von den Parasiten, den Protozoen und Mikroorganismen, geben von den hierher gehörigen Dingen die im Körper selbst gebildeten nur selten Veranlassung zur mikroskopischen Untersuchung. Eher ist das bei den von aussen eingeführten Fremdkörpern der Fall, die mit blossem Auge allein nicht immer zu identifizieren sind (Fliegenlarven, Milben etc.). Bekannt sind die Beispiele von Virchow[1]), der für Darmparasiten gehaltene Abgänge als Apfelsinenschläuche erkannte, und von Eichhorst[2]), der einmal einen verholzten Spargel, ein anderes Mal Anhäufungen von Steinzellen aus Birnen als Ursachen starker Darmbeschwerden feststellte. Um von aussen eingeführte Sandkörner von dem im Darm selbst gebildeten Darmgries zu unterscheiden, kann unter Umständen die mikroskopische Untersuchung von Nutzen sein, da in verhältnismässig vielen Fällen von Steinbildung innerhalb des Darmes eine organische Grundsubstanz der Konkremente festgestellt werden konnte [Laboulbène[3]), Dieulafoy[4]), Eichhorst[5]) u. a.]. Dies gilt speziell auch für die sogen. Hafersteine (Avenolithen) und die Haarkugeln (vergl. S. 45). Uebrigens können auch grössere Fremdkörper die Ursache zu Steinbildungen abgeben (Leichtenstern[6])]. Für die Untersuchung derartiger Fälle ist es natürlich erforderlich, zunächst die Salze zu entfernen.

Als ein interessanter Beleg dafür, wie wertvoll unter Umständen mikroskopische Untersuchungen der Fäzes werden können, möge noch erwähnt werden, dass Netolitzky[7]) die Art der Nahrung der Pfahlbautenbewohner auf diesem Wege hat ermitteln können.

---

1) Virchows Arch. 52. 1871. S. 558.
2) Lehrbuch der physikalischen Untersuchungsmethoden. Braunschweig 1889. 3. Aufl. S. 240.
3) Arch. génér. de médecine. 1873. p. 641, und Bulletin de l'Académie de médecine. 1873. No. 46. (Zitiert nach Eichhorst.)
4) Presse méd. 1897. Mars 10, und Bull. de l'acad. 1897. T. 37. (Zitiert nach Eichhorst.)
5) Deutsches Arch. f. klin. Med. 68. 1900. S. 1 ff.
6) In v. Ziemssens Handbuch der spez. Pathologie u. Therapie. Bd. VII. 2. 1876.
7) Korrespondenzbl. d. deutschen anthropolog. Gesellsch. 1900. Nr. 8.

III. Abschnitt.

Die chemische Untersuchung der Fäzes.

I. Methodik.

1. **Abhängigkeit der Fäzesbestandteile von den chemischen Prozessen innerhalb des Verdauungskanales:** Die Methodik der chemischen Fäzesanalyse setzt eine genaue Kenntnis der innerhalb des Verdauungsschlauches ablaufenden chemischen Vorgänge voraus. Auf dieselben kann hier nicht näher eingegangen werden, doch seien einige Bemerkungen erlaubt. Es handelt sich im wesentlichen um die beiden grossen nebeneinander verlaufenden resp. ineinander übergehenden oder miteinander konkurrierenden Prozesse der Verdauung und der Zersetzung der Nahrungsmittel. Was die Verdauung betrifft, so sind wir zwar über die einzelnen Phasen derselben gut unterrichtet, wenn auch nicht so vollständig, dass nicht noch neue Tatsachen — wie die Entdeckung der Enterokinase und des Erepsins gelehrt hat — unsere Anschauungen erheblich zu modifizieren imstande wären. Weniger gut unterrichtet sind wir über das Ineinandergreifen der verschiedenen Phasen der Verdauungstätigkeit, obwohl auch hierin dank der Pawlowschen Schule eine Besserung sich anbahnt. Besonders muss der weit verbreiteten Ansicht entgegengetreten werden, dass mit dem Eintritt des Chymus in den Dickdarm die Verdauung der Nahrungsmittel ihr Ende erreicht habe. Diese Ansicht ist nur insofern zutreffend, als allerdings die Dickdarmschleimhaut sich aktiv (durch Absonderung von Fermenten) nicht mehr an der Verdauung beteiligt, wohl aber dienen wenigstens die oberen Kolonteile als ein Reservoir, in welchem die im Dünndarm eingeleiteten, aber noch nicht völlig abgelaufenen Verdauungsprozesse zu Ende geführt werden können. Hier ist der Ort, wo der Wirkung der noch restierenden Verdauungssäfte eine scharfe Konkurrenz durch die Tätigkeit der Mikroorganismen erwächst. Für die Fäulnisprozesse — das wissen wir jetzt sicher — gibt es unter normalen Verhältnissen an der Ileozökalklappe eine scharfe Grenze. Oberhalb derselben ist der Speisebrei frei von Fäulnisprodukten, unterhalb derselben sind sie konstant nachweisbar. Von den verschiedenen Ursachen, welche zu dieser Veränderung führen, ist jedenfalls die wichtigste die Stagnation, der die bis dahin schnell bewegten Massen unterhalb der Klappe anheimfallen. Im Gegensatz zu dem plötzlichen Einsetzen der Fäulnis an dieser Stelle beginnt die bakterielle Zersetzung der Kohlehydrate bereits im Dünndarm, wenn auch, wie es scheint, normalerweise erst in den tiefsten Abschnitten. Sie setzt sich aber noch bis in den Dickdarm fort, ja sie erreicht erst in den oberen Teilen desselben ihr Maximum. Kohlehydratgärung schliesst dabei die Eiweissfäulnis nicht ganz aus; beide können nebeneinander bestehen.

In den Fäzes erscheinen als Residuen der Verdanungsprozesse: die Nahrungsschlacken, ferner unverdaute — aber an sich verdauliche — Nahrungsbestandteile
und die Reste der in den Verdauungsschlauch ergossenen Sekrete (vergl. S. 1).
Die aus den Nahrungsmitteln durch die Verdauuungssäfte gebildeten löslichen Verdauungsprodukte werden im Kote nicht angetroffen; sie werden durch Resorption
fortgeschafft. Die Produkte der Zersetzungsvorgänge werden ebenfalls zum Teil
von der Darmschleimhaut aufgesaugt, zum anderen Teil werden sie entleert,
u. z. als Zersetzungsprodukte der Kohlehydrate: flüchtige Fettsäuren, Milchsäure,
Bernsteinsäure, Alkohol, CO_2, H_2, CO_4; von den Fäulnisprodukten: Indol, Phenol,
Skatol, CO_2, H_2, NH_3, H_2S etc., ferner als Nebenprodukte der mit der Fäulnis
verbundenen Reduktionsprozesse: Hydrobilirubin, Koprosterin u. a. Ausserdem gehören hierin alle diejenigen Stoffe, welche in den Leibern der zahllosen
von den Zersetzungsprozessen lebenden Mikroorganismen aufgespeichert sind.
Diese haben bisher nur sehr mangelhafte Berücksichtigung erfahren.

Das Verhältnis, in welchem Nahrungsreste, Reste der Verdauungssäfte und
Zersetzungsprodukte in den Fäzes erscheinen, unterliegt grossen Schwankungen,
je nach der Art und Menge der eingeführten Nahrungsstoffe, nach den individuellen Bedürfnissen des Stoffwechsels und der individuellen Leistungsfähigkeit
der Verdauungsorgane, weiterhin aber ganz besonders nach dem Verhalten der
verschiedenen Funktionen des Darmes (Sekretion, Motilität, Resorption) und dem
Zustand der Darmwand. Man kann nur ganz allgemein sagen, dass die normale
Kotbeschaffenheit abhängig ist von dem regelrechten Ineinandergreifen dieser
verschiedenen Faktoren, und dass es vielfach unüberwindliche Schwierigkeiten
macht, aus der Zusammensetzung der Fäzes die spezielle Art der Darmstörung
zu erkennen. Unter pathologischen Verhältnissen können weiterhin den Fäzes
noch Entzündungsprodukte der Darmwand beigemischt werden, die oft in intensiver Weise der Fäulnis anheimfallen. Dadurch werden die chemischen Prozesse
noch mehr kompliziert.

2. Entwicklung der Methodik der Fäzesanalysen: Die ersten
systematischen Fäzesanalysen verdanken wir den Stoffwechsel- und Ausnutzungsversuchen der Münchener physiologischen Schule. Um die Menge der vom Körper
aufgenommenen Nahrungsstoffe zu messen, war es nötig, den Teil, welcher
unverdaut den Darmkanal verlässt, genau zu kennen. Zu dem Zwecke wurde
der Gesamt-N-Gehalt und die Menge des Aetherextraktes der Fäzes ermittelt und
aus dem ersteren der Eiweissverlust, aus der letzteren der Fettverlust berechnet.
Ausserdem wurde der Aschegehalt bestimmt, und was nach Abzug dieser
3 Summanden von der trockenen Fäzesmasse übrig blieb, als Kohlehydratverlust
angesehen. Gegen die Zuverlässigkeit dieser Methodik sind sehr bald Einwände
erhoben worden, insbesondere dahingehend, dass sowohl unter den N-haltigen
Körpern wie im Aetherextrakt der Fäzes Substanzen vorhanden sind, die nicht
als Reste des Nahrungseiweisses resp. Nahrungsfettes zu betrachten sind. Diese
Stoffe pflegt man als Reste der in den Verdauungskanal ergossenen Sekrete oder
allgemeiner als Körperausscheidungen zu bezeichnen, doch sind darin auch manche
Substanzen anderer Herkunft (z. B. für den N die Leiber der Mikroorganismen,
für den Aetherauszug Lipoide) vertreten. — Jedenfalls waren die Einwände berechtigt, und die Voitsche Schule hat selbst das Meiste dazu beigetragen, die
Grösse der Körperausscheidungen durch sorgfätige Analysen des Hungerkotes etc.
zu normieren. Diese Normierung gelingt aber nur generell, nicht für den einzelnen
Fall; wir können in einem gegebenen Kote nicht feststellen, wieviel N und Fett
auf die Nahrungsstoffe und wie viel auf die Körperausscheidungen kommt, und
dessen müssen wir uns bei Ausnutzungsversuchen stets bewusst bleiben. Für die

Kohlehydrate fällt allerdings diese Fehlerquelle fort, dafür war aber die von der Münchener Schule eingeführte Methode der Berechnung derselben höchst ungenau. Unter den Kohlehydratresten der Fäzes befinden sich ausserdem leicht und schwer verdauliche Teile (Stärke und Zellulose), die eine sehr verschiedene Würdigung bei der Beurteilung des Ausnutzungsversuches erfordern. Eine Trennung dieser beiden durch direkte Bestimmung der Stärkereste in den Fäzes ist bisher nur in den seltensten Fällen versucht worden. Erst in der jüngsten Zeit ist es gelungen, auch hierin zu einer zuverlässigen Methode zu gelangen. Ein neuer Gesichtspunkt ist in die Ausnutzungsversuche durch die kalorimetrische Untersuchung der Fäzes gebracht worden. Bisher liegen aber nur erst wenige Analysen dieser Art vor [Lohrisch[1])].

Mit der Uebertragung der ursprünglich rein physiologischen Stoffwechsel- und Ausnutzungsversuche auf die Klinik haben sich die Schwierigkeiten einer exakten Berechnung und richtigen Würdigung der Nahrungsmittelreste in den Fäzes noch vermehrt. Vor allem erweist sich die Abgrenzung des auf eine bestimmte Periode treffenden Kotes (vergl. S. 6) bei Kranken häufig als sehr schwer. Sind Durchfälle vorhanden, so müssen wir meist ganz darauf verzichten, es sei denn, dass wir durch grosse zeitliche Ausdehnung des Versuches den Fehler einer ungenauen Kotabgrenzung kompensieren können. Handelt es sich um Magen- und Darmkranke, so ist die Auswahl der Kost von der grössten Bedeutung. Es genügt hier durchaus nicht immer, dem Einzelnen eine seinem Zustande angepasste Diät zu geben, sondern man muss vielfach, um vergleichbare Resultate zu haben, jedem zu Untersuchenden dieselbe, qualitativ und quantitativ gleiche Kost (Probediät, s. S. 5) geben. Ja, wollte man ganz korrekt verfahren, so müsste man sich vorher über das Kalorienbedürfnis des Einzelnen genau unterrichten und danach eventuell das Quantum der Probediät modifizieren. Nur auf diesem Wege liesse sich z. B. die sehr erwünschte Auskunft über die individuellen Verschiedenheiten der Darmleistung gewinnen.

Mehr dem klinischen Bedürfnisse entsprungen sind die Methoden, welche auf die Erkennung und Bestimmung der Zersetzungsprodukte in den Fäzes ausgehen. Sie sind grösstenteils von der Urinuntersuchung auf die Kotuntersuchung übertragen worden, und es hat sich dabei immer deutlicher herausgestellt, dass die meisten derartigen Produkte, soweit sie im Urin vorkommen, aus dem Darmkanal resorbiert werden (unter Umständen auch dann, wenn sie in den Fäzes selbst gar nicht mehr nachweisbar sind). Das gilt z. B. für die flüchtigen Fettsäuren, Phenol, Indol, Hydrobilirubin und von pathologischen Substanzen für die selten vorkommenden Diamine, teilweise auch für das Azeton etc. Leider besteht dabei kein proportionales Verhältnis zwischen Bildung und Resorption, so dass weder die alleinige Messung der im Urin noch der in den Fäzes erscheinenden Quantitäten einen Rückschluss auf die Menge des Gebildeten gestattet. Das könnte höchstens die gleichzeitige Bestimmung beider, aber dazu fehlt es bisher — was die Fäzes betrifft — vielfach noch an geeigneten quantitativen Methoden. Auch darf nicht vergessen werden, dass manche derartigen Produkte, beispielsweise die flüchtigen Fettsäuren, während ihrer Passage durch den Körper zum Teil zerstört werden. Andere, wie das Azeton, gelangen ausserdem mit der Atmungsluft aus dem Körper heraus.

Vornehmlich dem klinischen Interesse dienen weiterhin die Methoden zum Nachweis von Schleim, Blut, Gallenfarbstoffen, gelösten Eiweisskörpern etc. Sie sind gleichfalls meist von der Urinuntersuchung übernommen, doch hat sich dabei

---

1) Zeitschr. f. physiolog. Chemie. 41. 1904. S. 308.

·häufig die Notwendigkeit gewisser Modifikationen ergeben, bezüglich derer auf die betreffenden Kapitel verwiesen werden muss.

3. **Qualitative und quantitative Analyse:** Aus dem Vorstehenden ergibt sich, dass wir, je nach dem Zweck der Untersuchung, bald qualitative, bald quantitative Untersuchungen der Fäzes nötig haben. Für die quantitativen Analysen sei hier nochmals darauf hingewiesen, dass eine unerlässliche Vorbedingung für dieselben eine genaue Kotabgrenzung ist. Da die Passage der Ingesta durch den Verdauungskanal mit wechselnder Schnelligkeit erfolgt, und die Absetzung der Fäzes nicht immer in regelmässigen Zwischenräumen und nur selten täglich in gleicher Menge geschieht, so ist es ferner notwendig, für quantitative Untersuchungen die Exkremente mehrerer gleicher Versuchstage (wenigstens 3) zu sammeln und die Menge der Ausscheidung für 24 Stunden als Mittelmass zu berechnen[1]). In klinisch-diagnostischer Hinsicht sind quantitative Fäzesanalysen fast ausschliesslich zur Ermittlung der unverdauten Nahrungsreste im Gebrauch. Für die übrigen Stoffe begnügen wir uns in praxi in der Regel mit qualitativen Proben. Es kann indes nicht geleugnet werden, dass eine genauere quantitative Kenntnis vieler mit den Fäzes ausgeschiedener Substanzen sehr wünschenswert wäre. Unsere Darstellung wird zeigen, dass hier noch mancherlei Lücken auszufüllen sind.

4. **Untersuchung des frischen und getrockneten Kotes:** Für die Zwecke der Klinik ist es im allgemeinen üblich, den frischen Kot vornehmlich zur makroskopischen und mikroskopischen, eventuell auch zur bakterioskopischen Untersuchung zu verwenden und die chemischen Proben erst nach der Trocknung vorzunehmen. Für quantitative Analysen, die sich über mehrere Tage erstrecken, erspart man dadurch viel Zeit, da die Durchschnittsprobe des Gesammelten genommen werden kann. Man hat aber dabei zu bedenken, dass durch den Eindampfungsprozess an sich, auch wenn derselbe unmittelbar nach der Absetzung der Fäzes begonnen wird, chemische Veränderungen im Kote vor sich gehen können, die zum Teil unübersehbar sind. So kann man sich beispielsweise vor einem N-Verlust beim Eindampfen nur durch den Zusatz von etwas Schwefelsäure schützen. Flüchtige Substanzen aller Art gehen mehr oder weniger vollständig verloren und können unter allen Umständen nur in den frischen Entleerungen bestimmt werden. Man sollte deshalb sich überhaupt mehr mit der Analyse des frischen Kotes befassen und wenigstens die qualitativen Untersuchungen auf Eiweiss, Gallen- und Blutfarbstoffe und andere leicht zersetzbare Körper prinzipiell mit der makroskopischen und mikroskopischen Durchmusterung verbinden. Die Widerwärtigkeiten, welche der Untersuchung des frischen Kotes anhaften, lassen sich durch reinliches Hantieren auf ein Minimum reduzieren[2]).

5. **Gang der Analyse:** Der Gang der chemischen Manipulationen richtet sich naturgemäss nach dem speziellen Zweck der Untersuchung. Allgemeine Regeln lassen sich nicht geben und sind auch kaum erforderlich, da eine erschöpfende Analyse sämtlicher Kotbestandteile nur in den seltensten Fällen verlangt wird. Folgendes soll nur zur Orientierung dienen:

Nach Wägung der vorhandenen Menge und Feststellung der allgemeinen Eigenschaften (Reaktion, Trockensubstanz) kann man entweder die Gesamtmenge in Arbeit nehmen (wenn es sich um die Untersuchung auf eine bestimmte

---

1) Diese Regeln ausser acht gelassen zu haben ist ein grosser Nachteil der v. Oefeleschen Untersuchungen (Statistische Vergleichstabellen zur praktischen Koprologie bei fieberlosen Patienten. Jena, Fischer. 1904), die deshalb für die Wissenschaft leider wenig brauchbar sind.

2) Auch Emmet und Grindley (Journ. Americ. Chemical Society. 31. 1909. p. 569) plädieren für die Verwendung des frischen Kotes zu chemischen Analysen.

Substanz handelt), oder in getrennten Portionen die verschiedenen Bestandteile aufsuchen.

In den Wasserextrakten der Fäzes, die man zur Verhütung von Zersetzungen mit Thymol- oder Chloroformwasser anfertigt, befinden sich ausser einem Teil der Farbstoffe: lösliche Albuminate, Peptone, Fermente, einige flüchtige Fettsäuren, Zucker und ein Teil der Salze. Nach Ury[1]) enthält das Wasserextrakt den grössten Teil der Körperausscheidungen.

In das Destillat der mit Wasser verdünnten und mit Mineralsäure angesäuerten Fäzes gehen über: flüchtige Fettsäuren, Phenol, Indol, Skatol, Alkohol, Azeton, H_2S.

Zieht man die angesäuerten Fäzes mit Alkohol und später mit Aether aus, so erhält man in den Auszügen: die Fette (freie Fettsäuren, Neutralfette und die Fettsäuren der Seifen), Milchsäure, Cholesterin, Lezithin, Blutfarbstoffe, Gallenfarbstoffe, Gallensäuren, Zucker und einen Teil der Salze, ferner ev. Glykoside, Chlorophyllan, Leuzin, Thyrosin und Diamine.

Im Rückstand nach der Destillation und der Extraktion mit Alkohol und Aether verbleiben event.: Keratin, Elastin, Nuklein, Zellulose, Amylum, Dextrin, Gummi. Die 3 letzteren lassen sich durch kochendes Wasser ausziehen.

Für die Untersuchung auf anorganische Stoffe ist eventuell eine Trennung 1. der in Alkohol löslichen Stoffe, 2. der in verdünnter Essigsäure, 3. der in Salzsäure löslichen Bestandteile von den darin unlöslichen Körpern vor der Veraschung erforderlich, wenn man eine genügende Kentnis der wirklich vorhandenen anorganischen Säuren und Metalle erlangen will (Hoppe-Seyler).

II. Allgemeine Eigenschaften.

1. Reaktion.

a) Untersuchungsmethoden.

α) Qualitative Prüfung: Die einfachste und allgemein übliche Methode der Reaktionsprüfung der Fäzes besteht darin, dass man je einen Streifen vorher mit destilliertem Wasser angefeuchteten roten und blauen Lackmuspapiers mit dem Kote in Berührung bringt und auf der nicht beschmutzten Seite den event. Farbenwechsel beobachtet. v. Koziczkowsky[2]) zieht es vor, ein kleines Kotteilchen in einigen Kubikzentimetern dünner wässeriger Lackmuslösung zu suspendieren. Dabei ist zu beachten, dass man die Prüfung an möglichst frischem Kot vornehmen muss, weil unter Umständen schon bald nach der Entleerung Veränderungen eintreten, welche die Reaktion sowohl nach der sauren wie nach der alkalischen Seite hin beeinflussen können. Ferner muss der Kot vor der Prüfung künstlich durchmischt werden, da sowohl die Oberfläche häufig anders reagiert als die tieferen Teile, als auch bei gleichzeitigem Vorhandensein fester und flüssiger Bestandteile die einzelnen Portionen verschieden reagieren können. Sind Produkte der Darmwand (Schleim, Blut, Eiter) anwesend, so soll man sie vor der Prüfung entfernen. Schliesslich müssen härtere Fäzes vorher mit ausgekochtem destillierten Wasser verrührt werden, weil die trockenen Massen ungenügend auf das Reagens einwirken.

---

1) Festschrift für Salkowski. 1904. S. 375; Arch. f. Verdauungskrankh. 14. 1908. S. 411.
2) Deutsche med. Wochenschr. 1904. Nr. 33.

Will man die Reaktion der Fäzes gegen verschiedene Indikatoren prüfen, so macht man am besten ein Extrakt der Fäzes mit ausgekochtem destillierten Wasser, indem man die gründlich damit verriebenen Fäzes filtriert. Das Extrakt reagierte in Hemmeters[1]) Versuchen stets ebenso wie die Fäzes, aus denen es bereitet war. Prüft man dasselbe vergleichsweise mit Kochenille, Phenolphthaleïn, Lackmus und anderen Indikatoren, so wird man häufig geringe Unterschiede finden, z. B. bei neutraler Reaktion gegen Lackmus schwach saure gegen Phenolphthaleïn oder schwach alkalische gegen Kochenille. Es beruht das auf der verschiedenen Empfindlichkeit der einzelnen Indikatoren gegen gewisse flüchtige Stoffe (Kochenille und Methylorange sind wenig empfindlich gegen CO_2; Phenolphthaleïn reagiert träge, Kurkuma dagegen sehr scharf auf NH_3 usw.). Nach v. Oefele[2]) reagiert lackmusalkalischer Kot in der Regel nicht alkalisch gegenüber Phenolphthaleïn und Methylorange. Vorläufig empfiehlt es sich deshalb, bei dem Lackmus zu bleiben und zwar in der Form des aus dem reinen Farbstoff dargestellten Azolithminpapiers. Erwähnt sei noch, dass wir im Gegensatz zu Lynch[3]) eine amphotere Reaktion, wie im Urin, an den Fäzes niemals beobachtet haben.

β) Quantitative Prüfung (Azidimetrie, Alkalimetrie): Die Azidimetrie der Fäzes wurde zuerst von Rubner[4]) an einem stark sauren Brotkote ausgeführt, und zwar in der Weise, dass er den verdünnten Kot mit einer Barytlösung von bekanntem Gehalte neutralisierte. Spätere Untersucher [Blauberg[5]), Boas[6])] haben sich nach Analogie der Mageninhaltsuntersuchung der $^1/_{10}$ Normal-Natronlauge bedient und als Indikator entweder Phenolphthaleïn zugesetzt oder auf Lackmuspapier getüpfelt. Für alkalische Fäzes würde man $^1/_{10}$ Normal-Salzsäure oder Schwefelsäure nehmen.

Ausführung: Es werden 20—50 g des frischen Kotes in einem Mörser mit der zehnfachen Menge destillierten Wassers gründlich durchmischt und mit $^1/_{10}$ Normal-Natronlauge (resp. $^1/_{10}$ Normal-Salzsäure) sorgfätig titriert, indem nach Zusatz von je $^1/_2$ bis $^1/_{10}$ ccm gut umgerührt wird. Bei durchsichtiger Masse kann Phenolphthaleïn als Indikator dienen, doch ist es besser, die Tüpfelmethode mit neutralem Lackmuspapier anzuwenden. Im ersteren Falle ist die Reaktion mit Eintritt der dauernden Rotfärbung beendet, im letzten Falle dann, wenn eine leicht blau verfärbte Zone um den übertragenen Tropfen entsteht (sauren Kot vorausgesetzt).

Man berechnet die Gesamtazidität für 100 g frischen Kot, d. h. man multipliziert die Anzahl der gefundenen Kubikzentimeter $^1/_{10}$ Normal-Natronlauge bei Anwendung von 20 g frischen Kots mit 5, bei 50 g mit 2 usw.

b) Stoffe, welche die Reaktion der Fäzes bedingen.

Die Reaktion der Fäzes ist auch im normalem Zustande nicht immer eine gleichmässige, doch kann man im allgemeinen sagen, dass bei zweckmässiger Ernährung und gesunder Verdauung die Abweichungen von der neutralen Reaktion stets nur geringe sind. Wie soeben erwähnt, zeigt manchmal das gegen Lackmus-

1) Pflügers Arch. 81. 1900. S. 157.
2) Statistische Vergleichstabellen zur praktischen Koprologie. Jena, Fischer. 1904.
3) Zitat s. S. 54 sub 4.
4) Zeitschr. f. Biologie. 15. 1879. S. 159.
5) M. Blauberg, Experimentelle und kritische Studien über Säuglingsfäzes etc. Berlin 1897. S. 42.
6) J. Boas, Diagnostik und Therapie der Darmkrankheiten. Leipzig 1898. S. 103.

neutrale Fäzesextrakt bei Anwendung anderer Indikatoren Abweichungen der Reaktion, welche nach Analogie der von Matthes und Marquardsen[1]) für den Dünndarminhalt festgestellten Tatsachen darauf schliessen lassen, dass der CO_2-Gehalt, vielleicht auch der Gehalt an anderen gasförmigen Stoffen, für die Reaktion normaler Fäzes von Bedeutung sind. Bei grösseren Abweichungen nach der alkalischen Richtung kann man sich leicht davon überzeugen, dass in der Regel reichlich NH_3 vorhanden ist [Fischer[2])]. In solchen Stühlen ist die faulige Zersetzung der Eiweisskörper über das gewöhnliche Mass hinausgegangen. Bei ausgesprochen saurer Reaktion sind stets Fettsäuren nachweisbar und zwar entweder die flüchtigen Fettsäuren (und Milchsäure) oder höhere Fettsäuren. Ersteres kommt bei Ueberwiegen der Kohlehydratgärung vor; letzteres bei reichlichem Fettgehalt der Fäzes.

Gegenüber diesen Faktoren spielen fixes Alkali resp. anorganische Säuren, überhaupt die Asche, eine nur verhältnismässig geringe Rolle, obwohl sie in manchen Fäzes einen nicht geringen Prozentsatz sämtlicher Bestandteile ausmachen. Der überschüssige Alkaligehalt der Asche gewisser Kotarten findet gewöhnlich organische Säuren genug zur Bindung. So ist in sauren Fettstühlen die Menge der Seifen oft ebenso gross und selbst grösser als die der freien Fettsäuren. In gärenden Stühlen finden sich ähnliche Verhältnisse. Näheres über das Ineinandergreifen der verschiedenen hier genannten Faktoren siehe bei Fischer[2]).

c) Faktoren, welche die Reaktion der Fäzes beeinflussen.

α) Zersetzungsvorgänge: Aus dem Vorstehenden geht schon hervor, dass die Zersetzungsvorgänge innerhalb des Darmkanals in vielen Fällen von entscheidendem Einfluss auf die Reaktion der Fäzes sind. Je nach dem Ueberwiegen der Gärung oder der Fäulnis haben wir bald saure bald alkalische Reaktion. Wie bekannt, ist die Art und Stärke der Zersetzungsvorgänge wieder abhängig von der Ernährung, in der Weise, dass bei kohlehydratreicher Nahrung die Gärung und bei vorwiegender oder ausschliesslicher Fleischnahrung die Fäulnis in den Vordergrund tritt. Bei rationellem Verhältnis beider Gruppen von Nahrungsmitteln halten sich auch Gärung und Fäulnis in den Fäzes die Wage; durch schlackenfreie Nahrung werden die Zersetzungsprozesse überhaupt eingeschränkt. Vollständig ausgeschaltet sind sie aber eigentlich niemals. Im Mekonium und im Hungerkote sind wohl die Körperausscheidungen massgebend für die Reaktion: beide reagieren schwach sauer und zwar in Folge ihres Gehaltes an freien (höheren) Fettsäuren. Bei Reizzuständen und Katarrhen tendiert die Reaktion nach der alkalischen Seite wegen der Fäulnis der Absonderungsprodukte der Schleimhaut (Serum, Schleim).

β) Nahrung: Es seien zunächst einige charakteristische Kotarten erwähnt: Der Säuglingskot reagiert verschieden, je nachdem das Kind Muttermilchnahrung oder Kuhmilchnahrung bekommt. Im ersteren Falle ist die Reaktion nach der übereinstimmenden Angabe aller Autoren schwach sauer, woran teils höhere Fettsäuren aus dem Milchfett, teils Milchsäure, nur in geringem Masse flüchtige Fettsäuren beteiligt sind. Blauberg[3]) fand die Gesamtazidität des Frauenmilchkotes während der ersten Lebenswoche = 25 Norm.-NaOH, wovon 1,875 ccm auf flüchtige Stoffe entfielen. Nach Hellström[4]) und Langstein[5])

---

1) Verhandlungen des 16. Kongresses f. innere Medizin. Wiesbaden 1898.
2) Zeitschr. f. exp. Pathol. u. Ther. 14. 1913. S. 179.
3) Zitat s. S. 112 sub 5. S. 57.
4) Arch. f. Gynäkol. 1901.
5) Jahrbuch f. Kinderheilk. N. F. 56. 1902. S. 350.

ist aber diese Zahl zu gross; sie fanden Werte von 2,1—3,7 Norm.-NaOH. Im Kuhmilchkot ist die Reaktion nach Angabe der Kinderärzte[1]) neutral bis alkalisch und zwar namentlich dann, wenn schleimige Dekokte zur Verdünnung der Milch gebraucht werden. Blauberg fand sie in der ersten Woche schwächer sauer als im Frauenmilchkot, nämlich =11,33 Norm.-NaOH, wovon 0,9163 ccm für flüchtige Stoffe.

Der Milchkot Erwachsener verhält sich ähnlich dem Kuhmilchkot der Kinder; er ist bei normaler Verdauung neutral bis schwach alkalisch [Rubner[2])], doch kann auch schwach saure Reaktion vórkommen [Lynch[3])].

Auch der reine Fleischkot reagiert wechselnd, in der Regel aber alkalisch.

Bei Einnahme kohlehydratreicher Kost wird der Kot sauer, und zwar um so mehr, je reichlicher und je weniger aufgeschlossen die Kohlehydrate gereicht werden. Kot von reiner Stärke- oder Zuckerkost reagiert beim Hunde[4]) noch neutral, Brotkot und Gemüsekot stets sauer. Bei gemischter, aber an Amylazeen reicher Kost fand ich[5]) einmal die Gesamtazidität = 80 und nach 24 stündigem Stehen im Brutschrank = 320; Rubner bestimmte den Säuregrad des Schwarzbrotkotes = 0,56 pCt. Schwefelsäurenanhydrid.

Der Fettkot (bei übermässiger Fettzufuhr resp. mangelhafter Fettverdauung) reagiert ebenfalls sauer, aber im Gegensatz zum Amylazeenkot nicht in Folge von Gärungsprodukten, sondern wegen der reichlichen Anwesenheit freier (höherer) Fettsäuren.

Bei zweckmässiger gemischter Kost reagieren die Fäzes Erwachsener nach Nothnagel[6]) und den meisten späteren Autoren neutral bis schwach alkalisch. Sauer sollen sie nur selten sein, eigentlich nur beim Ueberwiegen der Kohlehydrate. Ich[5]) kann mich dieser letzteren Ansicht nicht anschliessen und würde lieber sagen, dass bei zweckmässiger gemischter Kost und gesunder Verdauung die Reaktion der Fäzes neutral oder nur wenig nach der einen oder anderen Richtung vom Neutralen abweichend gefunden wird.

γ) Zustand der Verdauungsorgane: Hier wäre, wenn wir von der Gärung und Fäulnis absehen, vornehmlich der Ausfall einzelner Verdauungssekrete zu berücksichtigen. Mangel der Magensaftsekretion hat keinen Einfluss auf die Kotreaktion. Gallemangel führt zu stark sauren Fettstühlen. Beim Fehlen des Pankreassekretes finden sich nach Müller[7]) weniger freie Fettsäuren in den Fäzes. Ob dadurch die Reaktion beeinflusst wird, ist aber fraglich, da hier wegen der gleichzeitig gestörten Eiweissverdauung manchmal alkalische Fäulnis hinzutritt. Aehnlich liegen die Verhältnisse bei Erkrankungen der aufsaugenden Apparate. Bei allen Entzündungsprozessen des Darmes, man kann fast sagen, bei allen Diarrhöen, wird die Reaktion infolge von Fäulnis der Absonderungsprodukte der Darmwand alkalisch. Bei leichteren Verdauungsstörungen überwiegt dagegen manchmal die Gärung, und dann kommt es zu ausgesprochen saurer Reaktion. Das ist besonders der Fall bei der von uns[8]) so genannten, auf einer Insuffizienz der Stärkeverdauung beruhenden intestinalen Gärungsdyspepsie und dem davon abhängigen Gärungskatarrh.

---

1) Vergl. Escherich, Jahrbuch f. Kinderheilk. 27. 1888; Biedert, ebenda. 28. S. 354, ferner Uffelmann, Arch. f. Kinderheilk. II. 1881. S. 12.
2) Zitat s. S. 54 sub 4.
3) Coprologia. Tesis. Buenos Aires 1896. p. 52.
4) Müller, Zeitschr. f. Biologie. 20. 1884. S. 327.
5) Schmidt, Nicht veröffentlichte Untersuchungen.
6) Beiträge zur Physiologie und Pathologie des Darmes. Berlin 1884. S. 79.
7) Zeitschr. f. klin. Med. 12. 1887. S. 101.
8) Schmidt u. Strasburger, Deutsches Arch. f. klin. Med. 69. 1901. S. 570.

d) Diagnostische Gesichtspunkte.

Die diagnostische Verwertbarkeit der Fäzesreaktion ist nur eine beschränkte. Verhältnismässig am grössten ist sie noch im Säuglingsalter. Bei Muttermilchkindern weist schon eine geringe Abweichung von der normaler Weise schwach sauren Reaktion auf eine Verdauungsstörung hin. Bei Kuhmilchkindern ist sowohl stärker alkalische wie deutlich saure Reaktion krankhaft. Meist deutet schon der Geruch, der dann entweder mehr fäulnisartig ist oder auf Buttersäure hinweist, die Art der Störung an. In Brustmilchstühlen verändert sich mit der Reaktion oft auch die Farbe, sie wird grün.

Ob diese Grünfärbung (vergl. S. 28) die Folge grösserer Säurebildung im Darme ist, wie man früher allgemein annahm oder ob sie, wie Pfeiffer[1]) zu beweisen versucht hat, umgekehrt durch einen stärkeren Alkaligehalt in den oberen Darmabschnitten hervorgerufen wird, ist noch nicht entschieden. Heubner[2]) hat sich in jüngster Zeit mit guten Gründen gegen die Pfeiffersche Erklärung ausgesprochen. Wernstedt[3]) und Koeppe[3]) nehmen unabhängig von der Reaktion wirkende oxydierende Fermente als Ursache der Grünfärbung an.

Stärker saure Reaktion (ohne Buttersäuregeruch und ohne Grünfärbung) findet sich bei höherem Fettgehalt der Säuglingsfäzes (Biederts Fettdiarrhoe), mit Buttersäuregeruch und Grünfärbung zunächst bei den mit Störungen der Kohlehydratverdauung einhergehenden Dyspepsien, weiter aber auch im Beginne der meisten schweren Erkrankungen. Auf der Höhe der letzteren — es gehören dahin: die verschiedenen Formen von Enteritis, Darmtuberkulose, Tabes mesaraica, Typhus, Dysenterie, Cholera — ist die Reaktion fast konstant alkalisch und der Geruch ammoniakalisch oder stinkend. Weitere Angaben über die Reaktion der Säuglingsstühle finden sich bei Hecht[4]).

Bei Erwachsenen darf man den Spielraum der Reaktion unter normalen Verhältnissen etwas weiter abstecken als bei Säuglingen. Vor allem hat man den Einfluss der Nahrung zu berücksichtigen. Bei zweckmässiger gemischter Kost sind aber auch hier ausgesprochen saure sowohl wie alkalische Reaktion krankhaft, und zwar gelten für ihre Ursachen im wesentlichen dieselben Regeln wie bei Kindern. Unter gleichzeitiger Berücksichtigung des Geruchs und der Farbe (Fettgehalt!) resp. der Konsistenz (schaumig!) kann man in manchen Fällen schon aus der Reaktion, zumal wenn dieselbe konstant nach einer Richtung abweicht, diagnostische Gesichtspunkte gewinnen (z. B. Gärungsdyspepsie, abnormer Fettgehalt, dünne faulende Stühle bei Entzündungen), doch sind Abweichungen von der Regel nicht selten. So hat Nothnagel[5]) in den meist alkalisch reagierenden Stühlen Typhuskranker gelegentlich neutrale und selbst saure Reaktion gefunden und warnt deshalb mit Recht vor der diagnostischen Verwertung des einzelnen Untersuchungsresultates.

2. Spezifisches Gewicht.

a) Methode: Bei dünnflüssigen Fäzes von gleichmässiger Konsistenz kann man das spezifische Gewicht ev. mittels des Aräometers bestimmen. Genauer ist die Wägung im Pyknometer. Breiige und feste Fäzes muss man, um ihr spezifisches Gewicht zu bestimmen, vorher in einem bekannten Verhältnis mit Wasser (bis zur flüssigen Konsistenz) verdünnen, wobei darauf zu achten ist, dass alle in dem Kote enthaltenen Gasblasen entfernt werden. Die Fäzes müssen

---

1) Jahrbuch f. Kinderheilk. 28. 1888. S. 164.
2) In Pentzold-Stintzings Handbuch der speziellen Therapie. IV. S. 169.
3) Zitate S. 28 sub 4 u. 5.
4) Zitat s. S. 14 sub 7.
5) Zitat s. S. 114 sub 6. S. 79ff.

ferner eine gleichmässige Konsistenz haben, resp. vorher gründlich durchmischt werden und frei von makroskopisch erkennbaren Bestandteilen sein. Man nimmt deshalb am besten nur Stuhlgänge von schlackenfreier Nahrung (Probediät s. S. 5).

Ausführung: Von den frischen und gleichmässig verrührten Fäzes werden 10 g abgewogen und mit 20 ccm dest. Wassers unter Vermeidung von Verlusten im Mörser fein verrieben, sodann zur Entfernung der ev. noch vorhandenen Luftblasen eine Zeitlang stehen gelassen. Nachdem man die Masse auf eine Temperatur von 15° C. gebracht hat, wird sie unter sorgfältigem Umrühren in das Pyknometer gefüllt und gewogen.

Die Berechnung des spezifischen Gewichtes (= d) geschieht nach folgender Formel:

$$d = \frac{3c - 2b - a}{b - a}$$

wobei a = dem Gewichte des leeren trocknen Pyknometers,

b = dem Gewichte des mit dest. Wasser von 15° C. gefüllten Pyknometers

und c = dem Gewichte des mit Fäzesmischung gefüllten Pyknometers ist.

b) Ergebnisse: Ich[1]) habe nach dieser Methode das spezifische Gewicht von mit der Probediät gewonnenen Stuhlgängen einer Anzahl Gesunder und Kranker untersucht und dabei folgende Resultate gewonnen:

Tabelle E.

Name	Krankheit	Spezifisches Gewicht	Wassergehalt in %	Fettgehalt in %
1. Ka.	Gesund	1066,6	70	22
2. L.	„	1067,7	73,9	22
3. F.	„	1050,5	78,6	—
4. P.	„	1045,3	80,5	—
5. Th.	Gärungsdyspepsie	1067,0	80,5	24,9
6. T.	„	1036,1	—	13,5
7. Ki.	„	1030,4	86,7	18,2
8. B.	„	1026,4	84,6	19,4
9. Ge.	Fettstuhl, Galleabschluss	949,2	75,3	53,5
10. Ga.	„	938,2	75,6	48,8
11. V.	„	1019,6	83,2	48,5
12. K.	Resorptionsstörung	1023,7	87,4	—
13. W.	„	1035,0	86,1	—

Es ergibt sich aus dieser Uebersicht zunächst, dass der Wassergehalt der Fäzes von erheblichem Einfluss auf das spezifische Gewicht ist; bei hohem Wassergehalt finden wir im allgemeinen niedrige Werte (7, 8, 12, 13), bei niedrigem hohe (1, 2). Bei sehr starker Transsudation von Flüssigkeit in den Darm nähert sich das spezifische Gewicht dem des Wassers. So fand Monti[2]) bei Cholerastühlen von Kindern Werte von 1001—1006; C. Schmidt[3]) bei Cholera Erwachsener 1007—1008 und nach starken Abführmitteln 1012. Der

---

1) Schmidt, Nicht veröffentlichte Untersuchungen.
2) In Gerhardts Handbuch der Kinderkrankheiten. Bd. II.
3) C. Schmidt, Charakteristik der epidem. Cholera. Leipzig u. Mitau 1850. S. 74 u. 90.

Wassergehalt ist aber nicht der einzige in Betracht kommende Faktor. Ihm entgegengesetzt wirkt der Fettgehalt der Fäzes, u. z. unter Umständen sehr mächtig: eine Zunahme des Fettgehaltes um ca. 30 pCt. vermag bei annähernd gleichem Wassergehalt das spezifische Gewicht um mehr als 100 Tausendstel herabzudrücken (vergl. 1, 2 und 9, 10). Das ist aber nur bei niedrigem Wassergehalt der Fall; bei hohem (11) ist der Einfluss des Fettes viel geringer. Im allgemeinen kann man sagen, dass das gegenseitige Verhältnis von Wassergehalt und Fettgehalt zueinander und zu den übrigen Fäzesbestandteilen das spezifische Gewicht beherrscht. H. Strauss[1]) berechnet das spezifische Gewicht aus der Menge destillierten Wassers, welches er zur Verdünnung eines gewogenen Quantums der frischen Fäzes bis zu bestimmten Volumen (Messgefäss) gebraucht. Seine Erfahrungen über die Faktoren, welche das spezifische Gewicht beeinflussen, stimmen im wesentlichen mit meinen überein.

c) Diagnostische Gesichtspunkte: Wenn man frische Fäzes in Wasser bringt, so schwimmen sie entweder oder sinken unter. Dieses verschiedene Verhalten bei der „Schwimmprobe" darf nicht ohne weiteres in Beziehung zu dem spezifischen Gewicht gebracht werden; es ist in viel höherem Grade von dem Gasgehalt der Fäzes abhängig als von der sonstigen Zusammensetzung. Es schwimmen deshalb nicht bloss Fettstühle vom spezifischen Gewicht unter 1000, sondern häufig auch Stühle von Gärungsdyspepsie und selbst normale Stühle mit hohem spezifischen Gewicht. Diagnostische Anhaltspunkte lassen sich also aus dem Verhalten bei der Schwimmprobe nicht ohne weiteres ableiten.

Auch die hier mitgeteilten Pyknometerbestimmungen haben zunächst nur theoretisches Interesse. Eine praktische Verwertung verbietet schon die Umständlichkeit der Methode.

3. Trockensubstanz.

a) Methode.

Zur Bestimmung der Trockensubstanz wird der Kot zunächst lufttrocken gemacht. Das geschieht durch Eindampfen des gesamten Quantums oder einer abgewogenen Probe des frischen Kotes auf dem Wasserbade. Erhitzen über der freien Flamme ist unerlaubt, weil dabei zu viele Zersetzungen und Verluste durch flüchtige Stoffe stattfinden. Auch das Eindampfen auf dem Wasserbade ist nicht frei von diesen Fehlerquellen, zumal es bei grösseren Mengen oft lange Zeit erfordert und ungleichmässig geschieht (Bildung einer harten Kruste auf der Oberfläche). Poda[2]) hat deshalb vorgeschlagen, durch wiederholten Zusatz kleiner Mengen Alkohol den Siedepunkt der abdampfenden Masse zu erniedrigen und so den Prozess abzukürzen. Es verdunstet dabei das Wasser gleichzeitig mit dem Alkohol, und die Trocknung geschieht in der Tat wesentlich schneller. Um für spätere N-Bestimmungen keinen Verlust durch Verflüchtigung von NH_3 zu erleiden [Camerer[3])], ist es üblich, nicht saure Fäzes vor dem Eindampfen mit einer geringen Menge stark verdünnter Schwefelsäure oder Karbolsäure anzurühren. Bei sehr fettreichen Stühlen tut man gut, die Eindampfung des Kotes von vornherein auf einer gewogenen Menge ausgeglühten Sandes vorzunehmen; dadurch wird der für die spätere Pulverung sehr lästigen Klumpenbildung vorgebeugt. Ein anderes von Long[4]) angewendetes Verfahren besteht darin, dass der Kot in dünner Schicht auf Papierstreifen gestrichen und getrocknet wird. Die Papier-

---

1) Zentralbl. f. d. ges. Phys. u. Path. des Stoffwechsels. N. F. 2. 1907. Nr. 2.
2) Zeitschr. f. physiol. Chemie. 25. 1898. S. 353.
3) Zeitschr. f. Biologie. 20. 1884. S. 355.
4) Journ. Am. Chem. Soc. 28. 1906. p. 704.

streifen werden erst unbestrichen, dann frisch bestrichen und schliesslich im getrockneten Zustande gewogen.

Der lufttrockene Kot enthält immer noch mehrere Prozent Wasser. Um völlig wasserfrei zu werden, muss er jetzt noch bei höherer Temperatur bis zur Gewichtskonstanz erhitzt werden. Dazu ist eine vorausgehende sorgfältige Pulverung unentbehrlich. Dieselbe gelingt bei fettreichen Stühlen häufig nur mangelhaft, zumal wenn das Eindampfen über Sand versäumt war. Man kann in solchen Fällen den lufttrockenen Kot noch nachträglich mit einer gewogenen (etwa der 10 fachen) Menge geglühten Sandes verreiben, doch führt auch dieses Verfahren nicht immer zum Ziele.

Die Trocknung geschieht am einfachsten im Lufttrockenschrank bei 105 °. Fettreiche Stühle darf man indes einer so hohen Temperatur nicht aussetzen, weil dabei das Fett schmilzt und sich oberhalb der noch feuchten Masse als Decke ansammelt [Blauberg[1])]. Man begnügt sich unter diesen Umständen lieber mit den etwas niedrigeren Temperaturen des Wassertrockenschrankes (98—99 °) und setzt dafür das Verfahren längere Zeit (30—40 Stunden) fort. Eventuell kann man einen Vakuumtrockenapparat benutzen.

Ausführung: Ein kleines Quantum des lufttrockenen Kotes wird in einem Uhrschälchen abgewogen und in den Trockenschrank gestellt. Zunächst wird alle 3 Stunden gewogen, wobei das Uhrschälchen bis zum Erkalten im Exsikkator gehalten und dann geschlossen wird. Ist Gewichtskonstanz eingetreten, so wird der Wasserverlust der gewogenen Probe berechnet und aus dieser der Prozentwassergehalt des lufttrockenen Kotes. Derselbe $+$ dem Prozentwasserverlust beim Eindampfen ergibt den Gesamtwassergehalt der frischen Fäzes.

Bei genügend feiner Pulverisierung führt auch ein länger dauernder Aufenthalt der sorgfältig ausgebreiteten Masse im Exsikkator zum Ziele. Durig[2]) hat dieses Verfahren in der Weise ausgestaltet, dass er den Stuhl in 1 cm tiefe, rechteckige Porzellantassen tut und im Vakuum über H_2SO_4 bei 50 ° trocknet. Der Stuhl wird dabei nach 12 Stunden mahlbar. Er gibt aber dabei an die Schwefelsäure 1,72 pCt. seines N-Gehaltes ab.

b) Trockensubstanz des Kotes unter normalen Verhältnissen.

Der durchschnittliche Wassergehalt frischer Fäzes schwankt unter normalen Verhältnissen zwischen 65 und 85 pCt. Im Mittel beträgt er etwa 75—80 pCt., nach v. Oefele[3]) 74—84 pCt. Er richtet sich in erster Linie nach der Art der Nahrung, und zwar ist er bei reiner oder vorwiegender Fleischkost verhältnismässig am niedrigsten, bei rein pflanzlicher Kost am höchsten. Folgende Durchschnittszahlen lassen sich aus den in der Literatur zerstreuten Daten für die verschiedenen Kostarten ableiten (s. Tabelle F auf der folgenden Seite).

Der auffällig hohe Wassergehalt des Kotes bei vegetabilischer Nahrung erklärt sich nach Rubner[4]) hauptsächlich aus der Säuerung und der dadurch bedingten verminderten Resorption des Darminhaltes. Für den hohen Trockengehalt des Fleischkotes und des Milchkotes beim Erwachsenen muss dagegen die lange Aufenthaltsdauer verantwortlich gemacht werden. Hoher Trockengehalt der Fäzes kann ferner infolge von starken Wasserverlusten aus anderen Ursachen (z. B. starkes Schwitzen) hervorgerufen werden, nicht aber umgekehrt hoher Wassergehalt durch Aufnahme von viel Flüssigkeit.

1) Zitat s. S. 112 sub 5.
2) Biochem. Zeitschr. 4. 1907. S. 74.
3) Zitat s. S. 4 sub 4.
4) Zeitschr. f. Biologie. 19. 1883. S. 45.

Tabelle F.

Art der Nahrung	Nähere Umstände	Trockensubstanz des Kotes in %	Autoren
1. Mekonium . . .	—	20	Zweifel[1]), [nach Davy[2]) = 27,3 %]
2. Hungerkot . . .	beim Hunde	20—40	Müller[3])
	beim Menschen	18—23	Müller[4])
3. Milchnahrung			Uffelmann[5]), Wegschei-
a) Säuglinge . . .	Mutterbrustnahrung	15	der[6]), Reichardt[7])
	reine Kuhmilchnahrung	15—25	Biedert[8]), Escherich[9])
	Milch mit Zutaten	15—20	Uffelmann[10]),Camerer[11])
b) Erwachsene . .	rein oder mit Käsezu- satz (Rubner)	28	Müller[12]), Rubner[13])
4. Fleischnahrung .	beim Hunde	34	Müller[3])
	beim Menschen	29	Rubner[13])
5. Fleisch-Fettnah- nahrung	—	27,5	Rubner[13])
6. Weissbrot, Nu- deln etc.	—	25	Rubner[13])
7. Schwarzbrot . .	—	15 {	Rubner[13]), G. Meyer[14]) (beim Hunde)
8. Kartoffeln . . .	—	15	Rubner[13])
9. Erbsen	—	13,4	Rubner[15])
10. Wirsingkohl . .	—	4,4	Rubner[13])
11. Gemischte Kost .	—	26	Voit[16])

c) Trockensubstanz des Kotes unter pathologischen Verhältnissen.

Ein erhöhter Trockengehalt des Kotes findet sich bei manchen, aber keineswegs bei allen Zuständen von sogenannter „Verstopfung". Die Fäzes werden dabei hart und krümelig, und ihr Wassergehalt kann bis auf 60 pCt. sinken. Häufiger ist ein vermehrter Wassergehalt, nämlich bei den verschiedenen Formen von „Diarrhoe", welche die meisten Darmkrankheiten begleiten. Das Extrem bieten wohl die fast rein wässerigen Cholerastühle, in denen C. Schmidt[17]) Werte von 1,2—1,5 pCt. Trockensubstanz festgestellt hat. Zwischen dieser Grenze und dem Normalen kommen alle Uebergänge vor. Kleinere Abweichungen von den Mittelwerten Gesunder kann man nur dann als krankhaft bezeichnen, wenn der Einfluss wechselnder Nahrung ausgeschaltet ist. So fanden wir bei gleichmässigem

---

1) Arch. f. Gynäkol. 7. 1875. S. 474.
2) Vergl. Gorup-Besanez, Lehrb. der physiolog. Chemie. Braunschweig 1862. S. 501.
3) Zitat s. S. 114 sub 7.
4) Virchows Archiv. 131. 1893. Supplementheft.
5) Deutsches Arch. f. klin. Med. 28. 1881. S. 455.
6) Ueber die normale Verdauung bei Säuglingen. Dissert. Strassburg 1875.
7) Zitiert nach Uffelmann, Deutsches Arch. f. klin. Med. 28.
8) Jahrb. f. Kinderheilk. 17. 1881. S. 251.
9) Jahrb. f. Kinderheilk. 27. 1888. S. 104.
10) Arch. f. Kinderheilk. 2. 1881. S. 334.
11) Zeitschr. f. Biologie. 39. 1899. S. 37.
12) Zitat s. S. 114 sub 7.
13) Zitat s. S. 112 sub 4.
14) Zeitschr. f. Biologie. 7. 1871. S. 9.
15) Zeitschr. f. Biologie. 16. 1880. S. 119.
16) Zeitschr. f. Biologie. 2. 1866. S. 488.
17) Zitat s. S. 116 sub 3.

Gebrauch der Probediät (s. S. 5) durchschnittlich: bei Gesunden 22,21 pCt.; bei chronischer Obstipation 25,3 pCt.; bei Gärungsdyspepsie 17,1 pCt.; bei Gallemangel 20,9 pCt. und bei gastrogenen Diarrhoen 18,7 pCt. Trockensubstanz der Fäzes (vergl. S. 17, 18 u. 19).

Ueber die Ursachen des veränderten Wassergehaltes der Fäzes bei Darmstörungen gehen die Ansichten zum Teil weit auseinander. Bei vermindertem Wassergehalt liegen die Verhältnisse am einfachsten; hier ist wohl immer Stagnation der Kotmassen im Dickdarm die nächste Ursache. Dieselbe kann ihrerseits allerdings wieder auf verschiedene Weise entstanden sein, z. B. durch ungenügenden Reiz des Darminhaltes auf die Schleimhaut (Hunger, Bettruhe, Milchdiät, atonische Obstipation), durch funktionelle oder organische Lähmung der Darmmuskulatur usw. Vielleicht kann in einzelnen Fällen auch eine gesteigerte Wasserresorption infolge einer anregenden Wirkung der Ingesta auf die Schleimhautepithelien die primäre Ursache der Eindickung abgeben. Hoppe-Seyler[1]) vermutet einen derartigen Zusammenhang für die anfängliche Verstopfung beim Gebrauch gewisser Brunnenkuren („Einnahme mässiger Mengen verdünnter Salzlösungen: NaCl, Na$_2$SO$_4$, MgSO$_4$ usw.“).

Bei vermehrtem Wassergehalt sind 2 Hauptursachen möglich: verminderte Resorption oder vermehrte Ausscheidung von Flüssigkeit.

Verminderte Resorption kann hervorgerufen werden durch gesteigerte Peristaltik und durch ungenügende Tätigkeit der wasserresorbierenden Apparate, d. h. der Epithelzellen. Jeder abnorme Darminhalt regt die Peristaltik an, und das geschieht um so leichter, je reizbarer die Schleimhaut ist; aber auch durch nervöse (zentrale) Einflüsse ist eine Reizung denkbar. Eine ungenügende Tätigkeit der Epithelien kann in Störungen des allgemeinen Stoffwechsels oder der Ernährung ihren Grund haben, sie kann durch toxische oder andere Schädigungen seitens des Darminhalts hervorgerufen werden, sie könnte eventuell auch nur als eine relative aufgefasst werden, nämlich wenn Salze mit erhöhtem Wasserbindungsvermögen im Chymus vorhanden sind. Letzterer Modus wird bekanntlich für die Diarrhoen nach Gebrauch grösserer Mengen der obengenannten Salze („Mittelsalze“) von einigen Autoren angenommen, ist aber noch keineswegs sicher erwiesen. Im Gegenteil spricht manches, insbesondere die hohe Kochsalzausfuhr, dafür, dass hier eine starke Kapillartranssudation wässriger Flüssigkeit im Spiele ist [Ury[2])].

Vermehrte Ausscheidung von Flüssigkeit ist jedenfalls sehr viel häufiger die Ursache wasserreicher Fäzes als verminderte Aufsaugung; sie kann bei allen, selbst bei den leichtesten Entzündungsprozessen der Darmschleimhaut vorkommen. Schon eine reichliche Schleimabsonderung aus dem Dickdarm macht einen erhöhten Wassergehalt des Stuhles. Bei Erkrankungen des Dünndarms sind Entzündungsprodukte der Darmschleimhaut in den Fäzes häufig nicht mehr nachweisbar, wir haben nur wässrige Ausscheidungen, von denen es sehr schwer zu sagen ist, ob sie vorwiegend auf Exsudation oder Transsudation beruhen. Gleichzeitige vermehrte Absonderung von Verdauungssekreten ist denkbar, kann aber nur dann angenommen werden, wenn man in den Entleerungen die betreffenden Fermente in gesteigerter Menge nachweisen kann [Ury[3])]. Für die wässrigen Cholerastühle glaubte schon C. Schmidt[4]) aus seinen Untersuchungen schliessen zu können, dass sie hauptsächlich aus Bluttranssudaten bestehen. Schmidt stellt dabei die Cholerastühle in Parallele zu den Durchfällen nach Eingabe gewisser Laxantien

1) F. Hoppe-Seyler, Physiologische Chemie. Berlin 1881. S. 363.
2) Arch. f. Verdauungskrankh. 15. 1909. S. 210.
3) Biochem. Zeitschr. 23. 1909. S. 153.
4) Zitat s. S. 116 sub 3.

(z. B. Senna), die er ebenfalls auf Transsudate zurückführt. Demgegenüber versuchte Radziejewski[1]) den Nachweis zu führen, dass die Ursache der Diarrhoen nach Abführmitteln, und zwar nach den verschiedensten Substanzen, in einer verminderten Wasserresorption infolge gesteigerter Peristaltik gesucht werden müsse. Einen vermittelnden Standpunkt nahm Hoppe-Seyler[2]) ein.

Neuerdings ist indes diese Frage durch die wertvollen Untersuchungen Urys[3]) dahin entschieden, dass die Abführmitteldiarrhoe ebenso wie die spontanen Diarrhoen und selbst die sogen. nervösen Diarrhoen [Schmidt[4])] durch dünnflüssige Ausscheidungen der Darmwand zustande kommen.

d) Diagnostische Gesichtspunkte.

„Durchfall" und „Verstopfung" spielen in der Diagnose der Darmkrankheiten eine sehr grosse, man darf wohl sagen zu grosse Rolle. Es sind Laienausdrücke, die ebenso wie „Husten", „Krämpfe" etc. sehr verschiedenartige Bedeutung haben, und die man im Interesse einer wissenschaftlichen Vertiefung der Diagnostik am besten ganz fallen liesse. Jedenfalls ist es sehr verkehrt, Durchfall und Verstopfung ohne weiteres gleich vermehrtem resp. vermindertem Wassergehalt der Fäzes zu setzen. Es gibt Zustände von Verstopfung, die nur durch spastische Zustände des Kolons hervorgerufen werden und bei denen der Kot ausser einer eigentümlichen Form ganz normale, unter Umständen sogar breiige Konsistenz zeigt [Fleiner[5])]; andererseits bezeichnet man auch die einfache Absonderung von Entzündungsprodukten aus dem Rektum ohne gleichzeitige Entleerung von Darmkontentis als „Durchfall".

Genauer definiert setzt sich der Begriff des Durchfalles aus 2 Momenten zusammen, aus der Häufigkeit der Entleerung und der dünnen Beschaffenheit des Kotes. Erstere setzt nach Nothnagel[6]) notwendig eine regere Peristaltik voraus, letztere aber nicht. Die dünnere Beschaffenheit braucht — sofern es sich nicht um flüssige, sondern nur um breiige Konsistenz handelt — nicht notwendig auf einer primären Vermehrung des Wassergehaltes zu beruhen, sie kann auch durch Fett, junge Pflanzenzellen, Schleim etc. bewirkt werden (s. S. 22). Man sieht daraus, dass es notwendig ist, in jedem einzelnen Falle von „Durchfall" sich sorgfältig nach den begleitenden Umständen zu erkundigen und die Fäzes selbst einer genaueren Untersuchung zu unterziehen.

Hat man dünnflüssige Fäzes, an deren stark vermehrtem Wassergehalt nicht zu zweifeln ist, vor sich, so ist weiter zu entscheiden, ob derselbe wahrscheinlich durch Exsudation entstanden ist, resp. durch Transsudation, oder ob eine Störung der Resorption vorliegt. Nach den erwähnten experimentellen Ergebnissen Urys[7]) und der klinischen Analyse der mit Diarrhoe einhergehenden Krankheitszustände durch Schmidt[4]) kann es nicht mehr zweifelhaft sein, dass eine Resorptionsstörung als primäre Ursache dünnflüssiger Fäzes nur zum geringsten Teil in Betracht kommt. Das Wesen dieser Zustände ist vielmehr die Absonderung einer dünnen Flüssigkeit durch die Darmwand. Eine Exsudation darf man dann annehmen, wenn gleichzeitig andere Entzündungsprodukte der

---

1) Arch. f. Anat. u. Physiol. 1870. S. 37.
2) Zitat s. S. 120 sub 1.
3) Arch. f. Verdauungskrankh. 14. 1908. S. 506.
4) Med. Klinik. 1909. Nr. 13.
5) Berliner klin. Wochenschr. 1893. Nr. 3 u. 4.
6) Zitat s. S. 114 sub 6. S. 233.
7) Zitat s. S. 120 sub 2.

Schleimhaut: Schleim, Eiter, Blut anwesend sind, aber auch ohne dass dieselben auffindbar sind, könnte immer noch ein Exsudat vorliegen (weil die aus höheren Abschnitten stammenden anderen Produkte während der Passage leicht zerstört werden); näher liegt es aber in solchen Fällen, an Transsudation zu denken. Zwischen beiden Möglichkeiten allein aus der Fäzesanalyse zu entscheiden, ist übrigens sehr schwer und auch nicht erforderlich, da offenbar fliessende Uebergänge existieren.

Wenden wir uns nun zu dem Verhalten des Stuhlgangs bei den einzelnen Krankheiten und sehen dabei von den tieferen Ursachen der Diarrhoe und Verstopfung ab, so begegnen wir vielfach einem wechselvollen Verhalten, selbst bei einer und derselben Krankheit. Klinisch genauer analysiert sind von Nothnagel[1]) besonders die Stuhlgangverhältnisse beim chronischen Darrmkatarrh und bei den Darmgeschwüren.

Was den Katarrh betrifft, und zwar den chronischen sog. idopathischen Katarrh, so fasst er die Ergebnisse seiner Untersuchungen in folgende Sätze zusammen:

„1. bei ausschliesslicher Beteiligung des Dickdarmes — meist als physiologische Regel Stuhlträgheit; nur selten eine tägliche Entleerung;

2. bei ausschliesslicher Beteiligung des Dünndarmes — ebenfalls Stuhlträgheit;

3. bei Beteiligung des Dünn- und Dickdarmes zugleich kann anhaltender Durchfall bestehen;

4. beim Dickdarmkatarrh kann die Stuhlträgheit von Diarrhoe unterbrochen werden und zwar entweder in ganz regelmässig wiederkehrenden mehrtägigen Zwischenräumen oder in ganz unregelmässigen Pausen.“

Diese Regeln sind indes heute nicht mehr in dieser strengen Fassung gültig. Sie sind jedenfalls dahin zu modifizieren, dass beim akuten Dickdarmkatarrh stets nur Durchfall, niemals Verstopfung vorkommt, ebenso beim akuten Katarrh des Dünn- und Dickdarmes. Beim isolierten akuten Dünndarmkatarrh ist kein Grund für Stuhlträgheit gegeben, da die kurze Passagezeit der Ingesta durch den Dünndarm für die Gesamtpassagezeit nicht in Betracht kommt. Es könnte also beim akuten Dünndarmkatarrh normales Verhalten bestehen, doch sind solche Zustände sehr selten. Hinsichtlich der chronischen Dickdarmkatarrhe hängt das Verhalten der Fäzes ganz davon ab, welche Abschnitte ergriffen sind. Bei Affektion des gesamten Colons besteht meist ebenfalls Durchfall, bei isolierter Erkrankung des Ascendens ist das nicht notwendig. Entzündungen der tieferen Abschnitte allein führen zur Absonderung dünner Entzündungsprodukte neben dem normal geformten Stuhl.[2])

Die Regeln, welche Nothnagel für die Darmgeschwüre aufstellte, lauten:

„1. Durchfälle können als Folge von Darmgeschwüren bestehen, ohne übrigens, wie das selbstverständlich ist, ein charakteristisches Symptom derselben zu bilden.

2. Sehr häufig werden aber Durchfälle durchaus vermisst.

3. Für die Erklärung dieses Fehlens der diarrhoischen Entleerungen bei Darmulzerationen kommt ein etwaiger gleichzeitiger Katarrh, kommen ferner die Natur und die Schnelligkeit der Entwickelung der Geschwüre gar nicht, und die Zahl derselben, wenn sie nicht übermässig wird, ebensowenig in Betracht.

---

1) Zitat s. S. 114 sub 6. S. 141 u. 235.
2) Näheres darüber in meiner „Klinik der Darmkrankheiten“. Wiesbaden 1913, Bergmann.

4. Entscheidend für das Auftreten und Fehlen der Diarrhöe ist wesentlich der Sitz der Ulzeration und sehr wahrscheinlich noch der Umstand, ob selbst bei entsprechendem Sitze überhaupt noch sensible Nerven im Geschwürsgrunde sich finden bezw. ob dieselben für den durch gewöhnlichen Darminhalt gebildeten Reiz noch erregbar sind."

Hinsichtlich des hier erwähnten Sitzes der Geschwüre sagt Nothnagel weiter, dass Dünndarmgeschwüre an sich keinen Durchfall zu machen brauchen; notwendig ist das auch bei Geschwüren im Coecum und Colon ascendens nicht, wohl aber lösen Ulzerationen im Rektum und unteren Colon „fast immer" vermehrte Darmentleerungen aus. Dass, wie Nothnagel meint, (unter 3) ein gleichzeitig bestehender Katarrh für das Auftreten oder Fehlen von Diarrhöe ganz gleichgültig ist, möchte ich ernstlich bezweifeln; vielmehr ist nach meiner Auffassung gerade dieses Moment ausschlaggebend für das Verhalten des Stuhles bei Darmgeschwüren.[1])

Von anderen Darmkrankheiten seien noch folgende erwähnt:

Bei Stauungszuständen des Darmes (chronische venöse Hyperämie) besteht, wenn nicht gleichzeitig katarrhalische Erscheinungen da sind, in der Regel Stuhlträgheit. Nach Nothnagel ist dieselbe als eine Folge veränderter Nerventätigkeit anzusehen. Akute venöse Stauung macht umgekehrt Durchfälle.

Sekretionsstörungen des Magens veranlassen manchmal Durchfälle (sog. gastrogene Diarrhöen); solche der Galle (Galleabschluss) machen meist reichliche breiige Stühle, selten Verstopfung. Bei Ausfall des Pankreassaftes erfolgt häufige Stuhlentleerung bis zu ausgesprochenen Durchfällen.

Resorptionsstörungen durch Erkrankungen der aufsaugenden Apparate (Amyloid, Verkäsung der mesenterialen Lymphdrüsen u. a.) führen konstant zu reichlichen Entleerungen resp. Durchfällen.

Nervöse Erkrankungen des Darmes können sowohl Verstopfung wie Durchfälle bewirken. Fleiner[2]) unterscheidet eine atonische und eine spastische Form der sogen. habituellen Obstipation. Nach meinen und Lohrischs Untersuchungen[3]) beruhen beide auf mangelhafter Kotbildung, aber bei der letzteren handelt es sich um eine Komplikation mit Krämpfen resp. mit katarrhalischen Zuständen der Schleimhaut. Ein Beispiel rein nervöser Diarrhöe ist die Angstdiarrhöe. Auch bei ihr sind offenbar Ausscheidungen von Flüssigkeit durch die Darmwand im Spiele. Der Patient „schwitzt in den Darm hinein" (Ury). Bei chronischen Katarrhen und den Geschwüren wird die Peristaltik, wie soeben erörtert, oft erheblich durch nervöse Momente beeinflusst. In diese Rubrik gehört weiterhin die komplette akute Darmlähmung (nach Laparotomien). Leider sind wir über die näheren Bedingungen und die Angriffspunkte aller dieser nervösen Einflüsse noch sehr mangelhaft unterrichtet.

Bei Darmstenosen endlich lassen sich kurze Regeln für die Art der Verstopfung nicht aufstellen. Das gilt namentlich auch für die Form der Fäzes. Näheres hierüber s. S. 25. Selbst bei komplettem Verschluss können aus den tiefer gelegenen Darmabschnitten noch Fäzes entleert werden.

Alle diese Regeln haben natürlich nur ganz allgemeinen Wert.

---

1) Zitat s. S. 122 sub 2.
2) Zitat s. S. 121 sub 5.
3) Deutsches Arch. f. klin. Med. 79. 1904. S. 383; Münch. med. Wochenschr. 1905. Nr. 41.

III. Gesamt-Stickstoff.

1. Methode.

Während in seinen grundlegenden Ausnützungsversuchen Rubner sich der Methode von Will-Varrentrap bediente, die auch von einigen späteren Autoren gelegentlich noch in Anwendung gezogen wurde, bestimmt man jetzt allgemein den Gesamt-Stickstoffgehalt der Fäzes nach dem bequemeren Verfahren von Kjeldahl. Dasselbe beruht auf dem Prinzip, sämtlichen N durch Kochen mit konzentrierter Schwefelsäure in schwefelsaures Ammoniak überzuführen, aus dem letzteren nach Uebersättigung mit Lauge das Ammoniak durch Destillation auszutreiben und in Normalschwefelsäurelösung aufzufangen. Es wird dabei neben dem organischen Stickstoff auch der event. präformiert als Ammoniak vorhandene Stickstoff bestimmt, nicht aber der N der Nitrate, da die durch Schwefelsäure frei gewordene Salpetersäure beim Kochen entweicht[1]). Salpetersaure Salze kommen aber in den Fäzes, soweit bekannt, nicht oder doch nur in so geringer Menge vor, dass dieser Punkt praktisch bedeutungslos ist.

Ausführung: Es werden von dem frischen resp. dem unter Zusatz von stark verdünnter Schwefelsäure[2]) resp. Karbolsäure getrockneten und gepulverten Kote 2 Proben von je 2—4 g (bei frischem) resp. 0,5—1 g (bei trockenem) abgewogen und in einem sogenannten Kjeldahl-Kölbchen (langhalsiger Kochkolben aus hartem Glase mit je 20 ccm reiner Schwefelsäure (oder Schwefelsäuregemisch), ferner ca. 1 g reinem kristallinischen Kupfersulfat und einem Teelöffel voll reinem Kaliumsulfates versetzt.

Das Schwefelsäuregemisch besteht entweder aus 3 Teilen reiner konzentrierter und 1 Teil rauchender Schwefelsäure oder aus 800 ccm reiner, 200 ccm rauchender Schwefelsäure und 100 g Phosphorsäureanhydrid. Es muss auf Freisein von Stickstoff geprüft werden.

Die Kölbchen setzt man zunächst, gut zugestöpselt, für 12—24 Stunden bei Seite, nachdem man .ev. vorher angewärmt und gut umgeschüttelt hat. Es wird dadurch das starke Schäumen beim späteren Kochen verhindert. Zum Kochen selbst wird der Kolben mit schräg geneigtem Halse auf ein Sandbad gestellt und unter dem Abzuge erst mit kleiner, dann mit voller Flamme 3 bis 4 Stunden erhitzt, bis die Lösung wasserhell geworden ist. Man lässt dann erkalten.

Haben sich schwärzliche Rückstände im Kolbenhals angesetzt, so spült man sie vor dem vollständigen Erkalten durch vorsichtiges Umschwenken der Schwefelsäure in den Kolben zurück und kocht nochmals.

Das kalt gewordene Kölbchen hält man in einem Gefäss mit kaltem Wasser und giesst langsam unter Umschwenken ca. 50 ccm destilliertes Wasser hinzu, schüttet die dadurch heiss gewordene Flüssigkeit in den (ca. 1 Liter fassenden) Destillationskolben und spült zweimal mit Wasser nach. Der jetzt ca. 200 ccm betragende Kolbeninhalt wird unter der Wasserleitung gut gekühlt, mit Natronlauge bis zur stark alkalischen Reaktion, und mit etwas Talk oder Zinkfeile versetzt, geschlossen, gut umgeschüttelt und sofort destilliert.

Die Menge der zur Alkalisierung notwendigen Natronlauge muss vorher ein für allemal bekannt sein. Sie beträgt ca. 100 ccm einer Lösung von 500 g NaOH in 500 ccm Wasser. Man

---

1) Man kann übrigens auch den N etwa vorhandener Nitrate mitbestimmen, wenn man neben der Schwefelsäure etwas Benzoësäure hinzusetzt.

2) Um das event. Entweichen von Ammoniak zu verhüten (vergl. Zitat S. 117 sub 3), das übrigens auch dadurch nicht immer völlig aufgehoben wird (vergl. Zaitschek, Pflüger's Arch. 98. 1903. S. 595; Pfeiffer u. Fricke, Landwirtschaftliche Versuchsstationen, 74. 1911. S. 409.)

schüttet erst den Talk und dann durch einen Trichter die Lauge hinzu. Unmittelbar darauf muss der Kork aufgesetzt werden. Der Zusatz von Talk oder Zinkfeile verhütet das Stossen der Flüssigkeit. Blauberg[1]) empfiehlt statt dessen geraspeltes Paraffin, welches zunächst auf der Oberfläche eine schützende Decke bildet und so event. das vorzeitige Entweichen von NH_3 verhütet.

Das Abdestillieren des Ammoniaks geschieht in eine mit 40—50 ccm $^1/_5$-Normalschwefelsäure beschickte Vorlage.

Man kann auch ohne Kühler destillieren, dagegen ist es wichtig, dass das Destillierrohr einen Kugelansatz hat, der das Ueberspritzen von Natronlauge verhindert. Weiter empfiehlt es sich, das in die Vorlage eintauchende absteigende Glasrohr ebenfalls mit einer kugeligen Auftreibung zu versehen, um ein rasches Zurücksaugen der vorgelegten Schwefelsäure in den Destillierkolben zu verhüten.

Die Destillation ist etwa 20 Minuten nach Beginn des Kochens vollendet (spätestens wenn die Flüssigkeit stark zu stossen beginnt). Man prüft auf die Beendigung des Prozesses, indem man das in die Schwefelsäure tauchende Röhrchen lüftet und einen Tropfen des herausfliessenden Kondensationswassers auf einem Stückchen roten Lackmuspapiers auffängt. Dieses darf nicht mehr gebläut werden. Man lüftet nun den Kork des Destillationskolbens, löscht die Flamme aus, spült das absteigende Destillierrohr mit destilliertem Wasser in die Vorlage aus und titriert die letztere mit $^1/_5$ Normal-Natronlauge unter Anwendung von Cochenille als Indikator.

Die Berechnung geschieht so, dass man die Anzahl der mit NH_3 gesättigten ccm $^1/_5$-Normalschwefelsäure (die Zahl der vorgelegten ccm Säure minus der Zahl der zum Titrieren gebrauchten Lauge) mit 2,8 multipliziert. Man erhält dann die Menge der in der angewandten Kotmenge enthaltenen mg N, aus der man weiter den Prozentgehalt des Kotes berechnet, indem man das Mittel aus 2 gut übereinstimmenden Proben zu Grunde legt.

1 ccm $^1/_5$-Normalnatronlauge enthält $^{40}/_5$ mg NaOH und entspricht $^{17}/_5$ mg NH_3 oder $^{14}/_5 = 2,8$ mg N.

Der N-Gehalt der Fäzes rührt von verschiedenen physiologisch sehr ungleichwertigen Substanzen her. Hoppe-Seyler[2]) hat gegen den früher allgemein üblichen Modus, den Gesamt-N der Fäzes ohne weiteres auf unverdautes Eiweiss umzurechnen, zuerst energisch Front gemacht, und wenn trotzdem bei Stoffwechselversuchen auch heute noch vielfach in dieser Weise verfahren wird, so geschieht das doch nur unter ganz bestimmten Voraussetzungen, nämlich wenn der dadurch begangene Fehler zu klein ist, als dass er rechnerisch in Betracht käme.

Einen grossen Anteil der N-haltigen Fäzesstoffe bilden zunächst die Körperausscheidungen. Darunter befinden sich: Reste der Verdauungssäfte, Exkrete resp. Sekrete (Schleim) und abgeschupptes Epithel der Darmschleimhaut. Weiter kommen in Betracht: die zahlreichen Fäzesbakterien und die von ihnen aus den Eiweisskörpern abgespaltenen N-haltigen Fäulnisprodukte, wie NH^3, Indol, Skatol, Diamine usw. Wenn auch das Quantum dieser letztgenannten sicher nicht erheblich ist, so bilden doch die Bakterien eine nicht zu vernachlässigende Grösse, wie zuerst Woodward[3]) hervorgehoben hat. Nach Praussnitz[4]) spielt zwar der N der Bakterien gegenüber den anderen Komponenten des Gesamt-Fäzes-N nur eine unbedeutende Rolle, doch ist diese Ansicht durch die exakten Untersuchungen Strasburgers[5]) und die sie bestätigenden Versuche von Schittenhelm und

1) Zitat s. S. 112 sub 5. S. 36.
2) Physiologische Chemie. Berlin 1881. S. 916.
3) The medical and surgical history of the war of the rebellion. Part. II. Vol. 1.
4) Zeitschr. f. Biologie. 35. 1897. S. 335.
5) Zeitschr. f. klin. Med. 1902. 46. S. 425.

Tollens[1]) widerlegt. Danach entfällt bei schlackenfreier, leicht verdaulicher Kost $^1/_4$ bis $^1/_2$ des gesamten Kot-N auf die Bakterien; nach anderen Angaben sogar noch erheblich mehr.[2]) Dieses ausserordentlich wichtige Resultat verdient eingehende Würdigung, denn bisher hat man summarisch — das ist zum Verständnis des Folgenden wichtig — stets den N der Bakterien und ihrer Spaltungsprodukte mit unter die „Körperausscheidungen" rubriziert. Was nach Abrechnung aller genannten Faktoren vom N-Gehalt übrig bleibt, darf als N von Eiweissstoffen oder deren Abbauprodukten, welche der Verdauung entgangen sind, angesehen werden. Auch dieser verdient wieder eine sehr verschiedene Beurteilung, je nachdem es sich um wirkliche Nahrungsreste oder um Nahrungsschlacken handelt, ferner je nach dem Grade, in welchem sie durch die Verdauung bereits aufgespalten sind.

Man hat versucht, auf verschiedenem Wege näheren Einblick in die Mengenverhältnisse, in welchen die genannten Komponenten des N-haltigen Materiales in den Fäzes vorhanden sind, zu gewinnen. Sie alle gleichzeitig zu bestimmen, gelingt nicht, so dass man neuerdings vielfach ohne Rücksicht auf den Ursprung der verschiedenen N-haltigen Substanzen durch Gruppenreaktionen die chemisch zusammengehörigen Körper zu trennen sucht. Daraus ergeben sich interessante Einblicke in die Richtung, in welcher der Abbau und die Umsetzungen des eiweisshaltigen Materiales des Darminhaltes stattfinden, welche ihrerseits wieder die durch besondere Methoden gewonnenen Kenntnisse über die Herkunft der einzelnen Komponenten erweitern und ergänzen.

Die hier genannten Versuche der fraktionierten Bestimmung der verschiedenen N-haltigen Bestandteile des Darminhaltes und der Fäzes gründen sich auf die verschiedene Fällbarkeit der Abbauprodukte der Eiweisskörper, von denen bekanntlich die Albumine bereits durch Kochen in Säurelösung koaguliert werden, während die Albumosen durch Aussalzen mit Ammoniumsulfat oder anderen Sulfaten gewonnen werden können. Von der nächstfolgenden Gruppe der Polypeptide und Aminosäuren wird ein Teil, die sogenannten Diamine und Diaminosäuren, durch Phosphorwolframsäure gefällt, mit ihnen zugleich die sogenannten Ptomaine (Diamine, welche durch Bakterienwirkung entstehen) und die aus den Kernsubstanzen stammenden Purine, endlich Ammoniaksalze, Karbaminsäure, Rhodankörper etc. Um in diesem Gemisch die erstgenannten, gewöhnlich als Basen bezeichneten alkalisch reagierenden Diamine von den zuletzt genannten Körpern zu trennen, muss man den gewaschenen Niederschlag neutralisieren und nach Zusatz eines Ueberschusses von gebrannter Magnesia neuerdings destillieren. In die mit Säure beschickte Vorlage destillieren Ammoniak, Karbaminsäure, Rhodan und ein Teil der Purine über.

Nicht durch Phosphorwolframsäure gefällt werden die einfachen (sauer reagierenden) Monoaminosäuren (Glycin, Leucin etc.), sowie gewisse von ihnen durch das soeben erwähnte Verfahren trennbare Körper anderer Herkunft, nämlich Harnstoff, Allantoin u. a. In den einzelnen Fraktionen wird der N nach der Kjeldalschen Methode bestimmt und daraus der Anteil der verschiedenen Körper an dem gesammten N-Gehalt berechnet.

Von diesem, von Hausmann[3]) angegebenem Wege, kann man, wenn nur die Bestimmung einer dieser Fraktionen bezweckt ist, in verschiedener Weise abweichen. So wird man beispielsweise, wenn nur auf die Monoaminosäure gefahndet werden soll, direkt das Filtrat der mit Phosphorwolframsäure gefällten

---

1) Zentralbl. f. innere Med. 1904. Nr. 30.
2) Mac Neal, Latzer und Kerr, Journal of infections diseases. 6. 1909.
3) Hausmann, Zeitschr. f. phys. Chemie. 27. 1899. S. 95.

Stuhlaufschwemmung verwenden können, während man, wenn nur die gesammte NH_3-Fraktion bestimmt werden soll, die frisch mit HCl auf saure Reaktion gebrachten Fäzes nach Zusatz von Natriumkarbonat und Kochsalz gegen Säure destilliert. Auf die Details dieser verschiedenen Methoden kann hier nicht näher eingegangen werden; sie sind alle den bei der Harnanalyse gebräuchlichen Verfahren nachgebildet und müssen in den Handbüchern der Harnanalyse resp. in den Originalarbeiten nachgelesen werden. Teilweise werden sie übrigens bei den einzelnen Stoffen genauer geschildert werden.

2. N=Gehalt der Fäzes unter normalen Verhältnissen.

a) N der Körperausscheidungen.

Eine direkte Messung des N der mit den Fäzes entleerten Körperausscheidungen ist bisher nur durch Untersuchung des Hungerkotes möglich. Pfeiffer[1]) hat zwar versucht, noch auf einem anderen Wege, nämlich durch künstliche Nachverdauung der Fäzes, zum Ziele zu gelangen; seine Methode ist aber nur unter der — höchstens für gewisse Versuchstiere zutreffenden — Voraussetzung brauchbar, dass keine an sich verdaulichen, aber im Körper unausgenutzt gebliebenen N-haltigen Nahrungsreste in den Fäzes mehr vorhanden sind[2]). Ebenso ist der von Ury[3]) eingeschlagene Weg, durch gründliche Extraktion des Kotes mit Wasser die Körperausscheidungen von den Nahrungsresten zu trennen, nicht einwandsfrei, da beispielsweise die abgestossenen („gemauserten") Epithelien mit ihrem gewiss nicht geringen N-Gehalt ungelöst bleiben. Für die menschliche Pathologie kommen also ausschliesslich die Zahlen Fr. Müllers[4]) in Betracht, welche an den Hungerkünstlern Cetti und Breithaupt, sowie an einigen durch Krankheit zum Hungern gezwungenen Patienten gewonnen sind. Es sind das die Folgenden:

Tägliche N-Ausscheidung durch den Kot beim Hunger

Cetti	0,316
Breithaupt	0,116
Oesophagusstenose	0,446
1. Abstinierender Geisteskranker . . .	0,223
2. „ „ . . .	0,17
	Mittel 0,254 g N.

Diese Zahlen gelten aber nur für den Hunger. Bei Aufnahme völlig N-freier Nahrung fand Rieder[5]) grössere Quantitäten N, und zwar im Mittel aus 3 Versuchen 0,73 g pro die. Etwas geringer, nämlich 0,43 g pro die, sind die auf demselben Wege gewonnenen Zahlen Roehls[6]), denen sich diejenigen von Salomon und Wallace[7]) (0,38—0,54) an die Seite stellen. Immerhin darf man daraus schliessen, dass die Menge der Körperausscheidungen mit der Nahrungsaufnahme wächst, ein Ergebnis, das auch durch Tsubois[8]) Tierversuche und durch andere Erfahrungen gestützt wird (vergl. S. 16). Ob bei verschiedener Nahrung der Körperausscheidungs-N verschieden gross ist, ist unbekannt, aber

---

1) Zeitschr. f. physiolog. Chemie. 10. 1886. S. 561.
2) Siehe Schmidt, Deutsches Arch. f. klin. Med. 65. 1900. S. 222.
3) Ury, Deutsche med. Wochenschr. 1901. Nr. 41; Festschr. f. Salkowski. 1904. S. 375: Arch. f. Verdauungskrankh. 14. 1908. S. 411.
4) Zitat s. S. 119 sub 4.
5) Zeitschr. f. Biologie. 20. 1884. S. 378.
6) Deutsches Arch. f. klin. Med. 83. 1905. S. 523.
7) Med. Klinik. 1909. Nr. 16.
8) Zeitschr. f. Biologie. 35. 1897. S. 68.

nicht wahrscheinlich [Rubner[1])]; bei gemischter Kost beträgt er nach Rieders Berechnung 29 pCt. des Gesamt-N der Fäzes. [Nach Salomon-Wallace[2]) über 50 pCt.]

Ueber die Herkunft des N der Körperausscheidungen sind wir nur mangelhaft unterrichtet. Nach der Zunahme derselben bei Nahrungsaufnahme sollte es scheinen, dass Reste der in den Darm ergossenen Verdauungssekrete einen grossen Teil des N liefern; es sprechen aber dagegen die von Fritz Voit[3]) angestellten Berechnungen des Hermannschen Ringkotes und die Beobachtungen an Gallenfistelhunden. Danach ist es wahrscheinlich, dass vornehmlich die Abstossungen (Epithel, Schleim) und Exkrete der Darmwand den N-Gehalt des Hungerkotes bedingen. Daneben wird aber auch noch ein nicht zu kleiner Prozentsatz auf Rechnung der Bakterien zu setzen sein, beträgt doch nach Schittenhelm und Tollens[4]) der Bakterien-N unter Umständen allein schon 42 pCt. des Gesamt-N. Mit dieser Auffassung stimmt die Beobachtung Müllers überein, dass im Hungerkot Eiweiss „nicht konstant und nur in Spuren", dagegen mehr oder weniger reichlich Nuklein anzutreffen ist. Auch darf man dafür anführen, dass nach Nahrungsaufnahme die absolute Zahl der Fäzesbakterien zunimmt.

Die tägliche N-Ausscheidung beim Hunger erscheint besonders gross, wenn man sie mit der geringen Menge des dabei gelieferten Trockenkotes (s. S. 16) vergleicht. Dieselbe betrug in Müllers Untersuchungen im Mittel 3,93 g, woraus sich ein durchschnittlicher Prozentgehalt an N von 6,46 ergibt. Mit diesem hohen N-Gehalt steht der Hungerkot an der Spitze aller Kotarten.

Aehnliche Verhältnisse weist nur noch das Mekonium auf. Seine Zusammensetzung ist insofern eine etwas andere, als darin die Bakterien fehlen, während Reste der Verdauungssäfte, vor allem Galle, reichlich vertreten sind.

b) Einfluss der Nahrung.

Hinsichtlich des Einflusses der Nahrung auf den N-Gehalt der Fäzes sind im grossen und ganzen dieselben Verhältnisse massgebend, wie bei der Kotmenge (s. S. 13). Man muss unterscheiden zwischen dem Einfluss der Qualität der Nahrungsmittel, dem der Quantität und den individuellen Schwankungen der Ausnutzungsfähigkeit. Bei der Beurteilung muss man ferner auseinanderhalten: die absolute Menge des täglich ausgeschiedenen Stickstoffes, den Prozentgehalt des Trockenkotes an N und das Verhältnis des pro die mit der Nahrung eingenommenen zu dem mit den Fäzes entleerten N (die Ausnutzung der Nahrung). Die Besprechung der Ausnutzung fällt ausserhalb des Rahmens des vorliegenden Buches; wir möchten aber nicht unterlassen, darauf hinzuweisen, dass ebenso wie im Kote auch in den meisten Nahrungsstoffen der N nicht ausschliesslich in Form von Eiweisstoffen vorhanden ist, und dass deshalb, wie Rubner[5]) des näheren ausführt, die übliche Ausnutzungsberechnung nicht bloss an einer fehlerhaften Deutung des Kot-N, sondern gleichzeitig an einer solchen des Nahrungs-N krankt.

Da die in der Literatur vorhandenen Angaben über den N-Gehalt des Kotes bei verschiedener Nahrung bald nur den Prozentsatz, bald das tägliche Quantum, bald den Ausnutzungskoeffizienten betreffen, so ist es unmöglich, sie in einer einheitlichen Tabelle zusammenzufassen, und wir müssen uns daher auf die Anführung von Mittelwerten bzw. von einzelnen Beispielen beschränken.

1) Zitat s. S. 112 sub 4. S. 198.
2) Zitat s. S. 127 sub 7.
3) Zeitschr. f. Biologie. 29. 1892. S. 325.
4) Zitat s. S. 126 sub 1.
5) Handbuch der Ernährungstherapie von v. Leyden. Leipzig 1897. I. S. 117.

α) Qualität der Nahrung: Als allgemeines Gesetz steht hier der Satz voran, dass, je schlackenfreier die Nahrung ist, um so weniger N-haltige Reste von ihr im Kote wiedererscheinen. Zu den schlackenfreien bzw. schlackenarmen Nahrungsmitteln gehören: Fleisch in guter Zubereitung, Eier, Milch und einige pflanzliche Produkte (Reis, Mais, Weissbrot, Nudeln etc.).

Im Gegensatz zum Hunde finden sich im Fleischkot des Menschen immer noch einzelne Muskelbruchstücke, das Fleisch wird also nicht vollständig verdaut. In Rubners[1]) grundlegenden Versuchen wurden pro die 1,12 bzw. 1,2 N ausgeschieden, entsprechend einem Prozentgehalt des Trockenkotes von 6,53 bzw. 6,94. Bei vorwiegender Eierkost waren die entsprechenden Zahlen: 0,61 g und 4,7 pCt.

Der Milchkot zeigt ein verschiedenes Verhalten, je nachdem es sich um Säuglinge oder Erwachsene handelt. Was die ersteren betrifft, so wird bei Brustmilchnahrung in der Regel pro die erheblich weniger N ausgeschieden, als bei Kuhmilchnahrung. Biedert[2]) berechnet als Mittel aus einer grösseren Zahl von Beobachtungen für Brustkinder 0,15 g, für Kuhmilchkinder 0,41 g tägliche N-Abgabe. Dabei verhalten sich die Prozentzahlen des Trockenkotes umgekehrt (5,8 bzw. 4,23 pCt.); die Menge ist nämlich bei Brustnahrung geringer und in seiner Zusammensetzung gleicht der Brustmilchstuhl mehr dem Hungerkote. Neuerdings wird aber diese Differenz von einigen Kinderärzten auf die bei Kuhmilchnahrung viel leichter auftretenden Verdauungsstörungen zurückgeführt. Bei ganz gesunder Verdauung soll der Kot-N bei Brustmilchnahrung und Kuhmilchnahrung annähernd gleich gross sein [vgl. Hecht[3])]. Von Erwachsenen werden bei Milchkost im Mittel[4]) 1,11 g N mit dem Kote ausgeschieden; der Prozentgehalt des Trockenkotes an N ist geringer als bei den vorher genannten Kotarten, nämlich durchschnittlich etwa 4 pCt. und zwar vornehmlich wegen seines hohen Aschegehaltes.

Ueber die Grösse der N-Ausscheidung nach Genuss der oben genannten schlackenarmen Vegetabilien orientieren folgende Zahlen aus Rubners Versuchen:

Art der Nahrung	Täglich ausgeschiedene N-Menge	Prozentgehalt des Trockenkotes an N
1. Makkaroni . . (695 g)	1,86 g	6,88
2. Weissbrot . . (689 g)	1,95 g	8,30
3. Reis . . . . (638 g)	2,13 g	7,85
4. Mais . . . . (750 g)	2,27 g	4,6

Vergleicht man die hier aufgeführten Zahlen mit denen des Hungerkotes oder besser noch mit dem bei N-freier Kost gelieferten Kote (s. o.), so ergibt sich, dass ein grosser Teil ($^1/_3$—$^3/_4$) der N-haltigen Komponenten des Kotes von schlackenarmer Nahrung auf Rechnung der Körperausscheidungen (inkl. Bakterien) zu setzen ist; mit anderen Worten, es sind nur geringe eiweisshaltige Nahrungsreste darin vorhanden. Das geht auch aus dem Prozentgehalt des Trockenkotes an N hervor, der dem des Hungerkotes nahe steht, z. T. ihn sogar noch übertrifft.

---

1) Zitat s. S. 112 sub 4.
2) Die Kinderernährung im Säuglingsalter etc. 4. Aufl. Stuttgart. F. Enke. 1900. S. 59.
3) Zitat s. S. 14 sub 7. S. 25.
4) Berechnet aus einer Zusammenstellung von v. Noorden, Lehrbuch der Pathologie des Stoffwechsels. Berlin 1893. S. 39.

Gestützt auf die gute Verdaulichkeit der verschiedenartigen schlackenarmen Nahrungsmittel hat Praussnitz[1]) den Prozentgehalt des Trockenkotes bei frei gewählter schlackenarmer Kost unter normalen Verhältnissen auf 8—9 pCt. normiert. Dem entspricht eine tägliche Ausscheidung von im Mittel[2]) 1,14 g N. Natürlich kommen ziemlich erhebliche Schwankungen vor [Schierbeck[3])].

Anders, wenn die Nahrung Schlacken, worunter in den meisten Fällen zellulosehaltige Speisen zu verstehen sind, enthält. Schon bei gewöhnlicher gemischter Kost wird pro die erheblich mehr N ausgeschieden (nach Rieder 2,53 g) und der Prozentgehalt des Trockenkotes sinkt (6,6 pCt. nach Praussnitz). Für **vorwiegend vegetabilische, schlackenreiche Kost** mögen folgende Beispiele gelten:

Art der Nahrung	Täglich ausgeschiedene N-Menge	Prozentgehalt des Trockenkotes	Autor
1. Kartoffeln . . (3078 g)	3,69 g	3,93	Rubner[4])
2. Schwarzbrot . (1360 g)	4,26 g	3,68	„
3. Erbsen . . . (600 g)	3,57 g	7,35	Rubner[5])
4. Gelbe Rüben . (5133 g)	2,52 g	3,01	Rubner[4])
5. Wirsingkohl . (3831 g)	2,4 g	3,39	„
6. Frei gewählte vegetarische Kost	3,46 g	—	Voit[6])
7. Frei gewählte vegetarische Kost . . .	4,01 g	—	Rumpf u. Schumm[7])

Im Gegensatz zur schlackenarmen Kost wird also hier täglich erheblich mehr N ausgeschieden, als den Körperausscheidungen entsprechen würde; der Kot enthält trotz der eiweissärmeren Kost grössere Mengen unverdauter eiweisshaltiger Nahrungsreste. Er enthält aber ausserdem noch zahlreiche andere Substanzen, so dass sein Prozentgehalt an N geringer ist als bei animalischer Kost.

Die Qualität der Nahrungsmittel richtet sich übrigens nicht nur nach ihrer Herkunft, sondern auch nach ihrer Zubereitung. Dass nicht alle Fleischspeisen gleich gut verdaut werden, ist bekannt und geht ausserdem aus folgenden Zahlen hervor: Eine und dieselbe Versuchsperson erhielt bei gleicher Beikost je 3 Tage lang gleiche Mengen Fleisch, und zwar einmal zartes, gehacktes und durchgebratenes Rindfleisch, das andere Mal zähes, gekochtes Ochsenfleisch. Im ersteren Falle wurden pro die 1,35, im zweiten 2,24 g N ausgeschieden [Schmidt[8])]. Bei Vegetabilien (Kartoffeln, Linsen) wird die Ausnutzung wesentlich besser, wenn man sie zerkleinert [Constantinidi[9]), Strümpell[10])]. Pulverförmig gemahlene Trockengemüse hinterlassen wesentlich weniger Kot-N als dieselben Mengen im frischen Zustand [Strauch[11])]. Eigentümlich ist der Einfluss einer geeigneten Mischung der Nahrungsmittel. Ohne auf den Gegenstand näher einzugehen, sei hier doch erwähnt, dass in Rubners Versuchen Milch bei Zugabe von Käse besser ausgenutzt wurde, als ohne diesen. Auch bei Fleischkost hatte Fettzugabe eher einen günstigen Einfluss auf die Ausnutzung. Fettzugabe zu Kohlehydratkost hat nach Rubner[4]) keinen Einfluss, es sei denn, dass die Fettwerte an Kalorienzahl etwa 2—3 mal so viel betragen als die Kohlehydratwerte. In diesem Falle wird die Ausnutzung beeinträchtigt.

1) Zitat s. S. 125 sub 4.
2) Berechnet aus einer Zusammenstellung von v. Noorden, Lehrbuch der Pathologie des Stoffwechsels. Berlin 1893. S. 39.
3) Arch. f. Hygiene. 51.
4) Zitat s. S. 112 sub 4.
5) Zeitschr. f. Biologie. 16. 1880. S. 119.
6) Zeitschr. f. Biologie. 25. 1889. S. 232.
7) Zeitschr. f. Biologie. 39. 1899. S. 153.
8) Sitzungsberichte.der Niederrheinischen Gesellsch. f. Natur- u. Heilkunde zu Bonn 1899.
9) Zeitschr. f. Biologie. 23. 1887. S. 433.
10) Zitiert nach Rubner.
11) Zeitschr. f. exp. Path. u Ther. 14. 1913. S. 462.

β) Quantität der Nahrung: Vergleicht man die täglich im Kote ausgeschiedene N-Menge in verschiedenen Altersstufen, so zeigt sich, dass von der Geburt an, entsprechend der Kotmenge (s. S. 14) eine Zunahme stattfindet, welche allerdings schon bis gegen das 10. Lebensjahr die Höhe erreicht [Camerer[1])]. Diese Zunahme wird in erster Linie durch die gesteigerte Nahrungsaufnahme verursacht. Auch der Prozentgehalt des Kotes an N steigt innerhalb des ersten Lebensjahres, wenigstens bei Brustkindern, langsam an [Biedert[2]), Camerer[3])], wahrscheinlich infolge einer gesteigerten Produktion von Körperausscheidungen, welche, wie erwähnt, im Brustmilchkote einen grösseren Anteil ausmachen als im Kuhmilchkote.

Beim Erwachsenen findet nach Aufnahme steigender Mengen desselben Nahrungsmittels nicht immer auch eine Steigerung der N-Ausscheidung durch den Kot statt. Wenigstens gilt dies für schlackenfreie Nahrungsmittel (z. B. Fleisch), welche bis zur Assimilationsgrenze gleichmässig gut und fast restelos verdaut werden. Berechnet man unter solchen Umständen aus den N-Zahlen der Nahrung und des Kotes die Ausnutzung, so scheint sich die paradoxe Tatsache zu ergeben, dass geringe Mengen Fleisch schlechter ausgenutzt werden als grosse. (Tatsächlich werden beide gleich gut ausgenutzt; es sind die Körperausscheidungen, welche fälschlich als Eiweissverluste gebucht werden.)

Bei Genuss verschiedener Mengen schlackenreicher Nahrungsmittel wächst dagegen die N-Menge des Kotes mit der Nahrungsmenge. Hier machen eben die Eiweissreste einen grösseren Anteil des Kot-N aus. Folgende Beispiele aus Rubners Versuchen mögen das erläutern:

Fleischnahrung . . .	1.	884	g pro die	1,2	g tägliche N-Ausscheidung	
	2.	1435	„ „ „	1,12	„ „	„
Weissbrot	1.	689	„ „ „	1,95	„ „	„
	2.	1237	„ „ „	2,44	„ „	„
Erbsen	1.	600	„ „ „	3,57	„ „	„
	2.	960	„ „ „	9,09	„ „	„

c) Individuelle Verschiedenheiten.

Dass individuelle Verschiedenheiten hinsichtlich der Menge der N-haltigen Körperausscheidungen existieren, geht aus Fr. Müllers[4]) Hungerkotuntersuchungen unzweifelhaft hervor. Während der Hungerkünstler Cetti pro Tag 0,316 g N im Kote entleerte, betrug die entsprechende Zahl bei Breithaupt nur 0,113 g. Bei Aufnahme N-freier Kost schied Rieders[5]) Patient täglich 0,73 g, Roehl[6]) dagegen nur 0,43 g N aus. Ebenso existieren Schwankungen in der Ausnutzungsfähigkeit der Nahrungsmittel: v. Noorden[7]) sagt darüber: „Ich selbst habe von einfacher Kost gleicher Menge und gleicher Art (Fleisch, Eier, Milch, Weissbrot, Butter, Wasser, Salz) bei gesunden Menschen nur 4 pCt. und bei anderen 8—10 pCt. des N im Kote wiedergefunden. Noch auffallender ist, dass bei einem und demselben gesunden Individuum zu verschiedenen Zeiten die gleiche Nahrung sehr verschiedenen N-Verlust mit sich bringen kann; z. B. berechnete sich der N-Verlust bei einem Individuum meiner

---

1) Zeitschr. f. Biologie. 16. 1880. S. 33.
2) Zitat s. S. 129 sub 2.
3) Zeitschr. f. Biologie. 39. 1900. S. 37.
4) Zitat s. S. 119 sub 4.
5) Zitat s. S. 127 sub 5.
6) Zitat s. S. 127 sub 6.
7) Zitat s. S. 129 sub 4. S. 32.

Beobachtung in erster Versuchsreihe auf 14,4 pCt. und in zweiter Versuchsreihe (4 Tage später) unter gleicher Kostordnung auf 20,8 pCt."

Demgegenüber betont Rubner[1]), dass nach seinen Erfahrungen, wenn man die Verdauungsorgane nicht überlastet, die individuellen Unterschiede des Ausnutzungsvermögens geringe sind. Auch Gewöhnung an eine bestimmte Kost macht nicht viel aus[2]). Wohl aber hält er die Leistungsfähigkeit der einzelnen Därme hinsichtlich der Grenze, bis zu welcher sie bei Vermehrung der Nahrungsmittel noch gut ausnutzen, d. h. also hinsichtlich der Assimilationsgrenze, für möglicherweise verschieden. Bestimmte experimentelle Beweise seien aber dafür bisher noch nicht erbracht.

Erwähnt sei noch, dass auch körperliche Bewegung unter Umständen den N-Gehalt des Kotes etwas beeinflussen kann. So fand Krummacher[3]) bei gleicher Nahrung an Ruhetagen durchschnittlich 1,005 g, an Marschtagen (Bergtouren) 1,17 g N.

d) Verteilung des Kot-N auf die verschiedenen Gruppen N-haltiger Substanzen.

S. 126 wurde darauf hingewiesen, dass vielfach die Fällungsverhältnisse der einzelnen Abbau- und Zersetzungsprodukte der Eiweisskörper zur gesonderten Bestimmung verschiedener sog. N-Fraktionen verwendet werden. So werden beispielsweise unterschieden: der Ammoniak-N, der Harnstoff-N, der Purinkörper-N, der Basen-N, der Aminosäuren-N, der N des gesamten Phosphorwolframsäureniederschlages resp. seiner durch Säurespaltung trennbaren Komponenten usw.

Soweit es sich dabei nicht um wohlcharakterisierte Körper handelt, auf die unter V näher einzugehen sein wird, hat die Bestimmung des prozentischen Verhältnisses der einzelnen N-Fraktionen nur für bestimmte Fragestellungen Wert. So fand z. B. Glaessner[4]) bei Hunden unter künstlich (durch Darmgegenschaltung) erzeugter Verstopfung den Anteil des nicht-koagulablen N grösser als unter normalen Verhältnissen (vgl. Tabelle 1), woraus geschlossen werden kann, dass bei der Verstopfung die spärlicher vorhandenen Reste von nicht resorbierten Eiweisskörpern tiefer durch bakterielle Einwirkung aufgespalten werden.

Die folgende, der Arbeit von Eppinger und Gutmann[5]) entnommene Zusammenstellung (Tabelle 2) gibt einige Beispiele über die Verteilung der verschiedenen N-Fraktionen des menschlichen Kotes unter normalen und pathologischen Bedingungen. Bemerkenswert ist darin vor allem die Zunahme des Basen-N bei Erkrankungen des Darmes.

Tabelle 1 (nach Glaessner).

Hundekot.

	Trocken-substanz	Koagulabler N	Nichtkoagulabler N	Durch Phosphorwolframsäure fällbarer N
Normalperiode . . .	9,7 pCt.	60 pCt.	39 pCt.	45 pCt.
Künstliche Verstopfung	5,3 „	51 „	49 „	78 „

1) Zitat s. S. 112 sub 4. S. 110.
2) Tschernoff, Jahrb. f. Kinderheilk. 28. 1888. S. 1, fand jedoch bei Säuglingen nach Nahrungswechsel zunächst ein Ansteigen des N im Kote, welches nach Angewöhnung verschwand.
3) Inaug.-Dissert. Bonn 1890.
4) Glaessner, Zeischr. f. exp. Path. u. Ther. 1. 1905. S. 132.
5) Zeitschr. f. klin. Med. 78. 1913. S. 399.

Tabelle 2 (nach Eppinger und Gutmann).
Menschenkot.

| Diät | Gesamt-N | Phosphor-Wolfram- | | NH_3-N | Basen-N | Harnstoff-N | Mono-Aminosäuren | Prozentuell | | | |
		Niederschlag	Filtrat					NH_3	Basen	Harnstoff	Mono-Aminosäuren
Normal	Gemischt	35,5	19,5	15,5	19,0	0,5	15,0	0,5	54,0	1,4	43,0	1,4
„	„	45,5	28,0	17,5	19,0	9,0	15,0	2,5	41,7	19,8	33,0	8,5
Dysenterie {	Fleisch	96,0	63,5	32,5	47,0	16,5	31,0	1,5	49,0	17,1	32,3	1,6
	Kohlehydr.	99,0	56,0	43,0	31,5	24,5	37,5	3,9	31,8	24,7	37,8	5,6
Enteritis {	Fleisch	15,5	9,5	6,0	8,5	1,0	5,0	1,0	55,0	6,3	32,4	6,3
	Kohlehydr.	25,0	15,5	9,5	7,5	8,0	8,0	1,5	30,0	32,0	32,0	6,0

3. N-Gehalt der Fäzes unter pathologischen Verhältnissen.

Wenn sich bei Krankheiten der N-Gehalt der Fäzes ändert, so handelt es sich meistens [aber nicht immer (Roehl[1])] um eine Verschlechterung der Eiweissausnutzung. Derjenige Anteil des Kot-N, welcher auf die Körperausscheidungen und Bakterien entfällt, wird sich natürlich auch ändern, doch sind wir darüber nur dürftig unterrichtet. Nach Analogie des Hungers dürfen wir annehmen, dass bei der Inanition der von den Resten der Verdauungssäfte gelieferte N vermindert ist. Im Gegensatz dazu ist er bei Darmkatarrh vermehrt, und zwar schied Roehl[1]) unter diesen Umständen (N-freie Kost) das 3fache des Normalen, nämlich 1,24 g statt 0,43 g aus, und bei den Patienten Salomons und Wallaces[2]) stieg er sogar bis auf 4,1 g pro die (schwere Darmtuberkulose). Der grössere Teil entfällt dabei naturgemäss auf die Darmwandsekrete. Bei Nierenkrankheiten, Leukämie, Gicht ist ferner nach Müller[3]) die erhöhte N-Ausfuhr durch den Kot ebenfalls vermutlich durch eine Vermehrung der Darmsekrete zu erklären. Vermehrte Bakterienmengen, also auch mehr Bakterien-N der Fäzes, findet sich bei allen Durchfällen [Strasburger[4])].

Diesen wie den mit Verschlechterung der Eiweissausnutzung verbundenen Zuständen ist gemeinsam eine Erhöhung der täglich ausgeschiedenen N-Menge: der Prozentgehalt der Fäzes an N kann dabei normal oder sogar vermindert sein. Aus den im vorigen Abschnitt mitgeteilten Zahlen ging ja hervor, dass, je ungünstiger die Ausnutzung der Nahrung, um so geringer der relative N-Gehalt der Fäzes ist.

Am besten bekannt sind die Veränderungen, welche der Ausfall einzelner Verdauungssekrete verursacht. Magenkrankheiten brauchen den N der Fäzes nicht zu beeinflussen, einerlei ob sie mit Verminderung oder Erhöhung der Salzsäureabscheidung einhergehen [v. Noorden[5])]. Nur wenn bei Achylie maximale Anforderungen an die Verdauung gestellt werden, sinkt die Ausnutzung der N-haltigen Nahrungsmittel [v. Tabora[6])].

Ausfall der Gallenwirkung hat in der Regel nur eine geringe Verschlechterung der Eiweissverdauung zur Folge. So fand Fr. Müller[7]) bei Milch-

---

1) Zitat s. S. 127 sub 6.
2) Zitat s. S. 127 sub 7.
3) In v. Leydens Handbuch der Ernährungstherapie. Leipzig 1897. S. 213.
4) Zeitschr. f. klin. Med. 48. 1903. S. 491.
5) Zeitschr. f. klin. Med. 17. 1890, und Lehrbuch der Pathologie des Stoffwechsels. Berlin 1893. S. 243.
6) Zeitschr. f. klin. Med. 53. 1904. S. 460.
7) Zeitschr. f. klin. Med. 12. 1887. S. 101.

nahrung im Mittel aus je 3 Versuchen: 11 pCt. Eiweissverlust bei Ikterischen gegenüber 7,1 pCt. bei Gesunden. Genauere Zahlen lassen sich nur bei Verabreichung einer gleichmässigen Probediät gewinnen (s. S. 5). Dabei ergeben sich als Mittelzahlen [Schmidt[1])] (b der folgenden Tabelle):

	Täglich ausgeschiedene N-Menge	Prozentgehalt der Fäzes an N
a) Gesunde	0,99 g	5
b) Gallenabschluss . . .	2,05 g	4,14
c) Gärungsdyspepsie . . .	2,09 g	4,87
d) habituelle Verstopfung .	0,52 g	4,57
e) Durchfälle	1,57 g	6,74

Müller erklärt diese Erscheinung durch die Annahme, dass die schlechte Ausnutzung der Fette bei Ikterischen auch die Verdauung der Eiweisstoffe in Mitleidenschaft ziehe. Vielleicht sei ausserdem eine Herabsetzung der Assimilationsgrenze für Eiweiss vorhanden.

Hinsichtlich des Ausfalles der pankreatischen Verdauung bestehen Differenzen in der Ausnutzung der Eiweissnahrung, je nachdem das Drüsengewebe vollständig zerstört resp. funktionsunfähig oder zum Teil noch erhalten ist. Im letzteren Falle kann die Ausnutzung fast völlig normal sein, und das Gleiche trifft für die nicht vollständige mechanische Behinderung des Sekretabflusses in den Darm zu. Abelmanns[2]) pankreaslose Hunde nutzten nur 44 pCt. des aufgenommenen Eiweiss-N aus (statt normaler Weise 98—99 pCt.); bei Sandmeyer[3]) und Rosenberg[4]) (unvollständige Entfernung des Pankreas) lauten die entsprechenden Zahlen 62 resp. 65 pCt.; Niemann[5]) fand bei Unterbindung der Ausführungsgänge fast normale Ausnutzungszahlen. Im Gegensatz dazu hat Pratt[6]) nachgewiesen, dass bei kompletter Unterbindung aller Ausführungsgänge des Pankreas eine zunehmende Atrophie des Drüsengewebes eintritt, und dass dabei die Ausnutzung der Eiweisskörper ebenso stark geschädigt ist, wie bei völliger Entfernung der Drüse. Damit stimmen die Erfahrungen der menschlichen Pathologie[7]) überein, wenn auch verwertbare Zahlen nur spärlich vorliegen. Brugsch[7]) berechnet aus denselben als Mittelzahlen für Verschluss des Ausführungsganges mit geringer Drüsenatrophie 85—95 pCt., für schwerere Erkrankungen der Drüse 75—80 pCt. Ausnutzung des Eiweiss-N. Doch sind noch weit niedrigere Werte gelegentlich beobachtet worden [Weintraud[8])].

Ob der Ausfall des Dünndarmsekretes Veränderungen des Kot-N bewirkt, lässt sich vorläufig mit Sicherheit nicht beantworten. Eine Krankheit, bei der eine Störung der Dünndarmverdauung, wenn auch nicht notwendig eine solche der Sekretion, vorliegt, ist die Gärungsdyspepsie. Hier fanden wir[9]), wie die vorstehende Uebersicht zeigt, Werte, welche das Normalmittel mässig überschreiten

<hr>

1) Zum Teil noch nicht veröffentlichte Analysen.
2) Ueber die Ausnutzung der Nahrungsstoffe nach Pankreasexstirpation etc. Inaug.-Diss. Dorpat 1890.
3) Zeitschr. f. Biologie. 31. 1895. S. 12.
4) Du Bois-Reymonds Arch. 1896. S. 535.
5) Zeitschr. f. exp. Pathol. u. Ther. 5. 1909. S. 466.
6) Transactions of the Association of American Physicians. 1909.
7) Siehe Oser, Die Erkrankungen des Pankreas, in Nothnagels Handb. d. spez. Pathol. u. Ther. Wien 1898; Brugsch, Zeitschr. f. exper. Pathol. u. Ther. 6. 1909. S. 326; Pratt, American Journ. of the med. sciences. 1912. March.
8) Die Heilkunde. 1898. Heft 2.
9) Deutsch. Arch. f. klin. Med. 69. 1901. S. 570.

und sich den Verlusten bei Galleabschluss nähern. Vielleicht stört die bei dieser Krankheit verminderte Stärkeverdauung die Fleischverdauung ebenso wie die gehemmte Fettresorption beim Ikterus.

In den meisten anderen Darmkrankheiten liegen die Verhältnisse so kompliziert, dass es gewöhnlich nicht zu entscheiden ist, ob eine vermehrte N-Ausscheidung durch Störungen der Sekretion oder durch ungenügend lange Verdauung infolge erhöhter Peristaltik bedingt ist. Die eigentliche resorptive Tätigkeit des Darmes, soweit sie sich auf gelöste Stoffe bezieht, wird auch bei schweren Diarrhöen kaum beeiträchtigt. Stärkere Abscheidung von Serum, Schleim, Eiter und Blut kann natürlich ebenfalls den Fäzes-N erhöhen. Dass Durchfälle an sich die Ausnutzung der Nahrungsmittel nicht zu beeinträchtigen brauchen, ist durch die Untersuchungen v. Hösslins[1]) erwiesen und von Roehl[2]) bestätigt. Wenigstens gilt das für Diarrhöen leichten Grades, zumal bei geschwürigen Prozessen. Bei starken Durchfällen wird ebenso wie bei den meisten Dyspepsien ein erhöhter N-Verlust nicht ausbleiben.

Bei habitueller Verstopfung bleiben umgekehrt die N-Zahlen des Kotes hinter denen Gesunder zurück (vergl. die Uebersicht auf S. 134). Es erklärt sich das aus den zu guten Verdauungsverhältnissen [Lohrisch[3])] der Behafteten. Auch die Bakterienmenge der Fäzes ist bei Verstopfung vermindert [Strasburger[4])].

Was die Dyspepsieen betrifft, so ist besonders für das Säuglingsalter eine Vermehrung der N-Ausscheidung sichergestellt. Lange und Berend[5]) erhielten dabei 7 pCt. N-Gehalt des Trockenkotes (statt 4—5); bei atrophischen Kindern sahen Rubner und Heubner[6]) 43 pCt., Baginsky[7]) bis zu 50 pCt. N-Verlust durch die Fäzes. Bei Erwachsenen gehen nach dem Ergebnis der Verdauungsprobe (s. S. 60) „dyspeptische" Darmstörungen sehr häufig mit Verschlechterung der Eiweissverdauung einher.

Ausgesprochene Resorptionsbehinderung (bei Amyloid, Tabes mesaraica etc.) hat konstant vermehrte N-Ausscheidung im Gefolge, doch erreichen die Verlustzahlen nicht dieselbe Höhe wie bei Pankreaserkrankung [Weintraud[8])]. Im Vergleich damit war die N-Ausscheidung bei Stauungszuständen des Darmes in Grassmanns[9]) Versuchen nur unbedeutend erhöht.

Von Allgemeinerkrankungen hat das Fieber, wie v. Hösslin[1]) nachgewiesen hat, keinen eklatanten Einfluss auf die Eiweissverdauung. Bei Morbus Addisonii fand Jacobi[10]) geringe Verschlechterung. Starke Verluste kommen in einzelnen Fällen von Diabetes vor [Hirschfeld[11])] und legen den Verdacht auf Pankreaserkrankung nahe. Dass bei Leukämie, Gicht, Nephritis die erhöhte N-Ausscheidung möglicherweise eine Folge gesteigerter Exkretion durch die Darmschleimhaut ist, wurde schon erwähnt. Bei den Diarrhöen des Morbus Basedowii fanden Salomon und Almagia[12]) die Eiweissausnutzung nur in geringem Grade verschlechtert.

1) Virchows Arch. 89. 1882. S. 95.
2) Zitat s. S. 127 sub 6.
3) Deutsch. Archiv f. klin. Med. 79. 1904. S. 383.
4) Zitat s. S. 133 sub 4.
5) Jahrbuch f. Kinderheilkunde. 44. 1897. S. 355.
6) Zeitschr. f. Biologie. 38. 1899. S. 315.
7) Deutsche med. Wochenschr. 1899. S. 281.
8) Zitat s. S. 134 sub 8.
9) Zeitschr. f. klin. Med. 15. 1888. S. 183; Deutsche med. Wochenschr. 1899. Nr. 18.
10) Charité-Annalen. 23. 1898.
11) Zeitschr. f. klin. Med. 19. 1891. S. 326.
12) Wiener klin. Wochenschr. 1908. Nr. 24.

4. Diagnostische Gesichtspunkte.

Die diagnostische Bedeutung erhöhter N-Ausscheidung durch die Fäzes ist nicht gross, wenigstens wenn man sich an die zuverlässigen absoluten Zahlen des pro die ausgeschiedenen N halten will. Um diese zu ermitteln, muss der Kot sorgfältig abgegrenzt und die Nahrung genau geregelt werden. Kleinere Differenzen haben überhaupt nur bei gleichmässigem Gebrauch der Probediät Bedeutung. Da wir ausserdem im einzelnen Falle niemals wissen, wie viel von dem Kot-N auf Nahrungsreste und wie viel auf Körperausscheidungen entfällt, so wird die N-Bestimmung wohl für wissenschaftliche Untersuchungen reserviert bleiben.

Der Versuch von Praussnitz[1]), aus dem verschiedenen Prozentgehalt des Kotes an N bei freigewählter schlackenfreier Nahrung diagnostische Schlüsse auf die Ausnutzung der Nahrung zu ziehen, muss als misslungen betrachtet werden. Es kommt dabei, wie Tsuboi[2]) mit Recht hervorhebt, nicht bloss auf das Quale, sondern auch auf das Quantum des Genossenen an. Als „Normal-kot" kann man höchstens den von der qualitativ und quantitativ stets gleichen Probediät (s. S. 5) stammenden Kot durchaus magen-darm-gesunder Leute bezeichnen. Ueber die diagnostische Bedeutung der Verteilung des Kot-N auf die verschiedenen Fraktionen (S. 132) lässt sich bei dem spärlichen vorliegenden Material noch nichts aussagen.

IV. Proteine.

Die Untersuchungen über das Vorhandensein von Eiweisstoffen in den Fäzes haben sich bisher auf folgende Körper erstreckt: Albumin, Globulin, Kasein und deren Umwandlungsprodukte (Albuminate, Albumosen, Peptone), ferner auf gewisse Nukleoproteide resp. die aus ihnen abgespaltenen Nukleine und Glyko-proteide (Schleim), dagegen kaum oder gar nicht auf die häufig reichlich vorhandenen Albuminoide (Keratin, Elastin usw.). Eine Besprechung dieser Untersuchungen muss sich dem klinischen Zwecke, zu dem sie unternommen wurden, anschliessen; für eine Einteilung nach der chemischen Stellung der verschiedenen Eiweisskörper reichen die bisherigen Ergebnisse nicht aus. Demgemäss werden wir zunächst die in den Fäzes vorkommenden leicht löslichen Eiweisskörper nebst ihren Umwandlungsprodukten abhandeln, dann das Kasein, das hier eine gewisse Sonderstellung einnimmt, und erst später die Nuklein- und Muzinsubstanzen. Von diesen sind die gelösten Eiweisskörper, sowie die Nuklein- und Muzinsubstanzen grösstenteils als Ausscheidungsprodukte des Körpers zu betrachten und deshalb von ganz anderer Bedeutung als die ungelösten Eiweisskörper einschliesslich des Kaseins, welche im wesentlichen auf unresorbierte Nahrungsreste zu beziehen sind. Ihnen würden sich die Albuminoide anschliessen, Nahrungsschlacken, deren chemischer Nachweis aber, wie gesagt, bisher nicht versucht ist und auf deren Besprechung deshalb hier verzichtet werden kann.

---

1) Zitat s. S. 125 sub 4.
2) Zitat s. S. 127 sub 8.

1. Albumen, Albumosen, Peptone.

Von den in den Fäzes vorkommenden Eiweisskörpern werden mittels der im Folgenden zu besprechenden Methoden nur die gelöst vorhandenen oder leicht löslichen sogen. genuinen Eiweisskörper und ihre nächsten Hydrationsprodukte nachgewiesen, d. h. also nur ein geringer Prozentsatz, der ausserdem in der Regel fehlt, weil sowohl von den mit der Nahrung eingeführten als von der Darmschleimhaut abgesonderten Eiweisskörpern alles lösliche oder durch die Verdauungsenzyme lösbare leicht resorbiert wird. Wenn von dem Nahrungseiweiss trotzdem selbst bei normaler Verdauung fast regelmässig Reste (Muskelfasern, elastische Fasern, gelbe Körner etc. vergl. S. 57 ff.) mikroskopisch nachgewiesen werden können, so handelt es sich hier um koagulierte, schwer lösliche Körper, die selbst durch künstliche Verdauung nicht immer entfernt werden können[1]), geschweige denn durch einfache Wasserextraktion. Aehnliches gilt vielfach von den unter normalen oder pathologischen Verhältnissen von der Darmschleimhaut oder den Darmdrüsen abgeschiedenen Stoffen (Mekonkörper, Zellprotoplasma, in Schleimstränge eingehüllte Eiweisskörper). Es ist wichtig, diesen Punkt stets im Auge zu behalten, damit man vor dem falschen Schlusse bewahrt bleibt, man könne durch die folgenden oder überhaupt durch irgend eine chemische Methode sämtliche in den Fäzes vorhandenen Eiweisskörper nachweisen oder gar quantitativ bestimmen. Könnte man das, so brauchte man bei den Stoffwechsel- und Ausnutzungsversuchen nicht immer wieder auf die fehlerhafte Berechnung des Koteiweisses aus dem Gesamtstickstoffgehalt zurückzugreifen. Auch die v. Oefelesche Methode des Thiosinaminauszuges aus den Fäzes[2]) bringt uns vorläufig nicht weiter. Nach v. Oefele sollen mittels derselben die koagulierten Eiweissstoffe der Fäzes, und zwar nur diejenigen, welche der Magenverdauung entgangen sind, nachgewiesen und quantitativ bestimmt werden können. Eigene Untersuchungen haben mich aber gelehrt, dass eine Trennung dieser von dem der Pankreasverdauung entgangenen ganz unmöglich ist, und dass überhaupt die Thiosinaminmethode, wenigstens in der Form wie sie v. Oefele angewandt hat, zur quantitativen Bestimmung der koagulierten Eiweisskörper der Fäzes unbrauchbar ist.

a) Nachweis.

α) Qualitativer Nachweis. Wenn man frische Fäzes mit einer genügenden Menge destillierten Wassers gründlich verreibt und sorgfältig (durch ein doppeltes Filter) filtriert, so kann man die in Lösung befindlichen Eiweisskörper der genannten Art im Filtrat durch die bekannten Eiweissreaktionen nachweisen. Gleichzeitig mit ihnen gehen ev. Kasein, Schleim und andere Substanzen (Nukleoproteid) über. Das geschieht besonders leicht bei neutraler resp. alkalischer Reaktion, und man pflegt deshalb mit schwach essigsäurehaltigem Wasser oder mit stark verdünnter Salzsäure zu extrahieren. Aber auch dabei geht manchmal noch ein Teil jener Körper, speziell des anscheinend regelmässig vorhandenen Nukleoproteids der Fäzes in Lösung, so dass man diese vor Anstellung der Eiweissreaktionen zunächst aus dem Filtrat zu entfernen hat. Alle einschlägigen Untersuchungen, bei denen diese Vorsichtsmassregel nicht beachtet worden ist, sind deshalb fehlerhaft. Das gilt für die meisten älteren Untersuchungen, auch für die Bestimmungen Uffelmanns[3]) und Magnus Blaubergs[4]) an Säuglingsfäzes, die auffallend hohe Werte ergeben hatten. Diese beiden Forscher halten es, nebenbei bemerkt, für gleichgültig, ob man den frischen oder getrockneten Kot zur Extraktion verwendet. Es ist aber doch zu bedenken, dass durch die Hitzekoagulation beim Eindampfen die Löslichkeit der ev. vorhandenen genuinen Eiweisskörper wesentlich verändert wird. Man tut deshalb stets besser, vom frischen Kot auszugehen. Von den sonst noch in das saure Wasserextrakt übergehenden Stoffen kann Hydrobilirubin die Reaktion der Eiweisskörper stören. Auch dieses muss deshalb vor der Prüfung auf Eiweisskörper entfernt werden.

---

1) Schmidt, Deutsches Arch. f. klin. Med. 65. 1900. S. 227.
2) Pharmazeutische Zentralhalle. 1902. Nr. 1 und „Statistische Vergleichstabellen zur praktischen Koprologie etc." Jena, Fischer. 1904. S. 53.
3) Zitat s. S. 119 sub 5.
4) Zitat s. S. 112 sub 5.

Die Temperatur des zur Extraktion verwendeten Wassers darf nur dann hoch sein, wenn man auf den Nachweis der nativen Eiweisskörper (Albumen, Globulin) verzichtet. Die weitere Prüfung des wässerigen Fäzesextraktes hat nun vor allem auf die durch Nukleoproteid und Hydrobilirubin entstehenden Fehlerquellen Bedacht zu nehmen.

Das Nukleoproteid der Fäzes fällt beim Zusatz verdünnter Essigsäure aus, doch ist es ausserordentlich schwer, den richtigen Säuregehalt, bei dem es ganz ausfällt, zu treffen [Ury[1]; O. Simon[2])]. Bei höheren Säuregehalt geht nämlich dieser Körper, im Gegensatz zu anderen ähnlichen Körpern und zum Muzin, wieder in Lösung (Ury). Eine weitere Eigenschaft des Fäzesnukleoproteids, welches seine Trennung von den Eiweisskörpern ausserordentlich erschwert, ist die durch Hitze (Simon) und selbst durch Ferrozyankalium [Ury[3])], wenigstens teilweise, gefällt zu werden. Zur sicheren Entfernung dieses Körpers bleibt also kein anderer Weg, als ihn durch sorgfältigen Zusatz dünner Essigsäure auszufällen und abzufiltrieren. Entsteht bei Essigsäurezusatz nur eine Trübung, so geht diese oft mit durch das Filter. In dem Falle kann man sie durch weitern Zusatz von Essigsäure wieder aufhellen und die Eiweissreaktion (Kochen, Ferrozyankalium) trotz seiner Anwesenheit anstellen. Letztere können unter diesen Umständen natürlich nur dann als positiv gelten, wenn sie deutlich stärker ausfallen als die erste Essigsäuretrübung (Simon).

Das Hydrobilirubin, welches den wässerigen Fäzesauszug gelb bis braun färbt, stört die Fällungsreaktion der Eiweisskörper durch seine Farbe, vor allem aber gibt es zu Täuschungen bei der Biuretprobe Veranlassung, indem es, wie Salkowski[4]) gezeigt hat, an sich die gleiche Reaktion gibt. Eine Störung der Biuretreaktion durch Verwechslung mit Hydrobilirubin ist zwar nur dann zu befürchten, wenn die Lösung so reich an diesem Körper ist, dass sie bei der spektroskopischen Betrachtung einen deutlichen Absorptionsstreifen erkennen lässt, es ist das aber in den Fäzesextrakten leider häufig der Fall. Die Entfernung des Hydrobilirubins kann auf verschiedene Weise geschehen, doch tritt dabei sehr leicht gleichzeitig ein Verlust an Albumosen auf. Ein derartiger Verlust ist bei dem an sich meist nur geringen Gehalt des Fäzesextraktes an gelösten Eiweisskörpern unbedingt zu vermeiden, und es müssen deshalb alle Entfärbungsmethoden, welche den Eiweissgehalt nicht ganz intakt lassen, als unzuverlässig bei Seite geschoben werden. Dahin gehört z. B. die von Albu und Calvo[5]) neuerdings wieder aufgenommene Entfärbung mit Tierkohle (Ury, Simon). Als einwandsfrei können bisher nur die Urysche Methode (Kochen mit Wasserstoffsuperoxyd) und die Ausschüttelung des Farbstoffes mittels Alkohol-Chloroform [Tsuchiya[6])] gelten.

Unter Berücksichtigung der durch Nukleoproteid und Hydrobilirubin bedingten Fehlerquellen können von den zahlreichen, zum Nachweis gelöster Eiweisskörper in den Fäzes beschriebenen Methoden nur folgende Anspruch auf Zuverlässigkeit erheben:

Verfahren von Oskar Simon[7]), modifiziert von Ury[8]) und Schlössmann[9]).

Die frischen Fäzes werden mit Wasser übergossen, längere Zeit stehen gelassen, dekantiert und filtriert. Das trübe Filtrat wird durch ein doppeltes

1) Ury, Arch. f. Verdauungskrankh. 9. 1903. S. 511.
2) Simon, Arch. f. Verdauungskrankh. 10. 1904. S. 197.
3) Ury, Arch. f. Verdauungskrankh. 10. 1904. S. 399.
4) Berliner klin. Wochenschr. 1897. Nr. 17.
5) Zeitschr. f. klin. Med. 52. 1904. S. 98.
6) Zeitschr. f. experim. Pathol. u. Therap. 5. 1909. S. 455.
7) Arch. f. Verdauungskrankheiten. 10. 1904. S. 197.
8) Arch. f. Verdauungskrankheiten. 9. 1903. S. 219.
9) Zeitschr. f. klin. Med. 60. 1906. S. 272.

Faltenfilter, das mit wenig (reinem) Kieselgur beschickt ist, filtriert, wodurch es wasserklar wird. Jetzt werden durch vorsichtigen, tropfenweisen Zusatz von 30proz. Essigsäure das Nukleoproteid und verwandte Körper ausgefällt und von dem Niederschlag abfiltriert. Im Filtrat, das auf erneuten Zusatz eines Tropfens dünner Essigsäure klar bleiben muss, werden die Eiweisskörper durch Zusatz verdünnter Ferrozyankaliumlösung nachgewiesen. Entsteht beim Essigsäurezusatz nur eine (durch das Filter gehende) feine Trübung, so kann man sie durch weiteren Zusatz von Essigsäure wieder in Lösung bringen oder besser [Schlössmann[1])] wiederum durch ein kleines, mit wenig Kieselgur beschicktes Filter abfiltrieren. Ein Ferrozyankaliumniederschlag kann im ersteren Falle natürlich nur dann als Eiweiss gelten, wenn er deutlich stärker ist als die erste Essigsäuretrübung.

Das Simonsche Verfahren zeigt sowohl native Eiweisskörper wie primäre Albumosen an. Beide können u. U. im Filtrat getrennt werden. Wegen seiner Einfachheit eignet sich das Simonsche Verfahren in erster Linie für die Praxis.

Verfahren von Ury[2]).

Die frischen Fäzes (Tagesmenge) werden mit 2proz. Essigsäure bis zum Volumen von 1000 ccm verrieben und filtriert. Das Gesamtfiltrat wird auf das Volumen von 300 ccm eingedampft und mit der gleichen Menge 96proz. Alkohols oder etwas mehr versetzt, jedenfalls so lange, bis ein Niederschlag erfolgt. Filtration. Das neue Filtrat wird weiter auf ein kleines Volumen eingedampft und mit der 8fachen Menge absoluten Alkohols gefällt. Der Niederschlag wird mit Alkohol bis zur Farblosigkeit des Alkohols ausgewaschen, mit Aether nachgewaschen und verrieben. Sodann wird er mit warmem Wasser und Kalilauge ausgezogen und filtriert. Das tiefschwarzbraune Filtrat wird mit Wasserstoffsuperoxyd bis zur gelben Farbe gekocht und darauf mittelst Zusatz einiger Tropfen stark verdünnter Kupfersulfatlösung die Biuretprobe angestellt. Bei diesem Verfahren dient die erste Fällung zur Entfernung des Nukleoproteids und des Eiweisses, es werden also mittelst desselben nur Albumosen nachgewiesen. Nach Simon[3]) kann beim Eindampfen in salzreicher 2proz. Essigsäure eine Umwandlung von Albumosen in eine unlösliche Masse stattfinden, und er hat deshalb vorgeschlagen, das essigsäurehaltige alkoholische Filtrat statt einzudampfen zu neutralisieren und mit dem 10fachen Volumen absoluten Alkohols zu fällen. Dadurch würde aber das Verfahren sehr verteuert werden, auch scheint es nach Urys[4]) Nachuntersuchungen, dass die von Simon gesehene Gefahr nicht so gross ist. Immerhin bleibt das Urysche Verfahren auch so noch sehr umständlich und wird deshalb kaum Eingang in die Praxis finden können, zumal es die wichtigeren genuinen Eiweisskörper nicht anzeigt.

Verfahren von Tsuchiya[5]).

Etwa 5 g (eine bei normaler Konsistenz taubeneigrosse Masse) der frischen gut gemischten Fäzes werden unter allmählichem Zusatz von Wasser im Mörser bis zur dünnflüssigen Konsistenz verrieben, 10 ccm dieser Flüssigkeit werden in einen zweiten Mörser getan und je nach der Reaktion mit 0,5 ccm (bei aus-

---

1) Zeitschr. f. klin. Med. 60. 1906. S. 272.
2) Arch. f. Verdauungskrankh. 9. 1903. S. 219.
3) Zitat S. 138 sub 7.
4) Arch. f. Verdauungskrankh. 10. 1904. S. 399.
5) Zeitschr. f. exper. Pathol. u. Therap. 5. 1909. S. 455.

gesprochen saurer) bis 2,0 ccm (bei deutlich alkalischer Reaktion) Eisessigalkohol (10 ccm Eisessig + 90 ccm 95 proz. Alkohol) verrieben. Hierauf werden 5 ccm Chloroform hinzugefügt und zum 3. Male verrieben. Uebergiessen in ein Reagensglas und einige Minuten stehen lassen. Abgiessen der fein getrübten oberen Flüssigkeit von dem Chloroformbodensatz, welcher fortgetan wird. In die Flüssigkeit wird für 1 Stunde ein Scheibchen Kupfersulfatagar getan, wieder herausgenommen, abgespült und in ein Porzellanschälchen mit verdünnter Natronlauge getan. Bei Anwesenheit von gelösten Eiweisskörpern (auch Albumosen) tritt in dem Agarscheibchen Violettfärbung (Biuretreaktion) ein.

Der Kupfersulfatagar wird durch Hinzufügen von 10 ccm 10 proz. $CuSO_4$-Lösung zu einer 2 proz. heissen Agarlösung gewonnen. Man füllt ihn in Glasröhren von 1 cm Durchmesser, lässt erkalten und schneidet den erhaltenen Agarzylinder in Scheiben. Die ganze Untersuchung dauert $1\frac{1}{2}$ Stunden und ist für klinische Zwecke brauchbar.

Verfahren nach Ivar Bang[1]).

Das Wasserextrakt der Fäzes wird mit Essigsäure bis zur Fällung des Nukleoproteids versetzt. Filtration. Eine Probe des Filtrates wird mit schwefelsaurem Ammonium gesättigt. Es gehören dazu auf 10 ccm Flüssigkeit etwa 8 g $(NH_4)_2SO_4$, welche fein gepulvert eingetragen und durch Erwärmen gelöst werden. Nachdem einmal aufgekocht wurde, wird die Flüssigkeit $\frac{1}{2}$ bis 1 Min. zentrifugiert und vom Bodensatz abgegossen. Der Bodensatz wird zur Entfernung des Hydrobilirubins mit Alkohol verrieben und nach Abgiessen des Alkohols in Wasser gelöst. In der aufgekochten und filtrierten Lösung weist man die Albumosen durch die Biuretreaktion nach. Der Vorteil dieses Verfahrens besteht darin, dass man in der ausgesalzenen Flüssigkeit gleichzeitig die Polypeptide mittels der Biuretreaktion aufsuchen kann.

β) Quantitativer Nachweis. Der quantitative Nachweis der Eiweisskörper in den Fäzes ist bisher nur ausnahmsweise und mit unzulänglichen Methoden versucht worden [Uffelmann[2]), Blauberg[3])]. Praktisch kommt ihm vorläufig auch keine grosse Bedeutung zu. Der zweckmässigste Weg ist der, den N-Gehalt der nach einem der soeben beschriebenen resp. ihnen gleichwertigen Verfahren gewonnenen Niederschläge zu bestimmen (s. S. 124) und daraus (nach Abzug des N-Gehaltes des Filters) durch Multiplikation mit 6,25 das Eiweiss zu berechnen [Glaessner[4])]. Tsuchiya bestimmt den Eiweissgehalt der mit Kieselgur gut filtrierten Fäzesextrakte mittels des Albuminimeters.

Die so gewonnenen Resultate beziehen sich, wie nochmals ausdrücklich betont werden mag, nur auf die Menge der leicht löslichen Eiweisskörper (genuine Eiweisskörper, Albuminate, Albumosen, je nach der Methode). Ein Verfahren zur Bestimmung aller, d. h. auch der koaguliert vorhandenen Eiweisskörper besitzen wir trotz der Bemühungen v. Oefeles[5]) bisher nicht. Am nächsten kann man noch diesem Ideale durch die künstliche Nachverdauung der Fäzes kommen [Schmidt[6]), Tschernoff[7]), Koziczkowsky[8])], doch sind damit

1) Deutsche med. Wochenschr. 1898. Nr. 2 (die vorausgehende Entfernung des Nukleoproteids ist von Bang selbst nicht berücksichtigt).
2) Zitat s. S. 119 sub 5.
3) Zitat s. S. 112 sub 5.
4) Zeitschr. f. klin. Med. 52. 1904. S. 361.
5) Zitat s. S. 137 sub 2.
6) Zitat s. S. 137 sub 1.
7) Zitat s. S. 132 sub 2.
8) Deutsche med. Wochenschr. 1904. Nr. 33.

so viele Fehlerquellen verbunden, dass sie noch nicht zu einer zuverlässigen Methode heranwachsen konnte.

b) Vorkommen.

Unter normalen Verhältnissen kommen leicht lösliche Eiweisskörper eigentlich nur in Säuglingsfäzes vor. Wegscheider[1]), dem wir die ersten Untersuchungen darüber verdanken, fand allerdings nur geringe Spuren von Albumosen; dagegen ergaben Uffelmanns[2]) und Blaubergs[3]) Analysen, dass beim natürlich wie beim künstlich ernährten Säugling regelmässig sowohl Albumosen wie genuine Eiweisskörper resp. Albuminate, u. z. in nicht unbeträchtlicher Menge vorhanden sind. Die Angaben dieser Autoren können indessen keine Beweiskraft beanspruchen, da ihre Methoden die Entfernung des stets vorhandenen Nukleoproteids und des von diesem kaum zu trennenden Kaseins nicht gewährleisten. Aus den Arbeiten neuerer Autoren [Albu und Calvo[4]), Adler[5]), Oshima[6])], die allerdings untereinander wegen der Verschiedenheit der angewandten Methoden nur schwer vergleichbar sind, lässt sich mit grosser Wahrscheinlichkeit der Schluss ableiten, dass es vorwiegend künstlich ernährte Säuglinge sind, bei denen lösliche Eiweisskörper in den Fäzes vorkommen, während die Stühle normaler, nicht dyspeptischer oder überernährter Brustkinder frei davon sind oder wenigstens sein können.

Im Mekonium [Zweifel[7])] und im Hungerkot [Fr. Müller[8])] fehlen lösliche Eiweisskörper, ebenso in den Fäzes älterer Kinder und gesunder Erwachsener [Freund[9]), Ury[10]), Simon[11]), Albu und Calvo[12]), Schlössmann[13]), Tsuchiya[14])]. Selbst die Einführung übermässig grosser Eiweissmengen vermag bei Erwachsenen keine löslichen Eiweisskörper in die Exkremente gelangen zu lassen, es sei denn, dass gleichzeitig Durchfall eintritt [Ury[15])].

In pathologischen Stühlen werden lösliche Eiweisskörper häufiger gefunden, und zwar handelt es sich dabei sowohl um genuine Eiweisskörper wie um Hydrationsprodukte (Albumosen). Eine Trennung beider ist verschiedentlich versucht worden, scheint aber nach den bisher vorliegenden Erfahrungen weder für die Frage nach der Herkunft der löslichen Eiweisskörper noch für diejenige nach ihrer semiologischen Bedeutung von Wichtigkeit zu sein. Das ist auch verständlich, wenn man bedenkt, wie leicht genuine Eiweisskörper und Albuminate in löslichem Zustande während der Passage durch den Verdauungskanal in Albumosen übergeführt werden.

Hinsichtlich der Herkunft löslicher Eiweisskörper der Fäzes kann heute wohl kaum noch ein Zweifel darüber bestehen, dass sie so gut wie immer vom Organismus, d. h. von der Darmwand stammen. Wenigstens für die genuinen Eiweisskörper lässt sich das mit Sicherheit sagen (Schlössmann). Albumosen

<hr>

1) Zitat s. S. 119 sub 6.
2) Zitat s. S. 119 sub 5.
3) Zitat s. S. 112 sub 5.
4) Zeitschr. f. klin. Med. 52. 1904. S. 98.
5) Jahrb. f. Kinderheilkunde. 64. 1906. S. 175.
6) Arch. f. Kinderheilk. 45. 1907. S. 405.
7) Arch. f. Gynäkol. 7. 1875. S. 474.
8) Zitat s. S. 119 sub 4.
9) Zentralbl. f. innere Med. 1901. Nr. 27.
10) Zitat s. S. 138 sub 1.
11) Zitat s. S. 138 sub 2.
12) Zitat s. S. 138 sub 5.
13) Zitat s. S. 138 sub 9.
14) Zitat s. S. 139 sub 5.
15) Arch. f. Verdauungskrankh. 14. 1908. S. 509.

mögen, da nach Oppenheimer[1]) das in dem Darm ergossene genuine Serumeiweiss der Spaltungskraft des Trypsins gegenüber ziemlich widerstandsfähig sein soll, unter besonderen Umständen (reichlicher Genuss, sehr schnelle Passage) auch aus der Nahrung in die Fäzes gelangen, zumal bei Kindern. Da sie aber fast immer nur in Verbindung mit Albumen vorkommen, liegt es sehr viel näher, sie doch als Verdauungsprodukte des vom Körper gelieferten Serumeiweisses anzusehen. Dafür sprechen auch die klinischen Beobachtungen.

Bonfanti[2]) hat versucht, mittels der Serumreaktion über den Ursprung des Fäzeseiweisses Klarheit zu gewinnen und fand jedesmal, wenn gelöstes Eiweiss nachweisbar war, sowohl die Reaktion mit Menscheneiweiss-Immunserum wie diejenige mit Nahrungseiweiss-Immunserum positiv. Schlössmann, welcher sich ebenfalls mit der biologischen Methodik befasst hat, hält indes ihre Resultate für sehr unsicher. Dasselbe ergaben spätere Nachuntersuchungen in meiner Klinik (Schmidt).

Was die Art der krankhaften Zustände betrifft, welche zum Auftreten löslicher Eiweisskörper in den Fäzes führen, so genügen bei Säuglingen schon sehr geringfügige Störungen (Ueberfütterung, Dyspepsie) dazu [Uffelmann[3]), Albu und Calvo[4]), Adler[5]), Oshima[6])]. Waren sie schon normalerweise vorhanden, so erscheinen sie unter diesen Umständen in vermehrter Menge. Bei Katarrhen, Enteritis follicularis, Ruhr, Cholera[7]) fehlen sie niemals.

In den pathologischen Fäzes Erwachsener kommen lösliche Eiweisskörper eigentlich nur dann vor, wenn sie durchfällig, d. h. flüssig oder doch wenigstens dünnbreiig sind. In geformten Fäzes trifft man sie sehr selten an (Tsuchiya). Wenn wir von den mit unsicherer Methode gemachten Beobachtungen älterer Forscher [v. Jaksch[8]), Müller[9]), v. Hösslin[10])] hier ganz absehen, so kommen eigentlich nur die Erfahrungen Simons[11]), Albus und Calvos[12]), Urys[13]), Schlössmanns[14]) und Tsuchiyas[15]) in Betracht. Danach finden sich lösliche Eiweisskörper häufig bei den verschiedenen Formen von Enteritis und Colitis, einschliesslich vieler Abführmitteldiarrhoen, ziemlich häufig (aber keineswegs regelmässig) bei Typhus und tuberkulösen Darmgeschwüren, bei Amyloid, Invagination, Peritonitis, sodann bei Cholera[16]). Wenn bei Erkrankungen der tieferen Teile des Dickdarmes und des Rektums Blut, Schleim oder Eiter dem Stuhl beigemischt ist, fehlen sie natürlich nicht. Gerade in diesen Fällen ist es evident, dass es sich nur um von der Darmwand gelieferte Substanzen (Albumen) handeln kann [Nothnagel[17]), Kitagawa[18]), Fürbringer[19])].

---

1) Hofmeisters Beiträge. 4. 1904. S. 279.
2) Clinica medica italiana. 1906. No. 10.
3) Pflügers Archiv. 29. 1882. S. 339.
4) Zitat s. S. 138 sub 5.
5) Zitat s. S. 141 sub 5.
6) Zitat s. S. 141 sub 6.
7) Vergl. Widerhofer, Jahrbuch f. Kinderheilk. 4. 1871. S. 249; Monti, Daselbst. 1. 1868. S. 299, und Gerhardts Handbuch der Kinderkrankheiten.
8) Klinische Diagnostik innerer Krankheiten etc. Wien und Leipzig 1889. S. 200.
9) Zitat s. S. 114 sub 7.
10) Zitat s. S. 135 sub 1.
11) Zitat s. S. 138 sub 2.
12) Zitat s. S. 138 sub 5.
13) Zitat s. S. 138 sub 1.
14) Zitat s. S. 138 sub 9.
15) Zitat s. S. 139 sub 5.
16) Zitat s. S. 116 sub 3.
17) Zitat s. S. 114 sub 6.
18) Zeitschr. f. klin. Med. 18. 1891. S. 9.
19) Deutsche med. Wochenschr. 1882. Nr. 10.

c) Diagnostische Bedeutung.

Nachdem von Ury, Schlössmann, Tsuchiya und Schmidt[1]) nachgewiesen worden ist, dass gelöstes Eiweis in den Fäzes Erwachsener nur unter pathologischen Verhältnissen, und zwar entweder in Verbindung mit Schleim, Eiter, Blut oder mit Durchfall, vorkommt, und nachdem weiterhin festgestellt ist, dass die löslichen Eiweisskörper — abgesehen von wenigen Ausnahmen — Abkömmlinge der Darmwand sind, hat die diagnostische Bedeutung dieser Körper erheblich an Bedeutung gewonnen. Sie beweisen einen Entzündungs- bzw. Reizzustand der Darmwand, welcher zum Durchtritt von Serumeiweiss oder zur Absonderung eiweisshaltiger Produkte geführt hat. Dabei ist es vorläufig als nebensächlich anzusehen, ob genuines Eiweiss allein oder in Verbindung mit Albumosen erscheint. Nur wenn Albumosen allein vorkommen, kommt die Möglichkeit in Betracht, dass sie aus der Nahrung stammen, doch ist dazu weiterhin eine besonders schnelle Passage durch den Darm und eine an Albumosen reiche Nahrung (z. B. Somatose) Voraussetzung. Für die Erklärung der Durchfälle überhaupt ist diese Auffassung von Wichtigkeit: wenn auch nicht bei allen Durchfällen lösliche Eiweisskörper bis in die Fäzes gelangen, spricht doch ihr häufiges Vorkommen und die Neigung aller — auch der eiweissfreien — Fäzes zur Fäulnis dafür, dass die wässerige Grundmasse der Durchfallstühle nicht unresorbiert gebliebene Flüssigkeit sondern von der Darmwand gelieferte fäulnisfähige bzw. eiweisshaltige Substanz (d. h. Transsudat oder Exsudat) ist. (Schmidt, vergl. S. 121.)

Für die Säuglingsfäzes gilt im ganzen dasselbe, doch müssen wir zugeben, dass hier, zumal bei künstlich ernährten Säuglingen, viel leichter, ja sogar unter normalen Verhältnissen lösliche Eiweisskörper in die Fäzes gelangen können. In diesen Fällen wird es sich dann wohl um Nahrungseiweiss, welches der Verdauung entgangen ist, und nicht um Körpereiweiss handeln.

2. Kasein.

Der Kaseinnachweis in den Fäzes hat wegen der Frage der verschiedenen Verdaulichkeit der Frauen- und Kuhmilch und überhaupt wegen der Verdauungsleistung der Säuglinge eine grosse praktische Bedeutung und ist deshalb seitens der Kinderärzte mit besonderem Interesse verfolgt worden, wobei aber manche Irrtümer mit unterlaufen sind. Auch heute sind wir noch nicht im Besitze einer fehlerfreien Methode zum Nachweis der Kaseinreste der Fäzes. Es muss dabei vorausgeschickt werden, dass das Wiedererscheinen unveränderten Kaseins, wie es in der Milch enthalten ist, überhaupt nicht oder doch nur ausnahmsweise erwartet werden kann, nämlich nur dann, wenn die grossen Drüsen des Verdauungskanales (Magen, Pankreas) insuffizient sind. In der Milch ist das Kasein als neutrales Kaseinkalzium enthalten. Im Magen geht es zunächst infolge der Einwirkung des Labfermentes in die Modifikation des Parakaseins über, welches sich dadurch auszeichnet, dass es bei Gegenwart von Kalksalzen nicht löslich ist, sondern als Parakaseinkalk (Käse) ausfällt. Daneben spielt aber für den Gerinnungsprozess noch die Säure des Magens eine wichtige Rolle. Des weiteren wird das Kasein im Magen durch PepsinSalzsäure verdaut, wobei das Pseudonuklein, die phosphorhaltige Komponente des Kaseins, abgespalten wird, während der Eiweisspaarling weiter in Albumose übergeführt wird. Das Pseudonuklein (Paranuklein) fällt zunächst aus, wird aber später wieder gelöst. Es ist stärker phosphorhaltig als das Kasein, aber in seinen Reaktionen demselben durchaus ähnlich. Die sogen. Kaseinreste der Fäzes bestehen grösstenteils aus diesem Pseudonuklein (vgl. S. 66).

a) Nachweis.

α) Direkter (qualitativer) Nachweis. Wenn man die Fäzes in der im vorigen Kapitel besprochenen Weise mit neutralem oder schwach saurem Wasser auszieht, kann man nicht erwarten, Kasein oder Paranuklein in nennenswerter

---

1) Med. Klinik. 1909. No. 13.

Menge in Lösung zu bringen. Beide Körper lösen sich allerdings in einem Ueberschuss von Essigsäure bzw. Salzsäure.

Biedert[1]), welcher mit Nachdruck auf dieses Verhalten hingewiesen hat, hat folgendes Verfahren zum Nachweis des Kaseins bzw. Parakaseins in Kinderfäzes angewendet:

Die frischen Fäzes werden zunächst mit Aq. dest. und dünnem Salzwasser ausgezogen (teilweise Entfernung von Nukleoproteid, Muzin, Albumen und etwas Kasein), sodann mit sehr verdünnter Salzsäure (Lösung von Albumen, etwas Kasein?). Darauf werden sie mit gewöhnlicher Natronlauge behandelt. Im Filtrat fällt dann durch Essigsäure ein starker Niederschlag aus. Was sich davon im Ueberschuss von Essigsäure löst, ist nach Biedert Kasein (bzw. Paranuklein) und kann event. nach weiterer Filtration (von dem in der Fällung bleibenden Muzin) durch Tanninlösung niedergeschlagen werden.

Micko[2]) verfuhr etwas weniger sorgfältig, indem er trockenen und entfetteten Kot nach Aufquellenlassen in Wasser einfach mit Ammoniak versetzte und das Filtrat mit Essigsäure stark ansäuerte.

Es ist klar, dass von diesen beiden Methoden die Biedertsche, welche wenigstens das Muzin und einen Teil der anderen Eiweissstoffe ausschliesst, die bessere ist. Nichtsdestoweniger hat auch sie grosse Fehler, indem gleichzeitig alle oder wenigstens ein Teil der sonst noch in den Fäzes vorhandenen Nukleoproteide und Nukleine — und deren gibt es, wie im nächsten Abschnitt erörtert werden wird, auch in den Säuglingsfäzes — mit bestimmt werden. Da man ausserdem nicht sicher weiss, ob durch die Natronlauge wirklich alles Paranuklein in Lösung gebracht wird, so sind die Resultate nur mit grosser Vorsicht zu beurteilen.

β Indirekter (quantitativer) Nachweis. Knöpfelmacher[3]) hat zuerst versucht, durch Vergleich des N-Gehaltes des Kotes mit dem Gehalte an organisch gebundenem Phosphor Anhaltspunkte für die Menge des vorhandenen Paranukleins zu finden. Sein Verfahren hat zwar zu keinem sicheren Ergebnis geführt, soll aber, weil es vielfach nachgemacht worden ist, hier kurz erwähnt werden. Es wird dabei zunächst der N-Gehalt der Fäzes nach Kjeldahl ermittelt. Der organisch gebundene Phosphor wird in folgender Weise bestimmt: Eine gewogene Menge der getrockneten und fein gepulverten Fäzes wird mit heissem Alkohol und mit siedendem, HCl-haltigem Aether wiederholt ausgezogen (zur Entfernung des Lezithins), sodann mit wässeriger HCl-Lösung (2—3 pCt.) verrieben und zunächst 12—20 Stunden stehen gelassen. Darauf wird filtriert und der Filterrückstand so lange gewaschen, bis 100 ccm des Filtrates keine Reaktion auf Phosphorsäure mehr geben. Darauf wird mit destilliertem Wasser bis zum Verschwinden der Chlorreaktion nachgespült, getrocknet, mit Soda und Salpeter verascht, und in der gelösten Schmelze der Phosphorgehalt durch Titrieren oder Wägung bestimmt[4]). Hierbei ist der schwierigste Punkt das Auswaschen mit verdünnter Salzsäure. Es erfordert oft Tage, ja selbst Wochen, und hat ausserdem den Fehler, dass in der verdünnten Salzsäure das Pseudonuklein in geringem Grade löslich ist. Deshalb verfährt Knöpfelmacher neuerdings so, dass er mit stärkerer Salzsäure, der etwas Gerbsäure hinzugesetzt ist, auszieht und wäscht. Dadurch wird die Lösung von Paranuklein vermieden, aber es

1) Jahrbuch f. Kinderheilkunde. 28. 1888. S. 88 u. 345.
2) Zeitschr. f. Biologie. 39. 1900. S. 430.
3) Beiträge zur klin. Med. u. Chirurgie. Heft 18. Wien und Leipzig 1898; Wiener klin. Wochenschr. 1898. Nr. 45 und 1899. Nr. 52. Jahrbuch f. Kinderheilk. 1900.
4) Näheres über den P-Nachweis s. im Kapitel: Anorganische Bestandteile.

werden andererseits wieder Stoffe mitgefällt (z. B. Nukleoalbumin der Galle), deren Mitbestimmung nicht beabsichtigt ist [Müller[1])].

Bei der kritischen Würdigung dieser Methode muss man sich vor allem gegenwärtig halten, dass eine Trennung des Paranuklein-Phosphors von dem Phosphor der sonst noch vorhandenen Nukleoalbumine und Nukleine dabei nicht möglich ist. Alle diese Körper werden mehr oder weniger vollständig bestimmt, wie übrigens bei allen auf den Paranuklein-Nachweis gerichteten Verfahren. Auf der anderen Seite wird aber auch durch die N-Berechnung noch eine Fehlerquelle eingeführt, insofern doch nur ein (nicht näher bestimmbarer) Teil desselben auf Eiweissreste entfällt. Knöpfelmacher verwertet deshalb auch nicht die absoluten Zahlen, sondern nur eine eventuelle Verschiebung des Verhältnisses $\dfrac{\text{organisch gebundener P}}{N}$ gegenüber der aus Mekonium bzw. aus Kot von kaseinfreier Nahrung berechneten Norm. Es leuchtet aber ein, dass dies nur ein Notbehelf ist.

b) Vorkommen.

Trotz der mangelhaften Methodik ist das Vorkommen von Paranukleinresten in Milchstühlen, speziell in Säuglingsfäzes, als sichergestellt zu betrachten. Schon die mikrochemischen Reaktionen (s. S. 67) legen das nahe, und die biologischen (s. u.) haben es sichergestellt. Biedert fand mit seiner Methode meist ziemlich viel Paranuklein, doch gibt er keine bestimmten Werte an. Im Kote Erwachsener konnte Micko sowohl bei Plasmon- wie bei Fleischnahrung einen Eiweisskörper mit NH_3 ausziehen, den er aber nicht für Paranuklein hält, weil er sich in Kalkwasser nicht löste.

Knöpfelmacher hatte mit seiner Methode anfangs für Mekonium und Frauenmilchkot ein Verhältnis von $\dfrac{P}{N} = \dfrac{1}{250}$, dagegen für Kuhmilchkot von $\dfrac{1}{16,4}$ gefunden und nach Anbringung verschiedener Korrekturen daraus geschlossen, dass der organische Phosphor der Kuhmilchfäzes hauptsächlich auf Paranukleinreste zu beziehen sei. Spätere Untersuchungen an älteren Knaben (Rekonvaleszenten von Scharlach) ergaben bei Milchnahrung (im Vergleich zu P-freier Nahrung) einen Verlust von etwa 4—5 pCt. Kasein. Gegen seine Schlussfolgerungen sind aber verschiedene Einwände erhoben worden, besonders von Müller[1]), welcher gleich grosse Werte für $\dfrac{P}{N}$ fand, und zwar sowohl im Frauenmilchkot und Kuhmilchkot, wie im Kot von Erwachsenen und Kindern.

c) Diagnostische Bedeutung.

Bei der Unsicherheit und Schwierigkeit der Methoden kann dem chemischen Nachweis von Kasein und Paranuklein in den Fäzes ein diagnostischer Wert bis heute nicht zugesprochen werden. In der Abschätzung unverdauter Milchreste verlässt man sich besser auf die makroskopische und mikroskopische Betrachtung (s. d.).

3. Nukleine.

Die Nukleine, welche in den Fäzes vorkommen, sind als Abkömmlinge verschiedener Nukleoproteide zu betrachten, welche z. T. auch unverändert in den Fäzes vorhanden sind, meist aber wohl während der Passage durch den Verdauungskanal in ihre Paarlinge gespalten und des einen derselben, des Eiweisses, durch Verdauung und Resorption beraubt wurden. Der Unter-

---

1) Zeitschr. f. Biologie. 39. 1900. S. 451.

schied der echten Nukleine gegenüber den aus den Nukleoalbuminen (Kasein, Vitellin etc.) abgespaltenen Pseudonukleinen besteht darin, dass sie bei ihrer weiteren Zersetzung die Nukleinbasen geben (Xanthin, Hypoxanthin, Guanin, Adenin), während die Pseudonukleine diese Körper nicht enthalten. Von den ihnen nach ihren äusseren (z. B. schleimbildenden) Eigenschaften oft sehr ähnlichen Muzinen sind die Nukleine dadurch zu unterscheiden, dass sie phosporhaltig sind und beim Kochen mit Mineralsäuren nur schwer eine reduzierende Substanz abspalten. Die Quellen, denen die Nukleine der Fäzes entstammen können, sind verschiedene, nämlich: 1. Kernreste der Nahrung. Die Lösung der Kernsubstanzen geschieht nur im Pankreassaft, nicht im Magen, und ihre Aufsaugung ist offenbar nicht immer eine vollständige [Schittenhelm[1])]. 2. Absonderungsgrodukte der Darmdrüsen und Darmschleimhaut. Genaueres über die hier in Frage stehenden Stoffe haben wir erst in jüngster Zeit erfahren. So wissen wir jetzt bestimmt, dass der Schleimkörper der Galle kein echtes Nukleoproteid, sondern ein Nukleoalbumin ist [Paijkull[2]), Petrén[3])]. Sicher dagegen enthält das Darmepithel ein Nukleoproteid [Gatzky[4]), Schittenhelm[1])]. Auch sind von Hammersten u. a. aus einer ganzen Reihe von Organen, zumal aus dem Pankreas, echte Nukleoproteide dargestellt worden. 3. Die Bakterien. Zweifellos ist der dieser Quelle entstammende Anteil ein recht bedeutender, wie aus den Untersuchungen von Schittenhelm und Tollens[5]) hervorgeht.

a) Nachweis.

α) Direkter (qualitativer) Nachweis. Wenn man die frischen Fäzes mit neutralem oder schwach angesäuertem Wasser auszieht, so sieht man in den Filtraten, wie bereits wiederholt erwähnt worden ist, beim vorsichtigen Zusatz verdünnter Essigsäure einen Niederschlag ausfallen oder wenigstens eine Trübung auftreten, welche sich beim weiteren Zusatz von Essigsäure grösstenteils wieder löst, um beim Kochen von neuem zu erscheinen. Der Körper, welcher diese Reaktionen gibt und dadurch, wie wir sahen, den Nachweis löslicher Eiweisskörper ausserordentlich erschwert, geht in grösserer Menge zusammen mit Kasein und Muzin in alle alkalischen Fäzesextrakte über. Er ist, wie zuerst Gatzky[4]) unter Schmidts Leitung nachgewiesen hat, ein phosphorhaltiges Glykoproteid und nicht, wie man nach Hoppe-Seylers Vorgange früher allgemein glaubte, Muzin oder eine schleimähnliche Substanz. Weitere Untersuchungen [Ury[6]), Schlössmann[7])] haben gezeigt, dass diese in den Fäzes anscheinend konstant vorkommende, für sie geradezu charakteristische Substanz kein einheitlicher Körper ist, sondern ein Gemisch verschiedener Nukleoproteide und Nukleine, deren Herkunft in der Einleitung besprochen wurde.

Ein geeignetes Verfahren zur isolierten Darstellung dieser Nukleine haben wir bisher nicht. In den alkalischen Extrakten, in welche sie am vollständigsten übergehen, sind sie von den begleitenden Körpern, vor allem vom Paranuklein (Kasein), nicht zu trennen, weshalb auch der sichere Nachweis eben dieses Körpers nicht gelingt. Ausserdem werden sie in stärker alkalischen Lösungen sehr leicht zersetzt [Bokay[8]), Ury[9])]. Nur wenn das Vorhandensein von Muzin und Paranuklein ausgeschlossen ist, kann der Essigsäureniederschlag eines alkalischen Fäzesextraktes auf Nukleine bezogen werden, doch muss man selbst unter diesen Umständen den Vorbehalt machen, dass noch andere unbekannte Substanzen die gleiche Reaktion geben können. Dieselbe Ueberlegung gilt auch für das

---

1) Deutsches Arch. f. klin. Med. 81. 1904. S. 436.
2) Zeitschr. f. physiol. Chemie. 12. 1887. S. 196.
3) Skandinav. Arch. f. Physiol. 8. 1898. S. 315 u. 9. 1899. S. 412.
4) P. Gatzky, Untersuchungen über die chemische Natur des Darmschleimes. Inaug.-Dissert. Bonn 1897.
5) Zentralbl. f. innere Med. 1904. Nr. 30.
6) Arch. f. Verdauungskrankh. 9. 1903. S. 235.
7) Zeitschr. f. klin. Med. 60. 1906. S. 281.
8) Zeitschr. f. physiol. Chemie. I. 1877. S. 157.
9) Deutsche med. Wochenschr. 1901. Nr. 41.

Mickosche[1]) Verfahren, welches der Autor sogar zu quantitativen Schätzungen benutzt hat.

Micko zog ein bestimmtes Quantum der trockenen Fäzes zunächst mit Aether und weiterhin nacheinander mit $2\frac{1}{2}$ proz. alkoholischer und wässriger Salzsäure aus, bis das Filtrat keine Chlorreaktion mehr gab. Den feuchten Rückstand behandelte er mit 1 proz. Sodalösung und prüfte das Filtrat mit Essigsäure und Ferrozyankalium oder Jodjodkalium. In den Niederschlägen, deren Höhe er verglich, konnte er Xanthinkörper nachweisen.

Für die Praxis ist jedenfalls der Nachweis der Nukleine in ganz schwach sauren Fäzesextrakten zuverlässiger als in der alkalischen. Wie Simon[2]) und Ury[3]) gezeigt haben und von allen späteren Autoren (Schlössmann, Tsuchiya[4]) bestätigt worden ist, findet sich in allen derartigen Auszügen beim vorsichtigen Zusatz von Essigsäure ein Niederschlag oder eine Trübung, die nicht auf lösliche Eiweisskörper bezogen werden kann. Bei Anwendung der Probediät (s. S. 5) erhält man unter normalen Verhältnissen stets nur eine Trübung, in pathologischen Stühlen dagegen sehr häufig einen starken Niederschlag.

Indirekter (quantitativer) Nachweis. Für denselben stehen 2 Wege zur Verfügung: Die Bestimmung des organisch gebundenen Phosphors und die Bestimmung der Summe der aus den Fäzes zu gewinnenden Nukleinblasen, der Spaltungsprodukte der Nukleine. Was den ersteren von Hoppe-Seyler[5]) eingeführten und von Bokay[6]), Gumlich[7]), Popoff[8]), Knöpfelmacher[9]), Micko[10]), Ury[3]) weiter verfolgten Weg betrifft, so deckt sich das Verfahren mit dem S. 144 zum Nachweise des Paranukleins beschriebenen. Der organisch gebundene Phosphor der Fäzes entstammt sowohl dem Paranuklein wie den echten Nukleinen und kann deshalb nur dann zum Nachweise eines dieser Körper gebraucht werden, wenn das Vorhandensein der anderen ausgeschlossen werden kann. Da dies in den meisten Fällen nicht möglich ist, so beschränkt sich seine Verwertbarkeit auf wenige Versuche.

Sicher und zuverlässig ist dagegen der zweite von Weintraud[11]) beschrittene, von Petrén[12]), Schittenhelm[13]) u. a. weiter ausgebaute Weg der Nukleinbasenbestimmung, da die Körper der Sarkin- und Xantinreihe nur aus den echten Nukleinen abgespalten sein können. Dabei müssen, wenn man nicht bloss die schon vorgebildeten Spaltungsprodukte erhalten will, die Nukleine vorher zerlegt werden.

Weintraud hat das in der Weise durchgeführt, dass er 50—100 g der zu gleichmässigem Brei verriebenen frischen Fäzes mit 1 Liter Wasser und 5 ccm konz. Schwefelsäure zunächst 6—8 Stunden am Rückflusskühler gekocht hat. Die Masse wurde dann noch heiss mit Barytlauge neutralisiert, der überschüssige Baryt, wenn nötig, mit Kohlensäure ausgefällt, sonst sofort filtriert und

1) Zitat s. S. 144 sub 2.
2) Zitat s. S. 138 sub 2.
3) Zitat s. S. 138 sub 1.
4) Zitat s. S. 138 sub 9 u. S. 139 sub 5.
5) Vergl. Hoppe-Seyler-Thierfelder, Handbuch der physiologisch- und pathologisch-chemischen Analyse. Berlin 1893. S. 508.
6) Zitat s. S. 146 sub 8.
7) Zeitschr. f. physiol. Chemie. 18. 1894. S. 508.
8) Zeitschr. f. physiol. Chemie. 18. 1894. S. 533.
9) Zitat s. S. 144 sub 3.
10) Zitat s. S. 144 sub 2.
11) Verh. d. 14. Kongr. f. innere Med. Wiesbaden. 1896. S. 190.
12) Zitat s. S. 146 sub 3.
13) Zitat s. S. 142 sub 1, ferner Zeitschr. f. physiol. Chemie. 45. 1905. S. 14.

der Niederschlag durch wiederholtes Aufnehmen in Wasser gründlich ausgewaschen. Das stark verdünnte Filtrat wurde auf dem Wasserbade eingeengt, und in zwei gleichen Teilen resp. in 2 Teilquotienten desselben die Alloxurbasen bestimmt. (Ausführlicheres siehe im nächsten Kapitel).

Für die Beurteilung der mittels der Weintraudschen oder einer ähnlichen Methode gewonnenen Resultate ist es von Wichtigkeit, dass ein nicht geringer Prozentsatz der Nukleinbasen bereits in freiem Zustande in den Fäzes vorhanden ist (Schittenhelm).

b) Vorkommen.

Unter dem Vorbehalt des durch frei vorhandene Nukleinbasen bedingten Fehlers ist durch die bisher vorliegenden Untersuchungen, insbesondere durch die Ergebnisse der Weintraudschen, Schittenhelmschen und Bartolettischen[1]) Analysen, Folgendes festgestellt: Nukleine kommen schon im Mekonium vor. Dieses ist deshalb wichtig, weil daraus hervorgeht, dass ausser Bakterien und Nahrungsresten die Körperausscheidungen an dem Nukleingehalt der Fäzes beteiligt sind. Und zwar sind es speziell das Pankreassekret und die Absonderungsprodukte der Darmschleimhaut, welche echte Nukleine enthalten, nicht dagegen die Galle (ausser bei Entzündungen der Gallengänge). Im Hungerkote, worin ebenfalls Nukleine nachgewiesen sind, können sie sowohl aus den Körperausscheidungen wie aus den Bakterien stammen. Das Gleiche gilt von dem Kote von nukleinfreier Nahrung (Milchnahrung), worin neben Paranuklein zweifellos auch echte Nukleine vorkommen (Weintraud)· Die von den Bakterien gelieferte Nukleinmenge ist auf 18 bis 31 pCt. der gesamten, in normalen Fäzes enthaltenen Menge zu schätzen [Schittenhelm und Tollens[2])]. Bei Zufuhr nukleinhaltiger Nahrungsstoffe lässt sich keineswegs regelmässig eine Zunahme des Nukleingehaltes der Fäzes konstatieren. Wenigstens haben Weintraud[3]) und Schittenhelm[4]) im Gegensatz zu älteren Versuchen von Bokay nachweisen können, dass nukleinhaltiges Nahrungsmaterial (Thymus) aus dem Darmkanal des Menschen trefflich resorbiert werden kann. Es gilt das aber nur vom gesunden Erwachsenen; schon bei den Kindern scheint nukleinreiches Nährmaterial leichter zu passieren [Schlössmann[5])]. Bei Diarrhöen und bei Pankreaserkrankungen werden die Nahrungsnukleine schlechter verdaut, bei chronischer Obstipation sind sie dagegen nur sehr spärlich in den Fäzes vorhanden (Schittenhelm). Bei Leukämie können grössere Mengen von Nukleinen in den Fäzes erscheinen [Weintraud, Galdi[6]) Bartoletti[1])]. Die Gicht scheint keinen Einfluss auf die Fäzesnukleine zu haben [Petrén[7])]. Bei Bestimmungen des organisch gebundenen Phosphors der Fäzes habe ich[8]) einige Male verhältnismässig hohe Werte bei Gärungsdyspepsie und bei Achylia gastrica bekommen. Man darf daraus natürlich nicht ohne Weiteres auf schlechte Ausnutzung der Nahrungsnukleine schliessen. Ebenso gut kann Nukleinausscheidung seitens des Körpers oder Zunahme der Zahl der Fäzesbakterien (Achylie, Gärungsdyspepsie) daran Schuld sein. Für die Steigerung des Essigsäureniederschlages wässeriger Fäzesextrakte unter pathologischen Ver-

---

1) Rivista critica di clinica medica. 6. Heft 50 u. 51.
2) Zitat s. S. 146 sub 5.
3) Berliner klin. Wochenschr. 1895. Nr. 19.
4) Zitat s. S. 146 sub 1.
5) Zitat s. S. 146 sub 7.
6) Arch. f. exper. Pathol. u. Pharmakol. 49. 1903. S. 213.
7) Zitat s. S. 146 sub 3.
8) Schmidt, Nicht veröffentlichte Untersuchungen.

hältnissen — Probediät vorausgesetzt — lässt sich mit Sicherheit sagen, dass sie auf Rechnung der Körperausscheidungen, speziell der Absonderungsprodukte der Darmschleimhaut zu setzen ist (Schlössmann, Simon, Tsuchiya). In Frage kommen alle möglichen pathologischen Zustände.

c) Diagnostische Bedeutung.

Vorläufig kommt dem chemischen Nachweis der Nukleine in den Fäzes eine diagnostische Bedeutung nur insofern zu, als uns beim Gebrauch der Probediät ein deutlicher Essigsäure-Niederschlag (statt einer geringen Trübung) im wässerigen Fäzesextrakt anzeigt, dass pathologische Verhältnisse (gesteigerte Absonderung von der Darmwand) vorliegen. Eine genauere Spezifizierung derselben ist vorläufig nicht möglich.

4. Muzin.

Die Muzine stellen Glykoproteide dar, Körper, welche bei der Spaltung in einen Eiweisskörper und ein Kohlehydrat zerfallen. Sie sind stets phosphorfrei, im Gegensatz zu den Nukleinen, und Nukleoalbuminen, mit denen sie wegen der allen gemeinsamen fadenziehenden Eigenschaft leicht verwechselt werden können. Da diese Körper häufig zusammen vorkommen und ziemlich gleiche Lösungs- und Fällungsreaktionen geben, ist eine Trennung oft sehr schwer. Nach den bisherigen wissenschaftlichen Forschungen gehören zu den Muzinen alle von den Epithelien der Schleimhäute abgesonderten glasigen Körper, mit Ausnahme des Gallenschleimes und der Synovialflüssigkeit, von denen der erstere ein Nukleoalbumin ist, während die letztere einen Schleimkörper mit besonderen chemischen Eigenschaften enthält [Salkowski[1]]. Am besten bekannt sind das Submaxillarmuzin [Hammarsten[2]] und der Sputumschleim [Fr. Müller[3]]. Für den Magenschleim hat Cremer[4] nachgewiesen, dass er zu den Muzinen gehört. Für den Darmschleim ist es ebenfalls zweifellos, wenn auch sichere Resultate noch ausstehen. Der Körper, welchen Gatzky[5] aus der Darmschleimhaut von Schweinen dargestellt hat, war ein Nukleoproteid und stammte offenbar aus dem Zellprotoplasma der Epithelien. Die normale Darmschleimhaut ist nämlich für die Muzingewinnung zu wenig produktiv. Man ist auf pathologische Schleimabsonderungen angewiesen, und diese zeigen in der Tat Muzincharakter [Schlössmann[6]].

a) Nachweis.

Der gewöhnliche, bisher fast ausschliesslich verfolgte Weg zum Nachweise des Muzins in den Fäzes ist die von Hoppe-Seyler vorgeschlagene Fällung des Kalkwasserextraktes mit Essigsäure. Bereits im vorigen Abschnitte wurde indessen erörtert, dass diese Methode viel eher zum Nachweis des Nukleins resp. Nukleoproteids der Fäzes geeignet ist, als zum Schleimnachweise. Wenigstens erwies sich der Körper, welchen Gatzky auf diese Weise aus normalen Fäzes extrahieren konnte, als phosphorhaltig und spaltete nur nach längerem Kochen mit 7,5 proz. Salzsäure eine reduzierende Substanz ab. (Muzine geben unter diesen Umständen nach Salkowski[7] bereits nach wenigen bis höchstens 10 Minuten starke Reduktion.) Es kann das auch nicht Wunder nehmen, denn der nicht gerade aus den tiefsten Darmabschnitten stammende Schleim gelangt wegen seiner Verdaulichkeit und leichten Zersetzlichkeit überhaupt nicht unverändert bis in die Fäzes [Schmidt[8]]. Was aber aus den tiefsten Darmabschnitten an Schleim abgesondert wird, ist in der Regel so kompakt und mit Zellen und

---

1) Virchows Archiv. 131. 1893. S. 304.
2) Zeitschr. f. physiol. Chem. 12. 1888. S. 163.
3) Sitzungsberichte d. Gesellsch. f. Naturwissenschaft zu Marburg. 1896. Nr. 6.
4) W. Cremer, Inaug.-Dissert. Bonn 1895.
5) Zitat s. S. 146 sub 4.
6) Zitat s. S. 146 sub 7.
7) Virchows Archiv. 131. 1893. S. 304.
8) Zeitschr. f. klin. Med. 32. 1897. S. 260.

Fett so durchsetzt, dass es im Kalkwasser nur schwer oder gar nicht löslich ist. Es gilt dies ganz besonders von den sogenannten Schleimmembranen, welche nach den übereinstimmenden Angaben sämtlicher Autoren überhaupt nur durch starke Alkalien in Lösung gebracht werden können. Dabei finden dann leicht so weitgehende Veränderungen des Muzins statt, dass es im Filtrat häufig kaum noch mit Essigsäure niederzuschlagen ist [Nothnagel[1]), Åkerlund[2]), Kitagawa[3]), Krysinski[4])].

Es geht daraus hervor, dass man für jeden durch alkalisches Wasser extrahierten und mit Essigsäure niedergeschlagenen Körper, ehe man ihn für Muzin erklärt, den Nachweis führen muss, dass er phosphorfrei ist und beim Kochen mit 7,5 proz. Salzsäure (im Wasserbade) nach kurzer Zeit starke Reduktion gibt. Dieselbe wird geprüft, indem man die Probe filtriert, abkühlt, mit starker Natronlauge alkalisiert, Kupfersulfatlösung zusetzt und erhitzt. Schlössmann ist es in der Tat gelungen, aus Dünndarminhalten zweimal geringe Mengen eines so reagierenden Körpers zu extrahieren.

Von den zum Nachweise des Muzins sonst noch geübten Verfahren ist das Hammarstensche (Lösung in 0,1— 0,2 proz. Salzsäurelösung und Fällung durch Verdünnung mit destilliertem Wasser) für den Fäzesschleim nicht geeignet (Kitagawa). Dagegen lässt sich mit Wahrscheinlichkeit auf Muzin schliessen, wenn bei der Simonschen Probe (s. S. 138) der Essigsäure-Niederschlag im Ueberschuss von Essigsäure nicht wieder löslich ist. Schlössmann fand dieses Verhalten 7 mal unter 118 untersuchten Fäzes.

Sichere Erfolge dürfte die von Müller[5]) zur Gewinnung des Sputumschleimes ausgearbeitete Methode versprechen, wenn auch bisher noch keine Versuche darüber vorliegen. Dieselbe besteht darin, dass zunächst durch kräftiges Schütteln der voher sauber gereinigten Schleimbeimengungen mit viel Alkohol ein Zerfall der kompakten Schleimmassen herbeigeführt wird. Das zu feinen Fäserchen kontrahierte Muzin wird dann weiter abwechselnd mit verdünnter Salzsäure und Sodalösung gereinigt, bis es phosphorfrei erhalten wird. Näher auf die Einzelheiten einzugehen, ist hier nicht der Ort. Es sei aber nochmals betont, dass man gut tut, nur an makroskopisch erkennbaren Schleimbeimengungen den chemischen Nachweis des Muzins zu versuchen. Alle Reaktionen auf gelösten Schleim versprechen wenig Erfolg, weil das so zersetzliche Muzin in der Fäkalmasse viel zu leicht verändert wird, als dass es noch mit seinen ursprünglichen Eigenschaften aus den Extrakten wieder gewonnen werden könnte.

b) Vorkommen.

Wenn wir auf Grund des Vorstehenden die meisten Angaben über das Vorhandensein gelösten Muzins in den Fäzes als zweifelhaft beiseite stellen[6]), so deckt sich das chemische Vorkommen desselben vollständig mit dem des makroskopisch resp. mikroskopisch Nachweisbaren (vergl. S. 39 und 94). Danach darf behauptet werden, dass unter normalen Verhältnissen, abgesehen von wenigen

---

1) Zitat s. S. 114 sub 6. S. 187.
2) Arch. f. Verdauungskrankh. I. 1896. S. 396.
3) Zitat s. S. 142 sub 18.
4) Enteritis membranacea. Inaug.-Dissert. Jena 1884.
5) Zitat s. S. 149 sub 3.
6) Das gilt vor allem von dem Hoppe-Seylerschen Ausspruch, wonach der durch Kalkwasser extrahierbare „Schleim" einen „sehr bedeutenden Anteil" der normalen Fäzes ausmachen soll, dann aber auch von den zahlreichen positiven Befunden von Uffelmann, Wegscheider, Blauberg und vielen anderen Autoren.

Ausnahmen (Fäzes junger Säuglinge, lackartiger Schleimüberzug auf harten Fäzes Erwachsener), Schleim in den Fäzes konstant fehlt. In pathologischen Stühlen kommt dagegen sehr gewöhnlich Schleim vor, und zwar namentlich in den glasig-durchscheinenden Fetzen. Von den 7 Fällen Schlössmanns, in welchen die Unlöslichkeit des Essigsäureniederschlages des Wasserextraktes den Schluss auf lösliches Muzin nahe legte, betrafen je 2 Fälle: akute Enteritiden, Appendicitiden und Typhus, der letzte war eine Dünndarmfistel. Wenig Muzin enthalten die mit Eiweisssubstanzen und Fettkörpern reichlich durchtränkten Membranen bei Colitis. Möglich, dass hier chemische Verbindungen des Muzins mit diesen Stoffen seine Löslichkeit beeinträchtigen.

c) Diagnostische Bedeutung.

Im Vergleich mit den Ergebnissen der makroskopischen und mikroskopischen resp. mikrochemischen Prüfung tritt die diagnostische Bedeutung des chemischen Muzinnachweises vollkommen in den Hintergrund.

5. Artspezifische, biologische Reaktion gebende Substanzen.

Von Biondi[1]), Brezina[2]), Fürstenberg[3]) und Wilenko[4]) ist übereinstimmend nachgewiesen, dass der menschliche Kot artspezifische Substanzen enthält, welche, einem fremden Körper (Kaninchen) einverleibt, spezifische Präzipitine im Blutserum desselben entstehen lassen. Diese Substanzen gehen in das Wasserextrakt über und vertragen das Erhitzen auf 58°. Sie gestatten eine Unterscheidung des menschlichen Kotes vom Tierkot. Ihr Ursprung ist offenbar die Darmschleimhaut, denn Wilenko konnte zeigen, dass die betreffende Immunsera auch mit den Darmschleimhautextrakten, und zwar besonders mit solchen des Dickdarmes reagierten. Dünndarmextrakte reagierten wenig mit Kotimmunseris, dagegen stärker mit Blutserumimmunseris. Danach scheint es, dass die fragliche Substanz ein durch den Aufenthalt im Darm (Verdauung?) veränderter Abkömmling des Blutserums ist. Der Versuch, mittels des Körpers diagnostische Anhaltspunkte bei Darmkrankheiten zu gewinnen (Wilenko), ist fehlgeschlagen.

Auch Citron[5]) sowie Brezina und Ranzi[6]) konnten nur die allgemeine Reaktion bestätigen. Messineo[7]) macht auf die Fehlerquelle aufmerksam, welche durch Bakterientoxine entstehen kann.

Interessante Versuche, die biologische Reaktion zur Identifizierung schwer erkennbarer Eiweisskörper der Fäzes heranzuziehen, sind von Uffenheimer und Takeno[8]), Talbot[9]) und Bauer[10]) gemacht worden. Es handelte sich um die Frage, ob die sogen. Kaseingerinnsel der Säuglingsstühle wirklich aus dem Kasein der genossenen Milch bestehen. Uffenheimer und Takeno wendeten zu diesem Zwecke den Anaphylaxieversuch, Talbot die Präzipitinreaktion und Bauer die Komplementbindung an. Alle diese Versuche fielen positiv aus.

---

1) Vierteljahrsschr. f. gerichtl. Med. u. öffentl. Sanitätswesen. 3. F. 23. 1902. Suppl.
2) Wiener klin. Wochenschr. 1907. S. 560.
3) Berliner klin. Wochenschr. 1908. Nr. 2.
4) Wiener klin. Wochenschr. 1908. Nr. 48.
5) Arbeiten aus dem Kaiserlichen Gesundheitsamt. 36. 1910. Heft 3.
6) Zeitschr. f. Immunitätsforschung u. exp. Therapie. 4. 1910. S. 375.
7) Rivista d'Igiene e San. public. 12. 1911. p. 6.
8) Zitat s. S. 67 sub 8.
9) Zitat s. S. 67 sub 7.
10) Zitat s. S. 67 sub 9.

V. Abbau- und Zersetzungsprodukte der Proteine.

Die im Folgenden zu besprechenden Körper stellen nur einen Teil sämtlicher bisher gefundenen Abbau- resp. Zersetzungsprodukte der Eiweisskörper dar, und auch keineswegs die Gesamtheit der in den Fäzes überhaupt vorkommenden. Es gehören dahin weiterhin noch: flüchtige Fettsäuren und gewisse gasförmige Endprodukte (CH_4, H_2S, CO_2, CH_3SH, NH_3, H_2), die an anderer Stelle besprochen werden. In chemischer und ganz besonders in biologischer Hinsicht ist ihre Bedeutung eine sehr verschiedene. Bezüglich der klinischen Bewertung ihres Vorkommens in den Fäzes schliessen sich die Polypeptide und Aminosäuren am nächsten an die im vorigen Kapitel besprochenen Albumosen an. Sie sind, wie jene, grösstenteils Produkte der Eiweissverdauung — ein Teil mag auch durch bakterielle Zersetzung aus nicht verdauten Proteinen gebildet werden — und sie werden normalerweise restelos aufgesaugt. In die Fäzes gelangen sie nur bei Störungen der Aufsaugung oder bei sehr beschleunigter Peristaltik. Theoretisch könnten sie sowohl aus den eiweisshaltigen Produkten der Darmwand, wie aus dem Nahrungseiweiss entstehen. In den seltenen Fällen, wo man sie in den Fäzes angetroffen hat, kommt wohl ausschliesslich ihr Nahrungsursprung in Betracht. Im Gegensatz dazu sind die Körper der 2. Gruppe regelmässige oder doch sehr häufige Bestandteile der Fäzes; sie entstehen durch bakterielle Fäulnisprozesse aus den Eiweisskörpern oder aus den Abbauprodukten derselben. Ebenfalls bakterielle Zersetzungsprodukte sind die Diamine, welche bisher nur in vereinzelten Fällen in den Fäzes nachgewiesen werden konnten.

Von der Harnsäure und den Alloxurbasen wissen wir, dass sie nur aus einer bestimmten Gruppe von Eiweisskörpern entstehen können, nämlich aus den Nukleoproteiden, resp. den in diesen enthaltenen Nukleinen, wobei es vorläufig dahingestellt bleiben muss, ob diese Bildung innerhalb des Darmes auf fermentativem oder bakteriellem Wege zustande kommt. Gemäss der verschiedenen Herkunft der im Darmkanal vorhandenen Nukleine (aus der Nahrung, den Körperausscheidungen, den Bakterien) ist auch die Bedeutung ihrer in den Fäzes event. nachzuweisenden Zerfallsprodukte eine je nach den Umständen wechselnde.

1. Polypeptide und Aminosäuren.

a) Polypeptide (Peptone).

Die Polypeptide sind dadurch charakterisiert, dass sie die gewöhnlichen Fällungsreaktionen der Proteine nicht geben, wohl aber mit Phosphorwolframsäure niedergeschlagen werden. Sie geben ferner die Biuretreaktion. Ihr Nachweis in den Fäzes würde in dem sauren wässerigen Extrakt nach Fällung der Proteine mittels der Biuretreaktion zu führen sein (vgl. S. 140), doch ist er bisher niemals positiv ausgefallen.

b) Aminosäuren.

Man unterscheidet die basischen Diaminosäuren, welche wie die Polypeptide mit Phosphorwolframsäure fällbar sind, und die sauren Monoaminosäuren. Zu den ersteren gehören z. B. Lysin und Ornithin, aus welchen durch bakterielle Reduktion die unter 3 zu besprechenden Diamine (Ptomaine) entstehen können;

zu den letzteren die wegen ihrer leichten Nachweisbarkeit für uns allein in Betracht kommenden Körper Leuzin, Tyrosin und das Tryptophan, welches die Muttersubstanz der ebenfalls durch Fäulniswirkung entstehenden aromatischen Körper Indol und Skatol ist.

Will man sich generell über das Vorhandensein von Aminosäuren in den Fäzes orientieren, so bedient man sich am besten der Sörenschen Formoltitrierung, welche gleichzeitig für quantitative Zwecke benutzt werden kann.

Der frische Stuhl wird mit destilliertem Wasser fein verrieben, gekocht, bis zum Volumen von 500 oder 1000 ccm aufgefüllt und durch Faltenfilter filtriert. Zum Filtrat setzt man einige Thymolkörner. Aus dem gemessenen und ev. mit Tierkohle entfärbtem Filtrat wird das Ammoniak nach Alkalisierung mit Soda durch Erhitzen entfernt (Probe mit Lackmuspapier wie beim Kjeldahl), danach das vorherige Volumen der Lösung wiederhergestellt. 50 ccm derselben werden nun mit 1 ccm $1/2$ proz. alkoholischer Phenolphthaleinlösung, darauf mit 2 g festem $BaCl_2$ versetzt. Dann wird frisch bereitete gesättigte $Ba(OH)_2$-Lösung bis zum Eintritt roter Färbung und noch weitere 5 ccm hinzugefügt. Auffüllen auf 100 ccm, umschütteln, filtrieren durch trockenes Filter nach Absetzenlassen.

80 ccm des klaren roten Filtrates werden in einem 100 ccm-Kolben mit $\frac{n}{5}$-HCl aus einer Bürette genau neutralisiert (Lackmuspapier) und mit destilliertem Wasser auf 100 ccm aufgefüllt.

Man gibt nun zu 100 ccm der zu untersuchenden Flüssigkeit 25 ccm Formolmischung hinzu und titriert danach gleich mit $\frac{n}{10}$ NaOH bis zur beginnenden Rosafärbung.

Formolmischung: Zu 50 ccm 30—40 proz. Formols wird 1 ccm $1/2$ proz. alkoholischer Phenolphthaleinlösung (Alkohol, Aqu. dest. āā) und danach $\frac{n}{10}$ NaOH bis zum Eintritt einer schwachen Rosafärbung zugesetzt.

Eine Berechnung der Aminosäuren selbst aus der gewonnenen N-Zahl ist wegen der verschiedenen Struktur der einzelnen Körper nicht durchführbar. Man erhält also stets nur die auf Aminosäuren entfallende N-Fraktion, welche man zu dem Gesamt-N in Beziehung setzen muss.

1 ccm $\frac{n}{10}$ NaOH entspricht 1,4 mg Aminosäuren-N. Statt 50 ccm können natürlich auch mehr, z. B. 100 ccm des mit Tierkohle entfärbten Filtrates verwendet werden.

Statt der Sörensenschen Methode wird neuerdings vielfach die van Slykesche Methode der Aminosäuren-Bestimmung angewendet, welche aber neben den Diaminosäuren und Monoaminosäuren auch die Diamine mitbestimmt. Das Prinzip besteht darin, dass in einem eigens dazu konstruierten Apparat durch Schüttelung des Ausgangsmaterials mit salpetriger Säure der N sämtlicher freien NH_2-Gruppen in Freiheit gesetzt und volumetrisch gemessen wird. Näheres über diese Methode siehe Abderhaldens Handbuch der biochemischen Arbeitsmethoden, Bd. VI, S. 278.

Will man die Monoaminosäuren von den Diaminosäuren trennen, so kann man nach Eppinger und Gutmann[1]) folgendermassen verfahren:

Die Stühle (Tagesmenge) werden zu einem gleichmässigen Brei verrieben und die Masse mit 3 pCt. HCl auf 1000 ccm aufgefüllt. Durch Erwärmen auf dem Wasserbade kann die Menge gleichmässiger gestaltet werden, doch muss dann wieder auf 1000 ccm aufgefüllt werden. Filtration. Zu 20 ccm des Filtrats werden 40 ccm einer 10 proz. Salzsäure-Phosphorwolframsäuremischung hinzugesetzt, wodurch sämtliche Eiweisskörper, Polypeptide, Diamine, Diaminosäuren

---

1) Zitat s. S. 132 sub 5.

und Ammoniakkörper ausgefällt werden. Nach 24 stündigem Stehen Filtration durch ein aschefreies Filter und mehrmaliges Nachwaschen mit der zur Fällung verwandten Lösung. In dem Filtrat wird der N nach Kjeldahl bestimmt. Die gewonnene N-Fraktion enthält aber neben dem N der Monoaminosäuren noch den N einiger anderer Stoffe, nämlich von Harnstoff, Allantoin etc. Um diesen in Abzug zu bringen, wird der Rest des Filtrates nach Zusatz von 10 g kristallinischer Phosphorsäure für 18 Stunden in einen auf 150° eingestellten Trockenkasten gebracht, langsam abkühlen gelassen und mit heissem Wasser in einem grossen Rundkolben aus Jenenser Hartglas gespült. Nachdem durch vorsichtigen Zusatz von Natronlauge die Flüssigkeit alkalisch gemacht ist, wird mit grossem Ueberschuss geglühte Magnesia bis zur deutlichen alkalischen Reaktion hinzugesetzt und in eine mit $\frac{n}{10}$-Säure beschickte Vorlage abdestilliert. In der Vorlage befinden sich jetzt die genannten Körper, deren N nach Kjeldahl bestimmt und von dem Gesamt-N des Filtrats in Abzug gebracht wird.

Mittels des Sörensenschen Verfahrens hat Fischer[1]) einige Male geringe Mengen von Aminosäuren-N in den Fäzes nachweisen können, und zwar 0,1053 bis 0,2160 g N in 100 g Trockensubstanz der Fäzes. Eppinger und Gutmann[2]) fanden mittels ihrer Methode regelmässig geringe Mengen von Monoaminosäuren-N (vgl. Tabelle 2 auf S. 133). Diagnostische Schlüsse lassen sich aus diesen Befunden vorläufig noch nicht ableiten.

c) Einzelne Aminosäuren.

Auf Tryptophan (Skatolaminoessigsäure) prüft man, indem man einige Kubikzentimeter der wässerigen Fäzesaufschwemmung mit Essigsäure ansäuert und sehr vorsichtig Bromwasser hinzusetzt (am besten nur Bromdämpfe). Rotfärbung weist auf Tryptophan hin. In Urys[3]) Untersuchungen fiel die Probe stets, auch bei pathologischen Stühlen, negativ aus.

Auf Leuzin und Tyrosin ist von verschiedenen Forschern gefahndet worden, und zwar in der Regel so, dass man von dem alkoholischen Extrakt der unveränderten oder vorher mit Aether ausgezogenen Fäzes ausging. Beim Verdunsten derartiger Extrakte wurde wiederholt· die Ausscheidung von Kristallformen beobachtet, welche ihrem mikroskopischen Aussehen resp. ihrem weiteren chemischen Verhalten nach als Leuzin oder Tyrosin angesprochen werden mussten.

Radziejewski[4]) befreite das erkaltete alkoholische Extrakt zunächst durch Filtration von den niedergefallenen Erdseifen, dampfte ein und kochte den Rückstand mit Wasser aus. In diesem neuen Auszuge fand er beim Eindampfen die Kristalle, welche er durch Auswaschen und Umkristallisieren möglichst reinigte. Uffelmann[5]) und Wegscheider[6]) fällten das alkoholische Extrakt resp. dessen in Wasser aufgenommenen Rückstand mit essigsaurem Blei, entfernten das überschüssige Blei mit Schwefelwasserstoff und dampften zur Trockene ein. Aus dem Rückstande wurde durch heissen Alkohol das Leuzin ausgezogen und durch heisses Wasser das Tyrosin. Die beim Eindampfen event. auftretenden Kristalle wurden durch Umkristallisieren gereinigt und den spezifischen Proben unterworfen.

1) Zeitschr. f. exper. Pathol. u. Ther. 14. 1913. S. 179.
2) Zitat s. S. 132 sub 5.
3) Deutsche med. Wochenschr. 1904. Nr. 19; Arch. f. Verdauungskrankh. 11. 1905. S. 242.
4) Archiv f. Anatomie u. Physiologie. 1870. S. 37.
5) Zitat s. S. 119 sub 5.
6) Zitat s. S. 119 sub 6.

Von den letzteren kommen in Betracht:

α) **für das Leuzin:** 1. die eigenartige kristallinische Struktur (im rohen Zustande Kugeln und Knollen, nach dem Sublimieren rosettenförmig angeordnete Blättchen); 2. der Verdampfungspunkt (es sublimiert unzersetzt bei 170⁰); 3. die Scherersche Probe: man verdampft eine kleine Portion der Kristalle vorsichtig mit Salpetersäure auf Platinblech. Es bleibt ein ungefärbter, fast unsichtbarer Rückstand, der mit einigen Tropfen Natronlauge erwärmt sich gelb bis braun färbt und beim weiteren Konzentrieren durch Erhitzen über der Flamme sich bald zu einem ölartigen. auf dem Platinblech ohne Adhäsion herumrollenden Tropfen zusammenzieht; 4. Darstellung der kristallinischen Kupferverbindung durch Zusatz einer kochenden Lösung von Kupferazetat zur kochenden wässrigen Lösung der Substanz;

β) **für das Tyrosin:** 1. die kristallinische Struktur (feine Nadeln in garben- oder besenförmigen Büscheln), 2. die Hoffmannsche Reaktion: Zusatz von Millons Reagens (vergl. S. 54) zu Tyrosinlösungen bewirkt zunächst einen Niederschlag, und die Flüssigkeit nimmt beim Kochen eine rote Farbe an; 3. die Piriasche Reaktion: eine kleine Probe von Tyrosin wird auf einem Uhrglase mit 1—2 Tropfen konz. Schwefelsäure zusammengebracht und auf dem Wasserbade auf 50⁰ erwärmt. Nach etwa 1/2 Stunde wird die Lösung mit wenig Wasser verdünnt, mit Baryumkarbonat neutralisiert und filtriert. Setzt man zu diesem Filtrate eine verdünnte Lösung von säurefreiem Eisenchlorid, so tritt Violettfärbung auf (reichliche Beimengung von Leuzin beeinträchtigt die Probe); 4. Scherersche Probe: Tyrosin wird mit einer Mischung von 1 Teil konz. Salpetersäure und 1 Teil Wasser zur Trockne verdampft. Der tief gelbe Rückstand nimmt, mit Natronlauge angefeuchtet, allmählich eine dunklere gelbrote Färbung an.

Ein weiterer Weg zur Darstellung von Leuzin und Tyrosin bietet das Verfahren von E. Fischer und Bergell, mittels dessen Adler[1]) geringe Mengen von Tyrosin in anscheinend normalen Säuglingsstühlen (Sammelkote) nachweisen konnte.

Die Stühle werden sorgfältig mit Wasser verrieben, mit Essigsäure angesäuert, aufgekocht und filtriert. Das Filtrat wird auf dem Wasserbade eingeengt, abgekühlt und 8 Stunden lang mit Aether in der Schüttelmaschine geschüttelt. Entfernung des Aethers im Scheidetrichter. Neutralisation mit Kalilauge, Zusatz von 25 proz. Schwefelsäure- und 20 proz. Phosphorwolframsäurelösung. Abfiltrieren des Niederschlages. Zusatz von Barytlösung bis zur neutralen Reaktion. Einengung auf dem Wasserbade. Sodann Zusatz von 2 ccm 10 proz. ätherischer Lösung von β-Naphthalinsulfochlorid auf 500 ccm des ursprünglichen Filtrates. Mit Kalilauge alkalisch machen und 12 Stunden schütteln, wobei in dreistündigen Intervallen zweimal je 1 ccm des Reagens mit etwas Kalilauge nachgegeben werden muss. Entfernung des Aethers im Scheidetrichter, Ansäuern mit Salzsäure. 24 Stunden stehen lassen. Der kristallinisch ausgeschiedene Bodensatz erwies sich als β-Naphthalinsulfotyrosin.

Im Mekonium fehlen Leuzin und Tyrosin [Zweifel[2])]. Im Säuglingskot fand Uffelmann[3]) häufig Leuzin, seltener Tyrosin. Andere Forscher, so namentlich Wegscheider[4]), konnten diese Befunde nicht bestätigen. Adler fand aber wieder geringe Mengen Tyrosin im Sammelkot von Säuglingen. Beim Erwachsenen fehlen die Aminosäuren unter normalen Verhältnissen im Kote immer, auch im Dickdarminhalte[5]) und selbst schon in dem aus dem Dünndarm in den Dickdarm übertretenden Chymus[6]). Im Dünndarminhalte fand sie Glaessner[5]) regelmässig neben geringen Mengen von Lysin. Bei Durchfällen scheinen sie eher in den Fäzes vorzukommen, wenigstens fand sie Radziejewski[7]) nach dem Gebrauche verschiedener Abführmittel. Auch in Cholerastühlen sollen sie gefunden sein [Gamgee[8])]. Dass die bei Ikterus auftretenden nadelförmigen Kristalle kein Tyrosin sind, hat Oesterlein[9]) nachgewiesen. Wenn sich die Be-

---

1) Jahrbuch f. Kinderheilk. 64. 1906. S. 175.
2) Zitat s. S. 141 sub 7.
3) Zitat s. S. 119 sub 5.
4) Zitat s. S. 119 sub 6.
5) Glaessner, Zeitschr. f. klin. Med. 52. 1904. S. 104.
6) Vergl. Schmidt, Arch. f. Verdaungskrankh. 4. 1898. S. 146.
7) Zitat s. S. 154 sub 4.
8) Die physiologische Chemie der Verdauung etc. Deutsch von Asher u. Beyer. Leipzig und Wien 1897. S. 245.
9) Mitteilungen aus der med. Klinik zu Würzburg. I. 1885.

funde **Radziejewskis** bestätigen, so dürfte man aus dem Vorkommen von Leuzin und Tyrosin in den Fäzes Erwachsener auf mangelhafte Resorption bezw. auf zu schnelle Passage bei genügender Sekretion von Verdauungssekret (Pankreassaft) schliessen (vergl. S. 93). Beim Säuglinge scheinen in der Tat derartige Verhältnisse öfter zu existieren, wie auch das gelegentliche Vorkommen von Eiweiss und Zucker in ihren Fäzes bestätigt.

2. Indol, Skatol, Phenole (Phenol, Parakresol, Orthokresol), aromatische Oxysäuren (Hydroparakumarsäure, Oxyphenylessigsäure).

a) Nachweis.

Der qualitative Nachweis dieser verschiedenen Fäulnisprodukte wird auf folgendem Wege geführt:

Die Fäzes werden mit Wasser zum dünnen Brei gemischt und der dritte Teil des Volumens· abdestilliert. Das Destillat (I), welches neben freien fetten Säuren Indol, Skatol und Phenole enthält, wird mit Natrumkarbonat übersättigt und zum 2. Male destilliert, wobei die fetten Säuren als Natriumverbindungen zurückbleiben. Das neugewonnene Destillat (II) wird mit Aetzkali stark alkalisch gemacht und abermals destilliert. Im Destillat III befinden sich Indol und Skatol und werden dort durch die sogleich zu besprechenden Reaktionen nachgewiesen. Die zurückgebliebenen Phenole werden nach Ansäuren des Rückstandes mit Schwefelsäure abdestilliert und im Destillate IV nachgewiesen.

Der von der ersten Destillation zurückgebliebene Rückstand wird mit Schwefelsäure angesäuert, event. eingeengt, und mit mehreren Portionen Aether ausgeschüttelt. Das gewonnene ätherische Extrakt wird zur Trockne abgedampft, der Rückstand mit etwas Wasser aufgenommen und darin mit **Millons** Reagens auf die Anwesenheit von Oxysäuren geprüft. Tritt nach Zusatz dieses Reagens und Erwärmen Rotfärbung auf, so ist die Anwesenheit dieser Körper erwiesen.

Nachweis von Indol und Skatol im Destillate III. Bei dieser Destillation findet man das Skatol vornehmlich in den ersten Portionen des Destillates, das Indol, welches mit Wasserdämpfen schwerer flüchtig ist und überhaupt in den menschlichen Fäzes gegenüber dem Skatol zurücktritt, in den späteren Portionen. Zur weiteren Trennung beider Körper kann man ausserdem (nach dem Eindampfen des Destillates) die geringere Löslichkeit des Skatols in Wasser (leichtere Fällbarkeit beim Zusatz von Wasser zur alkoholischen Lösung) benutzen.

Spezifische Reaktionen des Indols: 1. Mit Salpetersäure, die salpetrige Säure enthält, gibt Indol noch bei starker Verdünnung eine gut erkennbare Rotfärbung, event. einen roten Niederschlag von salpetersaurem Nitrosoindol. 2. Ein mit starker Salzsäure befeuchteter Fichtenspan wird durch Indol in alkoholischer Lösung in kurzer Zeit kirschrot gefärbt. 3. Indollösung mit Nitroprussidnatriumlösung bis zur Gelbfärbung versetzt färbt sich auf Zusatz einiger Tropfen Natronlauge tief violettblau; auf Zusatz von Salzsäure oder Essigsäure wird die Farbe dann rein blau (Legalsche Probe).

Spezifische Reaktion auf Skatol: 1. Mit salpetrige Säure enthaltender Salpetersäure gibt Skatol in wässriger Lösung keine Rotfärbung, sondern weissliche Trübung. 2. Es löst sich in konz. Salzsäure mit violetter Farbe. 3. Ein mit Salzsäure befeuchteter Fichtenspan wird durch Skatollösung in Wasser oder Alkohol nicht rot gefärbt; wird dagegen ein mit Skatol in heisser alkoholischer Lösung getränkter Fichtenspan in starke kalte Salzsäure getaucht, so färbt er sich zunächst kirschrot, die Farbe geht nach einiger Zeit in ein dunkles Violett über (die Reaktion ist nicht so empfindlich wie beim Indol). 4. Auf Zusatz von Nitroprussidnatrium und Natronlauge färbt sich Skatollösung intensiv gelb; versetzt man dann mit $\frac{1}{2}$ Vol. Eisessig, erhitzt zum Sieden und erhält darin einige Minuten, so färbt sich die Flüssigkeit allmählich violett. 5. Beim Erwärmen mit Schwefelsäure entsteht eine prachtvolle purpurrote Färbung.

Nachweis der Phenole im Destillat IV. 1. Beim Kochen mit Millons Reagens entsteht Rotfärbung der Flüssigkeit oder auch roter Niederschlag. 2. Auf Zusatz von Bromwasser zu einer Probe der Lösung entsteht sofort oder alsbald eine milchige Trübung, dann Niederschlag von gelblich-weissen, seideglänzenden Nadeln oder käsigen Flocken, im wesentlichen Tribromphenol enthaltend. 3. Eine Probe der Flüssigkeit wird durch ein paar Tropfen verdünnter Eisenchloridlösung violett bis blau gefärbt. Die Reaktion der Flüssigkeit muss für diese Probe völlig neutral sein.

Der hier geschilderte Gang der Untersuchung kann, wenn es sich nur um den Nachweis einzelner Stoffe handelt, natürlich wesentlich vereinfacht werden. So kann man z. B., wenn nur auf Indol und Skatol gefahndet werden soll, die Fäzes von vorne herein mit stark alkalischem Wasser destillieren und das Destillat mit Aether ausziehen [v. Moraczewski[1]]. Oder man teilt das unter Zusatz starker Schwefelsäure gewonnene 1. Destillat in verschiedene Teile, von denen einer direkt mittels Aether ausgezogen (Phenol und Kresol), ein zweiter nach erfolgter Alkalisierung ebenfalls mit Aether ausgezogen (Indol und Skatol), ein dritter zur Bestimmung der flüchtigen Fettsäuren direkt oder nach erneuter Destillation mit Normalnatronlauge titriert wird. Im Destillationsrückstand können dann noch die aromatischen Oxysäuren, Skatolkarbonsäure, Milchsäure und Bernsteinsäure aufgesucht werden. Ury[2]) hat sich dieses Verfahrens auch zu quantitativen Untersuchungen bedient. Hinsichtlich der Details derselben muss auf die Originalarbeiten verwiesen werden, doch sei betont, dass Ury später von dem Nachweis von Indol in dem Aetherauszug des Destillates zurückgekommen ist, da sich herausgestellt hat, dass die kleinen in Frage kommenden Mengen beim Verdunsten des Aetherauszuges mit verloren gehen können.

Zum Nachweis und zur Schätzung des Indols und Skatols allein ist von Schmidt[3]), Plaskuda[4]) und Baumstark[5]) die Ehrlichsche Dimethylamidobenzaldehydreaktion benutzt worden und zwar in folgender Weise:

Eine Probe des frischen Kotes (bei mittlerer Konsistenz 3 g, bei fester 2,5 g und bei flüssiger bis zu 10 g) wird mit 40 ccm absoluten Alkohols verrieben. 10 ccm des Filtrates werden mit 1 ccm der Lösung des Reagens (1 : 20 Alk. abs.) und dann tropfenweise mit konz. Salzsäure, bis zum Eintritt von Rotfärbung (höchstens 1 ccm) versetzt und 10 Minuten lang geschüttelt. 1 ccm der fertigen Probe wird dann vor dem Spektroskop mit soviel Alkohol verdünnt, dass der rechts von D gelegene Absorptionsstreifen eben noch sichtbar ist. Ist y die Menge des zur Verdünnung des 1 ccm der fertigen Probe gebrauchten Alkohols, so ist die Indolmenge in den 10 ccm des Filtrates (x) $= (y + 1) \times 0{,}000015$. Daraus lässt sich dann leicht die Gesamtmenge des in der Kotprobe enthaltenden Indols berechnen.

v. Moraczewski[1]), welcher die Methode nachgeprüft hat, benutzte das Glansche Spektrophotometer, nachdem er den Extinktionskoeffizienten einer Lösung von 1 mg Indol auf 100 ccm Alkohol zu 0,000042 bestimmt hatte (vergl. Bestimmung des Hydrobilirubins, Kap. XII, 2). Einhorn und Huebner[6]) ziehen den Vergleich mit einer Standardlösung des Indols (in salzsaurer Kobaltlösung) vor.

---

1) Zentralbl. f. innere Med. 1904. Nr. 23.
2) Deutsche med. Wochenschr. 1904. Nr. 19: Arch. f. Verdauungskrankh. 11. 1905. S. 242.
3) Münch. med. Wochenschr. 1903. Nr. 17.
4) Ueber den Nachweis des Indols in den Fäzes usw. Inaug.-Dissert. Bonn 1903.
5) Münch. med. Wochenschr. 1903. Nr. 17 und Arch. f. Verdauungskrankh. 9. 1903.
6) Festschr. f. Salkowski, Berlin, Hirschwald 1903.

Die Reaktion ist indessen in dieser Fassung nicht einwandsfrei, da das Urobilinogen (nicht das Urolibin oder Hydrobilirubin), wie Neubauer[1]) nachgewiesen und Kimura[2]), Langstein[3]), Ury[4]), Bauer[5]) bestätigt haben, die gleiche Reaktion gibt. Man muss deshalb entweder das Urobilinogen entfernen (durch Ueberführung in Hydrobilirubin mittels etwas Jodtinktur) oder von vorne herein den Stuhl mit Ligroin ausziehen, welches nur Indol und Skatol, nicht aber Urobilinogen aufnimmt (Kimura). Moewes[6]) hat diese Methode weiter ausgearbeitet, indem er im Ligroinextrakt die Aldehydreaktion aufstellte und aus der Intensität der Färbung durch Vergleich mit einer Indol- Skatol-Testlösung ($\bar{a}\bar{a}$ 1 : 100000) im Pleschschen Kolbenkielchromophotometer die vorhandene Menge abschäzte. Herzfeld und Bauer[7]) isolierten die Körper zunächst durch Destillation im Wasserdampf und gewannen sie aus dem Destillat durch Ausschütteln mit Xylol. Die Bestimmung geschah spektrophotometrisch mittels des Extinktionskoeffizienten.

Eine weitere Methode zum Indolnachweis und zur quantitativen Bestimmung desselben in den Fäzes ist die Ausführung der Nitrosoindolreaktion im Destillat des nicht angesäuerten wässrigen Fäzesextraktes. Dabei wird die Stärke der Reaktion entweder durch Vergleich mit einer Stammlösung [v. Moraczewski[8])] oder durch Verdünnung bis zum Verschwinden der Reaktion (Ury) gemessen.

b) Vorkommen.

Im Mekonium und im Stuhl der Neugeborenen fand Senator[9]) niemals Phenol oder Indol. Wie es sich mit den Oxysäuren im Mekonium verhält, ist nicht festgestellt; im Säuglingskot erhielt Blauberg[10]) stets deutliche Reaktion auf Oxysäuren, und zwar sowohl bei Frauenmilchnahrung wie bei Kuhmilchnahrung. Dabei fehlten Indol, Skatol und Phenol. Diese letzteren scheinen im Säuglingskot überhaupt nur nach längerem Stehen bezw. unter pathologischen Bedingungen aufzutreten.

Beim Erwachsenen sind meist Fäulnisprodukte vorhanden, doch in wechselnder Menge. Ury[11]), welcher zuerst genaue quantitative Bestimmungen mit einwandsfreier Methodik gemacht hat, fand als durchschnittlichen Indolwert der Fäzes pro die (bei gemischter Kost) 5—6 mg, während Baumstark[12]), v.Moraczewski[13]) und Moewes[6]) mittels der Aldehydreaktion sehr viel höhere Werte (mehrere Zentigramme) erhalten hatten. Skatol, welches nach Brieger[14]) in den menschlichen Fäzes an Menge überwiegen soll, ist nach den übereinstimmenden Angaben von Albu, Baumstark und Ury darin meist gar nicht oder nur in verschwindender Menge nachweisbar. Der Phenolgehalt normaler Fäzes ist minimal, quantitativ nicht

---

1) Sitzungsberichte d. Ges. f. Morphologie u. Physiologie in München. Juli 1903. Verhandl. d. Ges. deutscher Naturforscher und Aerzte, 75. Versammlung. Leipzig, Vogel. 1904. II. S. 68.
2) Deutsches Arch. f. klin. Med. 79. 1904. S. 274.
3) Festschr. f. Salkowski.
4) Zitat s. S. 157 sub 2. .
5) Zentralbl. f. innere Med. 1905. Nr. 34.
6) Zeitschr. f. exper. Pathol. u. Ther. 11. 1912. S. 555.
7) Zentralbl. f. innere Med. 1913. Nr. 11.
8) Arch. f. Verdauungskrankh. 14. 1908. S. 375.
9) Zeitschr. f. phys. Chemie. 4. 1880. S. 1.
10) Zitat s. S. 112 sub 5. S. 56.
11) Archiv f. Verdauungskrankh. 11. 1905. S. 256.
12) Zitat s. S. 157 sub 5.
13) Archiv f. Verdauungskrankh. 14. 1908. S. 375.
14) Bericht d. deutschen chem. Gesellsch. 10. 1877. S. 1027.

bestimmbar [Ury[1])]. Die Werte für aromatische Oxysäuren (einschliesslich Bernsteinsäure) betragen nach Ury im Durchschnitt pro die $= 0,977 \, ^1/_2$ N. Schwefelsäure, sind also ebenfalls sehr gering.

Ueber den Einfluss der Nahrung und pathologischer Zustände auf den Gehalt der Fäzes an Fäulnisprodukten liegen bisher nur ausserordentlich spärliche Angaben vor. Nach v. Moraczewski und Herzfeld[2]) soll der Indolgehalt der Fäzes durch Eiweissfettkost bis auf 38 mg gesteigert werden können, während Kohlehydratkost und Vegetabilien den Indolgehalt herabdrücken. Ury fand weder bei Verstopfung noch nach Gebrauch von Rizinusöl stärkere Abweichungen von den Mittelwerten für Indol, Phenol und aromatische Oxysäuren. Auch bei einer Pat. mit Darmstenose, deren Urin kolossale Mengen von Indoxyl und Phenol enthielt, blieben die entsprechenden Fäzeswerte (nach künstlich erzeugtem Durchfall) gering. In Uebereinstimmung damit konnten Baumstark und v. Moraczewski eine weitgehende Unabhängigkeit der Indolwerte der Fäzes von dem Indikangehalte des Urins feststellen, so dass es heute als ausgemacht gelten darf, dass alle Rückschlüsse aus dem Gehalt des Urins an Fäulnisprodukten auf denjenigen der Fäzes falsch sind. Vermehrt zeigte sich das Fäzesindol in Baumstarks Untersuchungen im allgemeinen bei Blutarmut, Störungen der Magensaftsekretion und bei Verstopfung, vermindert bei Diarrhöen; doch waren die Differenzen keineswegs hochgradig. v. Moraczewski[3]) hatte früher wie Ury keine Beeinflussung des Fäzesindols durch Verstopfung oder Durchfälle gefunden; neuerdings[2]) hat er eine Vermehrung bei Durchfällen beobachtet. Austin[4]) bestreitet einen Einfluss seitens des Magens (Sekretions- und Motilitätsstörungen).

c) Diagnostische Bedeutung.

Die diagnostische Bedeutung des Nachweises der Fäulnisprodukte in den Fäzes wird so lange eine geringe bleiben, als uns keine einfachen quantitativen Methoden zur Verfügung stehen. Eine Beurteilung des Umfanges der im Darm ablaufenden Eiweissfäulnis ist ferner nur möglich unter gleichzeitiger quantitativer Berücksichtigung der in den Fäzes und im Urin enthaltenen Fäulnisprodukte. Eine dieser Komponenten allein wird immer nur unvollkommene Schätzung ermöglichen, da wir den Faktor der Resorptionsgrösse niemals kennen. Wir unterlassen es deshalb auch auf die zahlreichen aus dem Indikan- und Aetherschwefelsäuren-Gehalte des Urines gezogenen Schlüsse hier näher einzugehen und wollen nur noch erwähnen, dass Baumstark als erster versucht hat, die Indikanwerte des Harnes zu den Indolwerten der Fäzes zu addieren. Seine Resultate lassen aber wegen der Unzuverlässigkeit der Methodik ebense wie diejenigen v. Moraczewskis noch keine bestimmten Schlüsse zu.

Diamine (Ptomaine).

a) Nachweis.

Eppinger und Gutmann[5]) haben versucht, durch Bestimmung der Fraktion des sog. Basen-N einen Ueberblick über die Menge der im Stuhle unter normalen und pathologischen Bedingungen vorkommenden Diamine zu gewinnen. Die

---

1) Zitat s. S. 158 sub 11.
2) Biochem. Zeitschr. 51. 1913. S. 314.
3) Bericht d. deutschen Chem. Gesellsch. 10. 1877. S. 1027.
4) Boston medical and surgical journal. 1903. No. 35.
5) Zitat s. S. 132 sub 5.

Methode, nach welcher sie arbeiteten, entspricht völlig dem auf Seite 153 geschilderten Verfahren der Monoaminosäurenbestimmung, mit dem Unterschied, dass nicht das Phosphorwolframsäurefiltrat, sondern der Phosphorwolframsäure-Niederschlag weiter verarbeitet wird. Bei der Abspaltung mittels Phosphorsäure und Magnesia werden in diesem Falle die Ammoniakkörper (Ammoniak, Karbaminsäure) und Rhodanverbindungen entfernt. In dem Rückstand bleiben neben den Diaminen die Diaminosäuren und ein Teil der Purine, so dass also das Endresultat kein reines ist. Ueber die gewonnenen Zahlen vgl. die Tabelle 2 auf S. 133.

Für die klinische Betrachtung haben diese Zahlen nur insofern Wert, als sie den Verdacht auf die Anwesenheit toxischer, durch bakterielle Zersetzung entstandener Diamine nahelegen. Der positive Nachweis derartiger toxischer Diamine (Ptomaine) kann nur durch isolierte Darstellung der betreffenden Körper selbst oder allenfalls durch ihre charakteristischen Reaktionen geführt werden.

Isoliert aus den Fäzes dargestellt sind bereits vor längerer Zeit 2 giftige Körper dieser Reihe, das Kadaverin (Pentamethylendiamin) und das Putrescin (Tetramethylendiamin).

v. Udránsky und Baumann[1]) verfuhren dabei folgendermassen:

Etwa die Tagesportion Fäzes wird mit schwefelsäurehaltigem Alkohol digeriert, das Filtrat zur Trockne eingedampft, in Wasser gelöst und filtriert. Dieses Filtrat wird mit 10proz. Natronlauge versetzt und mit Benzoylchlorid (auf 1500 ccm etwa 200 ccm Natronlauge und 20—25 ccm Benzoylchlorid) so lange geschüttelt, bis der Geruch des Benzoylchlorids geschwunden ist. Dabei bildet sich ein reichlicher Niederschlag, welcher abfiltriert und in Alkohol gelöst wird. Nach dem Filtrieren wird die Lösung bis auf ein kleines Volumen eingedunstet und in etwa die 30fache Menge kalten Wassers eingegossen. Nach ca. 48stündigem Stehen wird die Flüssigkeit von den gebildeten nadelförmigen Kristallen der Benzoyldiamine abfiltriert. Die Kristalle werden in Alkohol gelöst und nochmals mit Wasser gefällt.

Die so gewonnnen Benzoyldiamine können eventuell durch Behandlung mit Aether, in welchem sich die Benzoylverbindung des Putrescins nicht löst, getrennt werden. Sie geben die Alkaloidreaktionen.

Eppinger und Gutmann[2]), welche nach weiteren toxischen Diaminen suchten, verfütterten beim Menschen grössere Mengen von Aminosäuren (Histidin und Phenylalamin) und konnten danach im Stuhl aus der Basenfraktion 2 Körper isolieren, deren einen sie nach seinen physiologischen Eigenschaften als β-Imidazolyläthylamin (Histamin) ansprechen zu müssen glaubten, während der andere von ihnen als Phenyläthylamin bezeichnet wird. Nach ihrer Angabe soll ferner Glaessner[3]) Oxyphenyläthylamin im Darm von Hunden gefunden haben, doch fand ich in der in Frage kommenden Arbeit nur die Angabe, dass Glaessner auf diesen Körper wohl gefahndet hat, dass er ihn aber nicht sicher nachweisen konnte.

b) Vorkommen.

v. Udránsky und Baumann fanden bei ihrem an Cystinurie leidenden Patienten pro Tag ca. $^1/_2$ g Diamine in den Fäzes, u. z. grösstenteils (85 bis 90 pCt.) Tetramethylendiamin, während im Harne umgekehrt 60 pCt. der Kristalle aus Pentamethylendiamin bestanden. Es konnte daraus geschlossen werden, dass das Kadaverin aus dem Darme, dem wahrscheinlichen Bildungsorte der Diamine,

---

1) Zeitschr. f. physiol. Chemie. 13. 1889. S. 562.
2) Zitat s. S. 132 sub 5.
3) Zeitschr. f. klin. Medizin. 52. 1904. S. 361.

leichter resorbiert wird als das Putreszin. Ausser den genannten Autoren haben Stadthagen und Brieger[1]) noch in einem weiteren Falle von Cystinurie Diamine in den Fäzes nachgewiesen; in einem dritten Falle waren sie nur im Urin vorhanden. Roos[2]) fand ferner in je einem Falle von Malaria mit schleimigblutigen Durchfällen und von Cholerine geringe Mengen von Diaminen im Stuhl. Bei Gesunden und bei verschiedenen anderen Krankheiten sind sie von Baumann vergeblich gesucht worden, dagegen kommen sie (wenigstens Putrescin) im Dickdarminhalt des Hundes schon normalerweise in Spuren und bei künstlich erzeugter Verstopfung in vermehrter Menge vor [Glaessner[3])].

Wie schon erwähnt, gelang Eppinger und Gutmann[4]) der Nachweis von Phenylaethylamin und von Histamin nur nach Verfütterung grösserer Mengen von Aminosäuren. Bei Verstopfung war eine Vermehrung dieser Körper nachweisbar. Aus den im Vergleich zur Norm manchmal erhöhten Basen-N-Werten bei Darmkrankheiten (Dysenterie, Enteritis) glauben sie mit Recht keinen sicheren Schluss auf eine erhöhte Produktion von Diaminen machen zu können.

c) Diagnostische Bedeutung.

Wenn wir auch über die Bildung der Diamine nichts Genaueres wissen, können wir doch aus der Tatsache, dass Brieger[5]) die Diamine hauptsächlich aus faulenden Gemischen (u. a. auch aus alten Cholerakulturen) dargestellt hat, mit Wahrscheinlichkeit den Schluss ziehen, dass abnorme Fäulnisvorgänge im Darme die Ursache ihrer Entstehung sind. An sich besitzen Putrescin und Kadaverin in der in Betracht kommenden Menge keine giftigen Eigenschaften, doch kommen sie ausserhalb des Körpers gewöhnlich in Gesellschaft mit anderen giftigen Substanzen vor. Ihr Auftreten in den Fäzes verdient deshalb sorgfältige Beachtung. Für die klinische Praxis ist freilich der Nachweis zu kompliziert. In noch höherem Grade gilt das für das Histamin und die übrigen hierher gehörigen Körper. Auch muss darauf hingewiesen werden, dass ebenso wie bei den anderen aus dem Darm in den Urin übergehenden Substanzen nur die gleichzeitige Untersuchung von Harn und Kot Sicherheit über die An- resp. Abwesenheit dieser Stoffe geben kann.

Anhang: Giftigkeit der Fäzes und des Darminhaltes.

Nachdem durch Magnus-Alsleben[6]) und Roger und Garnier[7]) nachgewiesen worden war, dass der Darminhalt von Hunden und Kaninchen bei intravenöser Injektion starke toxische Eigenschaften zeigt, hat le Play[8]) in Anlehnung an ältere Versuche von Hawthurn[9]) gezeigt, dass auch den Säuglingsfäzes ähnliche Wirkungen zukommen. Charrin[10]) und namentlich Combe[11]) haben diese Tatsache zur Grundlage weitreichender Theorien gemacht und ihr

---

1) Berl. klin. Wochenschr. 1889. Nr. 16.
2) Zeitschr. f. physiol. Chemie. 16. 1892. S. 192.
3) Zeitschr. f. klin. Med. 52. 1904. S. 361 und Zeitschr. f. exper. Pathologie u. Therapie. 1. 1904. S. 132.
4) Zitat s. S. 132 sub 5.
5) Virchows Arch. 115. 1889. S. 483.
6) Biochem. Zeitschr. 6. 1905. S. 503.
7) Comptes rendus Soc. Biol. 1905. II. p. 388 u. 674.
8) Les poisons intestinaux. Thèse de Paris. 1906.
9) Thèse de Marseille. 1902.
10) Semaine médicale. 1904. 23. XI.
11) Die intestinale Autointoxikation und ihre Behandlung. Deutsch von Wegele, Stuttgart, Enke. 1909.

eine wichtige Rolle in der Lehre von der intestinalen Autointoxikation zugeschrieben. Es muss indes betont werden, dass bisher nur die genannte Tatsache vorliegt, und dass insbesondere keine nähere Präzisierung geschweige denn Reindarstellung der in Frage stehenden Stoffe gelungen ist.

4. Harnsäure und Alloxurbasen.[1])

Aus den Nukleinen, und zwar nur aus den echten Nukleinen, den Spaltungsprodukten der Nukleoproteide, nicht aus den Pseudonukleinen der Nukleoalbumine, sind durch Kossel und seine Schüler 2 Reihen von Körpern abgespalten worden, die Sarkinbasen (Sarkin oder Hypoxanthin und Adenin) und die Xanthinbasen (Xanthin und Guanin), welchen er zusammen den jetzt allgemein akzeptierten Namen: Alloxurbasen (Purinbasen) gegeben hat. Diese Körper sind nahe verwandt mit der Harnsäure, die ebenfalls zweifellos Beziehungen zu den echten Nukleinen hat. Nach Beobachtungen von Horbaczewski und Weintraud scheint es, dass die letztere dann aus den Nukleinen entsteht, wenn vor der Spaltung Oxydationsprozesse auf sie eingewirkt haben. Alloxurbasen und Harnsäure bezeichnet man zusammen als Alloxurkörper oder Purinkörper.

a) Nachweis.

Weintraud[2]), welcher zuerst die Alloxurkörper in den Fäzes aufgesucht hat, hat dabei zunächst die vorhandenen Nukleine durch Kochen mit Schwefelsäure in der S. 147 beschriebenen Weise gespalten. (Will man nur die eventuell präformiert vorhandenen Alloxurkörper nachweisen, so würde man die frischen Fäzes einfach mit viel schwach alkalischem Wasser aufzukochen haben und das genügend eingeengte und event. vom Eiweiss befreite Filtrat weiter verarbeiten.)

Zum Nachweise der Alloxurkörper in dem enteiweissten Fäzesextrakte (s. S. 147) bediente sich Weintraud der Krüger-Wulffschen Methode[3]), welche indessen, wie Huppert[4]) u. a. nachgewiesen haben, zu hohe Werte liefert, da neben den Purinkörpern noch andere Substanzen mitgefällt werden. Petrén[5]) fällte deshalb statt mit Kupferoxydul mit ammoniakalischer Silberlösung, doch werden dabei andererseits nicht selten zu niedrige Zahlen erhalten. Beide Fehler vermeidet das von Krüger und Schittenhelm[6]) benutzte kombinierte Verfahren, welches gleichzeitig die Purinbasen und die Harnsäure gesondert bestimmt, während Weintraud für die Zwecke der Harnsäurebestimmung die Ludwig-Salkowskische Methode neben der Krüger-Wulffschen (die sämtliche Purinkörper anzeigt) heranziehen musste.

Die Ausführung des Krüger-Schittenhelmschen Verfahrens geschieht folgendermassen[7]):

Die Tagesmenge Fäzes oder ein abgewogener Teil derselben wird mit 1—2 l Wasser und 10—20 ccm konz. Schwefelsäure ca. 3 St. am Rückflusskühler über freier Flamme gekocht (die Fäzes müssen entweder ganz frisch verarbeitet werden oder sofort unter Zusatz verdünnter Schwefelsäure getrocknet werden, da die Fäulnis selbst bei Zimmertemperatur die Kotpurine schnell zerstört[6]). Die Fäzesabkochung wird dann mit Natronlauge alkalisch, mit Essigsäure schwach

---

1) Auf den Nachweis von Harnstoff in den Fäzes braucht nicht eingegangen zu werden, da derselbe bisher nicht geführt ist. Auch in den Cholerastühlen scheint Harnstoff nicht vorzukommen, obwohl nach einer alten Ueberlieferung in Choleraleichen Harnstoff auf der Darmschleimhaut auskristallisiert gefunden sein soll (!).
2) Zitat s. S. 147 sub 11.
3) Zeitschr. f. physiol. Chemie. 20. 1895. S. 176.
4) Zeitschr. f. physiol. Chemie. 22. 1896/97. S. 556.
5) Zitat s. S. 146 sub 3.
6) Zeitschr. f. physiol. Chemie. 39. 1903. S. 199.
7) Deutsches Arch. f. klin. Med. 81. 1904. S. 427; Zeitschr. f. physiol. Chemie. 45. 1905. S. 14.

sauer gemacht und nach Zugabe von 10 g Oxalsäure nochmals 10—15 Minuten erhitzt. Nach dem Erkalten wird auf 3000 ccm aufgefüllt und nunmehr filtriert. Vom Filtrat werden 500 ccm nach vorheriger Ueberführung in schwach alkalische Reaktion (mit Natronlauge) mit Natriumbisulfit und Kupfersulfat[1]) versetzt und kurz aufgekocht. Der Niederschlag enthält die Kupferoxydulverbindungen der Purinkörper (Harnsäure und Purinbasen). Der gut ausgewaschene und in ca. 200 ccm suspendierte Niederschlag wird mit Natriumsulfidlösung in geringem Ueberschuss unter Erhitzen bis zum Sieden zersetzt, mit Essigsäure schwach angesäuert und noch so lange gekocht, bis das Kupfersulfid sich zusammenballt und die überstehende Flüssigkeit möglichst klar ist. Der voluminöse Niederschlag muss jedoch, um Verluste zu vermeiden, nach dem ersten Abfiltrieren nochmals mit Wasser ausgekocht und abgesaugt werden. Die vereinigten Filtrate werden mit 10 ccm 10proz. Salzsäure auf 10—15 ccm eingeengt und einige Stunden bei Zimmertemperatur stehen gelassen (Filtrat = a; Filterrückstand = b). Aus dem Filtrat a werden die Purinbasen wiederum mit Kupferreagens oder mit ammoniakalischer Silberlösung[2]) ausgefällt, der Silberniederschlag gründlich ausgewaschen, der letzte Rest anhaftenden Ammoniaks durch Kochen mit Magnesia usta und ca. 100 ccm Wasser vertrieben und der N-Gehalt der zurückbleibenden Silberverbindungen der Purinbasen des weiteren nach Kjeldahl bestimmt. Der Filterrückstand b enthält die vielleicht vorhandene Harnsäure und dient zum Nachweise derselben (typische Kristallformen, Murexidprobe). Ist das Vorhandensein von Harnsäure im einzelnen Falle erwiesen, so kann die Menge derselben durch direkte Wägung oder durch Berechnung aus ihrem N-Gehalte bestimmt werden[3]).

<h3 style="text-align:center">b) Vorkommen.</h3>

α) Purinbasen. Die Purinbasen der Fäzes setzen sich aus Guanin, Hypoxanthin, Xanthin [Weintraud[4])] und Adenin [Krüger und Schittenhelm[5]) zusammen. Ganz vorwiegend sind in der Regel Guanin und Adenin vorhanden wie in den Nukleinen der Organe. Sie kommen in allen bisher untersuchten Fäzes (auch im Mekonium und in Hungerkot) vor, u. z. sind sie darin zu einem nicht unbeträchtlichen Prozentsatze ($^1/_3$—$^1/_4$) bereits vorgebildet vorhanden [Weintraud, Schittenhelm[6])]. Zum andern Teile werden sie bei ihrem Nachweise aus den Nukleinen der Fäzes (s. d.) abgespalten, die ihrerseits in den Kotbakterien [nach Schittenhelm und Tollens[7]) stammen 18—25 pCt. sämtlicher Purinbasen der Fäzes aus den Bakterien], in Resten des Pankreassekretes und in den Absonderungsprodukten der Darmwand [Gatzky[8]), Schittenhelm[6])] enthalten sind, in der Galle dagegen nur dann, wenn sich die Gallengänge im Entzündungszustande befinden [Schittenhelm[6])].

Bei gemischter Kost enthält der Kot pro die etwa 0,027 bis 0,285 g Purinbasen (entprechend 0,013 bis 0,138 Basen-N) [Schittenhelm[6])]; Wein-

---

1) Ca. 50 ccm 40proz. Natriumbisulfitlösung und ebensoviel 10proz. Kupfersulfatlösung.

2) 26 g salpetersaures Silber werden in Wasser gelöst, die Lösung mit so viel Ammoniak versetzt, dass der anfangs entstehende braune Niederschlag von Silberoxyd wieder in Lösung geht, und die Lösung mit Wasser zum Liter aufgefüllt. Von dieser Lösung werden zu dem mit NH_3 schwach alkalisch gemachten Filtrate 10 ccm hinzugefügt, zugleich mit 20 ccm 10proz. NH_3-Lösung, 10 ccm 6proz. Dinatriumphosphatlösung und 5 ccm Magnesiamischung.

3) Einzelheiten der sehr diffizilen Methodik sind in den Originalarbeiten, speziell: Zeitschr. f. physiol. Chemie. 45. 1905. S. 21 nachzulesen.

4) Zitat s. S. 147 sub 11.

5) Zitat s. S. 162 sub 6.

6) Zitat s. S. 162 sub 7.

7) Zitat s. S. 148 sub 2.

8) Zitat s. S. 146 sub 4.

traud erhielt infolge seiner Methode (s. o.) etwas grössere und Petrén[1] aus demselben Grunde kleinere Werte. Bartolettis[2] Zahlen lauten dagegen ähnlich wie die Schittenhelms, nämlich 0,014 bis 0,300 g. Die niedrigsten Werte enthält der Kot bei nukleinfreier Nahrung (Milch), nämlich 0,012 [Parker[3]] resp. 0,0134 [Hall[4]] g Basen-N. Durch Ernährung mit reinem Muskelfleisch steigt der Gehalt des Kotes an Purinbasen nur wenig, wohl aber steigt er bei schlackenreicher Nahrung an, überhaupt wenn die Trockensubstanz des Kotes bei schlechter Ausnutzung der Nahrung wächst [Schittenhelm[5]]. Darin offenbart sich aber weniger der Einfluss der Nahrungsnukleine als derjenige der Bakterien- und Darmwandnukleine. Nukleinreiche Nahrung (Thymus) braucht nämlich keineswegs eine Steigerung der Kotpurine im Gefolge zu haben (Weintraud, Schittenhelm, Bartoletti).

Von pathologischen Zuständen zeigte eine Pankreaserkrankung sehr hohe Purinbasenwerte der Fäzes, offenbar infolge ungenügender Ausnutzung der Nahrungsnukleine. Auch bei Diarrhoen waren die Werte vermehrt, bei Obstipation und Galleabschluss dagegen vermindert [Schittenhelm[5]]. Es entspricht dieses dem Verhalten der Bakterienmengen in diesen Stühlen [Strasburger[6]]. Bei Leukämie fanden Weintraud sowohl wie Galdi[7] eine erhebliche Vermehrung der Kotpurine, doch ist es nicht ausgeschlossen, dass wenigstens in Galdis Fällen verschlechterte Ausnutzung der Nahrung die Schuld daran trug (Schittenhelm). Bei Gicht konnte Petrén[1] keinen Unterschied gegenüber der Norm konstatieren.

β) Harnsäure. Weintraud[8] fand Harnsäure regelmässig im Mekonium, ein Befund, den Schittenhelm[5] bestätigt. Woher dieselbe hier stammt, ist noch unentschieden. Nach Schittenhelm ist ihr Ursprung in verschlucktem Fruchtwasser zu suchen. Bei Erwachsenen fand Weintraud[8] nur 2 mal Harnsäure in den Fäzes, einmal bei einem Asthmatiker und einmal nach Kalomeldarreichung. Schittenhelm vermisste sie stets, selbst bei Leukämie. Demgegenüber haben Galdi und Appiani[9] sowie Bartoletti[2] mittels der Ludwig-Salkowskischen Methode konstant Harnsäure in den Fäzes gefunden, u. z. 13—49 mg, im Mittel 23,64 mg (Galdi und Appiani). Die grössten Werte waren ebenso hoch wie die bei Leukämikern gefundenen[10]. Zwischen Kotmenge und Harnsäuremenge bestand keine Beziehung. Auch im acholischen Stuhl soll Harnsäure sich finden. Gichtiker sollen verhältnismässig geringe Mengen Harnsäure mit den Fäzes entleeren (Bartoletti).

c) Diagnostische Bedeutuung.

Die hier mitgeteilten Befunde haben vorläufig nur wissenschaftliches Interesse.

---

1) Zitat s. S. 146 sub 3.
2) Rivista critica di clin. medica. VI. H. 50 u. 51.
3) Americ. Journ. Physiol. 4. 83—89. (Referat: Malys Jahresber. 1898. S. 430.)
4) The Journ. of Pathology and Bacteriology. 1904. March.
5) Zitat s. S. 162 sub 7.
6) Zeitschr. f. klin. Med. 46. 1902. S. 413.
7) Arch. f. experim. Pathol. u. Pharmakol. 49. 1903. S. 213.
8) Zitat s. S. 147 sub 11.
9) Il policlinico. 1905. März-April.
10) Arch. f. experim. Pathol. u. Pharmakol. 49. 1903. S. 213.

VI. Fette.

Im folgenden Kapitel werden nur die wirklichen Fette, d. h. die höheren unlöslichen Fettsäuren und ihre Verbindungen besprochen, nicht die niederen Glieder der Fettsäurereihe, die löslichen oder flüchtigen Fettsäuren und ebensowenig die häufig mit den Fetten zusammen vorkommenden höheren Fettverbindungen (Protagon, Jekorin, Lezithin) und fettähnlichen Körper von anderer chemischer Zusammensetzung (Cholesterin, Cholalsäure), die gemeiniglich unter dem Namen Lipoide zusammengefasst und auch bei den im folgenden zu beschreibenden Methoden vielfach als Fette mitbestimmt und verrechnet werden. Was die Natur der eigentlichen Fäzesfette betrifft, so handelt es sich, wenn auch gelegentlich andere höhere Fettsäuren angetroffen werden mögen, doch im wesentlichen um Gemische der Oelsäure, Palmitin- und Stearinsäure, ihrer Salze (Seifen) und Glyzerinester (Neutralfette). Je nach der Art des Nahrungsfettes wiegen dabei bald mehr die flüssige Oelsäure, bald mehr die genannten festen Säuren vor, was sich an dem verschieden hohen Schmelzpunkt und der Jodzahl des rein dargestellten Fettsäuregemisches kund gibt. Eine Trennung desselben in seine einzelnen Bestandteile ist in der Fäzesanalyse bisher nur ausnahmsweise versucht worden. Wichtiger ist die Zusammensetzung des Fäzesfettes aus Neutralfetten, Fettsäuren und Seifen. Das Verhältnis, in welchem diese Komponenten zu einander stehen, unterliegt grossen Schwankungen und kann unter Umständen diagnostische Bedeutung gewinnen.

1. Nachweis.

Der qualitative Nachweis des Fettes in den Fäzes ist sehr leicht zu führen, indem man sie mit ein wenig Aether verreibt und einen Tropfen des abgehobenen Aethers auf Filtrierpapier verdunsten lässt. Es hinterbleibt dann ein transparenter, mit Wasser nicht auswaschbarer Flecken. Für die Praxis ist der qualitative Nachweis bedeutungslos, da Fett in allen Fäzes vorkommt; dagegen ist die quantitative Bestimmung des Fettes und seiner einzelnen Komponenten von mindestens ebenso grosser Wichtigkeit wie die des N und der verschiedenen Eiweisskörper. Der Weg, welchen man zur genaueren Fettanalyse der Fäzes einschlägt, kann ein verschiedener sein, je nach dem speziell verfolgten Zwecke. In der Regel wird man von den getrockneten Fäzes ausgehen, doch ist dabei zu berücksichtigen, dass beim Trocknen Fettverluste durch Oxydation der höheren Fettsäuren vorkommen können. Shimidzu[1]), welcher darauf aufmerksam gemacht hat, empfiehlt deshalb die Trocknung durch Zusatz von Alkohol zu beschleunigen. Eine Bestimmung des Fettes in feuchten Fäzes ist nur bei der Verseifungsmethode angängig. Beim Eindampfen hat man darauf zu achten, dass keine verdünnte Schwefelsäure zugesetzt wird (wie für die N-Bestimmung), weil dadurch die Seifen gespalten werden und eine isolierte Bestimmung dieser letzteren unmöglich gemacht wird. Die definitive Trocknung muss eine möglichst vollständige sein und geschieht am sichersten im Vakuum über Schwefelsäure, wobei es zweckmässig ist, dass sowohl Stuhl wie Schwefelsäure auf eine grosse Oberfläche verteilt sind [Durig[2])].

---

1) Biochem. Zeitschr. 28. 1910. S. 237.
2) Durig, Biochem. Zeitschr. 4. 1907. S. 65.

a) Bestimmung des Gesamt-Fettgehaltes der Fäzes.

Bei dieser einfachsten und rohesten Methode der Messung des Fettgehaltes der Fäzes, mittels deren fast alle älteren Angaben über den Fettgehalt der Fäzes gewonnen worden sind, werden sowohl die Neutralfette, Fettsäuren und Seifen zusammen bestimmt, und zwar als Fettsäuren, als auch eine Reihe höherer Fettverbindungen (Protagon, Jekorin, Lezithin) und fettähnlicher Körper (Cholesterin, Cholalsäure, Farbstoffe), deren Trennung für genauere Untersuchungen zwar unbedingt erforderlich ist, bei der einfachen Abschätzung des Fettgehaltes aber häufig vernachlässigt werden kann. Sie ist deshalb bei Stoffwechsel- und Ausnutzungsversuchen neben der Bestimmung des Gesamt-N am meisten in Gebrauch. Dabei hat der Wunsch, die Fette möglichst vollständig zu extrahieren, zu der Empfehlung verschiedener Extraktionsmittel [Alkohol-Chloroform (Rosenfeld); Alkohol-Aether (Bogdanoff); Petroläther (Glikin); Ligroin (Folin u. Wentworth[1]); Kohlenstofftetrachlorid (Emmett[2])] und verschiedener Aufschliessungsmethoden [künstliche Verdauung (Dormeyer); Kochen mit Salzsäure (Nerking); Verseifung (Liebermann-Székely)] geführt, denen aber nach den grundlegenden Untersuchungen von Kumagawa und Suto[3]) teilweise recht erhebliche Mängel anhaften, insbesondere die Mitbestimmung N-haltiger, nicht zu den Fetten gehöriger Stoffe. Es empfehlen sich deshalb bei dem gegenwärtigen Stande der Frage nur noch die alte Aetherextraktionsmethode, die zwar nach Inaba[4]) 12—17 pCt. Fett zu wenig ergibt, dafür aber die Möglichkeit der getrennten Bestimmung von Neutralfetten, Fettsäuren und Seifen bietet (vergl. unter c), und die verbesserte Kumagawa-Sutosche Verseifungsmethode. Eine zweckmässige Vereinfachung der letzteren für klinische Zwecke ist von Hecht[5]) und von Walker Hall[6]) vorgeschlagen worden.

α) **Extraktion mit Aether.** Ein grösseres Quantum der tadellos getrockneten und fein gepulverten Fäzes wird mit einer geringen Menge 1 proz. Salzsäure-Alkohols begossen und in einem Porzellanschälchen auf dem Wasserbade zur Trockne eingedampft (Spaltung der Seifen). Von der neuerdings pulverisierten und getrockneten Masse werden 2 Proben von je ca. 1—5 g abgewogen, in die bekannten Papierhülsen (Patronen) getan und im Soxhlet-Apparat 3 Tage lang mit Aether extrahiert. Das gewonnene Extrakt wird durch Eintauchen in warmes Wasser vorsichtig eingedampft, mit wasserfreiem Aether aufgenommen, filtriert (in ein gewogenes Glas), und das Filter mit Aether nachgewaschen (bis ein Tropfen des Filtrates keinen Fettflecken auf Papier mehr hinterlässt). Das Filtrat wird wiederum zur Trockne eingedampft, die in dem Glase noch vorhandenen Aetherdämpfe durch Einblasen von Luft entfernt und das Glas unter dem Exsikkator getrocknet. Nach völligem Trocknen wird gewogen. Bei genügender Uebereinstimmung der Proben kann man das Resultat als „Gesamt-Aetherextrakt“ verrechnen. Es empfiehlt sich eine weitere Reinigung mittels Petroläthers (s. u. *β*).

Die einfache Aetherextraktion genügt in der Regel, um den grössten Teil (s. o.) des Fettes zu entfernen. Die Fäzes verhalten sich hier anders als andere Materien, z. B. Muskelfleisch, bei denen man nach den Untersuchungen von Dormeyer[7]) und Nerking[8]) nur einen geringeren Teil durch einfache Aetherextraktion enthält, und zwar weil, wie es scheint[9]), chemische Verbindungen von Eiweiss mit Fett vorhanden sind. Um diese zu brechen, müssen die Substanzen vorher verdaut oder längere Zeit mit 2 proz. HCl gekocht werden. Dabei muss dann ausser der ursprünglichen Materie auch noch die Verdauungsflüssigkeit mittels des von Nerking konstruierten Apparates mit Aether extrahiert werden, wodurch das Verfahren sehr verlangsamt wird. Kontrollversuche mit dieser Methode, welche Selter[10]) auf meine Veranlassung an einer

---

1) Journ. of biolog. Chemistry. 7. 1910. S. 42.
2) Journ. Am. Chem. Assoc. 31. 1909. S. 693.
3) Biochem. Zeitschr. 8. 1908. S. 212.
4) Biochem. Zeitschr. 8. 1908. S. 348.
5) Münchener med. Wochenschr. 1906. Nr. 7.
6) Brit. med. journ. 1907. S. 2446.
7) Pflügers Archiv. 65. 1897. S. 90.
8) Pflügers Archiv. 73. 1898. S. 172.
9) Pflügers Archiv. 85. 1901. S. 331.
10) H. Selter, Einiges über die Methodik der quantitativen Fettbestimmungen in den Fäzes des Menschen. Inaug.-Dissert. Bonn 1901.

Anzahl fettreicher Fäzes ausgeführt hat, haben mir gezeigt, dass sie hier keine besseren Resultate gibt, als die einfache Aetherextraktion, sogar meist etwas niedrigere Werte. Es sind eben die Fäzes als Substanzen zu betrachten, welche bereits der Verdauung unterlegen waren.

β) **Verseifungsmethode von Kumagawa-Suto[1]**. 2—3 g Kotpulver oder ein entsprechendes Quantum der frischen feuchten Fäzes (5—10 g) werden mit 40—50 ccm 20 proz. Natronlauge 2—3 St. auf dem Wasserbade zerkocht, wobei gelegentlich mit dem Glasstabe umgerührt werden muss. Dann wird die Lösung noch heiss in einen hermetisch schliessenden, 250 ccm fassenden Scheidetrichter hineingebracht und das Becherglas 2—3 mal mit heissem Wasser nachgespült. Darauf wird die Mischung mit der entsprechenden Menge 50—60 ccm) 20 proz. Salzsäure überneutralisiert und nach guter Kühlung mit 70 ccm Aether tüchtig geschüttelt. Trennung erfolgt meist sofort, doch pflegt sich sowohl in der Mitte, wie auch am Boden ein Niederschlag zu bilden, der vor dem Ablaufenlassen der wässerigen Flüssigkeit vorsichtig mit dem Glasstabe durchstossen werden muss. Der zurückbleibende bräunlich gefärbte Aether wird vorsichtig in ein Becherglas umgegossen und 2 mal mit Aether nachgespült. Der im Trichter gebliebene Bodensatz wird mit 5 ccm Normalnatronlauge gelöst, das saure abgegossene Wasser der ersten Schüttelung hinzugetan und nochmals mit 30—50 ccm Aether ausgeschüttelt. Dieses zweite Aetherextrakt wird mit dem ersten vereinigt, verdunstet, nochmals mit absolutem Aether aufgenommen, durch Asbest filtriert und abermals verdunstet. Einige Stunden bei 50° trocknen. Auf das noch warme Extrakt giesst man unter Umschwenken 20—30 ccm Petroläther, wobei in der Regel eine milchige Trübung auftritt. Das Becherglas wird mit einem Uhrglase bedeckt 1½ St. stehen gelassen, wobei der grösste Teil der emulsionsartigen Ausscheidung sich harzartig am Boden niederschlägt (Farbstoffe und andere Beimengungen). Abfiltrieren des Petroläthers durch Asbest, Verdunstenlassen und Trocknen bis zur Gewichtskonstanz.

Die gewogenen Mengen beziehen sich sowohl bei der Aetherextraktion wie bei der Verseifung auf Fettsäuren. Durch Multiplikation mit dem Faktor 1,046 kann man sie auf Neutralfett (Durchschnittszahl) umrechnen.

γ) **Vereinfachte Verseifungsmethode von Hecht[2] und Walker Hall[3]**. Es wird frischer, ungetrockneter Kot verwendet, u. z. werden einerseits mit einer Bürette 10 ccm abgemessen, andererseits das Gesamtvolumen der Entleerung in der unter Abschnitt IV, 1, 2 b beschriebenen Weise bestimmt. Die 10 ccm Kot werden in einen weithalsigen Kolben von 300 ccm Inhalt übergeführt, mit einem linsengrossen Stück Kalihydrat und so viel Wasser, als zum Zerfliessen desselben hinreicht, versetzt und auf dem Wasserbade erhitzt, wobei die Stuhlmasse durchscheinend wird (Verseifung). Nach 10 Minuten werden 100 ccm 96 proz. Alkohols hinzugesetzt und weitere 20 Min. gekocht, wobei ein aufgesetzter Trichter als Kühler wirkt. Sodann wird (unter Anwendung von einigen Tropfen einer 1 proz. alkoholischen Lösung von Alkaliblau als Indikator) mit konz. Salzsäure angesäuert, in eine Porzellanschale filtriert, das Filter mit Alkohol nachgewaschen. Verjagen des Alkohols auf dem Wasserbade (ca. 1 St.); Aufnehmen des Rückstandes in wenig Aether, filtrieren in den unteren Teil des von Haack (Wien IX, 3) zu beziehenden (nach Art der Butyrometer konstruierten) Messapparates. Verjagen des Aethers durch Eintauchen in heisses Wasser. Aufsetzen

---

1) Zitat s. S. 166 sub 3.
2) Zitat s. S. 166 sub 5.
3) Zitat s. S. 166 sub 6.

des oberen Teiles des Apparates und Eingiessen von heissem Wasser (über 70°), so dass die geschmolzenen Fettsäuren in den graduierten Teil des Aufsatzes hineingelangen, wo sie gemessen werden (1 Teilstrich = 0,04 g Fett).

b) Entfernung der nicht zu den eigentlichen Fetten gehörigen Beimengungen.

α) **Entfernung der flüchtigen Fettsäuren.** Die Entfernung der wasserlöslichen (flüchtigen) Fettsäuren aus dem Aetherextrakt, soweit sie beim Trocknen noch nicht verdunstet sind, geschieht am einfachsten so, dass man dasselbe mit vielen kleinen Portionen heissen Wassers wäscht. Zu dem Zwecke wird zunächst etwas heisses Wasser auf das trockene Extrakt gegossen, umgeschwenkt und nach einiger Zeit vorsichtig durch ein kleines glattes Filter abfiltriert. Auf dem Filter bleiben die event. geschmolzenen Fettropfen zurück. Nach mehrfacher Wiederholung der Prozedur wird sowohl das Filter wie das Gläschen mit dem Rest des Aetherextraktes erst im Wassertrockenschranke, dann im Exsikkator getrocknet und der Inhalt des ersteren durch wiederholtes Aufgiessen von Aether in das letztere zurückgebracht. Die ätherische Fettlösung wird dann von neuem abgedampft und getrocknet.

Ein anderer Weg ist der, dass man nach dem Verseifen (s. o. unter γ) in Wasser aufschwemmt, die Lösung mit verdünnter Schwefelsäure stark ansäuert und etwa die Hälfte der Flüssigkeit abdestilliert. In das Destillat gehen die flüchtigen Fettsäuren über. Die zurückgebliebenen nicht flüchtigen Fettsäuren scheiden sich als Tropfen aus und können durch Ausschütteln mit Aether oder durch Filtration wieder gewonnen werden.

Praktisch kommt die Entfernung der flüchtigen Fettsäuren für die Kotanalyse kaum in Betracht, da sowohl bei der Aetherextraktion, wie ganz besonders bei der Verseifung nur geringe Mengen in das definitive (Petroläther-) Extrakt übergehen.

β) **Entfernung der nicht verseifbaren Substanzen (Cholesterin).** Die Verseifung des nach a (α und β) gewonnenen Aether- bzw. Petrolätherextraktes, welches neben Neutralfetten und Fettsäuren häufig nicht unbeträchtliche Mengen Cholesterin und verwandte Stoffe enthält, geschieht gewöhnlich nach folgender Methode:

Man setzt zu dem Extrakte alkoholische Kalilauge hinzu (auf 1 g etwa 20 ccm Normalkalilauge) und kocht die Mischung etwa $^1/_2$ Stunde auf dem Wasserbade. Der Alkohol wird dann durch Verdunsten verjagt und der Rückstand mit Aether wiederholt ausgezogen. Im ätherischen Auszuge (I) befindet sich das Cholesterin. Der Rückstand wird in viel Wasser gelöst, mit verdünnter Schwefelsäure angesäuert und die dadurch ausgeschiedenen Fettsäuren durch Schütteln mit Aether (II) oder durch Filtration wieder gewonnen. Kumagawa-Suto[1]) schütteln die in Petroläther gelösten Fettsäuren im Scheidetrichter mit alkoholischer Kalilauge und fügen später ebensoviel Wasser hinzu wie vorher Kalilauge. Nach nochmaligem Schütteln trennt sich die das Cholesterin enthaltende Petrolätherschicht von der unteren Alkoholschicht, die mit Petroläther nochmals ausgeschüttelt wird.

Statt dieses Vorgehens empfiehlt Obermüller[2]) warm die Kosselsche Methode der Verseifung mit Natriumalkoholat. Bei derselben wird das Aetherextrakt zunächst wieder in nicht zu wenig Aether gelöst, die Lösung mit wenigen

---

1) Zitat s. S. 166 sub 3. S. 339.
2) Zeitschr. f. physiol. Chemie. 16. 1892. S. 143.

Kubikzentimetern Natriumalkoholat (durch Auflösen von 0,15 g Natrium in einer möglichst geringen Menge 99 proz. Alkohols in der Wärme hergestellt) versetzt, umgeschüttelt und etwa drei Stunden bei gewöhnlicher Temperatur stehen gelassen. Die ausgeschiedenen Seifen werden nunmehr abfiltriert und durch Waschen mit Aether von Cholesterin befreit.

Die Schwierigkeit der Cholesterin-Entfernung besteht darin, dass in den Aetherauszug der Seifen (I) leicht etwas Seife hineingeht. Ferner wird ein Teil des Cholesterins manchmal zurückgehalten, wenn man, statt zu verdunsten, die wässrig-alkoholische Seifenlösung mit Petroläther ausschüttelt. Das Lezithin (einschliesslich Jekorin, Protagon usw.), welches in den Aetherextrakten der Fäzes nur selten fehlt, wird beim Verseifungsprozess gespalten: seine Fettsäurekomponente bleibt bei den Seifen, desgleichen die Glyzerinphosphorsäure, welche aber mit der Cholalsäure nach dem sogleich zu beschreibenden Verfahren entfernt werden kann. Um das Lezithin als Ganzes zu bestimmen, muss man es aus dem P-Gehalt des Aetherextraktes berechnen (s. das folgende Kapitel).

Nach Inaba[1]) beträgt der Gehalt des (nach Kumagawa-Suto gewonnenen) Kotfettes an unverseifbaren Substanzen etwa 12—14 pCt.

γ) Entfernung der Cholalsäure. Um diese in manchen Fäzes reichlicher vorkommende Säure aus dem Aetherextrakt, in das sie eventuell zum Teil übergehen kann, zu entfernen, geht man nach Wegscheider[2]) am besten von der von Cholesterin befreiten ätherischen Fettsäurelösung (II) aus. Dieselbe wird nochmals getrocknet und der Rückstand unter Erwärmen mit Barytwasserlösung geschüttelt. Die ausgefallenen Barytseifen werden abfiltriert und mit heissem Wasser gewaschen. In das Waschwasser geht mit dem cholalsauren Baryt gleichzeitig der aus dem Lezithin stammende glyzerin-phosphorsaure Baryt über. Die ungelöst gebliebenen Barytseifen werden event. mit Salzsäure zerlegt und durch Ausschütteln mit Aether wieder gewonnen.

Tschernoff[3]), welcher einen etwas anderen Weg zur Entfernung der Cholalsäure einschlägt, macht darauf aufmerksam, dass ein nicht kleiner Teil der Seifen von der Cholalsäure so fest gehalten wird, dass er nur sehr schwer davon getrennt werden kann.

c) Getrennte Bestimmung der Neutralfette, Fettsäuren und Seifen.

Die Trennung des Gesamtätherextraktes in seine Komponenten ist auf verschiedene Weise möglich. Am gangbarsten für klinische Zwecke ist der folgende von Fr. Müller[4]) eingeschlagene Weg, bei dem man sich aber der Fehlerquellen der Aetherextraktion (s. o.) stets bewusst bleiben muss. v. Oefele[5]) fügt denselben für den hier in Frage kommenden Zweck noch hinzu, dass in dem Gesamtätherextrakt durch stärkere Fettsäuren auch aus Seifen Fettsäuren freigemacht werden können, dass also die Zahlen für Fettsäuren leicht auf Kosten der Seifen zu hoch ausfallen können.

Es werden zunächst die (ohne Schwefelsäurezusatz) getrockneten Fäzes nach a, α mit Aether erschöpft. Das gewonnene Extrakt (I) enthält die Neutralfette und Fettsäuren. Sodann wird die in der Patrone zurückgebliebene Substanz mit HCl-Alkohol gespalten und nochmals mit Aether extrahiert. Dieses Extrakt (II) enthält die aus den Seifen abgespaltenen Fettsäuren.

Aus dem Extrakt I werden dann weiterhin die flüchtigen Fettsäuren durch Waschen mit heissem Wasser entfernt, der Rest getrocknet, gewogen und nach

---

1) Zitat s. S. 166 sub 4.
2) Zitat s. S. 119 sub 6.
3) Virchows Arch. 98. 1884. S. 231 ff.
4) Zeitschr. f. klin. Med. 12. 1887. S. 101.
5) Pharmazeutische Zentralhalle. 56. 1905. S. 706.

erneuter Lösung in Aetheralkohol mit alkoholischer Kalilauge zur Bestimmung seines Säuregehaltes titriert.

Zu dieser letzteren Prozedur verwendet man eine alkoholische $^1/_5$—$^1/_{10}$ Normalkalilauge (die man aber öfter auf ihren Titer zu prüfen hat), und als Indikator Phenolphthalein. Der Berechnung legt Fr. Müller das Molekulargewicht der Stearinsäure zugrunde (1 ccm $^1/_{10}$ Normal-Kalilauge = 0,0284 Stearinsäure); d. h. also: es werden die Anzahl der verbrauchten ccm $^1/_{10}$ N·KOH mit 0,0284 multipliziert und das Produkt als Fettsäuren von dem Gewichte des Aetherextraktes abgezogen. Der Rest entspricht den Neutralfetten (+ Cholesterin und Lezithin).

Will man das Cholesterin entfernen, so ist nach erfolgter Titration einzudampfen und mit alkoholischer KOH vollends zu verseifen (s. b, β). Den Lezithingehalt kann man berechnen, wenn man eine Probe des Extraktes verascht und den Phosphorsäuregehalt der Asche bestimmt (s. das folgende Kapitel). Da auch geringe Mengen von Seifen in das Aetherextrakt I hineingehen, so kann man auch in einer gesonderten Probe den Gesamtaschegehalt bestimmen und in Abzug bringen.

Korrekter, wenn auch etwas umständlicher ist die gesonderte Bestimmung der Neutralfette und Fettsäuren durch Wägung. Zu dem Zwecke schüttelt man nach Hoppe-Seyler[1]) das Aetherextrakt I mit mässig verdünnter Lösung von kohlensaurem Natron, welches nicht verseifend auf die Neutralfette wirkt, im Scheidetrichter gut durch und lässt einige Zeit stehen. Die wässrige Lösung wird dann mit Aether ausgeschüttelt, wobei die Neutralfette nebst Cholesterin in den Aether übergehen, während die Natriumsalze der vorher freien Fettsäuren zurückbleiben. Durch Subtraktion des Gewichtes des getrockneten Aetherauszuges von dem ursprünglichen Extrakte (I) erhält man die Quantität der Fettsäuren.

d) Weitere Untersuchung der gewonnenen Fettsäuren und Seifen.

Auf den Nachweis des Glyzerins bei der Verseifung des Aetherextraktes wird gewöhnlich verzichtet. Wird die Seifenlösung mit Schwefelsäure angesäuert, von den ausgeschiedenen Fettsäuren durch Filtration befreit, mit NH_3 neutralisiert, auf dem Wasserbade zu einem sehr kleinen Volumen eingedampft und mit Alkohol ausgezogen, so findet sich das Glyzerin in dem Alkoholextrakt[1]).

Die weitere Untersuchung des schliesslich gewonnenen Fettsäuregemisches kann sich erstrecken auf die Bestimmung des Schmelzpunktes, der Verseifungszahl (Köttstorferschen Zahl), der Jodzahl usw.; ferner auf die Trennung der einzelnen Säuren. Praktischen Wert hat davon vornehmlich die Schmelzpunktbestimmung, welche am einfachsten in einem mit der Thermometerkugel verbundenen Kapillarröhrchen ausgeführt wird. Die Jodzahl ermittelt man nach der Hüblschen Methode und kann ihre Resultate u. U. zur Orientierung über den Oelsäuregehalt verwerten [Hecht[2])]. Bezüglich der Details dieser und der übrigen Methoden muss auf die Lehrbücher der Chemie verwiesen werden[3]).

Was die Seifen betrifft, so kann man sie verhältnismässig leicht in Alkali- und Erdalkaliseifen trennen, wenn man den Fäzesrückstand nach der 1. Aetherextraktion (vor der Spaltung mit HCl-Alkohol) mit Alkohol auszieht. Die Alkaliseifen lösen sich in Alkohol, nicht aber die Erdalkaliseifen. Zur genaueren Bestimmung dient eventl. die Aschenanalyse. Ein ähnliches, aber etwas umständlicheres Verfahren ist von Röhmann angegeben und von Keller[4]) bei der Untersuchung der Säuglingsstühle verwendet worden.

1) Handbuch der phys.-chem. u. path.-chem. Analyse von Hoppe-Seyler-Thierfelder. 6. Aufl. Berlin 1893. S. 57 u. 58.

2) Zitat s. S. 14 sub 7.

3) Benedikt-Ulzer, Analyse der Fette und Wachsarten. 3. Aufl. Berlin 1897. S. 150.

4) Monatsschr. f. Kinderheilkd. 1. 1902/3. S. 236.

2. Fettgehalt der Fäzes unter normalen Verhältnissen.

a) Herkunft des Fettes; Fett der Körperausscheidungen.

Ganz analog den Verhältnissen des Kot-N (s. S. 127) haben wir keinen einheitlichen Ursprung des Kotfettes, sondern müssen wenigstens 2 verschiedene Quellen unterscheiden: die Nahrung, von der in den allermeisten Fällen unresorbierte Fettreste in den Fäzes wiedererscheinen, und die sog. Körperausscheidungen. Unter den letzteren kommen für die Lieferung von Fett ausser den Resten der Verdauungssäfte ganz besonders die von der Darmwand gelieferten Bestandteile, Schleim und abgestossenes Epithel, in Betracht. Dass der Darmschleim stets Fett enthält, und zwar auch dann, wenn makroskopisch und mikroskopisch Fettbeimengungen nicht sichtbar sind, ist von Schmidt[1]) nachgewiesen worden. Nerking[2]) hat gefunden, dass es sich hier um chemische Bindung handelt. Von den Epithelien ist ebenfalls anzunehmen, dass sie meist etwas Fett enthalten, sei es in Tropfenform, sei es in der Art der Seifenimbibition (s. „verschollte Zellen" S. 98).

Es scheint indes, als ob ausserdem noch durch direkte Absonderung seitens der Darmwand Fett in den Kot gelangen kann; wenigstens sind die Zahlen, welche bisher für das „Fett der Körperausscheidungen" gefunden wurden, auffallend gross.

Um derartige Zahlen zu gewinnen, muss man wiederum auf den Hungerkot zurückgreifen. Fr. Müller[3]) fand:

bei	pCt.-Gehalt des trockenen Kotes an Fett	absolute Fettmenge pro die	pCt.-Verhältnis an		
			Neutralfett + Cholesterin	Fettsäuren	Seifen
Cetti	35,46	1,21 g	55,02	37,65	7,33
Breithaupt	28,42	0,57 g	47,0	41,5	11,5
Fall von Oesophagusstenose	26,3	1,14 g			

im Mittel also 0,97 g Fett der Körperausscheidungen pro die. Diesen Fällen schliesst sich eine eigenartige Beobachtung von Kobert und Koch[4]) an, einen Patienten mit Anus praeternaturalis am Anfangsteile des Colon ascendens betreffend. Kobert und Koch konnten bei diesem Kranken täglich 0,97 g feste Substanz aus dem leeren Dickdarm ausspülen, deren Fettgehalt = 6,8—9,3 pCt. war. (Das würde pro die höchstens 0,09 g Fettausscheidung ergeben. Das Prozentverhältnis von Neutralfett, freien Fettsäuren und Seifen betrug 9 : 90 : 1.) Vergleicht man diese Zahlen mit denen Müllers, so ist man geneigt, anzunehmen, dass der grösste Teil des im Hungerkote vorhandenen Fettes aus dem Dünndarm stammt. Dem widersprechen aber gewisse klinische Erfahrungen[5]), so dass diese Frage noch offen bleiben muss. Wichtig ist es aber, daran festzuhalten, dass im Hungerkote nur die Minimalzahlen für die Körperausscheidungen vorliegen. Höchstwahrscheinlich wird bei Nahrungsaufnahme auch mehr Fett vom Körper ausgeschieden. So fand Rubner[6]) bei annähernd fettfreier Kost (Brot und Spätzeln) immer noch 3,1—6,5 g Aetherextrakt der Fäzes pro die.

---

1) Zeitschr. f. klin. Med. 32. 1897. S. 268.
2) Zitat s. S. 166 sub 8.
3) Zitat s. S. 119 sub 4.
4) Deutsche med. Wochenschr. 1894. Nr. 47.
5) s. Honigmann, Arch. f. Verdauungskrankh. II. 1896. S. 296.
6) Zitat s. S. 112 sub 4.

Aehnliche Verhältnisse wie im Hungerkot finden sich im Mekonium, doch liegt hier die Möglichkeit vor, dass Fett durch Verschlucken von Vernix caseosa hineingelangt. Voit fand den Gehalt des trockenen Mekoniums an Fett zu 8,24 pCt., Zweifel[1]) zu 3,86 pCt.

b) Einfluss der Nahrung.

Wir finden hier ebenfalls im Grossen und Ganzen dieselben Verhältnisse wie beim Kot-N (s. S. 128). Auch hier müssen wir unterscheiden zwischen Qualität und Quantität der Nahrung. Daneben sind die individuellen Verhältnisse zu berücksichtigen. Streng auseinanderzuhalten sind stets: die absolute, pro die ausgeschiedene Fettmenge, der Prozentgehalt des trockenen Kotes an Fett und die Prozentausnutzung. Die Zahlen für die letztere, die Ausnutzung, werden wir hier öfter anzuführen haben, obwohl sie nicht strenge in den Arbeitsplan dieses Buches gehören. Es sind aber die Literaturangaben meist auf die Ausnutzung zugeschnitten. ·

α) Qualität der Nahrungsmittel: Eine allgemeine Gültigkeit scheint der Satz zu haben, dass, je höher der Schmelzpunkt des Nahrungsfettes liegt, um so schlechter die Ausnutzung ist. Beispiele dafür haben besonders Hundeversuche von Müller und Arnschink[2]) geliefert, aus denen v. Noorden[3]) folgende Uebersicht zusammenstellt:

Fettart	Schmelzpunkt °C	Prozentverlust mit dem Kote
1. Stearin	60	91—86
2. Mischung von Stearin und Mandelöl .	55	10,6
3. Hammeltalg.	52	9,15
4. Hammeltalg.	49	7,4
5. Schweinespeck	43	2,58
6. Schweinefett	34	2,5
7. Gänsefett	25	2,5
8. Olivenöl	flüssig	2,3

Aus einem Gemisch verschiedener Fette werden nach Müllers Versuchen an Menschen[4]) bei normaler Verdauung die niedriger schmelzbaren Fette besser resorbiert, als die höher schmelzbaren, so dass infolgedessen der Schmelzpunkt des Kotfettes um durchschnittlich 8,5° höher liegt als der des Nahrungsfettes. Von Bedeutung ist ferner die Verteilung des Fettes in der Nahrung: am besten wird emulgiertes Fett verdaut, sodann reines (Butter-)Fett, viel weniger gut Speck. Rubner[5]) berechnet bei Mengen über 80 g den Prozentverlust für Speck auf 12,6, für Dotterfett, Milchfett und Butter dagegen nur auf 4,1—4,5 pCt. Ob der Gehalt des Fettes an freien Fettsäuren auf seine Resorptionsfähigkeit wirklich, wie vielfach behauptet wird, von erheblichem Einfluss ist, ist noch nicht sicher festgestellt. Zugabe von Eiweiss zur Fettnahrung verbessert deren Ausnutzung [Rosenheim[6])]. Kohlehydratkost scheint, wenn sie aufgeschlossen ist, keinen Einfluss zu haben; schlackenreiche Kost verschlechtert die Aufnahme des Fettes, wenn auch nicht in demselben hohen Grade, wie die des Eiweisses.

---

1) Zitat s. S. 141 sub 7.
2) Zeitschr. f. Biologie. 26. 1890. S. 434.
3) Zitat s. S. 129 sub 4. S. 34.
4) Zitat s. S. 114 sub 4.
5) Handbuch der Ernährungstherapie von v. Leyden. I. S. 118.
6) Pflügers Archiv. 46. 1890. S. 422.

Ueber den Fettgehalt des Kotes nach bestimmter (einseitiger) Nahrung lassen sich nur wenige konkrete Angaben machen, da die Fettaufnahme auch dabei meist noch zu grossen Schwankungen unterliegt. So ist es z. B. bei der reinen Fleischkost. Die zahlreichsten Untersuchungen liegen über den Milchkot vor, ganz besonders seitens der Kinderärzte. Nach den Analysen von Biedert[1]), Wegscheider[2]), Uffelmann[3]) u. a. kann man den Fettgehalt des Trockenkotes von Säuglingsstühlen (Muttermilchstühlen) auf 10—20 pCt. normieren; in Kuhmilchstühlen findet Uffelmann etwas mehr, nämlich 14—25,8 pCt., andere ebensoviel oder selbst gelegentlich weniger [Biedert, Saito[4])]. Die absolute Menge des mit dem Kote zu Verluste gehenden Fettes beträgt trotzdem bei Kuhmilchnahrung mehr als bei Muttermilchnahrung, wegen der grösseren Menge des Kuhmilchkotes (s. Tab. A. S. 14); Uffelmann berechnet 0,8—0,9 g bei Kuhmilchkost gegenüber 0,44 g bei Brustnahrung. Bei ganz jungen Säuglingen (bis zu 1 Woche) ist der Fettgehalt grösser, nach Blauberg[5]) 40 pCt., und bei Kuhmilchnahrung sogar 50 pCt. des Trockenkotes. Mit zunehmendem Alter wird er dann langsam geringer bis etwa gegen das Ende des 1. Jahres. Bezüglich weiterer Einzelheiten vergl. die Zusammenstellung von Hecht[6]). Bei Erwachsenen macht der Gehalt des Milchkotes an Fett je nach dem Quantum der Aufnahme und der Individualität der Versuchsperson 3—7 pCt. aus [Durchschnitt 6,07 pCt.[7])], die absolute Menge des mit den Fäzes ausgeschiedenen Fettes 1,5—7,5 g (im Mittel 4,97 g). Es berechnet sich aus diesen verschiedenen Zahlen ein Verlust des aufgenommenen Milchfettes von 5,1—7 pCt. bei Säuglingen und 4,4—6,6 pCt. bei Erwachsenen.

Was das Verhältnis von Neutralfetten, Fettsäuren und Seifen zueinander im Milchkote betrifft, so nahm man früher an, dass sich im Milchstuhle der Kinder hauptsächlich Neutralfette, weniger freie Fettsäuren und nur ein geringer Prozentsatz Seifen finden. Diese Auffassung ist aber sicher nicht zutreffend, vielmehr geht die Fettspaltung, sofern keine Dyspepsie oder Störung der Peristaltik vorliegt, auch beim Säugling in ausgedehntem Umfange (meist über 80 pCt. des Nahrungsfettes) vor sich [Hecht[6])]. Bei Erwachsenen ist das Verhältnis von Neutralfetten, Fettsäuren und Seifen nach Fr. Müllers Untersuchungen im Durchschnitt wie 24,2 : 38,8 : 37,0; mit anderen Worten: es sind etwa 75 pCt. des eingeführten Neutralfettes gespalten worden.

Schlackenfreie Kost gibt nach Praussnitz[8]) 12—18 pCt. Aetherextrakt des Trockenkotes, frei gewählte mässig schlackenreiche dagegen 25—30 pCt. v. Oefele[9]) berechnet als normalen Durchschnitt 14—26 pCt. (ohne Seifen). Bei rein vegetabilischer Ernährung ist der Fettverlust ebenfalls gross; er betrug bei Voits[10]) Versuchsperson 24—35 pCt. des Nahrungsfettes, bei dem Patienten von Rumpf und Schumm[11]) 26,5 pCt. (= 7,58 g Kotfett pro die).

---

1) Zitat s. S. 129 sub 2. S. 61 ff.
2) Zitat s. S. 119 sub 6.
3) Zitat s. S. 119 sub 10 und S. 119 sub 5; ferner S. 142 sub 3.
4) Jahrb. f. Kinderheilk. 73. 1911. Ergänzungsh. S. 222.
5) Zitat s. S. 112 sub 5.
6) Zitat s. S. 14 sub 7. S. 126, 138 u. a.
7) Nach einer Zusammenstellung von v. Noorden, Lehrbuch der Pathologie des Stoffwechsels. Berlin 1393.
8) Zitat s. S. 125 sub 4.
9) Statistische Vergleichstabellen zur praktischen Koprologie etc. Jena, Fischer. 1904. S. 72.
10) Zitat s. S. 130 sub 6.
11) Zitat s. S. 130 sub 7.

β) Quantität der Nahrung: Wenn sehr wenig Fett in der Nahrung gereicht wird (unter 10 g), so kann der Fall eintreten, dass im Kote mehr Fett ausgeschieden wird, als überhaupt aufgenommen wurde. Das Kotfett ist dann grösstenteils als Körperausscheidung zu betrachten. So fand Malfatti[1] bei Erbsenkost, welche 4,06 g Fett einschloss, im Kote 4,51 g Fett; v. Hösslin[2] einmal bei 1,2 g Fett in der Nahrung 1,71 g in den Fäzes, ein anderes Mal bei 3,6 g in der Nahrung 3,75 g in den Fäzes. Es ist natürlich verkehrt, in solchen Fällen von einer schlechten Ausnutzung zu sprechen: Nahrungsfett und Kotfett sind hier ganz verschiedene Dinge. Erst bei zunehmender Fettmenge in der Nahrung erscheinen allmählich auch unausgenutzte Fettreste in den Fäzes, doch bleiben dieselben bis zur Assimilationsgrenze im Grossen und Ganzen niedrig. Für die Berechnung der Ausnutzung ergibt sich daraus die scheinbar paradoxe Tatsache, dass mit zunehmender Fettmenge der Nahrung der Prozentverlust bis zu einer gewissen Grenze abnimmt, um dann (nach Ueberschreiten der Assimilationsgrenze) meist rasch zu steigen.

So fand z. B. v. Noorden[3] bei derselben Versuchsperson:

bei   4,2 g Fett in der Kost = 57,1 pCt. Fettverlust
„   42,2 „   „   „   „   „   = 10,9   „   „
und „ 80,2 „   „   „   „   „   = 6,36 „   „

Was die Assimilationsgrenze betrifft, so liegt dieselbe nach Rubner[4] bei gesunden Erwachsenen erst bei 350 g Fett (Butter) pro die. Es ist dabei allerdings nicht gleichgültig, was für Fett gegeben wird, für Speck liegt sie jedenfalls erheblich niedriger als für gute Butter.

c) Individuelle Schwankungen.

Dass individuelle Verschiedenheiten der Fettausscheidung vorkommen, zeigen die Differenzen des Kotfettes bei den Hungerkünstlern Cetti und Breithaupt (s. S. 171). Auch die Fettausnutzung unterliegt persönlichen Schwankungen und zwar sowohl bei Säuglingen (Uffelmann) wie bei Erwachsenen. v. Noorden[3] sah bei annähernd gleicher Kostordnung (80—100 g Butter pro die) die tägliche Fettausscheidung zwischen 0,5 und 4,5 g schwanken. Hultgren und Landergren[5] fanden bei gleicher Kost individuelle Unterschiede für den Verlust, bei Margarine von 4,5—7,7 pCt., bei Butter von 2,7—6,3 pCt.

3. Fettgehalt der Fäzes unter pathologischen Verhältnissen.

Wie beim N ist beim Kotfett eine krankhafte Vermehrung derjenigen Komponente, welche durch die Körperausscheidung gebildet wird, möglich, wenn auch bisher durch Nichts erwiesen. Wir werden deshalb im Folgenden vorläufig nur mit der verschlechterten Fettausnutzung zu rechnen haben. Dabei sei nochmals daran erinnert, dass aus dem Prozentgehalt des trockenen Kotes an Fett oder der Ausnutzungszahl, für welche die meisten Zahlenangaben vorliegen, nicht ohne weiteres Rückschlüsse auf die absolute, täglich ausgeschiedene Fettmenge gezogen werden dürfen. Da die klinischen Untersuchungen ziemlich weit

---

1) Zitat bei J. König, Chemie der menschlichen Nahrungs- und Genussmittel. 1889. 3. Aufl. I. S. 36 ff.
2) Zitat s. S. 135 sub 1.
3) Zitat s. S. 173 sub 7.
4) Zitat s. S. 112 sub 4. S. 177.
5) Malys Jahresbericht der Tierchemie. 19. 1891. S. 399 (zitiert nach v. Noorden).

auseinandergehen, je nachdem es sich um Kinder oder Erwachsene handelt, so seien hier zunächst die Verhältnisse der Säuglingsfäzes gesondert besprochen.

Während normalerweise der Fettgehalt trockener Säuglingsfäzes in maximo 20 pCt. beträgt, zeigt sich schon bei sehr leichten Verdauungsstörungen eine Erhöhung dieser Zahl, was auf eine verschlechterte Fettausnutzung schliessen lässt, zumal damit eine Vermehrung der mit blossem Auge und durch das Mikroskop erkennbaren fettreichen Milchreste (vergl. S. 67) einherzugehen pflegt. So fand Uffelmann[1]) bei leichter Darmreizung vorübergehend eine Steigerung auf 37 und 40 pCt., ja schon bei einer erschwerten Dentition — ohne direkte Darmsymptome — liess sich ein erhöhter Fettgehalt nachweisen. Aehnlich lauten die Angaben anderer Autoren, z. B. von Lange und Berend[2]), welche 13,5 bis 24,8 pCt. und von Tschernoff[3]), der durchschnittlich 48 pCt. Fettgehalt bei dyspeptischen Säuglingen fand. Tschernoff hebt dabei hervor, dass bei allen dyspeptischen Zuständen in gleicher Weise so hohe Fettzahlen vorkommen können und tritt damit in einen Gegensatz zu Biedert[4]), welcher dauernde Fettzahlen von über 40 pCt. zur „Fettdiarrhoe" rechnet. Was diesen Namen betrifft, so will Biedert nach dem Vorgange von Demme[5]) damit ein eigenes Krankheitsbild abgrenzen, dessen Charakteristikum eben die dauernd erhöhte Fettausscheidung, und zwar speziell die Ausscheidung von Neutralfett und Fettsäuren, mit den Fäzes ist. Dieselbe betrug im Mittel bei 6 Fällen Biedertscher Beobachtung 53 pCt. (ohne Seifen!). Die Ursachen des Leidens sollen in Störungen der Galle- oder Pankreasabsonderung bestehen resp. in Anomalien der aufsaugenden Apparate, also in Veränderungen, welche über die beim einfachen Katarrh beobachteten hinausgehen. Mit der pathologisch-anatomischen Begründung dieses aus klinischen Beobachtungen abgeleiteten Schlusses sieht es aber vorläufig noch mangelhaft aus: Biedert stützt sich im wesentlichen auf einen Fall, in welchem ein chronischer Gastroduodenalkatarrh mit besonderer Beteiligung der Ausführungsgänge der Leber und des Pankreas bestand und eine zweifelhafte „Entzündung" des Pankreasgewebes. Demmo hat in mehreren Fällen das Pankreas gross, blass und von derber trockener Konsistenz gefunden, hat aber keine mikroskopische Untersuchung gemacht. Neuerdings neigt sich indes die Auffassung der Kinderärzte mehr der von Czerny und Keller[6]) vertretenen Ansicht zu, dass es sich bei den so häufigen Fettstühlen der Säuglinge hauptsächlich um eine vermehrte Ausscheidung von Fettseifen handelt („Seifenstühle") und dass dieselbe der Ausdruck einer verschlechterten Ausnutzung des Milchfettes ist, des sog. Milchnährschadens, dessen tiefere Ursachen sehr verschieden sein können. Ausser diesen Seifenstühlen gibt es allerdings noch besondere Formen der „Fettdiarrhoe", bei denen in der Tat die Fettspaltung oft sehr mangelhaft ist [Freund[7])]. Nach Hecht[8]) kommt für die Ausnutzung des Fettes auch die Menge der vorhandenen flüchtigen Fettsäuren in Betracht.

Ueber das Verhalten des Kot-N bei der „Fettdiarrhoe" ist bisher leider nichts bekannt. Allem Anschein nach ist derselbe nicht erhöht, während er bei atrophischen Kindern, die gleichfalls eine stark erhöhte Fettausscheidung

1) Arch. f. Kinderheilk. 2.
2) Jahrbuch f. Kinderheilk. 44. 1897. S. 355.
3) Jahrbuch f. Kinderheilk. 28. 1888. S. 1.
4) Jahrbuch f. Kinderheilk. 14. 1879. S. 336 u. 28. 1888. S. 21.
5) Jahresbericht über die Tätigkeit des Jennerschen Kinderspitales in Bern 1874 u. 1877.
6) Des Kindes Ernährung und Ernährungsstörungen usw. Leipzig. 1906. Deuticke.
7) Ergebnisse der inneren Medizin und Kinderheilkunde. 3. 1909. S. 139.
8) Münchener med. Wochenschr. 1910. Nr. 2.

zeigen [nach Rubner und Heubner[1]) 43,1 pCt. Fettverlust], sehr hohe Werte erreichen kann (vergl. S. 135).

Walliczek[2]) hat den Fettgehalt der Fäzes bei Icterus neonatorum untersucht und 37,8 pCt. des Trockenkotes gefunden (gegenüber 20,7 pCt. bei normalen Kindern gleichen Alters).

Erwachsene: Von Allgemeinerkrankungen hat das Fieber nur einen mässig schädigenden Einfluss auf die Resorption der Fette. Tschernoff[3]) fand dabei eine nur um 7,2 pCt. gegenüber dem Normalen verringerte Ausnutzung des Nahrungs-(Milch-)Fettes. Die Prozentzahl des trockenen Kotes an Fett betrug im Mittel 28,2. Auch bei Diarrhoen, sofern sie nicht durch tief greifende Erkrankungen des Darmes bedingt sind, also z. B. bei Typhusdiarrhoen, hat v. Hösslin[4]) trotz des gleichzeitig bestehenden Fiebers nur eine unbedeutende Verschlechterung der Fettausnutzung feststellen können. Tschernoff machte dabei die merkwürdige Beobachtung, dass manchmal während der Rekonvaleszenz von Typhus sogar weniger Fett aufgesaugt wird, als auf der Höhe der Erkrankung.

Ausschliessliche **Magenerkrankung**, einerlei ob mit Anazidität oder mit Hyperazidität verbunden, macht nach v. Noorden[5]) keine deutliche Störung der Fettaufnahme. Es stimmt indes diese Erfahrung nicht ganz mit dem Tierexperiment, in welchem de Filippi[6]) nach Ausschaltung des Magens gerade die Fettresorption verschlechtert fand. Wahrscheinlich gibt hier die Art des aufgenommenen Fettes den Ausschlag. Wenn nämlich roher oder geräucherter Speck bei mangelnder Magensalzsäure gegeben wird, so entgeht das Bindegewebe der Verdauung (vgl. S. 63) und das von ihm eingeschlossene Fett kann nur oberflächlich angedaut werden. Dem entsprechen die klinischen Befunde von Bindegewebs-Fett-Lienterie, welche Brink[7]) wiederholt an magenkranken Personen erheben konnte.

Die auffallendste Störung der Fettaufsaugung tritt bei **Abschluss der Galle vom Darme** auf. Wenn wir von den zahlreichen hierhergehörigen Tierversuchen absehen, kommen vor allen die Untersuchungsergebnisse von Fr. Müller[8]) in Betracht. Müller fand bei Ikterischen (vornehmlich Milchnahrung) durchschnittlich 49,1 pCt. Fettgehalt des Trockenkotes gegenüber 22,7 pCt. bei Gesunden. Der Fettverlust im Verhältnis zur Aufnahme (Ausnutzungsverlust) betrug 55 pCt. statt 8,2 pCt. bei Gesunden. Meine[9]) eigenen Resultate, welche sämtlich mit der qualitativ und quantitativ gleichen Probekost gewonnen wurden, sind in der folgenden Tabelle wiedergegeben, die zugleich einige andere Krankheitszustände umfasst. Sie weichen nur insofern von den Zahlen Müllers ab, als sie einen geringeren Ausnutzungsverlust (im Mittel nur 25,89 pCt.) aufweisen und dieses, trotzdem bei zweien von den untersuchten Patienten der Galleabschluss ein vollständiger war. Einen ähnlich geringen Verlust hat übrigens auch Albu[10]) in einem Falle von chronischem Galleabschluss beobachtet. Brugsch[11]) berechnet für unkomplizierten Galleabschluss durch-

---

1) Zitat s. S. 135 sub 6.
2) Inaug.-Dissert. Würzburg 1894 (über den Fettgehalt der Fäzes bei Icterus neonatorum).
3) Zitat s. S. 169 sub 3.
4) Zitat s. S. 135 sub 1.
5) Zitat s. S. 173 sub 7. S. 243.
6) Deutsche med. Wochenschr. 1894. S. 780.
7) L. Brink, Inaug.-Dissert. Bonn 1896.
8) Zitat s. S. 114 sub 7.
9) Schmidt, Teils nicht veröffentlichte Untersuchungen, teils aus Lorisch, Zeitschr. f. phys. Chemie. 41. 1904. S. 308 u. Tomaszewski, Med. Klinik. 1909. Nr. 12.
10) Berliner klin. Wochenschr. 1900. Nr. 40.
11) Zeitschr. f. exp. Pathol. u. Ther. 6. 1909. S. 326.

schnittlich 45 pCt. Fettverlust (Ausnutzungsverlust), für Cholangitiden mit Verminderung des Galleabflusses 14—36 pCt.; für Cholezystitis ohne Behinderung des Galleabflusses 11—22 pCt. Aus Müllers Analysen sei noch hervorgehoben, dass bei den Ikterischen der Schmelzpunkt des Kotfettes nicht wie bei Gesunden höher lag als der des Nahrungsfettes, sondern annähernd ebenso hoch.

Ueber das Verhalten der Fettresorption bei Behinderung der Pankreassekretion liegen aus der neueren Literatur, die hier allein berücksichtigt werden soll[1]), einige wertvolle Untersuchungen vor, die zunächst kein eindeutiges Resultat ergeben haben. Müller hatte bei zwei allerdings nicht vollständig untersuchten Fällen keine Vermehrung des Kotfettes gefunden. Anders Weintraud[2]), bei dessen Patienten der Fettverlust 22,2 und 25,2 pCt. des Nahrungsfettes erreichte, also zweifellos gesteigert war. Noch höhere Zahlen erhielt Deuscher[3]) in zwei einwandfreien Fällen, nämlich 83 pCt. und 52,6 pCt. Fettverlust. Pratt[4]) untersuchte einen ebenfalls einwandfreien Fall mittels der Probekost und fand 58,9 pCt. Verlust. Diese Verschiedenheiten klären sich auf, wenn man die Art der Pankreaserkrankung in den einzelnen Fällen genauer untersucht. Wo es sich, wie in einem der Fälle Müllers und in den späteren Beobachtungen von Gigon[5]) und Keuthe[6]) im wesentlichen um Abschluss des Pankreassekretes vom Darm ohne vollständige Degeneration der Drüse handelt, bleibt die Störung der Fettverdauung ebenso wie diejenige der Eiweissverdauung (s. S. 135) gering, die Verluste betragen 10—30 pCt. Ist aber das Drüsengewebe ganz zerstört, wie anscheinend in den Fällen Deuschers, bei Karzinomen usw., so berechnet sich im Durchschnitt ein Fettverlust von 50—60 pCt. [Brugsch[7])]. Bei funktioneller Pankreasachylie fand Schmidt[8]) 18—19 pCt. Fettverlust. Diese Zahlen entsprechen annähernd den unter den gleichen Verhältnissen im Hundeexperiment gewonnenen[9]). Hervorzuheben ist noch, dass bei vollständiger Pankreaszerstörung emulgiertes (Milch-) Fett viel besser ausgenutzt zu werden scheint, als nicht emulgiertes. Auch für die Fettspaltung, auf die wir sogleich noch zu sprechen kommen, ist dieses Verhältnis von Einfluss.

Kombiniert sich der Abschluss der Galle vom Darm mit einer pankreatischen Sekretionsstörung, so braucht — wenigstens im Tierexperiment — die Schädigung der Fettausnutzung nicht grösser zu sein als bei Gallenmangel allein. Pratt und Spooner[4]) fanden aber in einem Falle von Karzinom des Pankreas mit Stauungsikterus 79,9 pCt. Fettverlust, also wesentlich mehr als bei isolierter Pankreaserkrankung. Weitere hierher gehörige Beobachtungen aus der menschlichen Pathologie liegen bisher nicht vor (Brugsch).

Die Fettresorption bei Darmkatarrhen ist bisher noch nicht eingehend studiert worden. Nach dem Ergebnis der makroskopischen und mikroskopischen Untersuchung, sowie nach Analogie der bei Säuglingen festgestellten Tatsachen

---

1) Die ältere Literatur siehe bei Oser, Erkrankungen des Pankreas, in Nothnagels Handbuch der spez. Pathologie und Therapie. Wien 1898.
2) Zitat s. S. 134 sub 8.
3) Korrespondenzbl. f. Schweizer Aerzte. 1898. Nr. 11 u. 12.
4) American journal of the medical sciences. 1912, March.
5) Zeitschr. f. klin. Med. 63. 1907. S. 420.
6) Berliner klin. Wochenschr. 1909. Nr. 2.
7) Zitat s. S. 176 sub 11.
8) Deutsches Arch. f. klin. Med. 87. 1906. S. 456.
9) Vergl. Sandmeyer, Zeitschr. f. Biologie. 29. 1892. S. 86 u. 31. 1895. S. 12, ferner Rosenberg, du Bois Reymonds Archiv f. Physiologie. 1896. S. 535 und Abelmann, Inaug.-Dissert. Dorpat 1890; Niemann, Zeitschr. f. exper. Pathologie u. Ther. 5. 1909. S. 466; Brugsch, Zitat s. S. 176 sub 11; Benedict u. Pratt, The journal of biological chemistry. 15. 1913. No. 1.

darf man annehmen, dass die Darmkatarrhe Erwachsener ebenfalls meist mit Verschlechterung der Fettausnutzung einhergehen, wenn es auch sicher nicht richtig ist, zu sagen, dass bei allen Verdauungsstörungen immer zuerst und am meisten die Fettverdauung notleidet. So sehen wir z. B. bei der Gärungs-dyspepsie[1]) die Störung der Fettverdauung gegen die der Kohlehydrate sehr zurücktreten und auch bei gastrogenen Diarrhöen bewegt sich in mässigen Grenzen (s. Tabelle G).

Tabelle G.

Nr.	Krankheit	Name	Prozentgehalt des trockenen Kotes an Fett %	Absolute in 3 Tagen aus- geschiedene Fettmenge g	Unresorbiert in Prozenten des Nahrungs- fettes %	Wieviel Prozent des Kotfettes sind gespalten? %
1	Normal	L.	21,45	12,93	5,17	60,29
2	„	W.	21,93	13,6	5,43	64,31
3	„	K.	26,61	14,8	5,91	56,89
	Mittel		**23,24**	**13,78**	**5,50**	**60,5**
4	Gastrogene Diarrhöen	Ja.	12,55	14,08	—	—
5	„ „	Lic.	42,95	19,93	—	—
	Mittel		**27,70**	**17,01**	—	—
6	Gärungsdyspepsie	Br.	19,45	19,29	—	—
7	„	B.	21,18	21,9	8,75	69,90
8	„	D.	22,19	35,48	14,18	90,70
	Mittel		**20,94**	**25,56**	**11,47**	**80,3**
9	Galleabschluss	V.	48,48	57,13	22,79	67,06
10	„	D.	43,87	69,31	27,70	46,45
11	„	G.	53,59	68,06	27,20	85,00
	Mittel		**48,65**	**64,83**	**25,89**	**66,84**
12	Totaler Verschluss der Pankreasgänge ohne Gelbsucht [Morrison u. Pratt[2])]	—	—	58,9	—	—
13	Resorptionsstörung	Kal.	30,48	32,92	13,15	75,84
14	„	Ker.	34,15	52,93	21,11	47,38
	Mittel		**32,32**	**42,92**	**17,13**	**61,61**
15	chronische habituelle Obstipation	Gr.	23,6	8,74	—	—
16	„	M.	25,9	7,98	—	—
17	„	G. W.	21,7	8,02	—	—
18	„	J. N.	23,6	7,93	—	—
	Mittel		**23,8**	**8,17**	—	—

1) Zitat s. S. 134 sub 9.
2) Zitat s. S. 177 sub 4.

Resorptionsbehinderung infolge von Blutstauung macht nicht unbeträchtliche Fettverluste. Grassmann[1]) sah bei Herzkranken durchschnittlich 18 pCt. Fettverlust, also über 10 pCt. mehr als bei Gesunden. Aehnlich verhielt es sich bei meinen Kranken mit Tabes meseraica (s. Tabelle G Nr. 13 und 14). Müller fand bei einem Patienten mit Amyloiddegeneration der Darmschleimhaut 32,9 pCt. Verlust und Weintraud[2]) bei progressiver Darmphthise 30—37 pCt. In allen diesen Fällen blieb der N-Verlust im Kote erheblich hinter dem Fettverluste zurück. Gelegentlich finden sich Fettverluste, welche auf Störungen der Resorption bezogen werden müssen, ohne dass sich greifbare Störungen einer Darmerkrankung finden lassen [Pratt und Hatch[3]), Garrod und Hurtley[4])]. Nach Resektion grösserer Dünndarmabschnitte sind in einigen Fällen erhöhte Fettverluste beobachtet worden, in anderen nicht[5]). In dem seltenen Fall von Chylorrhoe durch den Darm, welchen Mayerle[6]) und Fleischmann[7]) untersucht haben, bestand natürlich auch ein erheblicher Fettverlust.

Die chronische habituelle Obstipation geht, wie Lorisch[8]) gezeigt und Tomaszewski[9]) bestätigt hat, mit einer zu guten Ausnutzung der Nahrungsstoffe einher, die sich auch in den Fettzahlen der Fäzes (vergl. die Tabelle auf S. 178) ausprägt.

Bei Basedowscher Krankheit kommen Diarrhöen vor, in denen ein auffallend starker, 45—77 pCt. des Nahrungsfettes betragender Fettabgang statt hat [Salomon und Almagia[10])].

Mit einigen Worten sei noch das Verhältnis von Neutralfetten, Fettsäuren und Seifen unter pathologischen Bedingungen berührt. Fr. Müller hat zuerst, gestützt auf seine Beobachtungen an zwei Kranken, die Vermutung ausgesprochen, dass bei Störungen der Pankreassekretion die Fettspaltung im Darm Not leide, wodurch im Kote das Verhältnis von Neutralfetten einerseits zu Fettsäuren und Seifen andererseits, zu Ungunsten der letzteren verschoben werde. Normalerweise und bei Störungen der Fettresorption ohne gleichzeitige Pankreaserkrankung (z. B. bei gewöhnlichem Ikterus) beträgt nach Müller dieses Verhältnis etwa 1 : 3, d. h. $^3/_4$ des Kotfettes sind gespalten (vergl. S. 178). Bei Pankreaserkrankung fand er statt dessen etwa $^1/_3$—$^1/_5$ und selbst noch weniger gespalten, also Verhältnisse, wie sie etwa im Stuhl der Säuglinge, deren Fettspaltung noch mangelhaft ist, vorkommen. Weintraud fand in zwei hierher gehörigen Beobachtungen diesen Befund Müllers bestätigt, er erhielt 23,2 und 27,5 pCt. gespaltenes Fett. Aehnlich lauten die Ergebnisse von Przibram[11]) und Katz[12]), welch letzterer aus einer Reihe mehr oder weniger sicherer Pankreassekretionsstörungen den Schluss ableitet, dass man bei einer Verminderung der Kotfettspaltung unter 70 pCt. (wenn es sich nicht um Säuglinge handelt oder

1) Zitat s. S. 135 sub 9.
2) Zitat s. S. 134 sub 8.
3) Boston medical and surgical Journal. 1908. p. 686.
4) Quarterly Journal of medicine. 6. 1913. S. 242.
5) Vergl. W. Ruschhaupt, Ueber ausgedehnte Darmresektionen. Inaug.-Diss. Bonn 1901; s. auch London u. Dmitriew, Zeitschr. f. physiol. Chemie. 65. 1910. S. 213.
6) Deutsches Arch. f. klin. Med. 104. 1911. S. 405.
7) Verein für innere Medizin in Berlin. Sitzung vom 7. 7. 1913. (Vergl. Deutsche med. Wochenschr. 1913. Nr. 39.)
8) Deutsches Arch. f. klin. Med. 79. 1904. S. 383.
9) Medizinische Klinik. 1909. Nr. 12.
10) Wiener klin. Wochenschr. 1908. Nr. 24.
11) Prager med. Wochenschr. 1899. Nr. 36 u. 37.
12) Wiener med. Wochenschr. 1899. Nr. 4—6.

gleichzeitig profuse Durchfälle bestehen), immer an eine Beteiligung des Pankreas denken müsse. Katz betont dabei, dass bei akutem Abschluss des pankreatischen Saftes vom Darme die Herabsetzung der Fettspaltung grösser zu sein pflege als bei langsamem Eintritt. Möglich, dass so die Resultate von Ehrmann[1]) (57 pCt. Spaltung) zu erklären sind.

Gegenüber diesen Angaben sah Deuscher[2]) in 2 einwandsfreien und sehr sorgfältig untersuchten Fällen von schwerer Pankreaserkrankung die Fettspaltung im Darme sich ebenso vollständig vollziehen wie bei Gesunden und bei anderen Darmkrankheiten. Seine Zahlen lauten 80 und 62 pCt. Spaltung des Kotfettes. Dieses Untersuchungsergebnis wird durch eine Beobachtung von Albu[3]) ergänzt (80—90 pCt. Fettspaltung), es steht ferner in gutem Einklange mit den Beobachtungen von Brugsch[4]) und den Ergebnissen der Tierexperimente Abelmanns und Anderer[5]). Nach diesen Ergebnissen scheint für das Zustandekommen einer genügenden Fettspaltung bei Pankreasstörungen vor allem eine feine Verteilung (natürliche Emulsion) des Nahrungsfettes Vorbedingung zu sein. Wo diese vorhanden ist, kann, wie wir durch Volhard[6]) wissen, der Magensaft bis zu einem gewissen Grade das Pankreas inbezug auf die Fettspaltung ersetzen. Auch Galle und Darmsaft scheinen kompensatorisch die Lipolyse übernehmen zu können. Jedenfalls ist es nicht nötig, zur Erklärung auf die fettspaltende Wirkung der Darmbakterien zu rekurrieren, die, wie Müller mit Recht betont, sicher nur einen geringen Ersatz für das fehlende fettspaltende Ferment des Pankreas abgeben kann.

Gegenüber dem Verhältnis von ungespaltenem (Neutral-)Fett zu gespaltenem (Fettsäuren und Seifen) ist nach Fr. Müller das Mengenverhältnis von freien Fettsäuren und Seifen zueinander ohne klinische Bedeutung und mehr von Zufälligkeiten abhängig, nämlich von der Menge des am Orte der Spaltung anwesenden Alkalis. Dieses wird mit Recht von Zoja[7]) bestritten. Zoja sieht in einer geringen Seifenzahl ein ebenso wichtiges Merkmal behinderter Pankreassekretion wie in einer grossen Zahl für Neutralfett. Das Alkali des Pankreassekretes scheint also nicht so leicht ersetzt werden zu können.

Bei Fettstühlen infolge von Resorptionsbehinderung (Obliteration der Chylusgefässe) fand Ehrström[8]) auffallend viel Neutralfett im Stuhl.

4. Diagnostische Gesichtspunkte.

Die diagnostische Verwertung der quantitativen chemischen Fettanalyse der Fäzes krankt wie die des Kot-N an der Schwierigkeit der Methodik. Genaue Bestimmung des Nahrungsfettes, sorgfältige Abgrenzung und Aufsammlung des Kotes und exakte Fettanalyse sind notwendig. Eine oberflächliche Schätzung, wie sie z. B. Biedert[9]) ausführt, indem er den frischen, auf einem Filter fein verteilen Kot vor und nach dem Auswaschen mit Aether wägt, führt nur zu fehlerhaften Resultaten und kann nicht empfohlen werden. Das Gleiche gilt für die meisten Zahlenangaben v. Oefeles[10]), welcher niemals die Nahrung analysiert hat.

---

1) Zeitschr. f. klin. Med. 69. 1909. S. 319.
2) Zitat s. S. 177 sub 3.
3) Zitat s. S. 176 sub 11.
4) Zeitschr. f. klin. Med. 58. 1906. S. 519.
5) Vergl. S. 177 sub 9.
6) Zeitschr. f. klin. Med. 42. 1901. S. 429.
7) Morgagni. 1899. Referat im Zentralbl. f. innere Med. 1899. Nr. 50.
8) Finska Läkaresällsk. Handl. 51. 1909. S. 730.
9) Jahrbuch f. Kinderheilkunde. 14. 1879. S. 336.
10) Zitat s. S. 173 sub 9.

Eine zweite Schwierigkeit besteht in der Normierung fester Grenzwerte für den normalen Kot. Am ehesten gelingt das noch für Säuglingsfäzes: hier gilt als Maximum des Normalen jetzt ziemlich allgemein 20 pCt. Fettgehalt des Trockenkotes. Für Erwachsene rechnet. Prausnitz[1]) bei schlackenfreier Kost 12—18 pCt., bei frei gewählter 25—30 pCt. Alle diese Zahlen geben aber nur den Prozentgehalt des Kotes an Fett, nicht die absolute pro die ausgeschiedene Fettmenge an. Um diese zu normieren, muss man eine nicht nur qualitativ, sondern auch quantitativ stets gleiche Nahrung einführen, am besten in der Form der Probekost (s. S. 5). Damit erhielten wir bei Gesunden Zahlen von durchschnittlich 23,24 pCt. Fettgehalt des Trockenkotes, 4,59 g täglicher Fettausscheidung und 5,5 pCt. Fettverlust (Ausnutzung) (s. Tabelle S. 178).

Um einen sehr stark erhöhten Fettgehalt der Fäzes zu diagnostizieren braucht man die chemische Untersuchung kaum; hierzu reicht das blosse Auge oder event. das mikroskopische Präparat aus. Dabei kann man unter Umständen auch weitere Schlüsse auf die Ursache des erhöhten Fettgehaltes ziehen, z. B., wenn Ikterus da ist, auf Galleabschluss; wenn Ikterus fehlt, aber gleichzeitig reichliche Muskelreste anwesend sind und womöglich noch flüssiges an der Luft zu einer Kruste erstarrendes Fett (Neutralfett oder höhere Fettsäuren) ausgeschieden wird, auf Störungen der Pankreassekretion; wenn lediglich die Fettverdauung behindert ist bei genügender Galleabsonderung, auf Darmerkrankungen. Derartige Schlüsse gewinnen aber durch die quantitative Analyse sehr an Sicherheit. Wenn auch der Biedertsche Satz, dass ein dauernder Fettgehalt der trockenen Säuglingsfäzes von über 40 pCt. für das Bestehen einer „Fettdiarrhoe" ausschlaggebend ist, vorläufig noch ernsten Zweifeln begegnet, so können wir doch für Erwachsene folgende Sätze als sichergestellt betrachten:

Der höchste Fettgehalt der Fäzes und zugleich die grössten Prozent-Fettverluste finden sich bei Abschluss der Galle vom Darme. Dabei ist die Fettspaltung unverändert und der N-Gehalt der Fäzes nicht oder doch nur sehr unbedeutend vermehrt (vergl. S. 134). Bei Resorptionsstörung (Stauungen, Amyloid, Tabes meseraica) leidet die Eiweissverdauung sowohl wie die Fettverdauung, aber letztere stets mehr [Weintraud[2])]. Erkrankung des Pankreas hat einen wechselnden Erfolg: bald erscheint sehr viel Fett in den Fäzes, bald weniger oder normal viel Fett. Massgebend für die Grösse der Fettverluste ist die Menge des noch funktionsfähigen Drüsengewebes, während die Freiheit des Sekretabflusses nebensächlich ist. Die Fettspaltung kann normal sein oder beschränkt. Von Bedeutung hierfür ist zunächst die Art der Fettnahrung (Milch wird besser verdaut und anscheinend auch besser gespalten als nicht emulgiertes Fett), sodann die Schnelligkeit des Eintrittes der Störung, schliesslich auch noch die kompensatorische Fähigkeit des Magensaftes, der Galle und des Darmsaftes. Eine geringe Seifenzahl des Kotfettes findet sich häufig. Ebenfalls häufig bestehen gleichzeitig Eiweissverluste, namentlich Fleischverluste, oft sogar grössere Eiweiss- als Fettverluste (Weintraud). Dyspepsien und Darmkatarrhe behindern die Fettverdauung im grossen und ganzen nur in mässigem Grade.

---

1) Zitat s. S. 125 sub 4.
2) Zitat s. S. 134 sub 8.

VII. Cholesterin, Lezithin und andere fettähnliche Körper (Lipoide).

1. Cholesterin und Koprosterin.

Während man früher die nach der Verseifung des Aetherextraktes der Fäzes in Aether lösliche Substanz allgemein als Cholesterin ansah, zeigte zuerst v. Bondzynski[1]), später v. Bondzynski mit Humnicki[2]), dass der so gewonnene Körper in der Mehrzahl der Fälle vom Cholesterin verschieden ist, indem er sich unter anderem schon in kaltem Alkohol leicht löst, bereits bei 95—99° C. schmilzt (Cholesterin bei 145°) und nicht in rhombischen Tafeln, wie das Cholesterin, sondern in langen feinen Nadeln aus Alkohol auskristallisiert. v. Bondzynski gab diesem Körper den Namen Koprosterin und bestimmte mit Humnicki seine Formel zu $C_{27}H_{48}O$ (Cholesterin = $C_{27}H_{46}O$). Koprosterin ist demnach als ein Dihydrocholesterin aufzufassen, als ein Reduktionsprodukt des Cholesterins, aus dem es, wie weiterhin P. Müller[3]) nachwies, während der Passage durch den Darm beim Menschen (weniger beim Hunde!) immer dann gebildet wird, wenn reduzierende Prozesse in genügender Intensität vorhanden sind. Das ist bei gewöhnlicher Kost fast immer der Fall; nur wenn man durch strenge Milchdiät die Fäulnisprozesse herabdrückt, bleibt das Cholesterin unverändert. Es verhält sich also das Koprosterin zum Cholesterin etwa wie das Hydrobilirubin zum Bilirubin; nur scheint die Reduktion des Cholesterins nicht so leicht und nicht immer so vollständig zu erfolgen, wie die des Gallenfarbstoffes.

a) Nachweis.

Zum Nachweis dient das Aetherextrakt der trockenen Fäzes, in welches das Cholesterin resp. Koprosterin neben anderen noch unbekannten Substanzen vollständig übergeht. Dasselbe muss, um die genannten Körper rein zu erhalten, durch Verseifen von den Fetten befreit werden. Es geschieht das nach den S. 168 f. geschilderten Methoden. Dort ist bereits hervorgehoben worden, dass einerseits die Gewinnung des Cholesterins beim Ausschütteln der wässerig-alkoholischen Seifenlösung mit Petroläther nicht immer eine vollständige ist und dass andererseits meist noch etwas Seife in den Aetherauszug des zur Trockne eingedampften verseiften Extraktes hinübergeht. Wo es sich also um quantitative Bestimmung (durch Wägung des Trockenrückstandes des 2. Aetherextraktes) handelt, müssen diese Verhältnisse berücksichtigt werden. Das Zurückbleiben von Cholesterin in der Seifenmasse vermeidet man am einfachsten, wenn man nach Kossel und Obermüller[4]) mit Natriumalkoholat verseift, wobei die in Aether unlöslichen Natronseifen ausfallen, abfiltriert und mit Aether gründlich ausgewaschen werden können. Um die in das Aetherextrakt mit übergegangenen Seifen zu entfernen, kann man die ätherische Lösung verdunsten lassen und nochmals mit Aether ausziehen, oder man behandelt das eingetrocknete Extrakt mit mehreren sehr kleinen Portionen kalten Alkohols und 1—2 Tropfen Salzsäure, wobei Cholesterin (nur dieses, nicht auch Koprosterin!) ungelöst bleibt, während die Seifen gelöst werden [Hoppe-Seyler[5])].

Falls Cholesterin und Koprosterin zusammen vorkommen, kann man beide Körper leicht von einander trennen, da Cholesterin nur in heissem, Koprosterin dagegen auch in kaltem Alkohol gut löslich ist. Oder man benutzt die Eigen-

1) Ber. d. deutschen chem. Gesellschaft. 29. 1896. S. 476.
2) Zeitschr. f. physiol. Chemie. 22. 1896. S. 396.
3) Zeitschr. f. physiol. Chemie. 29. 1900. S. 129.
4) Zitat s. S. 168 sub 2.
5) Handbuch der physiologisch-chemischen und pathologisch-chemischen Analyse. 6. Aufl. Berlin 1893. S. 404.

schaft des Cholesterins, sich mit Brom zu dem in Petroläther vollkommen unlöslichen Cholesterinbromid zu verbinden, eine Eigenschaft, welche vom Koprosterin nicht geteilt wird. Obermüller[1]) empfiehlt, den Rückstand des zweiten
Aetherextraktes in Schwefelkohlenstoff zu lösen und seinen Cholesteringehalt
titrimetrisch durch Zusatz einer bromhaltigen Schwefelkohlenstofflösung von be-
stimmtem Gehalt zu messen. (Nach erreichter Sättigung der Cholesterinmoleküle
tritt eine ins Gelbrot stechende Farbenerscheinung auf.)

Für die weitere Identifizierung des Cholesterins und Koprosterins, resp. für
deren qualitativen Nachweis dienen event. noch folgende Proben:

1. Lässt man die alkoholische Lösung verdampfen, so scheidet sich das Cholesterin in
den bekannten durchsichtigen rhombischen Tafeln aus (vergl. Tafel V, Fig. 7). Das Koprosterin
kristallisiert in feinen langen, biegsamen Nadeln.

2. Versetzt man eine Lösung von Cholesterin in Chloroform mit Schwefelsäure, so färbt
sie sich schnell blutrot, später purpurrot. Eine Koprosterinlösung dagegen bleibt anfangs gelb
und wird erst nach längerem Stehen allmählich orangerot bis dunkelrot.

Ueber weitere Unterscheidungsmerkmale beider Körper vergl. die Arbeit von v. Bondzynski
und Humnicki[2]).

Quantitative Bestimmungen beziehen sich fast nur auf die Gesamtmenge
der unverseifbaren Substanzen; eine Isolierung des Cholesterins und Koprosterins,
die allerdings in der Regel den grössten Teil derselben ausmachen dürften, ist
kaum je versucht worden und auch bisher nicht möglich [Kumagawa-Suto[3])].

b) Vorkommen.

Cholesterin resp. Koprosterin, deren Unterscheidung gewöhnlich nicht gemacht worden ist, kommen in allen menschlichen und vielen tierischen Fäzes vor.
Sie finden sich auch im Mekonium und im Hungerkot, wodurch bewiesen wird,
dass sie nicht allein aus der Nahrung, sondern wenigstens zum Teil auch aus
den Körperausscheidungen stammen, und zwar wahrscheinlich hauptsächlich aus
der cholesterinreichen Galle, möglicherweise aber auch aus den Epithelien der
Darminnenfläche [Hoppe-Seyler[4])].

Was die Mengenverhältnisse betrifft, so fand Voit[5]) das Aetherextrakt des
Mekoniums zu 7,26 pCt. aus Cholesterin bestehend. Zweifel[6]) gibt 3,98 pCt.
Cholesteringehalt des trockenen Mekons an. Im Hungerkot Cettis waren 16,24 pCt.
des Aethextraktes unverseifbar[7]). Es ist demnach die Menge des vom Körper
gelieferten Cholesterins offenbar nicht gering.

Bei Milchnahrung fand Uffelmann[8]) im Kot der Säuglinge 0,3—1,7 pCt.
der Trockensubstanz (durchschnittlich 0,8 pCt.) Cholesterin. Aehnlich lauten die
Zahlen Wegscheiders[9]). Erwachsene scheiden bei Milchkost ebenfalls nur geringe Mengen aus [höchstens 1,2 pCt. der Trockensubstanz nach Tschernoff[10])].
Im Fieber fand Tschernoff durchschnittlich noch etwas weniger. Fehlen des
pankreatischen Saftes scheint keinen Einfluss zu haben [Deuscher[11])].

1) Zeitschr. f. physiol. Chemie. 16. 1892. S. 143.
2) Zitat s. S. 182 sub 2.
3) Biochem. Zeitschr. 8. 1908. S. 326.
4) Physiologische Chemie. Berlin 1881. S. 336 f. Vergl. auch Röhmann, Pflüg. Arch.
29. 1882. S. 509.
5) Nach Angabe von Müller, Zeitschr. f. Biologie. 20. 1884. S. 331.
6) Zitat s. S. 119 sub 1.
7) Zitat s. S. 119 sub 4. S. 18.
8) Zitat s. S. 175 sub 1.
9) Zitat s. S. 119 sub 6.
10) Zitat s. S. 169 sub 3.
11) Zitat s. S. 177 sub 3.

Ueber die Verhältnisse bei anderer als Milchkost liegen wenig verwertbare Zahlen vor. v. Bondzynski[1]) gibt an, täglich etwa 1 g Koprosterin aus den Fäzes gesunder Menschen isoliert zu haben. Inaba[2]) fand im Aetherextrakt verschiedener Kote 12—14 pCt. unverseifbare Substanzen.

Ellis und Gardner[3]) ziehen aus ihren Untersuchungen den Schluss, dass beim Menschen die Menge des Koprosterins genau der des eingeführten Cholesterins entspricht. Bei Körpergewichtszerfall soll sogar mehr ausgeschieden werden.

Hinsichtlich des Verhältnisses von Cholesterin zu Koprosterin ist bemerkenswert, dass im Mekonium und im Kot fastender Tiere nach Flint[4]) nur Cholesterin und kein Koprosterin vorkommt. Im Milchkot fand P. Müller[5]) ebenfalls meist nur Cholesterin, selten daneben etwas Koprosterin. Dagegen enthält der Fleischkot und der Kot von gemischter Kost stets nur Koprosterin, kein Cholesterin. Per os eingeführtes Cholesterin wird zu Koprosterin reduziert [v. Bondzynski und Humnicki[6])]. In Gallensteinen fehlt Koprosterin.

c) Diagnostische Bedeutung.

Eine diagnostische Bedeutung kommt den in Rede stehenden Körpern bisher nicht zu. Interessant ist nur ihr gegenseitiges Verhältnis in Bezug auf die Frage der im Darm ablaufenden Reduktionsprozesse.

2. Sterkorin, Exkretin, Isocholesterin.

Unter dem Namen Sterkorin hat A. Flint[7]) 1862 einen aus den Fäzes dargestellten Körper beschrieben, welcher sich fast gar nicht in kaltem Alkohol löste, einen Schmelzpunkt von 36° hatte und wahrscheinlich unreines Cholesterin oder Koprosterin war. Nach der Entdeckung des Koprosterins durch v. Bondzynski hat später Flint[4]) seine Untersuchungen von neuem aufgenommen und durch Behandlung des vom Fett befreiten ätherischen Auszuges der Fäzes mit Alkohol ein gereinigtes Sterkorin erhalten, welches in allen Punkten so vollständig mit dem Koprosterin übereinstimmte, dass es als mit ihm identisch zu betrachten ist[8]). Flint hält die Umwandlung von Cholesterin zum Koprosterin resp. Sterkorin innerhalb des Darmes für einen Verdauungs- (nicht Reduktions-) Vorgang.

Exkretin hat Marcet[9]) einen Stoff genannt, welchen er 1860 aus menschlichen (nicht auch aus Hunde-) Fäzes durch Fällung des alkoholischen Auszuges mit Kalk gewonnen hat. Der Niederschlag wurde mit Alkohol-Aether extrahiert und dieses Extrakt bei hinreichender Kälte zum Auskristallisieren hingestellt. Auch dieser, nach Marcet S-haltige Körper, der in einigen Eigenschaften dem Koprosterin ähnlich war, muss als ein unreines Präparat angesehen werden. Hinterberger[10]) hat später nach demselbem Verfahren einen S-freien Stoff erhalten von der Formel $C_{20}H_{36}O$, der aber wahrscheinlich ebenfalls nur unreines Cholesterin oder Koprosterin war.

Die Exkretolinsäure Marcets ist ein unreines Gemenge von Fettsäuren, welches aus dem Alkoholextrakt der Fäzes durch Kalk gefällt wird.

Isocholesterin, eine isomere Verbindung des Cholesterins, welche von E. Schultze im Wollfett der Schafe gefunden wurde, soll nach Hoppe-Seyler[11]) wahrscheinlich ebenfalls in den Fäzes vorkommen.

---

1) Zitat s. S. 182 sub 1.
2) Biochem. Zeitschr. 8. 1908. S. 348.
3) Proc. Royal Soc. 86. Serie B. 1912. S. 584.
4) Zeitschr. f. physiol. Chemie. 23. 1897. S. 363.
5) Zitat s. S. 182 sub 3.
6) Zitat s. S. 182 sub 2.
7) Experimental researches into a new excretory function of the liver. American Journ. of medical sciences. 1862.
8) v. Bondzynski u. Humnicki, Zeitschr. f. physiol. Chemie. 24. 1898. S. 395.
9) Annales de Chimie et Physique. 3. Série. 59. 1860. S. 91.
10) Annalen der Chemie und Pharmacie. 166. 1873. S. 213.
11) Physiologische Chemie. Berlin 1881. S. 340.

3. Lezithin und andere Phosphatide (Jekorin, Protagon).

a) Nachweis.

Das in den meisten tierischen Organen vorkommende Lezithin, eine Esterverbindung des Glyzerins mit 2 Gruppen Fettsäuren und Phosphorsäure, wobei die Phosphorsäure andererseits sich in Esterverbindung mit Cholin befindet, wird in geringen Mengen auch in den Fäzes angetroffen. Mit ihm nahe verwandt, aber nur unsicher von ihm zu trennen, ist das Jekorin (Lezithinzucker), während das Protagon eine noch kompliziertere Verbindung darstellt. Alle 3 gehen in das Aetherextrakt über und zerfallen beim Verseifen desselben in Fettsäuren, Cholin und Glyzerinphosphorsäure, Protagon ausserdem noch in Zerebrin. Will man den Gehalt des Aetherextraktes an Lezithin bestimmen, so kann man ihn aus der darin resp. in der Seifenlösung vorhandenen Phosphorsäure berechnen. Die vielfach gebräuchliche Azetonfällung des Aetherextraktes ist durchaus unzuverlässlich [Kumagawa-Suto[1])]. Hoppe-Seyler[2]) gibt folgende Vorschrift: Die wässrige, durch Aether von Cholesterin befreite Seifenlösung wird mit einem Ueberschuss von Salpeter versetzt, in einer Silber- oder Platinschale zur Trockne verdunstet, der Rückstand bis zur Entfernung der Kohle und nicht länger geschmolzen, die Schmelze nach dem Erkalten in heissem Wasser gelöst, im Becherglas mit starker reiner Salpetersäure unter guter Bedeckung des Glases stark sauer gemacht, einige Zeit im offenen Glase zur Entfernung der Untersalpetersäure auf dem Wasserbade digeriert, dann mit Lösung von molybdänsaurem Ammoniak in Salpetersäure gefällt, 12 Stunden stehen gelassen. Der darauf abfiltrierte, nicht weiter zu waschende Niederschlag von phosphormolybdänsaurem Ammoniak ist in verdünntem Aetzammoniak zu lösen, die Lösung mit klarer ammoniakalischer Magnesialösung zu fällen, 12 Stunden kalt stehen zu lassen, dann der Niederschlag auf kleinem Filter zu sammeln, mit verdünntem Ammoniak sorgfältig zu waschen, zu trocknen, heftig zu glühen bis zur Entfernung der Kohle und (nach Erkalten im Exsikkator) zu wägen. Das gefundene Gewicht der pyrophosphorsauren Magnesia multipliziert mit der Zahl 7,27 gibt die Quantität Lezithin des Aetherauszuges.

Einfacher verfährt man, indem man eine Probe des ursprünglichen Aetherextraktes mit Soda und Salpeter verascht, die Schmelze in destilliertem Wasser löst und mit Uranazetatlösung titriert [Deuscher[3])].

b) Vorkommen.

Im Mekonium fehlt Lezithin [Zweifel[4])]; in der Galle ist es aber vorhanden [Long und Johnson[5])]. Es stammt also nicht sämtliches in den Fäzes gefundenes Lezithin aus der Nahrung. Vermutlich wird sogar nur ein kleiner Teil des per os eingeführten Lezithins unverändert mit den Fäzes wieder entleert[6]), der grössere wird bei der pankreatischen Verdauung in Glyzerinphosphorsäure, Neurin und Fettsäuren gespalten [Bokay[7]), Long und Johnson] und diese Spaltungsprodukte durch die Darmfäulnis ev. noch weiter zersetzt [Hasebrock[8])].

1) Zitat s. S. 166 sub 3. S. 296.
2) Handbuch der physiol.- und pathol.-chem. Analyse. 6. Aufl. Berlin 1893. S. 404.
3) Zitat s. S. 177 sub 3.
4) Zitat s. S. 141 sub 7.
5) Long u. Johnson, Journ. Am. Chem. Soc. 28. 1906. S. 1494 u. 29. 1907. S. 1214
6) Vergl. Politis, Zeitschr. f. Biologie. 20. 1884. S. 193.
7) Zeitschr. f. physiol. Chemie. 1. 1877. S. 157.
8) Zeitschr. f. physiol. Chemie. 12. 1888. S. 148.

So erklärt sich der normaler Weise nur geringe Lezithingehalt der Fäzes: Wegscheider[1]), Blauberg[2]), Fr. Müller[3]) und Hoppe-Seyler[4]) geben übereinstimmend an, nur Spuren erhalten zu haben, während allerdings Long und Johnson[5]) durchschnittlich 1 pCt. des Aetherextraktes auf Lezithin rechnen. Ehrmann und Kruspe[6]) fanden bei Gesunden 0,11 bis 0,51 g in den täglichen Fäzes. Demgegenüber fand Deuscher[7]) bei Pankreasverschluss auffallend hohe Werte, bis annähernd 8 g pro die. Diese Werte sind vielleicht erklärbar aus dem Wegfall der Spaltung durch das Pankreassekret, doch ist dabei zu berücksichtigen, dass die Fettspaltung in Deuschers Fällen nicht beeinträchtigt war (vergl. S. 178). Auch Caro und Wörner[8]) sowie Ehrmann[9]) fanden hohe Lezithinwerte bei Pankreaserkrankungen. Ehrmann und Kruspe, welche bei Pankreatitis 2,86 bis 3,61 g Lezithin in den Fäzes bestimmten, haben übrigens erwiesen, dass auch die Galle an der Spaltung des Lezithins beteiligt ist, und zwar anscheinend sehr erheblich. In einem Falle von Galleabschluss erhielten sie 5,69 g aus dem Stuhlquantum eines Tages.

c) Diagnostische Bedeutung.

Die Resultate Deuschers sowie diejenigen von Ehrmann und Kruspe verdienen weitere Beachtung, doch lässt sich vorläufig noch kein diagnostischer Schluss daraus ableiten.

4. Hämolytische Substanzen.

In dem Aetherextrakt verschiedener Fäzes kommen, wie Külbs[10]), Bloch[11]), Grafe und Röhmer[12]) u. a. gezeigt haben, hämolytisch wirkende Substanzen vor, deren genauere Analyse bisher noch nicht gelungen ist.

VIII. Kohlehydrate.

1. Trauben- oder Milchzucker.

a) Nachweis.

Um den Zucker zu extrahieren, werden frische oder getrocknete Fäzes mit Wasser ausgekocht; das Filtrat kann unmittelbar untersucht und zuvor noch im Wasserbad etwas eingedampft werden[13]). Dies Verfahren leidet an dem Fehler, dass mit dem Kohlehydrat extrahierte Albumosen und Peptone die Zuckerreaktion

---

1) Zitat s. S. 119 sub 6.
2) Zitat s. S. 112 sub 5.
3) Zitat s. S. 114 sub 7.
4) Physiologische Chemie. Berlin 1881. S. 337.
5) Zitat s. S. 185 sub 5.
6) Berliner klin. Wochenschr. 1913. Nr. 24.
7) Zitat s. S. 177 sub 3.
8) Berliner klin. Wochenschr. 1909. Nr. 8.
9) Zeitschr. f. klin. Med. 69. 1909. S. 318.
10) Arch. f. experim. Pathol. u. Pharmakol. 55. 1906. S. 73.
11) Biochem. Zeitschr. 9. 1908. S. 498.
12) Deutsches Arch. f. klin. Med. 96. 1909. S. 397.
13) v. Jaksch, Klinische Diagnostik. 4. Aufl. S. 279.

stören können, um so mehr, als die Mengen des nachzuweisenden Zuckers sehr gering zu sein pflegen. Uffelmann[1]), der auf diesen Punkt aufmerksam macht, sah in solchen Fällen auch bei Zuckerersatz die Trommersche Probe negativ ausfallen.

Auf der anderen Seite vermögen einzelne die Biuretreaktion gebende Substanzen von Proteincharakter nach Drechsel[2]) an sich Kupferlösung zu reduzieren, so dass es, wie Salkowski[3]) betont, nicht angeht, den Reduktionswert von Flüssigkeiten, die solche Körper enthalten, auf ihren Gehalt an Kohlehydraten zu beziehen.

Uffelmann zieht daher den Kot mit Alkohol aus, verjagt den Alkohol, löst den Rückstand in Wasser und sucht hier nach Zucker. Entsprechend verfuhr schon früher Wegscheider[4]). Nach Dejust[5]) ist ausser der Alkohol-extraktion noch Ansäuerung mit Essigsäure erforderlich. Der Autor hat ein Verfahren ausgearbeitet, dessen Einzelheiten im Original einzusehen sind. Um die Eiweisssubstanzen zu entfernen, schlägt M. Blauberg[6]) einen anderen Weg ein: Zirka 3 g der (entfetteten) Trockensubstanz werden mit Thymolwasser extrahiert, wobei die im Becherglas befindliche Substanz einige Stunden im Wasser-bad leicht zu erwärmen ist. Nach Filtration und Nachwaschen mit Thymolwasser wird das Ganze auf 300 ccm gebracht (zur quantitativen Bestimmung). Die Eiweisskörper werden durch Bleiazetat und basisch-essigsaures Blei abgeschieden. Der Ueberschuss des Pb wird durch Einleiten von CO_2 und Abfiltrieren entfernt, das Filtrat abgedampft und auf Zucker untersucht.

Zum qualitativen Nachweis des Zuckers dienen bei allen diesen Methoden die Trommersche, Nylandersche oder Phenylhydrazin-Probe. Auch dürfte die Eigenschaft des Benzoylchlorids plus Natronlauge, mit Kohlehydraten unlösliche Verbindungen zu liefern, zweckmässige Verwendung finden. Dieser unlösliche Körper liefert dann bei Behandlung mit Schwefelsäure Furfurol, eine Substanz, die durch bestimmte Farbenreaktionen leicht erkannt werden kann.[7])

Die Methode des quantitativen Zuckernachweises ist bei der quantitativen Stärkebestimmung einzusehen. Dabei ist bezüglich der Ausrechnung zu berücksichtigen, dass es sich, besonders bei Kindern, um Milchzucker handeln kann, der ein anderes Reduktionsvermögen als Traubenzucker besitzt.

Auch die später zu besprechende „Gärungsprobe" (siehe diese) ist imstande, die Anwesenheit von Zucker in den Fäzes zu zeigen. Sie ist aber für diesen Zweck nur anwendbar, wenn die Nahrung keine anderen leicht aufschliessbaren Kohlehydrate enthielt, also besonders bei reiner Milchdiät der Erwachsenen und bei Säuglingen. Bei letzteren wurde sie von Pusch[8]), Callomon[9]) und Langstein[10]) angewendet. Stark positiver Ausfall der Gärungsprobe beweist die reichliche Anwesenheit von Zucker. Negativer Ausfall sagt aber über Abwesenheit dieses Kohlehydrats nichts aus.

---

1) Deutsches Arch. f. klin. Med. 28. S. 463.
2) Zeitschr. f. physiol. Chemie. 21. 1895.
3) Zentralbl. f. d. medizin. Wissenschaften. 1893.
4) Inaug.-Dissert. Strassburg 1875. S. 14.
5) Annal. de l'instit. Pasteur. 27. 1913. S. 570.
6) Experimentelle und kritische Studien über Säuglingsfäzes. Berlin 1897. S. 39.
7) Vergl. v. Jaksch, Klin. Diagnostik. 4. Aufl. S. 279 u. 94.
8) Inaug.-Dissert. Bonn 1898.
9) Zentralbl. f. innere Medizin. 1899. S. 219 und Jahrbuch f. Kinderheilkunde. 1899. N. F. Bd. 1. S. 369.
10) Jahrbuch f. Kinderheilkunde. N. F. 56. 1902. S. 350.

b) Vorkommen.

a) **Normal**: Die verschiedenen Zuckerarten gehören zu den bestverdaulichen Substanzen und gelangen zum Teil schon im Magen zur Resorption. Das meiste wird im oberen Dünndarm aufgesaugt, so dass in den Dickdarm normalerweise nur noch geringe Mengen ihren Weg finden; ja der Zucker kann bereits am Ende des Ileum ganz verschwinden. Wir wissen dies durch Untersuchungen des Sekretes, welches aus menschlichen Darmfisteln, gleich oberhalb der Bauhinschen Klappe, gewonnen wurde [Macfayden, Nencki und Frau Sieber[1]), Ciechomski und Jakowski[2]), Ad. Schmidt[3]), Braune[4]), Ewald[5])].

Da also in den Dickdarm nur wenig Zucker gelangt und dort der weiteren ausgiebigen Resorption unterliegt (vergl. die Erfahrungen mit Nährklystieren), so ist es verständlich, dass in den Fäzes nicht leicht Zucker erwartet werden darf. Freilich kann durch das im Dickdarminhalt befindliche diastatische Ferment aus Stärkeresten der Nahrung noch Zucker in Freiheit gesetzt werden. Da der Spaltungsprozess aber langsam verläuft, so bleibt dem Dickdarm Zeit, auch diesen Zucker zu resorbieren, sofern er nicht durch die zahllosen, im Darm anwesenden Bakterien vergoren wird.

Auf Grund aller dieser physiologischen Tatsachen ist also zu erwarten, dass die Fäzes normalerweise keinen Zucker enthalten. Dem entsprechen auch im wesentlichen die Resultate von Ausnutzungsversuchen.

1. **Erwachsene**: Die Literatur der Ausnutzungsversuche gibt uns einige Beispiele dafür, dass selbst nach Zufuhr reichlicher Zuckermengen, wie sie durch ausschliessliche Milchdiät bedingt ist, die Kohlehydrate in den Fäzes vermisst wurden. Rubner[6]) teilt einen Versuch von N. Gerber mit, bei dem die täglich genossene Milchmenge 2285—2600 g ausmachte. Uffelmann[7]) nahm in einem Selbstversuch 1500—1750 ccm Milch zu sich, und fand seinen Stuhl frei von Zucker. Dasselbe Resultat erhielten Prausnitz[8]) und Magnus-Levy[9]) bei ausschliesslicher Milchnahrung Erwachsener (3—3$\frac{1}{2}$ Liter pro die). Bei ausschliesslicher Zuckerfütterung fand Fr. Müller[10]) im Hundekot nur selten Zucker und dann in geringen Mengen. J. Boas[11]) konnte unter vielfachen Untersuchungen nur zweimal in dem wässerigen Extrakt der Fäzes deutliche Trommersche Reaktion erhalten. (Es ist nicht ausdrücklich bemerkt, dass normale Verhältnisse vorlagen.)

2. **Säuglinge**: Wegscheider[12]) gibt an, dass in den Säuglingsfäzes kein Zucker nachzuweisen sei. Forster[13]) vermisste ihn bei einem viermonatlichen, mit Kuhmilch und Reiswasser (4 : 1) ernährten Kind. Entsprechend lauten die Ergebnisse von Uffelmanns[14]) Versuchen mit 4 durch Kuhmilch ernährten Kindern im Alter von 1—1$\frac{1}{4}$ Monaten. Auch bei ausgedehnteren Prüfungen konstatierte Uffelmann[15]) die völlige Abwesenheit von Zucker für die Mehrzahl der Fälle. In einigen freilich war das Ergebnis nicht ganz bestimmt, aber auch dann konnten höchstens geringfügige Mengen anwesend sein. Sehr eingehende Untersuchungen über die Zusammensetzung der Säuglingsfäzes verdanken wir M. Blauberg[16]). Der analysierte Kot stammte von nur eine Woche alten Kindern.

1) Arch. f. exper. Pathol. u. Pharmakol. 28. 1891. S. 318.
2) Arch. f. klin. Chirurgie. 48. 1894. S. 136.
3) Arch. f. Verdauungskrankh. 4. 1898. S. 142.
4) Virchows Arch. 19. S. 489.
5) Virchows Arch. 75. 1879. S. 412.
6) Zeitschr. f. Biologie. 15. 1879. S. 130.
7) Pflügers Arch. 29. 1882. S. 356.
8) Zeitschr. f. Biologie. 25. 1889. S. 536.
9) Pflügers Arch. 53. S. 547.
10) Zeitschr. f. Biologie. 20. S. 370.
11) Diagnostik und Therapie der Darmkrankheiten 1898. S. 106.
12) Inaug.-Dissert. Strassburg 1875.
13) Mitteilungen der morphologischen Gesellschaft zu München. 1878. Nr. 3.
14) l. c. S. 357.
15) Deutsches Arch. f. klin. Med. 28. S. 463.
16) Experiment. u. krit. Studien über Säuglingsfäzes. S. 55.

Da die Fäzes eines einzelnen Säuglings nicht in einer Menge gewonnen werden konnten, die zur Analyse hinreichte, so wurden die Exkremente von 5—6 Kindern für einen Versuch vereinigt.

In trockenen Fäzes gesunder Säuglinge befanden sich Prozent Milchzucker bei Ernährung mit

Frauenmilch: 0,224; 0,495; 0,272; Spur; 0,59
Kuhmilch: 0,298; ca. 0,2; Spur; (Kot äusserlich ziemlich abnorm).

Blauberg fand also bei seinen Analysen fast stets Zucker, im Gegensatz zu den Resultaten früherer Forscher. Dieser Gegensatz ist aber nur ein scheinbarer. Blaubergs Resultate sind an der Trockensubstanz der Fäzes erhoben und liegen so sehr an der Grenze des Nachweisbaren, dass bei Verarbeitung desselben Kotes in frischem Zustande wohl überhaupt kein Zucker gefunden worden wäre. Soweit sich dies nun feststellen lässt, sind von früheren Autoren stets frische Fäzes benutzt worden. Blauberg erklärt selbst auf diese Weise die Abweichung seiner Befunde von denen Wegscheiders. Diese Deutung ist wohl zutreffender, als die Annahme Biederts, es handle sich um eine Eigentümlichkeit der jüngsten Kinder, die in ihrer überschüssigen Nahrung alles ungenügend verdauen. Wir müssen aber doch noch einen Schritt weitergehen und die Zuverlässigkeit der positiven Befunde Blaubergs überhaupt in Zweifel ziehen.

Blauberg machte aus den zur Analyse getrockneten Fäzes ein 1 proz. Extrakt und benutzte hiervon 25 ccm zur Bestimmung nach Allihn. Wenn er $^1/_2$ pCt. der Trockensubstanz Zucker, beinahe den höchsten seiner Werte, fand, so entspricht dies dem Nachweis von $1^1/_4$ mg Zucker und ca. $2^1/_2$ mg Kupfer. So geringe Werte lassen sich aber überhaupt nicht mit Sicherheit bestimmen, selbst nicht nach Vervollkommnung der Allihnschen Methode durch Pflüger. Schon bei Minimalwerten von 6,25 mg Zucker fand Pflüger in reinen Lösungen erhebliche Differenzen, so dass er geringere Werte in seinen Tabellen gar nicht aufführt. Bezüglich der Ursachen dieser Fehlerquellen muss auf die Originalarbeit verwiesen werden.

Der Nachweis von Zucker in normalen Säuglingsfäzes ist also unseres Erachtens von Blauberg nicht erbracht. Dagegen lassen seine Analysen eine andere Tatsache erkennen: Obgleich die Fäzes der mit Kuhmilch ernährten Kinder äusserlich ziemlich abnorm aussahen (übrigens bei Wohlbefinden der Untersuchten), enthielten sie nicht mehr Zucker, als die normalen Dejekte der Muttermilchkinder. Man kann annehmen, dass hier die Vergärung des Zuckers eine Rolle spielte.

Neuerdings wurde die Frage noch einmal mit exakter Methode von L. Langstein[1]) geprüft. Er fand im Stuhle normaler an der Brust genährter Kinder durch Titration mit Fehlingscher Lösung in keinem einzigen Falle quantitativ ermittelbare Zuckermengen, öfter dagegen mit Hilfe der Phenylhydrazinprobe Spuren von Zucker. Das erhaltene Osazon wurde in einigen Fällen durch Bestimmung des Schmelzpunktes identifiziert.

Ferner findet man nach Hedenius[2]) im Säuglingskot präformierten Zucker, wenn man den Kindern ausser Milch Mehlsuppen verabreicht. Jedoch dürfte es kaum gestattet sein, bei einer derartigen Ernährungsweise von normalen Verhältnissen zu sprechen.

Bei Untersuchung auf Zucker mit Hilfe der Gärungsprobe konnte Pusch[3]) das bisher Gesagte bestätigen. Callomon[4]) hingegen fand schon bei normalen Brustkindern in einem Teil der Fälle deutliche Gasbildung, die er als Frühgärung deutete.

---

1) Zitat s. S. 187 sub 10.
2) Arch. f. Verdauungskrankh. 1902. S. 394 ff.
3) Zitat s. S. 187 sub 8. S. 14.
4) Zitat s. S. 187 sub 9.

Im ganzen spricht also alles dafür, dass normalerweise die menschlichen Fäzes der Erwachsenen keinen Zucker, die der Säuglinge keinen Zucker oder nur geringe Spuren desselben enthalten.

β) Pathologisch: Nach Cohnheim[1]) können diarrhoische Stühle Zucker aufweisen. Es soll dies schon für Beschleunigung der Dickdarmperistaltik gelten; in viel höherem Maasse aber für Dünndarmdiarrhöen. Nach neueren Erfahrungen lässt sich besonders erstere Angabe kaum aufrecht erhalten. Bei Säuglingen mit Verdauungsstörungen fanden Pusch und Callomon (l. c.) durch die Gärungsprobe mässige Mengen von Zucker. Dabei handelte es sich keineswegs immer um stärkere Durchfälle.

In Ausnutzungsversuchen bei dyspeptischen, schlecht gedeihenden Säuglingen erhielten Lange und Berend[2]) in der Trockensubstanz des Kotes nur zuweilen Spuren reduzierender Substanz. Dabei war die N-Ausnutzung in allen Fällen mangelhaft. Bei einem Kinde mit heftiger Enteritis betrug sie nur 61,8 pCt. Freilich dürften die Stühle dieser Säuglinge mehr oder weniger gelöstes Eiweiss enthalten haben, so dass ein Teil des möglicherweise vorhandenen Zuckers dem Nachweis entgehen musste. Für solche Fälle ist in Zukunft die Heranziehung der Gärungsprobe zu wünschen.

Ueber Vorhandensein oder Fehlen von Zucker im Kot bei anderweitigen krankhaften Vorgängen wissen wir so gut wie nichts. Nur selten ist in den zahllosen Ausnutzungsversuchen auf diesen Punkt geachtet worden, indem von vornherein, wohl mit Recht, angenommen wurde, dass Zucker doch nicht zu finden sei.

Einige Angaben finden sich bei Leyden und Klemperer[3]), sowie bei Deuscher[4]).

2. Pentose.

a) Nachweis.

Zum Nachweis der Pentose im Kot ist von Ad. Jolles[5]) folgendes Verfahren ausgearbeitet worden:

α) Qualitativ: Zirka 20 g der feuchten Fäzes werden zunächst der Hydrolyse mit ca. 40 ccm 4 proz. Salzsäure unterworfen. Zu diesem Zweck erhitzt man sie in einer Porzellanschale ca. 2 Stunden unter Ersatz des verdampfenden Wassers auf dem kochenden Wasserbade. Alsdann wird über Asbest filtriert, das Filtrat wird mit Natronlauge neutralisiert bzw. schwach alkalisch gemacht und dann mit verdünnter Essigsäure angesäuert. Zum Zwecke der Entfärbung setzt man jetzt Bleiazetatlösung im Ueberschuss zu und filtriert, unter Zusatz von etwas Tierkohle. Das erhaltene Filtrat wird zunächst durch Zusatz einer wässerigen Lösung von phosphorsaurem Natron (1 : 10) entbleit und neuerdings filtriert. Das so erhaltene klare Filtrat wird auf dem Wasserbade auf etwa 20 ccm eingeengt und die Prüfung der Pentosen wie folgt ausgeführt:

Man versetzt ca. 3 ccm des Filtrates mit ca. 5 ccm einer durch Eisenchloridlösung nach Bials Angabe verschärften Orzinsalzsäurelösung und erhitzt das Gemisch bis zum Kochen, wobei bei Anwesenheit von Pentosen eine schöne Grünfärbung auftritt.

---

1) Vorlesungen über allgemeine Pathologie. 1882. 2. S. 140.
2) Jahrbuch f. Kinderheilk. 44. 1896. S. 339.
3) Leydens Handbuch der Ernährungstherapie. 1898. 2. S. 403.
4) Korrespondenzbl. f. Schweizer Aerzte. 1898. S. 321.
5) Münchener med. Wochenschr. 1908. Nr. 3.

Da auch durch Glykuronsäure eine positive Orzinreaktion bedingt sein kann, so hat Jolles noch eine weitere für Pentose eindeutige, aber umständlichere Probe mit dem vorhin erhaltenen Filtrat angegeben. Indessen dürfte in der Regel das einfachere Verfahren genügen, da die Anwesenheit von Glykuronsäuren in den Fäzes bis jetzt nicht nachgewiesen ist. Jolles selbst hat auch bei den Versuchen, gepaarte Glykuronsäuren durch Aether-Alkohol aus den Fäzes auszuziehen, keine positiven Resultate erhalten.

β) Quantitativ: Da die von Tollens und Kröber vorgeschlagene Methode der Ueberführung in Furfurol und Wägung als Phlorogluzid verschiedenerlei Mängel aufweist, empfiehlt Jolles die schon früher von ihm vorgeschlagene titrimetrische Methode auch für die quantitative Bestimmung der Pentosen im Kot. Sie beruht darauf, dass die Pentosen, bzw. die pentosenliefernden Substanzen, durch Destillation mit Salzsäure in Furfurol übergeführt werden. Vom Destillate wird ein aliquoter Teil genommen, neutralisiert und mit einer gemessenen Menge Bisulfit versetzt, mit welchem sich das Furfurol als Aldehyd kondensiert. Je ein Molekül Furfurol verbraucht ein Molekül Bisulfit. Nach längerem Stehen wird der Ueberschuss an Bisulfit mit Jodlösung zurücktitriert. Da die Umsetzung der Pentosen zu Furfurol quantitativ verläuft, so entspricht einem Molekül Bisulfit auch ein Molekül Pentose.

Die Einzelheiten des Verfahrens sind aus der Originalarbeit zu entnehmen.

b) Vorkommen.

In pflanzlichen Nahrungsmitteln sind Pentosane, d. h. die Polysaccharide der Pentosen, sehr verbreitet (gewisse Leguminosen, grobes Brot, Kohl, Spinat). Es kann deshalb mit der Möglichkeit gerechnet werden, dass in den Fäzes nachgewiesene Pentosen aus der Nahrung stammen. Weiter ist daran zu denken, dass sie aus dem Zerfall von Kernsubstanzen des Körpers selbst, insbesondere aus dem auffallend pentosereichen Nukleoproteid des Pankreas stammen können.

Im Kot von 2 gesunden jugendlichen Personen, die eine einfache gemischte Kost erhalten hatten, fand Jolles, auf Trockensubstanz bezogen, zwischen 0,13—0,26 pCt. Pentose. Es sind dies im Verhältnis zu den übrigen Kohlehydraten (s. später) sehr geringfügige Mengen. Dagegen konnte er in den Fäzes eines Pentosurikers 4,87 pCt. Pentose, auf Trockensubstanz bezogen, nachweisen. Um festzustellen, inwieweit diese Pentosenmenge aus den Pentosanen der Nahrung stammte, erhielt der Patient in einer ersten Versuchsreihe eine von Vegetabilien fast freie, in einer zweiten Reihe eine vornehmlich vegetabilische Diät. Die Pentosebestimmung in den Fäzes ergab in dem ersten Falle 4,53 pCt., in dem zweiten Falle 6,71 pCt. Pentose. Eine gesunde Vergleichsperson schied unter gleichen Bedingungen im ersten Falle nur Spuren, im zweiten 0,59 pCt. aus.

Man ersieht aus diesen Versuchen, dass die Pentosen im Kot des Pentosurikers überwiegend unabhängig von der Art der genossenen Nahrung geliefert wurden. Ihre Menge konnte aber durch eine entsprechende Ernährungsweise erhöht werden und zwar in stärkerem Maasse, als bei einer nicht mit dieser Stoffwechselanomalie behafteten Vergleichsperson.

Jolles lässt es offen, inwieweit seine Untersuchungen geeignet erscheinen, die Richtigkeit der schon von Salkowski ausgesprochenen Vermutung zu stützen, dass die Pentosurie in der abnormen Bildung und Zerstörung des Nukleoproteids des Pankreas zu suchen sei. Er meint aber, dass weitere quantitative Bestimmungen der Pentosen in den Fäzes möglicherweise geeignet sein dürften, mannigfache Störungen des Kohlehydratstoffwechsels aufzuklären.

3. Stärke.

a) Nachweis.

α) Qualitativ: Zunächst wird man den mikroskopischen Nachweis versuchen (vergl. S. 74). Es kommt aber nicht selten vor, dass diese Methode versagt, obgleich die Fäzes zweifellos Kohlehydrat in grösseren Mengen mit sich führen. So berichtet Rosenheim[1]) über negativen Ausfall der mikroskopischen Reaktion bei einem Gehalt des Kotes von 0,6 pCt. der verabreichten Kohlehydrate. Das entspricht 7,3 pCt. Stärke in der Trockensubstanz der Fäzes. Auch wir[2]) haben häufig Stühle, welche durch positiven Ausfall der Gärungsprobe die Anwesenheit von Stärke bekundeten, ohne Ergebnis mikroskopiert. Die Richtigkeit dieser unserer Angabe wurde insbesondere von C. A. Ewald[3]) in Frage gestellt, erfuhr aber durch H. Strauss[4]) eine vollinhaltliche Bestätigung.

In diesen Fällen tritt eine makro-chemische Untersuchung in ihre Rechte.

Der Kot wird mit Wasser aufgekocht, filtriert, das Filtrat eventuell etwas im Wasserbad eingeengt. Mit Jod-Jodkaliumlösung kann dann nach Stärke gesucht werden [von Jaksch[5])].

Besser ist es wohl, die Fäzes mit verdünnter Salzsäure zu verreiben, so dass die Flüssigkeit ca. 2 proz. wird, und am Rückflusskühler mindestens $^1/_2$ Stunde lang zu kochen. Man neutralisiert nun bis zur schwachsauren Reaktion, filtriert etwa vorhandenes Eiweiss ab und prüft das Filtrat mit einer der üblichen Proben auf Zucker. Bei Anwendung von 10 proz. Salzsäure genügt es, einige Minuten zu kochen, und man kommt ohne Rückflusskühler aus. Dafür besteht aber die Gefahr, dass aus Zellulose Zucker gebildet wird. Da die nachweisbaren Zuckermengen häufig sehr gering sind, so versagt die Trommersche Probe leicht. Man kann sich hier mit Vorteil der Phenylhydrazinprobe bedienen, welche nach Cippolina[6]) in folgender vereinfachten Weise ausgeführt wird:

Man gibt in ein Reagensglas 5 Tropfen reines Phenylhydrazin, $^1/_2$ ccm Eisessig oder 1 ccm 50 proz. Essigsäure, 4 ccm der zu untersuchenden Flüssigkeit und kocht 1 Minute über kleiner Flamme. Dann setzt man 4—5 Tropfen Natronlauge (spez. Gew. 1,16) zu, so dass die Flüssigkeit sauer bleibt, kocht noch etwas und lässt erkalten. Die Bildung der Phenylglukosazonkristalle erfolgt in einigen Minuten bis einer halben Stunde.

β) Quantitativ: Der quantitative Nachweis von Stärke ist früher zumeist vernachlässigt worden. Während die Ausnutzung von stickstoffhaltiger Substanz und Fett in sehr zahlreichen Versuchen bestimmt wurde, begnügte man sich bezüglich der Kohlehydrate vielfach mit dem indirekten Weg einer annäherungsweisen Berechnung. Wurden direkt Analysen der Stärke ausgeführt, so handelte es sich, man kann wohl sagen durchweg, um Einzelbestimmungen. Irgend welche Kontrolle über die Brauchbarkeit der angewendeten Methode fehlte.

1. Indirekter Weg: In vielen, namentlich den grundlegenden Ausnutzungsversuchen, wurden die Kohlehydrate als sogenannte stickstoffreie Extraktivstoffe berechnet. Es geschah dies in der Weise, dass von der Trockensubstanz der Fäzes die Werte für Eiweiss, Fett und Asche in Abzug gebracht wurden. Dass das kein ganz korrekter Weg sei, bemerkt schon Rubner[7]), denn man findet einen solchen Rest auch in Kotsorten, welche von einer Nahrung stammen, die,

1) Pflügers Archiv. 46. S. 428.
2) Strasburger, Deutsches Arch. f. klin. Med. 61. S. 590.
3) Verhandl. d. 19. Kongr. f. innere Med. 1901. S. 291.
4) Berliner klin. Wochenschr. 1904. Nr. 41.
5) Klin. Diagnostik. 4. Aufl S. 279.
6) Deutsche med. Wochenschr. 1901. Nr. 21.
7) Zeitschr. f. Biologie. 1879. S. 143.

wie Fleisch, nur Spuren N-freier Extraktivstoffe enthält. Es werden in solchen Fällen die Kohlehydrate der Fäzes zu hoch veranschlagt. Weiterhin befinden sich unter den Extraktivstoffen Pflanzensäuren, Bitter- und Farbstoffe etc. Aber auch wenn man von diesen verhältnismässig geringfügigen Fehlerquellen absieht, so besitzt eine solche Bestimmung der Kohlehydrate geringen Wert. Es werden ja sämtliche Kohlehydrate berechnet. Unter diesen befindet sich neben Stärke und möglicherweise einigen anderen löslichen Kohlehydraten, welche vom Darm verdaut werden können, Zellulose, die gar nicht oder nur zum Teil löslich gemacht werden kann, je nachdem es sich um verholzte, verkorkte, kutinisierte Stücke oder um junge zarte Zellen handelt. Es ist natürlich für die Beurteilung der Verdauungsleistung ein fundamentaler Unterschied, ob eine gewisse Menge von Kohlehydraten als leicht lösliche Stärke oder die gleiche Gewichtsmenge in Form von harter Zellulose in den Fäzes wiedergefunden wird. In dem einen Fall handelt es sich um ein wertvolles Nahrungsmittel, das dem Körper hätte zugute kommen dürfen, in dem anderen Fall um wertlose Schlacke, deren Assimilation überhaupt nicht zu erwarten war. Um diesen Fehler zu vermeiden, hat man auch die Zellulose quantitativ bestimmt und ihren Wert von dem für N-freie Extraktivstoffe abgezogen. Aber dann wird das Verfahren umständlich und die Ungenauigkeiten der einzelnen Werte, die von der Gesamttrockensubstanz abzuziehen sind, häufen sich, so dass es entschieden vorteilhafter ist, den direkten Weg der Stärkeanalyse zu betreten.

2. Direkter Weg: Die in den Fäzes enthaltene Stärke wird durch ein Inversionsverfahren in Traubenzucker umgewandelt, welcher quantitativ zu bestimmen ist. Da die Stärkemengen häufig recht klein sind, so bedarf es genauer Methoden. Bei den bisher üblichen Verfahren war noch gar nicht untersucht worden, wie weit die Methoden mit Fehlerquellen behaftet sind und die Garantie bieten, dass das, was an Stärke gefunden wird, auch wirklich der im Stuhl enthaltenen Stärkemenge entspricht. Wegen des geringen Interesses, das der Gegenstand früher erweckte, begnügte man sich, wie schon gesagt, mit unkontrollierbaren Einzelanalysen.

Strasburger[1]) hat deshalb vor einigen Jahren die Methodik der Stärkebestimmung revidiert, und unter Berücksichtigung der Fehlerquellen und Nutzbarmachung der neuen Erfahrungen über genauen Zuckernachweis, eine neue Methode zusammengestellt und auf ihre Anwendbarkeit geprüft. Aus meiner Untersuchung ging hervor, dass es gelingt, sehr kleine Mengen von Stärke in den Fäzes recht genau zu bestimmen. Geringe Verluste (ca. 6 mg als Zucker berechnet) dürften sich aber nicht vermeiden lassen. Da der von mir eingeschlagene Weg sichere Resultate gibt, während dies für die bisher geübten Methoden nicht festgestellt ist, da er ausserdem auf jeden Fall grössere Genauigkeit verbürgt, so lasse ich hier eine ausführliche Beschreibung des Verfahrens folgen:

Methodik nach Strasburger unter Anwendung der Volhard-Pflügerschen Kupferrhodanürmethode: Die frischen Fäzes werden zunächst makro- und mikroskopisch auf etwaigen Schleimgehalt geprüft. Für normale Verhältnisse kommt dies nicht in Betracht. Bei pathologischen Fäzes müsste aber ein Fehler dadurch bedingt werden, dass Muzin beim Kochen mit verdünnten Säuren einen reduzierenden Körper abspaltet, demnach Zucker vortäuscht. Man sucht in diesem Falle den Schleim so weit als angängig mechanisch mit der Pinzette zu entfernen. Bei fein verteiltem Schleim ist dies nicht möglich. Auch Extraktion mit Kalkwasser wird hier wohl nicht zum Ziel führen, da nach

---

1) J. Strasburger, Pflügers Archiv. Bd. 84. 1901. S. 173.

Ad. Schmidt[1]) der Darmschleim der Lösung durch schwache Alkalien erheblichen Widerstand entgegensetzt. Man muss in diesen Fällen also möglicherweise einen gewissen Fehler mit in Kauf nehmen, unter Umständen sogar auf brauchbare Bestimmungen verzichten.

Hedenius[2]) stellte übrigens durch besondere Versuche an Kindern fest, dass selbst ein grösserer Schleimgehalt keinen nennenswerten Fehler herbeiführte.

Das Verfahren der Stärkebestimmung ist nun folgendes:

Der lufttrockene Kot wird möglichst fein pulverisiert, um die Zellulosehüllen zu eröffnen und bei 105° zur Gewichtskonstanz getrocknet. Zirka 2 g trockene Fäzes werden genau abgewogen, in einem 300 ccm fassenden Kolben nach Liebermann[3]) mit 100 ccm 2 proz. Salzsäure versetzt und auf dem Sandbad 1½ Stunden am Rückflusskühler gekocht, dann mit Natronlauge nahezu neutralisiert. Durch ein Asbestfilter wird nun mit Hilfe einer starken Saugpumpe filtriert, mit Wasser sorgfältig nachgewaschen und genau auf das Volumen von 200 ccm gebracht. Da die Flüssigkeit meist noch nicht ganz klar ist, so schliesst sich Filtration durch ein trockenes Faltenfilter an. Von dem erhaltenen Filtrat dienen 50 ccm zur Zuckerbestimmung nach Volhard-Pflüger[4]) vermittelst der Kupfer-Rhodanür-Methode. Die zuckerhaltige Flüssigkeit bringt man in ein etwa 300 ccm fassendes Becherglas mit 60 ccm Fehlingscher Lösung und 35 ccm dest. Wassers. Das Becherglas wird mit einem Uhrglas zugedeckt, in einen, an einem Stativ befestigten Metallring eingehängt und in ein heftig siedendes Wasserbad so tief eingetaucht, dass das Wasser etwa 1 cm über dem Rand der zu analysierenden Flüssigkeit steht. Das Wasserbad darf dabei nicht aus dem Kochen kommen. Nach genau 30 Minuten wird das Glas herausgenommen und zu der Flüssigkeit ca. 130 ccm kalten destillierten Wassers zugefügt. Darauf wird an der Saugpumpe mit Hilfe eines Asbest-Filterröhrchens, dem ein Trichter angeschmolzen ist (vergl. Fig. 2), die Flüssigkeit abgesaugt, das Kupferoxydul, welches in roter bis rotbrauner Schicht den Boden und die Wände des Glases bedeckt, durch einen am Ende mit Gummischlauch überzogenen Glasstab quantitativ auf das Filter gebracht und mit Wasser ausgewaschen. Bei dem ganzen Filtrationsprozess muss stets Flüssigkeit über dem Asbest stehen, damit kein Kupferoxydul mit hindurchgerissen werden kann. Das Filter wird aus weichem langfaserigem Asbest hergestellt und muss so dicht sein, dass keine Verluste entstehen, aber auch nicht zu dicht, weil es sich sonst leicht verstopft. Man setzt jetzt das Filterröhrchen auf eine reine Saugflasche auf, löst das Oxydul in nicht zu viel Salpetersäure vom spez. Gew. von 1,2, legt dabei ein Uhrglas auf den Trichter, damit die beim Lösen aufschäumende Flüssigkeit nicht herausspritzt. Wenn das salpetersaure Kupfer ohne Anwendung der Pumpe in die Flasche getropft ist, wäscht man den Filterapparat mit Hilfe der Pumpe gehörig mit Wasser aus. Die ganze Flüssigkeit wird jetzt in eine Porzellanschale ge-

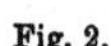
Fig. 2.

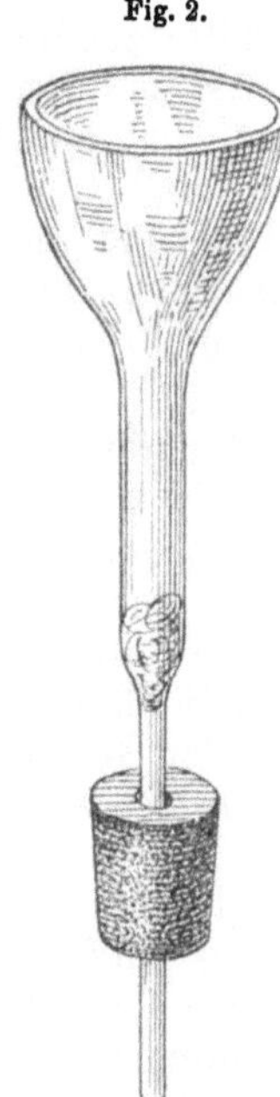
¹/₃ natürl. Grösse.

1) Zeitschr. f. klin. Medizin. Bd. 32. S. 269.
2) Archiv f. Verdauungskrankh. 1902. S. 387.
3) E. Salkowski, Praktikum der physiol. u. pathol. Chemie. 2. Aufl. S. 283.
4) Pflüger, Sein Archiv. Bd. 69. S. 416—419, 423—430, 437, 439—442, 468—471. — Bickel, Pflügers Archiv. Bd. 75. S. 248.

bracht, mit ca. $1/_2$—1 ccm konz. Schwefelsäure versetzt und im Abzug, auf dem Wasserbad, abgedampft, bis alle Salpetersäure abgeraucht ist. Die Kristalle von schwefelsaurem Kupfer spült man mit Wasser in ein geaichtes 300 ccm-Kölbchen, fügt konzentrierte Sodalösung zu, bis eben ein bleibender Niederschlag entsteht, der von den darauf zuzusetzenden 50 ccm kalt gesättigter schwefliger Säure wieder gelöst wird. Man kocht jetzt die Flüssigkeit auf und fügt sogleich aus einer Bürette $1/_{10}$ Normal-Rhodanammoniumlösung zu, bis die blaugrüne Farbe verschwunden ist. Es bildet sich (bei Gegenwart von schwefliger Säure) Kupferrhodanür. Da es ziemlich schwierig ist, das Verschwinden der grünen Farbe in der Flüssigkeit zu konstatieren, andererseits ein zu grosser Ueberschuss von Rhodanammonium zweckmässiger Weise vermieden wird, so empfiehlt es sich, nach Hedenius[1]) hierbei einen Tropfen vom Inhalt des Kolbens mit einem Tropfen Ferriammoniumsulfat zu mischen. Bei Anwesenheit von Rhodanammonium im Ueberschuss nimmt die Flüssigkeit dann eine portweinrote Farbe an. Das im Ueberschuss zugesetzte Rhodanammonium muss mit $1/_{10}$ Normallösung von salpetersaurem Silber zurücktitriert werden, um so die Menge des zur Kupferrhodanürbildung verbrauchten Rhodans zu erfahren. Zu diesem Zwecke lässt man die Flüssigkeit erkalten, füllt bis zur Marke 300 mit dest. Wasser auf und schüttelt gehörig um. Nun filtriert man durch ein trockenes, doppeltes Filter so lange, bis die Flüssigkeit wasserklar ist und misst zur Titration 100 ccm in einem geaichten Kolben ab, bringt sie in ein Becherglas, setzt 50 ccm Salpetersäure vom spez. Gew. 1,2 (die keine salpetrige Säure enthalten darf) und 10 ccm einer kalt gesättigten Eisenammoniakalaunlösung zu. Die Flüssigkeit nimmt eine tiefrote Farbe an. Jetzt lässt man so lange $1/_{10}$ Normal-Silberlösung aus einer Bürette zufliessen, bis ein schwach gelbrötlicher Farbenton das Ende der Titration anzeigt; oder man setzt etwas Silberlösung im Ueberschuss zu und titriert mit Rhodanlösung zurück, wobei sich die Endreaktion (Uebergang in gelbbraun) besonders gut markiert. Da nur der dritte Teil der Flüssigkeit zur Titration mit salpetersaurem Silber benutzt wurde, so ist die Menge der verbrauchten Silberlösung mit 3 zu multiplizieren. Nach Abzug derselben von dem Volumen der angewendeten Rhodanlösung wissen wir, wie viel Rhodan an Kupfer gebunden worden ist. 1 ccm $1/_{10}$ Normal-Rhodanammoniumlösung zeigt 6,32 mg Kupfer an. Den zugehörigen Wert für Zucker suchen wir in der von Pflüger aufgestellten Tabelle auf, von der wir nachstehend (S. 196) einen etwas abgeänderten und verkürzten Auszug geben. Die für Zucker gefundene Zahl ist mit dem von Soxhlet und Lintner und Düll[2]) übereinstimmend gefundenen Faktor 0,94 zu multiplizieren, um den Wert für Stärke zu bekommen.

An Reagentien sind für die Methode erforderlich:

1. Fehlingsche Lösung nach Allihns Vorschrift[3]). [a) 34,639 g Kupfervitriol mit 5 Mol. Kristallwasser, mit Wasser auf 500 ccm gebracht. b) 173 g Seignettesalz + 125 g KOH mit Wasser auf 500 ccm.] 2. $1/_{10}$ Normal-Silberlösung. 3. $1/_{10}$ Normal-Rhodanammoniumlösung. 4. Salpetersäure von spez. Gew. 1,2, der einige Harnstoffkriställchen zugesetzt sind, um die salpetrige Säure zu vermeiden. 5. Konzentrierte Schwefelsäure. 6. Konz. Sodalösung. 7. Kalt gesättigte wässerige Lösung von schwefliger Säure. 8. Kalt gesättigte wässerige Eisenammoniakalaunlösung.

Für genaue Analysen ist es nötig, sich die Reagentien selbst zu bereiten. Die Rhodanlösung wird mit Hilfe der Silberlösung eingestellt. Sehr bequem erweist sich beim Herüberspülen des Kupferoxyduls, Auswaschen etc. die Pflügersche Spritzflasche für dest. Wasser, welche mit 2 etwa $1/_2$ Meter langen, dünnen, leichten Gummischläuchen versehen ist, die über die

---

1) Zitat s. S. 194 sub 2. S. 390.
2) Chemisches Zentralbl. 1891. S. 733.
3) Zitat s. S. 194 sub 4. S. 417.

13*

Tabelle der zusammengehörigen Werte für Zucker, Kupfer und Kupferoxydul.
Die Zahlen bedeuten Milligramme

Zucker	Kupfer	Kupfer-oxydul	Zucker	Kupfer	Kupfer-oxydul
6,25	18,94	—	36	82,4	92,8
12	32,8	36,8	37	84,4	95,1
13	34,9	39,2	38	86,5	97,4
14	37,0	41,6	39	88,5	99,7
15	39,1	43,9	40	90,5	101,9
16	41,2	46,3	41	92,6	104,2
17	43,3	48,7	42	94,6	106,5
18	45,4	51,0	43	96,6	108,8
19	47,5	53,4	44	98,6	111,1
20	49,6	55,8	45	100,7	113,4
21	51,7	58,1	46	102,7	115,7
22	53,8	60,5	47	104,7	118,0
23	55,9	62,9	48	106,7	120,2
24	58,0	65,2	49	108,8	122,5
25	60,1	67,6	50	110,8	124,8
26	62,1	69,9	51	112,8	127,1
27	64,2	72,2	52	114,9	129,4
28	66,2	74,5	53	116,9	131,7
29	68,2	76,8	54	119,0	134,0
30	70,2	79,1	55	121,0	136,3
31	72,3	81,3	56	123,0	138,6
32	74,3	83,6	57	125,1	140,9
33	76,3	85,9	58	127,1	143,2
34	78,4	88,2	59	129,2	145,5
35	80,4	90,5	60	131,2	147,8

äusseren Enden der zwei Glasröhren der Spritzflasche gezogen sind. Der Gummischlauch, durch welchen das Wasser ausgetrieben wird, trägt eine kleine Glasröhre, die man in die Hand nimmt, so dass man dem Wasserstrahl sehr leicht jede beliebige Richtung geben kann. Den anderen Gummischlauch nimmt man in den Mund, um den nötigen Druck hervorzubringen. Die Flasche wird erhöht aufgestellt. — An Messgefässen sind erforderlich zwei Büretten für die Fehlingsche Lösung, eine Bürette für die Rhodan- und eine für die Silberlösung. Ferner je ein auf Einguss geeichter Kolben von 50, 100, 200 und 300 ccm Inhalt.

Anderweitige Methoden: Die Invertierung der Stärke ist stets in der gleichen, im Vorhergehenden beschriebenen Weise auszuführen. Dagegen gibt es verschiedene Wege zur Zuckerbestimmung. Am bekanntesten ist das Verfahren nach Allihn: Unter Anwendung der Pflügerschen Verbesserungen wird wieder mit Fehlingscher Lösung $\frac{1}{2}$ Stunde im Wasserbad gekocht (siehe die vorige Methode) und nach Zusatz von kaltem Wasser an der Saugpumpe filtriert, diesmal aber durch ein Röhrchen anderer Konstruktion[1]). Das ausgewaschene und getrocknete Kupferoxydul wird im Wasserstoffstrom vorsichtig zu Kupfer reduziert und gewogen[2]). Die für Kupfer zugehörige Zahl des Zuckers ist aus der Tabelle zu entnehmen. Man kann auch nach Pflüger[3]) die Reduktion sparen und das Kupferoxydul als solches wiegen. Die betreffenden Oxydulwerte sind in die Tabelle mit aufgenommen.

Was nun die Wahl zwischen den verschiedenen Wegen anbelangt, so erscheint die Kupferrhodanürmethode als die umständlichste. Hat man aber einmal die

---

1) Pflüger, l. c. S. 438.
2) Eine ausführliche Beschreibung bei Lehmann, Die Methoden der praktischen Hygiene. 2. Aufl. 1901. S. 278.
3) l. c. S. 437.

notwendigen Lösungen beisammen, so erkennt man bei vergleichendem Arbeiten, dass sie technisch die geringsten Ansprüche stellt und gut übereinstimmende Werte liefert, was bei dem Allihnschen und Pflügerschen Verfahren aus verschiedenen Gründen, auf die hier nicht näher eingegangen werden soll, nicht so leicht ist. Ferner leiden die gewichtsanalytischen Methoden an dem Fehler, dass Verunreinigungen aus den Fäzes mit dem Kupferoxydul niedergeschlagen und mitgewogen werden. Namentlich bei Bestimmung geringer Stärkemengen kann der Fehler nicht unerheblich sein, denn man überzeugt sich leicht, dass der Oxydul-Niederschlag nicht, wie er sollte, pulverig und leuchtend rot, sondern flockig und braun aussieht[1]). — Eine einfachere Titrationsmethode, die wohl bei Fäzes Anwendung verdient, gibt K. B. Lehmann[2]) an. Das Kupferoxydul wird in verdünnter Salpetersäure gelöst und mit Jodkalium versetzt. Es scheidet sich dann nach der Gleichung:

$$Cu(NO_3)_2 + 2JK = CuJ + J + 2NO_3K$$

eine dem vorhandenen Kupfer äquivalente Menge Jod ab, die mit $1/_{10}$- resp. $1/_{50}$-Normal-Natriumhyposulfid-Lösung zu titrieren ist.

Direkte Titration des zuckerhaltigen Fäzesextraktes etwa mit Fehlingscher Lösung oder nach Pavy sind nicht ausführbar, weil infolge der dunklen Färbung, die das Extrakt an sich besitzt, Farbenumschläge nicht wahrgenommen werden können. Versucht man die Flüssigkeit vorher mit Tierkohle etc. zu entfärben, so wird ein unberechenbarer Bruchteil der an sich schon geringen Zuckermenge dem Nachweis entzogen. Aus dem gleichen Grunde und vor allem wegen der viel zu geringen Quantitäten sind auch polarimetrische Bestimmungen nicht am Platze.

3. Anhang zu den quantitativen Methoden: Nachweis der Kohlehydrate durch die Gärungsprobe[3]) (Schmidt und Strasburger):

Wie wir sahen, werden durch den indirekten Weg der Differenzrechnung (β, 1) sämtliche Kohlehydrate der Fäzes inklusive Zellulose und noch einiges andere nachgewiesen, durch die direkten chemischen Methoden (β, 2) nur die Stärke und die eventuell vorhandenen gelösten Kohlehydrate. Die Gärungsprobe ist nun noch elektiver. Abgesehen von den gelösten Kohlehydraten, die ja für gewöhnlich nicht in Frage kommen, dient sie auch zum Nachweis der Stärke, aber nur eines bestimmten Teiles derselben. Sie zeigt nur die Stärke an, welche in einer für die Verdauungssäfte leicht angreifbaren Form mit den Fäzes ausgeschieden wird, das ist freiliegende, oder eventuell in dünne zarte Zellulosehüllen, die bei der Verdauung eröffnet werden, eingeschlossene Stärke. Diejenigen Stärkekörner, die von dickwandigen Zellen umhüllt und dem Verdauungsapparat unzugänglich sind, werden durch die Gärungsprobe nicht aufgefunden. Der Unterschied zwischen

---

1) Vergl. auch Reinermann, Inaug.-Dissert. Bonn 1902.

2) Archiv f. Hygiene. Bd. 30. S 274 und Methoden der prakt. Hygiene. S. 280.

3) Literatur der Gärungsprobe: Ad. Schmidt, Deutsches Archiv f. klin. Med. Bd. 61. S. 280 u. 545. — Kongress f. innere Medizin. 1898 u. 1899. — Berlin. klin. Wochenschr. 1898. Nr. 41 und 1900. Nr. 51. — J. Strasburger, Deutsches Archiv f. klin. Med. Bd. 61. S. 571 und Bd. 67. S. 238 u. 531. — Schmidt und Strasburger, Deutsches Archiv f. klin Med. Bd. 69. S. 570- — Pusch, Inaug.-Dissert. Bonn 1898. — Callomon, Jahrb. f. Kinderheilk. 1899. N. F. Bd. 1. S. 369. — Seymour Basch, Zeitschr. für klin. Med. Bd. 37. H. 5. — Philippsohn, Berl. klin. Wochenschr. 1900. Nr. 44. — Kersbergen, Inaug.-Dissert. Leiden 1900 und Deutsches Archiv f. klin. Med. Bd. 68. S. 431. — Ad. Schmidt, Die Funktionsprüfung des Darmes mittels der Probekost. Wiesbaden. 1. Aufl. 1904. S. 24 u. 49. 2. Aufl. 1908. S. 20 u. 62. — Delug, Wiener klin. Wochenschr. 1908. S. 727. — Münzer, Archiv f. Verdauungskrankh. 1908. S. 25 und Verhandl. d. Kongr. f. innere Medizin. 1908. S. 253. — Nothnagel, Erkrankungen des Darms und des Peritoneum. 2. Aufl. 1903. S. 68. — H. Strauss, Berl. klin. Wochenschr. 1904. Nr. 41. — Kuttner, Deutsche med. Wochenschr. 1907. Nr. 43. — Haarley and Goodbody, The chemic investig. of gastric. a. intest. diseases. London 1906. — H. Meyer, Deutsches Archiv f. klin. Med. Bd. 92. 1908. S. 452. — Ad. Schmidt, Daselbst. S. 471. — Schmidt, Referat auf d. Kongr. f. innere Med. 1908 mit zugehöriger Diskussion.

den üblichen chemischen Methoden und der Gärungsprobe ist also ein grosser. Erstere bestimmen sämtliche ausgeschiedene Stärke ohne Rücksicht auf ihre Qualität und ihr Vorkommen, ohne Rücksicht ferner auf die Frage, ob man überhaupt ihre Verdauung erwarten konnte oder nicht. Die Gärungsprobe fasst vor allem letztere Punkte ins Auge. Da die leichte Zugänglichkeit der Kohlehydrate für die Verdauungssäfte bei der Gärungsprobe das Maassgebende ist, so erhalten wir dadurch auch ein Urteil über die Leistung des Verdauungsapparates. Bedienen wir uns ausserdem einer bestimmten gleichbleibenden Kost, „Probediät" (s. S. 5), deren Einfluss auf den Ausfall der Gärungsprobe unter normalen Verhältnissen bekannt ist, so haben wir in dieser Probe einen Gradmesser für die Funktionstüchtigkeit der Verdauungswerkzeuge. Werden durch die Gärung mehr Kohlehydrate nachgewiesen, als der Norm entspricht, so sind das immer nur solche, welche den Verdauungssäften leicht zugänglich waren, also unter den gegebenen Verhältnissen normalerweise hätten verdaut werden müssen.

Das Prinzip, welches der Gärungsprobe den Nachweis leicht zugänglicher Kohlehydrate ermöglicht, ist das der Nachverdauung. Die Stärke, welche den Verdauungssäften zugänglich ist, wird durch die im Kot stets anwesende Diastase verzuckert. Des Zuckers bemächtigen sich nun die Darmbakterien und bringen ihn unter Gasentwicklung zur Vergärung. Aus dieser Gasbildung wird auf die Anwesenheit von Stärke geschlossen. Dabei ist freilich zu berücksichtigen, dass nicht nur bei der Kohlehydratgärung, sondern auch bei der Eiweissfäulnis, die unter Umständen im Kot auftritt, Gas gebildet werden kann. Man schützt sich vor einem eventuellen Irrtum, indem man nur die von Schmidt so genannte Frühgärung (der ersten 24 Stunden) berücksichtigt und auf zunehmende Säuerung der Fäzes achtet.

Die Gärungsprobe wird in folgender Weise ausgeführt (wir berücksichtigen hier zunächst nur die Probe mit den Fäzes selbst und verweisen bezüglich der klinischen Schlüsse, welche im Anschluss an die Probediät mit ihr gewonnen werden können, auf die diagnostischen Bemerkungen): Von dem gut durchgerührten Kot wird mittels eines geeigneten Instrumentes (Holzspatels) ein wallnussgrosser Teil (ca. 5 g) abgeteilt. Von harten Stühlen nimmt man entsprechend weniger, von dünnen mehr, so dass stets annähernd dieselbe Menge Trockensubstanz verarbeitet wird. (Eine grössere Genauigkeit ist für diagnostische Zwecke nicht erforderlich.) In dem Grundgefäss (a) des Gärungsröhrchens von Strasburger (s. Fig. 3) wird der Kot mit Wasser gut verrührt. Dann nimmt man die beiden Gefässe b und c von ihrem Gummipfropfen ab, legt sie beiseite und setzt den grossen Gummipfropfen (der vermittels der beiden Glasröhrchen mit den kleinen Propfen in Verbindung bleibt) auf das Grundgefäss (a) auf, drückt ihn soweit als nötig in das Gefäss hinein und achtet darauf, dass dabei alle über der Kotaufschwemmung befindliche Luft durch das Glasröhrchen in der Durchbohrung des Stopfens ausgetrieben wird. Das Gefäss b wird nun mit der Spitze nach unten gehalten, mit Leitungswasser gefüllt und, indem man das Grundgefäss mit dem daranhängenden kleinen Stopfen überstülpt, mit dem dem Grundgefäss zunächst liegenden kleinen Gummipfropfen verschlossen. Man schiebt auch jetzt wieder den Stopfen so weit vor, bis alle Luft aus dem Gefäss b entfernt ist. Jetzt stellt man das Ganze wieder aufrecht und setzt zum Schluss das Gefäss c, welches an der Spitze mit einem kleinen Loch versehen ist, auf. Man beachte auf der Fig. 3, wie weit die verbindenden Glasröhrchen in das Lumen der grösseren Gefässe hineinragen. Ist der Apparat richtig zusammengesetzt, so ist das Gefäss a vollständig mit Kotaufschwemmung, Gefäss b mit Leitungswasser, ohne Luftblasen, gefüllt, während Gefäss c leer bleibt. Der Gärungsapparat wird nun für 24 Stunden in den auf 37° C geheizten Brutschrank gestellt. Entwickelt sich aus den Fäzes Gas, so steigt dieses in das Rohr b hinauf, aus dem eine entsprechende Menge Wasser nach dem Steigrohr c verdrängt wird. Um die Menge des gebildeten Gases zu beurteilen, wäre es das Nächstliegende gewesen, die Höhe der Gassäule im Gefäss b zu messen.

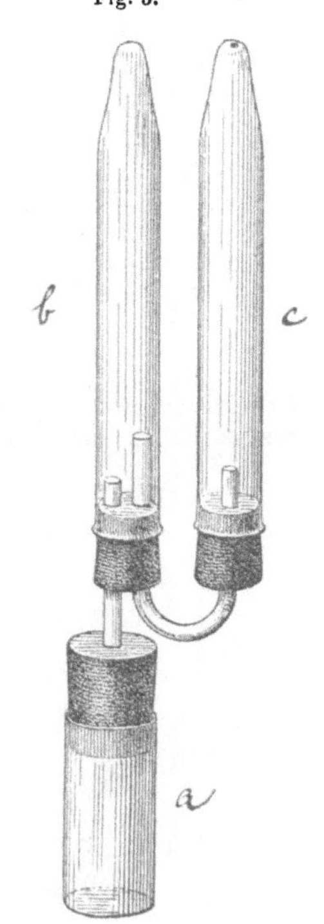

Fig. 3.

Es zeigte sich aber sehr bald, dass dies nicht statthaft ist, da die Kotaufschwemmung in der Regel nicht dünnflüssig genug ist, um alles in ihr gebildete Gas nach oben steigen zu lassen. Gerade bei den Fällen starker Gärung beobachtet man vielmehr vielfach, dass ein erheblicher Teil des Gases im unteren Gefäss bleibt, den Kot innig durchsetzt und auseinander treibt. Infolgedessen werden Fäzes in das obere Rohr verdrängt und die Menge des tatsächlich gebildeten Gases ist viel grösser, als die Messung der Luftsäule im oberen Rohr angibt. Aus diesen Erwägungen heraus wurde das dritte Rohr (c) angefügt und anstelle der Höhe des Gases im zweiten Rohr die Höhe des Wasserstandes im dritten Rohr als Kriterium für die Grösse der Gärung benutzt. Denn die Menge des nach c verdrängten Wassers muss unter allen Umständen der gebildeten Gasmenge entsprechen, gleichgültig, ob dieses vollständig in das Rohr b gelangt oder teilweise im Grundgefäss a bleibt. Wir lesen also nach Herausnahme des Gärungsgefässes aus dem Brutschrank die Höhe des Wasserstandes in dem Steigrohr c ab. Um immer dieselben Vergleichswerte zu erhalten, empfiehlt es sich, die Ablesung gleich nach der Herausnahme des Apparates aus dem Brütschrank vorzunehmen. Anderenfalls würde wegen der Abkühlung eine Kontraktion des Gases erfolgen, die die gebildete Menge etwas geringer erscheinen liesse. Nach der Ablesung nimmt man das Gärungsgefäss auseinander, überzeugt sich dabei eventuell durch den Geruch von der Art des gebildeten Gases, prüft im unteren Gefäss mit Lackmuspapier die Reaktion und vergleicht diese mit der Reaktion vor Anstellung der Probe.

Gärungsröhrchen nach Strasburger. Ursprüngliche Form. ⅓ d. natürl. Grösse.

Neuerdings haben mehrere Autoren Modifikationen des Gärungsröhrchens angegeben.

Das Gärungsröhrchen von Bauermeister[1]) (Fig. 4) hat den Vorzug grösserer Standhaftigkeit und kann auch in einem niedrigen Brutschrank Platz finden. Da das Gefäss zur Ablesung des Wasserstandes breiter ist, als bei dem Strasburgerschen Modell, so ist die Messung etwas weniger genau, was aber nicht viel zu sagen hat.

Delug[2]) will es vermeiden, dass Kot aus dem Grundgefäss in das obere Gefäss hineingelange und gibt an, dies erreicht zu haben durch Unterbrechung der geraden Richtung des Steigrohrs durch eine Kugel, um die sich das Steigrohr herumwindet (Fig. 5). An der Spitze des Gasrezipienten befindet sich ein Hahn zum Ablassen des Gases, das man leicht zur Analyse gewinnen kann, wenn man, bei offenem Hahn, Wasser in das dritte, etwas höher hinaufreichende Rohr giesst. Ich (Strasburger) habe mich jedoch, besonders bei stärkerer Gärung, nicht davon überzeugen können, dass durch die Kugel und die gewundene Form des Steigrohrs mit einiger Sicherheit das Hinaufsteigen von Kot in das obere Gefäss verhindert wird. Der Apparat von Delug ist ferner verhältnismässig teuer. Wegen seiner Höhe beansprucht er einen ziemlich grossen Brutschrank, falls man sich nicht darauf beschränken will, die Gärung bei Zimmer-

---

1) Ad. Schmidt, Die Funktionsprüfung des Darms. 2. Aufl. S. 21.
2) Wiener klin. Wochenschr. 1908. S. 727.

temperatur erfolgen zu lassen. Nach Delug wird in diesem Falle beiläufig $1/3$ weniger Gas gebildet.

Münzer[1]) will es vermeiden, dass beim Zusammensetzen des Gärungsgefässes (von Strasburger) Luft von a nach b gelangen kann. Er hat deshalb bei seinem Modell (Fig. 6) an dem Verbindungsrohr, zwischen dem Grundgefäss und dem Gasrezipienten, eine T-förmige Abzweigung angebracht, die mit einem Quetschhahn bzw. eigenartig konstruierten Glashahn geschlossen wird. Beim Zusammensetzen des Gefässes wird der Hahn zuerst offen gelassen und erst dann geschlossen, wenn der Gärungsapparat im Brutschrank warm geworden und alle Luft entwichen ist. Um leicht Gas aus dem Rezipienten entnehmen zu können, hat Münzer das Verbindungsrohr zwischen a und b so weit verlängert, dass es bis in die Spitze des Gasrezipienten hineinragt. Verunreinigung der Hände soll sich ferner bei diesem Apparat leichter, als bei dem von Strasburger konstruierten vermeiden lassen. Der Apparat von Münzer wird seinem Zwecke zweifellos gerecht. Indessen möchte ich hervorheben, dass auch ohne die Anbringung des seitlichen Rohrs das Eindringen von Luft in das obere Gefäss vermieden werden kann, wenn

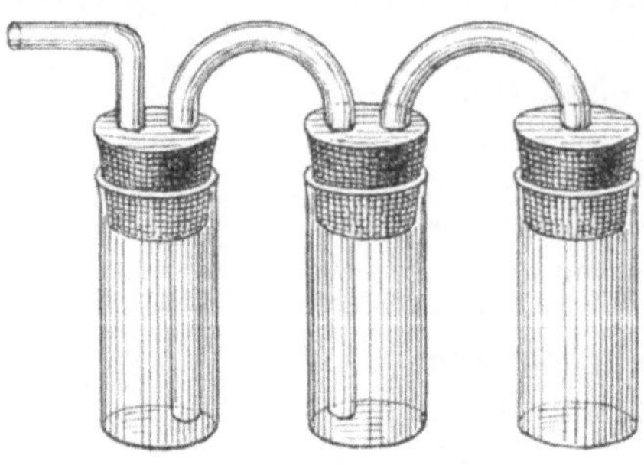

Fig. 4.

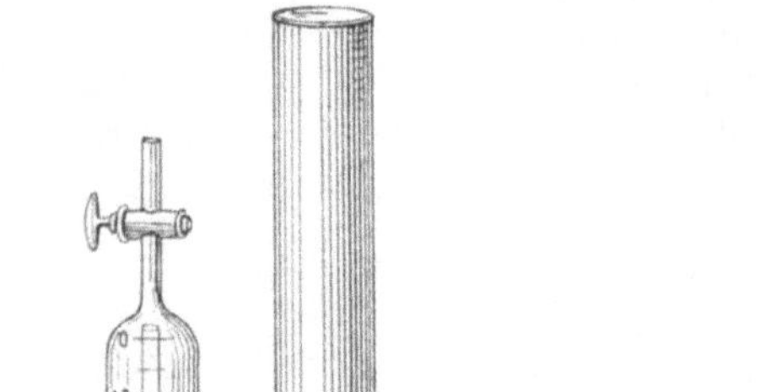

Fig. 5.

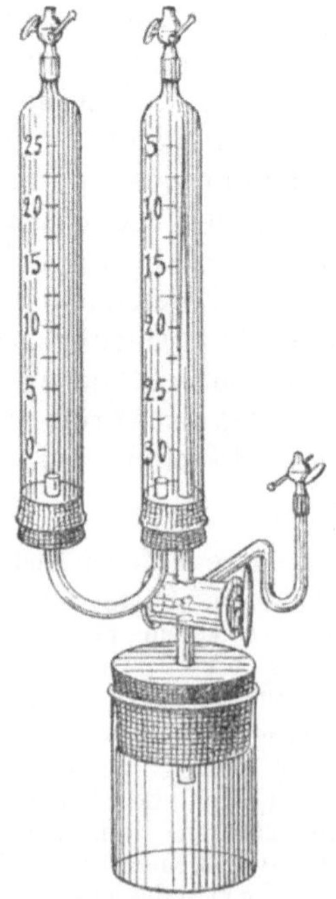

Fig. 6.

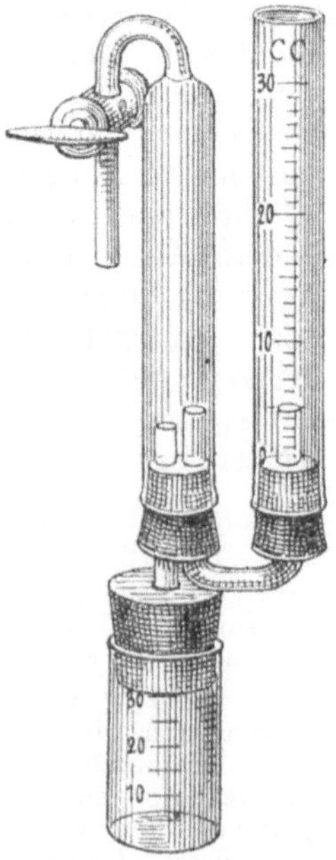

Fig. 7.

man das von mir angegebene Gärungsröhrchen so zusammensetzt, wie es im Vorhergehenden ausführlich geschildert wurde. Auch meine ich, dass sich bei einiger Uebung auch bei meinem Röhrchen Beschmutzung der Finger ganz gut vermeiden lässt. Um allen Ansprüchen gerecht

1) Archiv f. Verdauungskrankh. 1908. S. 25.

zu werden, bemühte ich mich indessen, auch mein Röhrchen zu verbessern[1]) (Fig. 7). Das Grundgefäss ist bis 30 ccm graduiert. Genau so weit soll der Pfropfen vorgeschoben werden. An dem oberen Ende des Röhrchens b befindet sich ein Glas- oder Quetschhahn (letzterer ist billiger), um nach Bedarf Gas zur Untersuchung entnehmen zu können. Das Gefäss c ist ganz offen und bis 30 ccm graduiert. Will man überhaupt eine Graduierung am Steigrohr anbringen, so muss diese am Gefäss c, nicht am Gefäss b, wie sich dies wohl bei anderen Gärungsapparaten findet, angebracht sein, da sie hier aus den früher genannten Gründen keine Verwendung finden kann. Damit der Gärungsapparat auch in einen kleinen Brutschrank hineinpasst, ist er etwas niedriger als das frühere Modell gehalten. Man kann zum Erwärmen des Grundgefässes auch wohl einen kleinen Warmwasserapparat[2]) benutzen (Fig. 8), der sich durch die Wärme eines Nachtlichtes annähernd auf der gewünschten Temperatur erhalten lässt.

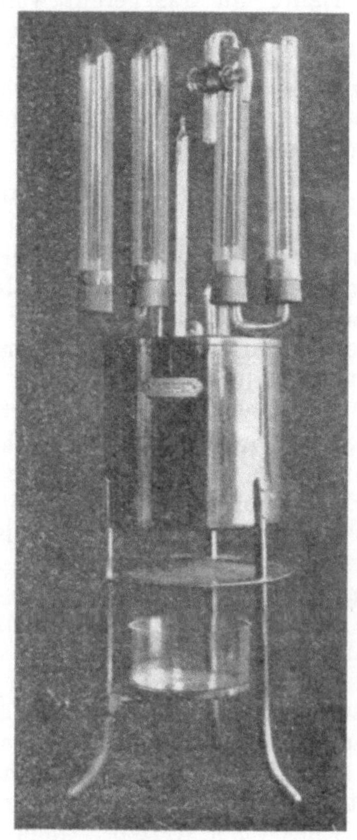

Fig. 8.

Würde nun aus einer bestimmten Menge Stärke stets die gleiche Menge Gas entwickelt, so hätten wir eine sehr gute quantitative Methode zum Nachweis der leicht angreifbaren Kohlehydrate in den Fäzes vor uns. So einfach liegen die Verhältnisse aber leider nicht. Von einer Fehlerquelle können wir absehen; sie beruht darauf, dass ein Teil des gebildeten Gases vom Wasser des Gärungsgefässes absorbiert wird, denn dieser Fehler ist stets annähernd der gleiche und kann empirisch bestimmt werden. (Uebrigens sei darauf aufmerksam gemacht, dass wir bei unseren Gärungsversuchen Leitungswasser verwandt haben, welches immer teilweise mit Kohlensäure gesättigt ist. Nimmt man statt dessen, wie dies bei einigen Autoren zu lesen ist, destilliertes oder sterilisiertes Wasser, so wird von dem gebildetem Gas, das in der Hauptsache aus Kohlensäure besteht, mehr vom Wasser des Gärungsgefässes aufgenommen. Die Gärung erscheint geringer. Leichte Grade von Gärung können u. U. übersehen werden.) Schlimmer ist der Umstand, dass der Gärungsprozess im Kot ein sehr komplizierter Vorgang ist, der in verschiedener Weise ablaufen kann. Je nach den Mengenverhältnissen von diastatischem Ferment, Eiweisssubstanzen (als Nährboden für die Bakterien) und Kohlehydraten wird aus dem gleichen Quantum Stärke bald mehr bald weniger Gas entwickelt. Die Hauptrolle spielen aber die Bakterien selbst, die je nachdem die Stärke mit oder ohne Gasbildung vergären.

Der Ausfall der Gärungsprobe erlaubt daher nur annähernde quantitative Schlüsse, und zwar nur in positivem Sinne. Ist viel Gas gebildet worden unter den Merkmalen der Frühgärung, so war auch viel Stärke im Kot. Ist dagegen wenig oder kein Gas aufgetreten, so darf daraus noch nicht Abwesenheit von Stärke gefolgert werden. Besonders bei pathologischen Stühlen ist das nicht

---

1) Zu erhalten bei der Firma C. Gerhardt, Fabrik und Lager chemischer Apparate in Bonn, Bornheimer Strasse. Die Firma B. B. Cassel in Frankfurt a. M. hat neuerdings das Grundgefäss mit einem Fuss zum Stehen versehen.
2) Ebenfalls zu erhalten bei C. Gerhardt, Bonn.

gestattet, während bei normal aussehenden Fäzes der negative Ausfall der Gärungsprobe immerhin mit Wahrscheinlichkeit die Abwesenheit von Stärke annehmen lässt, denn Stühle, die sich dem normalen Aussehen nähern, pflegen, falls sie Stärke enthalten, auch Gas daraus zu bilden. Einen gewissen Anhalt für das Verhältnis zwischen Stärkemenge und Gasbildung liefert die Tatsache, dass bei mehrfachen Versuchen mit normalen Fäzes nach Zusatz von 0,1 g Stärke die Gärung so verlief, dass das Steigrohr (welches 30 ccm Inhalt hat) zur Hälfte mit Gas gefüllt wurde.

Für diagnostische Zwecke nahmen wir früher einen positiven Ausfall der Gärungsprobe dann an, wenn bei Probediät aus ca. 1 g Trockensubstanz der Fäzes mehr als $^1/_4$—$^1/_3$ Röhrchen Gas gebildet wurde. Neuerdings haben wir die Grenze etwas weiter gesteckt, bis zu $^1/_2$ des Röhrchens (s. diagnostische Bemerkungen).

b) Vorkommen der Stärke im Kot.

Wie früher erwähnt, lässt sich der Gehalt der Fäzes an Stickstoff und Fett aus verschiedenen Quellen herleiten, so dass es oft schwer oder unmöglich ist, festzustellen, wie gross die Beteiligung jedes einzelnen Faktors ausfällt. Für die Stärke im Kot aber haben wir nur einen Ursprungsort, die eingeführte Nahrung. Wieviel Stärke im Stuhl wiedererscheint, hängt daher vor allem von der Art und Menge des jedesmal Genossenen ab. In zweiter Linie ist die Funktionstüchtigkeit des Verdauungsapparates zu berücksichtigen. Wir betrachten zunächst den

α) Einfluss der Ernährung: Unstreitig die wichtigste Rolle spielt die Form, in welcher die Stärke genossen wird und damit ihre Zugänglichkeit für die Verdauungssäfte. Reines Stärkemehl wird so gut verdaut, dass in den Fäzes nur wenig wieder zu finden ist. Es erhellt dies aus Rubners[1]) Ausnutzungsversuchen mit feinem Mehl. Zuntz und Magnus-Levy[2]) erhielten noch günstigere Resultate. Betont muss aber werden, dass gewisse Stärkesorten nur dann so gut verdaulich sind, wenn sie durch Kochen oder Backen aufgeschlossen wurden. Rohes Mehl verhält sich in diesem Punkt wesentlich anders. Mit Hilfe des Mikroskops hat Strasburger[3]) häufig wahrgenommen, dass rohe Kartoffelstärke der Nahrung mit den Fäzes in grossen Mengen wiedererscheint (vgl. S. 75). Für Weizenstärke gilt nicht das Gleiche.

Fofanow[4]) hat neuerdings die Frage auch quantitativ mit Hilfe des Ausnutzungsversuches geprüft. Er fand, dass ein Unterschied der Ausnutzbarkeit zwischen roher Weizen-, Hafer- und Reisstärke nicht besteht, und dass diese drei Stärkearten in Mengen von 50 g vom gesunden Menschen fast ohne Rest verdaut werden. Die Ausnutzung ist annähernd die gleiche wie in gekochtem oder gebackenem Zustande. Hingegen zeigte sich, dass der im Kot wiedererscheinende Prozentgehalt roher Kartoffelstärke etwa 2,5 bis 4mal grösser war als bei den übrigen geprüften Stärkearten. Der Gehalt des trockenen Kotes an Stärke war nach Eingabe von 50 g roher Kartoffelstärke etwa 10—14 pCt. Noch schlechter wurde die Verdauung, wenn die Kartoffelstärke in den (künstlich voneinander isolierten) rohen Kartoffelzellen gereicht wurde.

Vollkommen passt hierher die Angabe Hammarstens[5]), dass der Mundspeichel rohe Roggen- und Maisstärke nach 2—6 Minuten etwas, rohe Kartoffelstärke erst nach 2—4 Stunden

1) Zeitschr. f. Biologie. 1883. S. 45.
2) Pflügers Archiv. Bd. 49. S. 454.
3) Deutsches Archiv f. klin. Med. Bd. 61. S. 579.
4) Zeitschr. f. klin. Med. Bd. 72. 1911. S. 257.
5) Zit. nach Neumeister, Lehrbuch der phys. Chemie. 2. Aufl. S. 287.

entsprechend verzuckert. Nach dem Kochen, gibt Hammarsten an, fällt der Unterschied fort. Nach Baranetzky[1]) werden durch Diastase Buchweizenkörner sehr leicht, Kartoffel- und Reisstärke schwierig angegriffen.

Anwesenheit von roher Kartoffelstärke im Stuhl, ein Beweis für deren schwere Verdaulichkeit, kommt sicher bei vielen, mit Kartoffelmehl hergestellten Gebäcken in Frage, die im Innern häufig nicht genügend gar sind.

Von grösstem Einfluss auf den Stärkegehalt des Kots ist, wie schon Rubner[2]) und Tappeiner[3]) erkannten, der Einschluss der Stärke in Zellulosehüllen. Eine Verdauung der Stärke ist ja dann erst möglich, wenn sie aus ihren Zellen frei gemacht ist.

Dies kann auf zweierlei Weise erfolgen: 1. Auf mechanischem Wege, durch Zerkleinern, resp. feines Mahlen der Nahrung oder Sprengen der Hülsen beim Kochprozess. Auch die Art, wie gekaut wird und die Beschaffenheit der Zähne ist naturgemäss von Einfluss. Ebenso ist der Darm imstande, vermöge seiner Peristaltik manche Zellen zu öffnen; seine Kräfte dürften aber in dieser Hinsicht nur bescheiden sein. 2. Durch Auflösung der Zellulose. Ein eigenes Ferment, das für diesen Zweck vom Körper abgesondert würde, ist bis jetzt nicht bekannt, und wir sind wohl auf die Mithilfe von Bakterien angewiesen. So kann beim Menschen, zwar nicht so reichlich wie etwa beim Wiederkäuer, aber doch in nicht zu unterschätzendem Maasse durch bakterielle Verdauung der Zellen Stärke in Freiheit gesetzt werden. Es beschränkt sich aber der Vorgang auf junge, zarte Zellulose; ältere Zellen werden beim Menschen nicht angegriffen.

Liegen nun die Verhältnisse so, dass die Stärkekörner auf irgend einem Wege aus ihren Hülsen befreit sind oder leicht aus ihnen herausgelangen können, so findet sich in den Fäzes nur wenig Stärke vor, umgekehrten Falles unter Umständen sehr viel: Ganze Bohnen oder Linsen passieren häufig unverändert den Verdauungskanal [Prausnitz[4])], um nur ein klassisches Beispiel anzuführen.

Um einen zahlenmässigen Einblick in das Verhältnis zwischen zugeführten und ausgeschiedenen Kohlehydraten zu erhalten, sind leider die in der Literatur[5]) vorhandenen Angaben grösstenteils unbrauchbar und zwar wegen der fehlerhaften Methodik. Wir beschränken uns deshalb darauf, einige spezielle Beispiele herauszugreifen:

Wollen wir den Einfluss der Aufschliessbarkeit der Nahrung erkennen, so müssen wir solche Versuche miteinander vergleichen, bei denen annähernd gleiche Mengen von Kohlehydrat, aber in verschiedener Form genossen wurden, und berücksichtigen die absoluten Mengen der ausgeschiedenen Kohlehydrate.

Besonders instruktiv sind die Versuche mit verschiedenen Brotsorten. Ein schwer schätzbarer Teil der Kohlehydratzunahme im Kot kommt allerdings auf Zellulose. In dem unter „3" aufgeführten Versuch wurde übrigens von Rubner

1) Die stärkeumbildenden Fermente in den Pflanzen. Leipzig 1878. S. 37.
2) Zeitschr. f. Biologie. Bd. 19. S. 74.
3) Zeitschr. f. Biologie. Bd. 20. S. 119.
4) Zeitschr. f. Biologie. Bd. 26. S. 231.
5) Rubner, Zeitschr. f. Biologie. 1879. S. 115; 1880. S. 119; 1883. S. 45. — C. von Voit, Zeitschr. f. Biologie. 1889. S. 232. — Zuntz u. Magnus-Levy, Pflügers Arch. Bd. 49. S. 438. — Magnus-Levy, Pflügers Arch. Bd. 53. S. 549. — Constantinidi, Zeitschr. f. Biologie. 1887. S. 433. — Wicke, Arch. f. Hygiene. Bd. 11. S. 345. — H. Weigmann, Bei König, Chemie der menschlichen Nahrungs- und Genussmittel. 3. Aufl. Bd. 1. S. 48. — Cramer, Zeitschr. f. physiol. Chemie. Bd. 6. S. 346. — Hultgren u. Landergren, Pflügers Arch. Bd. 60. S. 226. — Hofmann, Fleischnahrung und Fleischkonserven. Leipzig 1880. Zit. bei Hultgren, S. 225. — Meinert, Bär u. Jeserich, Ueber Massenernährung. Untersuch. aus der Strafanstalt Plötzensee. Berlin 1885. S. 73 u. 74. — H. Malfatti, Sitzungsberichte der Wiener Akad. der Wissenschaften. 1884. Bd. 89. III. Abt. Dez.-Heft. — Manfredi, Arch. f. Hygiene. Bd. 17. S. 589. — De Giaxa, Annal. del Istit. d'igiene di Roma. 1892. II. Zit. bei Hultgren, S. 226. — Albertoni u. Ivo Novi, zit. bei Hultgren, S. 226.

Einfluss der Aufschliessbarkeit der Nahrung.

| Art der Nahrung | Kohlehydrat der | | Autor |
	Nahrung g	Fäzes g	
1. Feinstes Weizenmehl	528,8	5,83	Rubner
2. Mittleres Mehl	507,9	13,10	
3. Mehl aus ganzem Korn . . .	504,5	37,23	
4. Brot aus geschältem Roggen .	515,6	45,7	Wicke
5. Desgleichen ungeschält . . .	418,6	61,4	
6. Reis	493	4,0	Rubner
7. Spätzeln	557,5	9,0	
8. Mais	563	18,0	
9. Erbsen	587,9	41,0	

eine Bestimmung der Hülsen in den Fäzes ausgeführt und deren Anteil auf 29—34 pCt. festgelegt. Bringen wir diese Zahl in Anrechnung, so ergibt sich immer noch eine beträchtliche Vermehrung der Stärke im Kot.

Der Einfluss der Menge eingeführter Kohlehydrate ist aus Versuchen zu ersehen, bei denen gleich schwer aufschliessbare Nahrungsmittel in verschiedenen Quantitäten verabreicht wurden. Es steht uns in dieser Beziehung nur ein geringes Material zur Verfügung:

Einfluss der Menge der Nahrung.

| Art der Nahrung | Kohlehydrat der | | Autor |
	Nahrung g	Fäzes g	
Weissbrot . . .	391,1	6,0	Rubner
„ . . .	670,1	5,0	
Erbsen 574,5 . .	—	14,44	Malfatti
„ 600,0 . .	357,0	12,9	Rubner
„ 959,8 . .	587,9	41,0	

Hier findet sich ein Unterschied, je nachdem die in verschiedenen Mengen genossenen Speisen leicht oder schwer verdaulich waren. Bei Weissbrot machte es nichts aus, ob die Nahrung 391 oder 670 g Kohlehydrate enthielt. Bei den schwer ausnutzbaren Erbsen ist dagegen der Einfluss der Menge sehr erheblich. Im Gegensatz zum erstgenannten Verhalten fand allerdings Strasburger[1]), dass bei einer sehr blanden Diät (Zufuhr von Mehlsuppen aus Weizen- resp. Kartoffelmehl) bei derselben Versuchsperson 50 g Mehl keine, 100 g beträchtliche Nachgärung der Fäzes veranlassten, die auf Stärke zu beziehen war. Die angewandte Methodik (Gärungsprobe) war allerdings viel empfindlicher, als die von Rubner ausgeführte Berechnung der N-freien Extraktivstoffe.

Nach Versuchen von H. Wolff[2]), erst an zwei Hunden, dann an zwei Menschen, kann durch Zugabe von Fleischextrakt zur Kost die Ausnutzung der Nahrung, insbesondere der Stärke, verbessert werden.

β) Einfluss der Funktion des Verdauungsapparates auf das Vorkommen von Stärke im Kot. Im Vorhergehenden haben wir gesehen, dass je nach Art und Menge der Nahrung der Stärkegehalt des Kotes sehr grossen

---

1) Deutsches Arch. f. klin. Med. Bd. 61. S. 581.
2) Zeitschr. f. klin. Med. Bd. 74. 1912. S. 302 und Bd. 76. 1912. S. 66.

Schwankungen unterworfen ist. Wie weit hier die individuelle Fähigkeit der Verdauungswerkzeuge, mit der Nahrung fertig zu werden, ausserdem noch eine Rolle spielt, lässt sich nicht erkennen. Das erste Erfordernis, um diese klinisch bedeutungsvolle Frage zu studieren, besteht darin, dass man die Differenzen, welche durch die Ernährungsweise hervorgerufen sind, fortschafft, mit anderen Worten eine einheitliche Nahrung verabfolgt. Diese muss so beschaffen sein, dass sie auch die Anwendung bei geschwächten Verdauungsorganen gestattet, um das Erkennen pathologischer Momente zu ermöglichen.

Die Ernährungsweise bei den bisher besprochenen Ausnützungsversuchen erfüllt diese Forderung zumeist so wenig, dass sie sogar an gesunde Verdauungswerkzeuge Ansprüche stellt, die im gewöhnlichen Leben nicht an sie herantreten und denen sie auch nicht gewachsen sind. Man betrachte nur den Hinweis verschiedener Autoren, dass die Fäzes während der Ausnützungsversuche oder am Schluss derselben stark sauer und von Gasblasen durchsetzt waren und dass teilweise Diarrhoe bestand.

Eine für das Studium der Verdauungsfunktionen geeignete Diät wurde von Schmidt und Strasburger ausgearbeitet. Es ist die S. 5 beschriebene Probediät.

1. Normales Verhalten. Erwachsene: Untersucht man zum Nachweis der Stärke die Fäzes mit Hilfe der Gärungsprobe, so findet man, dass die meisten gesunden Erwachsenen bei Probediät keine Kotgärung aufweisen. Um die Grenzen der Kohlehydratverdauung noch genauer zu bestimmen, bedienten wir uns seinerzeit[1]) dreier Diätformen, von denen die erste die geringsten Ansprüche bezüglich der Stärkeverdauung stellte, die zweite im wesentlichen der nachher allein von uns benutzten „Probediät" entsprach, während die dritte Form an Stelle der 100 g Zwieback 250 g Milchbrötchen setzte. Es zeigte sich, dass nach Verabreichung der ersten Diätform normalerweise bei Erwachsenen niemals die Gärungsprobe positiv ausfiel, nach der dritten Form hingegen ein Teil der Versuchspersonen Nachgärung zeigte, ein anderer Teil aber die Stärke immer noch so gut ausnutzte, dass die Gärung ausblieb. Es bestehen also normalerweise deutliche Differenzen in der Leistungsfähigkeit der Verdauungswerkzeuge verschiedener Personen bei einer und derselben Nahrung.

Die Quantitäten Stärke, welche bei der zweiten Probekost von 3 verschiedenen normalen Personen ausgeschieden wurden, haben wir durch direkte Analysen[2]) (Doppelbestimmungen mit der Kupferrhodanürmethode) ermittelt und benutzen sie als Vergleichszahlen mit den Werten, die bei krankhaften Zuständen zu finden sind.

Normale Verdauung bei Erwachsenen.

Nr.	Gesamtmenge des Kotes in g				Prozent-Gehalt an Trockensubstanz	Kohlehydrat als Zucker berechnet in g		Prozent-Gehalt des trockenen Kotes an Kohlehydrat
	für 3 Tage		für 1 Tag			für 3 Tage	für 1 Tag	
	frisch	trocken	frisch	trocken				
1	259,5	60,3	86,5	20,1	23,23	2,90	0,97	4,81
2	219,0	62,0	73,0	20,7	28,31	1,40	0,47	2,26
2	270,0	55,6	90,0	18,5	20,59	1,44	0,48	2,59

1) Strasburger, Deutsches Archiv f. klin. Med. Bd. 61. S. 584.
2) Schmidt u. Strasburger, Deutsches Archiv f klin. Med. Bd. 69. S. 576.

Nach v. Oefele[1]) enthält bei freigewählter, gemischter Kost die Trockensubstanz des Kotes normalerweise 2—6 pCt. invertierbare Kohlehydrate. 6 bis 8 pCt. hätten als subpathologisch, über 8 pCt. als pathologisch zu gelten.

Säuglinge: Was die Stärkeverdauung beim Säugling betrifft, so glaubte man früher, dass Kinder vor dem Alter von 6 Monaten kein diastatisches Ferment absondern und daher nicht imstande seien, stärkehaltige Nahrung zu assimilieren. Sagte doch Biedert[2]): „Man steht eigentlich schon jenseits der Grenze, wenn man Stärkemehl dem ganz kleinen Kinde bietet, das für jenes keine Verdauungskraft hat." Nachdem aber neuere Untersuchungen lehrten, dass bereits das neugeborene Kind in einer Drüse, das dreiwöchige in zwei, das zweimonatige in den drei hauptsächlichsten Speicheldrüsen über gewisse Mengen Stärkemehl spaltenden Fermentes verfügt, bedurften die, bei den meisten Kinderärzten als Dogma bestehenden Anschauungen über Unverdaulichkeit der Stärke einer Nachprüfung. Heubner und Carstens[3]) traten an die Frage mit Hilfe des Ausnutzungsversuches heran:

Versuche mit Reismehl an 3 Säuglingen zeigten, dass bei dem ersten Kind, welches nur an einer geringen Dyspepsie litt, der Kot keinerlei Stärke enthielt. Auch bei den zwei anderen Kindern, obgleich sie sich in sehr elendem Zustand befanden, wurden nur mässige Stärkemengen ausgeschieden. (Bei Fall 2 enthielt die Trockensubstanz des Kotes immerhin 4,7 pCt. Stärke.) Bei ganz gesunden Säuglingen würden die Zahlen also wohl noch günstiger ausgefallen sein.

Gegen diese Versuche wendete Schlossmann[4]) ein, dass das Fehlen von Stärke, bzw. das Vorhandensein nur geringer Mengen im Kot noch nicht beweise, dass der Säugling das Mehl wirklich ausgenutzt habe. Nach seiner Ansicht müsse vielmehr ein grosser Teil im Darm durch Gärung zersetzt worden sein. Die Kritik Schlossmans ging nun allerdings zu weit und wurde von Heubner[5]) energisch zurückgewiesen. Immerhin enthielt sie entschieden einen berechtigten Kern und es musste in der Tat auffallen, dass Heubner und Carstens bei ihren Versuchen die Möglichkeit der Stärkevergärung im Darm nicht berücksichtigt hatten. Von diesen Gesichtspunkten aus prüfte Hedenius[6]) in der Breslauer Kinderklinik die Frage noch einmal mit sorgfältiger Methodik an 10 meist schon älteren Säuglingen, unter Anwendung reiner Mehle, sowie verschiedener Mehlgemische. Es zeigte sich, dass etwa $2—4\frac{1}{2}$ pCt. des eingeführten Mehles im Kot wiedergefunden wurden und die Trockensubstanz des Kotes bis zu 24,78 pCt. aus Kohlehydraten bestand. Diese Zahlen sind also, was die Stärkeverdauung anbelangt, wesentlich ungünstiger als die von Heubner und Carstens, und liegen auch ganz beträchtlich über den Werten, die wir bei entsprechender Nahrung vom Erwachsenen her gewöhnt sind. Ausserdem enthielten die Fäzes bei diesen Versuchen wesentlich mehr Säure als bei den Kontrollversuchen mit einfacher Milchnahrung, so dass offenbar ein nicht unbeträchtlicher Teil des Mehles durch Gärung zu Verlust gegangen war. Immerhin fühlten sich die Kinder bei dieser Ernährungsweise verhältnismässig wohl. Ferner war bei einem 2—3 Monate alten Säugling der Kohlehydratverlust grösser als bei den älteren, gesunden Kindern. Auffallenderweise wurde ausserdem gefunden, dass einfache Mehle besser verwertet wurden als komplizierte Gemische, wie Malzsuppe und Zwiebackaufkochung.

1) l. c. S. 80.
2) Kinderernährung im Säuglingsalter. 1900. S. 215.
3) Heubner, Berliner klin. Wochenschr. 1895. S. 201.
4) Jahrbuch f. Kinderheilkunde. Bd. 47. S. 123.
5) Jahrbuch f. Kinderheilkunde. Bd. 47. S. 135.
6) Archiv f. Verdauungskrankh. 1902. S. 379.

Dass individuelle Differenzen bezüglich der Stärkeverdauung bestehen, unter Umständen sogar Differenzen bei demselben Kinde, wenn man zu verschiedenen Zeiten untersucht, beweist auch der Ausfall der Gärungsprobe. So sah Callomon[1]) bei Ernährung mit Mehlsorten, Malzsuppe oder Zwieback beim gleichen gesunden Kinde bald lebhafte, bald keine Nachgärung der Fäzes. Alle diese Versuche, wenn auch nicht mit einer eigentlichen Normalkost ausgeführt, sind bei der Einfachheit der kindlichen Nahrung miteinander ganz gut vergleichbar. Wir können überhaupt hier die Ansprüche bezüglich einer Probediät nicht zu hoch stellen. Callomon hebt hervor, dass je nach dem Alter des Kindes die Diät immerfort abgeändert werden müsste.

Alte Leute nutzen nach den Erfahrungen von H. Schlesinger und Neumann[2]), die sich bei ihren Untersuchungen der Gärungsprobe bedienten, ausserdem die mikroskopische Untersuchung des Kotes heranzogen, Kohlehydrate auffallend gut aus. Diese stellen also für Greise ein besonders geeignetes Nahrungsmittel dar.

R. Kolb[3]) fand bei Gebrauch von Marienbader Kreuz- und Ferdinandsbrunnen in üblichen, nicht stärker abführenden Dosen eine mässige Verschlechterung der Nahrungsausnutzung (bei an sich leicht verdaulicher Kost), die auch die Kohlehydrate mitbetraf (Kupferrhodanürmethode).

2. Pathologisches Verhalten. Ergebnisse mittels der Gärungsprobe oder zuverlässiger Kotanalysen gewonnen: Bei gewissen organischen oder funktionellen Störungen im Verdauungsapparat kann die Aufnahme der Stärke leiden. Es pflegen sich dann grössere Mengen dieses Kohlehydrates im Stuhl zu finden. Vor allem sind krankhafte Vorgänge im Dünndarm und den ihm beigeordneten Drüsen zu beschuldigen, da hier hauptsächlich die Verdauung der Stärke erfolgt. Auch der obere Teil des Dickdarms muss berücksichtigt werden, da der Speisebrei, wenn er in ihn gelangt, noch verschiedenartige Fermente in nicht zu kleinen Mengen enthält. Die Störungen des Darmes, welche zu vermehrter Stärkeausscheidung führen, sind ausgedehnter diffuser Natur. Umschriebene Läsionen, z. B. Geschwüre haben nicht diesen Erfolg. Häufig besteht Diarrhoe, besonders bei den schweren Katarrhen; es braucht aber bei Durchfällen keineswegs die Kotstärke vermehrt zu sein. Letzteres gilt vor allem für solche Diarrhoen, die ihren Ursprung im unteren Dickdarm finden. Man bemerkt weiterhin auch Vermehrung der Stärke, ohne dass eigentliche Diarrhoen bestehen. Das kommt besonders bei der von Schmidt und Strasburger[4]) unter dem Namen „intestinale Gärungsdyspepsie“ beschriebenen Krankheitsform vor. Quantitative und qualitative Untersuchungen über diese verschiedenartigen Verhältnisse fehlten bislang. Die von uns mit der Gärungsprobe gemachten Erfahrungen dürften aber hierüber Aufschluss geben (siehe diagnostische Bemerkungen).

Den Resultaten der Gärungsprobe entsprechen die bei Probediät durch die chemische Analyse gewonnenen Erfahrungen.

Ein Blick auf die nachstehende Tabelle zeigt deutlich die Vermehrung der Stärke im Kot bei Dünndarmerkrankungen. Da die Gesamtmenge der Fäzes erheblich gewachsen ist, so betrifft die Zunahme vornehmlich den absoluten, weniger den Prozentgehalt an Kohlehydraten. Bei Versuch 1—4 handelte es sich um leichtere Darmstörungen. Die Stickstoffsubstanz war in diesen Fällen verhältnismässig nur wenig vermehrt, der Prozentgehalt an Fett sogar geringer, als in der Norm. Solche Stühle neigen zur sauren Gärung, die auf Kosten der

1) Jahrbuch f. Kinderheilkunde. 1899. N. F. Bd. 1. S. 384.
2) Wiener klin. Wochenschr. 1908. Nr. 10.
3) Zeitschr. f. experim. Pathol. u. Ther. Bd. 4. 1907. S. 353.
4) Zitat s. S. 205 sub 2. S. 570.

Stärke erfolgt. Meist kommt diese Gärung schon im Darm in Gang, so dass der Verlust an Kohlehydrat, den die Nahrung erleidet, grösser ist, als sich in dem Stärkegehalt der Fäzes ausdrückt. Im 5. Versuch ist die Stärkemenge am grössten. Trotzdem kam es nicht zu Nachgärung, vielmehr zu Fäulnis, da in diesem Fall der grosse Eiweissgehalt die Gärung verhinderte. Es handelte sich um einen schweren Darmkatarrh. Wir sehen also in den leichten Fällen nur Vermehrung der Stärke, in schweren auch anderer Stoffe, speziell des gelösten Eiweisses.

Darm-Katarrh.

No.	Dauer des Versuches in Tagen	Gesamt-Kot g		Kot für 1 Tag g		Prozent-Gehalt an Trockensubstanz	Stärke als Zucker berechnet g		Prozent-Gehalt des trockenen Kotes an Stärke
		frisch	trocken	frisch	trocken		Gesamtmenge	für 1 Tag	
1	3	284,0	55,0	94,7	18,3	19,36	4,09	1,36	7,43
2	3	465,0	103,4	155,0	34,5	22,24	4,14	1,38	4,00
3	3	486,5	99,3	162,2	33,1	20,62	5,93	1,98	5,97
4	3	1070,0	159,9	356,6	53,3	14,94	5,32	1,77	3,33
5	4	2834,0	357,3	708,5	89,3	12,6	27,37	6,84	7,69

Bemerkungen: Nr. 1—4 sind Fälle von intestinaler Gärungsdyspepsie. Bei Nr. 5 liegt schwerer Darmkatarrh vor, mit dünnem alkalischen Stuhl.

Dies Verhalten steht im Gegensatz zu dem, was, auf Grund unzureichender Analysen, früher gewöhnlich angenommen wurde. So sagte beispielsweise Fr. Müller[1]: „Wenn infolge einer Erkrankung der Darmwand z. B. Darmkatarrh der Kinder, oder der Erwachsenen, oder bei amyolider Degeneration der Schleimhaut die Resorptionsfähigkeit verringert ist, so äussert sich dies bei leichten Graden zuerst in einer Verschlechterung der Fettausnutzung und dem Auftreten von Fettstühlen, erst in schwereren Fällen kommt es unter Diarrhoe auch zu grösseren Stickstoffverlusten, während die Kohlehydrate der Nahrung meist auch dann noch genügend resorbiert werden."

Freilich, wenn wir nur nach den Verlusten fragen, welche die Nahrung erleidet, so sind die Unterschiede zwischen Gesunden und Kranken keine erheblichen. Von der Stärke, die sonst bei milder Diät fast vollkommen ausgenutzt wird, gehen auch bei Krankheiten meist nur wenige Prozent zu Verlust. Betrachten wir aber das Verhältnis der jeweiligen Stärkemengen im Kot zueinander, so wird der Unterschied augenfällig, und der Kliniker kann nicht an ihm vorübergehen, denn mit dieser verhältnismässig geringen Differenz gehen bereits wesentliche Differenzen der Beschaffenheit des gesamten Kotes einher.

Wir betrachten nunmehr den Einfluss pathologischer Zustände von Pankreas, Leber und Magen, sowie die Wirkung einiger anderer Krankheiten, die die Verdauung auf indirektem Wege zu schädigen vermögen. Auch hier konnten wir einige Tatsachen unter Zuhilfenahme der Probediät sammeln. Es zeigte sich, dass bei isolierten Erkrankungen des Magens in den Fäzes in der Regel nicht mehr Stärke gefunden wird, als bei Gesunden. Bei Gallenabschluss beobachteten wir fast niemals eine bezügliche Störung. Da als Kriterium für die Anwesenheit von Stärke in diesen Fällen die Gärungsprobe diente, so sind vorwiegend die positiven Ergebnisse von Bedeutung, während die negativen, wie auf S. 201 ausgeführt, nur mit Vorsicht betrachtet werden dürfen. Besonders gilt das für alle Stühle mit hohem Fettgehalt, welche oft selbst dann nicht Gas entwickeln, wenn man ihnen Stärkekleister unmittelbar zusetzt.

---

1) Leydens Handbuch der Ernährungstherapie. 1. Aufl. Bd. 1. S. 213.

Wegen der unsicheren Ergebnisse der Gärungsprobe beim Fettkot haben wir die chemische Untersuchung von 4 Stühlen bei typischem Gallenabschluss (ohne nachweisbare Beteiligung des Pankreas) veranlasst[1]). Das Ergebnis ist in folgender Tabelle enthalten und zeigt, dass in allen Fällen die Stärke im Darm ebenso gut oder besser, wie beim Gesunden verwertet wurde.

Ikterus.

No.	Gesamt-Kot für 3 Tage g		Kot für 1 Tag g		Prozent-Gehalt an Trocken-substanz	Stärke als Zucker berechnet		Prozent-Gehalt des trockenen Kotes an Stärke
	frisch	trocken	frisch	trocken		für 3 Tage	für 1 Tag	
1	985	158	328	53	16,04	0,00	0	0
2	497	127	166	42	25,55	0,95	0,32	1,21
3	1147	202	382	67	17,61	1,14	0,38	2,30
4	841	174	280	58	20,69	0,00	0	0

Mit Hilfe der Gärungsprobe fanden wir bei einigen Fällen, welche schwere Chlorose, Lungenphthise mit Amyloid, beginnende Phthise, Gelenkrheumatismus mit frischer Endocarditis, Mitralstenose betrafen, Vermehrung der Kohlehydrate. Desgleichen fand Philippsohn[2]) (unter Leitung von H. Strauss) leichte Vermehrung der Kotstärke bei je einem Fall von Herzfehler, Pleuritis, Leberzirrhose, chronischer Bronchitis. (Die Probediät war allerdings etwas abgeändert und stand zwischen unserer Diät 1 und 2.) Kersbergen[3]) erhielt dasselbe Resultat bei je einem Fall von Endocarditis maligna, Anaemia levis, Anaemia secund. e phthisi pulm., Hysterie, zwei Fällen von Tumor cerebri. Wie weit bei diesen verschiedenen krankhaften Zuständen irgend ein gesetzmässiges Verhalten vorliegt, lässt sich aus den wenigen Beobachtungen nicht erschliessen. Teilweise ist nur einmal der Kot der betreffenden Patienten untersucht worden, und da, wo man öfters nachsah, fand sich wiederholt, dass ein rasch vorübergehender Zustand vorlag, der bei einem über mehrere Tage sich erstreckenden Ausnutzungsversuch jedenfalls übersehen worden wäre. Das ist übrigens ein Vorteil der Gärungsprobe, dass sie jede einzelne Dejektion für sich prüft und flüchtige Anomalien der Stärkeverdauung zu erkennen gestattet.

H. Strauss[4]) fand in einem Fall von Apepsia gastrica mit perniziöser Anämie und Diarrhoen Verschlechterung der Stärkeresorption, in anderen Fällen von Apepsie jedoch normales Verhalten.

Später wurden von anderen Autoren häufiger entsprechende Beobachtungen gemacht. Besonders unter den Fällen von H. Meyer[5]) finden sich eine Anzahl, bei denen verschiedenartige Funktionsstörungen von Seiten des Magens, meist Subazidität, vereinzelt aber auch Superazidität vorlag. Münzer[6]) fand in Fällen von Achylie wiederholt ausgesprochene Kotgärung, auch in 2 Fällen von schwerer Anämie.

Durch exakte Analysen mit Hilfe der Kupferrhodanürmethode fand Fofanow[7]), dass die Verdauung und Ausnutzung roher Stärke verschiedener Art bei Superazidität des Magensaftes verschlechtert, bei Subazidität verbessert ist.

Weniger sichere und unsichere Ergebnisse: Das übrige Material, welches nunmehr zusammengestellt werden soll, ist mit Hilfe des üblichen Aus-

---

1) Pohle, Inaug.-Diss Bonn 1901.
2) Berliner klin. Wochenschr. 1900. Nr. 44—46. Tab. 3.
3) Deutsches Archiv f. klin. Med. Bd. 68. S. 446.
4) Zeitschr. f. klin. Med. Bd. 41. S. 301.
5) Deutsches Archiv f. klin. Med. Bd. 92. S. 466.
6) Archiv f. Verdauungskrankh. 1908. S. 25.
7) l. c. S. 195.

nutzungsversuches gewonnen, also unter Zugrundelegung verschiedener Diätformen. Es lassen sich daher die Resultate der einzelnen Beobachter nicht ohne weiteres mit einander vergleichen; geringe Abweichungen vom Normalen dürften sich leichter der Erkenntnis entziehen.

Der Einfluss des Pankreas auf die Ausnutzung der Nahrung ist vielfach Gegenstand wissenschaftlicher Untersuchungen gewesen. Da die Aufgabe durch klinische Beobachtung allein nicht zu lösen war, wegen der vielfach angetroffenen komplizierten Verhältnisse, die andere Organe mitbeteiligten, so musste der Tierversuch eintreten. Hier konnte durch einwandsfreie Versuchsanordnungen die Sachlage, namentlich in neuerer Zeit, ausreichend geklärt werden [Rosenberg[1]), vergl. auch Abelmann[2])].

Für die Kohlehydratverdauung beim Hunde geht als Gemeinsames aus diesen Versuchen hervor, dass, wenn ein Teil der Drüse noch in Funktion bleibt, die Fäzes gar nicht oder nur wenig mehr Stärke enthalten, als der Norm entspricht. Ist dagegen jede Bildung von Pankreasferment ausgeschlossen, so leidet die Verdauung der Stärke ganz erheblich. Hierbei erscheint es zunächst weniger wichtig, ob die Ausführungsgänge des Pankreas verstopft oder durchgängig sind. Man muss wohl annehmen, dass das Ferment bei Abschluss der natürlichen Wege in das Blut aufgenommen wird und auf Umwegen in genügender Menge in den Darm gelangt. Oder vielleicht handelt es sich um eine zur Zeit nicht näher diskutierbare Fernwirkung des noch erhaltenen Drüsengewebes auf den Darm. Der Verschluss der Ausführungsgänge hat aber die Wirkung, dass die Drüse allmählich degeneriert und ihre Absonderung einstellt, so dass nunmehr die schweren Folgen entstehen.

Nicht bei allen Tieren scheinen die Verhältnisse ebenso zu liegen, wie beim Hund, wenn wir der Zuverlässigkeit der schon älteren Experimente vertrauen dürfen. So wurde bei Tauben nach den Erfahrungen von Langendorff[3]) durch Unterbindung des Wirsungschen Ganges die Stärkeverdauung so stark geschädigt, dass schon nach kurzer Zeit der Inanitionstod eintrat, der durch Ernährung mit Zucker zwar deutlich, aber nur auf kurze Zeit hinausgeschoben werden konnte. Ein ganz entgegengesetztes Verhalten sahen Pawlow wie Arnozan und Vaillard[4]) bei Kaninchen. Die Tiere überlebten die Unterbindung des Wirsungschen Ganges Jahr und Tag, ohne sich inbezug auf Aussehen, Körpergewicht, Fresslust und Beschaffenheit der Ausscheidungen irgendwie vom normalen Individuum zu unterscheiden; und doch ergab die nach der Tötung vorgenommene Untersuchung einen vollkommenen Schwund der Drüsensubstanz.

Vergleichen wir die Erfahrungen am Menschen mit denen der Tierpathologie und halten wir uns dabei an die sorgfältigsten Versuche, also die am Hunde, so glaubt man zunächst einen Gegensatz zu sehen. Auch bei isoliertem Verschluss des Ductus pancreaticus wurde keine Erhöhung des Stärkegehaltes in den Fäzes beobachtet. So fand Fr. Müller[5]) bei einem Fall von Pankreasatrophie mit Diabetes mellitus und einem Fall von Pankreaszyste mikroskopisch keine Stärke im Kot, nach Kochen mit Schwefelsäure nur Spuren reduzierender Substanz. Der Gegensatz dürfte aber nur ein scheinbarer sein. Der Fall von Pankreaszyste lässt sich nach Rosenbergs Versuchen ohne weiteres erklären, durch Ausscheidung der Diastase auf Umwegen, denn der Zysteninhalt enthielt reichlich Ferment. Bei dem Fall von Atrophie sagt Müller: „Das Pankreas fühlte sich derb, knotig an. Beim Einschneiden spritzte aus dem kolossal erweiterten Gang der opake dünnflüssige Inhalt hervor." Auch hier dürfte also noch eine gewisse Sekretion vorgelegen haben. Rosenberg beschreibt ähnliche Verhältnisse, ohne wesentliche Verschlechterung der Stärkeverdauung. Eine gewisse Störung dürfte in Müllers Fall übrigens doch zu verzeichnen sein, da „die Entleerungen gelb, dünnbreiig, schaumig" waren, also auf vermehrte Gärung hinwiesen. Eine Beob-

---

1) Pflügers Archiv. 70. S. 388.
2) Inaug.-Dissert. Dorpat (Strassburg) 1890. S. 57.
3) Archiv f. Anatomie u. Physiologie (physiologischer Teil). 1879. S. 1.
4) Zitiert nach Rosenberg. l. c. S. 373.
5) Zeitschr. f. klin. Med. Bd. 12. S. 84.

achtung Deuschers[1]): isolierter Verschluss des Ductus pancreaticus, Ernährung mit 90 g Kohlehydraten pro Tag (Zwieback, Hafermehl, Grünkern), im Kot keine Stärke, dürfte in gleicher Weise zu deuten sein. Man darf also nach allem annehmen, dass beim Menschen recht erhebliche Störungen des Pankreas bestehen können, ohne dass die Stärke im Kot zunimmt.

Vielleicht liegen die Verhältnisse beim Menschen in dieser Beziehung noch günstiger als beim Hund. Der menschliche Mundspeichel ist wesentlich wirksamer als der des Hundes [Ellenberger[2])]. Bezüglich der Menge des diastatischen Ferments der Darmdrüsen sind die Ansichten zur Zeit noch geteilt. Der Umweg, den die Amylase des Pankreas bei Abschluss des Wirsungschen Ganges nimmt, kann sehr wohl durch die Darmdrüsen führen. Für das tryptische Ferment ist das Gleiche nicht möglich. So würde es sich möglicherweise erklären, dass bei Pankreasverschluss die Eiweissverdauung viel früher leidet, als die der Stärke.

Abschluss der Galle hat keinen Einfluss auf die Menge der Stärke im Kot [Fr. Müller[3])]. „Das ist wohl begreiflich, da der Galle keine Verdauungswirkung auf die Kohlehydrate zukommt und da auch in Versuchen von Voit am Gallenfistelhund die Resorption der Stärke als normal gefunden worden war" (vergl. ausserdem S. 208). Stauungen des Blutumlaufs im Darm bei Leberzirrhose und Herzerkrankungen könnten direkt nur auf die Resorption des Zuckers Einfluss haben, da solche auf dem Wege der Pfortader erfolgt: Dem entsprechend bemerkten Fr. Müller[4]) und Grassmann[5]) keine Verschlechterung der Stärkeverdauung. Da der nicht resorbierte Zucker aber zu Gärungen führen und so indirekt die Darmtätigkeit schädigen kann, müsste auch die Stärkeausnutzung unter Umständen leiden können. Das beobachtete Grassmann[6]) bei einem Fall von Herzfehler mit Diarrhoe. Auch unsere, sowie die Erfahrungen von Philippsohn und Kersbergen (s. S. 209) lehrten, dass bei Herzerkrankung die Gärungsprobe nicht selten positiv ausfällt.

Ein gewisses Interesse bietet die Beschaffenheit des Stuhles nach Ausschaltung grösserer Darmstrecken infolge von chirurgischen Operationen. Aus der letzten Zusammenstellung über diesen Gegenstand von W. Ruschhaupt[7]) ist zu ersehen, dass bei einer Anzahl Menschen die Hälfte des Dünndarms, ca. 280 cm, ohne Schaden für die Gesundheit entfernt werden konnte. Bei anderen traten aber dünnbreiige Stühle auf. Einige Ausnutzungsversuche beschäftigten sich wie gewöhnlich nur mit Stickstoff und Fett. Nur bei einer Untersuchung am Hunde berücksichtigte F. de Filippi[8]) auch die Kohlehydrate. 190 cm Dünndarm waren entfernt worden, angeblich nur 25 cm übrig geblieben. Auffallenderweise soll bei diesem Versuch nur die Ausnutzung des Fettes etwas verschlechtert gewesen sein, während von Kohlehydraten nach der Methode von Allihn-Liebermann im Stuhle nichts zu finden war.

Isolierte Störungen der Magentätigkeit haben nach v. Noorden[9]) ebenso wenig wie auf die Ausnutzung der sonstigen Nahrung Einfluss auf den Stärkegehalt des Stuhles (vergl. ausserdem S. 208 u. 209). Infolge mässig hohen Fiebers konnte v. Hösslin[10]) keine Verschlechterung der Stärkeausnutzung erkennen. Die

---

1) Korrespondenzblatt f. Schweizer Aerzte. 1898. S. 321.
2) Physiologie der Haussäugetiere. 2. Bd. 1. Teil. S. 768.
3) Zitat s. S. 210 sub 5. S. 89.
4) Verhanglungen des VI. Kongresses f. innere Med. S. 403.
5) Zeitschr. f. klin. Med. Bd. 15. S. 183.
6) l. c. S. 195.
7) Inaug.-Dissert. Bonn 1901.
8) Deutsche med. Wochenschr. 1894. S. 780 und Accademia delle scienze dell' Istituto di Bologna. Memorie Serie V. Vol. 4. p. 321.
9) Zeitschr. f. klin. Med. Bd. 17. S. 533 und Pathologie des Stoffwechsels. 1. Aufl. S. 243.
10) Virchows Archiv. Bd. 89. S. 126.

Kohlehydrate wurden allerdings nicht direkt bestimmt. Die Untersuchungen beziehen sich auf Typhuskranke mit etwas Durchfall.

Dass bei schlechtem Kauen und mangelhaftem Gebiss wegen ungenügender Zerkleinerung der Speisen die Stärkeausnützung leiden kann, ist verständlich. Dass indessen das Fehlen der Einspeichelung im Munde, wie v. Oefele[1] meint, die Hauptsache der schlechten Stärkeververwertung sein soll, oder auch nur eine wesentliche Rolle hierbei spielt, müssen wir in Anbetracht der mächtigen stärkelösenden Funktion vom Pankreas eventuell auch der amylolytischen Funktion des Darmsaftes entschieden bezweifeln. Nach v. Oefele soll sogar der Kot älterer zahnloser Personen, die ihre Nahrung in Puréeform geniessen, reichliche Mengen von Stärke enthalten. Für die geringe innere Wahrscheinlichkeit dieser Angabe und demgemäss für die Unzuverlässigkeit seiner Analysen dürfte die Tatsache massgebend ins Gewicht fallen, dass v. Oefeles „Mehlkot" meist alkalisch reagiert, während bekanntlich stärkehaltige Fäzes, solange nicht etwa besonders schwere Darmkatarrhe vorliegen, stets sauer reagieren.
Bei einigen Fällen von perniziöser Anämie, Leucaemia lymphatica und lienalis fand sich nichts vom Mittelmaass Abweichendes [Stejskal und Erben[2]].

Ueber Stärkeausnutzung bei Erkrankungen des Säuglings ist nicht viel bekannt. Durch Berechnung der C-Bilanz bei einigen atrophischen mit Mehl genährten Kindern im Alter von 2 Monaten schlossen Rubner und Heubner[3] auf ausreichende Verarbeitung der Kohlehydrate, während die anderen Nahrungsqualitäten ziemlich schlecht ausgenutzt worden waren.
Dagegen fand P. Selter[4] bei Verdauungsstörungen der Säuglinge durch Untersuchung des mikroskopischen Präparates, Berücksichtigung des makroskopischen Aussehens des Kotes, sowie durch die Gärungsprobe nicht selten auffallende Verschlechterung der Stärkeverdauung.

4. Rohfaser, Zellulose, Hemizellulose[5].

a) Definition.

Rohfaser: Die Teile pflanzlicher Zellwände, welche nach vegetabilischer Nahrung im Kot angetroffen werden, sind in chemischer Beziehung keine einheitliche Substanz, ebensowenig wie es die pflanzlichen Membranen ursprünglich sind, bevor sie ihren Weg durch den Verdauungskanal angetreten haben. Als wichtigster Körper ist die Zellulose zu nennen. In keinem Fall aber bestehen die Zellwände aus dieser allein. Sie enthalten stets noch andere Verbindungen, vor allem Pektinstoffe. Mit wachsendem Alter werden die Zellen, je nach der Leistung, die sie zu vollführen baben, verändert, inkrustiert, besonders durch Einlagerung von Lignin. Man bezeichnet diese Metamorphosen als Verholzung, Verkorkung, Kutinisierung. Schon dem Nahrungsmittelchemiker fiel es bislang schwer, diese verschiedenen Stoffe von einander zu trennen und es war ihm oft unmöglich, sie einzeln zu bestimmen. Noch mehr dürfte dies für die Analysen im Kot gelten. Es gelingt ferner auch nicht immer, andere Beimengungen, die mit den genannten Substanzen an sich nichts zu tun haben, auszuschalten. Man hat sich daher in den meisten Fällen entschliessen müssen, von Sonderanalysen abzustehen und die verschiedenen Pflanzenreste gemeinsam zu bestimmen. Sie wurden unter dem von Henneberg und Stohmann[6] vorgeschlagenen Namen „Rohfaser" vereinigt und sind durch ihr negatives Verhalten gegenüber gewissen Reagentien charakterisiert. Demnach verstehen wir unter Rohfaser alles das, was in Wasser, verdünnten Säuren und Alkalien, sowie in Alkohol und Aether aus den Pflanzen, resp. dem Kot nicht gelöst wird. Es darf nicht vergessen werden, dass wir damit Körper erhalten, die oft recht weit von einander verschieden sind. So findet man in der Rohfaser der Fäzes, nach Einfuhr verschiedener Nahrungsmittel (oder Futtermittel bei Tieren), aus Stickstoff berechnet, bald 4—5 pCt., bald auch 9—10 pCt. Proteinsubstanz. Aber auch nach Abzug hiervon sind die

---

1) Stat. Vergleichstabellen zur prakt. Koprologie. S. 143.
2) Zeitschr. f. klin. Medizin. Bd. 39. S. 166 und Bd. 40. S. 165.
3) Zeitschr. f. Biologie. Bd. 38. S. 397.
4) Die Verwertung der Fäzesuntersuchung für die Diagnose und Therapie der Säuglings-Darmkatarrhe nach Biedert. Stuttgart 1904. S. 68.
5) vgl. besonders die Arbeiten von Lohrisch, Zeitschr. f. physiolog. Chemie. Bd. 47. 1906. S. 200 u. Zeitschr. f. experim. Pathol. und Therapie. Bd. V. 1909. S. 478.
6) Beiträge zur Begründung einer rationellen Fütterung der Wiederkäuer. Braunschweig 1860—64. Heft 2. S. 49.

Reste verschieden. Die verholzten Teile sind sauerstoffärmer und kohlenstoffreicher als Zellulose (Lignin enthält etwa 55 pCt. C, Zellulose nur 44,45 pCt. C). In der Rohfaser findet man je nachdem 3—4 pCt. oder 5—7 pCt. mehr C, als in reiner Zellulose[1]). Weiterhin geht bei der Darstellung etwas Zellulose durch Kochen mit verdünnten Säuren in Lösung[2]). Selbst die einzelnen Zellulosearten verhalten sich in diesem Punkt ganz verschieden, Hemizellulose wird durch Säuren leicht gelöst[3]). Man muss sich also mit verschiedenen Differenzen abfinden. Zum mindesten ist es jedoch bei der Bestimmung der Rohfaser zur Verbesserung der Resultate angebracht, die Stickstoffsubstanz und auch die Asche in Abzug zu bringen. Leider ist dies nur von seiten eines Teils der Autoren geschehen, so dass die Gesamtergebnisse der Rohfaserbestimmung noch schwerer mit einander vergleichbar sind, als sie ohnehin schon wären.

Zellulose: Der Begriff „Zellulose" ist also nicht mit dem Begriff Rohfaser zu identifizieren, wie dies leider oft genug geschehen ist. Hierauf hingewiesen zu haben ist vor allem das Verdienst von Henneberg und Stohmann. Während der Rohfaser keinerlei konstante chemische Zusammensetzung zukommt, ist Zellulose ein durch sein chemisches Verhalten wohl charakterisierter Körper. Sie ist ein Anhydrid der Dextrose mit folgenden Eigenschaften: Zellulose löst sich in Kupferoxydammoniak, wird durch stark verdünnte Mineralsäuren, selbst in der Wärme, nur wenig angegriffen, während beim Kochen mit starker Schwefelsäure Dextrose gebildet wird. Durch konzentrierte Schwefelsäure und Jod, ferner durch Chlorzinkjodlösung erfolgt Blaufärbung.

Freilich ist auch die reine Zellulose, wie besonders aus den Arbeiten von W. Hoffmeister[4]) hervorgehen dürfte, kein einheitlicher chemischer Körper. Hoffmeister unterscheidet Rohzellulose (lösliche + unlösliche) und lösliche Zellulose. Die Löslichkeit der letzteren (in Natronlauge) schwankt je nach der Konzentration der Lauge und der Herkunft der Zellulose. Die oben genannten typischen Reaktionen kommen sowohl der löslichen wie der unlöslichen Zellulose zu, wenn auch in wechselnder Intensität.

Hemizellulosen: Abgesehen von der Rohfaser, in der auch die Zellulose enthalten ist (und abgesehen natürlich von Wasser, Eiweissstoffen, Fett, Asche) werden bei der chemischen Analyse der Pflanzen die stickstofffreien Extraktivstoffe aufgeführt. Zu diesen gehören ausser den organischen Säuren, Gerbstoffen, Harzen usw. wasserlösliche (Zucker) und wasserunlösliche Kohlehydrate. Letztere können durch diastatische Fermente, unter Zuckerbildung, löslich gemacht werden (Stärke), oder sie sind für diastatische Fermente nicht oder nur langsam angreifbar, jedenfalls nicht unter Dextrosebildung. Die letztere Gruppe bezeichnet man als Hemizellulosen[5]). Es sind Gemische aus Hexosanen (besonders Paragalaktan) und Pentosanen (Araban, Xylan). Von der Zellulose unterscheiden sie sich durch ihre geringe Löslichkeit in Kupferoxydammoniak und vor allem durch ihre leichte Löslichkeit in verdünnten Mineralsäuren, wobei sie verschiedene Zuckerarten, aber keine Dextrose, liefern. Die Hemizellulosen sind ferner in verdünnter Natronlauge löslich und zum Teil in Wasser. Mit Jodlösungen färben sich weder Zellulose noch Hemizellulosen blau, beide geben aber Blau- bzw. Violettfärbung durch Chlorzinklösung und Jod mit Schwefelsäure.

Zellulose nnd Hemizellulosen lassen sich also im allgemeinen gut voneinander trennen, wenn auch gewisse Uebergänge vorkommen. Ist Zellulose ein Anhydrid der Dextrose, so stellen nach E. Schulze die Hemizellulosen polymere Anhydride der übrigen Zuckerarten dar.

Zur Unterscheidung wird man sich am besten an den Vorschlag von E. Schulze halten, wonach Zellwandbestandteile, die sich in heissen verdünnten Mineralsäuren nicht, wohl aber in konzentrierten Säuren lösen und dabei Dextrose, bzw. Mannose liefern, zur Zellulose zu rechnen sind, Zellwandbestandteile, die sich in verdünnten Säuren lösen und dabei andere Zuckerarten liefern, zu den Hemizellulosen gehören.

b) Nachweis.

Rohfaser. Kommt es nur darauf an, gewisse Bestandteile der Pflanzenreste zu isolieren bezw. wiederzugewinnen, so kann man sich verhältnismässig einfacher Wege bedienen. Zum Beispiel verfuhr Rubner[6]) in folgender Weise, um die Getreidehülsen nach Ernährung mit ganzem Korn im Kot wiederzufinden: Die Fäzes wurden in einem Glase mit Wasser geschüttelt. Die Hülsen setzten

---

1) König, Die menschlichen Nahrungs- und Genussmittel. 3. Aufl. Bd. 2. S. 52.
2) E. Kern, Journ. f. Landwirtschaft, 1877 und Voit, Physiologie des allgem. Stoffwechsels. S. 462.
3) Lippmann, Chemie der Zuckerarten. 2. Aufl. S. 89.
4) Landwirtschaftl. Jahrbücher. Bd. 17 (1888) u. Bd. 18 (1889).
5) E. Schulze, Zeitschr. f. physiol. Chem. Bd. 16 (1892), Bd. 19 (1894) u. Bd. 39 (1903).
6) Zeitschr. f. Biologie. Bd. 19 (1883). S. 67.

sich ab und wurden im Koliertuche ausgewaschen, bis sie nichts mehr an das Wasser abgaben.

Man kann auch die Bestimmung durch Differenz[1]) anwenden. Subtrahiert man von 1 g die in 1 g einer vegetabilischen Substanz enthaltenen Mengen: Wasser + Asche + Fett + Eiweisskörper + Zucker + Stärke, so erhält man einen Rest, der ungefähr der Zellulose + Pentosane, Pektin, Pflanzengummi usw. entspricht. Unsicher wird das Resultat, weil die genaue Bindung des ermittelten Stickstoffs selten bekannt ist, die Asche nur annäherungsweise die natürlichen Salze liefert u. s. f.

Historische Angaben über die analytischen Methoden, speziell der Rohfaserbestimmung, finden sich bei Dietrich und König[2]).

Die gebräuchlichste Methode zur Rohfaserbestimmung stammt von Henneberg und Stohmann[3]) aus der landwirtschaftlichen Versuchsstation zu Weende und wird gewöhnlich als Weender Verfahren bezeichnet. Sie ist im Laufe der Zeit in manchen Einzelheiten modifiziert worden.

$3^1/_2$ g bei 100° C getrocknete, fein pulverisierte Substanz werden zuerst eine halbe Stunde mit 200 ccm $1^1/_4$ proz. H_2SO_4, dann mit destilliertem Wasser aufgekocht und so lange mit neuem Wasser versehen, wiederum gekocht und die Flüssigkeit abgeschüttelt, bis durch Lackmuspapier keine Säure mehr nachzuweisen ist. Hierauf folgt einhalbstündiges Kochen mit 200 ccm $1^1/_4$ proz. NaOH und Auswaschen der Lauge mit destilliertem kochenden Wasser, wie vorher. Vor jedem Flüssigkeitswechsel lässt man absitzen und schüttet vorsichtig nur so weit ab, als man klar abgiessen kann. Endlich filtrirt man das Ungelöste auf ein gewogenes Filter ab und wäscht mit Alkohol und Aether aus. Nach dem Trocknen wiegt man wieder und verascht schliesslich. In einer anderen Probe nimmt man anstatt des Veraschens eine Stickstoffbestimmung nach Kjeldahl vor. Der Wert für Asche und Proteinsubstanz ($N \times 6,25$) wird von der Rohfaser in Abzug gebracht. Ebenso natürlich das Gewicht des Filters.

Zur Erzielung vergleichbarer Resultate muss die zu untersuchende Substanz gleichmässig fein gepulvert sein. Der Grad der Zerkleinerung ist nämlich von deutlichem Einfluss auf das Resultat. Am zweckmässigsten wendet man stets ein Pulver an, das durch ein Sieb von 1 mm Weite gebracht ist. Fettreiche Substanzen werden vorher mit siedendem Alkohol entfettet. H. Wattenberg[4]) empfiehlt, das Auskochen mit Säure usw. in einer Porzellanschale mit Glasstab vorzunehmen. Ein Anbrennen der Flüssigkeit am Rand wird vermieden durch ständiges Ergänzen des verdampfenden Wassers mit der Spritzflasche. Setzen sich die Fäzes nach dem Kochen schlecht ab, so bedient man sich hoher Messzylinder oder filtriert mit der Saugpumpe auf eine Papierscheibe, welche auf einer perforierten Porzellanplatte (Nutsche) mit einem Trichter liegt und spült den so gesammelten Niederschlag mit destilliertem Wasser herunter (Lehmann). Noch besser und schneller kommt man nach Knieriem bei Anwendung einer guten Zentrifuge zum Ziel, eine Angabe, der wir uns aus eigener Erfahrung entschieden anschliessen können. Wicke[5]) nimmt für jede Bestimmung 8—10 g Trockensubstanz und kocht mit 2 proz. Säure bezw. Lauge. Da aber an sich mit verdünnter Säure etwas Zellulose in Lösung geht, so dürfte die Modifikation von Wicke nicht zu empfehlen sein. Holdefleiss[6]) gab einen Apparat an, in dem sich die sonst ausserordentlich zeitraubende Weender Methode schneller ausführen lässt (6 Stunden, während sonst mehr als zwei Tage erforderlich sind). Die Prozeduren werden in einem birnförmigen, unten mit Asbestpfropfen verschlossenen Gefäss und unter Zuhilfenahme eines Dampfstromes ausgeführt. (Abbildung im Original und bei König). Das Verfahren von

1) Lehmann, Methoden der prakt. Hygiene. 2. Aufl. S. 283.
2) Zusammensetzung u. Verdaulichkeit der Futtermittel. 2. Aufl.. 1891. 2. Bd. S. 1000.
3) l. c. S. 48; ferner Weiske, Zeitschr. f. Biologie. 6. Bd. 1870. S. 464. K. Mann, Arch. f. Hygiene. Bd. 36. 1899. S. 159. König, Bd. 2. S. 51. Lehmann, Methoden d. prakt. Hygiene. 2. Aufl. 1901. S. 283.
4) Journal f. Landwirtschaft. Bd. 21. 1880. S. 273.
5) Archiv f. Hygiene. Bd. 11. 1890. S. 347.
6) Landwirtschaftl. Jahrbücher. 1877. Supplement. I. S. 100 und König, Bd. 2. S. 52,

Holdefleiss ist aber auch umständlich. Der dazu erforderliche starke Saugapparat ist nicht überall zu finden, so dass die Methode wenig angewendet wird.

Eher scheinen sich von Wattenberg[1]) angegebene Modifikationen zu empfehlen (u. a. ein mit Gaze und Fliesspapier überzogener Trichter, der mit dem Saugapparat in Verbindung steht).

Das Weender Verfahren ist, abgesehen davon, dass es keine einheitliche Substanz darstellen lässt (s. Definition), keineswegs frei von Fehlerquellen. Durch vergleichende Untersuchungen stellte K. Mann[2]) fest, dass ausser den Eiweisssubstanzen (deren Menge sich durch N-Analysen ermitteln lässt) noch stickstoffärmere bzw. -freie Stoffe im Kot nicht in Lösung gebracht werden. Besonders gilt dies für das Elastin aus den elastischen Fasern. Die Werte für Rohfaser fallen also leicht zu hoch aus.

Das Weender Verfahren bestimmt, wie gesagt, die Rohfaser und nach ihm ist besonders in der Landwirtschaft, wo dieser Stoff eine grössere Rolle spielt, als beim Menschen, die grosse Mehrzahl aller Analysen ausgeführt.

Man muss aber immer berücksichtigen, dass die Methode hauptsächlich solche Stoffe als Rohfaser bestimmt, welche für den Organismus ganz oder annähernd unverdaulich sind. Für eine wirkliche Bestimmung der Zellulose, besonders der verdaulichen, die uns doch ganz besonders vom physiologischen wie pathologischen Standpunkt aus interessiert, ist sie aber unbrauchbar. Die Verhältnisse liegen also ähnlich wie für den Nachweis von Stärke im Kot auf chemischem Wege, verglichen mit dem Nachweis durch die Gärungsprobe (s. S. 197).

Zellulose: Es hat nun auch nicht an Versuchen gefehlt, die reine Zellulose darzustellen.

Qualitative Prüfungen auf makrochemischem Wege, um Zellulose zu identifizieren, sind im Grunde genommen überflüssig, da die einfache Betrachtung mit dem Mikroskop oder auch schon mit dem unbewaffneten Auge oft zum Ziele führt. Im Zweifelfall sind mikroskopische Reaktionen das am meisten Naheliegende (s. S. 84).

Man kann aber auch nach Hoppe-Seyler[3]) in folgender Weise verfahren: Die Fäzes werden mit Wasser gemischt, mit Schwefelsäure stark angesäuert und mit Alkohol und Aether extrahiert. Der Rest wird filtriert, mit Wasser ausgekocht, mit verdünnter Natronlauge erwärmt, nach Wasserzusatz durch Asbest filtriert, der Ruckstand mit dem Asbest nach dem Trocknen fein pulverisiert, in nicht zu viel konzentrierter Schwefelsäure durch Zusammenreiben in der Reibschale gelöst, die Lösung in die 20fache Quantität siedenden Wassers eingetropft, noch ½ Stunde unter Ersatz des verdampfenden Wassers im Sieden erhalten, dann mit Trommers Methode auf gebildete Maltose und Glukose geprüft.

Fr. Schulze[4]) macht darauf aufmerksam, dass durch geeignete Oxydationsmittel die inkrustierenden Substanzen entfernt werden könnten. Er benutzte ein Gemisch von chlorsaurem Kali und Salpetersäure. Das Verfahren wird aber nur noch wenig angewandt und gibt ausserdem nach vergleichenden Analysen von Knieriem[5]) fast dieselben Resultate, wie die Rohfaserbestimmung von Henneberg und Stohmann. Eine weitere Methode von H. Müller[6]) (Anwendung von Bromwasser im zerstreuten Tageslicht) liefert nach Knieriem bei Stoffen, aus denen die Rohfaser schwer abzuscheiden ist, viel zu hohe Werte und ist sehr zeitraubend.

Zur Darstellung der von ihm charakterisierten Rohzellulosen (s. oben S. 213) benutzt W. Hoffmeister[7]) eine Methode, die als Modifikation des

1) Journal f. Landwirtschaft. 28. Jahrg. (1881).
2) Zitat s. S. 214 sub 3. S. 165.
3) Handbuch der physiologisch- u. patholog.-chemischen Analyse. 7. Aufl. 1903. S. 555.
4) Chemisches Zentralbl. 1857. S. 321.
5) Zeitschr. f. Biologie. Bd. 21. 1885. S. 69.
6) Zentralbl. f. Agrikulturchemie. Bd. 11. S. 273.
7) l. c.

Schulzeschen Verfahrens anzusehen ist. Das zerkleinerte Ausgangsmaterial wird mit Salzsäure und chlorsaurem Kali bei Zimmertemperatur von den inkrustierenden Körpern befreit, wozu etwa 24 Stunden genügen, und mit kaltem und heissem Wasser sorgfältig ausgewaschen. Die so erhaltene Zellulose entspricht der Hoffmeisterschen Rohzellulose. Da das Rohmaterial aber je nach seiner Beschaffenheit von verschiedener Widerstandsfähigkeit gegenüber -dem Chlorgemisch ist, muss der Untersucher die Einwirkung derselben bald abschwächen, bald verstärken, was ein stark subjektives Moment in das Verfahren hineinbringt. Die lösliche Zellulose erhält man aus der Rohzellulose, indem man letztere mit 5proz. Natronlauge während 24 Stunden, unter Umschütteln, bei Zimmertemperatur auszieht und durch Glaswolle filtriert. Durch Neutralisieren mit Salzsäure und eventuell auch durch Zusatz eines gleichen Volumens Alkohol fällt man aus dem Filtrat die lösliche Zellulose aus.

Bei dem Verfahren von G. Lange[1]) wird durch Einwirkung schmelzenden Alkalis das Lignin gelöst, während die Zellulose nach Annahme des Autors so gut wie gar nicht angegriffen werden soll. Die Ausführung ist folgende: „Je 10 g der auf ihren Zellulosegehalt zu untersuchenden Substanz werden mit dem 3—4fachen Gewicht reinen Aetzalkalis und etwa 30—40 ccm Wasser in eine geräumige, ziemlich steile, tubulierte Retorte gebracht, diese sodann mittels eines Glasstöpsels geschlossen und im Oelbade erhitzt. Die Temperatur des Oelbades wird durch ein Thermometer, dessen Kugel sich mit dem Boden der Retorte in gleicher Höhe befindet, gemessen. Bei etwa 140° tritt unter lebhaftem Schäumen das Sieden ein; die Temperatur wird nach und nach bis gegen 180° gesteigert und das Erhitzen etwa 1 Stunde fortgesetzt. Das Aufschäumen ist dann vorüber, die Massen in der Retorte fallen zusammen, glätten sich und trocknen schliesslich ein: Ende der Reaktion. Die Retorte wird nun aus dem Oelbade entfernt, der Inhalt nach dem Erkalten auf etwa 80° mit heissem Wasser versetzt und vorsichtig unter gründlichem Nachwaschen mit heissem, schliesslich mit kaltem Wasser in ein Becherglas gespült. Nach dem Erkalten säuert man mit verdünnter Schwefelsäure an, wodurch alsbald ein dickflockiger Niederschlag, durchsetzt von Zelluloseteilchen, die in der starken Lauge noch suspendiert geblieben waren, entsteht; durch die Säure wird die Zellulose quantitativ ausgefällt. Der Inhalt des Becherglases wird nun durch vorsichtigen Zusatz sehr verdünnter Natronlauge eben schwach alkalisch gemacht, so dass alle ausgefällten Substanzen, mit Ausnahme der Zellulose, wieder in Lösung gehen. Mit starker Wasserstrahlpumpe wird nun über einem, aus einem Stück bestehenden, siebartig fein durchlöcherten Platinkonus abgesaugt, der Rückstand im Trichter tüchtig mit heissem und kaltem Wasser nachgewaschen, aus dem Trichter entfernt, in Alkohol digeriert, wieder abgesaugt und mit Aether gewaschen, schliesslich auf dem Wasserbade getrocknet und gewogen. Durch Veraschen des Rückstandes und Subtraktion des Gewichts der Asche vom Gesamtgewichte des erhaltenen Produktes findet man den Gehalt an reiner Zellulose. Der ganze Prozess erfordert nach einiger Uebung einen Zeitaufwand von nur 5—6 Stunden und bietet den Vorzug grosser Genauigkeit des Resultates.“

Noch einfacher gestaltet sich das von O. Simon und H. Lohrisch[2]) ausgearbeitete Verfahren, dessen Anwendung sich besonders für die klinischen Bedürfnisse empfiehlt. Das Prinzip desselben besteht darin, dass die zu untersuchende Substanz in 50proz. Lauge, welche nach Lange (s. oben) die Zellulose

---

1) Zeitschr. f. physiol. Chemie. Bd. 14. 1890. S. 286.
2) Zeitschr. f. physiol. Chemie. Bd. 42. 1904. S. 55.

nicht angreifen soll (sie zwar zum Teil löst, keinesfalls aber zerstört), mit Unterstützung von Wasserstoffsuperoxyd gelöst und mit dem halben Volumen 96 proz. Alkohols gefällt wird; Eiweisskörper, Seifen etc. bleiben in Lösung, Zellulose fällt aus. Es ist also im Prinzip derselbe Gedanke, der der Pflügerschen quantitativen Glykogenbestimmung zugrunde liegt. Indessen lassen sich auch gegen dieses Verfahren (s. im Folgenden das Kleingedruckte) eine Anzahl Bedenken geltend machen. Ein Verfahren, das allen Ansprüchen gerecht wird, ist bis heute noch nicht gefunden. Immerhin lassen sich bei sorgfältigem Arbeiten zumindest brauchbare und praktisch wichtige Vergleichswerte erhalten [1]).

Die Ausführung ist folgende [2]): Menschliche oder tierische Fäzes werden getrocknet und kommen möglichst fein zerrieben zur Verarbeitung. Für eine Bestimmung genügen durchschnittlich 5 g trockene Fäzes. Die Substanz wird in ein ca. 500 ccm fassendes Becherglas gebracht und zunächst mit 100 bis 150 ccm heissen destillierten Wassers übergossen. Mit dem Glasstab wird die Substanz in dem Wasser möglichst fein verrührt, so dass vom Fäzespulver keine gröberen Brocken mehr sichtbar sind. Zu dieser Aufschwemmung setzt man nun so viel Gramm Aetzkali (in Stangen), dass eine 50 proz. Lauge entsteht. Es erfolgt beim Schmelzen des Alkalis starke Erhitzung und lebhaftes Aufschäumen. Dadurch wird erreicht, dass das Aetzkali bereits im schmelzenden Zustand bei starker Hitze auf die inkrustierenden Substanzen einwirken kann. Nachdem sich alles Kali gelöst hat, kocht man eine Stunde im Wasserbade. Nach dieser Zeit ist schon der grösste Teil der Substanz gelöst. Man lässt die Flüssigkeit ziemlich erkalten und setzt dann 3—5 ccm 30 proz. Wasserstoffsuperoxyd (Merck) zu. Der Zusatz muss vorsichtig tropfenweise erfolgen, da die Flüssigkeit stark aufschäumt. Das Becherglas darf nicht mehr als zur Hälfte gefüllt sein. Sollte das Aufschäumen so intensiv sein, dass der Inhalt des Becherglases den Rand desselben zu überschreiten droht, so genügt es, aus der Spritzflasche eine kleine Menge 96 proz. Alkohols aufzuspritzen, um das Ueberschäumen zu verhindern. Unter dem H_2O_2-Zusatz tritt eine neuerliche starke Erhitzung ein, bei der noch die letzten Reste organischer Substanz ausser Zellulose zerstört und zersprengt werden. Gleichzeitig entfärbt sich die Flüssigkeit. Selbst tiefschwarz erscheinende Fäzes geben nunmehr eine hellgelbe Lösung, in welcher feinste Zellulosefasern, die ungelöst blieben, herumschwimmen. Je nach der Natur der Zellulose ist ein mehr oder minder grosser Anteil in Lösung gegangen. — So löst sich von Kartoffelzellulose der grössere Teil, von Weizenzellulose viel weniger: nimmt man präparierte Zellulose, wie Watte oder Filtrierpapier, so löst sich auch nach vielstündigem Verweilen im kochenden Wasserbad nicht der kleinste Teil. Wir haben also zweierlei Arten von Zellulose vor uns, von denen die eine unter den beschriebenen Bedingungen gelöst wird und durch Alkohol ausfällbar ist, während die andere nicht löslich ist. — Die stark alkalische Flüssigkeit wird nach dem Erkalten mit dem halben Volumen 96 proz. Alkohols versetzt. Oft mischen sich die Flüssigkeiten nicht und der Alkohol schwimmt oben auf, wie Oel auf Wasser. Es genügt dann ein Zusatz von 6—7 ccm konzentrierter Essigsäure, welche Zellulose nicht angreift, um eine gleichmässige Mischung zu erzielen. Die gelöst gewesene Zellulose fällt in Form eines feinen Pulvers aus; die Flüssigkeit ist dabei natürlich noch so stark alkalisch, dass alle Proteinstoffe in Lösung bleiben. Die Flüssigkeit wird dann noch heiss durch ein gehärtetes Filter (Schleicher und Schüll Nr. 575, 24 cm Durchmesser) abfiltriert. Das Filtrieren geht so schnell von statten, dass

---

1) Lohrisch, Zeitschr. f. physiol. Chemie. Bd. 69. 1910. S. 143.
2) Zeitschr. f. physiol. Chemie. Bd. 47. 1906. S. 215.

man eine Saugpumpe nicht nötig hat. Der Rückstand im Filter ist unlösliche + lösliche Zellulose. Um aus dem Rückstand schon den grössten Teil
des Alkalis zu entfernen und sich dadurch das spätere Filtrieren zu erleichtern,
ist es zweckmässig, noch ein- bis zweimal mit warmem Wasser nachzuwaschen,
was ebenfalls sehr schnell vor sich geht. Nunmehr wird der Rückstand vom
Filter ins Becherglas zurückgespritzt, mit reichlich warmem Wasser aufgenommen
und mit einem gewogenen Filter (Schleicher und Schüll Nr. 589, $12^1/_2$ cm
Durchmesser) filtriert und mit warmem Wasser gewaschen, bis das Spülwasser
keine alkalische Reaktion mehr gibt. Dieses Filtrieren geht ebenfalls ziemlich
rasch. Dann wird mit verdünnter warmer Essigsäure zur Entfernung der
anorganischen Salze gewaschen. Die Essigsäure wird mit Wasser entfernt;
zuletzt wird mit Alkohol und Aether gewaschen, getrocknet und gewogen. Die
Zellulose aus Pflanzen restiert bei dieser Methode als ein schneeweisses, die aus
Fäzes meist, besonders wenn die Zellulosemengen gering sind, als rauchgraues
(von nicht völlig zerstörtem Kotfarbstoff) Pulver, das sich filzig anfühlt und dessen
N-Gehalt höchstens 1 pCt. beträgt. Da es noch reichlich Salze enthält, so ist
eine Aschenbestimmung unerlässlich.

Die Methode von Simon u. Lohrisch lässt sich vom Beginn des Kochens
bis zum Trocknen bei der nötigen Uebung schon in 5 Stunden ausführen.
Gegenüber der Langeschen Methode hat sie den Vorteil, dass bei der Fällung
(Alkohol bei Simon u. Lohrisch, Ansäuren bei Lange) nicht andere Substanzen
wie Zellulose ausgefällt werden.

Wenn König[1]) das Bedenken geltend macht, dass auch gelöste Stärke durch den Alkohol
wieder ausgefällt werden könnte, so ist zunächst zu sagen, dass die Stärkereste im menschlichen
Kote im allgemeinen an Menge nicht gross genug sind, als dass ein wesentlicher Fehler die
Folge sein könnte. Ferner ist Lohrisch[2]) auf Grund seiner Versuche der Ansicht, dass Stärke
(ebenso auch Hemizellulose) durch das schmelzende Alkali sowie den Zusatz von Wasserstoffsuperoxyd, nicht nur gelöst, sondern auch zerstört wird. Während Lohrisch bei Doppelanalysen
mit seiner Methode verhältnismässig gut übereinstimmende Werte bekommt, gelangen Scheunert
und Lötsch[3]) mit diesem Verfahren zu weniger günstigen Resultaten. Sie führen dies darauf
zurück, dass Wasserstoffsuperoxyd (welches übrigens auch bei anderen Verfahren der Zellulosebestimmung, u. a. dem von König (s. im folgenden) Verwendung findet) imstande sei, Zellulose
in wechselnden Mengen zu oxydieren und zum Verschwinden zu bringen. Aber nicht nur dies;
auch die hoch konzentrierte Kalilauge und das starke Erhitzen führen nach diesen Autoren zu
erheblichen Zelluloseverlusten. Sie schlagen daher eine Modifikation des Simon-Lohrichschen
Verfahrens vor, bei dem die Anwendung von Wasserstoffsuperoxyd und zu starkem Erhitzen vermieden werden soll.[4])

Ein Verfahren der Zellulosebestimmung ist vor kurzem von König[5]) ausgearbeitet worden. Die Methode (Glyzerin-Schwefelsäureverfahren) liefert jedenfalls
sehr reine Zellulose, ist aber recht zeitraubend.

Hemizellulosen: Nach Kleiber[6]) reinigt man die Zellwandbestandteile
(die man aus den Fäzes wohl am besten zunächst durch Ausschleudern und
mehrfaches Auswaschen zu isolieren hätte) durch Behandeln mit 0,15—0,42 proz.
Kalilauge während 2—3 Tagen und durch Waschen mit Alkohol und Aether.
Um die gesamte Hemizellulosenmenge zu ermitteln, kocht man mit $1^1/_4$ proz.
Schwefelsäure und bestimmt durch Wägung, wie viel Substanz in Lösung ge-

1) Die Zellmembran und ihre Bestandteile in chem. u. physiol. Hinsicht. Landwirtschaftl.
Versuchsstationen. Bd. 65. 1907.
2) Zeitschr. f. experim. Pathol. u. Therap. Bd. 5. 1909. S. 487.
3) Biochem. Zeitschr. Bd. 20. 1909. S. 10.
4) Zeitschr. f. physiol. Chemie. Bd. 65. 1910. S. 219.
5) Landwirtschaftl. Versuchsstationen. Bd. 65. 1907.
6) Landwirtschaftl. Versuchsstationen. Bd. 54. 1900.

gangen ist. Ein anderer Weg ist der, die Hemizellulosenmenge durch Kochen mit verdünnter Säure zu hydrolysieren (nach Lohrisch wie bei der Strasburgerschen Methode zur quantitativen Bestimmung der Stärke, d. h. mit 2proz. Salzsäure, $1^1/_2$ Stunden auf dem Sandbad, am Rückflusskühler) und die Menge des bei der Hydrolyse gebildeten Zuckers zu bestimmen.

Beide Verfahren sind nicht genau, weil das Kochen mit Säure hier kein gleichmässig verlaufender Prozess ist.

Besser gelingt der qualitative Nachweis der einzelnen Hemizellulosen durch Darstellung und Bestimmung ihrer einzelnen Zucker. Das Nähere hierüber findet sich bei Lohrisch[1]).

c) Vorkommen.

Wir verweisen zunächst auf die Ausführungen auf Seite 80.

Rohfaser: Untersuchungen, die speziell die Ausnutzung der Rohfaser betreffen, wurden am Menschen von Weiske[2]) und Knieriem[3]) ausgeführt. Der Gang der Versuche unterschied sich von dem gewöhnlichen Ausnutzungsversuch dadurch, dass die Verabreichung der rohfaserhaltigen Nahrung zwischen eine längere Vor- und Nachperiode gelegt wurde, in denen die betreffenden Personen keine Zellulose erhielten. Nur so ermöglichte sich eine völlige Wiedergewinnung der einer bestimmten Nahrung zugehörigen Rohfaser im Kot. Denn die üblichen Methoden zur Abgrenzung der einem Versuche zugehörigen Fäzes scheitern daran, dass oft noch mehrere Tage hintereinander Pflanzenreste ausgeschieden werden, die von einer einmalig verabfolgten Nahrung stammen.

Verdaulichkeit der Rohfaser für den Menschen.

Aufnahme der zellulosehaltigen Nahrung	Nahrung.				Rohfaser des Kotes g	Ausnutzung der Rohfaser in pCt.	Autor
	Art	frisch g	trocken g	Rohfaser g			
4 Tage	Möhren roh Sellerie roh Kohl gekocht	a) 3150 b) 2650	417 353	37,48 31,06	13,96 16,37	62,7 47,3	Weiske
1 Tag	Schwarzwurz als Gemüse gekocht	371	—	3,37	3,22	4,4	Knieriem
	Zarter Kopfsalat ohne Mittelrippen	310	—	1,26	0,94	25,32	
3 Tage	Brot aus geschältem Roggen	2905	1840	20,24	14,72	27,3	Wicke
3 Tage	Brot aus ungeschältem Roggen	2910	1746	27,9	25,9	7,1	
	Feines Weizenbrot	—	—	—	—	ca. 50	Mann
4 Tage	Rademanns Zellulosebrot (neben anderer Nahrung)	—	—	137,7	80,1	41,8	Bárány

Die Ergebnisse von Knieriem verdienen besondere Beachtung, weil sie den Unterschied vor Augen führen zwischen der Verdaulichkeit verhärteter und

1) Zeitschr. f. experim. Pathol. u. Therap. Bd. 5. S. 488.
2) Zeitschr. f. Biologie. Bd. 6. 1870. S. 456.
3) Zeitschr. f. Biologie. Bd. 21. 1885. S. 67.

zarter Rohfaser. Von ersterer gelangen nur 4,4 pCt. (ein Wert, der ziemlich innerhalb der Fehlergrenzen liegt), von letzterer 25,32 pCt. zur Ausnutzung (vgl. Tabelle).

Entsprechendes zeigen auch Versuche von Wicke und Rubner[1]) bei Einnahme von Brot aus dekortiziertem Getreide und solchem, welches nicht von den Hüllsubstanzen befreit wurde.

Ueber Versuche von Mann[2]) und von Bárány[3]) gibt die Tabelle Auskunft.

Auffallenderweise ist in Weiskes Versuchen die Verdauung der Rohfaser wesentlich grösser als bei Knieriem, bei einer Nahrung, die an sich genommen doch wohl nicht zarter war, als die von Knieriem verabfolgte. Es scheinen also erhebliche Unterschiede, je nach der Art der Gemüse zu bestehen. Jedenfalls spielt auch die persönliche Fähigkeit, Zellulose zu lösen, eine wichtige Rolle.

Letzteres wird wahrscheinlich durch den Vergleich zwischen Mensch und Tier, sowie verschiedener Tierarten untereinander. Die Ausnutzung der Rohfaser schwankt hier zwischen den weitesten Grenzen. Bei den Wiederkäuern wird von der Rohfaser stets erheblich weniger in den Fäzes wiedergefunden, als beim Menschen. Rüben und Kartoffeln sind für das Rindvieh ohne Rest verdaulich[4]), selbst stark verholzte Teile, wie Stroh, Sägespäne gehen einer teilweisen Lösung entgegen. Bei Pferden ist diese Fähigkeit geringer. Vögeln, Gans, Huhn, scheint die Fähigkeit der Zelluloseverdauung hingegen völlig abzugehen. Die Rohfaser lässt sich dann aus den Fäzes quantitativ wiedergewinnen. Das Gleiche gilt für den Fleischfresser auf Grund der Versuche von Voit und Hofmann[5]), sowie von Knieriem[6]) am Hunde. Versuche von Lohrisch[7]), die allerdings nicht die Verdauung von Rohfaser, sondern die der Zellulose, nach Eingabe der relativ leicht verdaulichen Zellulose aus Weisskraut prüften, kamen zu dem Resultat, dass auch der Hund imstande ist, Zellulose zu verdauen, wenn auch wascheinlich in geringerem Grade als Mensch und Pflanzenfresser. Scheunert und Lötsch[8]), die die Versuche Lorischs am Hunde nachprüften, konnten seine Resultate allerdings nicht bestätigen und Lohrisch selbst hat dann seine Resultate beim Hunde nicht mehr aufrecht erhalten[9]).

Folgende Tabelle möge einen Ueberblick über die Verdaulichkeit der Rohfaser bei verschiedenen Tieren geben:

Verdaulichkeit der Rohfaser für verschiedene Tiere.

Versuch am	Nahrung	Rohfaser der Nahrung g	Rohfaser des Kotes g	Ausnutzung in pCt.	Autor
Rind	—	—	—	ca. 60	Haubner[10])
„	Haferstroh	—	—	55	
„	Weizenstroh	—	—	52	Henneberg
„	Bohnenstroh	—	—	36	und
„	Kleeheu	—	—	39	Stohmann[11])
„	Wiesenheu	—	—	60	
Kaninchen	Schnittkohl 12,67 g	1,703	1,260	25,36	
„	Heu 41,09 g . . . . . . : . .	13,76	6,599	52,47	
„	Papier 5,42 g	5,079	2,26	54,3	Knieriem[12])
„	„ —	9,429	6,78	28,08	
„	Möhrenmehl 14,82 g	2,339	0,81	65,3	

1) Wicke, Archiv f. Hygiene. Bd. 11. 1890. S. 360.
2) Archiv f. Hyg. Bd. 36. 1899. S. 158.
3) Wiener med. Wochenschr. 1902. Nr. 9.
4) Voit, Physiologie d. allg. Stoffwechsels. S. 482.
5) Sitzungsber. d. bayer. Akademie. 1869.
6) Zeitschr. f. Biologie. N. F. Bd. 3. 1885. S. 67.
7) Zentralbl. f. d. ges. Physiol. u. Pathol. d. Stoffwechsels. 1907. Nr. 21.
8) Biochem. Zeitschr. Bd. 20. 1909. S. 10.
9) Zeitschr. f. physiol. Chemie. Bd. 69. 1910. S. 143.
10) Zeitschr. f. Landwirtschaft. 1855. S. 177.
11) Zitat s. S. 212 sub 5. S. 342.
12) Zitat s. S. 215 sub 5. S. 67 ff.

Versuch am	Nahrung	Rohfaser der Nahrung g	des Kotes g	Aus- nutzung in pCt.	Autor
Kaninchen	Sägespäne 19,77 g	12,31	9,79	20,49	
„	Nussschalen (ohne Innenhaut) pulverisiert 50,81 g	28,503	27,07	5,03	
Hund	Junges Gras; Watte; Leinewand	—	—	0,0	Knieriem[1]
Huhn	Watte	1,245	1,288	0,0	
„	Filtrierpapier	1,885	1,904	0,0	
„	Roggenstroh 3,94 g	1,185	1,230	0,0	
„	Schnittkohlmehl 10,89 g . . .	1,489	1,47	0,0	

Die Rohfaser des Kotes ist ihrer chemischen Zusammensetzung nach eine andere, als die der Nahrung. Sie ist C-reicher und O-ärmer. Dies beweist, dass das, was verdaut wurde, Zellulose ist und Lignin etc. übrig blieb. Eine Zusammenstellung von Weiske[2] lässt dies deutlich erkennen:

Zusammenstellung der bei 100° getrockneten aschefreien Rohfaser in Nahrung und Kot.

Name der Substanz	C pCt.	H pCt.	O pCt.
Möhren-Rohfaser . . .	44,805	6,190	49,005
Sellerie- „ . . -.	42,481	6,321	51,198
Kohl- „ . . .	43,483	6,129	50,388
Rohfaser der Fäzes:			
a)	47,300	6,306	46,394
b)	46,938	6,310	46,752

Abgesehen von der wirklichen Verdauung, also Lösung der Zellulose, ist auch von Interesse, wie weit eine Zerkleinerung der Pflanzenreste im Intestinaltraktus erfolgt. Rubner verglich bei einem Menschen die Menge der Getreidehülsen in grobem Schwarzbrot mit den Hülsen, die er aus dem Kot gewinnen konnte (s. S. 213). Er fand bei einer täglichen Zufuhr von 53,8 g Hülsen in den Fäzes nur 23,9 g. Das Uebrige musste zerkleinert worden sein.

Ueber einige weitere Punkte, die das quantitative Vorkommen von Rohfaser im Kot betreffen, sind wir nur durch Tierversuche orientiert. Es ist aber wohl möglich, dass im Prinzip für den Menschen das Gleiche gilt. Zunächst ist zu betrachten, ob bei Zufuhr verschiedener Mengen von Rohfaser auch in den Fäzes eine entsprechende Ab- und Zunahme beobachtet ist. Weiske[3] fand an Kaninchen, dass bei geringen Quantitäten von Hafer die prozentige Ausnutzung der Rohfaser fast doppelt so gut war, als bei grösseren. Es enthielt der Kot also nicht nur absolut, sondern auch relativ weniger Zellulose. — Durch Zulage von Stärke wurde die Verdauung der Rohfaser bei 2 Hammeln verschlechtert[4]. Tappeiner[5] erklärt dies Verhalten dadurch, dass sich die Gärungserreger auf dieses Kohlehydrat werfen und die Zellulose teilweise unangegriffen lassen. Durch Beifütterung von Oel wurde bei gewissen Tieren die Ausnutzung der Rohfaser verbessert, bei anderen nicht[6]. — Knieriem[7] beobachtete, dass im

---

1) Zitat s. S. 215 sub 5. S. 67 ff.
2) Zitat s. S. 219 sub 2. S. 463.
3) Zeitschr. f. physiol. Chemie. Bd. 18. 1894. S. 109.
4) Wicke u. Weiske, Zeitschr. f. physiol. Chemie. Bd. 21. S. 65.
5) Zeitschr. f. Biologie. Bd. 20. S. 120.
6) Literatur hierüber bei Lohrisch, Zeitschr. f. physiol. Chemie. Bd. 47. S. 232.
7) Zeitschr. f. Biologie. Bd. 24. S. 295.

Stickstoffhunger Kaninchen viel mehr Rohfaser im Kot hatten, als bei gutem Ernährungs-
zustand und dementsprechend ungeschwächter Verdauung.

Zellulose. Normales Verhalten: Bestimmungen über die Verdauung
von Zellulose beim Menschen waren bislang kaum ausgeführt worden. Und doch
ist es für uns, wie schon im Vorgehenden erwähnt wurde, viel wichtiger, Kenntnisse
über die Ausnutzung der Zellulose im Darm zu erlangen, als solche, die nur die
Ausnutzung der Rohfaser betreffen. Lässt sich doch erwarten, dass die Ausnutzung der Zellulose je nach der Leistungsfähigkeit des Verdauungsapparates
beim Menschen erhebliche Verschiedenheiten aufweisen wird. Bei der Rohfaser,
die zum guten Teil auch für den leistungsfähigsten Darm nur „Schlacke" ist,
werden die Unterschiede viel geringer sein müssen. Man kannte bisher nur einen
Versuch, der die Ausnutzung der Zellulose beim Menschen betrifft, von W. Hoffmeister[1]). Er prüfte im Selbstversuch die Ausnutzung seiner „Rohzellulose"
und seiner „löslichen Zellulose" (s. S. 213). Bei Aufnahme von 50 g Rohzellulose
mit der Nahrung ergab sich ihm eine Ausnutzung von 5,6 pCt.; bei 50 g löslicher
Zellulose hingegen eine Ausnutzung von 75,7 pCt.

Die Lücke in unseren Kenntnissen, betreffend die Ausnützbarkeit der Zellulose, ist jetzt durch die gründlichen Untersuchungen von Lohrisch[2]) ausgefüllt
worden. Die Zellulose wurde bei seinen Versuchen in natürlicher, nicht künstlich
präparierter Form dargereicht. Die Bestimmungen im Kot erfolgten nach der
Methode von Simon-Lohrisch. Die meisten Versuche wurden unter Zugrundelegung der Schmidt-Strasburgerschen Probekost ausgeführt. Es erfolgte
also die Aufnahme der Zellulose im Rahmen einer gemischten Kost, welche dem
physiologischen Nahrungsbedürfnis des Menschen entspricht. Namentlich wurde
die Ausnutzung zarter Zellulose in Form verschiedener junger Gemüse geprüft.
Die folgenden beiden Tabellen geben einen Ueberblick über die Versuche an
normalen Personen.

Ausnutzung der Zellulose bei gesunden Menschen (nach Lohrisch).

Tabelle I.

Nr.	Name und Geschlecht	Zahl der Versuchstage	Nahrung: Probediät nach Schmidt-Strasburger Dazu:	Zellulosegehalt		Ausnutzung der Zellulose in pCt.
				der Nahrung	der Fäzes	
	Ho.					
1	Frau	1	keine Zulage . . .	0,8916	0,4947	44,5
2	„	1	Weisskraut	2,8591	0,3514	87,7
3	„	1	Kohlrabi	3,0756	0,95	69,2
4	„	1	Spinat	1,9836	0,59	70,3
5	„	1	Brot	1,8666	0,6080	67,4
6	„	1	Linsen	4,9576	2,608	47,4
	J.					
7	Mann	1	keine Zulage . . .	0,8916.	0,4531	49,2
8	„	2	Weisskraut	6,1132	0,936	84,7
	G.					
9	Mann	1	keine Zulage . . .	0,8916	0,327	63,4
10	„	1	Möhren	2,7491	0,3318	87,8

1) Landwirtschaftl. Jahrbücher. Bd. 17. 1888.
2) Zeitschr. f. phys. Chem. Bd. 47. S. 237.

Tabelle II.

Nr.	Name und Geschlecht	Zahl der Versuchs- tage	Nahrung: Probediät nach Schmidt-Strasburger Dazu:	Zellulosegehalt		Ausnutzung der Zellulose in pCt.
				der Nahrung	der Fäzes	
1	Ho. Frau	1	Kohlrabi	3,244	0,678	79,1
2	„	1	Spinat.	1,892	0,1797	90,5
3	„	1	Weisskraut	2,4566	0	100
4	„	1	Brot	1,0564	0,1606	84,8
5	„	1	Linsen.	5,703	3,1366	45
6	J. Mann	2	Weisskraut	5,25	0,0360	99,5
7	„	1	Kohlrabi	1,456	0,2648	81,8
8	„	1	Brot	0,718	0,296	58,8
9	G. Mann	1	Möhren	2,3694	0,1090	95,4
10	Sch. Frau (Diabetes mit normalem Magen-Darm)	3	Gemüsetag: Kohlrabi, Hafermehl. Weisskraut, Salat .	13,38	2,85	78,7

Auf der ersten Tabelle finden wir zunächst die Ausnutzung verschiedener Vegetabilien bei ein und derselben Person, dann einige Einzelversuche bei verschiedenen Personen. Man sieht, dass im normal arbeitenden menschlichen Verdauungskanal recht erhebliche Mengen von Zellulose verschwinden. Unterschiede ergeben sich je nach dem Alter der Gemüse, ihrer Art, der härteren oder zarteren Beschaffenheit ihrer Zellwände. Am besten verdaulich war die Zellulose des Weisskrauts, von der nichts oder fast nichts im Kot ausgeschieden wurde. Dass die Zellulose von Linsen im Verhältnis schlecht ausgenutzt wurde, erscheint bei ihrer groben Beschaffenheit nicht verwunderlich. Bemerkenswert ist das verhältnismässig ungünstige Resultat bezügl. der Verwertung der Kartoffelzellulose, obwohl mit der Nahrung die Kartoffeln in Breiform verabreicht worden waren.

Neuerdings haben v. Bergmann und Strauch[1] die Ausnutzung der Zellulose in fein pulverisiertem Gemüse (Friedenthalsches Gemüsepulver) nach der Methode von Simon-Lohrisch untersucht. Es zeigte sich die praktisch und klinisch wichtige Tatsache, dass die Zellulose in Pulverform ungleich besser ausgenützt wird als das Gemüse in ursprünglicher Form. So wurde von Bohnenpulver 88,77 pCt., von frischem Bohnengemüse nur 26,43 pCt. ausgenutzt, obwohl in dem betreffenden Versuche die Versuchsperson nur die Hälfte an N in Gestalt frischer Bohnen erhalten hatte wie in Form von Gemüsepulver. Eine entsprechend grosse Menge von frischen Bohnen konnte nämlich nicht bewältigt werden.

Pathologisches Verhalten: Untersuchungen von Lohrisch haben zum ersten Mal den quantitativen Beweis darüber erbracht, dass krankhafte Zustände des Verdauungskanals auf die Ausnutzung der Zellulose von Einfluss sind. Die Tabelle S. 224 gibt die Mittelwerte aus den Versuchen von Lohrisch wieder. Um den Vergleich zu ermöglichen, war natürlich stets dieselbe Ernährungsform (Probediät Schmidt-Strasburger) zugrunde gelegt worden. Bei weitem am ausgiebigsten, beträchtlich besser als beim normalen Menschen, wird die Zellulose

---

1) Strauch, Zeitschr. f. experim. Pathol. u. Therap. Bd. 14. 1913. S. 477.

von Patienten mit chronischer habitueller Obstipation ausgenutzt, eine Tatsache von erheblicher Bedeutung.

Ausnutzung der Zellulose beim Menschen bei verschiedenen krankhaften Zuständen (nach Lohrisch).

Anzahl der Versuche	Diagnose	Kottrockensubstanz (3 Tage)	Zellulosegehalt		Ausnutzung der Zellulose in pCt.
			der Nahrung	des Kotes	
5	normale	53,5	2,6748	1,1269	57,9
6	chronische habituelle Obstipation	33,3	2,6381	0,4934	81,4
2	Gärungsdyspepsie . . .	114	2,6748	1,6707	37,8
2	gastrogene Diarrhoe bei Achylia gastrica . . .	98,9	3,1328	2,2035	29,5
1	Fettstuhl bei Ikterus .	202	2,6748	1,93	27,8
1	Fettstuhl bei PankreasErkrankung	147	2,6748	2,1168	20,9

Es war zuerst von Strasburger an 6 Fällen gezeigt worden, dass bei habituell Obstipierten die Menge des Kotes an Trockensubstanz und an Bakterien im Verhältnis zum Normalen einen auffallend geringen Wert aufwies[1]). Strasburger war, von diesem Befunde ausgehend, zu einer neuen Erklärung für die Ursachen der habituellen Obstipation gelangt. Sie lautete: Zu gute Ausnutzung der Nahrung, Fehlen des nötigen Nährbodens für die Bakterien, daher die niedrige Bakterienmenge; infolge hiervon zu geringe Bildung von Zersetzungsprodukten, welche zur normalen Anregung der Peristaltik nötig sind. Die Tatsache, dass habituell Obstipierte so wenig Kot bilden, war auch Ad. Schmidt an 2 Patienten, die Probekost erhalten hatten, aufgefallen. Er konnte dies Verhalten weiterhin an zahlreichen Fällen immer wieder bestätigen. Auf seine Veranlassung machte Lohrisch[2]) detaillierte Ausnutzungsversuche bei 2 habituell Obstipierten und fand Verbesserung der Ausnutzung für sämtliche Hauptnahrungsqualitäten. Es galt dies auch für Rohfaser, die allerdings nur in wenigen Einzelanalysen bestimmt wurde. Die jetzt vorliegenden Bestimmungen der Zelluloseausscheidung bei 6 Personen mit habitueller Obstipation bilden ein neues wesentliches Glied in der Kette der hier aufgeführten Tatsachen.

Dass etwa die bessere Ausnutzung der Zellulose bei habituell Obstipierten erst sekundär eine Folge ihres längeren Verweilens im Darm sei, ist nicht anzunehmen. Es dürfte dies aus der Analogie mit der Verdauung der übrigen Nahrungsqualitäten hervorgehen, die bei habitueller Obstipation, ebenso wie dies für die Zellulose gilt, besonders ausgiebig ist, während künstliche Verstopfung, bei normalen Personen durch Opium hervorgebracht, auf die Ausnutzung der Nahrung ohne Einfluss ist. Auch vermehrter Zelluloseverlust durch Gärung kommt nicht in Frage, da, abgesehen von der durch Strasburger festgestellten beträchtlichen Verminderung der Kotbakterien bei habituell Obstipierten, schon die Beschaffenheit der Fäzes erkennen lässt, dass keine Vermehrung, vielmehr eine Verminderung der Zersetzungserscheinungen vorliegt.

Die umgekehrten Verhältnisse ergeben sich für Gärungsdyspepsie. Die Zellulose wird hier beträchtlich schlechter als in der Norm ausgenutzt, und es liegt nahe (s. unter Gärungsdyspepsie) die Ursache der Gärungsdyspepsie in der Veränderung der Zelluloseverdauung zu suchen. Man könnte allerdings hiergegen

---

1) Zeitschr. f. klin. Medizin. Bd. 46. 1902. S. 15 des Sep.-Abdr.
2) Deutsches Arch. f. klin. Medizin. Bd. 79. 1904. S. 383.

einwenden, dass die bei Gärungsdyspepsie oft vorhandene vermehrte Peristaltik als Ursache des stärkeren Zellulosegehaltes der Fäzes anzusehen sei. Aber abgesehen davon, dass diese Beschleunigung der Darmmotilität in der Regel nicht erheblich ist und sich ungezwungen erst als eine Folge der Gärungsprozesse auffassen lässt, wissen wir, dass ausser den Kohlehydraten die Ausnutzung anderer Nahrungsqualitäten bei Gärungsdyspepsie nicht gelitten hat.

Auch bei einigen anderen Affektionen, die Lohrisch untersuchte, gastrogener Diarrhoe, Gallenabschluss, Pankreaserkrankung, fanden sich auffallend niedrige Werte für die Zelluloseausnutzung.

Auf die gleiche Weise machte F. Moeller[1]) Versuche über die Ausnutzung roher Gemüse (Möhren) bei verschiedenen pathologischen Zuständen. Er fand die Verdauung roher Zellulose bei chronischer habitueller Obstipation bedeutend besser, bei künstlicher Obstipation (durch Opium) etwas besser, dagegen bei Gärungsdyspepsie, Ikterus mit Fettstuhl und chronischem Darmkartarrh mit Gärung bei weitem schlechter als in der Norm.

Hemizellulosen: Die Verdaulichkeit der Hemizellulosen ist für die höheren pflanzenfressenden Tiere häufiger untersucht worden; insbesondere, soweit es die Ausnutzung der Pentosane betrifft, welche in den grünen Futtermitteln in sehr reicher Menge zu finden sind. Um nur einige Beispiele anzuführen, fand Weiske[2]) beim Hammel eine Ausnutzung von durchschnittlich 65,1 pCt. der Pentosane aus Wiesenheu und Hafer; beim Kaninchen eine Ausnutzung der Pentosane des Hafers von 53,8 pCt.

Beim Menschen wurde die Verdaulichkeit gewisser hemizellulosereicher Algen und Moose geprüft. In zwei Versuchen verabreichte Poulsson[3]) gesunden Personen Cetraria islandica in grösseren Mengen. Die Ausnutzung der Kohlehydrate dieser Flechte betrug 49,25 bzw. 46,22 pCt. Saiki[4]), der kleinere Mengen hemizellulosehaltiger Pflanzen verzehren liess, fand die Ausnutzung der Agar-Hemizellulose zu 8 pCt. bzw. 27 pCt., der Wakama-Hemizellulose zu 28 pCt., der Kombu-Hemizellulose zu 78 pCt.

Agar-Agar, eine bekanntlich in Ostasien vorkommende Meeresalge, deren Zellulosegehalt gering ist, während sie umsomehr Hemizellulose enthält (die sehr quellungsfähige Gelose = Paraarabin) wird vom Menschen zum erheblichen Teil wieder mit dem Kot ausgeschieden. Die Fäzes werden dadurch wasserreicher und voluminöser. Hierauf beruht die von Ad. Schmidt[5]) eingeführte Regulin-Therapie der habituellen Obstipation (Regulin = Agar-Agar, in Schüppchen geschnitten, mit Zusatz von etwas Cascaraextrakt). Nach der ursprünglichen Annahme von Schmidt wird der Agar quantitativ wieder ausgeschieden. Direkte Bestimmungen der Hemizellulose hat Schmidt seinerzeit allerdings nicht ausgeführt. Nach den gleich zu besprechenden neueren Versuchen mit gelöstem Agar wird man jedoch wohl annehmen müssen, dass auch vom unveränderten Agar ein gewisser Teil der Verdauung anheimfällt.

Auf Veranlassung von Schmidt und Lohrisch stellte vor kurzem die Firma Helfenberg in Dresden (Dr. Karl Dieterich) ein Agarpräparat dar, das sich in kaltem Wasser leicht zu einer braunen klebrigen Flüssigkeit auflöst und mit dem Namen Diazellose belegt wurde. Das Präparat, welches Spuren von Pentose enthält, bildet beim Kochen mit verdünnten Mineralsäuren, nach voll-

---

1) Internat. Beitr. z. Pathol. u. Therap. der Ernährungsstörungen. Bd. 1. 1910. S. 325.
2) Zeitschr. f. physiol. Chemie. Bd. 20. 1895.
3) Nordisk Tidsskrift for Terapi. 1907. Zit. nach Lohrisch.
4) Journ. of biological chemistry. Bd. 2. 1906. No. 3.
5) Deutsche med. Wochenschr. 1905. Nr. 41.

ständiger Hydrolyse 67,8 pCt. der Trockensubstanz Zucker und zwar fast ausschliesslich Galaktose. Die Agarhemizellulose ist also Galaktan. Von diesem Präparat konnten in den Versuchen von Schmidt und Lohrisch[1]) pro Tag 80—110 g mit der Nahrung genommen werden. (Es hat dies die praktische Bedeutung, dass Zellulose, besonders aber Hemizellulosen, schweren Diabetikern gegeben werden können und von diesen auch zur Aufsaugung gebracht werden, ohne dass die Zuckerausscheidung im Urin ansteigt). Die Ausnutzung der Agarhemizellulose schwankte bei Gesunden zwischen 25,6 und 65,5 pCt., d. h. es kamen 20—40 g Galaktan täglich zur Anfnahme. Einen noch höheren Prozentgehalt als die genannten Zahlen, 72,5 pCt., erreichte in der Ausnutzung der Hemizellulose bemerkenswerterweise ein Patient mit chronischer habitueller Obstipation.

Im ganzen lässt sich sagen, dass der normale Mensch durchschnittlich 50 pCt. der zugeführten Zellulosen und Hemizellulosen verdaut. Von letzteren lassen sich aber ungleich grössere Mengen mit der Nahrung beibringen und daher absolut genommen grössere Mengen zur Verdauung bringen, als von den Zellulosen.

5. Anderweitige Kohlehydrate.

Nach früheren Angaben soll Gummi mit dem Kot grösstenteils wieder ausgeschieden werden. Boussingault berichtet das von einer Ente, Frerichs von einem Hahn und jungen Hund, welch' letztere Traganthgummi erhalten hatten[2]). C. Voit[3]) liess von Hauber am Hunde Versuche mit ausschliesslicher Fütterung grösserer Mengen von getrocknetem pulverisierten Salep- und Quittenschleim, sowie Gummi arabicum vornehmen. Von allen diesen Substanzen wurde cin Teil in den Fäzes wiedergefunden, der, wie die Beschreibung der Versuche ergibt, für Salep- und Quittenschleim nur gering, grösser dagegen für Gummi arabicum gewesen sein muss. (Die Zahlen, welche Voit für die Mindest-Resorption anführt: für Salep 54 pCt., Quitten 79 pCt., Gummi 46 pCt. sind offenbar zu niedrig gegriffen.) Der Umstand, dass Gummi- und Schleimarten nur langsam aus dem Darm verschwinden, wird bekanntlich therapeutisch in Form der sogenannten schleimigen Vehikel verwertet. In unseren Gegenden kommen die Gummiarten als Nahrungsmittel nicht in Betracht, wohl aber werden im Orient Zuckerbackwerke (Lukums) damit verfertigt. Ob bei den dortigen Völkern die Fäzes Gummi enthalten, ist nicht bekannt.

Bei einem diabetisch gemachten Hund fand Sandmeyer[4]) von eingeführtem Inulin etwas mehr als die Hälfte, von Raffinose einen grossen Teil in den Fäzes, während im übrigen die Kohlehydratverdauung nicht gestört war.

6. Diagnostische Gesichtspunkte.

a) Zucker.

Zucker ist im Stuhl der Erwachsenen normalerweise nie zu finden. Auch bei Erkrankungen des Darms, selbst schwerer Art, gelingt es nur ganz ausnahmsweise, Zucker nachzuweisen und dann auch nur geringe Mengen. Da es sich bei den Zuckerarten um leicht wasserlösliche Körper handelt, die als solche von der Darmschleimhaut resorbiert werden können, so müsste die Anwesenheit von Zucker im Kot als Zeichen einer Resorptionsstörung zu verwerten

---

1) Deutsche med. Wochenschr. 1908. Nr. 47.
2) Voit, Allgemeine Physiologie der Ernährung. S. 412.
3) Zeitschr. f. Biologie. Bd. 10. 1874. S. 59.
4) Zeitschr. f. Biologie. Bd. 31.

sein; etwa bei schweren Katarrhen, bei Amyloid des Darms, oder bei Atrophie der Dünndarmschleimhaut[1]) (deren anatomischer Nachweis allerdings noch auf sehr schwachen Füssen steht). Da die Resorption des Zuckers auf dem Wege der Blutbahn erfolgt, so sollte man ferner annehmen, dass Stauungen im Pfortaderkreislauf zu Behinderung der Zuckeraufnahme führen müssten, ebenso etwa, wie Hemmungen in den Lymphbahnen Störung der Fettresorption zur Folge haben. Es ist dies aber bisher nicht beobachtet worden.

In wieweit Störungen in der Absonderung der verschiedenartigen Darmfermente, welchen die Spaltung der Doppelzucker obliegt, vorkommen, und ob hierdurch die Anwesenheit des betreffenden Zuckers im Kot bedingt werden kann, ist noch festzustellen. Aus Untersuchungen von Weinland[2]) bei Tieren ergab sich, dass älteren Tieren, die nicht mehr an Milch gewöhnt sind, u. a. die Laktase der Darmschleimhaut fehlte. Bei solchen Tieren wurde dann der Milchzucker nicht resorbiert und wirkte als Abführmittel. Ob Entsprechendes für den Menschen in Betracht kommt, erscheint allerdings fraglich, wenn man aus neueren Versuchen von Plimmer[3]), die an einer ganzen Anzahl verschiedenartiger Tiere durchgeführt wurden, erfährt, dass, unter den Säugetieren, Karnivoren und Omnivoren während der ganzen Zeit ihres Lebens in der Darmschleimhaut Laktase besitzen und dass nur bei den Herbivoren den erwachsenen Tieren (mit Ausnahme des Kaninchens) dieses Ferment fehlt.

Die Klarlegung aller dieser Verhältnisse wird durch die leichte Angreifbarkeit verschiedener Zuckerarten für die Darmbakterien, von denen sie schnell vergoren werden, erschwert. Wenn der Versuch, Zucker in den Fäzes nachzuweisen, misslingt, so ist daraus eben noch nicht immer der Schluss zu ziehen, dass die Zuckeraufnahme von Seiten des Darms völlig normal war.

Bei gesunden, normal ernährten Säuglingen wird Zucker höchstens in geringen Spuren gefunden. Eher gelingt der Nachweis bei verschiedenartigen Darmstörungen.

b) Pentosen.

Bezüglich der Bedeutung der Pentosen sei auf S. 190 verwiesen.

c) Stärke.

Vermehrung der Stärke im Kot gegenüber dem Normalen gibt uns wichtige diagnostische Merkmale an die Hand. Wir haben folgende Möglichkeiten zu unterscheiden: α) Die Stärke allein ist in erhöhter Quantität vorhanden. β) Auch der Gehalt an Eiweiss und Fett ist im Kot vergrössert.

Um über diese Verhältnisse Aufschluss zu erlangen, ist es bei dem grossen Einfluss, den verschiedene Ernährungsweise auf die Stärkemenge im Kot ausübt, durchaus erforderlich, sich einer einheitlichen Kost, der „Probediät", zu bedienen. Grobe Abweichungen können freilich auch ohne diese erkannt werden, bei feineren Störungen der Verdauungstätigkeit würde es aber für gewöhnlich nicht gelingen, ein begründetes Urteil zu fällen.

α) Die Stärke allein ist vermehrt: „Insuffizienz der Stärkeverdauung". Es handelt sich hier um eine Funktionsstörung des Dünndarms, da in den reinen Fällen weder von seiten des Magens, noch von seiten des Dickdarms eine Anomalie nachgewiesen werden kann. Früher haben wir angenommen, dass wahrscheinlich grösstenteils eine Sekretionsanomalie des Darmsaftes in Frage

---

1) Rosenheim, Pathologie und Therapie der Krankheiten des Darms. 1893. S. 131.
2) Zeitschr. f. Biologie. Bd. 38. 1899. S. 607 u. Bd. 40. 1900. S. 386.
3) Journal of Physiology. Bd. 35. 1906/7. p. 20.

kommt, während die Motilität des Darmes nur sekundär durch den Reiz der gebildeten Gärungsprodukte verändert ist. Gestützt auf die mikroskopische Untersuchung, welche, bei Probediät, Vermehrung der Kartoffelzellen im Stuhl erkennen lässt, und auf die Untersuchungen von Lohrisch[1]), welcher bei Insuffizienz der Stärkeverdauung auch zugleich schlechtere Ausnutzung der Zellulose quantitativ nachwies, denkt Ad. Schmidt[2]) neuerdings daran, dass wohl in der Störung der Zelluloseverdauung das primäre Moment zu suchen sei. Für gewisse Fälle will Schmidt ferner die primäre Ursache in einer Störung der Magentätigkeit suchen.

Die isolierte Verschlechterung der Stärkeausnutzung gehört zu den leichteren Darmstörungen. Die anatomischen Ursachen sind bei der geringen Schwere der Affektion, die nicht zum Tode führt, nicht näher bekannt. Jedenfalls sind sie verschiedenartig. In vielen Fällen liegen offenbar überhaupt keine organischen Veränderungen zugrunde; es handelt sich um rein funktionelle Störungen. In einem Falle von Gärungsdyspepsie, der zur Sektion kam, konnte Schmidt[3]) den Darm anatomisch untersuchen. Es fand sich nur ein ganz leichter, eben angedeuteter Entzündungszustand der Schleimhaut des oberen Dünndarms. Sonstige Veränderungen fehlten.

Gemeinsam ist der isolierten Insuffizienz der Stärkeverdauung eine klinische Symptomengruppe, welche in sich etwas Abgeschlossenes, Charakteristisches bietet, wenn auch die subjektiven Beschwerden wenig prägnant sind, und die von Schmidt und Strasburger[4]) mit dem Namen „Intestinale Gärungsdyspepsie“ belegt wurde.

Das Krankheitsbild ist in Kürze folgendes: Im Vordergrund stehen Klagen über Leibschmerzen, die, wenn überhaupt, in die Gegend des Nabels lokalisiert werden. Dabei wird häufig über Mattigkeit, Unlust usw. geklagt. Bei Untersuchung der Kranken zeigt sich, dass der Leib häufig gleichmässig etwas aufgetrieben ist. Die Palpation wird fast konstant als empfindlich angegeben, entweder diffus, oder zirkumskript, dann besonders in der Gegend des Nabels, bzw. links daneben. Die Untersuchung des Magens ergibt in vielen, wenn auch, wie spätere Erfahrungen gezeigt haben, keineswegs in allen Fällen[5]), normales Verhalten. Die Fäzes, nach Probekost, werden gewöhnlich etwas häufiger abgesetzt, eigentliche Durchfälle werden aber vermisst. Der Stuhlgang ist häufig schaumig, hellgelb, sauer und riecht nach Buttersäure. Bei leichten Fällen können aber Veränderungen in der makroskopischen Beschaffenheit des Kotes fehlen, und die Störung wird erst mit Hilfe der Gärungsprobe, eventuell auch bei der mikroskopischen Untersuchung erkannt. Sonstige Veränderungen des Kotes fehlen in der Regel, speziell findet sich kein Schleim. Bei längerem Bestehen der Gärungsdyspepsie schliesst sich aber nicht selten, infolge des Reizes der Gärungsprodukte auf die Darmwand, sekundär ein Katarrh an, was sich durch das Auftreten von Schleim im Stuhl zu erkennen gibt. Mikroskopisch lässt sich auffallenderweise öfters keine Stärke nachweisen. Wenigstens bei den leichten Fällen von Gärungsdyspepsie. Wenn trotzdem Kotgärung erfolgt, die doch nur von Kohlehydraten stammen kann, so muss man daran denken, dass ein Teil der Stärke im Kot wohl schon in Achroo-

---

1) Vergl. S. 224.

2) Diagnose und Therapie chronischer Diarrhoen. Samml. zwangl. Abhandl. aus d. Geb. d. Verdauungs- u. Stoffwechselkrankh. Bd. 2. H. 1 S. 22, u. Zur funkt. Darmdiagnostik, Zeitschrift f. exper. Pathol. u. Therapie. Bd. 7. 1909. S. 275.

3) Mitgeteilt durch H. Meyer, Deutsch. Arch. f. klin. Med. Bd. 92. 1908. S. 465.

4) Literatur d. ganzen Frage, s. S. 197, Zitat 3, besonders Deutsch. Arch. f. klin. Med. Bd. 69. S. 570.

5) Vergl. H. Meyer l. c. S. 452.

dextrin verwandelt sein und dadurch dem Jodnachweis entgehen kann. Findet man auch nicht immer Stärke, so sieht man dagegen (nach Darreichung von Kartoffeln) vielfach leere Kartoffelzellen, ferner verschiedenartige Bakterien, die sich nach Jodzusatz blau färben.

Mit der seltenen Jejunaldiarrhoe Nothnagels[1]) hängt die Gärungsdyspepsie wohl nicht zusammen. Da es sich bei dem Krankheitsbild Nothnagels um Entleerung sozusagen unveränderten Dünndarminhaltes handelt, der u. a. reichlich Nahrungsreste aller Art, nicht nur Stärke, enthält, so dürfte vor allem die Motilität des Darmes stark beteiligt sein.

Zur Diagnose der intestinalen Gärungsdyspepsie dient in den Fällen, in welchen nicht ohne weiteres die Veränderung des Kotes makroskopisch in die Augen springt, die Gärungsprobe[2]) (s. S. 197 ff.) im Anschluss an die Probediät.

Früher haben wir dem Untersuchten zunächst 0,3 g gepulvertes Karmin in einer Oblate und dann Probediät gegeben. War der Stuhl nicht mehr rot gefärbt (nach 2—3 Tagen), so wurde die Gärungsprobe angesetzt. Jetzt verzichten wir in der Regel auf die Abgrenzung, umsomehr als durch Karmin ein empfindlicher Darm etwas gereizt werden kann. Falls nicht Verstopfung vorliegt, kann am 2.—3. Tag nach Beginn der Probekost die Probe angesetzt werden. In der Regel kann man dem Patienten aufgeben, die 3. Stuhlentleerung nach Beginn der Probekost zur Untersuchung mitzubringen. Ein Gärungsröhrchen wird mit ca. 5 g frischen Fäzes beschickt. (Dies gilt für die mittlere Konsistenz des Kotes. Andernfalls wird etwas mehr oder weniger genommen, entsprechend ca. 1 g Trockensubstanz.) Beträgt nach 24 Stunden (im Brütschrank) die Gasbildung so viel, dass das dritte Röhrchen (c) des Strasburgerschen Gärungsgefässes (Fig. 7 auf S. 200) zum mindesten $1/_3$—$1/_2$ mit Wasser gefüllt ist, so sprechen wir von einem positiven Ausfall der Gärungsprobe. — Die Gasbildung muss die Zeichen der Frühgärung tragen, d. h. unter deutlich zunehmender Säuerung erfolgen. Es ist nicht gestattet, die Diagnose nur auf eine einmalige, vorübergehende Gasbildung zu begründen. Dafür verschlägt es auf der anderen Seite auch nichts, wenn bei öfters beobachteter starker Gärung dieselbe einmal unter dem von uns als Grenzpunkt bezeichneten Wert bleibt. Nur der positive Ausfall der Gärungsprobe ist verwertbar, da der negative nicht die Abwesenheit von Stärke beweisen kann.

Gegen die diagnostische Bedeutung und Verwertbarkeit der Gärungsprobe wurden von verschiedenen Seiten [Basch, Philippsohn (unter Leitung von H. Strauss), Kersbergen] Einwände erhoben. Es ist auf diese von Schmidt in der Berliner klinischen Wochenschr., 1900, Nr. 51 und von Strasburger im Deutschen Archiv f. klin. Medizin, Bd. 67, S. 329 eingegangen worden. Ausserdem lagen diese Einwände vor der Veröffentlichung unserer Mitteilung, die das Krankheitsbild der Gärungsdyspepsie begründete, und des Vortrages von Strasburger auf dem Kongress für innere Medizin im Jahre 1901[3]). Einwände aus jüngster Zeit stammen von Kako[4]). Die wesentlichste Ursache der Meinungsverschiedenheit bestand darin, dass den Nachuntersuchern nicht die entsprechenden klinischen Fälle zu Gebote standen und dass sie sich vor allem an schwere Erkrankungen hielten, während die intestinale Gärungsdyspepsie gerade unter die leichteren Verdauungsstörungen gezählt werden muss. Die genannten Autoren fanden, dass gelegentlich auch bei anscheinend sonst gesunder Verdauung die Gärungsprobe einmal positiv ausfallen kann. Wir haben das nie bestritten, im Gegenteil wiederholt betont, dass der einmalige positive Ausfall der Gärungsprobe noch nicht für die Diagnose eines krankhaften Zustandes des Darms genügt. Im Uebrigen wäre immer noch die Frage zu stellen, ob nicht das Gebiet der

---

1) Die Erkrankungen des Darms und des Peritoneums. 2. Aufl. S. 20.
2) Die hier vorliegende Darstellung der Gärungsprobe weicht in mancher Beziehung von unseren ursprünglichen ab. Sie schliesst sich im wesentlichen an die letzte zusammenfassende Publikation von Schmidt (Die Funktionsprüfung des Darmes usw. S. 24 und 49) an.
3) Strasburger, Verhandl. d. Kongresses f. innere Medizin. 1901. S. 284.
4) Inaug.-Dissert. Greifswald 1905.

Darmpathologie hier etwas weiter auszudehnen wäre, bereits eine gewisse Minderwertigkeit des Darmes vorliege. Wir haben solche Fälle als „Uebergangsfälle" charakterisiert.

Wenn Kako einmal in dem Kote eines Patienten, der längere Zeit ausschliesslich Fett-Fleischnahrung erhalten hatte, Gasbildung mit Säuerung beobachtete, so ist demgegenüber zu sagen, dass geringe Gasbildung auch bei Eiweissfäulnis stattfinden und Säurebildung durch Fettspaltung vorkommen kann. Eine Unterscheidung von der richtigen Kohlehydratgärung dürfte bei diesen nur ausnahmsweise zu beobachtenden Vorkommnissen auf Grund der übrigen Verhältnisse wohl keine Schwierigkeiten machen. Ebensowenig trifft uns der andere Einwand, dass nicht alle pathologischen Stühle Gärung zeigen. Es ist uns nie in den Sinn gekommen, zu behaupten, dass dem so sein müsse; im Gegenteil betonen wir stets, dass gerade bei schwereren Affektionen Gärung vielfach ausbleibt und durch andere diagnostische Zeichen ersetzt wird. Wenn Ewald[1]) die Gärungsprobe für überflüssig hält, weil schon mit dem Mikroskop in den betreffenden Fällen die reichliche Anwesenheit von Stärke erkannt werden kann, so müssen wir, dem gegenüber, auf Grund zahlreicher Untersuchungen daran festhalten, dass uns dies bei leichteren Fällen oft nicht gelingen wollte. Später berichtete übrigens auch H. Strauss[2]), dass er für die Ausnutzung der Amylazeen die Gärungsprobe der mikroskopischen Untersuchung mit Jodlösung vorzuziehen gelernt habe.

β) Stärke, Fett und Eiweiss sind im Kot vermehrt: Lagen bei α) leichtere Abweichungen vom Normalen vor, so handelt es sich hier zumeist um schwerere Störungen, Darmkatarrhe, Erkrankungen der resorbierenden Apparate, besonders des Lymphsystems, Verkäsung der Mesenterialdrüsen. (In den letzteren Fällen soll nach Weintraud die Aufsaugung des Fettes stärker geschädigt sein, als die der Eiweisssubstanzen, was allerdings nicht durchgehends zutrifft.) Durch die Gärungsprobe lässt sich hier die Vermehrung der Stärke zumeist nicht dartun, denn die Probe fällt, trotz der Anwesenheit selbst von viel Kohlehydraten, in der Regel negativ aus. Man muss also das Mikroskop, lässt dieses im Stich, den Ausnutzungsversuch zu Hilfe nehmen. Für gewöhnlich wird freilich die aufgewendete Mühe nicht durch ein greifbares diagnostisches Resultat belohnt werden. Unter Umständen dürfte es aber differentialdiagnostisch gegenüber Pankreaserkrankungen von Bedeutung sein, die An- oder Abwesenheit von Stärke darzutun. Bei letzterem Leiden ist häufig keine Verschlechterung der Kohlehydratverdauung zu bemerken.

Mit Hilfe der Veränderungen, die der verdünnte Kot im Brütschrank zeigt, lassen sich aber, wie Schmidt[3]) ausführt, nicht nur die Vorgänge der Gärung, sondern auch die der Fäulnis prüfen und diagnostisch wie prognostisch verwerten. Schmidt bezeichnet daher jetzt die Probe allgemeiner als Brütschrankprobe, von der die Gärungsprobe nur einen Teil ausmacht. Bei Fäulnis des Kotes nimmt die alkalische Reaktion zu, der Kot wird dunkler, riecht faulig, enthält Sargdeckelkristalle, und entwickelt Gas. Letzteres erfolgt in der Regel langsamer und weniger ausgiebig als bei der Kohlehydratvergärung. Das Auftreten deutlicher Fäulnis bei der Brütschrankprobe lässt, im Gegensatze zu der Gärung, auf schwerere Störungen der Verdauung schliessen, welche meist mit anatomischen Veränderungen der Darmschleimhaut verbunden sind. Es liegt dieses anscheinend daran, dass die pathologischen Sekrete der Darmwand (Schleim, Serum, Eiter), wenn sie sich dem Kote zumischen, ausserordentlich leicht der Zersetzung anheimfallen. Im Gegensatz dazu lehrt die Erfahrung, dass bei mangelhafter Eiweissverdauung aus rein funktionellen Ursachen, selbst wenn dabei gelöstes Eiweiss im Kot vorhanden ist, nur selten höhere Grade von Fäulnis auftreten.

Es sei noch besonders betont, dass die Brütschrankprobe nur dann über die Richtung der Zersetzung in den Fäzes orientiert, wenn der eine oder der

<hr>

1) Strasburger, Verhandl. d. Kongresses f. innere Medizin. 1901. S. 291.
2) Berliner klinische Wochenschr. 1904. Nr. 41.
3) Funktionsprüfung etc. 2. Aufl. S. 28.

andere Prozess (Gärung oder Fäulnis) eklatant prävaliert. Wo dies nicht der Fall ist, sondern eine Kombination beider vorliegt, müssen wir vielfach auf eine Deutung verzichten.

Ausgesprochene Fäulniserscheinungen im Kot fand v. Tabora[1]) bei Achylien des Magens, die mit chronischen Diarrhoen einhergehen. Er teilt nicht die allgemeine Annahme, dass diese Durchfälle eine Folge des mechanischen und chemischen Reizes seien, den die im Magen nicht verdauten Speisen auf den Darm ausüben. v. Tabora führte vielmehr aus, dass bei Achylie die Kohlehydrate der Nahrung im Magen zum grössten Teil gelöst werden, das Eiweiss dagegen unverdaut bleibt. Ausserdem fehlt die Abstumpfung des alkalischen Pankreassekretes durch den sauren Magensaft. In der Abwesenheit von Stärke, Anwesenheit von Eiweiss und Zunahme der Alkalinität, ausserdem der Möglichkeit, dass fakultative, fäulniserregende Bakterien leichter den Magen passieren, als normalerweise, sieht aber v. Tabora die Momente, die zur Fäulnis disponieren. Er nimmt an, dass diese schon im Dündarm auftritt, in dem ja allerdings sonst immer saure Reaktion gefunden wird. Demgemäss stellte v. Tabora auch fest, dass bei Achylikern durch vermehrte Eiweisszufuhr mit der Nahrung die Darmfäulnis viel stärker und schneller anstieg als bei Gesunden. Fehlten zurzeit Durchfälle bei den Achylikern, so konnten sie durch diese Ernährungsweise hervorgerufen werden, nachdem schon vorher die vermehrte Indikanausscheidung im Urin sich bemerkbar gemacht hatte. Durch kohlehydratreiche Nahrung jedoch wurde die Störung wieder beseitigt. v. Tabora bezeichnete diese Darmstörung als „intestinale Fäulnisdyspepsie" im Gegensatz zur intestinalen Gärungsdyspepsie. Bezüglich letzterer nimmt er an, dass bei normaler, oder auch erhöhter Saftsekretion des Magens, das Eiweiss im Magen gut, die Stärke wenig verdaut wird. Das Pankreassekret wird durch den Magensaft neutralisiert und fremde Fäulniserreger, die von aussen einwandern könnten, werden zumeist im Magen vernichtet. So finden sich jetzt im Dünndarm reichlich Kohlehydrate, wenig Eiweiss, saure Reaktion, also Momente, die zur Gärung disponieren.

Gegen die ganzen Ausführungen Taboras macht allerdings Schmidt[2]) geltend, dass man auch bei Magenachylikern nicht selten Gärung der Fäzes nachweisen kann, häufiger sogar als bei Superaziden. Schmidt erkennt deshalb die Fäulnisdyspepsie nicht an.

Die obigen diagnostischen Ausführungen über Ausnutzung der Stärke lassen sich nicht auf den Säugling übertragen. Denn eine allgemein gültige, klinisch brauchbare Grenze, die angibt, wie weit einem normalen Säugling Stärke in der Nahrung gegeben werden darf, ohne dass die Gärungsprobe positiv ausfällt, lässt sich anscheinend nicht finden. Es hängt dies wohl damit zusammen, dass die verdauenden Kräfte des Säuglings in rascher Entwicklung begriffen sind, die ausserdem natürlich nicht bei allen Kindern in gleichem Masse erfolgt. Pusch[3]) fand zwar, dass bei normalen Kindern mit rationeller Beikost die Gärungsprobe stets negativ ausfällt, so dass ihr positiver Ausfall unter diesen Bedingungen ein Zeichen von Darmstörung sein würde. Callomon[4]) konnte jedoch diese Angaben nicht bestätigen und auch Langstein[5]) schliesst sich ihm vollkommen an. Vor

---

1) Münch. med. Wochenschr. 1904. S. 865.
2) Funktionsprüfung des Darms. 2. Aufl. S. 64 u. Verhandl. d. Kongresses f. inn. Medizin. 1908. S. 280.
3) Inaug.-Dissert. Bonn 1898.
4) Zentralbl. f. inn. Med. 1899. S. 219.
5) Jahrbuch f. Kinderheilk. N. F. 56. 1902. S. 350.

Allem finden sich nach diesen Autoren, gleiche Kost vorausgesetzt, bei demselben Kind trotz normalen Verhaltens, von Tag zu Tag unerklärte Schwankungen in der Gärungsintensität.

d) Rohfaser, Zellulose, Hemizellulosen.

Den Ausführungen auf S. 223 ist nichts Wesentliches hinzuzufügen.

IX. Umsetzungsprodukte der Kohlehydrate.

In betracht kommen flüchtige Fettsäuren, Milchsäure, Bernsteinsäure, Aldehyd und Alkohol, welche ihre Entstehung bakteriellen Vorgängen verdanken. Ausserdem wurden neuerdings gepaarte Glykuronsäuren im Kot nachgewiesen, über deren Herkunft bis jetzt nichts Näheres bekannt ist.

1. Nachweis.

a) Flüchtige Fettsäuren.

Nach Hoppe-Seyler[1]) extrahiert man die Fäzes zunächst mit Alkohol, filtriert, neutralisiert mit kohlensaurem Natron, dampft zur Trockne ab und destilliert den Rückstand, in Wasser gelöst, mit verdünnter Schwefelsäure. Die Mehrzahl der Autoren, welche aus den Fäzes die flüchtigen Fettsäuren darstellten, hielt jedoch eine vorhergehende Behandlung mit Alkohol nicht für erforderlich. Demnach wird das Verfahren folgendes:

Man verdünnt den Kot mit Wasser, ca. 50 g frische Fäzes mit 200 ccm Wasser, versetzt ihn mit Phosphorsäure (etwa 20 ccm vom spez. Gew, 1,275) und destilliert auf dem Sandbad, am besten unter Einleitung eines Wasserdampfstromes, so dass das Volumen der Flüssigkeit erhalten bleibt. Eine zu starke Konzentration der Flüssigkeit ist sorgfältig zu vermeiden, damit nicht infolge Oxydation vorhandener Stärke- oder Eiweissubstanzen schweflige Säure gebildet werden kann und zu hohe Werte für flüchtige Säuren erhalten werden[2]). Die Destillation soll eigentlich so lange fortgesetzt werden, als noch flüchtige Fettsäuren übergehen, wovon man sich durch Vorhalten eines Streifens blauen, befeuchteten Lackmuspapiers überzeugt. Hierzu sind aber eine Anzahl Tage erforderlich. Man wird sich für viele Fälle damit begnügen können, den Prozess schon eher abzubrechen, und speziell für Vergleichsbestimmungen so lange zu destillieren, bis jedesmal dasselbe Volumen an Flüssigkeit übergegangen ist. Im Destillat finden sich neben den flüchtigen Säuren (von der Ameisensäure bis event. zur Kaprinsäure) Indol, Skatol und Phenol. Man kann nun zunächst die Gesamtazidität titrieren, ausserdem vorsichtig mit Sodalösung oder reinem Barythydrat genau neutralisieren, auf dem Wasserbade eindampfen, bei 100 ° C. trocknen und die gebildeten Salze wiegen.

Beabsichtigt man eine weitere Prüfung, so macht man statt dessen das Destillat mit Soda schwach alkalisch, destilliert die aromatischen Körper ab, setzt von neuem Phosphorsäure zu und destilliert wieder. „Von diesem Destillat prüft man" nach Hoppe-Seyler „eine Probe,

---

1) Handbuch der chem. Analyse. 1893. S. 35.
2) Ury, Archiv f. Verdauungskrankh. 1905. S. 245.

nach Sättigung mit Ammoniak durch Kochen mit Silbernitrat auf Ameisensäure (Reduktion von Silber). Das übrige Destillat sättigt man mit reinem Chlorkalzium und trennt im Scheidetrichter eine etwa abgeschiedene Oelschicht ab (ist ihre Quantität sehr gering, so filtriert man die öltropfenhaltige Flüssigkeit durch ein mit Chlorkalziumlösung getränktes Papierfilter ab). Die ölig abgeschiedenen Säuren werden, wenn genügende Quantität zu Gebote steht, fraktionierter Destillation unterworfen, wobei das längere Beharren einer Siedetemperatur sofort zu erkennen gibt, welche Säure hauptsächlich vorhanden ist. Die Fraktionen, welche vorwiegend Essigsäure und Propionsäure enthalten, werden, nötigenfalls nach nochmaliger Fraktionierung, zweckmässig mit Ammoniak gesättigt, in hinreichend konzentrierter wässriger Lösung durch fraktionierte Fällung mit Silbernitrat in Silbersalze verwandelt. Die Wägung und Analyse derselben ergibt die Menge und Zusammensetzung dieser fetten Säuren. Die Fraktionen, welche hauptsächlich Buttersäure, Isobuttersäure, Valeriansäure enthalten können, werden ebenso zu behandeln sein, wenn es sich nicht gerade um Entscheidung zwischen normaler und Isobuttersäure handelt, für welche die Schwerlöslichkeit des buttersauren Kalkes in heissem Wasser, die unvollständige Löslichkeit der freien Isobuttersäure in wenig Wasser und das verschiedene Verhalten der Guanaminverbindungen die Unterschiede ergeben. Kapronsäure kann durch Waschen mit etwas Wasser von Buttersäure befreit werden. Kapron-, Kapryl- und Kaprinsäure können durch fraktionierte Fällung und Kristallisation der Barytsalze nach vorausgehender fraktionierter Destillation getrennt werden. Die Barytsalze dieser Säuren bildet man durch Uebersättigen mit Barytwasser, Einleiten von CO_2, Abdampfen zur Kristallisation, Extraktion mit heissem Wasser, Filtrieren und Abdampfen zur Kristallisation. — Die durch Chlorkalzium nicht abgeschiedene Ameisensäure und Essigsäure werden durch Destillation vom Chlorkalzium befreit, das wässrige Destillat mit Aetzbaryt alkalisch gemacht, dann CO_2 eingeleitet, filtriert, zu Kristallmasse eingedampft, der Rückstand mit Wasser extrahiert, filtriert und das Filtrat zur Kristallisation gebracht. — Die Barytsalze der fetten Säuren können für Wägung und Analyse über 150° ohne Nachteil zur Trocknung erhitzt werden, Silbersalze nicht über 100°. Den Silbergehalt erhält man durch Glühen einer gewogenen Quantität des Salzes im Porzellantiegel, den Barytgehalt nach Veraschung durch Lösen in Salzsäure, Fällung mit Schwefelsäure und Glühen des schwefelsauren Baryts, den Kalziumgehalt in dem bei 150° getrockneten Salz durch Glühen mit Gebläse, oder Hempelschem Glühofen und Wägung des Kalziumoxyds."

Mc Caughey[1] arbeitete unter Leitung von Salkowski ein Verfahren zur Bestimmung der flüchtigen Fettsäuren in den Fäzes aus, das sich an eine Methode von E. Welde[2] anschliesst. Die Destillation erfolgt unter gleichzeitiger Anwendung von Dampf und Vakuum und ist verhältnismässig rasch ausführbar. Die Bestimmung erfolgt im alkoholischen Auszuge. Die Methode hat gegenüber den früheren Verfahren den Vorzug nur zweistündiger Dauer der Destillation; Vermeidung hydrolytischer Spaltung der Eiweisskörper und dadurch Erreichung eines theoretischen Endpunktes der Destillation: Ausbleiben des Ueberdestillierens von Milchsäure.

Nach H. Fischer[3] geht man in folgender Weise vor: 15—35 g möglichst frischer, genau gewogener Fäzes werden mit 250—300 ccm 96proz. Alkohol in einer Reibeschale zu einer möglichst homogenen Suspension verrieben. Die ganze Masse wird nun am Rückflusskühler zum Sieden erhitzt, dann durch Absaugen filtriert und der Filterrückstand mit kochendem 96proz. Alkohol gründlich nachgewaschen. Der so erhaltene Alkoholextrakt wird nun in zwei gleiche Teile geteilt, um die Zeit der Verdunstung abzukürzen und um die Dauer der Destillation auf 2 Stunden beschränken zu können. Nach Teilung des alkoholischen Extrakts wird ${}^n/_{10}$ NaOH bis zur schwach alkalischen Reaktion hinzugefügt, dann bis zur Trockne auf dem Wasserbad eingedampft. Der Rückstand wird mit destilliertem Wasser aufgenommen, 10 ccm Phosphorsäure vom spez. Gewicht 1,12 hinzugefügt und durch Vakuum und Dampf während 2 Stunden destilliert. Das gesamte Destillat wird gemessen und die Hälfte mit ${}^n/_{10}$ NaOH titriert, unter Verwendung von Phenolphthalein als Indikator, und der erhaltene Wert mit 2 multipliziert. Da nur die Hälfte des alkoholischen Kotextraktes zur Destillation verwendet wird, muss der Azititätswert des Destillats nochmals mit 2 multipliziert werden. Infolge der Möglichkeit, dass Phosphorsäure aus dem Destillierkolben mechanisch mitgerissen wird, wird das Destillat regelmässig auf den Gehalt an Phosphorsäure geprüft, und zwar mit Hilfe von 10proz. Ammoniummolybdatlösung. Letztere wird mit konzentrierter Salpetersäure versetzt, bis der entstehende weisse Niederschlag sich wieder gelöst hat, dann werden einige Kubikzentimeter des zu prüfenden Destillats dazu gegeben und zum Sieden erhitzt. Bei Anwesenheit von Phosphorsäure bildet sich ein schöner gelber Niederschlag von Ammonium-Phosphormolybdat. Die Temperatur des Wasserbades wird auf 60° C gehalten und der Druck im Vakuumsystem beträgt 10—20 mm Hg.

1) Zeitschr. f. physiol. Chemie. Bd. 72. S. 140.
2) Biochem. Zeitschr. Bd. 28. 1910. S. 505.
3) Zeitschr. f. experim. Pathol. u. Therap. Bd. 14. 1913. S. 179.

Die Bestimmung der freien, flüchtigen Fettsäuren geschieht in analoger Weise, nur mit dem Unterschied, dass statt des alkoholischen Kotextraktes die möglichst fein verriebene wässerige Aufschwemmung von ca. 15—35 g frischer Fäzes während 2 Stunden mit Vakuum und Dampf destilliert wird. Der erhaltene Wert stellt einen Maximalbetrag der freien flüchtigen Fettsäuren dar, weil andere in der Stuhlflüssigkeit vorhandene, nicht flüchtige Säuren, wie z. B. Milchsäure, Bernsteinsäure, Zitronensäure, und in geringem Maasse auch die höheren Fettsäuren, auch wenn sie schwächer sind als die flüchtigen Säuren, diese während der Destillationszeit in äquivalenten Mengen aus ihren Salzen in Freiheit setzen. Die bei der Titration des Destillats sich ergebende Säurezahl gibt also an, wieviel flüchtige Fettsäuren in der ursprünglichen Stuhlflüssigkeit entweder frei vorhanden waren, oder aus ihren Salzen durch andere nicht flüchtige freie organische Säuren in Freiheit gesetzt wurden. Die bezügliche Säurezahl wird auf 100 g Trockensubstanz des Kotes umgerechnet, sowie auf 100 g des entleerten feuchten Kotes.

Betreffs der Apparatur und der weiteren Details der Vakuum-Dampfdestillation sei auf die Publikationen von Mc Caughey und von Welde verwiesen.

Wilsing[1]) extrahierte zur Gewinnung der flüchtigen Fettsäuren 150 g Fäzes eines Ziegenbocks nach sorgfältigem Verreiben mit etwa 2 l Wasser und hob die Flüssigkeit nach dem Absitzen ab. Diese Operation wurde so oft wiederholt, bis die Flüssigkeit fast farblos war und mit Alaunlösung keine Fällung mehr gab. Das Gesamtextrakt wurde darauf eingedampft und mit wenig Alaunlösung versetzt. Die flüchtigen Fettsäuren werden dadurch nicht gefällt, dagegen reisst der entstehende Niederschlag die suspendierten feinen Kotteilchen mit sich und man erhält eine klare, leicht filtrierbare Flüssigkeit, die mit Schwefelsäure im Dampfstrom destilliert wird. Völlige Klärung des Extraktes muss nach Wilsing erzielt werden, weil im anderen Falle möglicherweise durch Einwirkung der bei der Destillation zuzufügenden Schwefelsäure auf die ungelösten Bestandteile des Kotes flüchtige Säuren gebildet werden könnten.

Nach P. Selter[2]) lässt sich die Anwesenheit von Essigsäure im Säuglingskot schon durch eine einfache Probe qualitativ nachweisen. Das Wasserextrakt der Fäzes wird filtriert, mit etwas Alkohol und einigen Tropfen Schwefelsäure versetzt; beim Erhitzen nimmt man den charakteristischen Geruch des Essigäthers wahr.

b) Milchsäure.

Um sich rasch zu orientieren, kann man nach Uffelmann[3]) die Milchsäure im ätherischen Extrakt aufsuchen. Zu dem Zweck verdunstet man das Extrakt, nimmt den Rückstand mit wenig destilliertem Wasser auf und stellt die Uffelmannsche Probe an.

Sorgfältiger verfährt man nach J. de Groot[4]) in folgender Weise: Der Rückstand nach Abdestillieren der Fettsäuren wird mit Ammoniak neutralisiert. Die Flüssigkeit wird nun mit frisch geglühter Tierkohle gemischt und filtriert, das erhaltene, fast farblose Filtrat mit neutraler Bleiazetatlösung gefällt. Das Filtrat wird zur Entfernung des überschüssigen Bleies mit verdünnter Schwefelsäure versetzt und filtriert, die erhaltene saure Lösung eingedampft, der Rückstand mit Aether geschüttelt und die Aetherschicht auf wenig Wasser gegossen und verdampft. Nunmehr kann mit Eisenchlorid auf Milchsäure geprüft werden.

Um einigermassen Aufschluss über das quantitative Verhalten zu bekommen, bediente ich[5]) mich, in Anlehnung an Hoppe-Seyler, folgenden Weges: Der Destillationsrückstand nach Entfernung der flüchtigen Fettsäuren wird mit Wasser verdünnt, mit Baryt ausgefällt, filtriert und nachgewaschen. Das Filtrat wird durch CO_2 von überschüssigem Baryt befreit, bei mässiger Temperatur (nicht über 70° C) eingeengt und dreimal mit der zehnfachen Menge Alkohol absol. ausgezogen. Nach Verdunsten des Alkohols versetzt man den Rückstand mit der

---

1) Zeitschr. f. Biologie. Bd. 21. 1885. S. 625.

2) Die Verwertung der Fäzesuntersuchung für die Diagnose und Therapie der Säuglingsdarmkatarrhe. 1904. S. 36.

3) Deutsches Arch. f. klin. Med. Bd. 28. 1881. S. 464.

4) Inaug.-Dissert. Freiburg 1898 (aus der Klinik von Prof. Talma und dem Laboratorium von Prof. Wefers Betting in Utrecht). S. 18.

5) Strasburger, Deutsches Arch. f. klin. Med. Bd. 67. S. 541.

gleichen Menge Phosphorsäure und schüttelt mit der zehnfachen Menge Aether
etwa fünfmal aus (am besten so lange, bis der Aether laut Ausweis der Uffel-
mannschen Probe nicht mehr wesentliche Mengen von Milchsäure aufnimmt).
Da etwas Phosphorsäure mitgerissen, bzw. aufgelöst wird, so sucht man durch
Dekantieren sowie Verdunsten des Aethers und nochmaliges Lösen in diesem die
Phosphorsäure zu entfernen. Nunmehr wird der Aether vertrieben, der Rückstand
(Milchsäure) in Wasser gelöst und die Menge durch Titration bestimmt.

Zum sicheren Nachweis der Milchsäure reicht die Uffelmannsche Probe nicht aus. Man
kocht vielmehr mit Zinkkarbonat, filtriert heiss, engt ein und lässt das milchsaure Zink auskristallisieren, welches durch Beachtung der typischen Kristallform und Elementaranalyse (zum
wenigsten eine Bestimmung des Kristallwassers) zu identifizieren ist. Durch Beobachtung der
Zirkumpolarisation erfährt man, ob optisch inaktive, Rechts- oder Linksmilchsäure vorliegt. Bei
letzteren beiden drehen die Salze das Licht nach der entgegengesetzten Seite wie die freien Säuren.

c) Bernsteinsäure.

Nach de Groot[1]) verfährt man so, wie zur Darstellung von Milchsäure,
verarbeitet aber den mit neutralem Bleiazetat erhaltenen Niederschlag weiter. Er
wird mit Wasser ausgewaschen und nach Zufügung von verdünnter Schwefelsäure im Wasserbad bis fast zur Trockne eingedampft. Der Rückstand wird
dann mit einer Mischung von Alkohol und Aether behandelt, filtriert, das Filtrat
abgedampft und der Rückstand in Wasser aufgenommen. Zur Entfernung der
noch vorhandenen Schwefelsäure wird die Flüssigkeit mit Kalziumkarbonat im
Ueberschuss erwärmt und filtriert. Ist Bernsteinsäure vorhanden, so gibt im
Filtrat neutrale Beiazetatlösung einen weissen Niederschlag, Eisenchloridlösung
verursacht einen rostfarbenen flockigen oder gallertigen Niederschlag. Nach Eindampfen der Flüssigkeit und Erhitzen zur Trockne bilden sich stark reizende
Dämpfe.

Nencki[2]) extrahierte trockenen Darminhalt zunächst mit Aether und mit
Chloroform, dann mit Alkohol. Der alkoholische Auszug wurde verdunstet, der
Rückstand mit Wasser ausgekocht. In dem wässerigen Auszug zeigten sich nach
mehrstündigem Stehen rhombische Kristallnadeln. Möglichst von der Mutterlauge
befreit, waren sie in Wasser leicht löslich und zeigten die übrigen Reaktionen der
Bernsteinsäure.

Besondere Berücksichtigung dürften in Zukunft die genauen Untersuchungen
Blumenthals[3]) verdienen, die sich mit dem quantitativen Nachweis der Bernsteinsäure in verschiedenen Gemischen (allerdings nicht Fäzes) befassen.

d) Alkohol und Aldehyd.

Das Fäzesextrakt wird nach de Groot genau neutralisiert und der Destillation unterworfen. Das Destillat prüft man mit der Liebenschen Jodoformprobe.

De Groot[4]) empfiehlt folgende Ausführung: 5 ccm des zu prüfenden Destillats werden
im Reagensglas mit 5—10 Tropfen Kalilauge versetzt und erwärmt bis etwa 50° C. Dann wird
Jodjodkaliumlösung zugesetzt, bis die Flüssigkeit eine hellgelbe Färbung zeigt; wenn nach
einigen Minuten die gelbe Farbe nicht verschwunden ist, fügt man vorsichtig noch einige Tropfen
Kalilauge zu, bis zur Entfärbung der Flüssigkeit. Falls sich nach einigen Stunden ein, wenn
auch geringer Bodensatz gebildet hat, giesst man die Flüssigkeit vorsichtig ab, prüft einen
Tropfen des Rückstandes mikroskopisch und erhitzt das Reagensglas über kleiner Flamme.
Wenn Jodoform da ist, so wird der charakteristische Geruch in dieser Weise am leichtesten
erkennbar.

---

1) l. c.
2) Archiv f. exper. Pathol. u. Pharmakologie. Bd. 28. 1891. S. 323.
3) Virchows Archiv. Bd. 137. 1894. S. 539 u. Bd. 146. 1896. S. 65.
4) l. c. S. 22.

Zur Unterscheidung von Azeton ist dieselbe Probe noch mit Ammoniak und Jod-Jodkalilösung zu machen. Azeton liefert auch jetzt Jodoform, Alkohol oder Aldehyd dagegen nur bei Anwesenheit von Kali- oder Natronlauge.

e) Gepaarte Glykuronsäure.

Nach M. Bial[1]) wird die Tagesportion der Fäzes (nach Verabreichung von 1 Glas Bitterwasser) mit 30 ccm konzentrierter Schwefelsäure, welche vorher mit 20 ccm Wasser verdünnt war, versetzt, und an kühlem Ort unter öfterem Umrühren einen Tag stehen gelassen. Die jetzt ziemlich gleichmässig dünnflüssige Masse wird im Schütteltrichter mit 300 ccm Alkohol und 1200 ccm Aether 8 Tage lang je $1^1/_2$ bis 2 Stunden täglich geschüttelt. Die Glykuronsäuren gehen dabei in den Alkoholäther über. Das dunkelbraun gefärbte Alkoholätherextrakt wird nun durch Destillation vom Aether befreit, in der schwärzlichen Restflüssigkeit der Alkohol unter Wasserzusatz auf dem Wasserbad verjagt, schliesslich die wässrige Flüssigkeit von etwa 200 ccm Menge mit Tierkohle aufgekocht und entfärbt, wonach eine schwach rosa gefärbte Flüssigkeit zurückbleibt. Letztere muss nun auf Gehalt an gebundenen Glykuronsäuren geprüft werden. Es geschieht dies vermittelst der Orzinprobe, in der von Bial behufs besserer Spaltungsbedingungen angegebenen Form, unter Zusatz von Eisenchlorid (2—3 ccm Flüssigkeit, etwa 5 ccm rauchende Salpetersäure, 1 Messerspitze Orzin, 1 Tropfen Liquor ferri sesquichlorati). Bei Anwesenheit gepaarter Glykuronsäuren tritt nach etwa 1 Minute während dem Kochen kräftige schöne Grünfärbung der Flüssigkeit ein und der amylalkoholische Extrakt zeigt den stärksten, charakteristischen, Absorptionsstreifen am Ende des Rot. Zur weiteren Charakterisierung trennt man die Glykuronsäure von ihrem Paarling, indem man die Flüssigkeit bis zu 2 pCt. mit Schwefelsäure versetzt und im Autoklaven bei drei Atmosphären Druck 1—2 Stunden kocht. Die freie Säure reduziert Fehlingsche Lösung, gibt sehr leicht die Orzinprobe und es kann aus ihr, falls sie in grösseren Mengen vorhanden ist, eine Bromphenylhydrazinverbindung gewonnen werden.

2. Vorkommen.

a) Beim Erwachsenen.

Flüchtige Fettsäuren bilden sich im Darm bei der Vergärung der leicht angreifbaren Kohlehydrate. Aber auch Zellulosegärung führt nach Tappeiner[2]) zur Entstehung von Essigsäure und ihren Homologen bis zur Valeriansäure (hauptsächlich Essigsäure, dann Buttersäure). Ferner werden bei kohlehydratfreier Diät durch Eiweissfäulnis nach de Groot[3]) im Darm Essigsäure und Buttersäure erzeugt.

Stärke resp. Zucker sind jedoch als Ursache für die Bildung von flüchtigen Fettsäuren durchaus in den Vordergrund zu stellen und Anwesenheit von grösseren Mengen dieser Säuren in freiem Zustand, also mit saurer Reaktion der Fäzes einhergehend, weist ohne weiteres auf die leicht angreifbaren Kohlehydrate als ihre Quelle hin. Die Säuren, wie überhaupt die anderen Zersetzungsprodukte, welche noch später zu besprechen sind, können sich schon im Darm gebildet haben und in den frischen Fäzes enthalten sein, sie können aber auch nachträglich beim Stehen des Kotes auftreten, besonders wenn man ihn mit Wasser anrührt und der Brutschrankwärme aussetzt, also einen sogenannten Nachgärungsversuch vornimmt.

Die von den verschiedenen Autoren nach kohlehydrathaltiger Nahrung gefundenen Säuren waren meist Essigsäure und Buttersäure, aber von Fall zu Fall in wechselndem Verhältnis; daneben, je nachdem, einige andere Säuren, deren Anwesenheit meist nicht so ganz sicher erwiesen ist. So fand Rubner[4]) bei Nachgärung des Brotkotes 79,2 pCt. Buttersäure, 20,8 pCt. Essigsäure,

---

1) Beiträge zur chemischen Physiologie u. Pathologie. (Hofmeister.) Bd. II. 1902. S. 528.
2) Zeitschr. f. Biologie. Bd. 24. 1888. S. 110 und Bd. 20. 1884. S. 84.
3) l. c. S. 20.
4) Zeitschr. f. Biologie. Bd. 19. 1883. S. 86.

Ad. Schmidt[1]) vorwiegend Buttersäure, daneben etwas Essigsäure und geringe Mengen Ameisensäure. Strasburger[2]) sah in einem Fall bloss Buttersäure in das Destillat übergehen, in einem andern Fall fand sich reichlich Ameisensäure (neben Milchsäure), nach Fortsetzung der Gärung höhere Fettsäuren, wohl Valerian- und etwas Kapronsäure. Nencki[3]) destillierte aus dem Inhalt einer Fistel im unteren Dünndarm (blande Diät) fast bloss Essigsäure ab. Wir könnten noch mehr Abwechslung in diese Aufzählung bringen durch Berücksichtigung der Gärungsversuche mit künstlich isolierten Darmmikrobien in Nährlösungen, müssen uns aber damit begnügen, auf die Literatur hinzuweisen [Nencki l. c., Escherich[4]), Baginsky[5]), Oppenheimer[6]), Péré[7])].

Nach den Untersuchungen Urys[8]) enthält der Kot normaler Versuchspersonen (Durchschnitt aus 4 Versuchen) bei gemischter Kost täglich an flüchtigen Fettsäuren 30,2 $^1/_2$ Normalsäure; d. i. auf Essigsäure berechnet 0,906 g. Bei ein und derselben Versuchsperson wurde festgestellt, dass dreitägige, künstlich hervorgerufene Stuhlverhaltung (durch Unterdrückung des Stuhldranges) die Menge der Fettsäuren verminderte, Durchfall nach Ricinus die Fettsäuren vermehrte und zwar bis auf das Dreifache des Wertes bei Obstipation. Die Differenzen stammen hier offenbar von Veränderung der Resorptionsgrösse.

Heinr. Fischer[9]) fand, dass Gemüse-Obststühle bezüglich ihres Gehaltes an flüchtigen Fettsäuren in der Mitte stehen zwischen den Stühlen nach Eiweissnahrung und den ausgeprägten Gärungsstühlen. Nach Eiweissnahrung waren die Fettsäuren nur in gebundenem Zustande (an Alkali und Erdalkali sowie an Ammoniak gebunden) vorhanden. Bei funktioneller atonischer Obstipation waren die Werte für flüchtige Fettsäuren ausserordentlich gering. Bei vorwiegender Fettdiät können nach Fischer zugleich neben hohen Ammoniakwerten (Fäulnis!) grosse Mengen niederer Fettsäuren gefunden werden, offenbar als Folge bakterieller Fettspaltung. Auch bei Milchdiät können sehr hohe Werte nachweisbar sein, die Fischer mit der grossen Gärfähigkeit des Milchzuckers, besonders auch in Kombination mit Fett und gewissen die Gärung katalytisch beschleunigenden Molkensalzen in Verbindung bringt.

Eine wichtige Rolle spielen pathologische Zustände des Darmes, welche verschlechterte Stärkeausnutzung bedingen. Die Säuerung des Kotes bei intestinaler Gärungsdyspepsie gehört hierher. Ist die Menge der gebildeten Säuren usw. schon im Darme so gross, dass eine Reizung der Schleimhaut erfolgt, so gelangt nicht nur absolut, sondern auch relativ mehr von den Zersetzungsprodukten in den Kot, als normaler Weise, wo das meiste davon im intakten Darm zur Resorption kommt. — Bei Reichtum der Fäzes an Zersetzungsprodukten der Kohlehydrate ist ihr Wassergehalt stets vermehrt; gewöhnlich aber nur in mässigen Grenzen. Rubner[10]) nimmt an, dass nicht verringerte Wasserresorption hieran Schuld trägt, sondern dass eine durch die Säure des Kotes bedingte Ausscheidung von Darmsekret gewissermassen als Schutzvorrichtung gegen die Reizung des Darmes anzusehen ist. Da jedoch infolge des Reizes, den die Zersetzungsprodukte aus-

---

1) Deutsches Arch. f. klin. Med. Bd. 61. S. 291.
2) Desgl. Bd. 67. S. 542.
3) Zitat s. S. 235 sub 2. S. 322.
4) Die Darmbakterien des Säuglings. S. 131.
5) Zeitschr. f. physiol. Chemie. Bd. 12. S. 434 und Bd. 13. S. 352.
6) Zentralbl f. Bakteriologie. 1889. S. 586.
7) Annales de l'institut Pasteur. 1892. S. 529.
8) Deutsche med. Wochenschr. 1904. S. 700.
9) Zeitschr. f. exper. Pathol. u. Ther. Bd 14. 1913. S. 179.
10) Zitat s. S. 236 sub 4. S. 82.

üben, häufig die Dickdarmperistaltik beschleunigt ist, so muss wohl auch verringerte Resorption des Wassers in Frage kommen. (Vergl. III. Abschn., II, 3 c).

Milchsäure wird beim Erwachsenen im Gegensatz zum Säugling fast stets in den Fäzes vermisst. Dies scheint auffallend, da die obligaten Darmbakterien sehr wohl imstande sind, reichlich Milchsäure aus Zucker zu bilden, findet aber seine Erklärung darin, dass diese Säure rasch weiter vergoren wird und deshalb im Kot nicht aufgefunden werden kann. Ich halte es für sehr wahrscheinlich, dass die flüchtigen Fettsäuren der Fäzes aus Milchsäure entstanden sind. Mit Hülfe besonderer Kunstgriffe gelingt es, die Gärung auf dieser Vorstufe festzuhalten[1]).

Bernsteinsäure wird sehr häufig bei Kohlehydratgärung in verschiedenen Flüssigkeiten, z. B. in der Milch, gefunden [vergl. Blumenthal[2])], entsteht aber auch bei Eiweisszerfall. Nencki[3]) fand, dass die Dünndarmbakterien Kohlehydrat unter Bildung von Bernsteinsäure zersetzten; das Gleiche wird dann wohl auch im Darm eintreten. Aus dem Dünndarminhalt selbst, bei gemischter, milder Kost, konnte Nencki diese Säure ebenfalls isolieren. de Groot[4]) fand Bernsteinsäure im Kot bei einer Nahrung, die keine Kohlehydrate und wenig Fett enthielt.

Alkohol und Aldehyd werden ebenfalls von verschiedenen Darmbakterien gebildet. Nähere Untersuchungen über ihr Vorkommen im Kot sind bislang nur von de Groot[5]) ausgeführt. Sie ergaben, dass diese speziellen Produkte der Alkoholgärung ihre Entstehung im Darmkanal des Menschen nicht den Eiweisskörpern oder der Zellulose, sondern nur den anderen Kohlehydraten verdanken. Normaler Weise sind Alkohol und Aldehyd in den Fäzes nicht zu finden, vermutlich weil event. gebildete geringe Mengen resorbiert werden. Es gibt aber Fälle, wo bei gestörter Magen- oder Darmfunktion die Produkte der Alkoholgärung in den Fäzes nachweisbar sind. Es ist dies ein bemerkenswertes Ergebnis, nur muss eingewendet werden, dass die Zahl der Versuche an Gesunden zunächst nur eine kleine ist und dass zu wenig auf einheitliche Diät geachtet wurde. Immerhin verdienen die Versuche weitere Berücksichtigung und dürften vielleicht zu klinisch brauchbaren Resultaten führen.

Sehen wir zunächst von den Versuchen de Groots über Alkohol und Aldehyd, welche der weiteren Bestätigung bedürfen, ab, so ist allgemein zu sagen, dass im normalen Zustand beim Erwachsenen keine Milchsäure, wohl aber stets mässige Mengen von anderen Zersetzungsprodukten der Kohlehydrate im Kote vorhanden sind (falls überhaupt die Nahrung Kohlehydrate enthielt). Von den Säuren ist ein Teil frei, ein Teil an Alkali gebunden und erscheint in den Fäzes, soweit er nicht zur Resorption kam. Die Grösse der letzteren ist in gewissem Grade der Schnelligkeit der Darmpassage umgekehrt proportional. Es bestehen ausserdem bei gesunden Verdauungswerkzeugen zweifellos Unterschiede je nach der Art der Nahrung, und es dürften hier dieselben Verhältnisse massgebend sein, die wir schon für die Kohlehydrate, speziell Stärke, beschrieben haben. Schmidt[6]) zeigte durch Vergleich der jeweilig gebildeten Gase, dass bei Stühlen, welche stark nachgären, auch die Gärung im Darme eine grössere gewesen war. Solche Fäzes enthalten aber viel Kohlehydrate. Demnach sind bei erhöhtem

---

1) Strasburger, Deutsches Arch. f. klin. Med. Bd. 67. S. 546.
2) Virchows Arch. Bd. 137. S. 539 und Bd. 146. S. 65.
3) l. c. S. 238.
4) Zitat s. S. 234 sub 4. S. 20.
5) Daselbst S. 40.
6) Deutsches Arch. f. klin. Med. Bd. 11. S. 560.

Gehalt des Kotes an Kohlehydraten auch vermehrte Mengen von ihren Zersetzungsprodukten zu finden.

Gepaarte Glykuronsäure findet sich nach Bial in normalen Fäzes in geringen Mengen. Lässt man aber, wie dies Bial und Huber[1]) taten, ein Medikament einnehmen, welches sich mit Glykuronsäure paart und wenig wasserlöslich ist, so gelingt es, im Kot grössere Mengen Glykuronsäure zu finden. So konnten die Autoren nach zweimaliger Eingabe von 6 g Menthol aus der Tagesportion der Fäzes 0,9 g der Bromphenylhydrazinverbindung der Glykuronsäure gewinnen.

b) Bei Säuglingen.

Während der Kot normaler, mit Kuhmilch genährter Säuglinge keine freie Säure enthält, wird beim gesunden Brustkind fast stets Milchsäure gefunden [Wegscheider[2]) und Uffelmann[3])] und dieser verdankt der Stuhl seine schwach saure Beschaffenheit. Daneben scheinen Spuren von Kapron-, Kaprin- und Kaprylsäure vorzukommen. Einige Male konstatierte Uffelmann (l. c.) auch Buttersäure, doch ist es nicht sicher, ob in den betreffenden Fällen normale Fäzes vorlagen. Im wesentlichen ist also Milchsäure als die normale Säure des Kinderstuhles zu betrachten. Im dyspeptischen Kot fand Ludwig[4]) Buttersäure in kleiner Menge. Nach den Untersuchungen über die Biologie der Milchkotbakterien [Baginsky[5]), Emmerling[6])] unterliegt es wohl keinem Zweifel, dass auch andere Zersetzungsprodukte des Zuckers, speziell Essigsäure und Bernsteinsäure, unter Umständen zu finden sein werden. Während Milchsäure nur wenig den Darm reizt, haben die flüchtigen Fettsäuren in erheblichem Maasse die Fähigkeit, die empfindliche Schleimhaut des kindlichen Darmes zu schädigen. Ganz besonders kommt der Buttersäure diese Eigenschaft zu, und zwar schon bei starken Verdünnungen, wie A. C. Jordan[7]) in Liebreichs Institut experimentell nachwies. Das Auftreten von diesen Zersetzungsprodukten ist also gewiss oft die Veranlassung für die dyspeptischen Störungen. Es ist daher eine sehr zweckmässige Einrichtung, dass normalerweise nur Milchsäure beim Kinde gebildet wird. Nach Untersuchungen von Strasburger[8]) muss es sich im Prinzip wohl um denselben Gärungsvorgang wie beim Erwachsenen handeln, die Gärung bleibt aber für gewöhnlich auf der ersten Stufe, der Bildung von Milchsäure, stehen. Bedingungen dafür sind verhältnismässig enger Raum, in dem viel Kohlehydrat (Milchzucker) und wenig Bakterien (sterilisierte Nahrung) enthalten sind. Dies trifft beim normal ernährten Säugling ein. Eine stärkere Vermehrung der gewöhnlichen Kotbakterien, z. B. im Sommer, muss schon genügen, damit die Milchsäure in die schädigenden Gärungsprodukte weiter verwandelt wird.

3. Diagnostische Bemerkungen.

Bei Erwachsenen lässt das Auftreten von reichlicheren Mengen saurer Gärungsprodukte bei milder Kostform, z. B. Probediät, auf krankhafte Vorgänge schliessen, die in das Gebiet der Gärungsdyspepsie gehören (s. S. 228). Eine

1) Beiträge zur chemischen Physiologie und Pathologie. Bd. II. S. 533.
2) Inaug.-Dissert. Strassburg 1875. S. 24.
3) Deutsches Arch. f. klin. Med. Bd. 28. S. 463.
4) Zit. nach Widerhofer in Gerhardts Handbuch der Kinderkrankheiten. 1880. Bd. 4. Abt. 2. S. 456.
5) Zeitschr. f. physiol. Chemie. Bd. 12. 1888. S. 461.
6) Berichte d. Deutschen chemischen Gesellschaft. Bd. 33. 1890. S. 2477.
7) The practitioner. 1902. S. 282.
8) Zitat s. S. 238 sub 1. S. 548.

genauere chemische Prüfung wird man natürlich für die Praxis nicht vornehmen, umsomehr, als man sich mit Hilfe des Geruchsorganes für diese Zwecke hinreichend orientieren und die Prüfung mit Lackmuspapier zu Hilfe nehmen kann. Bei letzterer hat man sich vor der Verwechselung mit höheren Fettsäuren zu hüten. Welche Säure vorwiegend bei der Gärung gebildet wurde, hat bis jetzt keine diagnostische Bedeutung. Ueber den Wert der Prüfung auf Alkohol und Aldehyd vergl. S. 238.

Bei Säuglingen bedeutet das Auftreten von anderen Säuren als Milchsäure, so lange es sich nicht um Spuren handelt, Verdauungsstörungen. Auch hier wird die Prüfung durch den Geruch massgebend sein. Anwesenheit grösserer Mengen von Milchsäure kann ebenfalls nicht mehr als normal gelten. Beim Kot der Kuhmilchkinder, der normalerweise schwach alkalisch oder neutral ist, muss überhaupt jede ausgesprochene Säuerung als krankhaft gelten.

X. Gase.

Es kommen in Betracht: CO_2; CH_4; H_2; H_2S; NH_3; CH_3SH (= Methylmerkaptan); N_2.

1. Auffangen und Sammeln der Gase.

a) Darmgase.

Von den im Darme gebildeten Gasen kommt ein Teil zur Resorption, ein anderer entweicht als Flatus nach unten. Das Aufsammeln des letzteren begegnet naturgemäss, schon aus äusseren Gründen, grossen Schwierigkeiten. Auf eine quantitative Bestimmung sämtlicher in 24 Stunden per anum entleerten Gase muss von vornherein verzichtet werden. Man hat sich mit Stichproben zu begnügen.

Nach Ruge[1]) und Ad. Schmidt[2]) füllt man die Glocke eines Gasometers mit konzentrierter NaCl-Lösung. Am oberen Ende dieser Glocke befindet sich ein Fortsatz in Gestalt eines Glasrohres, der mit einem, mit dem Ansatzstück armierten Gummischlauch verbunden ist. Dieses Röhrensystem, das am oberen und unteren Ende mit einer Klemme verschlossen ist, wird ebenfalls (mit Ausnahme des Ansatzstückes) mit Kochsalzlösung gefüllt. Als Ansatz dient eine langgestielte Hartgummibirne mit zahlreichen feinen seitlichen Oeffnungen, welche beständig in einer Schale mit destilliertem Wasser liegt und von der Versuchsperson vor dem Abgang von Flatus in den Anus, bis oberhalb des Sphinkters eingeführt wird. Die Flüssigkeit im äusseren Teil des Gasometers muss erheblich niedriger stehen als in der Glocke. Wenn man jetzt die Klemmen öffnet, so werden die Dickdarmgase in das Gasometer gezogen. Nachdem die Klemmen wieder geschlossen wurden, wird die Birne herausgezogen, in die Schale mit Wasser gelegt und durch neues Oeffnen der Klemmen das noch im Schlauch vorhandene Gas nachgesogen, wobei das Röhrensystem sich mit Wasser füllt. Die Aufsammlung kann beliebig oft wiederholt werden.

---

1) Sitzungsber. d. Wiener Akad. d. Wissensch. 1861. Bd. 44. 2. Abt. S. 739.
2) Deutsches Arch. f. klin. Med. Bd. 61. S. 549.

Zuntz[1]) empfiehlt ein birnenförmiges Glasgefäss von etwa 300 ccm Inhalt, welches mit einem doppelt durchbohrten Gummistopfen verschlossen ist. In beiden Bohrungen stecken aussen rechtwinklig abgebogene Glasröhren, deren eine scharf unter dem Kork endet, während die andere 5 mm tief in die Flasche hineinragt. Auf letztere Röhre ist ein dünnwandiger Gummiball aufgebunden, welcher in aufgeblähtem Zustande den Innenraum der Flasche vollkommen erfüllt. Soll Gas aus dem Darm aufgesammelt werden, so bringt man in die Flasche etwas Wasser und setzt dann den Gummistopfen auf, dessen freies Glasrohr mit einem T-Stück von Glas und durch dieses mit dem Mastdarmrohr verbunden ist. Nun bläht man den Gummiballon, indem man mittelst einer Spritze Wasser in ihn hineinpresst, so auf, dass er die Flasche ganz erfüllt, dass also die in der Flasche enthaltene Luft und nach ihr das hineingebrachte Wasser durch die Sonde entweichen und letztere so mit Wasser füllen. Um Darminhalt zu aspirieren, wird das Wasser aus dem Gummiballon durch eine Spritze oder einen Heber entleert. Das T-Rohr ermöglicht es, die ersten Portionen des Gases, event. auch, wenn man die Flasche umkehrt, so dass der Stopfen nach unten gerichtet ist, angesaugte Flüssigkeit zu entfernen, indem man nochmals den Ballon mit Wasser aufbläht.

Einen sehr genauen, aber auch entsprechend komplizierten Apparat zum Aufsaugen und Analysieren der Darmgase beschreibt Zuntz an gleicher Stelle.

b) Nachgärungsgase.

Kommt es auf Vergleichswerte bezüglich der Menge der gebildeten Gase an, so reicht das von uns zur Gärungsprobe angegebene Gefäss aus. Für die Bestimmung der absoluten Quantität ist aber zu berücksichtigen, dass ein Teil der Gase durch das Wasser des Gärungsröhrchens absorbiert wird und sich der Messung entzieht. Am besten ist für letzteren Zweck die oben beschriebene Birne von Zuntz: Die mit Wasser verrührten Fäzes werden in die offene Birne gefüllt, hierauf der Stopfen gut aufgesetzt und Wasser in den Ballon gespritzt, bis alle Luft verdrängt ist und der Kotbrei auch die im Stopfen sitzende Röhre anfüllt. Letztere wird durch ein Stück Schlauch mit Quetschhahn verschlossen. Die so zugerichtete Flasche kommt in den Brütschrank. Die bei der Gärung gebildeten Gase verdrängen eine entsprechende Menge Wasser aus dem Ballon. Naturgemäss ist auch dieser Apparat nicht ganz fehlerfrei, da in der Gärflüssigkeit selbst Gas absorbiert bleibt.

Man kann übrigens auch ohne diese Apparate in jedem mit ClNa-Lösung gefüllten Gasometer Gärungsgase auffangen und sammeln.

2. Zur Methodik der Gasanalysen.

Es kann unmöglich hier der Ort sein, den Gang der Gasanalysen näher zu schildern. Wer auf diesem Gebiet arbeiten will, sei auf das bekannte Buch von Hempel[2]) verwiesen. Nur einzelnes soll hervorgehoben werden.

Bei der prozentischen Ausrechnung der Resultate werden nur CO_2, H_2 und CH_4 berücksichtigt. O_2 und N_2 sind stets als künstliche Beimengungen zu betrachten, da sie weder im Darm, noch bei der Nachgärung des Kotes gebildet werden. Sie stammen entweder aus hinzugekommener Luft und das ist das ge-

---

1) Verhandl. d. physiolog. Gesellsch. zu Berlin. 15. Mai 1899.
2) Gasanalytische Methoden. 3. Aufl. Braunschweig 1900.

wöhnliche, oder sind aus dem Blut in das Darmlumen diffundiert. Es ist zwar wiederholt behauptet worden, dass bei der Darmgärung Stickstoff gebildet werden könne. Noch vor kurzem hat aber mit Hilfe genauer Analysen Krogh[1]) gezeigt, dass der Beweis hierfür aussteht. Er fand allerdings, auch nach sorgfältiger Evakuation der Luft aus dem Darminhalt, nach der Gärung Spuren von N, zeigte aber, dass sich deren Anwesenheit auf unvermeidliche kleine Undichtigkeiten der bei der Gasanalyse gebrauchten Quecksilberluftpumpe zurückführen liess.

Der Sauerstoff der Luft wird im Darm sehr rasch resorbiert. Es findet sich deshalb bei Flatusanalysen eine gewisse Menge von Stickstoff als Ueberrest. Die Bestimmung seiner relativen Menge im Vergleich mit den Gärungs- resp. Fäulnisgasen ist deshalb von Interesse, weil er allein einen Anhalt für die Gesamtmenge der im Darm gebildeten Gase abgibt. Der Stickstoff muss prozentisch um so reichlicher in den Flatus vorhanden sein, je spärlicher die Gasbildung durch Gärung war und umgekehrt [Lehmann, Hagemann und Zuntz[2])].

Ammoniak, Schwefelwasserstoff und Methylmerkaptan finden sich meist nur in so geringen Mengen vor, dass auf quantitative Bestimmungen verzichtet werden muss. Man orientiert sich mittelst Lackmus- und Bleipapiers, sowie des Geruches. Bezüglich des Nachweises von Methylmerkaptan sei auf die Angaben von Nencki[3]) aufmerksam gemacht.

3. Vorkommen.

Die in dem Dickdarm befindlichen Gase sind als zugehörig zu den Fäzes zu betrachten, wenngleich sie häufig unabhängig von diesen entleert werden. Sie stammen ja aus demselben Material wie der Kot, aus dem sie durch gewisse bakterielle Vorgänge in Freiheit gesetzt werden. Auch die bei der Nachgärung der Fäzes entstehenden Gase sind mit hierher zu rechnen. Sie sind ihrem Ursprunge nach nicht anders als die Dickdarmgase zu bewerten und können nach den Untersuchungen von Tappeiner[4]), Planer[5]) und Wissel[6]) mit diesen identifiziert werden.

Um Aufschluss über die Menge der gebildeten Darmgase zu erlangen, hält man sich am besten an die Nachgärungsgase, welche ja leichter als die Flatus zu beschaffen sind. Ad. Schmidt[7]) fand nämlich, dass die Grösse der Fäzesgärung der Darmgärung parallel geht. Der Beweis für diese Tatsache gründet sich darauf, dass der prozentische Gehalt der Flatus an Stickstoff (siehe oben) in demselben Maasse fällt, als die Nachgärung des Kotes zunimmt. Das Gleiche gilt auch für die Methanmengen.

Die Sachlage ist also anders als man a priori erwarten könnte, indem man glaubte, dass die Fäzes, welche wenig Gas bilden, schon im Darme ausgegoren seien, dass also ein Gegensatz zwischen Gasbildung im Darm und Kot bestände. Man muss vielmehr so schliessen: Der bereits im Darm gärende Inhalt wird rascher herausgeschafft, weil er durch seine Zersetzungsprodukte einen Reiz setzt. Damit gelangt mehr gärfähiges Material nach aussen.

1) Zeitschr. f. physiol. Chemie. Bd. 50. 1906/07. S. 289.
2) Landwirtschaftl. Jahrbücher. 1894. S. 125.
3) Arch. f. experim. Pathol. u. Pharmakol. Bd. 28. 1891. S. 206.
4) Zeitschr. f. Biologie. Bd. 19. 1883. S. 228.
5) Sitzungsber. der Wiener Akad. der Wissensch. 1860. Bd. 42. S. 307.
6) Zeitschr. f. physiol. Chemie. Bd. 21. 1895. S. 234.
7) Deutsches Arch. f. klin. Med. Bd. 61. S. 560.

Analysen über die Zusammensetzung menschlicher Flatus sind von Marchand[1]), Ruge[2]) und Ad. Schmidt[3]) [zum Teil in Gemeinschaft mit P. König[4])], in neuester Zeit von J. A. Fries[5]) ausgeführt worden. Es zeigte sich dabei, dass die ursprüngliche Zusammensetzung der im Darm gebildeten Gase in den Flatus durch Resorption, Diffusion und beigemengte Luft sehr wesentlich modifiziert wird. Um ein Beispiel zu geben, fand Fries als Mittelwerte aus drei Flatusanalysen (gemischte Nahrung in mässiger Menge):

$$CO_2 = 10,3 \text{ Vol.-pCt.}$$
$$O_2 = 0,7 \quad \text{\textit{n}}$$
$$CH_4 = 29,6 \quad \text{\textit{n}}$$
$$N = 59,4 \quad \text{\textit{n}}$$

Die Menge des jedesmal aufgefangenen Gases hatte 50—500 ccm, im Durchschnitt 100 ccm betragen. Fries glaubt, dass bei seinen Versuchen etwa 1 Liter Gas täglich entleert worden sei. Es fällt trotz dieser nicht geringen Menge von Gas der reichliche N-Gehalt der Flatus auf, der nur von verschluckter Luft herrühren kann.

Die Analysen der Nachgärungsgase geben uns nun ein viel reineres, richtigeres Bild über die prozentische Zusammensetzung der Gase, die bei der Zersetzung im Darm gebildet werden. Wir verzichten daher auf eine weitere Schilderung der Ergebnisse von Flatusanalysen und gehen zur Beschreibung der Nachgärung über. Am eingehendsten befasst sich mit diesem Punkt Ad. Schmidt[6]) (siehe daselbst weitere Literaturangaben). Danach haben wir es mit zwei prinzipiell verschiedenen Vorgängen zu tun: der „Frühgärung", welche rasch einsetzt und bald, d. h. nach 1—2 Tagen abläuft, und der „Spätgärung", welche erst gegen Ende des zweiten Tages deutlich wird und dann langsam weiter geht. Bei der ersten Form werden hauptsächlich leicht angreifbare Kohlehydrate, bei der zweiten Eiweiss und etwas Zellulose zersetzt. Also Gärung auf der einen, Fäulnis auf der anderen Seite. Beide Prozesse schliessen sich gegenseitig nicht aus, doch überwiegt stets der eine über den andern. Die gebildeten Gase sind CO_2, CH_4, und H_2, aber, je nachdem, in verschiedenem gegenseitigen Verhältnis. Schmidt gibt als Durchschnittswert für:

<table>
<tr><td>Frühgärung</td><td>Spätgärung</td></tr>
<tr><td>$CO_2 = 78,0$ pCt.</td><td>$CO_2 = 28,5$ pCt.</td></tr>
<tr><td>$CH_4 = 17,3$ „</td><td>$CH_4 = 58,1$ „</td></tr>
<tr><td>$H_2 = 4,7$ „</td><td>$H_2 = 13,4$ „</td></tr>
</table>

Bei der Spätgärung entstehen ausserdem stinkende Gase, um so mehr, je intensiver die Fäulnis ist.

Wie viel und was für Gase jeweilig im Darm entwickelt werden, hängt von der Art und Menge der Nahrung, sowie von der Funktion der Verdauungswerkzeuge ab. Auch die Art der Gärungs- resp. Fäulniserreger spielt dabei eine, wenn auch weniger wichtige Rolle. Man darf ferner daran denken, dass aus den kohlensauren Alkalien der Verdauungssäfte CO_2 frei werden kann, wenn sie mit saurem Darminhalt zusammentreffen.

---

1) Journal f. prakt. Chemie. Bd. 44. S. 10.
2) Zitat s. S. 240 sub 1.
3) l. c. S. 545.
4) Inaug.-Dissert. Bonn 1897.
5) Americ. Journ. of Physiol. Bd. 16. 1906. S. 468.
6) l. c. S. 280.

a) Einfluss der Nahrung.

Am meisten Gas wird bei Zufuhr von viel Kohlehydraten (Stärke) gebildet, besonders wenn diese in schwerer aufschliessbarer Form gegeben wurden. Da es sich dabei um Gärungsvorgänge handelt, so sind diese Gase geruchlos. Als stark blähend gelten ferner vielfach die zellulosereichen Gemüse wie Kohl, Rübenarten, Leguminosen. In letzteren Fällen sind die Flatus nicht selten stinkend. So fühlte sich bei einem Selbstversuch, in dem grosse Mengen von Hülsenfrüchten verzehrt wurden, Rutgers[1]) sehr durch Abgang von Gasen belästigt, die er nach dem Geruch als Schwefelwasserstoff ansprach. Es handelt sich in solchen Fällen um Eiweissfäulnis oder Zellulosegärung. E. Schwarz[2]) weist darauf hin, dass dem Schwefelwasserstoff und Merkaptan wohl ganz besonders die Eigenschaft zugesprochen werden müsse, auf den Darm einen Reiz auszuüben, der zur Ausstossung der gebildeten Gase führe. Denn Nahrungsmittel, von denen es bekannt ist, das sie zu Flatulenz führen, enthalten, so wie Rettig, Knoblauch und Zwiebel, Schwefelallyl und Allylsenföl, oder spalten, so wie verschiedene Kohlgemüse, beim Kochen Schwefelwasserstoff und Merkaptan ab.

Abgesehen von dem Reiz, den Gase auf die Darmwand auszuüben vermögen, muss auch der Absorptionskoeffizient der Gase für den Darm eine Rolle für die Entleerung nach aussen spielen. Wasserstoff wird z. B. viel schwerer resorbiert als Kohlensäure.

Bei vorwiegender Fleischdiät werden nur wenig oder keine Gase entleert. Sie tragen aber durch ihren Geruch den Stempel der Fäulnis an sich.

b) Einfluss der Verdauungswerkzeuge.

Bei krankhaften Zuständen des Darmes treten die Gasabgänge leichter und intensiver ein, auch bei verhältnismässig milder Kost. Wenn Most und unausgegorenes Bier als Blähungserreger gelten [Nothnagel[3])], so dürfte dies wohl schon auf Reizungen des Verdauungsapparats, eventuell durch Einfuhr ungeeigneter Gärungserreger, zurückzuführen sein, da ein gesunder Darm grosse Mengen von Gas, speziell CO_2, anstandslos bewältigen kann. Auch Gasabgang bei fettreicher Nahrung muss wohl durch Verdauungsstörungen erklärt werden. Vermehrter Gasabgang kann bei nervösen Personen darauf zurückzuführen sein, dass sie Luft in grösseren Mengen herunterschlucken (Aërophagie). — Während bei leichten Abweichungen vom Gesundhaften die Gase geruchlos zu sein pflegen, ist namentlich bei schweren Darmkatarrhen, wenn der Dickdarm gelöstes Eiweiss beherbergt, unter Umständen stürmischer Abgang von stinkenden Gasen zu vermerken. Zu ganz besonders schweren Störungen muss es führen, wenn Fäulnisgase im Dünndarm entwickelt werden; wir wissen ja durch Nencki[4]), dass hier, im Gegensatz zum Dickdarm, normalerweise Fäulnis fehlt. Giftige Produkte werden vom Dünndarm aus leichter in das Blut aufgenommen.

Unter den Fäulnisgasen spielt der H_2S vermöge seiner Giftigkeit eine besondere Rolle. Zu den normalen Gasen des Verdauungskanals gehört er nach dem übereinstimmenden Urteil vieler Autoren[5]) nicht, wird aber in kleinen Mengen nicht selten gefunden. Bei reichlicher Bildung dieses Gases kann es infolge von Resorption zu Autointoxikation mit schweren Kollapserscheinungen kommen

1) Zeitschr. f. Biologie. Bd. 24. S. 376.
2) Med. Klinik. 1909. Nr. 36.
3) Die Erkrankungen des Darms und des Peritoneum. 1898. S. 65.
4) Arch. f. experiment. Pathol. u. Pharmakol. Bd. 28. S. 311.
5) Albu, Autointoxikationen des Intestinaltraktus. Berlin 1895. S. 21.

[Senator[1]), Stefano[2])]. Wie weit der Geruch der Darmgase, speziell in Fällen, bei denen nur geringes oder kein Unbehagen verspürt wird, z. B. nach Ernährung mit Leguminosen, auf Methylmerkaptan, welches von Nencki[3]) zuerst in den Darmgasen gefunden wurde, oder auf andere stinkende Produkte zurückzuführen ist, scheint mir noch nicht genügend berücksichtigt und weiterer Untersuchungen wert zu sein.

4. Diagnostische Bemerkungen.

Da bei mittelschwerer Kost viele gesunde Personen gar keinen oder nur mässigen Abgang von Gasen aus dem Rektum verspüren, so kann man aus erhöhter Flatulenz, unter Berücksichtigung der Ernährungsweise, und falls sich einfache nervöse Zustände ausschliessen lassen, auf Störungen der Verdauung schliessen. Keineswegs braucht es sich dabei um vermehrte Bildung von Gas zu handeln, sondern es kann die Resorption im Darm herabgesetzt oder die Weiterschaffung beschleunigt sein. Häufig, z. B. bei Katarrhen, werden wohl alle drei Momente ineinandergreifen. — Abgang von nicht riechenden Gasen weist auf leichtere, von stinkenden eventuell auf schwerere Störungen hin; letzteres ganz gewiss dann, wenn die Fäulnisgase aus dem Dünndarm stammen. Nur dürfte dies für den Einzelfall schwer sicher zu stellen sein. Dünndarmfäulnis ist ausserdem in der Regel durch Stagnation bedingt und dann werden keine Flatus entleert.

Das Fehlen des Abganges von Winden ist von Bedeutung, wenn Auftreibung des Leibes oder Gefühl von Kollern auf Gasansammlung im Darm hinweist. Es handelt sich dann um Schwäche der Muskulatur oder Verlegung des Darmlumens. Weitere Einzelheiten hierüber enthalten die Lehrbücher der Darmkrankheiten, speziell das von Nothnagel[4]) [vergl. ferner Ad. Schmidt[5])].

XI. Enzyme.

Allgemeine Bemerkungen.

Beschaffung des Materials: Um die Fermente zur Untersuchung zu gewinnen, kann man entweder die Fäzes mit Glyzerin ausziehen und das Extrakt verwenden, oder noch einfacher den Kot mit thymol-, toluol- oder chloroform-haltigem Wasser verreiben und das Filtrat hiervon zur Untersuchung nehmen. Leo[6]) empfiehlt die von Wittich entdeckte Eigenschaft des Blutfibrins, sich mit Fermenten zu beladen, auch für Fäzes zu verwenden. Man verrührt zu diesem Behufe die frischen Fäzes mit Thymolwasser zu einem dünnen Brei und bringt in diese Masse 2—5 g fein geschnittenes (durch langdauerndes Auswaschen mit Wasser vom Blutfarbstoff befreites, in Glyzerin aufbewahrtes) Blutfibrin, welches sich in einem kleinen Gazebeutelchen befindet. Das Fibrin wurde vorher durch

---

1) Berliner klin. Wochenschr. 1868. Nr. 5. S. 254.
2) Gazetta degli ospidali. 1883.
3) Monatshefte f. Chemie. Bd. 10. 1889. S. 862.
4) Zitat l. c. S. 64.
5) Therapeutische Monatshefte. 1899. Januar.
6) Diagnostik der Krankheiten der Bauchorgane. 2. Aufl. 1895. S. 348.

Kochen mit einigen Kubikzentimetern Wasser von anhaftenden Fermenten und Mikroben befreit. Nach 24 stündigem Aufenthalt des Beutelchens in den Fäzes wird es herausgenommen, entleert, das Fibrin mehrmals mit Wasser ausgewaschen. Die Fermente haften so fest am Fibrin, dass sie durch das Auswaschen nicht entfernt werden. — Zum Nachweis des Ferments bedient man sich nun des künstlichen Verdauungsversuches. Bei quantitativen Bestimmungen können nach Gerganoff[1]) erhöhte Werte infolge Blutbeimengung zu den Fäzes gefunden werden.

Einiges über die Bedeutung des Fermentnachweises: Aus mehreren Gründen wird in letzter Zeit dem Nachweis von Fermenten in den Fäzes erhöhtes Interesse entgegengebracht:

Nachdem die Diagnostik der Pankreasaffektionen noch immer grossen Schwierigkeiten begegnet, sucht man neuerdings Funktionsstörungen dieser Drüse zu erkennen, indem man nach Pankreasfermenten im Kote forscht und aus ihrer An- oder Abwesenheit Schlüsse auf das Verhalten des Pankreas zieht. Es ist ferner wohl auch zu hoffen, dass der Nachweis bestimmter Fermente für die Diagnose von Funktionsstörungen des Darmes selbst fruchtbringend sein wird.

Wichtig für die Theorien über die Wirkungsweise verschiedenartiger Abführmittel sind die Untersuchungen von Ury[2]) über die Fermentmengen im Kot nach Einnahme von Laxantien. Dass auch schon beim neugeborenen Kinde, entgegen früheren Annahmen, die meisten Drüsen des Intestinaltraktus absondern, zeigen Versuche von Ibrahim[3]) und Schönberner[4]), die fast sämtliche in Betracht kommenden Enzyme schon im Mekonium nachweisen konnten.

1. Amylase.

a) Nachweis.

α) Qualitativ: Zur Prüfung auf Amylase (Diastase) versetzt man das Fäzesextrakt oder die Fibrinflöckchen in einem Reagensglas mit 1 proz. Stärkekleister, stellt in den Thermostaten und untersucht nach einigen Stunden mit Jod-Jodkaliumlösungen auf Dextrine, mit der Trommerschen Probe auf Zucker. Um Bakterienwirkungen auszuschliessen, ist ein Zusatz von Thymol-, Toluoloder Chloroformwasser erforderlich.

β) Quantitativ: Da es bis jetzt nicht gelungen ist, die eigentliche Fermentsubstanz frei von Beimengungen zu gewinnen, sondern nur Körper, die das enzymatische Prinzip in mehr oder weniger starker Konzentration in sich bergen, so kann es sich nicht um absolute, sondern nur um Vergleichswerte handeln. Als Maassstab für die Menge des Enzyms dient dessen hydrolysierende Kraft, welche für mittlere Werte ziemlich genau proportional der Menge ist. Man prüft also, wie viel von einem gewissen Körper in einer bestimmten Zeit durch das Ferment zerlegt wird. Es gilt dies ebenso auch für andere Erreger.

Verfahren von Roberts und Strasburger: Zum Nachweis von Amylase im Kot verfuhr Strasburger[5]) im Anschluss an die Methode der Diastasimetrie von W. Roberts[6]) in folgender Weise: Der Stuhlgang wird getrennt vom Urin aufgefangen und mit einem Holzspatel gut gemischt. 10 g

1) Deutsche med. Wochenschr. 1912. S. 1130.
2) Biochem. Zeitschr. Bd. 23. 1909. S. 153.
3) Münchener med. Wochenschr. 1908. S. 2160.
4) Inaug. Dissert. München 1909.
5) Deutsches Arch. f. klin. Med. Bd. 67. S. 241.
6) Proc. of Royal Society. Vol. 32. 1881. p. 145 u. Gamgee, Die physiologische Chemie der Verdauung. 1897. S. 55.

Fäzes werden mit 90 ccm Thymolwasser in der Reibschale sorgfältig verrieben und filtriert. Unter Benutzung von empfindlichem Lackmuspapier wird mit etwa $^1/_{10}$-Normal-Natronlauge, bezw. -Schwefelsäure möglichst genau neutralisiert. 10 ccm eines 1 proz. Kleisters aus reiner Kartoffelstärke plus 80 ccm Wasser werden jetzt auf 42° C erwärmt, mit 10 ccm der Fäzeslösung versetzt und in ein Wasserbad gestellt, das mit Hilfe eines Thermostaten auf einer Temperatur von 40° C erhalten wird.

Geringe Temperaturschwankungen machen übrigens nichts aus. Der angewandte Kleister muss frei von Zucker sein, sich mit Jod rein blau färben und neutrale Reaktion zeigen. Durch Zusatz von etwas Thymol bzw. Toluol kann er für längere Zeit haltbar gemacht werden. Man kann auch lösliche Stärke von Kahlbaum benutzen.

Mit Jod-Jodkaliumlösung wird nun von Zeit zu Zeit eine kleine Probe auf Farbenumschlag geprüft; zunächst durch Tüpfeln auf einer Glasplatte. Die Reaktion ist dann als beendet anzusehen, wenn auch im Reagensglas die Flüssigkeit nach Anwendung von nicht zu wenig Jodlösung keinen anderen Farbenton gibt, als dem Jod an sich zukommt. In diesem Augenblick ist alle Stärke mindestens bis zu Achroodextrin umgewandelt und der sogenannte „achromic point" von Roberts erreicht. Die gebrauchte Zeit wird notiert. Sie ist innerhalb gewisser Grenzen umgekehrt proportional der Fermentmenge. Nach Roberts nimmt man nun noch eine Umrechnung vor und drückt die diastatische Kraft durch das Volumen einer Normallösung (1 proz.) von Stärkekleister in Kubikzentimetern aus, welche bei der Temperatur von 40° C von einer Einheit des fermenthaltigen Körpers während der Wirkungsdauer von 5 Minuten bis zum achromischen Punkt umgewandelt wird. Wenn z. B. Roberts angibt, dass beim menschlichen Speichel D (die diastatische Kraft) gleich 10—17 sei, so will er damit aussagen, dass 1 ccm Speichel 10—17 ccm des 1 proz. Kleisters in fünf Minuten bei 40° C bis zum achromic point umwandelt. Bei den von Strasburger angewandten Mengenverhältnissen des Kotes ist $D = \dfrac{50}{t}$, wobei D der Amylasegehalt von 1 g frischen Fäzes, t die Dauer der Reaktion in Minuten bedeutet. Die Ausrechnung ist also höchst einfach. Will man auf 1 g trockene Fäzes berechnen (D_1), so muss man den Trockengehalt des Kotes in Prozent ermitteln. Ist dieser $= n$, so ist $D_1 = \dfrac{100\,D}{n}$.

Im einzelnen sei noch folgendes bemerkt: Roberts empfiehlt, mit Hilfe einiger Vorversuche die Menge der fermenthaltigen Substanz so zu wählen, dass die Reaktion in 4—6 Minuten bis zum achromic point abläuft. Dies liesse sich aber für Fäzes nur ausnahmsweise durchführen. Man würde sonst in der Regel unverhältnismässig grosse Portionen Kot verarbeiten müssen. Dazu würden die Mengen der angewandten Substanz in weitestem Maasse schwanken. Durch anderweitige Substanzen im Kot würde dann in unkontrollierbarer Weise der Ablauf der Fermentreaktion verändert und gestört werden können. Um die hierdurch bedingten Verhältnisse, die sich der jeweiligen Beurteilung entziehen, nach Möglichkeit gleichartig zu gestalten, zog Strasburger es vor, stets gleiche Mengen Fäzes zu verarbeiten und dafür lieber die Dauer der Reaktion wechseln zu lassen. Versuche mit reinen Diastaselösungen ergaben, dass zwischen den Zeiten von 1 und 100 Minuten die Dauer des Versuches annähernd umgekehrt proportional der angewandten Fermentmenge ist. Bei geringeren Amylasemengen als den hier gemeinten nimmt hingegen die Dauer der Reaktion unverhältnismässig mehr Zeit in Anspruch, als der Fermentmenge entspricht. Es ist unbequem, dass die Diastasemengen und daher die Zeitdauer der Reaktion bei Fäzes verschiedener Herkunft innerhalb sehr weiter Grenzen wechseln. Bei einiger Uebung erkennt man aber sehr bald, ob die Reaktion rasch oder langsam abläuft und kann seine Zeit demgemäss einteilen.

Während Roberts die Farbenprobe nur mit einzelnen Tropfen, auf einer Platte, vornimmt, empfiehlt Strasburger, gegen Ende der Reaktion von der zu prüfenden Flüssigkeit etwas in ein Reagensglas zu schütten und hier die Färbung zu beobachten. Das Resultat wird dadurch entschieden genauer. Es ist aber dabei sehr wichtig, stets soviel Jodlösung zuzusetzen, bis die Farbe sich, abgesehen natürlich von der Eigenfarbe des Jods, nicht mehr verändert. Der Grund ist der, dass aromatische und andere Körper, die im Kot in wechselnden Mengen vorhanden sind, das Jod für sich in Beschlag nehmen, so dass erst nach ausreichendem Jodzusatz die spezifischen Stärkereaktionen zum Vorschein kommen. Entsprechendes gilt für die verschiedenen Zusätze, die man bei Prüfungen auf Enzyme benutzt, um Bakterienwachstum zu verhindern: Thymol bindet Jod chemisch. Toluol und Chloroform lösen Jod sehr energisch und entziehen es zum Teil der wässerigen Lösung, noch ehe es sich an Stärke gebunden hat. Weiterhin ist bekannt, dass in einem Gemisch von Stärke und Dextrinen die Dextrine zuerst das Jod binden.

Setzt man also nicht genügend Jod zu, so kann man infolge der verschiedenen hier genannten Umstände zu einem Fehlschluss bezüglich der Hydrolysierung der Stärke gelangen und glauben, die Spaltung sei schon weiter vorgeschritten, als tatsächlich der Fall ist. Es wäre gut, wenn die hier besprochenen Fehlerquellen auch bei anderen Methoden der Diastasimetrie, die sich der Jodreaktion bedienen, berücksichtigt würden.

Sorgfältig ist darauf zu achten, dass nicht die Fäzes durch Urin verunreinigt sind, da das in ihm enthaltene Kochsalz die Eigenschaft hat, die diastatische Wirkung erheblich zu. steigern. Ausserdem enthält Urin selbst diastatische Fermente in wechselnden Mengen. Da auch Säuren und Alkalien die Fermentwirkung stark beeinflussen, ist genaue Neutralisation der Fäzes erforderlich.

Unbedingt muss der Zusatz eines Mittels verlangt werden, welches die Tätigkeit der Bakterien verhindert. Abgesehen davon, dass diese u. U. selbst Stärke spalten, muss vermieden werden, dass durch Gärung oder Fäulnis die Reaktion des Gemisches verändert wird. Ueber den Einfluss der das Bakterienwachstum ausschaltenden Zusätze auf die Jodreaktion wurde schon das Nötige gesagt.

Verfahren von Wohlgemuth[1]): Neuerdings wird zu quantitativen Diastasebestimmungen zumeist eine von Wohlgemuth angegebene Methode benutzt. So wie bei dem im Vorhergehenden beschriebenen Verfahren nach Roberts benutzt Wohlgemuth das Verhalten der Jodreaktion als Index. Er bestimmt aber nicht den achromic point, sondern das Verschwinden des letzten Restes von Blaufärbung und bezeichnet diesen Punkt als „limes". Die Zeitdauer der Reaktion wird bestimmt begrenzt, es werden dafür zehn Proben mit absteigenden Mengen der fermenthaltigen Substanz zugleich angesetzt. Die Berechnung der Diastasemenge ist im Prinzip die von Roberts, es wird aber nicht auf die Zeitdauer von 5 Minuten, sondern auf die von 30 bzw. 60 Minuten oder auch von 24 Stunden reduziert. Es muss natürlich jedesmal bemerkt werden, welche Zeitdauer benutzt wurde. Ferner gibt Wohlgemuth in seiner Formel noch die benutzte Temperatur an.

$$D \frac{40^{0}}{30'} = 250$$ würde danach besagen: 1 ccm der fermenthaltigen Flüssigkeit

---

1) Biochem. Zeitschr. Bd. 9. 1904. S. 1.

verwandelt bei 40° in 30 Minuten 250 ccm des 1proz. Stärkekleisters so weit, dass mit Jod keine Blaufärbung mehr erzielt wird.

Die Ausführung für Fäzes[1]) ist folgende: Sind die zu untersuchenden Fäzes flüssig, so werden sie zentrifugiert, die überstehende Flüssigkeit wird dann verarbeitet. Sind hingegen die Fäzes breiig oder fest, dann werden 5 g mit einer Handwage abgewogen, mit 20 g einer 1proz. NaCl-Lösung gut verrieben und — falls die Reaktion sauer ist — mit verdünnter Sodalösung neutralisiert. Nach halbstündigem Stehen wird zentrifugiert (meist genügen 10 bis 15 Minuten), die Höhe des Bodensatzes wird notiert; mit der überstehenden Flüssigkeit beschickt man zehn Reagensgläschen in absteigenden Mengen; in das erste Glas tut man 1,0 ccm, ins zweite 0,5 u. s. f., in jedes folgende Gläschen kommt halb so viel wie in das vorhergehende. In jedem Gläschen wird mit 1proz. NaCl-Lösung auf 1,0 ccm ergänzt, bzw. fertigt man die nötigen Verdünnungen mit 1proz. NaCl-Lösung an. Dann tut man in jedes Gläschen noch 5 ccm 1proz. Stärkelösung und 1 ccm Toluol und stellt die Gläser auf 24 Stunden in einen Thermostaten (38°). Dann wird der Bodensatz aus den ersten 5—6 Gläschen entfernt; alle werden bis 1 Finger breit vom Rand mit kaltem Wasser aufgefüllt. Man bestimmt durch Zusatz von 1—2—3 Tropfen $^1/_{10}$ Normal-Jodlösung den „limes“. Als unterste Grenze der Wirksamkeit ist dasjenige Gläschen zu betrachten, in dem die blaue Farbe noch unverkennbar vorhanden ist. Das mit der nächsthöheren Fermentmenge beschickte Reagensglas wird der Berechnung zugrunde gelegt.

Bei Anwendung seiner Methode auf den Kot zum Zwecke der Pankreasdiagnostik empfiehlt Wohlgemuth eine kohlehydratarme Kost, um sauere Reaktion, welche das diastatische Ferment schädigt, zu vermeiden. Um Stuhl von breiiger Konsistenz zu erhalten, soll mehrfach ein mildes Laxans (Rhabarber, Sagrada, Kurella usw.) gegeben werden.

Die Methode von Wohlgemuth hat den Vorteil, dass die Zeit für die Reaktion von vornherein in bestimmter Weise begrenzt wird, so dass dem Untersucher lästiges Warten erspart wird. Indes möchte ich (Strasburger) bemerken, dass man Werte, die (bei flüssigen Fäzes) nach einfachem Zentrifugieren gewonnen werden, und Werte, die (im anderen Fall) nach Verreiben mit der 1proz. NaCl-lösung erhalten werden, nicht ohne weiteres miteinander in Vergleich setzen kann; denn das Kochsalz steigert die Wirkung des Ferments. Ferner ist zu beachten, dass das Toluol der darunter befindlichen Flüssigkeit das Jod gewissermaassen fortnimmt und sich selbst damit rötlich färbt; durch Absaugen des Toluols lässt sich dieser Vorgang, der besonders bei den ersten Gläschen störend wirken kann, vermeiden. Nach dem im vorhergehenden Gesagten sollte u. E. die Zahl der Jodtropfen nicht limitiert werden, sondern es ist so viel Jod zuzusetzen, bis kein Farbenumschlag mehr erfolgt.

Ob es ein Vorzug ist, an Stelle des leicht und sicher zu bestimmenden Punktes der Farblosigkeit von Roberts das Verschwinden blauer Töne aus einem Gemisch von Blau und Rot (Erythrodextrin) als Grenze anzunehmen, lasse ich dahingestellt. Wohlgemuth gibt keine Gründe dafür an, weshalb er diesem Punkt gegenüber dem achromic point den Vorzug gibt. Macleod und Pearce[2]) halten, in einer Besprechung der Wohlgemuthschen Methode, die Wahl des Grenzpunktes für wenig glücklich und leicht zu erheblichen Differenzen in der Beurteilung führend. Auch ich (Strasburger) habe wiederholt diesen Eindruck gewonnen. Der gleiche Einwand dürfte für ein ähnliches Verfahren von

1) Berliner klin. Wochenschr. 1910. S. 94.
2) Americ. Journ. of Physiology. Bd. 25. 1910. S. 259.

H. Schlesinger[1]) gelten, der als Endpunkt der Reaktion die Mahagonibraun-
färbung wählt.

Um unabhängig vom Wassergehalt der Fäzes zu arbeiten, empfiehlt Rotky[2])
rasch getrocknete pulverisierte Fäzes zu verwenden. Ferner soll man durch
wechselnden Zusatz von Kochsalz zu den dialysierten Aufschwemmungen das
Optimum der Diastasewirkung feststellen. Der Autor ist der Ansicht, dass bei
Anwendung dieser Maassnahmen die Werte des diastatischen Vermögens im allgemeinen näher beieinander liegen werden als bisher, so dass Abweichungen nach
unten eher zu diagnostischen Schlüssen bezüglich der Pankreasfunktion berechtigen.

Verfahren von Ed. Müller[3]): Eine einfache Methode zum Nachweis
diastatischen Fermentes, vorwiegend für qualitativen Nachweis, die sich aber auch
als quantitatives Verfahren benutzen lässt, hat Ed. Müller in der Stärkekleisterplatte gegeben.

Man rührt Stärke mit etwa der 10fachen Menge Wasser an und lässt sie
bei höherer Temperatur (am besten bei etwa 55°) 1—2 Tage lang ordentlich
quellen. Dann füllt man ziemlich hohe Petrischalen mit der fleissig umgerührten
milchig weissen Mischung. Die geschlossenen Petrischalen kommen darauf in
einen auf 85—90° eingestellten Trockenschrank. Nach 1—2 Stunden hat sich
unten in den Schalen eine ziemlich dicke und genügend feste Stärkekleisterplatte
gebildet. Das überflüssige Wasser, das die Platte überschichtet, wird vorsichtig
abgegossen. Die abgekühlten Stärkekleisterplatten sind darauf sofort gebrauchsfähig. Will man sie längere Zeit aufbewahren, oder „bebrüten", so kommen sie
in die feuchte Kammer.

Bringt man auf diese Platten kleine Tröpfchen diastasehaltiger Flüssigkeit,
so bilden sich bald Dellen infolge Verflüssigung des Kleisters. Durch Uebergiessen mit Lugolscher Lösung lassen sich auch sehr deutliche Farbenunter-
schiede erzeugen.

Zur quantitativen Bestimmung verdünnt man das zu prüfende Material so
lange mit Wasser, bis Dellenbildung überhaupt, oder wenigstens innerhalb einer
gewissen Zeit ausbleibt und berechnet danach den Fermentgehalt. Man kann auf
derselben Platte sehr bequem eine ganze Anzahl Proben nebeneinander mit den
verschiedensten Verdünnungsgraden ausführen. Die Reaktion verläuft bei ihnen
allen unter im übrigen gleichen Bedingungen. Ein Nachteil der Stärkekleisterplatte ist es, wie Ed. Müller selbst hervorhebt, dass ihre Herstellung nicht
immer in genau gleicher Weise gelingt. Bald sind die Platten so wenig fest,
dass das Untersuchungsmaterial schon rein mechanisch eine Delle bildet, bald so
hart, dass sie von der Diastase wenig oder garnicht angegriffen werden. Die
Täuschungen bezüglich des Charakters der Dellenbildung werden vermieden, wenn
man die Jodreaktion hinzuzieht. Im übrigen wird man gut tun, auf jeder Platte
Fermentlösungen (aus käuflicher Diastase) von bekannter Stärke als Vergleichs-
objekt hinzuzunehmen.

b) Vorkommen.

Amylase wurde zuerst von Wegscheider[4]) in Kinder-Fäzes nachgewiesen,
von v. Jaksch[5]) in der Mehrzahl der Fälle gefunden, in einigen jedoch ver-

1) Deutsche med. Wochenschr. 1908. S. 593.
2) Münchner med. Wochenschr. 1913. S. 2158.
3) Zentralbl. f. innere Medizin. 1908. S. 385.
4) Inaug.-Dissert. 1875. S. 26.
5) Zeitschr. f. physiol. Chemie. Bd. 12. S. 129.

misst. Weitere Untersuchungen stammen von Leo[1]), Moro[2]), Kersbergen[3]), Hemmeter[4]), welche die Angaben von v. Jaksch teils bei Kindern, teils bei Erwachsenen im wesentlichen bestätigen. Bei 13 ganz jungen Säuglingen fand Montagne[5]) stets das Ferment. Ebenso konnte Strasburger[6]) bei Anwendung einer genaueren Methodik in zahlreichen Fällen zeigen, dass bei Erwachsenen das diastatische Ferment niemals vollständig vermisst wurde, manchmal allerdings in recht geringer Menge vorhanden war. Bei Säuglingen werden die Verhältnisse wahrscheinlich ebenso liegen, was neuerdings auch von Moro[7]) akzeptiert wird. Die Mengen des Enzyms schwanken normalerweise innerhalb ziemlich weiter Grenzen. Die Art der Ernährung hat nach meinen Untersuchungen bei Erwachsenen keinen Einfluss auf das Qantum. Dagegen beobachtete Moro, allerdings mit einer vorwiegend qualitativen Methode, dass der Stuhl von Säuglingen, die mit Muttermilch ernährt wurden, mehr Ferment enthielt, als der von Kindern, welche Kuhmilch getrunken hatten. Er führt den Unterschied darauf zurück, dass die Frauenmilch saccharifizierendes Ferment enthält, welches in der Kuhmilch fehlt. Gewisse pathologische Zustände beeinflussen die Amylasemenge in beträchtlichem Maasse. An die Spitze sind Diarrhoen zu stellen, bei denen häufig ein Anwachsen der amylolytischen Kraft zu bemerken ist. Während Strasburger als mittlere Werte für Erwachsene D (Roberts) = 0,72; D_1 = 3,39 fand (s. S. 247), betrug in einem Fall von starkem Durchfall D = 50,00; D_1 = 1142,0. Sehr deutlich war hier mit Zunahme der Trockensubstanz im Kot eine Abnahme der Fermentmenge zu verfolgen, wie die folgende Tabelle zeigt[8]).

	a	b	c	d	e	f	g
Trockensubstanz	4,38 pCt	—	—	5,89 pCt.	14,68 pCt.	16,22 pCt.	20,41 pCt.
D	33,33	20,00	50,00	4,54	2,63	0,20	0,59
D_1	761,4	156,8	1142,0	77,15	17,92	1,26	2,88

Obstipation dürfte im allgemeinen den umgekehrten Einfluss haben. So war bei einem Trockengehalt des Kotes von 36,85 pCt. D = 0,095; D_1 = 0,258. Dies Verhalten bei Diarrhoe und Obstipation fand auch Rotky[9]). Deutliche Verminderung beobachtete ich auch mehrfach während fieberhafter Krankheiten.

Nach Arnold[10]) ist bei Gärungsdyspepsie die Diastase im Stuhl in normalen Mengen vorhanden. Weiterhin bestimmte Wynhausen[11]) die Menge der Amylase im Kot nach der Methode von Wohlgemuth. Er fand, ebenso wie Strasburger, dass das Ferment in keinem Falle beim Menschen völlig fehlte, bei spontanen oder künstlich hervorgerufenen Durchfällen vermehrt war. Vermindert war die Fermentmenge in einem Fall von schwerer Cholera nostras, bei einer Patientin mit chronischem Durchfall, die aus unbekanntem Grunde fieberte (vergl. die An-

1) Zitat s. S. 245 sub 6.
2) Jahrbuch f. Kinderheilkunde. Bd. 47. 1898. S. 342.
3) Deutsches Archiv f. klin. Med. Bd. 68. S. 431.
4) Pflügers Archiv. Bd. 81. S. 161.
5) Dissertation. Leiden. 1899.
6) Deutsches Arch. f. klin. Med. Bd. 67. S. 255.
7) Jahrbuch f. Kinderheilk. N. F. Bd. 52. S. 527.
8) Deutsches Arch. f. klin. Med. Bd. 67. S. 251.
9) Prager med. Wochenschr. 1914. Nr. 13.
10) Zentralbl. f. innere Med. 1913. Nr. 1.
11) Berliner klin. Wochenschr. 1909. Nr. 30.

gaben von Strasburger über den Einfluss des Fiebers auf den Amylasegehalt der Fäzes), bei zwei Fällen von dekompensiertem Herzen und in einem Fall von Choledochusverschluss und Tumor im Kopf des Pankreas nebst Induration des übrigen Teiles des Pankreas. Desgleichen fand Wynhausen[1]) Verminderung des Fermentes bei einigen anderen Fällen von Pankreasstörung. Ed. Müller[2]) hat schon vor Wynhausen mit Hülfe seiner Stärkeplattenmethode gefunden, dass bei Patienten mit vollkommenem Verschluss des Ductus pancreaticus die Diastasewirkung des Stuhles auffallend schwach ist, aber auch nach Darreichung von Abführmitteln keineswegs ganz verschwindet. In einem Fall von Pancreatitis chronica, mit Verhärtung des Pankreaskopfes, den Ehrmann[3]) untersuchte, war die Menge der Diastase im Kot erheblich herabgesetzt. Uebrigens ist zu bemerken, dass in diesem Fall der Wassergehalt des Kotes geringer als normal war, was an sich schon zur Fermentreduktion führt, wenn auch nicht in dem Grade, wie es Ehrmann fand. Rotky (l. c.) fand demgegenüber bei einer schweren Pankreasatrophie einen Diastasewert, der über dem Durchschnitt lag.

Interessant und wichtig für die Theorie der Abführmittelwirkung ist die Angabe von Ury[4]), dass beim Menschen nach Darreichung von Infusum Sennae die Diastasemenge im Stuhl enorm stieg, nach Bittersalz dagegen garnicht vermehrt wurde. Mit Recht schliesst Ury hieraus, dass die reichlich abgesonderte Flüssigkeit im ersten Fall ein Sekret, im zweiten Fall ein Transsudat sein müsse.

Diastase findet sich bereits im Mekonium vor, wie Pottevin[5]), Allaria[6]), Ibrahim[7]) und Schönberner[8]) feststellten.

Ueber die Herkunft der Fäzes-Amylase ist reichlich diskutiert worden. Nach den vorliegenden Untersuchungen haben die gewöhnlichen Kotbakterien keinen oder nur sehr geringfügigen [Bact. coli nach Brugsch und Masuda[9]), dieses und einige andere Bakterien nach Liefschütz[10])] Anteil daran.

Um festzustellen, wie weit von aussen zugeführtes Ferment, bezw. solches Ferment. welches in den oberen Teilen des Verdauungstraktus abgesondert wird, auf den Diastasegehalt des Kotes von Einfluss ist, machte Strasburger[11]) eine Anzahl Versuche bei Menschen, die er auf leeren Magen erhebliche Diastasemengen einnehmen liess. Teilweise geschah dies unter gleichzeitiger Gabe von Natrium bicarbon., um die Zerstörung von Diastase durch Magensalzsäure zu verhindern, teilweise in Sahlischen Glutoidkapseln, die erst im Darm gelöst werden. Eine ausgesprochene Vermehrung der Kotdiastase war aber auf diesem Wege nicht zu erreichen. Ebensowenig vermochte Itrol (zitronensaures Silber), welches noch in einer Verdünnung von 1 : 190 000 jede Amylasewirkung fast vollkommen aufhebt, in Glutoidkapseln mittlerer Härtung gereicht, die Fäzesamylase zu verringern.

Strasburger zog aus diesen Versuchen den Schluss, dass weder mit der Nahrung zugeführtes Ferment, noch die Speicheldiastase beim Menschen überhaupt bis in die Fäzes gelangen. Wenigstens nicht beim Erwachsenen.

<hr>

1) Berliner klin. Wochenschr. 1910. Nr. 11.
2) Zentralbl. f. innere Med. 1908. 389.
3) Zeitschr. f. klin. Med. Bd. 69. 1909. S. 319.
4) Biochem. Zeitschr. Bd. 23. 1909. S. 153.
5) Soc. de biolog. Bd. 52. 1900. S. 589.
6) Il Progresso medico. 1905. No. 20.
7) Münchener med. Wochenschr. 1908. S. 2160.
8) Zur Kenntnis der Mekoniumfermente. Inaug.-Dissert. München 1909.
9) Zeitschr. f. exp. Pathol. u. Ther. Bd. 8. 1911. S. 617.
10) Arch. f. Verdauungskrankheiten. Bd. 19. 1913. S. 562.
11) l. c. S. 259.

Was den Säugling betrifft, so fand Moro[1]) mit seiner allerdings vorwiegend qualitativen Methode, dass Säuglinge, die mit der Muttermilch Diastase in sich aufnahmen, in den Fäzes mehr Ferment hatten, als die mit amylasefreier Kuhmilch ernährten (vielleicht kommt hier die geringe Länge des Säuglingsdarms in Betracht, oder die rationellere Ernährung spielt indirekt eine Rolle).

Da auch vom Anfangsteil des Darms aus (Glutoidkapseln) die Menge der Fäzesdiastase nicht beeinflusst worden war, so nahm Strasburger weiter an, dass die Pankreasdiastase entweder überhaupt oder wenigstens zum überwiegenden Teil nicht herunter bis ins Rektum gelange, so dass das Kotferment normalerweise ganz, oder ganz vorwiegend von den Drüsen des unteren Dünndarms herstamme. Die Fermentvermehrung bei Diarrhoen sei aber wahrscheinlich auf eine Beteiligung der Pankreasamylase zurückzuführen. Diese Annahme wurde dadurch gestützt, dass man nur bei Diarrhoen, nicht aber normalerweise, das Pankreastrypsin im Kot nachweisen konnte. Letzterer Schluss ist jetzt freilich hinfällig geworden, nachdem es mit neueren Methoden gelungen ist, auch normalerweise regelmässig Trypsin im Kot nachzuweisen (s. unter Trypsin). Aber auch sonst geht die Ansicht neuerer Untersucher dahin, dem Pankreassekret den ganz überwiegenden Anteil an der Kotamylase zuzuschreiben. Die betreffenden Autoren stützen sich darauf, dass nach neueren physiologischen Untersuchungen die Darmdrüsen (mit Ausnahme der Brunnerschen Drüsen) Amylase nicht oder nur in Spuren absondern sollen. Indessen haben sich die Anschauungen über diesen Punkt schon mehrfach gewandelt. Negative Ergebnisse, soweit sie das Sekret der Darmschleimhaut betreffen, sind immer mit Vorsicht zu verwerten. Versuche am Darm des Hundes, der gewöhnlich als Versuchstier benutzt wurde, sind nicht ohne weiteres auf den Menschen zu übertragen. (Man denke z. B. an die Unterschiede in der Zelluloseverdauung zwischen Mensch und Hund.) Schlecht und Wittmund[2]) fanden allerdings im Darmsaft des Menschen, der aus einer isolierten unteren Dünndarmschlinge gewonnen wurde, stets Diastase, allerdings in sehr geringer Menge, 20—160 E. nach Wohlgemuth, gegenüber 400—16 000 E. im Pankreassaft des Hundes. Bei einem Manne mit Polypen des Dickdarms fand hingegen Esser[3]) in dem von den Polypen abgesonderten Saft ziemlich beträchtliche Diastasemengen (D = 2,77 — 3,2 nach Roberts, während in dem gleichen Volumen von normalem Kot im Durchschnitt D = 0,72 ist). Zellen von Geschwülsten, die aus Geweben mit besonderer Funktion hervorgehen, können ihre spezifische Funktion beibehalten. Umgekehrt wird man aus der Beobachtung Essers an Dickdarmpolypen schliessen dürfen, dass die Drüsen des Dickdarms beim Menschen unter Umständen befähigt sein werden, Amylase abzusondern. Eine solche positive Beobachtung beweist mehr als viele negative. Was nun beim Dickdarm möglich ist, wird man wohl mit noch grösserem Recht auch dem Dünndarm zutrauen dürfen.

Um zu beweisen, dass die Kotdiastase vom Pankreas herstamme, haben Wynhausen[4]) und Wohlgemuth[5]) zum Tierversuch gegriffen. Wynhausen fand nach Unterbindung sämtlicher Ausführungsgänge des Pankreas und Zerstörung des grössten Teiles der Drüse noch zwei Tage nach der Operation die übliche Diastasemenge; nach Verlauf einer Woche waren aber nur noch ganz geringe Mengen vorhanden. Der Hund war dabei stark abgemagert. Wynhausen schliesst aus seinem Versuch, dass die Kotdiastase im wesentlichen vom Pankreas

1) Jahrbuch f. Kinderheilk. 1898. S. 342.
2) Deutsches Arch. f. klin. Med. Bd. 106. 1912. S. 517.
3) Deutsches Arch. f. klin. Med. Bd. 93. 1908. S. 535.
4) Berliner klin. Wochenschr. 1909. Nr. 30.
5) Berliner klin. Wochenschr. 1910. Nr. 3.

stamme. Man könnte aber meines Erachtens mit mehr Recht das Gegenteil daraus schliessen, da noch zwei Tage nach der Operation reichlich Diastase vorhanden war. Die spätere Abnahme könnte wohl durch den schlechten Allgemeinzustand des Tieres erklärt werden.

Beweisender scheinen die Versuche von Wohlgemuth, der angibt, dass nach Unterbindung der Ausführungsgänge des Pankreas bei seinen Hunden der Diastasegehalt in den Fäzes jedesmal gleich Null oder auf ein Minimum reduziert gewesen sei. Nähere Angaben über den zeitlichen Zusammenhang und das Befinden der Tiere fehlen allerdings in der Arbeit Wohlgemuths, so dass eine genauere Kritik der Versuche nicht erfolgen kann.

Wohlgemuth hat weiter bei seinen Hunden geprüft, ob die Speichelamylase auf den Amylasegehalt des Kotes von Einfluss sei. Es lässt sich dies beim Hunde durch Zufuhr von menschlichem Speichel mit der Nahrung sehr gut untersuchen, da der Hundespeichel selbst keine Diastase enthält. Die Resultate waren negativ und stimmen soweit mit den oben besprochenen Versuchen Strasburgers von Fermentzufuhr beim Menschen überein.

Was die Erfahrungen mit Pankreasabschluss beim Menschen betrifft, so wurde schon erwähnt, dass in den bisher untersuchten Fällen (Ed. Müller, Wynhausen, Ehrmann) die Kotamylase stark verringert war, aber nicht vollständig fehlte.

2. Laktase.

a) Nachweis.

Zum Nachweis von Laktase (Milchzucker spaltendes Enzym) in Säuglingsstühlen empfiehlt Orban[1]) das Chloroformwasser-Extrakt durch Zusatz von etwas Natronlauge und neutralem Bleiazetat auszufällen, das überschüssige Blei durch Natriumsulfat zu entfernen. Nun setzt man ca. 6 pCt. Milchzucker zu und stellt 5—6 Stunden in den Brütschrank. Der Nachweis einer stattgefundenen Spaltung muss vermittelst der Phenylhydrazinprobe geführt werden.

Die unterscheidenden Merkmale für Dextrosazon und Galaktosazon auf der einen, Laktosazon auf der anderen Seite sind, abgesehen·von der Differenz des Schmelzpunktes, folgende: a) Die Laktosazonkristalle fallen in der Hitze nicht aus, sondern erst nach Erkalten der Flüssigkeit. Dextrosazon und Galaktosazon sammeln sich, noch während die Probe im siedenden Wasserbade sich befindet, am Boden der Eprouvette an. β) Das Laktosazon bildet kugelförmige Aggregate von sehr feinen, gleichmässig zugespitzten Kristallen, während das Dextrosazon sich in langen parallelwandigen, dünnen, am Ende wie abgebrochenen Kristallnadeln ausscheidet. Auch ist die Anordnung der Kristalle eine mehr ährenbündelartige.

Um Irrtümern vorzubeugen, wird man gut tun, die Drehung des Osazons und den Schmelzpunkt zu bestimmen, eventuell auch den N-Gehalt des Osazons festzustellen.

Bei gleichmässigem Arbeiten kann man auch Vergleichswerte erhalten (vergl. Original).

Genaue Angaben über den Nachweis von Laktase finden sich ferner bei Plimmer[2]).

b) Vorkommen.

Orban, der die Stühle von 30 Säuglingen untersuchte, fand Laktase in der Mehrzahl der normalen Fälle. In Fällen von schwerer Gastroenteritis wurde sie auf dem Höhepunkt der Krankheit vermisst. Jedoch war dies nicht regelmässig der Fall, ebenso wie Orban das Ferment unter Umständen bei Gesunden vermisste.

---

1) Prager med. Wochenschr. 1899. S. 427.
2) Journ. of Physiology. Vol. 34. 1906. p. 93.

Langstein und Steinitz[1]), die 38 Säuglinge untersuchten und sich der gleichen Methode wie Orban bedienten, fanden stets Laktase in den Fäzes, auch bei Schwerkranken. Das Alter des Kindes war dabei gleichgiltig. Ein Einfluss der Nahrung auf die Fermentmenge liess sich nicht erweisen. Auch bei künstlich genährten Kindern war Laktase zu finden. Dieselbe stammt also jedenfalls nicht aus der Nahrung (da sie ja sonst durch das Kochen der Milch zerstört worden wäre), wie das Moro bezüglich der Amylase im Säuglingskot angenommen hat. Als Ursprungsstätte der Laktase ist wohl der Dünndarm anzusehen. Bei dünnflüssigen, schleimigen Stühlen fanden Langstein und Steinitz im ganzen weniger Laktase, als bei geformten Stühlen.

Ibrahim und Schönberner[2]) fanden Laktase im Mekonium.

Bei Erwachsenen soll das Ferment fehlen[3]).

Porcher[4]) wies Laktase in dem Kot saugender Ziegen und Kälber nach.

Man vergleiche auch die Angaben über das Vorkommen von Laktase und von Milchzucker in den Fäzes auf S. 227.

3. Invertase (Saccharase, Invertin).

a) Nachweis.

Der Nachweis von Invertase (Rohrzucker spaltendes Enzym) ist in den Fäzes oder ihrem Extrakt dadurch zu führen, dass man Rohrzucker, der vorher auf Abwesenheit von Traubenzucker geprüft ist, zusetzt und die Brutschrankwärme einwirken lässt. Nach einigen Stunden wird durch eine der üblichen Reduktionsproben auf Traubenzucker gefahndet.

Für quantitative Bestimmungen kann man nach Ury[5]) die Drehungsdifferenz bei der Polarisation vor und nach der Einwirkung des Fermentes heranziehen.

b) Vorkommen.

v. Jaksch[6]) fand Invertin in den Kinderfäzes noch konstanter, als Diastase. Ibrahim und Schönberner fanden das Ferment im Mekonium.

Für den Erwachsenen existierten bislang keine speziellen Untersuchungen. Nach den Ergebnissen an Darmsaft war aber anzunehmen, dass es auch hier in gleicher Weise zu finden sein werde. Neuerdings hat Ury festgestellt, dass Invertin im normalen Kot Erwachsener in geringen Mengen vorkommt. Nach Eingabe von Bittersalz nahm das Ferment etwas, nach Senna in mässigem Grade zu.

Als Ursprungsort der Invertase ist nach Miura[7]) höchstwahrscheinlich die Dünndarmschleimhaut zu betrachten.

4. Maltase.

a) Nachweis.

Man verfährt analog der Orbanschen Methode zum Nachweis von Laktase. Nur wird anstelle der 6 proz. Milchzuckerlösung 4 proz. Maltoselösung verwendet (vergl. Schönberner l. c.). Bei positivem Ausfall der Probe bilden sich Gluko-

---

1) Hofmeisters Beiträge zur chem. Physiol. u. Pathol. Bd. 7. 1905. S. 575.
2) l. c.
3) Czerny u. Keller, Des Kindes Ernährung etc. Leipzig u. Wien 1901. S. 286.
4) Compt. rend. Soc. biolog. T. 60. 1906. p. 1114.
5) Biochem. Zeitschr. Bd. 23. 1909. S. 160.
6) Zeitschr. f. physiol. Chemie. Bd. 12. S. 127.
7) Zeitschr. f. Biologie. N. F. Bd. 14. 1895. S. 278.

sazonkristalle, die bereits in der Wärme ausfallen, in kochendem Wasser unlöslich sind. Kristalle hingegen, die sich beim Erkalten abscheiden, bestehen aus Maltosazon. Nach Ury[1]) kann man die Drehung der Lösung (nach Entfärbung mit Bleizucker) bestimmen. Wenn die Maltose zerlegt wird, nimmt die Rotation ab.

b) Vorkommen.

Ury vermisste Maltase im normalen Kot Erwachsener, fand sie aber in Sennes- und Bittersalz-Fäzes.

Ibrahim und Schönberner[2]) fanden das Ferment normalerweise im Mekonium.

5. Trypsin (bzw. proteolytische Enzyme).

a) Nachweis.

Zum qualitativen Nachweis von Trypsin versetzte man in früheren Versuchen das Extrakt zu gleichen Teilen mit 1 proz. Sodalösung und etwas Fibrin oder geronnenem Hühnereiweiss (ersteres ist empfindlicher). Bei Verwendung der Fibrinflocken nach Wittich-Leo war natürlich nur ein Zusatz von Sodalösung erforderlich, da die Fibrinflocken selbst der Verdauung anheimfallen. Zur Vermeidung von Bakterienwirkung Zusatz von Chloroform, Toluol oder Thymol. Entstandene Albumosen wies man dann durch die Biuretreaktion nach: Rosarote Färbung nach Zusatz von Kalilauge und sehr verdünnter Kupfersulfatlösung.

Zur quantitativen Messung der Wirkung von proteolytischen Enzymen empfahl Hemmeter[3]) trocknes, pulverisiertes Blutfibrin. Eine bestimmte Menge wurde hiervon abgewogen und nach der Verdauung der Rest auf einem gewogenen Filter gesämmelt, mit kochendem Wasser, Alkohol und Aether gewaschen, getrocknet und zurückgewogen. Der Gewichtsunterschied zeigte die proteolytische Kraft des Fäzesextraktes an. Diese Methode wird wohl nicht mehr angewendet.

Brauchbarer ist das seinerzeit viel angewandte Verfahren von Mett[4]), das auch wir selbst in einigen Fällen versuchten: In Glasröhrchen von 1—2 mm Lichtung wird das flüssige Weisse von Hühnereiern eingesogen und darin bei einer Temperatur von 95 ⁰ C koaguliert. Die Röhrchen werden in Stücke von 1—2 cm Länge zerschnitten und in die Untersuchungsflüssigkeit gelegt. Das Eiweiss kommt nun von den Enden. aus, gleichmässig nach innen fortschreitend, zur Lösung. Die Länge des verdauten Stückes in einer bestimmten Zeiteinheit dient als Masstab für die verdauende Kraft der betreffenden Lösung. Man kann diese Länge bei schwacher Vergrösserung leicht in Millimetern ausmessen.

Neuerdings sind kurz nacheinander von einer Anzahl Autoren mehrere Methoden zur Trypsinbestimmung veröffentlicht und von verschiedenen Seiten modifiziert worden, die sich gegenüber den früheren Verfahren durch grössere Empfindlichkeit und Genauigkeit auszeichnen, dabei im ganzen bequem ausführbar sind.

Ed. Müller[5]) und Ruwin Kaufmann[6]) benutzten zum Nachweis proteolytischer Fermente im Kot (das Verfahren weist neben Trypsin auch andere eventuell vorhandene Eiweiss verdauende Fermente nach) Serumplatten.

1) Biochem. Zeitschr. Bd. 23. 1909. S. 160.
2) l. c.
3) Pflügers Archiv. Bd. 81. S. 152.
4) Pawlow, Die Arbeit der Verdauungsdrüsen. Deutsch von A. Walther. Wiesbaden 1898. S. 32.
5) Deutsches Arch. f. klin. Med. Bd. 92. 1908. S. 204.
6) Inaug.-Dissert. Breslau 1907.

Eine kleine Menge festen Stuhles wird mit der gleichen Menge dest. Wassers bezw. physiol. Kochsalzlösung oder Glyzerin verrieben, bis der Stuhl sich in der Porzellanschale zu einem ziemlich dünnen Brei verwandelt. Die so erhaltene Masse wird in Form kleiner Tropfen auf eine Serumplatte gebracht und die letztere auf 24—48 Stunden in den Brutschrank von 55—60° gestellt. Bei dünnflüssigen, diarrhoischen Stühlen genügt es schon, sie ohne weitere Vorbereitung auf die Platte zu bringen.

Als Serumplatten dienen die aus der Bakteriologie bekannten Löfflerplatten. Die angewandte hohe Temperatur von 55—60°, bei der das tryptische Ferment nicht geschädigt wird, ermöglicht ein steriles Arbeiten ohne jeden Zusatz antiseptischer Mittel. (Nur vereinzelt können thermophile Bakterien stören.) Auch wird dadurch eventuell vorhandenes Pepsin ausgeschaltet, welches bei dieser Temperatur, wie Ed. Müller zeigte, Löfflerserum nicht verdaut.

Kniaskoff[1]) empfiehlt an Stelle der Eiweissplatten Gelatineplatten, und zwar, da Gelatine höhere Temperaturen als 20—22° C. nicht verträgt, mit Formalin behandelte Gelatine. Um die entstandenen Dellen deutlicher sichtbar zu machen, ist den Platten Tusche zugesetzt.

Fr. Volhard[2]) hat eine von ihm ursprünglich zum quantitativen Nachweis des Pepsins angegebene titrimetrische Methode später so abgeändert, dass sie auch zum Nachweis von Trypsin dienen kann.

Die Methode beruht darauf, dass aus einer salzsauren Kaseinlösung durch Natriumsulfat alles Kasein und mit ihm eine bestimmte, an Kasein gebundene Menge Salzsäure ausgefällt wird. Filtriert man nach der Ausfällung, so findet sich im Filtrat nur die übrig gebliebene, freie Salzsäure, deren Menge man durch Titration feststellen kann. Wird in der Kaseinlösung Kasein durch ein proteolytisches Ferment verdaut, so lassen sich die gebildeten, salzsauren Kaseosen durch Natriumsulfat nicht mehr fällen und gehen ins Filtrat über, dessen Azidität damit proportional dem Grade der Verdauung steigt. Aus dem Grade der Verdauung wird nun weiter auf die Menge des proteolytischen Fermentes geschlossen. Zum Nachweis von Trypsin mit dieser Methode bedient man sich als Ausgangsmaterial einer alkalischen Kaseinlösung, der man nach stattgefundener Verdauung, also nachträglich, eine bestimmte Menge Salzsäure zusetzt.

Volhard und seine Schüler Löhlein[3]) und Faubel[4]) haben gezeigt, dass die Verdauungswerte direkt proportional der Menge des in der Lösung vorhandenen Trypsins sind, sich also nicht, wie man früher annahm, nach dem Schütz-Borissowschen Wurzelgesetz richten.

Die Volhardsche Methode ist für Fäzes bisher nur von Ury[5]) angewendet worden, der sie sehr empfiehlt. Bei Ury finden sich auch nähere Angaben über die Ausführung, auf die hiermit verwiesen sei.

Gross und Fuld[6]) haben annähernd zur selben Zeit eine im Prinzip gleiche Methode des quantitativen Trypsinnachweises angegeben, die sich vermöge ihrer leichten und angenehmen Ausführbarkeit rasch eingebürgert hat und zur Zeit am meisten angewendet wird. Die Methode ist weiterhin von verschiedenen Autoren modifiziert worden.

---

1) Med. Klinik. 1911. Nr. 3.
2) Münchener med. Wochenschr. 1907. S. 403.
3) Beiträge zur chem. Physiol. u. Pathol. Bd. 7. H. 1/3.
4) Desgl. Bd. 10. 1907. S. 35.
5) Biochem. Zeitschr. Bd. 23. 1909. S. 159.
6) Arch. f. experim. Pathol. u. Therap. Bd. 58. 1907.

Das Prinzip des Verfahrens ist folgendes: Das in Alkali leicht lösliche Kasein fällt bei Zusatz von verdünnter Essigsäure leicht aus, während die Verdauungsprodukte des Kaseins in Lösung bleiben. Man versetzt nun in einer Anzahl von Reagensgläsern abgemessene Mengen alkalischer Kaseinlösung mit steigenden Mengen von Trypsin und stellt nach einer bestimmten Zeit fest, in welchem Gläschen alles Kasein so weit umgewandelt ist, dass nach Zusatz von Essigsäure keine Trübung mehr auftritt.

Nach Gross[1]) verwendet man eine Kaseinlösung, in der 0,5 Kasein und 1,0 Soda auf 1 Liter Wasser enthalten sind. Der Kot wird mit der dreifachen Menge 1 prom. Sodalösung in der Reibschale gleichmässig aufgeschwemmt und bis zur Klarheit filtriert. Dann versetzt man 10 ccm Fäzesaufschwemmung mit 100 ccm Kaseinlösung, bringt sie in den Thermostaten (38—40°) und sieht an kleinen Proben nach, wie viel Zeit vergeht, bis mit 1 proz. Essigsäure keine Trübung mehr auftritt. Bei normalen Stühlen dauert der Versuch gewöhnlich 8—30 Stunden.

Bequemer ist es, gleichzeitig mehrere Proben mit zunehmender Verdünnung der fermenthaltigen Substanz anzusetzen und sie eine bestimmt festgesetzte Zeit verdauen zu lassen [Goldschmidt[2])].

M. Franke und Sabatowski[3]) geben folgende genaue Vorschriften: Will man mit Hilfe der Trypsinbestimmung im Kot Auskunft über die Pankreasfunktion erhalten, so müssen zunächst die Patienten mehrere Tage lang die gleiche Kost (Probediät) bekommen. Sie erhalten ferner nüchtern 2 Teelöffel Karlsbader Salz. Der Stuhl wird möglichst frisch verarbeitet, falls er sauer ist mit Natrium carbon. schwach alkalisch gemacht, gleichmässig verrieben. Ist der Stuhl (nach dem Karlsbader Salz) nicht dünn genug, so wird er mit destilliertem Wasser verdünnt, was natürlich bei Berechnung der Fermentmenge berücksichtigt werden muss. Man filtriert dann mittels einer Wasserstrahlpumpe durch ein Berkefeld-Filter und erhält gewöhnlich innerhalb 3 Stunden die nötige Menge eines ganz klaren, bakterienfreien, verhältnismässig fermentreichen Filtrates.

Zu Reagensgläsern mit je 5 ccm Kaseinlösung (1 g Casein puriss. Merck in 1 Liter Sol. 1 prom. Natr. bicarbonici gelöst) wird das Filtrat in steigenden Mengen (0,1, 0,2 0,5, 1,0, 1,25, 1,50, 1,75, 2,0 ccm) zugesetzt, und sie kommen nach kräftiger Durchschüttelung für 30 Minuten in den Brutschrank bei 55° C. Nach 30 Minuten wird in dem letzten Reagensglas (mit 2 ccm Fäzesfiltrat) mit 1 proz. Essigsäure angesäuert. Entsteht keine Trübung mehr, so wird die ganze Skala der Gläschen angesäuert und die Grenze festgestellt, bis zu welchem Reagensglas alles Kasein verdaut ist. Ist hingegen in dem Reagensglas mit 2 ccm Fäzesextrakt noch nicht alles verdaut, so lässt man die übrigen Röhrchen weitere 30 Minuten, eventuell auch 24 Stunden im Thermostaten.

Die beschriebene Methode hat unter anderem den Vorzug, dass infolge der geringen Verdünnung des Kotes verhältnismässig viel Trypsin gefunden wird, so dass der Versuch oft nach 30 Minuten beendigt ist; ferner dass jede Bakterienwirkung ausgeschlossen ist, ohne dass ein Antiseptikum erforderlich ist.

Die Berechnung der Fermentmenge erfolgt nach der Gross'schen Formel $K = \frac{c}{t \cdot f}$ (K = die Verdauungskraft des Filtrates, c = die Menge der Kaseinlösung, t = die Zeit der Verdauung, f = die zur vollständigen Verdauung nötige Filtratmenge).

---

1) Deutsche med. Wochenschr. 1909. Nr. 16.
2) Deutsche med. Wochenschr. 1909. Nr. 12.
3) Zentralbl. f. innere Med. 1909. S. 529.

Schittenhelm[1]) hat vor kurzem mit Entschiedenheit darauf hingewiesen, dass der Nachweis von Trypsin im Kote nur dann als gesichert gelten darf, wenn durch spezifische Methoden ausgeschlossen wurde, dass die proteolytische Wirkung nicht durch Erepsin (s. dieses) bedingt ist. Nach seiner Ansicht ist dies von den Autoren, die sich mit dem Kot-Trypsin befasst haben, bisher nicht genügend gewürdigt worden. Es würde also in jedem Falle eine Untersuchung auf Erepsin vorzunehmen sein.

Zum allgemeinen Nachweis der proteolytischen Fermente empfiehlt Schittenhelm[2]) besonders das Seidenpepton.

b) Vorkommen.

Während Leo[3]) mit seiner Methode des Trypsinnachweises das Ferment in normalen Stühlen vermisste, bemerkten Baginsky[4]), Schmidt und v. Streit[5]) bei Beschickung von Gelatineplatten mit Kotpartikelchen, um diese herum eine Verflüssigung des Nährbodens, die nur auf abgeschwächtes tryptisches Enzym zu beziehen war. Auch Hemmeter[6]) fand tryptische Wirkungen. Hingegen vermisste Grober[7]) das Ferment bei gesunden Erwachsenen. Alle bisher genannten Untersucher, soweit sie positive Ergebnisse hatten, stimmten jedenfalls darin überein, dass Trypsin im normalen Kot nur in Spuren vorkomme und dass der Nachweis keineswegs mit Regelmässigkeit gelinge.

Diese Anschauung änderte sich, seitdem die im Vorhergehenden beschriebenen besseren und empfindlicheren Methoden zum Trypsinnachweis benutzt wurden. Ed. Müller[8]), Kaufmann[9]), Schlecht[10]) (Müllersche Serumplatten), Gross[11]), Koslowsky[12]), R. Goldschmidt[13]), Franke und Sabatowski[14]), Brugsch[15]), und Andere finden, dass in der Norm stets, oder so gut wie stets, Trypsin mit Sicherheit im Kot nachgewiesen werden kann.

Im Säuglingsstuhl ist nach F. Hecht[16]) und Döblin[17]) Trypsin besonders reichlich enthalten, reichlicher als beim Erwachsenen.

Auch bei den meisten krankhaften Störungen ist das Ferment vorhanden, wenn wir von Erkrankungen, die zum Abschluss des Pankreassaftes führen, absehen. Bei Diarrhöen, ebenso wie nach Abführmitteln ist nach Ansicht der meisten Autoren das Ferment im Stuhl vermehrt. Es erklärt sich dies dadurch, dass im untersten Teil des Dünndarms am meisten Trypsin gefunden wird, viel mehr als im Dickdarm (Ed. Müller). Brugsch vertritt die Ansicht, dass bei Diarrhöen die Trypsinmenge vermindert sei. Nach Hirayama[18]) ist bei fieber-

---

1) Zentralbl. f. d. gesamte Physiol. u. Pathol. d. Stoffwechsels. 1909. Nr. 23.
2) Vgl. Zeitschr. f. physiol. Chemie. Bd. 61. 1909. S. 421.
3) Diagnostik der Krankheiten der Bauchorgane. 2. Aufl. 1895. S. 349.
4) Zeitschr. f. physiol. Chemie. Bd. 12. S. 434.
5) Inaug.-Dissert. Bonn 1897. S. 12.
6) Pflügers Archiv. Bd. 81. S. 152.
7) Deutsches Arch. f. klin. Med. Bd. 83. S. 309.
8) Daselbst. Bd. 92 (1908). S. 204.
9) Inaug.-Dissert. Breslau 1907.
10) Münchener med. Wochenschr. 1908. Nr. 14.
11) Deutsche med. Wochenschr. 1909. Nr. 16.
12) Inaug.-Dissert. Greifswald 1909.
13) Deutsche med. Wochenschr. 1909. Nr. 12.
14) Zentralbl. f. innere Med. 1909. Nr. 22.
15) Deutsche med. Wochenschr. 1909. Nr. 52.
16) Wiener klin. Wochenschr. 1908. Nr. 45.
17) Deutsche med. Wochenschr. 1909. Nr. 25.
18) Zeitschr. f. experim. Pathol. u. Therap. Bd. 8. 1911. S. 624.

haften oder diarrhoischen Zuständen die Menge des tryptischen Ferments in der Regel nicht verändert.

In Fällen von Pankreasverschluss wurde von Seiten verschiedener Autoren Trypsin in den Fäzes vermisst. Ebenso fehlte es bei Hunden nach Unterbindung der Pankreasgänge [Wynhausen[1])] oder Entfernung des Pankreas [Gross[2])]. Werzberg[3]) entfernte bei drei Hunden das Pankreas und untersuchte drei Tage später die Fäzes auf ihren Trypsingehalt. In zweien der Fälle war das Resultat negativ, in dem dritten trat jedoch schon bei minimalen Mengen von Fäzesextrakt die Kaseinverdauung ein. Man hat nun vielfach den Versuch gemacht, den negativen Ausfall der Trypsinprobe zur Diagnostik der Pankreaserkrankungen zu benutzen. Indessen ist nach Schittenhelm (l. c.) der Beweis garnicht mit genügender Sicherheit geliefert, dass die dem Kote anhaftende proteolytische Wirkung auf Trypsin zu beziehen ist. Nachdem Schittenhelm für eine Anzahl Fälle das Vorkommen von Erepsin in den Fäzes beweisen konnte, wirft er die Frage auf, ob nicht überhaupt in einem grösseren Prozentsatz derselben die Wirkung auf Erepsin und nicht auf Trypsin zurückzuführen sei. Brugsch und Masuda[4]) stehen hingegen auf dem Standpunkt, dass bei grösserer Verdünnung der Fäzesextrakte und Anwendung der Gross-Fuldschen Methode des Fermentnachweises die kaseolytische Wirkung der Extrakte in der Hauptsache auf Trypsin zu beziehen ist.

6. Pepsin.

a) Nachweis.

Man versetzt den Fäzesextrakt zu gleichen Teilen mit 0,1—0,2 proz. Salzsäure und einer Fibrinflocke oder einem Stückchen geronnenen Hühnereiweisses, verdaut im Brutschrank und untersucht nach einigen Stunden auf Albumosen. Auch Fibrinflocken, die sich mit dem Ferment beladen haben, nach Wittich-Leo (s. S. 245), können mit Salzsäure zusammengebracht werden. Ferner werden Mettsche Röhrchen benutzt.

Von weiteren Methoden, die in Betracht kommen, sei der Pepsinnachweis nach Volhard[5]) und das Verfahren von M. Jacoby[6]) genannt.

b) Vorkommen.

Pepsin wird normalerweise im Stuhl stets vermisst. Anders bei Diarrhöen. Hier fanden es Leo[7]), Strasburger[8]), Boas[9]), Grober[10]). Es findet sich dann im allgemeinen nur bei Durchfällen erheblichen Grades.

7. Erepsin.

a) Nachweis.

Man erkennt die Wirkung des Fermentes aus dem Schwinden oder Schwächerwerden der Biuretreaktion in Peptonlösungen, die mit dem zu untersuchenden

---

1) Berliner klin. Wochenschr. 1909. Nr. 30.
2) Deutsche med. Wochenschr. 1909. Nr. 16.
3) Arch. f. Verdauungskrankh. Bd. 17. 1911. S. 533.
4) Zeitschr. f. experim. Pathol. u. Ther. Bd. 8. 1911. S. 617.
5) Volhard, Münchener med. Wochenschr. 1903. Nr. 49. — Ury, Biochem. Zeitschr. Bd. 23 (1909). S. 159.
6) Solms, Zeitschr. f. klin. Med. Bd. 64. H. 1/2.
7) Diagnostik der Krankheiten der Bauchorgane. 2. Aufl. 1895. S. 349.
8) Deutsches Arch. f. klin. Med. Bd. 67. S. 262.
9) Diagnostik und Therapie der Darmkrankheiten. 1898. S. 116.
10) Deutsches Arch. f. klin. Med. Bd. 83. S. 309.

Kotextrakt versetzt werden. Schönberner[1]) verwendete eine $^1/_2$ proz. filtrierte Peptonlösung, 4 Teile auf 1 Teil Fäzesextrakt, mit reichlich Toluol, gut verkorkt, 24—72 Stunden in den Brutschrank gestellt.

Schittenhelm[2]) bedient sich zum Nachweis von Erepsin des Leuzyl-Glyzins, welches von Trypsin nicht angegriffen, von Erepsin aber unter Auftreten freien Glykokolls gespalten wird.

b) Vorkommen.

Erepsin wurde von Schönberner im Mekonium nachgewiesen.

Nach Schittenhelm dürfte Erepsin im Kote vielfach zu finden sein. Es ist die Frage, ob das, was bisher als Trypsinwirkung angesehen wurde, nicht in einem guten Teil der Fälle auf Erepsin bezogen werden muss (vgl. Trypsin).

8. Enterokinase.

a) Nachweis.

Frisch gewonnener Pankreassaft wird mit der auf Enterokinase zu untersuchenden Substanz zusammengebracht und die tryptische Kraft mit Kontrollproben verglichen, die nur den inaktivierten Pankreassaft enthalten. Einzelheiten des Verfahrens finden sich bei Hekma[3]) und bei Schönberner[4]).

b) Vorkommen.

Das Ferment wurde von Ibrahim[5]) und Schönberner im Mekonium nachgewiesen.

9. Nuklease.

Nach Ury[6]) findet sich in normalen Fäzes Nuklease garnicht oder höchstens in Spuren. In Senna- und Bittersalz-Fäzes liess sich das Ferment deutlich nachweisen. Methodik des Nachweises bei Ury.

10. Lipase.

Fettspaltendes Ferment wurde von A. Hecht[7]) im Stuhl der Säuglinge schon von den ersten Lebenstagen an regelmässig gefunden. Eine Beziehung der Fermentmenge zu dem Gedeihen des Kindes liess sich nicht nachweisen.

Schönberner[8]) fand Lipase im Mekonium. Beim Erwachsenen konnte Ury[9]) das Ferment auch nach Abführmitteln nicht auffinden. Was die Herkunft des Ferments betrifft, so sei daran erinnert, dass nicht nur im Pankreas- und Magensaft, sondern nach neueren Untersuchungen auch im Darm ein fettspaltendes Ferment zu finden ist. Ueber den Nachweis der Lipase findet sich das Nötige bei Hecht, Schönberner und Ury.

11. Chymase (Labferment).

a) Nachweis.

Nach Th. Pfeiffer[10]) wird Thymolwasser-Fäzesauszug (5 ccm) zu gleichen Teilen mit frischer Milch versetzt und bei 40—50° gehalten. Ist nach $^1/_2$ bis

---

1) Inaug.-Dissert. München 1909. S. 29.
2) Zitat s. S. 259 sub 1.
3) Arch. f. Physiol. 1904. S. 343.
4) l. c. S. 23.
5) Münchener med. Wochenschr. 1908. S. 2160.
6) Biochem. Zeitschr. Bd. 23. S. 166.
7) Wiener klin. Wochenschr. 1908. Nr. 45.
8) Inaug.-Dissert. München 1909. S. 19.
9) Biochem. Zeitschr. Bd. 23. S. 163.
10) Zeitschr. f. experim. Pathol. u. Ther. Bd. 3. 1906. S. 381.

1 Stunde noch keine Gerinnung eingetreten, so setzt man einige Tropfen Senföl zu (um Bakterienwachstum zu verhindern) und kontrolliert in grösseren Zwischenräumen. Man wird wohl gut tun, für möglichst neutrale Reaktion des Kotes zu sorgen, obwohl Pfeiffer angibt, er habe nicht gefunden, dass sauere Stühle besonders energisch auf die Gerinnung gewirkt hätten.

b) Vorkommen.

In allen untersuchten Stühlen konnte Pfeiffer Labwirkung nachweisen. Bei der weitaus grössten Zahl trat die Gerinnung schon in längstens 32 Minuten auf, nur bei wenigen im Verlauf von etwa 24 Stunden.

Was die Herkunft des Fermentes betrifft, so wies Pfeiffer im Tierversuch (Hund) nach, dass auch, wenn Magen- und Pankreassekret nach aussen abgeleitet wurden, im Kot Labferment zu finden ist und zwar in Mengen, die nicht von der Norm abweichen. Die Bildung von Labferment im Darm selbst dürfte demnach als die Hauptquelle für das Labferment in den Fäzes anzusehen sein.

12. Muzinase.

Ein Darmferment, das Muzin zur Gerinnung bringen soll, wurde zuerst von Roger[1]) beschrieben. Riva[2]) zog, zum Nachweis dieses Fermentes im Kot, Fäzes mit warmem Wasser aus, filtrierte und brachte den Extrakt mit Schleim zusammen. Nach 3 oder mehr Stunden Aufenthalt im Brutschrank entstand ein Niederschlag. Wurde hingegen das Filtrat zuvor 1 Stunde lang auf 60° erhitzt, so blieb die Reaktion aus.

Unter 30 Kranken hatte Riva 13 mal ein positives Resultat zu verzeichnen. Bei habitueller Obstipation, aber auch bei manchen chronischen Diarrhöen, war die Wirkung des Fermentes erhöht. Die Menge der Muzinase scheint proportional der Absonderung von Darmschleim zu steigen.

13. Oxydase.

Nach Wernstedt[3]) enthalten die Stühle von Säuglingen fast allgemein, insbesondere die schleimigen Stühle, einen Stoff mit der Fähigkeit bei Anwesenheit von Wasserstoffsuperoxyd Guajakol zu oxydieren. Dieser Stoff haftet, wie nach erfolgter Reaktion unter dem Mikroskop leicht festgestellt werden kann, vor allem an den zelligen Bestandteilen (Leukozyten) und verliert durch Kochen seine Wirksamkeit.

Wernstedt führt auf die Anwesenheit dieser Oxydase in den meisten Fällen die Grünfärbung der Stühle bei dypeptischen Säuglingen zurück. Die Oxydation des Bilirubins zu Biliverdin würde nach dem Gesagten vor allem auf stärkeren Schleim- bzw. Zellgehalt der Fäzes hinweisen.

Die Befunde Wernstedts wurden von Köppe[4]) im allgemeinen bestätigt. Er macht aber darauf aufmerksam, dass, trotz starker Oxydasereaktion, die Schleimflocken keineswegs immer grün gefärbt sind; ferner dass es nicht gelingt, durch Zusatz des Fermentes gelbe Stühle grün zu färben, wohl aber oft durch Zusatz geringer Mengen von H_2O_2. Köppe nimmt daher an, dass für das Auftreten der Grünfärbung ein oxydierendes Ferment, ein Sauerstoffspender und ein durch Oxydation sich grünfärbender Farbstoff Voraussetzung seien.

1) Soc. de biologie. Bd. 59. 1905. S. 423.
2) Daselbst. Bd. 59 u. Bd. 60. 1906. S. 361.
3) Monatsschr. f. Kinderheilk. Bd. 4. 1905. S. 241.
4) Monatsschr. f. Kinderheilk. Bd. 5. 1906. Nr. 8.

A. Hecht[1]) konnte das oxydierende Ferment ebenfalls in den Säuglingsstühlen, oft in erheblicher Menge nachweisen. Nach diesem Autor findet dauernd in den Stühlen eine Interferenzwirkung zwischen Oxydation (Oxydase) und Reduktion (reduzierende Bakterien) statt. Die Färbung der Stühle hängt davon ab, welcher Faktor überwiegt. Die Oxydation ist wohl an die Schleimkörperchen gebunden, es lassen sich aber keine bestimmten Normen zwischen Schleimgehalt und Grünfärbung des Stuhles aufstellen.

Auf Grund der Untersuchungen von Hecht liesse sich vielleicht sagen, dass Darmstörungen bei Säuglingen, die zur Gärung führen, besonders das Auftreten von Grünfärbung begünstigen müssten, da, infolge Zurücktretens der Fäulnis und damit der Reduktion durch Bakterien, das oxydierende Ferment das Uebergewicht erlangen muss.

14. Reduktase.

Nach Gilbert und Herscher[2]) soll die Bildung von Hydrobilirubin im Darm nicht auf die Mikroorganismen zurückzuführen sein, sondern durch ein Ferment „nach Art der Katalasen"[3]) erfolgen. Sie begründen ihre Ansicht mit Folgendem: Bakterienkulturen aus dem Kot sind unfähig Bilirubin in Urobilin umzuwandeln, wohl aber gelingt dies mit Auszügen der Dünndarmschleimhaut. Auch die Kotmassen enthalten ein entsprechendes Ferment, aber nur beim Erwachsenen, während bei Neugeborenen dasselbe fehlt. Das Ausbleiben oder Auftreten der Hydrobilirubinbildung in Fäzesextrakten entspricht, nach den genannten Autoren, der An- oder Abwesenheit der Katalase.

Diagnostische Bemerkungen.

Starke Verminderung des diastatischen Fermentes im Stuhl ist bei Patienten mit Pankreasverschluss beobachtet worden und lässt sich mit Vorsicht für die Diagnose von Pankreaserkrankungen verwerten. Indessen stehen sich hier die Ansichten noch diametral gegenüber und die Verhältnisse sind durchaus nicht eindeutig[4]). Es handelt sich auch bei völligem Abschluss des Pankreassaftes vom Darm nicht um Fehlen, sondern um starke Verminderung der Diastase. Eine Verminderung findet sich aber auch bei Obstipation und bei fieberhaften Erkrankungen. Die Unterschiede sind also nur graduelle. Dazu kommt, dass schon in der Norm die Fermentmengen in sehr weiten Grenzen schwanken.

Es ist eine weitere Frage, inwiefern der Nachweis normaler, oder sagen wir mittlerer, Diastasemengen Pankreasaffektionen ausschliesst. Mässige Störungen in der Saftabsonderung werden, wie auch bei anderen gebräuchlichen Pankreasproben auf diesem Wege wohl schwerlich diagnostizierbar werden. Ob bei völligem Pankreasabschluss Vorhandensein der üblichen Diastasemengen im Kot vorkommt, ist noch nicht hinreichend bekannt. Man wird vorläufig mit der Möglichkeit zu rechnen haben, dass bei Pankreasabschluss, von seiten der Darmdrüsen, diastatisches Ferment, je nach den Umständen in wechselnden Mengen, abgeschieden werden und im Stuhl erscheinen kann.

Günstiger für die Pankreasdiagnostik scheinen die Proben zu sein, die sich mit dem Nachweis des Trypsins befassen. Denn dieses Ferment wird in der

---

1) Münchener med. Wochenschr. 1907. Nr. 24.
2) Soc. de biolog. 1908. Ref. Arch. f. Verdauungskrankh. 1908. S. 565.
3) Nach der üblichen Nomenklatur scheint es nicht berechtigt, hier von Katalase zu sprechen, da es sich doch hier um reduzierendes Enzym handelt.
4) Siehe auch Rotky, Prager med. Wochenschr. 1914. S. 145.

Norm nur vom Pankreas geliefert, und wir nehmen an, dass es normalerweise stets im Kot, wenn auch nur in geringen Mengen, zu finden ist. Im Ganzen geht die Ansicht dahin, dass das negative Resultat der Stuhlprüfung auf Trypsin für die Diagnose der Pankreaserkrankung eine grössere Bedeutung hat, als das positive Resultat für den Ausschluss einer solchen[1]). Grosse Vorsicht in der Beurteilung ist jedenfalls geboten; will man aus dem Fehlen des Trypsins etwas diagnostizieren, so hat man durch die Auswahl der Nahrung dafür zu sorgen, dass keine Säurebildung im Darm eintritt, welche das Trypsin schädigt. Durch ein Abführmittel wird man eventuell die Fermentmenge im Kot möglichst gross zu gestalten suchen. Man wird ferner den Nachweis des Ferments im Stuhl mehrfach, an verschiedenen Tagen, versuchen.

Fehlen des Trypsins unter den genannten Bedingungen findet sich dann bei Verschluss der Pankreausführungsgänge, anscheinend aber auch bei Gallengangverschluss ohne Beteiligung des Pankreas. In diesem Fall soll das Fehlen des Fermentes im Stuhl allerdings nur scheinbar sein, bedingt durch die störende Einwirkung des Fettgehaltes, und der Fermentnachweis soll gelingen, wenn man das Kotfett durch Aether entfernt. Nicht zu vergessen ist bei der Beurteilung der Umstand, dass das Pankreastrypsin sich in der Drüse als Zymogen vorfindet und erst durch die Enterokinase im Darm aktiviert wird. Negativer Ausfall der Trypsinproben könnte also theoretisch auch durch Fehlen der Kinase bedingt sein und damit nicht eine Pankreas- sondern eine Darmstörung anzeigen. Ob dies praktisch eine Rolle spielt, ist allerdings noch nicht bekannt. Weiter sei an den Zusammenhang zwischen Magensaft- und Pankreassaftabsonderung erinnert. Verringerung der Pankreasabsonderung und damit auch des Trypsins im Kot könnte u. a. als Folge einer Störung in der Magensaftsekretion auftreten.

Positiver Ausfall der Trypsinproben könnte, auch wenn das Pankreastrypsin fehlen sollte, bedingt sein durch Anwesenheit von Eiter im Stuhl (proteolytisches Leukozytenferment). Vor allem aber wäre bei den zur Zeit gebräuchlichen Trypsinproben noch zu überlegen, wie weit nicht die Anwesenheit von tryptischem Ferment durch Erepsin vorgetäuscht wird (Schittenhelm).

Die Frage ob mit Hilfe der Fermentnachweise eine Pankreasdiagnostik betrieben werden kann, ist also noch im Flusse.

XII. Gallenbestandteile.

1. Gallensäuren.

Von den in der abgesonderten Galle vorhandenen spezifischen Säuren, der Glykocholsäure und der Taurocholsäure, wird der grössere Teil im unteren Dünndarm wieder resorbiert, der kleinere wird durch die im Dickdarme ablaufenden Fäulnisprozesse gespalten, wobei einerseits Glykokoll und Taurin, andererseits Cholalsäure entstehen, welch' letztere vor ihrer Ausscheidung mit den Fäzes sich in der Regel mit Alkali verbindet. Unveränderte Gallensäuren erscheinen nur unter besonderen Umständen (beschleunigte Passage des Darminhaltes, mangelnde Reduktionsprozesse) in den Fäzes wieder. Nach früheren Angaben sollen sich auch Dyslysin und Choloidinsäure gelegentlich in den Fäzes finden. Hoppe-Seyler[2]) hat aber in seinen sorgfältigen Untersuchungen diese Stoffe niemals finden können: er weist mit Recht darauf hin, dass der-

---

1) Siehe auch Lifschütz, Arch. f. Verdauungskrankh. Bd. 19. 1913. S. 562.
2) Physiologische Chemie. Berlin 1881. S. 337.

artige Befunde an sich unwahrscheinlich sind, da die Existenz der Choloidinsäure überhaupt noch nicht sicher erwiesen ist und das Dyslysin, das Anhydrid der Cholalsäure, nur bei Einwirkung konzentrierter Mineralsäuren oder beim Erhitzen der trockenen Cholalsäure auf 200° entsteht, während die im Darme ablaufenden Prozesse gerade umgekehrt mit Spaltung und Wasseraufnahme einhergehen.

b) Nachweis.

Der qualitative Nachweis der Gallensäuren wird in der Regel mittelst der allen gemeinsamen Pettenkoferschen Reaktion geführt: Versetzt man die wässerige Lösung einer der Gallensäuren im Probierglase mit ein wenig Rohrzucker (5 Tropfen einer 1 proz. Lösung) und fügt dann tropfenweise unter Umschütteln konzentrierte Schwefelsäure hinzu, indem man durch Erwärmen oder Abkühlen in kaltem Wasser die Temperatur auf etwa 70° erhält, so tritt allmählich eine kirschrote, dann prachtvoll purpurrote Färbung der Flüssigkeit ein, die sich unter langsamem Dunklerwerden im Verlaufe von 8 Tagen mehr in eine blaurote Farbe umwandelt. Anwesenheit von Eiweissstoffen und solchen Körpern, welche sich mit Schwefelsäure leicht zersetzen, sowie Anwesenheit von vielen Farbstoffen oder oxydierenden Substanzen beeinträchtigen die Reaktion sehr. Ausserdem geben Eiweissstoffe sowie Amylalkohol und andere organische Körper dabei leicht eine ähnliche Purpurfärbung. Die purpurrote Lösung der nach Pettenkofer behandelten Gallensäuren unterscheidet sich aber dadurch von den anderen, dass sie auch nach Eingiessen der Lösung in Eisessig bestehen bleibt [Ury[1])] und (in passender Verdünnung mit Alkohol) bei der Spektraluntersuchung einen Absorptionsstreifen rechts von D und einen zweiten bei E erscheinen lässt (s. Tafel VIII, Fig. 1).

Um die Pettenkofersche Reaktion mit den Fäzes anzustellen, genügt es nicht (wie dieses v. Jaksch[2]) für gallensäurereiche Fäzes empfiehlt), den einfachen wässerigen Auszug zu verwenden. Es kommen dabei, wie Fr. Müller[3]) gezeigt hat, grobe Täuschungen vor. Man muss vielmehr die Gallensäuren vorher sorgfältig isolieren und zwar durch Extraktion der Fäzes mit Alkohol und Entfernung der Fettkörper aus dem alkoholischen Extrakt durch Fällung mit Barytlösung nach Hoppe-Seyler. Boas[4]) hält für klinische Zwecke die Lösung des eingetrockneten alkoholischen Extraktes in sodahaltigem Wasser für genügend, doch darf man sich auf die so gewonnenen Resultate nicht verlassen.

Im folgenden geben wir die Vorschrift für den Nachweis von Cholalsäure und unveränderten Gallensäuren wieder, wie sie von Ury[1]) im Anschluss an die Methoden von Hoppe-Seyler[5]) und Mylius[6]) ausgearbeitet worden ist.

1. Um nur Cholalsäure, einschliesslich der aus den unveränderten Gallensäuren abspaltbaren, nachzuweisen, verfährt man folgendermassen:

Die Tagesportion der frischen Fäzes wird mit Alkohol verrieben, filtriert, mit Alkohol gründlichst nachgewaschen. Zusatz von Essigsäure bis zur schwach sauren Reaktion und Eindampfen des alkoholischen Extraktes auf dem Wasserbade bis zum Syrup. Zusatz von 30 ccm 33 proz. Natronlauge. Zwei Stunden auf freiem Feuer kochen. Mit Schwefelsäure ansäuern und zweimal gründlich mit Aether ausschütteln. Aether verdunsten. Rückstand mit Barythydrat und

---

1) Arbeiten aus dem pathol. Institut zu Berlin. Festschrift. Berlin, Aug. Hirschwald. 1906. S. 634.
2) Klinische Diagnostik innerer Krankheiten usw. Wien u. Leipzig 1889. S. 202.
3) Zitat s. S. 114 sub 7. S. 52.
4) Diagnostik u. Therapie der Darmkrankheiten. Leipzig 1898. S. 113.
5) Handbuch der physiolog. u. pathol.-chem. Analyse. 6. Aufl. Berlin 1893. S. 207.
6) Zeitschr. f. phys. Chemie. 12. 1888. S. 433.

Wasser versetzen, erwärmen, Kohlensäure einleiten bis zur neutralen Reaktion, zum Sieden erhitzen, heiss filtrieren und den Rückstand noch wiederholt mit kochendem Wasser ausziehen. Die vereinigten, heiss filtrierten Auszüge werden auf ein kleines Volumen eingedampft, mit Salzsäure angesäuert und zweimal mit Aether ausgeschüttelt. Der Aether wird verdunstet. Der Rückstand wird unter Zuhilfenahme von etwas Alkali in Wasser gelöst und mittels der Pettenkoferschen Reaktion geprüft (s. o.).

2. Will man Cholalsäure und unveränderte Gallensäuren getrennt nachweisen, was für die Zwecke der Fäzesanalyse zu empfehlen ist, so wird nach dem Eindampfen des alkoholischen Extraktes zunächst mit Schwefelsäure und Aether ausgezogen und dieses ätherische Extrakt (I) ebenso verarbeitet, wie das spätere, nach dem Kochen der rückständigen Flüssigkeit mit Kalilauge zu gewinnende Aetherextrakt II. Aetherextrakt I enthält die präformierte Cholalsäure, Aetherextrakt II die aus unveränderten Gallensäuren abgespaltene.

Eine quantitative Bestimmung der Gallensäuren mittels des hier geschilderten Verfahrens erübrigt sich, da nach Ury selbst in pathologischen Stühlen nur minimale Mengen vorhanden sind.

Senkowski[1]) hat die Tatsache, daß das Molekulargericht der Cholalsäure viel höher ist als das der mit ihr in das Aetherextrakt übergehenden Stuhlfettsäuren zum Ausgangspunkt eines titrimetrischen Schätzungsverfahrens gemacht, welches aber keine weitere Verbreitung gefunden hat.

Für den Nachweis bzw. die quantitative Bestimmung des von der Taurocholsäure abgespaltenen Taurins in den Fäzes hat Dressler[2]) folgendes Verfahren angewendet, welches sich auf die Widerstandsfähigkeit des Taurins gegen die Einwirkung oxydierender Substanzen stützt.

Es werden von den mit Wasser gleichmässig verriebenen frischen Fäzes zwei gleiche Portionen abgemessen. Die erste derselben wird zur Bestimmung des in Säure oxydierbaren Schwefels mit einer Mischung von Salzsäure und chlorsaurem Kali durch längere Zeit täglich 10—12 Stunden in einer bis zur Siedehitze gehenden oder derselben nahe liegenden Temperatur behandelt, wobei alle organische Substanz (einschliesslich der schwer zerlegbaren Eiweisskörper?) aufgelöst und die Mischung schliesslich auch bei Wasserzusatz in eine vollkommen klare Flüssigkeit verwandelt wird.

Die 2. Portion wird in konzentrierter Salpetersäure gelöst, mit Alkali neutralisiert, eingedampft und den getrockneten Massen die entsprechenden Quantitäten Salpeter, kohlensaures Kali und Natron hinzugemischt, im Platintiegel verpufft, die Schmelze in Wasser gelöst und mit Salzsäure angesäuert.

Beide salzsauren Lösungen (die der 1. und 2. Portion) werden darauf zur Entfernung der Kieselsäure zur Trockne verdunstet, mit wenig Salzsäure angefeuchtet, mit Wasser ausgelaugt und filtriert. Nunmehr wird die Schwefelsäure in beiden Filtraten durch Chlorbarium gefällt und als schwefelsaurer Baryt gewogen, aus welchem die entsprechenden Schwefelquantitäten durch Rechnung gesucht werden.

Der S der Portion 2 minus dem S der Portion 1 ist gleich dem Taurin-Schwefel. Dieser mal $\frac{100}{25,6}$ = dem Taurin in der angewandten Portion Fäzes.

---

1) Vgl. Malys Jahresberichte. 1902. S. 513.
2) Prager Vierteljahrsschr. 88. 1865. S. 1.

b) Vorkommen.

Im Mekonium finden sich nach Zweifel[1]) und Voit[2]) unveränderte Gallensäuren, und zwar sowohl Glykochol- wie Taurocholsäure, dagegen keine Cholalsäure. Es erklärt sich dieser Befund aus dem Mangel der Fäulnisprozesse. Ausser im Mekonium ist das Vorkommen von unveränderten Gallensäuren nur noch im sauren Kot des Hundes (nach gemischter, besonders aber nach Brotkost) [Müller[3])], im Kote der Rinder [Hoppe-Seyler[4])] und im menschlichen Kote bei Diarrhoen [Hoppe-Seyler[5]), Ury[6])] nachgewiesen worden. In diesen Fällen muss neben der zurücktretenden Fäulnis die schnelle Passage des Darminhaltes als Ursache angenommen werden; sowohl die Spaltung wie die vollständige Resorption der ursprünglichen Gallensäuren ist behindert.

Im Gegensatz zu diesem seltenen Vorkommen der unveränderten Gallensäuren will man die Cholalsäure ziemlich regelmässig in allen Kotarten in geringer Menge angetroffen haben. Selbst im Hungerkote von Cetti und Breithaupt hat sie Müller[7]) gefunden, während Voit[2]) sie im Hungerkote des Hundes (ebenso wie die unveränderten Gallensäuren) vermisste. Im Säuglingskot fanden Wegscheider[8]) sowohl wie Uffelmann[9]) regelmässig geringe Mengen von Cholalsäure, ohne indes ihre Quantität genauer zu bestimmen. Tschernoff[10]) berechnet den Prozentgehalt des trockenen Kotes Erwachsener an Cholalsäure auf etwa 0,1—0,9 pCt. Das würde in 3 Tagen etwa 0,5 g ausgeschiedene Cholalsäure machen. Nach Urys mit sorgfältigerer Methodik angestellten Untersuchungen finden sich indessen in normalen Fäzes nur Spuren von Cholalsäure und auch in pathologischen (durchfälligen) Stühlen nur geringe Mengen neben den unveränderten Gallensäuren. Wenigstens gilt das für Dickdarmdiarrhoen, während bei Dünndarmdiarrhoen möglicherweise grössere Mengen (dann wohl meist ungespaltener) Gallensäuren vorkommen mögen.

Was den Tauringehalt der Fäzes betrifft, so berechnet ihn Dressler[11]) beim Erwachsenen unter normalen Bedingungen auf 0,321 g pro die. Das wäre weit mehr als dem Gehalt an Cholalsäure entspricht, doch kann man nicht wissen, wie viel von dem einen oder anderen der Spaltungsprodukte wieder resorbiert wird. Nach Dressler wird höchstens der dritte Teil des als Taurocholsäure abgeschiedenen Taurins als solches mit den Fäzes entleert.

Bei Durchfall fand Dressler den Tauringehalt der Fäzes erheblich vermindert (auf 0,014 g), während sich aus der Menge des überhaupt ausgeschiedenen Schwefels mit Wahrscheinlichkeit schliessen liess, dass viel unveränderte Taurocholsäure in den Fäzes enthalten war.

c) Diagnostische Bedeutung.

Ein diagnostisches Interesse hat nach dem Vorstehenden eigentlich nur das Vorkommen unveränderter Gallensäuren in den Fäzes, insofern dadurch ein Zurück-

---

1) Zitat s. S. 119 sub 1.
2) Zitat bei Müller, Zeitschr. f. Biologie. 20.
3) Zitat s. S. 114 sub 7.
4) Virchows Archiv. 26. 1863. S. 519.
5) Handbuch der physiol. u. pathol.-chem. Analyse. 6. Aufl. Berlin 1903. S. 476.
6) Zitat s. S. 265 sub 1.
7) Zitat s. S. 119 sub 4.
8) Zitat s. S. 119 sub 6.
9) Zitat s. S. 119 sub 5.
10) Zitat s. S. 169 sub 3.
11) Zitat s. S. 266 sub 2.

treten der Fäulnisprozesse resp. eine zu schnelle Passage des Darminhaltes angezeigt wird. Für die Erkennung dieser Zustände stehen uns aber einfachere und sicherere Mittel zur Verfügung.

2. Gallenfarbstoffe.

Von den in den Darm ergossenen Gallenfarbstoffen gelangt, soviel wir wissen, ein Teil durch Resorption wieder in den allgemeinen Kreislauf resp. in die Galle zurück (74 pCt. nach Eppinger und Charnas[1]). Der Rest wird ausgeschieden, und zwar vornehmlich durch die Fäzes, in nicht unbeträchtlichem, sehr wechselndem Masse aber auch durch den Urin. Auf die Bedeutung der Leber für diesen Kreislauf kann hier nicht eingegangen werden. Der ausgeschiedene Farbstoff ist normalerweise das nach Malys[2] Untersuchungen mit dem Urobilin nahe verwandte Hydrobilirubin [Sterkobilin nach Vanlair und Masius[3]]. Dasselbe wird durch die mit der Darmfäulnis verlaufenden Reduktionsprozesse [Bakterien und Katalasewirkung[4]] aus dem Bilirubin gebildet, ganz vorwiegend im Zökum und oberen Dickdarm, viel weniger und anscheinend nur unter pathologischen Bedingungen auch im untersten Dünndarm [Schmidt[5]]. Möglicherweise kommen ausser dem Darm noch andere Orte für die Umbildung in Betracht, doch wissen wir darüber noch immer nichts Sicheres (s. u.). Meist wird bei intensiver Reduktion das Hydrobilirubin noch weiter, zu dem farblosen Leukohydrobilirubin (Hydrobilinogen) reduziert, welches erst beim Stehen an der Luft (Lichtwirkung) oder durch oxydierende Mittel in das Hydrobilirubin zurückverwandelt wird. Unverändertes Bilirubin erscheint im Stuhlgange nur beim Fehlen der Fäulnisprozesse (Mekonium) oder bei ungenügender Reduktion infolge beschleunigter Peristaltik. Unter pathologischen, noch nicht vollständig bekannten Bedingungen (vgl. S. 27) kommt gelegentlich auch Biliverdin, die nächste Oxydationsstufe des Bilirubins in den Fäzes vor. Von den übrigen Umwandlungsprodukten des letzteren wird Cholezyanin nach Fr. Müller[6] nicht selten im menschlichen Kote angetroffen. Fleischer[7] vermutet ferner das Vorkommen von Biliprasin, D. Gerhardt[8] das einer noch nicht näher bekannten Modifikation des Hydrobilirubins.

Ueber die Frage, ob das vom Körper ausgeschiedene Hydrobilirubin nur aus Bilirubin oder unter Umständen auch direkt aus Blutfarbstoff gebildet werden kann, herrscht noch keine Einigkeit. Während ältere Autoren und von neueren D. Gerhardt[9] für die Möglichkeit der letzteren Bildung eintreten, haben andere Forscher sie bestritten. Dagegen ist wenigstens insofern eine Klärung eingetreten, als sich die Annahme Fleischers[7], dass auch aus dem Blutfarbstoff der Fleischnahrung innerhalb des Darmes etwas Hydrobilirubin entstehe, durch Fr. Müllers Beobachtungen an Ikterischen[10] als hinfällig erwiesen hat.

a) Nachweis.

α) Qualitativer Nachweis. 1. Hydrobilirubin und Hydrobilinogen: Die einfachste Methode zum Nachweis des Hydrobilirubins in den Fäzes ist die Schmidtsche Sublimatprobe[11]. Dieselbe wird so ausgeführt, dass man von den möglichst frischen Fäzes ein etwa hasel- bis walnussgrosses Stück im Mörser mit einer nicht zu kleinen Menge konzentrierter wässriger Sublimatlösung fein verreibt und das Gemisch in einem weiten gedeckten Glasschälchen mehrere Stunden (event. bis 24) stehen lässt. Durch Erwärmen wird die Reaktion beschleunigt [Schlesinger und Neumann[12]].

Es färben sich dann alle hydrobilirubinhaltigen Teilchen intensiv rot, während gleichzeitig alle bilirubinhaltigen Teile einen grünen Farbenton annehmen. Diese

1) Zeitschr. f. klin. Med. 78. 1913. S. 387.
2) Zentralbl. f. d. med. Wissenschaften. 9. 1871. S. 849.
3) Zentralbl. f. d. med. Wissenschaften. 9. 1871. S. 369.
4) Vgl. Gilbert und Herscher, Compt. rend. soc. biolog. 63. 1907. S. 452.
5) Arch. f. Verdauungskrankheiten. 4. 1898. S. 151.
6) Zitat s. S. 119 sub 4. S. 110.
7) Lehrbuch der inneren Medizin. Wiesbaden. J. F. Bergmann. 1896. S. 1161 f.
8) Das Hydrobilirubin und seine Beziehungen zum Ikterus. Inaug.-Dissert. Berlin 1889.
9) Zeitschr. f. klin. Medizin. 32. 1897. S. 303.
10) Zitat s. S. 114 sub 7. S. 65.
11) Verhandl. d. Kongresses f. innere Medizin. 13. Bd. 1895. S. 320,
12) Wiener klin. Wochenschr. 1908. Nr. 10.

Differenzierung beruht einerseits auf der Bildung des leuchtend roten, gelb fluoreszierenden Quecksilberchlorid-Hydrobilirubins, andererseits auf der Oxydation des Bilirubins zu Biliverdin. Ausser dem Vorteile, beide wichtigen Gallenfarbstoffe gleichzeitig anzuzeigen, hat die Probe wegen ihrer auch für mikroskopische Untersuchungen geeigneten Differenzierung, sowie wegen ihrer Einfachheit und Zuverlässigkeit den Vorzug vor den meisten anderen Proben [Schorlemmer[1]), Supino[2])]. Die von Hári vorgeschlagene Modifikation[3]) (Schütteln der Fäzes mit Sublimatlösung, Filtration und Zusatz von Chloroform) ist überflüssig. Die Sublimatprobe zeigt auch Hydrobilinogen an; nach Lifschütz[4]) fällt sie sogar um so deutlicher aus, je mehr Hydrobilinogen vorhanden ist.

Auf demselben Prinzip beruht die von Grigault[5]) angegebene Eisenchloridprobe. Zu einer Aufschwemmung der Fäzes in kochendem Wasser wird vorsichtig 5proz. Eisenchloridlösung getropft: Hydrobilirubinhaltige Teile färben sich rosarot, bilirubinhaltige grün.

Weiter kommt event. in Betracht die Prüfung des alkoholischen Fäzesextraktes mit Chlorzink (grüne Fluoreszenz der rot durchscheinenden Lösung). Steensma[6]) gibt dafür folgende Anweisung:

Eine kleine Menge Kot wird in der Reibeschale mit absolutem Alkohol verrieben und filtriert. Das Filtrat wird mit ein paar Tropfen 10proz. wässriger Chlorzinklösung versetzt. Bleibt die Fluoreszenz aus, so werden einige Tropfen Jodtinktur hinzugefügt, wodurch die Umwandlung von Hydrobilinogen zu Hydrobilirubin bewirkt wird. Oder man bereitet mit ammoniakhaltigem Wasser ein Extrakt der Fäzes, filtriert und setzt Chlorzink hinzu. Es entsteht ein dunkelroter Niederschlag, welcher auf ein Filter gebracht und mit ammoniakhaltigem Alkohol ausgezogen wird.

Ausser der Fluoreszenz dient zur Erkennung des Hydrobilirubins bei dieser Probe weiterhin der charakteristische Absorptionsstreifen der alkalischen Hydrobilirubinlösung zwischen b und F des Spektrums, näher an b gelegen. (Beim Ansäuern der Lösung rückt der Streifen nach F zu.) (Vergl. Tafel VIII, Fig. 2 und 3.) Dieser Streifen ist nur gut zu erkennen, wenn nicht gleichzeitig Blutfarbstoff oder Cholezyanin (s. d.) sich in der Lösung befinden. Auch an getrockneten Fäzes kann man auf diese Weise den Nachweis des Hydrobilirubins führen.

2. Hydrobilinogen allein (nicht auch Hydrobilirubin) kann mit der Ehrlichschen Dimethylamidobenzaldehydreaktion nachgewiesen werden (s. S. 157) [Langstein[7]), Thomas[8]), Charnas[9])]. Um Störungen durch Indol und Skatol zu vermeiden, müssen die Fäzes vor der Alkoholextraktion gründlich (etwa 10 mal) mit Petroläther oder Ligroin verrieben werden.

3. Bilirubin: Der Nachweis von Bilirubin in den Fäzes ist leicht, wenn es allein vorkommt, schwer, ja manchmal unmöglich, wenn es mit den anderen Farbstoffen zusammen vorkommt. Folgende Methoden stehen zur Verfügung:

---

1) Arch. f. Verdauungskrankh. VI. 1900. S. 263.
2) Clin. medica ital. 43. 1904. 5.
3) Vgl. Boas, Diagnostik und Therapie der Darmkrankheiten. Leipzig 1898. S. 113.
4) Russk. Wratsch. 1907. Nr. 29.
5) Compt. rend. soc. de biol. 74. 1913. S. 265.
6) Nederl. Tydschr. v. Geneesk. I. 1907. S. 273.
7) Festschr. f. Salkowski, Berlin, Hirschwald 1904. S. 221.
8) Thomas, Carl, Dissertation. Freiburg 1907.
9) Biochem. Zeitschr. 20. 1909. S. 401.

Die Sublimatprobe (siehe unter 1). Dieselbe ist scharf und zuverlässig und gestattet auch den Nachweis mikroskopisch kleiner, mit Bilirubin imbibierter Teilchen inmitten der hydrobilirubinhaltigen Fäzesmasse [Schorlemmer[1])].

Die Gmelinsche Probe: Zusatz von salpetrige Säure enthaltender Salpetersäure zu den Fäzes bewirkt einen schnellen Farbenumschlag der goldgelben Bilirubinfarbe in grün, blau, violett, rot und gelb. Die Probe wird am besten so ausgeführt, dass man auf die in einer flachen Glasschale befindliche Salpetersäure kleine Tropfen der mit Wasser fein verrührten Fäzes fallen lässt (Schorlemmer). Die Resultate sind nur dann zuverlässig, wenn der gesamte Kot bilirubinhaltig ist. Für mikroskopische Differenzierung reicht sie nicht aus.

Die Huppertsche Probe: Eine Probe der mit Wasser bis zur dünnflüssigen Konsistenz verrührten Fäzes wird in ein Reagensglas gefüllt, mit der gleichen Menge Kalkmilch wiederholt durchgeschüttelt, durch ein kleines Filter filtriert und mit Wasser ausgewaschen. Dann wird der Niederschlag noch feucht mitsamt dem Filter in ein Becherglas getan, mit etwas Alkohol, welcher mit Schwefelsäure bis zur deutlich sauren Reaktion versetzt war, übergossen und auf dem Wasserbade vorsichtig bis zum Sieden erhitzt. Ist Bilirubin zugegen, so nimmt die Flüssigkeit eine grüne Farbe an. Auch diese Probe ist nur bei Anwesenheit grösserer Mengen unveränderten Gallenfarbstoffes zuverlässig.

Steensma[2]) empfiehlt für kleine Mengen folgendes Verfahren: Verreiben einer Kotprobe mit Alkohol, Erhitzen auf dem Wasserbade, Abgiessen. Wiederholen dieser Extraktion, bis kein Farbstoff mehr abgegeben wird. Der Rückstand wird mit verdünnter Kalilauge und Alkohol nochmals verrieben und filtriert. Das Filtrat mit Salzsäure ansäuern und kochen, event. unter Zusatz einiger Tropfen Natriumnitrit. Grünfärbung bei Anwesenheit von Bilirubin.

4. Biliverdin: Ist Biliverdin anwesend, so fallen die Fäzes meist ohne weiteres durch ihre grüne Farbe auf. Da indes auch durch Chlorophyll und durch den Bazillus der grünen Diarrhoe ähnliche Farbentöne bewirkt werden können (vergl. S. 30), so muss man zum sicheren Nachweis den Farbstoff mit Alkohol extrahieren. Eine Biliverdinlösung zeigt bei spektroskopischer Untersuchung keinen Absorptionsstreifen und wird durch Zusatz von Salpetersäure in der für die Gmelinsche Probe charakteristischen Weise verändert.

5. Cholezyanin: Im alkoholischen, mit Chlorzink und Ammoniak versetzten Kotauszug verrät sich die Anwesenheit von Cholezyanin neben Hydrobilirubin bei der spektroskopischen Untersuchung durch 2 von dem (beiden Farbstoffen gemeinsamen) Bande zwischen b und F getrennten Absorptionsstreifen. Der schwächere, breitere und verwaschene wird durch die Linie D halbiert, während der dunklere, schmälere und schärfer begrenzte zwischen C und D, dicht an C angrenzend, gelegen ist. In saurer Lösung rücken beide Streifen weiter nach dem violetten Ende zu (vergl. Tafel VIII, Fig. 4 und 5). Nach der Ansicht Fr. Müllers[3]) bildet sich das Cholezyanin wahrscheinlich erst während der Behandlung des alkokolischen Extraktes aus ursprünglich vorhandenem Biliverdin.

β) Quantitativer Nachweis. 1. Hydrobilirubin: Verfahren von Méhu[4]), ausgearbeitet von Fr. Müller[5]) und D. Gerhardt[6]). Eine ge-

---

1) Arch. f. Verdauungskrankh. VI. 1900. S. 263.
2) Zentralbl. f. d. ges. Physiol. u. Pathol. d. Stoffwechsels. 3. 1908. S. 231.
3) Zitat s. S. 119 sub 4. S. 110.
4) Journal de pharm. et de chimie. 28. 1878. S. 159.
5) Verhandl. d. schles. Gesellsch. f. vaterländ. Kultur. 1892.
6) Zitat s. S. 268 sub 8.

wogene Menge des frischen oder auch des trockenen und pulverisierten Kotes wird mit Wasser verdünnt und mit heisser Barytmischung (1 Teil gesättigter Chlorbariumlösung + 2 Teile gesättigter Barythydratlösung) verrieben, aufgekocht, filtriert und der Filterrückstand noch mehrmals mit heisser Barytmischung extrahiert. Im Filtrat wird mit konzentrierter Lösung von schwefelsaurem Natrium aller überschüssige Baryt gefällt, sodann filtriert, bis vollkommen klares Filtrat erzielt wird. Das neue Filtrat wird mit Schwefelsäure bis zur schwach sauren Reaktion angesäuert, sodann mit fein gepulvertem Ammoniumsulfat (etwa $1/_3$—$1/_2$ Volumen der Lösung) versetzt und unter häufigem Umrühren resp. Schütteln 24 Stunden stehen gelassen.

Enthält danach die Lösung (bei der spektroskopischen Untersuchung) noch Hydrobilirubin, so wird die Prozedur des Aussalzens wiederholt. Anderenfalls wird filtriert, mit gesättigter Ammoniumsulfatlösung nachgewaschen, und der lufttrockene Niederschlag samt dem Filter in einem Becherglase mit Alkohol oder Alkohol-Aether (2 : 1), dem einige Tropfen Schwefelsäure hinzugesetzt waren, übergossen. Nachdem sich der Farbstoff, event. unter vorsichtigem Erwärmen, gelöst hat, wird filtriert und der Rückstand wiederholt mit schwefelsäurehaltigem Alkohol ausgewaschen.

Die vereinigten Filtrate werden auf ein bestimmtes Volumen gebracht und ein Teil desselben spektrophotometrisch auf seinen Gehalt an Farbstoff untersucht.

Man erhält bei Anwendung des Vierordtschen Apparates[1]) zunächst die nach der Durchleuchtung einer 1 cm dicken Schicht übrig bleibende Lichtstärke J. Daraus berechnet sich der Extinktionskoeffizient $a = -\log J$. Um den Konzentrationsgrad c, d. h. die in 1 ccm enthaltenen mg Farbstoff zu berechnen, multipliziert man a mit der von Vierordt angegebenen Grundzahl $\Lambda = 0,0552$.

Will man gewichtsanalytisch bestimmen, so löst man in der Farbstofflösung Chloroform auf und schüttelt die Mischung in einen Scheidetrichter mit ungefähr dem doppelten Volumen Wasser. Das Chloroform setzt sich nach einiger Zeit ab und kann abgelassen werden. Nach dem Verdunsten desselben bleibt der Farbstoff zurück, welcher getrocknet, gereinigt und gewogen wird. [G. Hoppe-Seyler[2]).]

Verfahren von Saillet[3]), ausgearbeitet von Ladage[4]): Die 24stündige Fäzesmenge wird mit schwach ammoniakalischem Wasser fein verrieben und zu einer sehr dünnflüssigen Masse (von etwa 3 Litern) aufgefüllt. Davon werden 300 ccm mit einigen Tropfen Jodtinktur versetzt (um vorhandenes Hydrobilinogen umzusetzen), filtriert und mit ammoniakhaltigem Wasser nachgewaschen. Die mit Essigsäure angesäuerten Filtrate werden sodann in der oben geschilderten Weise in einem Zylinderglase mit Ammoniumsulfat ausgesalzen. Sobald sich dabei der Farbstoff in braunen Flocken abgeschieden hat, setzt man 100 ccm Chloroform hinzu, schüttelt kräftig und lässt absitzen, wobei sämtliches Hydrobilirubin in das Chloroform übergehen soll. Von der Chloroformlösung wird sodann die Hälfte abpipettiert und in einem 15 mm dicken Glastrog vor das Spektroskop gehalten. Jetzt wird das Chloroform so lange mit absolutem Alkohol verdünnt, bis der Absorptionsstreifen des Hydrobilirubins eben noch sichtbar ist. Man findet die Menge des in der Chloroform-Alkoholmischung enthaltenen Farbstoffes (in mg), indem man deren Volumen durch 22 dividiert.

---

1) Die quantitative Spektralanalyse usw. Tübingen 1876.
2) Virchows Arch. 124. 1891. S. 34.
3) Revue de Médecine. 1897. S. 114.
4) Bijdrage tot de Kennis der Urobilinurie. Proefschrift. Leiden 1899.

Dieses Verfahren ist zwar erheblich einfacher als das oben beschriebene, aber auch viel weniger zuverlässig. Abgesehen von der Unsicherheit der Extraktion des ausgesalzenen Farbstoffes mit Chloroform wird gar keine Rücksicht auf die eventl. Anwesenheit von Bilirubin genommen, welches bei der Müllerschen Methode durch die Barytlösung vollständig ausgefällt und vom Hydrobilirubin getrennt wird.

2. **Hydrobilinogen.** Charnas[1]) hat die Reaktion des Hydrobilinogens mit dem Ehrlichschen Aldehydreagens . (s. u. α, 2) zu seiner spektophotometrischen Bestimmung ausgearbeitet. Er geht dabei von der Erfahrung aus, dass vor Lichtwirkung geschützte Fäzes (mit Ausnahme diarrhoischer, sauer reagierender und chlorophyllhaltiger Stühle) in der Regel fast ausschliesslich Hydrobilinogen und kein Hydrobilirubin enthalten. Allerdings geht bei der Verarbeitung nach seiner Methode ein Teil des Hydrobilinogens (etwa 10 pCt.) in Hydrobilirubin über, was bei der Berechnung berücksichtigt wird.

Die 24 stündige (weder mit Farbstoffen noch Kohle abgegrenzte) Kotmenge wird in mit schwarzem Papier umhüllten Glasgefässen gesammelt und möglichst bald verarbeitet. Der Stuhl wird bei künstlicher Beleuchtung gewogen, gut verrieben und gemischt. 10 g von der Masse werden in einer Schale gewogen, mit warmem, 1 pCt. Weinsäure enthaltendem, 95 proz. Alkohol mehrmals verrieben, die Extrakte in einem 300 ccm-Kolben vorsichtig auf dem Wasserbade etwa eine Minute gekocht und in eine bereit gehaltene Saugflasche filtriert. Der Filterrückstand wird mit Weinsäure-Alkohol weiter extrahiert, bis eine Probe keine (oder nur minimale) Aldehydreaktion zeigt. Der Alkohol wird mit 20 proz. Ammoniumsulfatlösung zu gleichen Teilen versetzt, mit Natronlauge alkalisiert und mit 250—300 ccm gereinigtem Aether im Schütteltrichter extrahiert. Die untere wässrig-alkoholische Schicht wird abgelassen, mit Weinsäure stark angesäuert und wiederum mit etwa 250—300 ccm Aether ein oder mehrere Male (unter Kontrolle der Aldehydreaktion der unteren Schicht) extrahiert. In der Regel genügt 1 malige Extraktion. Das gesamte Aetherextrakt wird nun mit kleinen Wassermengen gut gewaschen und oberflächlich mit (nicht alkalisch reagierendem!) Natriumsulfat in Substanz getrocknet. Die Bestimmung erfolgt in der Weise, dass man ein genau abgemessenes Quantum (10—20 ccm) des Aetherextraktes in einem 30 ccm-Messzylinder mit etwas getrocknetem Dimethylparamidobenzaldehyd versetzt, auf dem Wasserbade auf etwa 1 ccm einengt und mit 3—4 Tropfen HCl (spez. Gew. 1,19) ansäuert. Nach längerem Schwenken der (intensiv roten) Flüssigkeit wird mit Alkohol passend verdünnt. Das urobilinfreie Kondensationsprodukt zeigt spektroskopisch nur den Streifen $\lambda = 550$—570. Die spektrophotometrische Bestimmung geschieht unter Zugrundelegung des Absorptionsverhältnisses $A = 0,00001$, wobei die oben erwähnte Fehlerquelle (Umwandlung von 10 pCt. in Hydrobilirubin) berücksichtigt ist. Bei Anwesenheit grösserer Mengen von Hydrobilirubin muss man gleichzeitig die Extinktionsgrösse des Hydrobilirubinstreifens bestimmen (ebenfalls $A = 0,00001$) und addieren.

Brugsch und Retzlaff[2]) haben diese Methode dadurch noch zuverlässiger zu gestalten gesucht, dass sie die Stuhlaufschwemmung zunächst durch Ligroinaufschüttelung von anderen, die Aldehydreaktion gebenden Körpern reinigen.

3. **Bilirubin.** Ist Bilirubin allein oder ganz vorwiegend vorhanden, wie in Säuglingsfäzes, so kann man die frischen Fäzes mit Barytmischung (wie oben)

---

1) Zitat s. S. 269 sub 9; ferner Zeitschr. f. klin. Medizin. 78. 1913. S. 387.
2) Zeitschr. f. experim. Pathol. u. Ther. 11. 1912. S. 508.

oder nach Wegscheider[1]) mit Kalkmilch und Wasser verreiben, filtrieren, den Rückstand mit wenig Essigsäure ansäuern und mit Chloroform ausschütteln. Aus der Chloroformlösung wird das essigsaure Salz durch Schütteln mit mehreren Portionen Wasser entfernt; dann wird dieselbe durch Zusatz von Alkohol filtrierbar gemacht und aus dem Filtrat der Alkohol durch erneutes Schütteln mit Wasser wieder entfernt. Die im Scheidetrichter abgeschiedene Chloroformlösung wird verdunstet und der Rückstand getrocknet und gewogen. Fehlerquellen können nach reichlichem Genuss von Eiern durch das Lutein des Dotters entstehen [Zoja[2])].

Ist zugleich Hydrobilirubin zugegen, so fällt man besser nach Fr. Müller (s. o.) mit Barytmischung und behandelt den Niederschlag in derselben Weise.

b) Vorkommen.

α) **Unter normalen Verhältnissen** kommen im Kote von den Gallenfarbstoffen nur Hydrobilinogen und Hydrobilirubin vor, ausgenommen das Mekonium und den Kot der Neugeborenen, welche nur Bilirubin oder Bilirubin vermischt mit Biliverdin enthalten[3]). Diese letzteren Fälle erklären sich durch den Mangel der Fäulnisprozesse im Mekonium und Säuglingsstuhl. Das erste Auftreten von Hydrobilirubin, zunächst neben Bilirubin, wurde von Müller[4]) schon am dritten Tage, von Schorlemmer[5]) bei künstlich ernährten Kindern am 7., bei natürlich ernährten am 14.—15. Tage konstatiert. Von da ab nimmt die Menge allmählich zu, bis nach Aufgabe der reinen Milchkost oder auch schon früher Bilirubin ganz verschwindet. Im Hungerkot soll nach Hoppe-Seyler[6]), dessen Angaben sich aber im wesentlichen auf Hundeversuche stützen, das Hydrobilirubin meist fehlen. Müller[7]) hat dagegen bei Cetti und Breithaupt kein Bilirubin, wohl aber Cholezyanin und Hydrobilirubin gefunden. Es findet also beim Menschen nicht nur ein Erguss von Galle im Hunger statt, sondern auch eine teilweise Fäulnis der vom Körper ausgeschiedenen Stoffe. Die negativen Befunde Hoppe-Seylers erklärt Müller damit, dass beim Hunde auch nach Nahrungsaufnahme manchmal Hydrobilirubin ganz fehlt.

Ueber das Mengenverhältnis von Hydrobilirubin zum Hydrobilinogen lässt sich soviel aussagen, dass dasselbe je nach der Art, Reaktion und ganz besonders nach der Länge der seit der Absetzung verflossenen Zeit innerhalb weiter Grenzen wechselt. Verschiedene Stühle, so z. B. Seifenstühle der Säuglinge [Langstein[8])], die sog. acholischen Stühle ohne Ikterus (vgl. S. 31), u. a. enthalten überhaupt nur Hydrobilinogen, während umgekehrt nach Eppinger und Charnas[9]) chlorophyllhaltige Stühle nur Hydrobilirubin enthalten. Die letztgenannten Autoren sind der Ansicht, dass die meisten frisch entleerten Fäzes, wenn sie vor Lichtwirkung geschützt werden, zum weitaus grössten Teile Hydrobilinogen und nur sehr wenig Hydrobilirubin enthalten.

Ein Teil des Hydrobilirubins soll nach Borrien[10]) an Alkalien gebunden im Stuhl vorhanden sein.

---

1) Zitat s. S. 119 sub 6.
2) Folia clinica chim. e microsc. 2. 1911. S. 336.
3) Herscher u. Gilbert, Compt. rend. soc. biolog. 63. 1907. S. 452.
4) Zitat s. S. 119 sub 4.
5) Zitat s. S. 270 sub 1.
6) Physiologische Chemie. Berlin 1881. S. 340 u. 341.
7) Zitat s. S. 119 sub 4.
8) Zit. nach Hecht, Die Fäzes des Säuglings. Berlin 1910. Urban & Schwarzenberg. S. 162.
9) Zitat s. S. 272 sub 1.
10) Compt. rend. soc. biol. 68. 1910. S. 658.

Cholezyanin soll nach Müller im Kote mancher Menschen neben Hydrobilirubin vorhanden sein, und zwar sollen die Quantitäten beider gewöhnlich im umgekehrten Verhältnis zu einander stehen. Ob es sich aber dabei noch um normale Stühle handelt, muss zweifelhaft erscheinen.

Was die Menge des mit den Fäzes ausgeschiedenen Farbstoffes betrifft, so fand Davy[1] im Mekonium des Menschen 3 pCt. Bilirubin. Hoppe-Seyler[2] im Kalbsmekonium 1 pCt. Der Hydrobilirubingehalt der Stühle Erwachsener scheint grossen Schwankungen zu unterliegen. Müller[3] fand bei Milchnahrung und bei reiner Eiweissnahrung ungefähr gleich viel, nämlich 83—89 mg pro 24 Stunden. D. Gerhardt[4] macht darauf aufmerksam, dass das Verhältnis des im Harn und Kot ausgeschiedenen Farbstoffes fast niemals, selbst bei derselben Person, ein konstantes ist. Man muss beide zusammenzählen, wenn man einen annähernden Ueberblick über die Ausscheidungsgrösse haben will. Ladage[5] rechnet für Hydrobilirubin des Kotes und des Urines normalerweise etwa 200 mg pro die. Eppinger und Charnas nehmen als durchschnittliche Tagesmenge des Hydrobilinogens 0,13 g an. Auf die Menge des Kotfarbstoffes scheint weder die Schnelligkeit der Passage des Darminhaltes noch die Intensität der Fäulnisprozesse deutlichen Einfluss zu haben. Wichtiger ist vielleicht der Ort, wo die Resorption des Hydrobilirubins im Darme stattfindet. Versuche von Ladage und Befunde an Kranken sprechen dafür, dass mehr resorbiert wird, wenn die Bildung von Hydrobilirubin auf den Dünndarm übergreift.

β) Unter pathologischen Verhältnissen. Um zunächst bei den quantitativen Schwankungen der Hydrobilirubinausscheidung zu bleiben, so sind es vornehmlich drei Umstände, welche eine Vermehrung derselben durch den Kot verursachen, nämlich: vermehrter Zufluss von Galle zum Darme, Fieber und Resorption grösserer Blutergüsse. In allen diesen Fällen wird in der Regel auch das Harn-Hydrobilirubin (Urobilin) vermehrt gefunden. Was den vermehrten Gallezufluss betrifft, so hat Ladage[5] festgestellt, dass nur bei künstlicher Fütterung mit Bilirubin das Kothydrobilirubin vermehrt wird, nicht aber bei künstlicher Fütterung mit Hydrobilirubin; hier geht die Hauptmenge in den Urin über. Dem entspricht es, dass jedesmal nach einer Gallenstauung (durch Steine oder bei katarrhalischem Ikterus) viel Hydrobilirubin im Kote gefunden wird. Bei Leberzirrhose und anderen Leberkrankheiten, bei denen im Urin meist sehr viel Farbstoff gefunden wird, ist das Fäzes-Hydrobilirubin ebenfalls oft vermehrt [Brugsch und Retzlaff[6]]. Ladage leitet daraus den Schluss ab, dass der Bildungsort des Hydrobilirubins in diesen Fällen nicht allein der Darm, sondern auch die Leber ist, was mit den neueren Ansichten (von Fischler u. a.) übereinstimmt.

Eppinger und Charnas[7] fanden die Menge des Hydrobilinogens in den Fäzes besonders dann stark vermehrt, wenn hämolytische Prozesse vorlagen. So stiegen die Zahlen bei hämolytischem Ikterus von 0,13 g pro die bis auf 3,95 g; bei perniziöser Anämie auf 0,78 g, bei Polyzythämie auf 0,89 g, während sie andererseits bei aplastischer Anämie auf 0,03 g zurückgingen. Sie glauben, daraus schliessen zu dürfen, dass der Grad der Blutmauserung resp. Blutzerstörung

1) Arch. f. Gynäkol. Bd. 7. 1875.
2) Zitat s. S. 273 sub 6.
3) Zitat s. S. 119 sub 4.
4) Zitat s. S. 268 sub 8.
5) Zitat s. S. 271 sub 4.
6) Zitat s. S. 272 sub 2.
7) Zitat s. S. 272 sub 1.

von entscheidendem Einfluss auf die Menge des reduzierten Gallenfarbstoffes der Fäzes ist.

Es ist wahrscheinlich, dass bei fieberhaften Krankheiten, bei Resorption grösserer Blutergüsse und den diesen Zuständen analogen Infektions- und Intoxikationskrankheiten mit Schädigung des Blutes die vermehrte Hydrobilirubinbildung ähnlich zu erklären ist. Hinsichtlich der Einzelheiten des Vorganges hat man bei allen diesen Prozessen die Wahl zwischen zwei Annahmen: vermehrte Bildung von Galle infolge vermehrten Blutunterganges (Pleiochromie) und direkte Umbildung in Hydrobilirubin unter Umgehung der Galle. Während Fr. Müller[1]) und andere sich mehr für die erstere Annahme entschieden haben, hat D. Gerhardt[2]) an der Hand eines Falles von blutigem Aszites und Gallenabschluss, wo also nur aus dem Aszites das Hydrobilirubin in die Fäzes gelangt sein konnte, die letztere Möglichkeit wieder mehr in den Vordergrund gerückt. Ohne hier in eine weitere Erörterung dieser schwierigen Frage einzutreten, müssen wir uns dahin aussprechen, dass vorläufig beide Möglichkeiten offen stehen und es demnach für die Erklärung auf den einzelnen Fall ankommt.

Eine Verminderung der Hydrobilirubinmenge der Fäzes kommt vor bei Gallenmangel im Darm. Am wichtigsten ist in dieser Beziehung der Galleabschluss (Ikterus). Ist derselbe vollständig, so fehlt auch das Hydrobilirubin in den Fäzes entweder vollständig oder doch bis auf geringe Spuren, welche event. nach D. Gerhardts, von Schorlemmer[3]) bestätigten Befunden aus der Gallenblase resorbiert und durch die Darmwand ausgeschieden sein können.

Mangelhafte Gallebildung bei offenen Gallenwegen kann bei allgemeiner Kachexie vorkommen. Scheinbarer Gallenmangel kann durch übermässige Reduktion des Bilirubins zu Hydrobilinogen vorgetäuscht werden. Hierhin gehören die meisten Fälle von „acholischen Stühlen ohne Ikterus".

Auftreten von unverändertem Bilirubin anstatt oder neben Hydrobilirubin muss, abgesehen von Neugeborenen- und Säuglingsstühlen, als pathologisch bezeichnet werden. Nach Nothnagel[4]) sollen zwar auch normalerweise gewisse Fäzesbestandteile unverändertes Bilirubin enthalten (Muskelreste, gelbe Kalksalze usw.), doch beschränkt sich ein solches Vorkommen nach Schorlemmers mit verbesserter Methode ausgeführter Nachprüfung auf einzelne mikroskopische Pflanzenreste, bei denen eine Verwechslung mit anderen Farbstoffen nicht ausgeschlossen ist. In pathologischen Zuständen können einzelne Teile oder der ganze Kot gallig gefärbt erscheinen, und zwar ist es die zu schnelle Passage des Darminhaltes, welche diese Erscheinung bewirkt. Färbung des ganzen Stuhles mit Bilirubin findet sich namentlich bei akuten Enteritiden, Färbung einzelner Teile bei den meisten Darmkatarrhen, Typhus und anderen geschwürigen Prozessen, bei schwerer Anämie usw. Das Bilirubin haftet hier hauptsächlich an kleinen Schleimflocken, aber auch an Muskelresten und anderen Bestandteilen. Der Satz Nothnagels, dass mit Bilirubin gefärbte Teile, speziell Schleim, immer aus dem Dünndarm stammen, ist in dieser Fassung nicht richtig (Schorlemmer). Auch bei reiner Dickdarmdiarrhoe kann bilirubinhaltiger Schleim auftreten (vergl. S. 96). Biliverdin kommt bei Erwachsenen selten, eigentlich nur nach Kalomelgebrauch, vor. Die Erklärung dafür ist noch nicht eindeutig (vergl. S. 30). Bei Säuglingen, deren Fäzes normalerweise Bilirubin enthalten, ist eine völlige oder teilweise Umwandlung desselben zu

---

1) Zitat s. S. 119 sub 4.
2) Zitat s. S. 268 sub 9.
3) Zitat s. S. 270 sub 1.
4) Zitat s. S. 114 sub 6. S. 157, 158.

Biliverdin sehr häufig. Auch hierfür steht eine definitive Erklärung noch aus. Gegenüber der am meisten plausiblen Auffassung Pfeiffers (vergl. S. 30), wonach ein stärkerer Alkaligehalt der oberen Darmabschnitte die Ursache abgeben soll, hat Heubner[1]) geltend gemacht, dass man sowohl bei alkalischer Reaktion im ganzen Dünndarm und saurer im ganzen Dickdarm durchweg goldgelben Darminhalt finden kann, wie umgekehrt bei durchweg saurer Reaktion des ganzen Darminhaltes grüne Verfärbung desselben. Bezüglich des Vorkommens oxydierender Fermente verweisen wir auf S. 30.

Aehnlich wie mit dem Auftreten von Biliverdin wird es sich auch wohl mit dem von Cholezyanin verhalten. Künstlich entsteht es ähnlich dem Biliverdin schon durch Schütteln einer ammoniakalischen Bilirubinlösung mit Luft.

c) Diagnostische Gesichtspunkte.

Aus den vorstehend besprochenen Befunden lassen sich folgende diagnostische Gesichtspunkte ableiten:

1. Findet sich, abgesehen vom Mekonium und Säuglingsstuhl, Bilirubinfärbung, sei es des ganzen Stuhles, sei es einzelner Teile desselben, so handelt es sich in der Regel um zu schnelle Passage des Darminhaltes. Bilirubinfärbung des gesamten Kotes kommt fast nur bei heftigen akuten Enteritiden bezw. bei der von Nothnagel[2]) sogenannten Jejunaldiarrhoe vor. Bilirubinfärbung einzelner (makroskopischer oder mikroskopischer) Bestandteile wird auch bei Vorhandensein geringfügiger Darmstörungen (chronische Katarrhe, Geschwüre, nervöse Diarrhoe usw.) selten vermisst, sie ist nicht an das Vorhandensein flüssiger Entleerungen geknüpft. An sich beweist der Befund von unverändertem Gallenfarbstoff in den Fäzes nicht das Vorhandensein einer Dünndarmstörung. Es müssen dazu noch andere Zeichen (Gärung, reichliche Muskelreste, freie Stärkekörner, charakteristische Schleimteilchen) mit dem positiven Ausfall der Bilirubinprobe zusammenfallen (vergl. S. 69, 96 u. a.).

2. Findet sich in Säuglingsstühlen Grünfärbung, welche von Biliverdin herrührt, so liegt eine krankhafte Störung des Darmchemismus vor. Näheres über die Art dieser Störung ist noch unbekannt (vergl. S. 30).

3. Fehlt das Hydrobilirubin (und andere Gallenfarbstoffe) in den Fäzes vollständig oder bis auf Spuren, so ist der Zufluss von Galle zum Darme aufgehoben. Dies ist wichtig für die diagnostische und prognostische Beurteilung des gleichzeitig bestehenden Ikterus.

4. Tonfarbene Stühle ohne Ikterus sind nur dann durch mangelhafte Galleabsonderung erklärbar, wenn nicht eine Reduktion des Bilirubins zu Hydrobilinogen vorliegt. Auf diese muss stets gefahndet werden, da sie vermutlich in den frisch entleerten Fäzes in erheblichem Umfange vorhanden ist. Hoher Fettgehalt der Fäzes kann Gallenmangel vortäuschen [Fleischer[3])].

5. Eine genaue Beurteilung der Menge des mit der Galle abgesonderten bezw. des im Darme gebildeten Hydrobilirubins ist nur möglich bei gleichzeitiger quantitativer Bestimmung des Fäzes- und Uringehaltes. Bei gewissen Leberkrankheiten, besonders bei Leberzirrhose, ferner nach grösseren Blutergüssen, bei

---

1) Im Handbuch der spez. Therapie innerer Krankheiten von Pentzold u. Stintzing. VI.
2) Erkrankungen des Darms und des Peritoneums (im Handbuch der speziellen Pathologie u. Therapie). Wien 1898. S. 84.
2) Zitat s. S. 268 sub 7.

manchen fieberhaften Krankheiten und bei hämolytischen Prozessen (perniziöse Anämie, hämolytischer Ikterus) ist vermehrte Hydrobilirubinausscheidung mit dem Kot sichergestellt.

XIII. Blutfarbstoff.

Wenn Blut der Magen- oder Pankreasverdauung unterliegt, so bildet sich aus dem Oxyhämoglobin Hämatin, welches, sofern es nicht resorbiert wird, während der weiteren Passage durch den Darm nicht verändert, insbesondere auch nicht durch die Darmfäulnis zu Hämochromogen reduziert, sondern als solches ausgeschieden wird. Ausser Hämatin kommt aber unter Umständen auch Oxyhämoglobin in den Fäzes vor, nämlich wenn das Blut aus tiefer gelegenen Abschnitten des Darmkanals stammt oder wenn es so schnell den Verdauungskanal passiert, dass es der Einwirkung der Verdauungssäfte nicht unterliegt. Ob noch andere Blutfarbstoffe in den Fäzes vorkommen, ist unbekannt. Nach Analogie des Harnes ist zu erwarten, dass auch Methämoglobin und Hämatoporphyrin gelegentlich mit den Fäzes ausgeschieden werden, doch sind diese Körper wegen der Eigenfarbe des Kotes schwer nachzuweisen.

1. Nachweis.

Oxyhämoglobin kann als solches im Stuhlgang nur dann nachgewiesen werden, wenn das Blut allein oder allenfalls in Verbindung mit Schleim oder Eiter so von der eigentlichen Kotmasse getrennt entleert wird, dass es sich mechanisch von derselben sondern lässt. In diesem Falle genügt allerdings schon die einfache makroskopische Betrachtung, die weiter noch durch den mikroskopischen Nachweis der roten Blutkörperchen gestützt werden kann. Ein in Wasser gelöster Tropfen frischen Blutes gibt bei der spektroskopischen Untersuchung die bekannten beiden Absorptionsstreifen des Oxyhämoglobins zwischen den Linien D und E des Spektrums (vergl. Tafel VIII, Fig. 6).

Hämatin. In allen anderen als den soeben genannten Fällen weist man die Anwesenheit von Blutfarbstoff in den Fäzes durch folgende Proben nach:

a) Teichmannsche Häminprobe.

Ein kleines, auf Blut verdächtiges Kotteilchen wird mit nicht zu wenig Eisessig auf dem vorher erwärmten Objektträger verrieben und nach Zusatz einer Spur Kochsalz oder auch eines Tropfens gewöhnlichen Wassers langsam über einer kleinen Flamme erwärmt. Der Eisessig soll dabei nicht ins Sieden kommen und muss, wenn er sehr schnell verdunstet, event. noch einmal ersetzt werden. Nach dem Eintrocknen und Abkühlen wird ein Tropfen Wasser oder Glyzerin hinzugesetzt, ein Deckglas aufgedeckt, und das Präparat unter dem Mikroskop auf die Anwesenheit der bekannten braunen, in rhombischen Prismen verschiedener Grösse erscheinenden Häminkristalle untersucht. Die Kristalle sind unlöslich in Wasser, Alkohol, Aether, Essigsäure und kalter Salpetersäure. In kochender Salpetersäure lösen sie sich, ebenso in konzentrierter Schwefelsäure, verdünnter Kalilauge und Ammoniak.

Die Nachteile dieser Probe bestehen einmal darin, dass die Kristalle auch bei zweifelloser Anwesenheit von Blutfarbstoff sich manchmal nicht bilden, sodann in der oft ungleichmässigen Verteilung des Blutes in den Fäzes. Beide Uebelstände lassen sich bis zu einem gewissen Grade vermeiden, wenn man eine grössere Portion der Fäzes mit Eisessig gründlich verreibt, mehrere Stunden stehen lässt, und eine Probe dieser Mischung weiterhin mit Kochsalz abdampft. Trotzdem bleibt sie unzuverlässig.

Von Strzysowki[1]) wird empfohlen, das Fäzesteilchen auf dem Objektträger zunächst mit 1 Tropfen Natriumjodidlösung (1 : 500) zu versetzen, abzudampfen, sodann 3—6 Sekunden unter dem Deckgläschen mit konzentrierter Essigsäure zu kochen. Die entstehenden Kristalle sind dunkler und nicht selten bikonvex (eiförmig).

b) Webersche Probe[2]), modifiziert von Schumm[3]).

Eine wallnussgrosse Portion der frischen Fäzes[4]) wird (event. nach vorausgegangener Behandlung mit Aether-Alkohol und Aether, um einen Teil des störenden Fettes zu beseitigen) 2 mal nacheinander mit je 4 ccm Eisessig übergossen und jedesmal gründlich in der Reibeschale verrieben. Die abfiltrierte Flüssigkeit wird im Reagensglas mit dem dreifachen Volumen Aether versetzt und vorsichtig ausgeschwenkt.

Oder man giesst den Aether auf den mit Essigsäure versetzten Stuhl und verreibt ihn mit demselben. Boas[5]) zieht es vor, überhaupt keinen Aether zu verwenden, sondern den Stuhl direkt mit Eisessig-Alkohol (25 pCt.) zu verreiben und mit dem Filtrat die Guajakprobe anzustellen.

Eine weitere Modifikation, deren Vorteile aber noch nicht genügend erwiesen sind, haben Inouye und Yastomi[6]) angegeben.

Der abgehobene Aether wird weiterhin mit Wasser im Reagensglas gewaschen, in ein sauberes, trockenes Reagensglas übergeführt und der van Deenschen Probe unterworfen. Zu dem Zwecke fügt man zu etwa 2 ccm des Extraktes zunächst 10 Tropfen frisch bereiteter Guajaktinktur (Resin. guajac. 1 : 25 Alkohol absol.) oder (ebenfalls frisch bereiteter) Aloinlösung (0,3 Aloin. pulv. auf 10 ccm 70 proz. Alkohol) hinzu. Sodann versetzt man sie tropfenweise unter Umschütteln mit 20—30 Tropfen alten ozonisierten Terpentinöls. Statt des Terpentinöls kann man auch 30 proz. Wasserstoffsuperoxydlösung verwenden. [Rossel[7]), Boas[8]), Joachim[9]), v. Koziczkowsky[10])].

Beim Schütteln des Aethers mit Terpentinöl hüte man sich, das Reagensglas mit dem Daumen abzuschliessen, da der an der Hautoberfläche befindliche Schweiss zu Täuschungen Veranlassung gibt [Hartmann[11])].

Beweisend für die Anwesenheit von Hämatin in den Fäzes ist die Webersche Probe nur dann, wenn der Farbenton des geschüttelten Aethers blau ist. Eiter soll nach älteren Anschauungen ebenfalls die Reaktion geben können. Zöppritz[12]) behauptet aber neuerdings, dass das nur dann der Fall sei, wenn der Eiter (wie das wohl meist zutrifft) Blut beigemengt enthalte.

c) Spektroskopischer Nachweis
(auch zur quantitativen Bestimmung geeignet).

Das Aetherextrakt der mit Essigsäure verriebenen Fäzes zeigt bei Anwesenheit genügender Mengen von Hämatin in geeigneter Verdünnung die charakteristi-

---

1) Therapeutische Monatshefte. 1901. Nr. 9.
2) Berliner klin. Wochenschr. 1893. Nr. 19.
3) Die Untersuchung der Fäzes auf Blut. Jena 1906. Fischer.
4) Sauer reagierende Fäzes müssen mit Sodalösung alkalisiert werden.
5) Berliner klin. Wochenschr. 1913. Nr. 4.
6) Arch. f. Verdauungskrankh. 18. 1912. S. 223.
7) Deutsches Arch. f. klin. Med. 76. 1903. S. 505.
8) Boas und Kochmann, Arch. f. Verdauungskrank. 8. 1902.
9) Berliner klin. Wochenschr. 1904. Nr. 18.
10) Deutsche med. Wochenschr. 1904. Nr. 33.
11) Arch. f. Verdauungskrankh. 10. 1904. S. 48.
12) Münch. med. Wochenschr. 1912. Nr. 4.

schen Absorptionsstreifen des Hämatins in saurer Lösung, nämlich: einen intensiven, schmalen Streifen in Rot zwischen C und D und gegen diesen bedeutend an Stärke zurücktretend 3 weitere Streifen in Gelb, auf der Grenze zwischen Gelb und Grün und auf der Grenze zwischen Grün und Blau. (Letzterer meist nur schwer erkennbar.) Vergl. Tafel VIII, Fig. 7.

Um Verwechslungen mit den Spektren des Methämoglobins oder Chlorophylls zu vermeiden, kann man event. dem sauren Aether alkoholische Kalilauge hinzusetzen und durch Zusatz von Wasser den Farbstoff in alkalische wässerige Lösung überführen. Setzt man dann Schwefelammoniumlösung hinzu, so tritt das Spektrum des reduzierten Hämatins (Hämochromogens) mit 2 Streifen (in Grün) hervor. (Vergl. Tafel VIII, Fig. 8).

Das Spektrum des Hämochromogens kann man auch zur quantitativen Bestimmung der Blutfarbstoffmenge der Fäzes verwenden, indem man entweder den Extinktionskoeffizienten bestimmt oder mit einer Standardlösung vergleicht [Citron[1]), Csépai[2]), Schumm[3])]. Statt des Eisessig-Aetherextraktes kann man nach Karoly[4]) das Essigsäureextrakt direkt spektroskopieren, und zwar nach Zusatz von 1 ccm Pyridin und 1—3 Tropfen Schwefelammoniumlösung zu $^1/_2$ ccm Extrakt. Citron extrahiert den mit Alkohol und Aether gewaschenen Stuhl mit Pyridin und benutzt als Reduktionsmittel entweder Piperazinhydrat oder Stokesche Eisen-Weinsäuremischung. Schumm reduziert ein Eisessigätherextrakt mit Zyankaliumlösung. Bezüglich der Einzelheiten muss auf die Originalarbeiten verwiesen werden.

d) Benzidinprobe nach Adler[5]), modifiziert von Schlesinger-Holst[6]).

Ein bohnengrosses Teil der (gut verrührten) Fäzes wird in ein sauberes zu $^1/_5$ mit Aq. dest. gefülltes Reagensglas übertragen, darin mittels eines Glasstabes fein verrieben und einmal aufgekocht. In ein zweites Reagensglas tut man 10—12 Tropfen einer konzentrierten Auflösung von Benzidin in Eisessig, sodann $2^1/_2$ bis 3 ccm 3 proz. Wasserstoffsuperoxydlösung und 1—3 Tropfen der gekochten Fäzesaufschwemmung. Ist Blut vorhanden, so färbt sich die Mischung beim Schütteln grün, blaugrün oder blau.

Man kann auch Reagenspapierstreifen mit der Benzidin-Eisessiglösung tränken. Dieselben werden beim Gebrauch in die Fäzesaufschwemmung getaucht und einige Tropfen H_2O_2-Lösung darauf geträufelt. [Einhorn[7]).]

Die Benzidinprobe ist ausserordentlich scharf und empfindlich.

e) Phenolphthalinprobe nach Boas[8]).

Der Stuhl wird wie bei der Weberschen Probe mit Eisessig und Aether oder Alkohol extrahiert. Dem Aetherextrakt setzt man 20 Tropfen des Phenolphthalinreagens hinzu und schwenkt leicht um. Dazu 3—4 Tropfen 30 proz. Perhydrols. Bei Gegenwart von Blut wird die Lösung rosa bis tief rosarot. Bei schwachem Blutgehalt blasst die Färbung schnell wieder ab, während sie bei hohem schon vor Zusatz des H_2O_2 eintreten kann. Eine Fehlerquelle kann durch Einnahme von Purgentabletten entstehen. Ausserdem kann das Phenolphthalinreagens mit Per-

1) Berliner klin. Wochenschr. 1910. Nr. 22.
2) Deutsches Arch. f. klin. Med. 103. 1911. S 549.
3) Jahrbücher der Hamburgischen Staatskrankenanstalten. 16. 1911. S. 191.
4) Deutsche med. Wochenschr. 1909. Nr. 27.
5) Zeitschr. f. physiol. Chemie. 41. 1904. S. 59.
6) Deutsche med. Wochenschr. 1906. Nr. 36.
7) Deutsche med. Wochenschr. 1907. Nr. 27.
8) Deutsche med. Wochenschr. 1911. Nr. 2.

hydrol allein oder an sich schon Rotfärbung zeigen, so dass man zweckmässig das Reagens mit Perhydrol vor dem Zusatz zu den Fäzes mischt [Schlesinger und Jagielski[1]), Goldschmidt[2]), Schirokauer[3])].

Das Phenolphthalinreagens wird folgendermassen bereitet: 2 g Phenolphthalin und 25 g Kalium hydric. fus. werden in 100 ccm Wasser gelöst. Dazu werden 10 g Zinkpulver hinzugesetzt und unter beständigem Umrühren und Schütteln bis zur völligen Entfärbung bei kleiner Flamme gekocht. Heiss filtrieren und etwas Zinkpulver zur Lösung hinzusetzen.

2. Vorkommen.

Unter normalen Verhältnissen kommt Blut im Stuhlgang nur vor, wenn bluthaltige Nahrung eingeführt wurde. Während aber früher die Auffassung Webers giltig war, wonach seine Probe nur dann positiv ausfallen soll, wenn Blutwurst oder halbrohes Fleisch genossen wurde, hat später Hartmann[4]) die schon von Bunge und Fleischer[5]) aufgestellte Behauptung bestätigt, dass auch nach Genuss von gut gebratenem und gekochtem Fleisch Spuren von Hämatin in die Fäzes übergehen, welche mit den sehr empfindlichen chemischen Proben nachgewiesen werden können. Der positive Ausfall der letzteren ist deshalb nur dann auf pathologische Blutbeimengungen zu beziehen, wenn seit mehreren Tagen fleischfreie Kost gegeben wurde oder wenn das genossene Fleisch mit Wasserstoffsuperoxydlösung vom Blutfarbstoffgehalt befreit war [Boas[6])].

Pathologisch kommt Blut im Stuhlgange bei den verschiedensten Prozessen vor. Immer handelt es sich dabei um Erguss von Blut in das Lumen des Verdauungskanals, doch ist es keineswegs notwendig, dass jedesmal ein geschwüriger Prozess vorhanden ist. Auch venöse Stauung, Invagination und selbst Katarrh kann dazu führen.

3. Diagnostische Gesichtspunkte.

Ist das Vorhandensein von Blut im Stuhle nachgewiesen, so muss zuerst ausgeschlossen werden, dass es event. aus der Nahrung stammen kann. Sodann ist die Frage zu beantworten, ob es aus höher oder tiefer gelegenen Abschnitten des Verdauungstraktus stammt. Aus dem Magen oder Dünndarm stammendes Blut ist in der Regel dem Stuhlgange gleichmässig beigemengt und in Hämatin verwandelt, wodurch das teerartige Aussehen der Fäzes bewirkt wird. Der Nachweis ist in diesen Fällen nur durch die chemischen Proben zu erbringen. Haftet gleichzeitig etwas Blut aussen an den Fäzes (von Hämorrhoiden herrührend), so kann es event. durch Abspülen mit Wasserstoffsuperoxydlösung entfernt werden [van Leersum[7])]. Bei sehr schneller Passage (Typhus, tuberkulöse Ulzerationen, Cholera) kann Blut auch aus dem Dünndarm unverändert in die Fäzes gelangen. Blut aus dem Dickdarm ist nur bei hohem Ursprung und träger Peristaltik verändert und gleichmässig dem Kot beigemischt, sonst häufig schon mit blossem Auge erkennbar oder in Verbindung mit Schleim, Eiter, Gewebsbestandteilen neben dem eigentlichen Kote vorhanden.

---

1) Med. Klinik. 1913. Nr. 11.
2) Deutsche med. Wochenschr. 1911. Nr. 29.
3) Deutsche med. Wochenschr. 1914. Nr. 29.
4) Zitat s. S. 278 sub 11.
5) Zitat s. S. 268 sub 7.
6) Deutsche med. Wochenschr. 1912. Nr. 44.
7) Münch. med. Wochenschr. 1912. Nr. 6. — Tijdschr. voor Geneesk. 1911. Nr. 25.

Für die Beurteilung der speziellen Ursache der Blutung kommen weiterhin die Menge des entleerten Blutes sowie die begleitenden klinischen Symptome in Betracht. Allgemeine Regeln lassen sich nicht aufstellen, doch möge darauf hingewiesen werden, das kleine „okkulte") Blutungen, welche nur mittels der feineren Proben nachweisbar sind, nach dem übereinstimmenden Urteil aller Autoren in der übergrossen Mehrzahl aller Fälle von Magen- und Darmgeschwüren sowie von Karzinomen dieser Teile, dagegen sehr selten bei gutartigen Magen- und Darmleiden (Katarrhe, nervöse Störungen etc.) vorkommen.

XIV. Andere Farbstoffe.

Die Frage, ob es normalerweise neben dem Hydrobilirubin noch andere, „spezifische" Kotfarbstoffe gibt, ist noch nicht endgültig gelöst. Fleischer[1] ist der Meinung, dass ausser Hydrobilirubin noch das Biliprasin einen grossen Anteil an der Braunfärbung der Fäzes hat, kann aber bisher keine sicheren Beweise dafür erbringen. Wichtiger ist die von Ehrenthal[2] festgestellte Tatsache, dass auch vom Gallenfistelhunde im Hunger eine dunkelfarbige, pechartige Kotmasse gebildet wird. Ehrenthal ist geneigt, diese Färbung einer Wirkung des Pankreassekretes zuzuschreiben, da die in abgebundenen Darmschlingen sich ansammelnde, von der Darmwand gelieferte Masse (der Hermannsche Ringkot) ungefärbt, grau aussieht (vergl. S. 27).

Von den in Pflanzen vorhandenen Farbstoffen gehen verschiedene unverändert in die Fäzes über und verleihen denselben oft eigentümliche Farbentöne. So färben Campècheholzextrakt und Lign. Santali die Fäzes rotviolett; Rheum, Senna, Santonin und Gummi Gutti bei saurer Reaktion gelb, bei alkalischer rötlich (vergl. S. 29). Weiter sind hier zu nennen das Carotin der Möhren, sowie verschiedene Beerenfrüchte, wie Heidelbeeren, Brombeeren, Preisselbeeren, welche zum Teil unverändert in die Fäzes gelangen, ganz besonders aber das in den pflanzlichen Nahrungsmitteln weit verbreitete Chlorophyll. Dieses letztere wird indessen, wenn es nur in geringer Menge eingeführt wird, im Darm verdaut oder so verändert, dass es in den Fäzes nicht mehr nachweisbar ist. Nur bei Aufnahme grösserer Mengen grüner Gemüse oder wenn gleichzeitig Durchfälle bestehen, wird Chlorophyll in den Fäzes angetroffen und kann hier zu Verwechselungen mit Biliverdin oder mit anderen Farbstoffen führen (vergl. das vorige Kapitel).

Das Chlorophyll geht in die Alkohol- und Aetherauszüge über. Man weist es am besten durch spektroskopische Untersuchung des mit essigsäurehaltigem Aether gewonnenen Fäzesauszuges nach. Ist derselbe genügend konzentriert, so erscheint es im durchfallenden Lichte grün, im auffallenden rot gefärbt. Man schüttelt darauf die Lösung mit dem gleichen Volumen konz. rauchender Salzsäure, wonach die entstehende Chlorphyllansäure mit blauer Farbe in die Salzsäure übergeht. Vor dem Spektroskope zeigt diese Lösung einen Absorptionsstreifen zwischen B und C (vergl. Tafel VIII, Fig. 9).

---

1) Zitat s. S. 268 sub 7. S. 1160.
2) Pflügers Archiv. 48. 1891. S. 74.

XV. Glykoside, Harze usw.

Harzige Bestandteile der Pflanzen, gummiartige Kohlehydrate und Glykoside verschiedener Art werden vielfach unverändert mit den Fäzes wieder ausgeschieden und können bei der chemischen Analyse unangenehme Störungen bereiten.

Die in Alkohol löslichen Glykoside werden nach dem Verseifen des Rückstandes in der alkalisch-wässerigen Lösung gefunden. Wird dieselbe stark angesäuert, gekocht und von den ausgeschiedenen Fettsäuren befreit, so kann man sie event. in der zurückbleibenden wässerigen Lösung durch den positiven Ausfall der Trommerschen Probe nachweisen[1]). Zur Entfernung des etwa vorgebildet vorhandenen Zuckers müssen die Fäzes vorher gründlich mit Wasser extrahiert sein (vergl. Kap. VIII).

Ueber das Vorkommen gummiartiger Kohlehydrate vergl. Kap. VIII.

XVI. Azeton.

1. Nachweis.

a) Qualitativer Nachweis.

Zum qualitativen Nachweise des Azeton werden die möglichst frischen Exkremente mit Wasser bis zur flüssigen Konsistenz verrührt und nach Zusatz von etwas Essigsäure der Destillation unterworfen. Mit den ersten 20—30 ccm des Destillates stellt man folgende Proben an:

Liebensche Probe: Zusatz von Kalilauge und einigen Tropfen Jod-Jodkaliumlösung gibt weissliche Trübung resp. Niederschlag von Jodoform, erkennbar an dem spezifischen Geruch und dem mikroskopischen Befunde sechsseitiger Täfelchen.

Nach le Nobels Vorschlag verwendet man besser eine Auflösung von Jod in Jodammonium. Es tritt dabei neben Jodoform ein schwarzer Niederschlag von Jodstickstoff auf, welcher beim Stehen der Probe allmählich verschwindet, so dass das Jodoform sichtbar wird. Diese Modifikation vermeidet Verwechselungen mit Alkohol und Aldehyd.

Probe von Reynolds-Gunning: Man fällt etwas Sublimat mit alkoholischer Kalilauge, setzt von dem Kotdestillate hinzu, schüttelt tüchtig, filtriert und überschichtet das Filtrat mit Schwefelammoniumlösung. Bei Gegenwart von Azeton entsteht an der Berührungsstelle ein schwarzer Saum von Quecksilbersulfit. Auch diese Probe schützt vor Verwechselungen mit Alkohol und Aldehyd.

b) Quantitativer Nachweis.

a) Titrimetrisch nach Messinger: Ein gemessenes Quantum frischen Kotes wird mit Wasser bis zur flüssigen Konsistenz verrührt, sodann auf je 100 ccm mit 2 ccm 50 proz. Essigsäure versetzt und destilliert. Das Destillat wird nach Zusatz von 1 ccm 8 fach verdünnter

---

1) Hoppe-Seyler, Handbuch der physiol.- u. pathol.-chemischen Analyse. Berlin 1893, S. 480 u. 479,

Schwefelsäure nochmals der Destillation unterworfen. Das zweite Destillat wird darauf in einer Flasche mit gut passendem Glasstöpsel im grossen Ueberschuss mit einer abgemessenen Menge $^1/_{10}$-Normal-Jodlösung versetzt, umgeschwenkt und tropfenweise mit starker nitritfreier Natron- oder Kalilauge versetzt. Man schliesst die Flasche, schüttelt von Neuem $^1/_4$ Minute und lässt noch 5 Minuten lang stehen. Dann wird geöffnet, der Stöpsel in die Flasche abgespült und die Flüssigkeit mit gewöhnlicher konzentrierter Salzsäure angesäuert. In der durch Säure braun gewordenen Flüssigkeit titriert man das Jod mit $^1/_{10}$-Normal-Thiosulfatlösung, unter Anwendung von Stärkekleisterlösung als Indikator, zurück. Die Anzahl der verbrauchten Kubikzentimeter Jodlösung multipliziert mit 0,967 gibt die Menge des vorhandenen Azetons in Milligramm an[1]).

β) Gewichtsanalytisch nach Waldvogel[2]): Von dem genau gemessenen Destillat werden 10 ccm mit 4 ccm 50 proz. Natronlauge und 6 ccm Lugolscher Lösung versetzt und kräftig geschüttelt. Darauf wird die Probe mit 6 ccm Aether vorsichtig ausgeschwenkt. 2 ccm von den erhaltenen 4 ccm Jodoformäther werden abgehoben, verdunsten gelassen und das auskristallisierte Jodoform gewogen. Das Gewicht des letzteren wird nacheinander mit 2, mit der Menge des Destillates dividiert durch 10, und mit 0,147 multipliziert, um die Gesamtmenge Azeton zu erhalten.

2. Vorkommen.

Normalerweise scheinen die Fäzes kein Azeton zu enthalten, doch wurde wiederholt in krankhaften Stuhlentleerungen Azeton qualitativ nachgewiesen, besonders von Lorenz[3]), welcher die eingehendsten Untersuchungen nach dieser Richtung gemacht hat. Er fand es zunächst bei einigen organischen Magenkrankheiten, hier aber stets nur in geringer Menge (mit Ausnahme von 2 Magendilatationen), ferner bei Gastroenteritis, bei Darmokklusion und Perityphlitis. Besonders grosse Mengen fanden sich in den Entleerungen bei einer Tänienerkrankung und einer Hysterie kompliziert mit Koprostase. In allen Fällen war gleichzeitig viel Azeton im Urin vorhanden.

In Uebereinstimmung mit diesen Resultaten haben v. Jaksch[4]), Waldvogel und Hagenbach[5]) und Schumann-Leclercq[6]) gelegentlich bei Diarrhoen Azeton in den Fäzes gefunden. Genauere quantitative Bestimmungen liegen bisher nicht vor.

Ueber die Deutung des Befundes von Azeton in den Fäzes gehen die Ansichten noch weit auseinander, was leicht verständlich ist, wenn man bedenkt, dass überhaupt noch keine völlige Klarheit über die Ursache der Azetonbildung existiert. Der von Lorenz geäusserten Meinung, dass das Vorkommen von Azeton in den Fäzes auf den enterogenen Ursprung mancher Fälle von Azetonurie hindeute, ist von Waldvogel und Hagenbach mit Recht widersprochen worden. Das Azeton ist eine sehr flüchtige Substanz, welche leicht resorbiert wird und ganz vorwiegend durch die Exspirationsluft, erst in zweiter Linie durch den Urin und nur unter besonders schlechten Resorptionsbedingungen (Diarrhoen) auch durch den Kot ausgeschieden wird. Die Möglichkeit eines enterogenen Ursprunges ist also auch ohne den Befund im Kote gegeben und kann nur auf Grund der gesamten, für die Entstehung des Azetons bisher bekannten Bedingungen erhärtet werden. Für die Beurteilung der Menge des gebildeten Azetons ist es allerdings wichtig, neben den beiden anderen Ausfuhrquellen den Kot nicht ganz zu vernachlässigen.

---

1) Nähere Details siehe in Neubauer u. Vogels Analyse des Harnes. 10. Aufl. Wiesbaden 1898. S. 763.
2) Zeitschr. f. klin. Med. 38. 1899. S. 506.
3) Zeitschr. f. klin. Med. 19. 1891. S. 19.
4) Zeitschr. f. klin. Med. 8. 1884. S. 115.
5) Zeitschr. f. klin. Med. 42. 1901. S. 443.
6) Wiener klin. Wochenschr. 1901. Nr. 10.

XVII. Oxalsäure.

1. Nachweis.

Während der mikroskopische Befund von Kalkoxalatkristallen in den Fäzes häufig und leicht zu erheben ist, sind chemische Untersuchungen über das quantitative Vorkommen der Oxalsäure hier nur ausnahmsweise gemacht worden, und zwar von Marfori[1]) und Lommel[2]). Letzterer wendete dabei folgendes Verfahren an:

Ein bestimmter Teil der mit Wasser verrührten Fäzes wurde über dem Wasserbade getrocknet; der fein zerriebene Rückstand wiederholt mit Alkohol und Aether extrahiert. Der nunmehr verbleibende Rückstand samt dem Filter wurde wiederholt mit heisser verdünnter Salzsäure ausgelaugt und das eingeengte Filtrat in der Annahme, dass es alle Oxalsäure enthalte, nach Neutralisierung mittels Neubauers Methode[3]) verarbeitet.

2. Vorkommen.

Lommel sowohl wie Marfori haben durch Versuche nachgewiesen, dass von künstlich eingeführter Oxalsäure nur sehr geringe Mengen (höchstens 10 pCt.) im Kote wieder erscheinen. Auch nach Genuss oxalsäurereicher Gemüse soll nach Mohr und Salomon[4]) der Kot äusserst oxalatarm sein. Wenn das tatsächlich zutrifft — für eine sichere Beurteilung dürfte die Zuverlässigkeit der Methode nicht ausreichen — so würde das (im Verein mit der Tatsache, dass auch im Urin nur geringe Bruchteile der eingenommenen Oxalsäure wieder erscheinen) dafür sprechen, dass der grösste Teil der per os aufgenommenen Oxalsäure resorbiert und im Körper verbrannt oder — was auch möglich ist — im Darme durch Bakterien zerstört wird.

XVIII. Anorganische Bestandteile.

1. Zur Methodik.

In den Fäzes finden sich ziemlich regelmässig K, Na, Ca, Mg, Fe, Cl, S, P vor, häufig daneben noch Si, Mn und andere Elemente. Für die wissenschaftliche Forschung sowohl wie für die Klinik ist fast ausschliesslich der quantitative Nachweis dieser Elemente von Interesse, doch müssen wir bezüglich aller Einzelheiten desselben auf die Lehrbücher der Chemie bzw. physiologischen Chemie[5]) verweisen und uns hier darauf beschränken, einige prinzipiell oder praktisch wichtige Punkte hervorzuheben.

---

1) Referiert in Malys Jahresberichten. 1896.
2) Deutsches Arch. f. klin. Med. 63. 1899. S. 599.
3) Siehe Neubauer-Vogels Analyse des Harnes. 10. Aufl. Wiesbaden 1898. S. 788.
4) Deutsches Arch. f. klin. Med. 70. 1901. S. 486.
5) Insbesondere seien hervorgehoben: Hoppe-Seyler-Thierfelder, Handbuch der physiolog.- und patholog.-chemischen Analyse. 6. Aufl. Berlin 1893 und Neubauer u. Vogel, Anleitung zur qualitativen und quantitativen Analyse des Harnes. 10. Aufl. Wiesbaden 1898.

In der Mehrzahl der früheren Untersuchungen ist entweder nur der Aschegehalt der Fäzes bestimmt worden, oder die durch Verbrennung gewonnene Kotasche einfach nach den Grundsätzen der anorganischen Chemie analysiert worden. So wertvoll die so gewonnenen Kenntnisse in mancher Hinsicht sind, so müssen sie in anderer doch oberflächlich bleiben, und zwar aus dem Grunde, weil dabei die als anorganische Körper mit der Nahrung eingeführten bzw. in den Darm abgeschiedenen Stoffe — gewissermassen die präformierten Mineralstoffe — mit den durch die Analyse aus den organischen Körpern abgespaltenen zusammen bestimmt werden. Hoppe-Seyler[1]), welcher zuerst auf den prinzipiellen Unterschied dieser beiden Gruppen anorganischer Stoffe in den Fäzes hingewiesen hat, drückt sich darüber folgendermassen aus:

„Zur Untersuchung der anorganischen Stoffe der Fäzes ist eine Trennung 1. der in Alkohol löslichen Stoffe, 2. der in verdünnter Essigsäure, 3. der in Salzsäure löslichen Bestandteile von den in beiden unlöslichen Körpern vor der Veraschung erforderlich, wenn man eine genügende Kenntnis der wirklich vorhandenen anorganischen Säuren und Metalle erlangen will. Verascht man die Fäzes ohne vorherige Scheidung in dieser Weise, so treibt die Phosphorsäure der sehr häufig, wenn nicht fast immer vorhandenen Nukleine andere Säuren aus ihren Metallverbindungen aus, ebenso geschieht es durch die häufig reichlich in den Fäzes vorhandene Kieselsäure, endlich wird beim Verbrennen der schwefelhaltigen Stoffe (Haare, Nuklein, Keratin) bei Gegenwart von Karbonaten Sulfat gebildet. Eisenoxyd, in der Asche des salzsauren Auszuges erhalten, ist als Phosphat bzw. als Oxyd in Rechnung zu stellen.“

Diese Vorschrift Hoppe-Seylers tritt natürlich nur dann in ihr Recht, wenn es sich um eine detaillierte Analyse aller in Frage kommenden Stoffe handelt. Im einzelnen Falle richtet sich der Weg, den man zu wählen hat, naturgemäss nach dem Zweck der Untersuchung. So wird man meistens — wenn nicht gerade Blut anwesend ist — auf die gesonderte Aschenanalyse des alkoholischen Auszuges verzichten können bzw. sich auf die Extraktion des Kotes mit verdünnter Salzsäure vor der Veraschung beschränken können (zur Trennung der präformierten Phosphorsäure und Schwefelsäere von der organisch gebundenen). In anderen Fällen handelt es sich vielleicht darum, nur einen besonderen Aschebestandteil, dessen spezielle Herkunft von geringem Interesse ist, zu bestimmen (z. B. Ca.), und dann genügt auch die direkte Veraschung. Im Gegensatz dazu sind für eine korrekte Beurteilung der Phosphorsäure des Kotes drei verschiedene Ursprungsarten auseinander zu halten: die präformiert vorhandene Phosphorsäure, die aus Nukleinen bezw. Pseudonukleinen und die aus Lezithin abspaltbare (vergl. S. 145, 147 und 185). In ähnlicher Weise kommen als Quellen der Kotschwefelsäure in Betracht: präformierter Schwefel, S der Eiweissstoffe und Taurin-S (vergl. S. 266). Um den Anteil der Körperausscheidungen an der Fäzesasche von demjenigen der Nahrungsreste zu trennen, hat Ury[2]) nach dem Vorgange von Salkowski[3]) die frischen Fäzes gründlich mit Wasser extrahiert. Was in das Extrakt übergeht, rechnet er zu den Exkreten und Sekreten, das übrige zu den Nahrungsmittelresten. Salomon und Wallace[4]) führten eine fast salzfreie Kost (Zuckerdiät) ein und konnten dann sämtliche Aschebestandteile auf Körperausscheidungen beziehen.

---

1) l. c. S. 480.
2) Ury, Deutsche med. Wochenschr. 1901. Nr. 1. Archiv f. Verdauungskrankheiten. 14. 1908. S. 411.
3) Salkowski, Virchows Archiv. 53.
4) Med. Klinik. 1909. Nr. 16.

a) Veraschung.

Zur Veraschung darf nur ganz trockener und fein pulverisierter Kot verwendet werden. Vorher mit Säuren extrahierter Kot muss mit dest. Wasser nachgewaschen und von neuem gründlich getrocknet werden. Der Kot wird in dünnwandiger Platinschale vorsichtig erhitzt, wobei man event. (um das lästige Aufblähen zu vermeiden) die Flamme von oben in die Schale hineinschlagen lassen kann. Unter zeitweiser Entfernung der Flamme wird bis zum völligen Weisswerden der Asche geglüht. Besser ist es indessen (zur Vermeidung der Verflüchtigung von Alkalisalzen und der Reduktion schwefelsaurer Salze) zunächst nur bei Rotglut bis zur Verkohlung zu erhitzen. Die erkaltete Kohle wird darauf mit heissem Wasser vorsichtig extrahiert, getrocknet und bei Weissglut völlig verascht. Aus der Asche hat man dann noch, um alle wasserlöslichen Bestandteile zusammen zu haben, ebenfalls ein wässeriges Extrakt zu machen und dieses dem wässerigen Extrakt aus der Kohle hinzuzufügen. Die in Wasser unlöslichen Aschenbestandteile werden weiterhin mit verdünnter HCl ausgezogen.

Für die isolierte Bestimmung der Schwefelsäure und Phosphorsäure ist es manchmal zweckmässig, statt der gewöhnlichen Veraschung die Fäzes mit Soda und Salpeter zu verpuffen. Zu dem Zwecke wird das abgewogene Quantum trockenen Kotes mit ungefähr der 15 fachen Menge eines Gemisches von (chemisch reinem) Soda und Salpeter sorgfältig verrieben und dann portionsweise vorsichtig im Platintiegel verpufft. Die Schmelze wird in Wasser unter Zusatz von Säure gelöst und weiter verarbeitet.

b) Bestimmung der Phosphorsäure.

Zur Bestimmung der Gesamtphosphorsäure der Kotasche muss man dieselbe sowohl im wässerigen wie im salzsauren Auszuge aufsuchen. Die präformiert im Kote vorhandene Phosphorsäure kann durch gründliches Auslaugen der getrockneten und fein gepulverten Fäkalmasse mit 2—3 proz. HCl-Lösung von der organisch gebundenen getrennt werden. Dabei sind aber verschiedene Schwierigkeiten zu überwinden, bezüglich deren auf S. 145 verwiesen werden möge. Von der organisch gebundenen Phosphorsäure geht die im Lezithin vorhandene in das Aetherextrakt der Fäzes über und kann in der Asche desselben nach dem S. 185 geschilderten Verfahren aufgesucht werden. Die im Nuklein bezw. Pseudonuklein gebundene Phosphorsäure findet man nach der Verpuffung des mit Aether und verdünnter Salzsäure erschöpften Kotes (mittels Soda und Salpeter) in der Lösung der Schmelze.

Von den weiteren Methoden des Nachweises wendet man für die salzsauren Auszüge der Fäzes oder der Fäzesasche am besten die Fällung mittels Magnesiamischung oder die volumetrische Bestimmung mittels Uranazetatlösung an. In beiden Fällen ist eine vorherige Entfernung des vorhandenen Eisenoxydes erforderlich. In der (unter Zusatz von Salpetersäure gelösten) Schmelze des Aetherextraktes oder des mit HCl erschöpften Kotes kann man die Phosphorsäure auch mit molybdänsaurem Ammoniak fällen. (Vergl. Hoppe-Seyler-Thierfelder S. 313.)

c) Bestimmung der Schwefelsäure.

Die Gesamtschwefelsäure der Kotasche bestimmt man im wässerigen Auszuge (der Kohle und Asche). Die präformiert im Kote vorhandene Schwefelsäure kann von der organisch gebundenen in derselben Weise wie die Phosphorsäure durch Auslaugen der getrockneten und gepulverten Fäzes mittels verdünnter Salzsäure getrennt werden. In der (mittels Salzsäure gelösten) Schmelze der ausgelaugten und mit Soda und Salpeter verpufften Fäzesmasse findet sich dann die Schwefelsäure der Eiweisskörper und des Taurins. Um den Taurin-S gesondert zu bestimmen, verfährt man nach der Methode Dresslers (s. S. 266).

Die weitere Bestimmung geschieht durch Fällung der salzsauren Lösungen mit Chlorbarium und Wägung des gefundenen schwefelsauren Baryts. (Hoppe-Seyler-Thierfelder S. 311.)

d) Bestimmung des Chlors:

Der Gesamtchlorgehalt der Fäzes wird im Wasserauszuge der Kohle und Asche entweder durch Wägung (nach Fällung mittels salpetersauren Silberoxyds) oder durch Titration (nach Mohr oder Volhard) bestimmt (Hoppe-Seyler-Thierfelder S. 311, 312). Um lediglich das Chlor der Körperausscheidungen zu bekommen, kann man nach Ury das wässerige Extrakt der frischen Fäzes als Ausgangsmaterial benutzen.

e) Bestimmung der Kohlensäure:

Kohlensäurebestimmungen in der Fäzesasche sind bisher nur sehr selten gemacht worden. Meist beschränkt man sich darauf, durch Beobachtung des Aufbrausens des wässerigen Auszuges beim Hinzufügen von Salzsäure zu entscheiden, ob überhaupt kohlensaure Salze vorhanden sind.

f) Bestimmung der Kieselsäure:

Verdampft man die in HCl gelöste Kotasche in einer Platinschale auf dem Sandbade zur Trockne, erhitzt, bis kein Geruch nach HCl mehr bemerkt wird, und löst den Rückstand wieder in HCl unter Erwärmen, so bleibt Kieselsäure ungelöst zurück und wird durch Filtration abgeschieden.

g) Bestimmung von Kali und Natron:

Hierzu verwendet man das Wasserextrakt der Kohle und Asche bezw. (für Körperausscheidungen) des frischen Kotes. (Vergl. Hoppe-Seyler-Thierfelder S. 308.)

h) Bestimmung von Kalk und Magnesium:

Kalk findet sich eventuell in geringer Menge schon im wässerigen Ascheauszuge. Die grössere Menge wird durch Fällung des salzsauren Auszuges mittels oxalsauren Ammoniaks niedergeschlagen. Zur Bestimmung der Magnesia ist es stets erforderlich, dass der Kalk bereits aus der Lösung völlig entfernt ist. (Vergl. Hoppe-Seyler-Thierfelder S. 310.) Im wässerigen Extrakt der frischen Fäzes finden sich Magnesium und Kalk besonders nach dem Gebrauch von Bitterwässern [Ury[1]].

i) Bestimmung des Eisens:

Eisen, welches von der Anwesenheit von Blutfarbstoff herrührt, wird in der Asche des alkoholischen Auszuges der getrockneten Fäzes aufgesucht, das übrige Eisen im salzsauren Extrakte der Kotasche. Für die Methode des quantitativen Nachweises muss je nach dem Mengenverhältnis zur Phosphorsäure verschieden vorgegangen werden. Wenn Eisen (zu therapeutischen Zwecken) per os eingeführt wurde, so kann es vorkommen, dass relativ zur Phosphorsäure mehr Eisen in den Fäzes vorhanden ist, als der Formel $PFeO_4$ entspricht. In diesem Falle bestimmt man das Eisen am besten durch Titrierung mit Uebermangansäure,

---

1) Arch. f. Verdauungskrankh. 15. 1909. S. 210.

während man sonst den Fällungsweg wählt. (Vergl. Hoppe-Seyler-Thierfelder S. 317.) Auf dem Fällungswege wird andererseits leicht zu viel Eisen bestimmt wegen ungenügender Trennung von Kieselsäure und Aluminiumhydroxyd [v. Oefele[1])].

Für spezielle Untersuchungen kommen natürlich noch andere Methoden in Betracht, die hier nicht einzeln besprochen werden können. So haben z. B. Schmidt und Hoagland[2]) den Kot auf Aluminium untersucht um die Resorption von Alaun zu prüfen, Siebert[3]) eine Methode des Quecksilbernachweises in den Fäzes ausgearbeitet usw.

2. Vorkommen unter normalen Verhältnissen.

a) Mekonium.

Analysen des menschlichen Mekoniums sind von Zweifel[4]) und Fr. Müller[5]) gemacht worden. Letzterer hat ausserdem die Asche des Pferdemekoniums mit der des menschlichen verglichen. Die Gesamtasche betrug bei Zweifel 5,1 pCt., bei Fr. Müller 6,2 pCt. der Trockensubstanz (beim Pferde 9,33). Die folgende Zusammenstellung der Resultate hat Fr. Müller gegeben:

In 100 Teilen Asche wurden gefunden:

	Pferde-Mekonium	Menschl. Mekonium (Müller)	Zweifel, menschliches Mekonium			
			I	II	III	IV
Unlöslich in HCl	0,30	0,67	—	—	—	—
Fe_2O_3	0,80	0,87	1,36	2,60	0,86	0,80
CaO	18,76	8,00	31,80	5,70	5,09	9,50
MgO	2,65	4,32	3,60	4,00	7,23	7,92
P_2O_5	10,21	10,66	7,80	5,40	3,20	8,58
SO_3	38,42	47,04	22,30	23,00	39,50	31,90
Alkalien	21,92	24,42	—	K 6,00 Na24,20	—	K 7,09 Na15,93
Cl	8,40	—	3,78	2,53	8,68	3,90

Müller macht dazu folgende Bemerkungen:

„Die Asche ist rötlich gefärbt und schmilzt. Trotz der grossen Verschiedenheiten unter den einzelnen Analysen fallen doch einige gemeinsame Eigenschaften in die Augen; die in Wasser löslichen Bestandteile sind im Vergleich mit denen in der Kotasche des erwachsenen Tieres sehr bedeutend vermehrt. Am auffallendsten ist die grosse Menge der Alkalien, die ich im Mekonium zu 21,92 und 24,42 pCt. der Asche fand, während sie im Fleischkot des Hundes nur 4,5 pCt. betragen. Die Alkalien sind zum grossen Teil, wie schon Zweifel hervorhob, an Schwefelsäure gebunden, und die Angabe einiger älterer Beobachter, dass in der Asche des Mekoniums die schwefelsauren Salze gänzlich fehlen, ist daher wohl eine irrige. Dieses Vorherrschen von im Wasser leicht löslichen Aschebestandteilen weist darauf hin, dass im fötalen Darmkanal nur eine geringe Resorption stattfindet. Die beträchtliche Menge des Schwefels gegenüber

1) Pharmazeutische Zentralhalle. 56. 1905. S. 683.
2) Journal of biolog. chemistry. 11. 1912. S. 387.
3) Biochem. Zeitschr. 25. 1910. S 328.
4) Zitat s. S. 119 sub 1.
5) Zitat s. S. 114 sub 4. S. 331 ff.

dem im Hungerkot lässt sich zum Teil darauf zurückführen, dass das Taurin der Galle nicht wie im extrauterinen Leben nach der Abspaltung der Cholalsäure wieder resorbiert wird, sondern unverändert im Kot erscheint; ein grosser Teil des Schwefels stammt aber wohl von den Epithelien des Darmkanals ab.

Trotzdem bei der Gewinnung des Mekoniums stets jede Verunreinigung durch Blut auf das Sorgfältigste vermieden wurde, fand sich stets Eisen in demselben vor. Kalk, Magnesia, Phosphorsäure waren zwar in nicht unbeträchtlicher Menge vorhanden, jedoch treten sie den Alkalisalzen gegenüber zurück, wodurch ein wesentlicher Unterschied in der Aschezusammensetzung des Mekoniums und des Hungerkotes ausgewachsener Tiere gegeben ist. Da nun diese alkalischen Erden bei dem ausserordentlich geringen Gehalt der Galle an denselben kaum aus letzterer stammen können, das Pankreas und die übrigen Drüsen des Darmtraktus aber wohl noch weniger sezernieren, so muss angenommen werden, dass von der Darmwandung aus eine Sekretion derselben stattfindet."

„Der Gehalt der Asche an Magnesia und Phosphorsäure läuft dem an Kalk durchaus nicht parallel und ist also von anderen Ursachen abhängig. Der Chlorgehalt ist relativ reichlich. Die Reaktion des frischen Mekoniums wurde stets schwach sauer gefunden. Die Zusammensetzung der Asche der Galle ist wesentlich anders als die des Mekoniums; in ersterer machen die Chloralkalien den Hauptbestandteil aus und sind die schwefelsauren Alkalien, namentlich aber die phosphorsauren alkalischen Erden, in geringerer Menge vorhanden. Es finden sich übrigens in den Analysen der Gallenasche, z. B. von H. Rose, Jacobson etc., so grosse Verschiedenheiten, dass ein näherer Vergleich mit der Asche des Mekoniums nicht ausführbar ist."

b) Hungerkot.

Auch die Ascheanalysen des Hungerkotes rühren grösstenteils von Fr. Müller[1]) her. Wir geben hier nur die auf die menschliche Physiologie bezüglichen Zahlen wieder, welche an den Hungerkünstlern Cetti und Breithaupt gewonnen wurden. Der Aschegehalt der Trockensubstanz des Kotes betrug bei Cetti 12,477 pCt., bei Breithaupt 12,57 pCt. Diese Zahlen sind annähernd ebenso gross wie im Kote des normal ernährten Menschen. Die weitere Analyse ergab:

		bei Cetti	bei Breithaupt
in HCl unlöslich	=	1,213 pCt.	1,780 pCt.
Fe	=	1,530 „	3,03 „
Ca	=	14,516 „	12,53 „
Mg	=	1,200 „	4,12 „
Alkalien (K und Na)	=	19,620 „	12,649 „
ClH	=	1,320 „	1,96 „
H_3PO_4	=	43,132 „	55,75 „
H_2SO_4	=	6,341 „	3,71 „

Müller bemerkt dazu:

„Die Zusammensetzung der Asche unterscheidet sich von der des Kotes nach gemischter Nahrung, noch mehr der des Fleischkotes, hauptsächlich durch den auffällig geringen Gehalt an Magnesia und durch das Ueberwiegen der Alkalien. Gegenüber dem Mekonium unterscheidet sich die Asche des Hungerkotes durch ihren geringen Gehalt an Schwefelsäure, Chlor und Alkalien, sowie durch das

---

1) Zitat s. S. 119 sub 4. S. 17, 16, 110.

Ueberwiegen von Phosphorsäure und Kalk. Der Zusammensetzung der Asche nach steht somit der Hungerkot zwischen dem Mekonium und dem Kote bei gewöhnlicher Ernährung, eine Tatsache, die auch durch die Ascheuntersuchungen des Hungerkotes vom Hunde Bestätigung findet."

c) Aschegehalt des wässrigen Kotextraktes [Ury[1])] und des Kotes bei salzarmer Kost [Salomon-Wallace[2])].

Die Zahlen Urys, soweit sie sich auf normale Verdauungsverhältnisse beziehen, sind folgende:

Person	Kot-menge	Wassergehalt pCt.	Abs.Trocken-substanz		Asche-substanz		Kalk (CaO)		Chlor (Cl)		Schwefel-säure (SO$_3$)		KCl + NaCl	
			Gesamt	Wässriger Extrakt	Gesamt	Wässriger Extrakt	Gesamt	Wässriger Extrakt	Gesamt	Wässriger Extrakt	Gesamt	Wässriger Extrakt	Gesamt	Wässriger Extrakt
Kr.	189	65,7	61,4	8,9	10,7	2,9	3,2	0,24	—	—	—	—	—	—
Z.	218,8	72,5	—	—	—	—	2,25	0,24	0,13	0,06	0,03	0,02	—	—
Z.	120	65,7	37,6	6,5	3,4	1,8	—	—	—	0,04	—	0,01	—	—
Z.	249	59,8	77,4	11,2	9,0	3,4	—	—	0,08	0,07	—	—	—	—
Kr.	261	72,3	67,0	9,2	14,3	3,2	—	—	0,08	0,07	—	—	2,78	2,63
Kr.	145	66,7	44,2	5,8	7,1	1,9	—	—	—	—	—	—	—	1,23

Salomon und Wallace fanden bei Gesunden (Zuckerdiät):

Namen	Kot-Trocken-gewicht pro die	Asche	CaO	MgO	KCl + NaCl	P$_2$O$_5$	NaCl	SO$_4$
G.	12	1,0	0,211	0,034	0,368	0,222	0,291	0,101
S.	10	0,724	0,189	0,020	0,390	0,231	0,175	0,09

Von Interesse sind besonders folgende Punkte:

Die Tatsache, dass der Hungerkot — ein eingedicktes Sekret — ziemlich reich an Kalk ist, lässt daran denken, dass auch bei Aufnahme kalkreicher Nahrung der Kotkalk nicht einfach als unresorbiert gebliebenes Nahrungsresiduum, sondern als Ausscheidungsprodukt zu betrachten ist.

Fr. Voit[3]), welcher diese Frage durch Untersuchung des sogenannten Hermannschen Ringkotes (vergl. S. 27) zu lösen versucht hat, kommt aber zu dem Schluss, dass dem nicht so ist, dass vielmehr für gewöhnlich von dem mit der Nahrung aufgenommenen Kalk nur sehr wenig resorbiert wird, und dass sich die Kalkresorption im wesentlichen nach den Kalkbedürfnissen des Organismus richtet. Demgegenüber hat Oeri[4]) gezeigt, dass die Kalkausscheidung durch den Kot besonders dann gross ist, wenn gleichzeitig Phosphorsäure im Darm zur Verfügung steht, dass also die Kalkresorption doch bis zu einem gewissen Grade von der Nahrung abhängig ist.

---

1) Zitat s. S. 285 sub 2.
2) Zitat s. S. 285 sub 4.
3) Zeitschr. f. Biologie. 29. 1892. S. 325. Vergl. auch Ury, Deutsche med. Wochenschr. 1901. Nr. 41.
4) Zeitschr. f. klin. Med. 67. 1909. S. 288 u. 307.

Die Zahlen, welche Salomon und Wallace für den Kalk des Kotes von salzarmer Kost, und Ury für den in das Wasserextrakt der Fäzes übergehenden (sezernierten) Kalk bei gemischter Kost fanden, sprechen übrigens auch dafür, dass nur ein geringer Bruchteil dieser Stoffe resorbiert wird und in den Stoffwechsel gelangt. Aehnliche Regeln wie für den Kalk gelten auch für das Eisen des Kotes.

Die Frage, welcher Teil der Darmoberfläche hauptsächlich die Kalkausscheidung besorgt, ist früher stets dahin beantwortet worden, dass dies die Dickdarmschleimhaut tue. Das ist aber offenbar nicht richtig, denn nach Fr. Voits Ringkotversuchen kann darüber kein Zweifel mehr bestehen, dass der Dünndarm die Hauptstätte der Kalk- (und Eisen-) Ausscheidung ist. Auch die Galle und das Pankreas müssen demgegenüber völlig in den Hintergrund treten. Dem entspricht es auch, dass Kobert und Koch[1]) aus dem Sekrete des isolierten menschlichen Dickdarmes nur sehr geringe Mengen von Eisen gewinnen konnten, nämlich nur 1,006 mg pro die (gegenüber ca. 6 mg des gesamten Hungerkotes pro die). Fr. Voit[2]) berechnet, dass vom Hunde auf 1 g Darmschleimhaut pro die 6—9 mg Eisen und 0,09—0,16 g Ca entleert werden.

Für die Erklärung der Diarrhoen ist es von Bedeutung, dass die Chlorausscheidung durch den Darm normalerweise eine sehr geringe ist und dass unter den Alkalien der Kotasche, soweit sie auf Körperausscheidungen bezogen werden kann, das Kalium überwiegt (Ury).

d) Milchkot der Säuglinge.

Beim Milchkot der Säuglinge muss man hinsichtlich der Mineralbestandteile ebenso wie hinsichtlich des N- und Fettgehaltes zwischen den mit Muttermilch und den mit Kuhmilch ernährten Kindern unterscheiden. Wir stellen in der folgenden Tabelle die sorgfältigen Analysen der Säuglingskotasche von Blauberg[3]) zusammen, wobei indes hervorzuheben ist, dass sich diese ausschliesslich auf die erste Lebenswoche beziehen. Daneben befinden sich die entsprechenden Analysen der Frauen- und Kuhmilchasche [nach Berechnungen von Biedert[4])]. Die Zahlen stellen Mittelzahlen aus verschiedenen Beobachtungen dar.

	Kot von Brustmilchkindern	Frauenmilch	Kot von Kuhmilchkindern	Kuhmilch
pCt.-Gehalt der Trockensubstanz an Asche . .	14,3	—	16,41	—
pCt.-Gehalt der in HCl lösl. Aschebestandteile	52,63	—	69,01	—
pCt.-Gehalt der löslichen Asche an K_2O . . .	15,00	31,36	11,27	22,01
Na_2O . . .	4,20	6,77	—	6,99
CaO . . .	31,15	16,59	34,63	21,88
MgO . . .	8,75	2,74	5,33	2,81
Fe_2O_3 . . .	1,91	0,20	1,50	0,33 (0,04 nach Bunge)
Cl_2 . . .	3,45	18,86	3,40	15,47
SO_3 . . .	3,81	2,48	2,62	0,58
P_2O_5 . . .	11,81	22,65	15,28	27,01

1) Zitat s. S. 171 sub 4.
2) Zitat s. S. 290 sub 3.
3) Zitat s. S. 112 sub 5.
4) Zitat s. S. 129 sub 2. S. 84.

Beim Vergleich dieser Zahlen fällt zunächst auf, dass die Kuhmilchstühle an Asche durchschnittlich etwas reicher sind als die Brustmilchstühle.

Aus früheren Analysen [von Wegscheider[1]) und Uffelmann[2])] gehen nach Biedert für die Brustmilchstühle sogar noch geringere Werte hervor, nämlich 8—10 pCt. Blauberg schreibt das der nicht immer genügenden Verdünnung der Kuhmilch und der verhältnismässig schlechten Ausnutzung ihrer Mineralstoffe seitens des Säuglings zu. Was die letztere betrifft, so berechnet Biedert[3]), dass bei Muttermilchkindern 77 pCt., bei Kuhmilchkindern nur 65,1 pCt. der eingeführten Salze resorbiert werden.

In bezug auf die einzelnen Mineralbestandteile, aus welchen sich die Asche zusammensetzt, sind die Unterschiede zwischen Kuhmilch- und Muttermilchfäzes keine sehr grossen. Im allgemeinen bestehen hier dieselben Differenzen, wie zwischen den Aschebestandteilen der Kuh- und Frauenmilch selbst, nämlich in der Hauptsache ein grösserer CaO- und P_2O_5-Gehalt der Kuhmilchstühle. Uffelmann[4]) und Forster[5]) haben ausgerechnet, dass von dem eingeführten CaO bei Brustmilchkindern bis zu 78 pCt., bei künstlich ernährten Kindern dagegen nur 25 pCt. resorbiert werden, doch müssen diese Zahlen angesichts der Versuche von Fr. Voit und Oeri (vergl. S. 290) und der in der vorstehenden Uebersicht befindlichen, viel geringeren Unterschiede in der Fäzesasche mit Zweifel aufgenommen werden[6]).

Hinsichtlich des P_2O_5-Gehaltes wird von Lipschütz[7]) darauf hingewiesen, dass derselbe im Kot der Säuglinge relativ geringer ist als im Kot der Erwachsenen.

Der im Vergleich zur aufgenommenen Milch hohe Eisengehalt der Säuglingsfäzes findet nach Bunge[8]) seine Erklärung darin, dass der Säugling bei der Geburt einen verhältnismässig zu grossen Eisengehalt besitzt und deshalb zunächst weniger aufzunehmen braucht, als im späteren Alter.

d) Kot der Erwachsenen.

Der Gehalt des Kotes an Aschebestandteilen und die Zusammensetzung der letzteren wechseln innerhalb sehr weiter Grenzen, je nach der aufgenommenen Nahrung.

Bei gemischter, frei gewählter Kost beträgt die Menge der Kotasche nach Ranke[9]) 11,14—12,44 pCt., nach v. Oefele[10]) und Ury[11]) 8—18 pCt. Prausnitz[12]) berechnet für seinen „Normalkot" (frei gewählte, aber schlackenfreie Kost) 11—15 pCt. In Uebereinstimmung damit ergaben die sorgfältigen Analysen von Grundzach[13]) 12,44 und 12,48 pCt. Das würde pro die etwa 4,5 Kotasche ausmachen.

---

1) Zitat s. S. 119 sub 6.
2) Zitat s. S. 119 sub 5.
3) Zitat s. S. 129 sub 2. S. 61.
4) Zitat s. S. 119 sub 5.
5) Arch. f. Hygiene. S. 385 und Aerztliches Intelligenzblatt. 1879. S. 121 (zitiert nach Uffelmann).
6) Heubner, (Deutsche Aerzte-Zeitung. 1901. Nr. 21) findet die Unterschiede zwischen dem Kalkgehalt der Kuhmilch und Muttermilch und ebenso der entsprechenden Fäzes viel grösser als hier angegeben.
7) Arch. f. exper. Pathol. u. Pharmakol. 62. 1910. S. 244.
8) Lehrbuch der physiologischen und pathologischen Chemie. 2. Aufl. Leipzig 1889.
9) Grundzüge der Physiologie. 3. Aufl. S. 296.
10) Statistische Vergleichstabellen z. prakt. Koprologie etc. Jena, Fischer. 1904.
11) Zitat s. S. 285 sub 2.
12) Zitat s. S. 125 sub 4.
13) Zeitschr. f. klin. Med. 23. 1893. S. 70.

Die Ergebnisse der Kotaschenanalyse des normalen Kotes Erwachsener bei gemischter Kost nach den Untersuchungen von Porter[1]), Fleitmann[2]) und Grundzach enthält die folgende Tabelle:

100 Teile Asche enthielten:

Bestandteile	Fleitmann	Porter	Grundzach
Chlornatrium . .	0,58	4,33	$Cl\{$ 0,344
Chlorkalium . .	0,07	—	
Kaliumoxyd . .	18,49	6,10	12,000
Natriumoxyd . .	0,75	5,07	3,821
Kalziumoxyd . .	21,36	26,46	29,250
Magnesiumoxyd .	10,67	10,54	7,570
Ferrumoxyd . .	2,09	2,50	2,445
Phosphorsäure .	30,98	36,03	13,760 (P_2O_5)
Schwefelsäure . .	1,13	3,13	0,653 (SO_3)
Kieselsäure . .	1,44	—	0,052 (SiO)
Sand	7,39	30,00 (höchstens!)	4,460 (höchstens!)

Die Unterschiede, welche sich hier zwischen Grundzach einerseits und Fleitmann und Porter andererseits in Bezug auf Phosphorsäure und Schwefelsäure zeigen, erklären sich aus der Verschiedenheit des technischen Vorgehens. Grundzach hat nur die präformierten Säuren (in den salzsauren Extrakten des Kotes) bestimmt, nicht auch die organisch gebundenen, die beiden anderen Autoren dagegen die Säuren der Gesamtasche. (Diese Zahlen enthalten also auch die Phosphorsäure des Lezithins und der Nukleine.)

Im übrigen stimmen die Resultate, namentlich was Kalk und Eisenoxyd betrifft, leidlich gut überein. Nach Grundzachs und Anderer Ansicht kommt dieses daher, dass gerade Kalk und Eisen hauptsächlich Ausscheidungsprodukte sind — eine Ansicht, die aber wohl nicht richtig ist (vergl. S. 291).

Ury[3]) hat, wie bereits oben erwähnt wurde, versucht, durch gründliche Extraktion des frischen Kotes mit Wasser denjenigen Anteil der Mineralstoffe, welcher den Körperausscheidungen entstammt, von dem anderen, aus Nahrungsresten entspringenden, zu trennen. Seine Resultate beziehen sich auf Erwachsene und gemischte Kost und berücksichtigen auch die Urinausscheidung. Deshalb mögen sie hier noch einmal in anderer Zusammenstellung als S. 290 Platz finden:

Zweitägige Verteilung der Mineralbestandteile und des Stickstoffes.

		Im Urin	Wässriges Fäzes-extrakt	Gesamt-fäzes	In das Extrakt gehen über pCt.	Gesamtsekretion	
						Urin pCt.	Wässriges Fäzes-extrakt pCt.
Stickstoff	N	33,516	1,051	3,2495	32,5	97	3
Chlor	HCl	22,2403	0,0624	0,1347	46,34	99,7	0,3
Schwefelsäure . . .	SO_2	5,3839	0,017	0,0279	60,9	99,7	0,3
Kalk	CaO	0,7011	0,242	2,245	10,08	74,3	25,7
Magnesia	MgO	0,3235	0,2223	0,5492	40,5	59,3	40,7
Gesamtphosphor { als P_2O_5		6,441	0,7509	2,8573	} 26,2	89,6	10,4
als P		2,8123	0,3279	1,2476			

1) Annal. d. Chemie u. Pharm. 71. 1849. S. 108.
2) Jahresbericht der Chemie (Liebig-Kopp) für 1847 u. 1848. S. 477.
3) Zitat s. S. 285 sub 2.

Bei Milchkost Erwachsener ist der Kot, ebenso wie beim Säuglinge, auffallend aschereich. Rubner[1]) fand 27—35 pCt., Fr. Müller[2]) im Mittel aus 3 Versuchen 32,8 pCt. Aschegehalt des Trockenkotes, also ungefähr die 3fache Menge wie bei gemischter Kost. Es beruht dies auf dem hohen Gehalt der Milchasche an unresorbiertem Kalk. Rubner fand bis zu 41,2 pCt. der Milchkotasche (= 13,2 pCt. des Trockenkotes) an Kalk. Dass der Kalk besonders schlecht gerade bei Milchkost resorbiert wird, hat seinen Grund in der gleichzeitigen Anwesenheit von Phosphorsäure. Wo Kalk und Phosphorsäure zusammentreffen, werden sie nicht durch den Urin, sondern durch den Kot ausgeschieden, möglicherweise nachdem sie vorher doch resorbiert und dann wieder in den Darm sezerniert wurden [Oeri[3])]. Der hohe Aschegehalt des Milchkotes ist insofern von grosser Bedeutung, als er auf die Ausnutzung der gesamten Trockensubstanz der Milch, speziell auch der N-haltigen Bestandteile derselben, von ungünstigem Einfluss ist.

Reine Fleischkost erzeugt einen an Asche ärmeren Kot (12,95 bis 16,27 pCt. der Trockensubstanz nach Rubner). Analysen der Fleischkotasche vom Menschen liegen nicht vor. Beim Hunde fand Fr. Müller[4]) einen erheblicheren Aschegehalt, nämlich 20,0—34,27 pCt. der Trockensubstanz und folgende Zusammensetzung der Asche:

	I 1000 g Fleisch pr. die, normal	II ? Fleisch normal	III 600 g Fleisch normal	IV 1300 g Fleisch Gallenfistel	V 1600 g Fleisch Gallenfistel
Sand	4,99	7,04	8,11	0,71	3,15
CO_2	7,40	4,62	—	3,99	4,00
SO_3	4,21	7,37	16,00	4,50	3,40
Fe_2O_3	3,46	4,22	6,84	2,74	2,63
CaO	31,57	25,29	27,90	24,70	20,98
P_2O_5	20,89	26,41	26,27	43,16	26,18
MgO	10,55	15,52	13,28	14,76	14,04
Alkalien	2,72	5,53	4,50	—	7,09
Cl	0,44	0,08	1,50	0,29	0,34

Müller vergleicht diese Zahlen mit den entsprechenden des Hungerkotes und schliesst daraus, dass, während die tägliche Ausscheidung an Alkalien in beiden Fällen nicht sehr verschieden ist, die der Magnesia bei Fleischfütterung bedeutend erhöht ist. Diesen Umstand erklärt er aus dem hohen Magnesiagehalt des Fleisches. Einen anderen Schluss erlaubt der Vergleich mit der Asche des Mekoniums. Dieses enthält prozentisch viel mehr S als der Fleischkot, und das wird bedingt durch die im Mekonium fehlende Resorption des Taurins.

Stellt man weiterhin die mit der Fleischnahrung aufgenommenen Salze den durch den Kot ausgeschiedenen gegenüber, so ergibt sich, dass bei Fleischnahrung der Hund schon durch den Kot mehr Kalk ausscheidet als er aufnimmt, während die Ausgabe der Magnesia und noch mehr der Phosphorsäure durch den Kot nur einen Bruchteil der Einnahmen darstellt.

Bei nukleinreicher Fleischkost (Thymus, Leber) pflegt der Phosphorsäuregehalt des Kotes erheblich grösser zu sein, als bei reiner Muskelfleischkost

---

1) Zitat s. S. 112 sub 4.
2) Zitat s. S. 114 sub 7.
3) Zitat s. S. 290 sub 4.
4) Zitat s. S. 114 sub 4.

[Bergeat[1]), Bokay[2])], weil das (stark phosphorsäurehaltige) Nuklein immerhin stärkere Ansprüche an die Verdauungsarbeit stellt als die Muskelsubstanz; dagegen fand Bokay bei Fütterung mit Gehirnsubstanz (Lezithin) keine Vermehrung der Kotphosphorsäure. Oeri[3]) zeigte, dass auch die organische Phosphorsäure, sobald sie aus dem Molekül frei wird, ebenso wie die anorganische, dann vornehmlich durch den Darm ausgeschieden wird, wenn Kalk zur Verfügung steht; dass sie aber durch die Nieren ausgeschieden wird, wenn Kalk fehlt.

Kot von vegetabilischer Kost. Vegetarische Kost gab in C. Voits Versuche einen Kot mit 11,32 pCt. Aschegehalt. Bei reiner Schwarzbrotkost fand Rubner im Trockenkot nur 8,81 pCt. Asche, bei Ernährung mit Wirsingkohl 19,3 und mit gelben Rüben 16,4 pCt. C. Voit machte eine Analyse der Aschenbestandteile des Brotkotes vom Hunde, welche folgende Zahlen ergab:

	pCt. der Asche
in HCl unlöslich	10,59
Fe_2O_3	2,82
CaO	2,21
MgO	10,67
P_2O_5	20,31
SO_3	4,35
Alkalien	14,03
Cl	1,61
CO_2	4,55

Rubner[4]) hat in seinen grundlegenden Ausnutzungsversuchen am Menschen auch die Ausnutzung der Aschenbestandteile berechnet. Die Schlüsse, welche sich aus diesen Untersuchungen ergaben, hat er später[5]) in folgende Sätze zusammengefasst:

„Die Ausnutzung der Aschebestandteile zeigt sich von verschiedenen Nebenumständen abhängig; die Löslichkeit im Wasser spielt eine Rolle, aber auch der Umstand, dass der Darm selbst ein Ausscheidungsorgan für die in Wasser unlöslichen Aschebestandteile darstellt, macht die Deutung der Ergebnisse unsicher. Es mag aber kurz erwähnt sein, dass nach Ausser-Betrachtlassung des in den Speisen aufgenommenen Kochsalzes der Verlust an Asche bei Fleisch etwa 19,6 pCt.; bei Eiern 18,4 pCt.; Milch 47,1 pCt.; Reis 42; Mais 70,7; Kartoffeln 35,8; Wirsing 27,3; gelben Rüben 60,6 pCt. beträgt. Bei Brot aber übersteigt die Menge der in den Fäzes ausgeschiedenen Asche manchmal ganz erheblich die Gesamtmenge der mit diesem Nahrungsmittel eingeführten Salze, was von Bedeutung erscheint.

3. Vorkommen unter pathologischen Verhältnissen.

Ungleich seltener als unter normalen sind unter pathologischen Verhältnissen Analysen der Kotasche gemacht worden. Eigentlich verdanken wir erst der jüngsten Zeit praktisch brauchbare Ergebnisse.

Was den Anteil der Körperausscheidungen an der Kotasche betrifft; so haben Salomon und Wallace[6]) verschiedene Diarrhöen (Darmkatarrh, Tuber-

1) Zeitschr. f. Biologie. 24. 1888. S. 120.
2) Zeitschr. f. physiol. Chemie. 1. 1877. S. 157.
3) Zitat s. S. 290 sub 4.
4) Zitat s. S. 112 sub 4.
5) Im Handbuch der Ernährungstherapie von v. Leyden. I. S. 118.
6) Med. Klinik. 1909. Nr. 16.

kulose, Karzinom) bei ausschliesslicher Zuckerkost untersucht und dabei eine erhebliche Vermehrung der Kotasche (um das drei- bis vierfache) konstatiert. Die Verteilung der einzelnen Mineralien erläutert folgende Tabelle, welche mit den Normalzahlen (S. 290) zu vergleichen ist.

Diagnose	Kot Trockengewicht pro die	Asche	CaO	MgO	$KCl + NaCl$	P_2O_5	NaCl	SO_4
Schwere Enteritis . . .	16,3	3,398	0,375	0,022	2,072	—	—	—
Schwere chron. Enteritis	27,0	3,013	0,244	0,053	2,008	0,351	0,661	0,294
Darmkarzinom mit Diarrhoe	35,0	4,893	0,686	0,051	3,364	0,892	1,827	0,183
Darmkarzinom mit Diarrhoe	36,5	3,165	0,305	0,015	1,003	0,219	0,229	0,230
SchwereDarmtuberkulose	37,5	2,562	0,378	0,044	1,428	0,637	0,757	0,315
Derselbe Fall	70,2	4,147	0,595	0,079	2,384	1,144	1,474	0,428

Von diesen Zahlen interessiert besonders die auffallende Vermehrung der Alkalien, speziell des Kochsalzes resp. Chlors, welche das 5 bis 10 fache des unter normalen Bedingungen Sezernierten ausmacht. Wenn man berücksichtigt, dass mit der Nahrung eingeführtes NaCl, ebenso wie übrigens viele andere leicht wasserlösliche Salze (Jodkali, Natrium salicylicum, selbst Lithium sulfuricum) von der Darmschleimhaut ausserordentlich leicht aufgesaugt werden und sogar bei gleichzeitiger Darreichung eines starken Abführmittels (Rizinusöl, Bitterwasser) nicht wieder in den Fäzes erscheinen [Ury[1])], so ist der Schluss erlaubt, dass eine deutliche Vermehrung des Chlorgehaltes der Fäzesasche, zumal derjenigen des wässerigen Extraktes, bei Durchfällen eine Beteiligung der Körperausscheidungen an dem Zustandekommen derselben beweist.

Ury[2]), welcher diesen Satz formuliert und begründet hat, hat ihn zugleich für die Erklärung der Abführmitteldiarrhöen zu Rate gezogen. Bisher lagen nur die Untersuchungen von C. Schmidt[3]) an Dejektionen nach Einnahme von Sennesblättern vor, welche folgende prozentische Zusammensetzung der Kotasche ergeben hatten:

$$K_2SO_4 = 7,78 \text{ pCt.}$$
$$KCl = 31,24 \text{ „}$$
$$NaCl = 23,96 \text{ „}$$
$$Na_3PO_4 = 7,67 \text{ „}$$
$$Na_2O = 22,84 \text{ „}$$
$$Ca_3(PO_4)_2 = 3,79 \text{ „}$$
$$Mg_3(PO_4)_2 = 2,72 \text{ „}$$

Schmidt verwertete bereits dieses Ergebnis für seine Auffassung dieser und der Choleradejektionen als Bluttranssudate, doch wurde dagegen von Hoppe-Seyler[4]) geltend gemacht, dass wirkliche Transsudate, ebenso wie das Blutplasma, von Kalium entweder ganz frei sind, oder doch nur Spuren davon enthalten. Hoppe-Seyler nahm deshalb einen vermittelnden Standpunkt zwischen C. Schmidt und Radziejewski[5]) ein, welcher die Ursache der Diarrhöen lediglich in einer verminderten Wasserresorption (infolge gesteigerter Peristaltik) sehen wollte.

1) Arch. f. Verdauungskrankh. 14. 1908. S. 506.
2) Arch. f. Verdauungskrankh. 15. 1909. S. 210.
3) Zitat s. S. 116 sub 3.
4) Zitat s. S. 120 sub 1.
5) Zitat s. S. 121 sub 2.

Ury zeigte, dass beim Gebrauch von Bitterwasser resp. von $MgSO_4$ nur ein Teil (etwa 50—70 pCt.) des genossenen Salzes unresorbiert durch die Fäzes wieder abgeht, dass aber die gleichzeitig entleerte Wassermenge erheblich grösser ist, als der ausgeschiedenen Bittersalzmenge entsprechen würde. Da sich überdies ein erheblicher Chlorgehalt in dem wässerigen Fäzesfiltrat fand, so konnte kein Zweifel darüber sein, dass Körperausscheidungen, sei es nun Transsudat oder Exsudat der Darmwand, einen erheblichen Anteil an dem diarrhöischen Stuhlgang hatten. Zwei Beispiele aus Urys Arbeit, welche sich mit der entsprechenden Tabelle von S. 290 vergleichen lassen, mögen das erläutern:

Name	Menge des Abführmittels	Stuhlgang	Kotmenge	Wassergehalt pCt.	Abs. Trockensubstanz		Aschesubstanz		Im Filtrat				
					Gesamt	Wässeriges Filtrat	Gesamt	Filtrat	Cl	NaCl + KCl	MgO	SO$_3$	CaO
Kr.	500 ccm Apenta	nach $^3/_4$ Std.	1014	94,6	44,45	21,38 = 48,1 pCt.	15,7	13,5 = 86 pCt.	1,38	7,42	1,56	4,89	0,82
Kr.	25 g Bittersalz + 500 Wasser	nach 25 Min. und 85 Min.	935,5	93,65	47,52	20,40 = 42,9 pCt.	19,3	12,6 = 65,4 pCt.	1,65	6,11	2,05	4,34	0,48

Urys Ergebnisse lassen sich ohne weiteres auf die Diarrhöen nach Rizinusöl, Senna, Kalomel und anderen Drastizis übertragen, sie sind aber weiterhin auch für die grosse Mehrzahl aller spontanen Diarrhöen giltig. In diesem Sinne sind die Zahlen von Salomon und Wallace sowie die bereits weit zurückliegende Beobachtung Salkowskis[1]) verwertbar, wonach in Typhusstühlen viel Alkalisalze vorhanden sind. Auch der Eiweissgehalt (s. S. 142) und die grosse Fäulnisfähigkeit diarrhöischer Stühle, sowie allgemeine klinische Erwägungen [Schmidt[2])] sprechen dafür.

Ueber die Veränderungen, welche die Kotasche bei Sekretions- und Resorptionsstörungen erleidet, ist noch wenig bekannt. Im allgemeinen darf man annehmen, dass entsprechend der verschlechterten Ausnutzung der Nahrung dabei auch der Ascheverlust durch den Kot zunimmt [Rubner[3])]. Dementsprechend fand Blauberg[4]) bei atrophischen Kindern und Korscheff[5]) bei Durchfällen der Säuglinge einen erhöhten Mineralstoffgehalt der Fäzes, welcher speziell den Kalk betraf. Im auffallenden Gegensatz dazu fand Fr. Müller[6]) bei zwei mit Milchkost ernährten Ikterischen eine bessere Ausnutzung der Aschebestandteile als bei Gesunden. Schlesinger[7]) zeigte, dass vermehrter Fettsäuregehalt der Fäzes (bei Ikterus, Pankreaserkrankungen und Resorptionsstörungen) die Bildung von Kalk- und Magnesiaseifen und damit eine vermehrte Ausfuhr dieser Mineralien durch den Kot im Gefolge hat. Der Alkalimangel des Körpers kann dabei so gross werden, dass es zu einer richtigen Azidose mit vermehrter Ammoniakausscheidung

1) Virchows Arch. 53.
2) Med. Klinik. 1909. Nr. 13.
3) Zitat s. S. 112 sub 4.
4) Zeitschr. f. Biologie. 40. 1900. Heft 1.
5) Inaug.-Dissert. Breslau 1903.
6) Zitat s. S. 114 sub 7.
7) Zeitschr. f. klin. Med. 55. 1904. S. 214.

im Urin kommt. von Hoesslin und Kashiwado[1]) haben eingehende Untersuchungen über die Ausscheidung von K, Na, Mg, Ca, P_2O_5 und Cl bei Ikterischen gemacht und dabei festgestellt, dass speziell die Erdalkalien unter diesen Umständen zur Absättigung der freien Fettsäuren des Darminhaltes herangezogen werden, so dass ihre Ausfuhr mit dem Kote erhöht ist. Auch der Phosphorsäuregehalt des Stuhles steigt dabei. Einen besonders hohen Phosphorsäuregehalt des Kotes fanden sie in einem Falle von ausgedehntem Pankreaskarzinom.

Eine Vermehrung der Kalkausscheidung mit dem Kote fanden ferner Korscheff bei Rachitis und Mac Crudden und Jales[2]) bei Infantilismus.

4. Diagnostische Gesichtspunkte.

Die mitgeteilten Resultate der Aschenanalysen der Fäzes sind zwar theoretisch sehr interessant, aber doch noch unter zu wenig übereinstimmenden Bedingungen ausgeführt, als dass sie schon jetzt einen klaren Ueberblick über die Resorptions- und Ausscheidungsverhältnisse gestatteten. Unter diesen Umständen ist an eine diagnostische Verwertbarkeit der Kotasche vorläufig nicht zu denken.

XIX. Konkremente.

1. Zur Methodik der Untersuchung.

Bei der chemischen Untersuchung der in den Fäzes vorkommenden Konkretionen tritt in den meisten Fällen die quantitative Analyse an Interesse hinter der qualitativen zurück. Der Gang, welchen die chemische Untersuchung einzuschlagen hat, richtet sich nach dem Ergebnis der vorausgegangenen makroskopischen Prüfung (vergl. S. 45), die, wenn sie sorgfältig angestellt wurde, häufig komplizierte Untersuchungsmethoden überflüssig macht, indem sie meist ohne weiteres Gallensteine von den eigentlichen harten Darmsteinen, und diese wieder von den „Hafersteinen" oder den mit Salzen inkrustierten Kotmassen („Kotsteinen") zu unterscheiden gestattet.

Ist man über die Natur des fraglichen Steines im Zweifel, wie das bei Pankreassteinen und bei Konkretionen, welche durch Ansammlung unverdauter Arzneimittel entstehen, vorkommen kann, so hat man sich durch Glühen einer Probe auf Platinblech zunächst davon zu überzeugen, ob die Substanz hauptsächlich aus organischen oder anorganischen Stoffen besteht. Im ersteren Falle verkohlt dieselbe und hinterlässt nach völligem Verbrennen keine oder nur eine geringe Menge Asche; im letzteren bleibt sie unverändert oder schwärzt sich nur ein wenig.

Ueber die weitere Analyse der organischen Konkremente lassen sich allgemeine Regeln nicht geben. Von (organischen) Pankreassteinen gibt Minnich[3]) an, dass sie beim Glühen einen aromatischen Geruch entwickeln und sich in Chloroform leicht lösen. Gallensteine bestehen meist grösstenteils aus Cholesterin

1) Deutsches Arch. f. klin. Med. 105. 1912. S. 576.
2) The Journal of experimental medicine. 17. 1913. p. 20 u. 24.
3) Berliner klin. Wochenschr. 1894. Nr. 8.

und mehr oder weniger Gallenfarbstoff in Verbindung mit Kalk und kohlensaurem Kalk. Ihre Analyse geschieht am einfachsten auf folgende Weise[1]).

Die gepulverten Massen werden zunächst mit Wasser ausgekocht, um die Reste von Galle, welche sich darin gewöhnlich befinden, zu entfernen; den Rückstand extrahiert man mit einer Mischung von etwa gleichen Teilen Alkohol und Aether, so lange diese Mischung noch etwas aufnimmt. Das Ungelöstgebliebene wird mit Salzsäure übergossen (es entsteht dabei Aufbrausen, wenn kohlensaurer Kalk zugegen ist) und mit Wasser gut ausgewaschen. Es bleiben jetzt nur noch Gallenfarbstoffe, welche nach dem Trocknen mit säurefreiem (über Aetzkalk aufbewahrtem) Chloroform in Lösung gebracht werden können. Die ätherischalkoholische Lösung, auf ein kleines Volumen verdunstet, lässt beim Erkalten das Cholesterin auskristallisieren. (Zur Erkennung desselben vergl. S. 182.) Die salzsaure Lösung wird in einem Schälchen zur Trockne verdunstet, der Rückstand geglüht und nach dem Erkalten in Wasser und ein wenig Salzsäure wieder gelöst. Enthält die Lösung, wie nicht selten, Kupferoxyd, so gibt sie mit Aetzammoniak übersättigt blaue Lösung. Man untersucht die Lösung im übrigen wie die einer Asche. In das Chloroform gehen von den ev. vorhandenen Gallenfarbstoffen Bilirubin und Hydrobilirubin über und können darin durch die Pettenkofersche Probe bzw. durch das Spektroskop nachgewiesen werden (vgl. S. 265). Biliverdin löst sich nicht in Chloroform, wohl aber in Alkohol. Gallensaure Salze kommen nach Naunyn[2]) in Gallensteinen nur in Spuren vor. Sjöqvist[3]) fand aber doch in einem Falle grössere Mengen, und zwar wahrscheinlich Glykocholeinsäure. Ueber quantitative Bestimmungen von Gallensteinen vergl. Hoppe-Seyler-Thierfelder, S. 453.

Für die qualitative Analyse anorganischer Konkremente wird die Substanz ebenfalls zunächst fein gepulvert; darauf eine Probe im Reagensglas mit verdünnter Salzsäure übergossen. Findet dabei Aufbrausen statt, so beweist das die Anwesenheit von Kohlensäure. Der nach dem Erhitzen ev. zurückbleibende unlösliche Rest besteht entweder aus Sand oder aus organischer Masse (Fremdkörper, Gewebsbestandteile, Holzfasern, Steinzellen aus Birnen, verseiftes Fett usw.). Für seine weitere Erkennung nimmt man am besten das Mikroskop und die mikrochemischen Reaktionen zu Hilfe (s. S. 104).

Die vom Rückstande abfiltrierte salzsaure Lösung kann enthalten: Kalk, Magnesia, Eisen, Phosphorsäure, Oxalsäure, Ammoniak und Eiweissstoffe. Man teilt die Flüssigkeit in zwei ungleiche Teile.

Den kleineren Teil konzentriert man möglichst im Wasserbade, filtriert eventuell, fügt ein paar Tropfen Platinchlorid hinzu und lässt einige Stunden stehen. Ist Ammoniak zugegen, so wird sich sogleich oder nach kurzem Stehen ein gelber kristallinischer Niederschlag gebildet haben, den man nach Abgiessen der Flüssigkeit mit Alkohol auswäscht, bei 100° trocknet, und in einem trockenen Glaskölbchen über freier Flamme erhitzt. Dabei entsteht ein mikrokristallinisches Sublimat von Salmiak, welches sich mit der Flamme leicht an der Wandung des Röhrchens weiter nach aufwärts treiben lässt.

Den grösseren Teil der salzsauren Lösung macht man mit Ammoniak alkalisch und darauf wieder mit Essigsäure schwach sauer. Bleibt dabei ein auch in der Wärme unlöslicher Niederschlag, so besteht derselbe aus oxalsaurem Kalke oder phosphorsaurem Eisenoxyd.

---

1) Vergl. Hoppe-Seyler-Thierfelder, Handbuch der physiologisch- und pathologisch-chemischen Analyse. Berlin 1893. S. 453.

2) Klinik der Cholelithiasis. Leipzig 1892.

3) Hygiea. Festband. 1908. Nr. 48.

Dieser Niederschlag wird abfiltriert, mit Wasser ausgewaschen, in ein Porzellantiegelchen gespült, im Wasserbade zur Trockne gebracht, geglüht und nach dem Erkalten mit Essigsäure begossen. Löst er sich ganz oder teilweise in Essigsäure unter Aufbrausen, und gibt die nötigenfalls filtrierte essigsaure Lösung mit oxalsaurem Ammoniak einen weissen Niederschlag, so ist oxalsaurer Kalk vorhanden. Den durch Essigsäure nicht gelösten Glührückstand löst man in ein wenig Salzsäure, verdünnt mit Wasser und prüft mit Ferrozyankalium auf Eisenoxyd; entsteht ein blauer Niederschlag, so enthält das Konkrement phosphorsaures Eisenoxyd.

Man filtriert ab und versetzt das Filtrat mit oxalsaurem Ammoniak; ein weisser Niederschlag beweist die Gegenwart von phosphorsaurem Kalk. Man erwärmt etwas, filtriert ab und versetzt mit Ammoniak; bildet sich nach einigem Stehen ein kristallinischer Niederschlag (von phosphorsaurer Ammoniak-Magnesia), so beweist derselbe zugleich die Gegenwart von Magnesia und Phosphorsäure. Bildet sich kein Niederschlag, so teilt man die Flüssigkeit in zwei Teile, setzt zu dem ersten etwas phosphorsaures Natron, zum zweiten schwefelsaure Magnesia; Auftreten eines Niederschlages in der ersten Probe bedeutet die Gegenwart von Magnesia, in der zweiten Probe von Phosphorsäure.

Auf Phosphorsäure kann man auch in der salpetersauren Lösung des Konkrementpulvers durch Zusatz von molydänsaurem Ammoniak und Erwärmen prüfen: gelber Niederschlag.

Auf Schwefelsäure prüft man durch Versetzen der salzsauren Lösung mit Chlorbarium: weisser Niederschlag von schwefelsaurem Baryt.

Bezüglich der quantitativen Analyse vergl. Hoppe-Seyler-Thierfelder, S. 389.

2. Vorkommen.

Stuhlkonkremente sind selbstverständlich stets pathologisch.

Die Gallensteine teilt Naunyn[1]) ihrer chemischen Zusammensetzung nach in folgende Kategorien ein:

1. reine Cholesterinsteine: Oberfläche glatt oder warzig, Gefüge weiss, kristallinisch;

2. geschichtete Cholesterinsteine: gefärbt, manchmal fazettiert, geschichtet;

3. gemeine Gallensteine: gefärbt, geschichtet, manchmal zentraler Hohlraum, keine deutliche kristallinische Struktur;

4. gemischte Bilirubinkalksteine: geschichtet, enthalten manchmal in der Mitte einen Cholesterinkern;

5. reine Bilirubinkalksteine: dieselben sind klein, entweder ganz weich oder härter, ganz dunkel gefärbt, und enthalten fast kein Cholesterin, aber viel Bilirubinkalk oder besser Kalkverbindungen des Bilirubins, Biliverdins, Bilifuszins, Bilizyanins und hauptsächlich des Bilihumins;

6. seltene Vorkommnisse: amorphe Cholesterinsteinchen; Kalksteine; Konkretionen mit Einschlüssen (Stücke von Spulwürmern, Nadeln, Pflaumenkerne, Distoma hepaticum usw.); Konglomeratsteine; Abgüsse von Gallengängen usw. Sjöqvist[2]) fand in einem derartigen Konkrement auffallend viel Gallensäuren.

Hier wäre noch zu bemerken, dass nicht selten sog. Pseudogallensteine im Kote gefunden werden, besonders nach Oelkuren. Dieselben bestehen aus Fettseifen, und zwar speziell aus Kalkseifen [Hoppe-Seyler[3])].

Pankreassteine sind entweder mörtelartige Konkremente von Erbsen- bis Linsengrösse oder grössere, grauweisse, mit stacheliger Oberfläche oder auch

---

1) Zitat s. S. 299 sub 2.
2) Hygiea. Festband. 1908. Nr. 48.
3) Cholelithiasis, in Nothnagels Handbuch der spez. Therapie. XVIII. S. 254.

fazettierte bzw. amorphe Gefüge aus halbfester Masse und mattglänzender Schnitt-
fläche. Erstere bestehen vorwiegend aus anorganischen Stoffen, kohlensaurem und
phosphorsaurem Kalk [Leichtenstern[1])], letztere hauptsächlich aus organischer,
in Chloroform löslicher Masse [Minnich[2])]. Pankreassteine können ebenso wie
Gallensteine durch konkrementartige Abgänge von verseiftem Fett vorgetäuscht
werden, wenn Oelkuren zum Zwecke der Steinabtreibung gebraucht wurden
(vergl. auch S. 45, Anm. 1).

Unter den eigentlichen Darmsteinen kann man unterscheiden:

1. Die harten, schweren, meist runden Konkremente, grösstenteils aus anorganischer Masse bestehend. Sie sind auf dem Durchschnitt häufig geschichtet
und enthalten nicht selten im Zentrum einen Fremdkörper. Ihrer chemischen
Zusammensetzung nach bestehen sie ganz überwiegend aus phosphorsaurer Ammoniak-Magnesia ($PO_4\,MgNH_4 + 6\,H_2O$), deren wohl ausgebildete Kristalle man
unter Umständen schon mit blossem Auge an ihnen erkennen kann[3]). Daneben
kann phosphorsaurer und kohlensaurer Kalk, phosphorsaure und kohlensaure
Magnesia vorkommen.

2. Leichtere, unregelmässig geformte, teilweise poröse Steine, aus mit
anorganischen Salzen (genannter Art) inkrustierter organischer Masse bestehend.
Hierher gehören die „Hafersteine", welche beim reichlichen Genuss von Hafer-
kleiebrot, besonders unter der schottischen Arbeiterbevölkerung, beobachtet werden.
Sie enthalten nach Hammarsten[4]) ca. 70 pCt. Salze, 15—18 pCt. Haferkleie
und etwa 10 pCt. Seifen und Fett. Weiter fallen hierunter Reste von Fleisch-
stücken, welche mit Phosphaten inkrustiert sind, Haarkugeln, versteinerte Fremdkörper verschiedener Art, sowie ein Teil der aus eingedickten und inkrustierten
Kotmassen gebildeten Kotsteine (Koprolithen).

Eine Uebersicht über die chemische Zusammensetzung verschiedener zu
1. und 2. gehöriger Steine findet sich bei Gorup-Besanez[5]):

Autoren:	Thomsen	Children	Robiquet	Lassaigne
Phosphorsaure Ammo- niak-Magnesia . . .	5	5⎫		
Phosphorsaurer Kalk .	46	46⎭	30	4
Lösliche Salze	—	25	—	1
Tierische Materie . . .	25	4	8	21
Fett	—	—	60	74
Holzfaser, Pflanzenreste	24	20	—	—

3. Darmgries. Man versteht darunter kleine, harte, manchmal innen hohle
oder schalenförmig gestaltete Konkremente, welche in grösseren Mengen abgehen.
Chemische Untersuchungen liegen vor von Barthe[6]), Roeser[7]), Duckworth
und Garrod[8]) u. A.

---

1) Handbuch der speziellen Therapie innerer Krankheiten von Penzoldt-Stintzing. IV.
2) Zitat s. S. 298 sub 3.
3) Virchows Arch. 20. 1861. S. 403.
4) Lehrbuch der physiol. Chemie. Wiesbaden 1891. S. 189.
5) Lehrbuch der physiol. Chemie. Braunschweig 1862. S. 502.
6) Journal de Pharmacie. 1896. p. 111.
7) Journal de Pharmacie. 1896. p. 251.
8) Medicochirurgical Transactions. Vol. 84. 1902.

Barthe: Linsengrösse. Qualitativ waren vorhanden: Kohlensäure, Phosphorsäure, Kalk, Magnesia, Eisen.

Zusammensetzung: Magnesiumphosphat 21,7 pCt.
kohlensaurer Kalk 43,9 „
organische Masse und Wasser 34,4 „

Roeser: ganzes Gewicht 0,560 g.

Zusammensetzung: Wasser $= 0,024$ g
organische Masse $= 0,089$ „ $\Big\}$ 0,203 g
Fett $= 0,114$ „
Mineralien $= 0,762$ „ (phosphorsaure Ammoniak-Magnesia, Silikate)

Verlust $= 0,001$ „
1,000 g

Duckworth und Garrod:

Wasser 12,40 pCt.
organ. Masse 26,29 „
anorgan. Masse 61,31 „

Die anorganische Masse bestand aus:

CaO 54,98 pCt.
P_2O_5 42,35 „
CO_2 2,20 „
Mg, Fe etc. 0,47 „
100,00 pCt.

In einem Falle von Deetz[1]) bestand der Sand fast nur aus phosphorsaurem Kalk.

4. Konkremente aus Arzneistoffen und Fremdkörper. Von arzneilichen Konkretionen wurden gefunden: solche aus kohlensaurem Kalk[2]), Benzoesäure, Magnesia, Salol, Schellack etc.

5. Abscheidungen von blauen Vivianitkörnchen sollen gelegentlich im Darminhalt von Leichen beobachtet sein [Hoppe-Seyler[3])].

Unter den bei Tieren häufiger vorkommenden Fäkal- resp. Darmsteinen seien hervorgehoben:

Die oft sehr grossen, bis 8 kg schweren Darmsteine der Müllerpferde, welche mit Kleie gefüttert werden. Bestehen meist aus Tripelphosphat und Kleie.

Die vorwiegend aus Haarballen bestehenden Steine der Rinder, Schweine, Gänse und Antilopen („Aegagropilae").

Die echten orientalischen Bezoare, wahrscheinlich aus dem Darm von Capra aegagrus und Antilope Dorcas stammend. Sie sind olivengrün, schwach glänzend, konzentrisch geschichtet. Beim Erhitzen schmelzen sie unter Entwicklung aromatischer Dämpfe. Sie enthalten als Hauptbestandteil eine der Cholalsäure verwandte Säure, die Lithofellinsäure, welche in heissem Alkohol leicht löslich ist.

Die falschen Bezoare, schwarzbraune, ebenfalls geschichtete Steine, welche beim Erhitzen nicht schmelzen, grösstenteils aus Ellagsäure, einem Derivat der Gerbsäure bestehend. Die Ellagsäure stammt zweifellos aus dem Tannin, welches im Futter der Tiere enthalten ist, die diese Konkremente liefern.

Die Ambra ist nach allgemeiner Ansicht ein Darmkonkrement des Pottwals. Ihr Hauptbestandteil ist Ambrain, eine N-freie, dem Cholesterin verwandte Substanz.

---

1) Deutsches Arch. f. klin. Med. Bd. 70.
2) Schwalbe, Die medizin. Woche. 1901. Nr. 41.
3) Lehrbuch der physiolog.- u. patholog.-chemischen Analyse. Berlin 1893. S. 481.

3. Diagnostische Gesichtspunkte.

Sind Gallensteine im Kote nachgewiesen, so kann mit Sicherheit eine Cholelithiasis angenommen werden. Der umgekehrte Schluss (aus der dauernden Abwesenheit von Gallenkonkrementen auf das Nichtbestehen einer Cholelithiasis) ist bekanntlich nicht erlaubt. Es sei nur daran erinnert, dass kleine Gallensteine (sog. Gallengries) nach Naunyn[1]) im Darme leicht zerfallen. Man hüte sich vor Verwechslungen von verseiften Oelklumpen mit Gallensteinen!

Die diagnostische Bedeutung der mineralischen Darmsteine ist noch unklar. Die Tatsache, dass in der Mehrzahl der Fälle irgend ein Fremdkörper oder eine unverdauliche Substanz den Kern der mineralischen Konkremente bildet, lässt an eine durch das Liegenbleiben desselben verursachte lokale oder allgemeine Darmstörung als erste Ursache denken. Besonders nahe liegt diese Auffassung für die im Processus vermiformis so häufig anzutreffenden Kotsteine, doch mehren sich neuerdings die Stimmen, welche die Steinbildung im Processus vermiformis für einen sekundären Vorgang erklären.

Ganz besonders wird für die Bildung des Darmgries von französischen Autoren [Dieulafoy[2]), Matthieu[3]), Talamon[4]), Reclus[5]) u. A.] ein eigenartiger Katarrh angenommen, welcher in naher Beziehung zur Enteritis membranacea oder auch zur Gicht stehen und nach einigen auch die Ursache der Appendicitis abgeben soll. Die französischen Angaben über die Häufigkeit der Koinzidenz von Membran- nnd Darmgriesbildung, auf die sich diese Annahme stützt, bedürfen aber noch sehr der Bestätigung.

---

1) Zitat s. S. 299 sub 2.
2) Société médic. des Hôpitaux. 1896 (Ref. Semaine médicale. 1896. p. 62) und Académie de Médecine. 1897. (S. m. 1897. p. 83.)
3) Société médic. des Hôpitaux. 1896 (Ref. Semaine médicale. 1896. p. 211).
4) Appendicite et Typhlite. Paris 1892.
5) Académie de médecine. 1897 (Ref. Semaine médicale. 1897. p. 91.)

Die Mikroorganismen der Fäzes.

——————

Mit unserer fortschreitenden Kenntnis der in den Fäzes vorkommenden
Mikroorganismen und ihrer Lebensäusserungen ist die Bedeutung, welche sie für
den Ablauf zahlreicher Vorgänge im Darmkanal und, hiervon abhängig, des
übrigen Organismus, einnehmen, immer mehr in den Vordergrund getreten. Bei
ungenügender Berücksichtigung der besonders durch Bakterien verursachten Erscheinungen werden wir in vielen Fällen bezüglich der Verdauungsphysiologie
und -pathologie nur ein unvollkommenes Bild erhalten. Der Gewinn, welcher
der Diagnostik in einzelnen Fällen durch eine bakteriologische Kotuntersuchung
erwächst, ist allerdings oft ein verhältnismässig geringer. Es hängt dies damit
zusammen, dass schon die Beurteilung der normalen Verhältnisse auf Schwierigkeiten stösst, und dass es in pathologischen Fällen oft nicht gelingt, einen bestimmten einzelnen Mikroorganismus als Krankheitserreger zu bezeichnen. Dagegen ist das Studium der bakteriellen Vorgänge für unsere therapeutischen Anschauungen bereits von grösstem Werte gewesen.

Bei Bearbeitung des folgenden Abschnittes haben wir die üblichen bakteriologischen Kenntnisse vorausgesetzt. Die Besprechung einzelner pathogener
Bakterien, die in jedem bakteriologischen Lehrbuche erschöpfend abgehandelt
werden, wurde nach Möglichkeit kurz gefasst. Eine Beschreibung der Untersuchungsmethoden erfolgte nur insoweit, als sie sich speziell auf den Gegenstand
bezieht. Detaillierte Angaben über Aussehen und Wachstumsmerkmale der
einzelnen Mikroorganismen wurden in der Regel unterlassen. Eine kurze Beschreibung ist für denjenigen, der eigene Forschung darauf aufbauen will, keine
genügende Grundlage; die für ihn erforderlichen ausführlichen Angaben hätten
jedoch den Rahmen dieses Buches überschritten. Wir verweisen daher auf die
im Text zitierten Originalarbeiten, sowie auf die zusammenfassenden Werke und
Arbeiten von Escherich[1]), Tissier[2]), Mannaberg[3]), Passini[4]) und auf die
Lehr- und Handbücher der Bakteriologie.

1) Die Darmbakterien der Säuglinge. Stuttgart 1886.
2) Recherches sur la flore intestinale normale et pathologique du nourisson. Paris 1900.
3) Die Bakterien des Darms. In Nothnagel, Spez. Pathol. u. Therap. Bd. 17. 2. Aufl. 1903.
4) Ueber anaërobisch wachsende Darmbakterien. Jahrbuch f. Kinderheilkunde. Bd. 73.
1911. S. 284.

I. Methodik.

1. Methode der Kotentnahme.

Je nach den Zwecken, welche wir bei einer bakteriologischen Untersuchung der Fäzes verfolgen, wird geringere oder grössere Sorgfalt für die Gewinnung des Materiales am Platze sein. Handelt es sich z. B. nur darum, Kolonien des Bacterium coli commune zu gewinnen, so genügt es, von irgend einem Stuhle ein Teilchen überzuimpfen und man wird kaum einen Misserfolg haben. Im übrigen ist aber als Leitmotiv aufzustellen, dass man nur frische Fäzes, oder solche, die unmittelbar nach der Entleerung auf Eis gestellt wurden, verarbeite. Für die mikroskopische Untersuchung oder eine Gewichtsbestimmung der Bakterienmenge reicht es aus, mit einem Spatel die Oberfläche an einer Stelle des Kotes zu entfernen und nun etwas Material zu entnehmen. Sollten auch bei dieser Methode einige Bakterien von aussen eingeführt werden, sie würden doch in der ungeheueren Menge der bereits vorhandenen vollständig verschwinden.

Ganz anders, wenn auf dem Wege des Kulturverfahrens ein Ueberblick über die verschiedenen Arten der im Kote anwesenden Keime gewonnen werden soll. Hier kann man gar nicht vorsichtig genug sein. Die Natur des Materials bedingt es ja, dass es schwer von zufälligen Verunreinigungen freigehalten werden kann, und es dürfte keinem Zweifel unterliegen, dass manche der als „fakultativ" beschriebenen Darmbakterien, die in vereinzelten Kolonien auf den Nährböden gefunden wurden, garnicht aus dem Darme stammten.

Escherich[1]), dessen grundlegende Arbeiten in den meisten uns hier interessierenden Fragen bisher als Muster dienten, benutzte bei Säuglingen den Ansatz einer Klystierspritze, in Gestalt einer kurzen bleiernen Röhre. Ihre Einführung in das Rektum erwies sich zumeist als ausreichend, um eine spontane Entleerung des Kotes herbeizuführen. Nötigenfalls wurde das Röhrchen tiefer eingeschoben und leicht hin- und her gedreht, um eine peristaltische Welle auszulösen. Dieses für das Kind völlig schmerzlose Verfahren hat den Vorzug, dass man jederzeit willkürlich Kot entnehmen kann und ihn in ganz frischem Zustande erhält. Damit die Fäzes frei von zufälligen Verunreinigungen bleiben, bereitet man das Röhrchen in folgender Weise vor. Man verschliesst das zuvor gut gereinigte und desinfizierte Röhrchen in einem mit Wattestopfen versehenen Reagensglas, sterilisiert im strömenden Dampf oder im Trockenapparat bei 150° 1 bis 2 Stunden und bringt das Ganze an den Ort der Entnahme. Die Analöffnung wird mit Wasser und Sublimat gut gereinigt. Nach der Kotentnahme bringt man das Röhrchen rasch wieder in das Reagensglas zurück und verschliesst dieses.

Noch sorgfältiger verfährt Booker[2]). Er führt ein sterilisiertes Glasrohr in den Anus ein und durch dieses hindurch ein dünnes Röhrchen, so dass er

---

1) Die Darmbakterien des Säuglings. Stuttgart 1886. S. 13.
2) Zitat nach Wm. Royal Stokes in Hemmeter: Diseases of the intestines. Vol. I. Philadelphia 1901. p. 137.

die Bakterien unmittelbar aus dem Innern des Darmes entnimmt und Verunreinigungen mit Keimen des Afters vermeidet.

Ein sehr zweckmässiges Instrument gab P. Cohnheim[1]) an. Sein „Stuhlentnehmer“ (Fig. 9) besteht aus einer starkwandigen, etwa 20 cm langen Glasröhre mit olivenförmiger Verdickung an dem einen Ende, welche ein seitliches mit ganz glatten Rändern versehenes Auge trägt. Das andere Ende ist offen, so dass das Rohr von hier aus leicht gereinigt werden kann. Vor der Einführung soll das Instrument erwärmt und leicht eingefettet werden. Wir haben uns den kleinen Apparat in verschiedenen Grössen herstellen lassen und benutzen ihn besonders bei Säuglingen. Zur sterilen Kotentnahme sind natürlich die von Escherich gebrauchten Vorsichtsmassregeln auch hier am Platz.

Ferner hat T. J. Sato[2]) einen Stuhlentnehmer angegeben (Fig. 10). Ein Glasstab von etwa 20 cm Länge und 1 cm Dicke, an dessen einem abgerundeten Ende sich zwei übereinanderliegende, den Glasstab durchbohrende Löcher mit glatten Rändern befinden, stellt den eigentlichen Stuhlentnehmer dar. Mit dem durchbohrten, mit Glyzerin angefeuchteten Ende geht man in das Rektum ein und kann durch Drehen oder Hin- und Herziehen des Stabes leicht etwas Kot in den Löchern desselben einfangen. Zum Aufbewahren des gefüllten Stuhlentnehmers dient ein dickwandiger Glaszylinder, in den der Glasstab mittels eines durchbohrten Gummipfropfens luftdicht eingepasst ist. Der Apparat wird (von der Firma Ohiso in Tokio) in verschiedenen Grössen hergestellt und lässt sich auch sterilisieren.

Für den geformten oder breiförmigen Kot Erwachsener ist eine Entnahme aus dem Rektum in der Regel nicht erforderlich. Man trennt, wie auch sonst in der bakteriologischen Praxis üblich, die Oberfläche der Fäzes mit einem vorher geglühten Messer und impft mit einer Platinöse aus der Tiefe ab. In den meisten Fällen genügt es auch, den Stuhl mit zwei Holzspateln auseinander zu ziehen und dann die Bakterien an einer Stelle zu entnehmen, die von den Spateln nicht berührt wurde.

Manche Autoren sind der Ansicht, dass auch für die bakteriologische Untersuchung des Säuglingsstuhles ein Stuhlentnehmer sehr wohl entbehrt werden könne. Ja Sittler[3]) hebt hervor, dass durch Entnahme des Stuhles aus dem Darm Täuschungen hervorgerufen werden können. Nach seinen Untersuchungen ist nämlich die wandständige Flora der Darmschleimhaut nicht mit der des Kotes identisch. Bei Entnahme des Materials mit dem Stuhlentnehmer weiss man nicht, ob man Fäzes aus der Mitte des Darmes erhält, oder die Schleimhaut abstreift. Ist das Rektum annähernd leer, so sind die Aussichten letzteres zu tun besonders gross.

---

1) Deutsche med. Wochenschr. 1902. S. 362.
2) Medizin. Klinik. 1908. S. 283.
3) Die wichtigsten Bakterientypen der Darmflora beim Säugling. Würzburg 1909. S. 15.

2. Bestimmung der Menge.

a) Zählung der Bakterien.

α) Zählung der wachstumsfähigen Bakterien. Das ursprüngliche und auch heute noch vielfach angewandte Verfahren der Bakterienzählung besteht darin, von einer bestimmten Portion Fäzes nach entsprechender Verdünnung Plattenkulturen anzulegen und die aufgehenden Kolonien nach 2—4 Tagen zu zählen.

Man bringt eine annähernd 1 mg haltende Platinöse frisch entleerter menschlicher Fäzes in ein mit 10 ccm sterilisiertem Wasser oder Peptonbouillon gefülltes Reagensgläschen und entnimmt nach sorgfältigem Schütteln der Mischung mit einer sterilisierten Pipette $1/_2$ bzw. $1/_4$ ccm, die man einem zweiten, gleichfalls mit 10 ccm sterilisiertem Wasser oder Peptonbouillon gefüllten Gläschen zusetzt und dort gleichmässig verteilt. Aus letzterem Glas bringt man 0,1 bzw. 0,05 ccm in den verflüssigten Nährboden, verteilt sie in diesem und giesst nun Platten.

Hierbei können die verschiedensten Nährböden, z. B. die verschiedenen von Matzuschita[1]) seinerzeit für Fäzes angegebenen, als Grundlage dienen. Die Züchtung kann aërob oder auch anaërob und unter verschiedenen Gasen erfolgen. Nur ein kleiner Bruchteil der vorhandenen Bakterien gelangt bei dieser Methode zum Wachstum. Die überwiegende Menge der Aussaat hingegen geht nicht auf, entweder weil sie an sich nicht mehr entwicklungsfähig ist, oder weil die durch den Nährboden geschaffenen Existenzbedingungen nicht den natürlichen entsprechen. Man muss sich also darüber klar werden, dass die Zahl der wachsenden Kolonien kein Ausdruck für die Gesamtzahl der im Kot enthaltenen Bakterien ist. Sie orientiert uns vielmehr nur darüber, wieviel Keime der bestimmten Bakterienarten auf unseren Nährböden gedeihen, bzw. noch entwicklungsfähig geblieben sind.

Da nun, besonders bei Erwachsenen, ein grosser Teil oder die überwiegende Menge aller Bakterien normalerweise nach dem Durchgang durch den Darmkanal die Wachstumsmöglichkeit eingebüsst zu haben scheint (s. diesen Abschnitt unter II, 2b) und die Grösse des Prozentsatzes der Ueberlebenden offenbar durch lokale Verhältnisse in den untersten Darmabschnitten wesentlich beeinflusst wird, so kann die Zählung der Plattenkolonien, wie ich a. a. O. ausführte[2]), uns keinen Ueberblick über die Ausdehnung des Bakterienwachstums im ganzen Darm, speziell seiner oberen Abschnitte, geben. Dagegen ist die Methode offenbar für die Beantwortung mancher anderer Fragen von Wert, so z. B., wenn es sich darum handelt, zu prüfen, in welcher Weise ein dem Kote zugesetztes Antiseptikum die vorher bestimmte Zahl der noch lebenden Keime beeinflusst. In gleicher Weise erscheint sie berechtigt bei den Versuchen über Dünndarm-Antisepsis, wie sie Stern[3]) und Mieczkowski[4]) ausgeführt haben.

Diese Forscher gaben Antiseptika per os und untersuchten den Inhalt einer Darmfistel kurz oberhalb der Bauhinschen Klappe auf die Zahl der entwicklungsfähigen Kolonien. Dann überliessen sie das Untersuchungsmaterial für gewisse Zeit der Brutschrankwärme und suchten festzustellen, inwieweit diejenige Menge des antiseptischen Medikamentes, welche dem Dünndarminhalt noch beigemengt war, eine Verminderung der lebenden Bakterien erzeugte.

β) Zählung sämtlicher Bakterien. Die Tatsache, dass nur ein kleiner Prozentteil der anwesenden Bakterien durch Kulturverfahren ermittelt werden kann und somit dieser Methode beschränkte Gültigkeit zukommt, führte zu dem Versuch, alle vorhandenen Bakterien mit Hilfe des Mikroskops unmittelbar einer Zählung zu unterwerfen. Das Verfahren wurde zuerst von Eberle[5]), einem

---

1) Inaug.-Dissert. Halle 1902. S. 8.
2) Strasburger, Zeitschr. f. klin. Med. Bd. 46. H. 5 u. 6. S. 3 des Sep.-Abdr.
3) Leyden-Festschr. 1902. Bd. 1. S. 581.
4) Mitteilungen aus den Grenzgebieten der Chirurg. u. Med. Bd. 9. S. 405.
5) Zentralbl. f. Bakteriologie. 1896. 1. Abt. S. 2.

Schüler Escherichs, ausgebildet und in dieser Form auch von Hellström[1]) benutzt, litt aber noch an vielen Unvollkommenheiten.

Wesentliche Verbesserungen erfuhr es durch Alexander Klein[2]).

Die Zählung nach Klein gelangt in folgender Weise zur Ausführung: Man nimmt wenigstens 10 g der frischen Fäzes zur Untersuchung. Durch Verarbeitung einer so grossen Menge sollen Fehler vermieden werden, welche die ungleichmässige Verteilung der Bakterien im Kot bei Benutzung nur kleiner Quantitäten bedingen würde. Die abgewogene Menge Fäzes verreibt man mit 100 ccm sterilen Wassers in einer Reibschale möglichst fein und gleichmässig; 10 ccm der Aufschwemmung kommen in einen Kolben unter Zufügung abgemessener Mengen Wassers und werden mit zahlreichen Porzellankügelchen lange Zeit gehörig geschüttelt, um eine gleichmässige Lösung zu erzielen. Nach den Erfahrungen von Hehewerth hat der Wasserzusatz sich so zu gestalten, dass in 10 ccm Wasser 35—40 mg Fäzes suspendiert werden. Zu 1 ccm dieser Flüssigkeit bringt man nun ein gleiches Quantum Anilinwasser-Gentianaviolett, mischt beides tüchtig mit einer Platinnadel, lässt den Farbstoff 2—3 Minuten einwirken, rührt dann die Mischung noch einmal ordentlich um, nimmt davon eine geaichte Platinöse und streicht den Inhalt ganz gleichmässig auf einem vollständig fettfreien Deckglas aus. Man lässt das Präparat lufttrocken werden, zieht es 1—2mal durch die Flamme und schliesst es, ohne abzuspülen, in Xylol-Kanadabalsam ein. Die Bakterien sind dunkel gefärbt und nach einiger Uebung sehr gut kenntlich. Das Auszählen von 50 Gesichtsfeldern genügt meistens. Dann lässt sich unter Berücksichtigung der Platinöse, sowie des Deckglases und des Gesichtsfeldes des Mikroskops, ferner der angewandten Verdünnungen die Bakterienzahl bestimmen.

Folgende Verhältnisse sind nach Hehewerth besonders geeignet:

Quadratisches Deckglas von 18 mm Seitenlänge und Platinöse von 1,5—2,5 mg
Rundes   „   „   15 „   Durchmesser „   „   „   1,0—1,5 „
    „   „   „   10 „   „   „   „   „   0,5—1,0 „

Auf einem Deckglas finden sich bei diesen Anordnungen 10—15000 Gesichtsfelder. Der Kanadabalsam soll ziemlich dickflüssig sein und neutral reagieren.

Abgesehen von dem Umstand, dass sämtliche Bakterien bei dieser Methode berücksichtigt werden, sind als Vorzüge anzuführen: Gleichmässigere Verteilung der Mikroorganismen, als bisher üblich, Vermeidung des Abspülens der Präparate, wodurch ein Verlust vermieden wird, der nach Hehewerth bis 70 pCt. betragen kann.

Einen Nachteil, der nicht nur dieser, sondern auch den übrigen Zählmethoden anhaftet, erblicke ich darin, dass, auch bei grossem Fleiss, nur ein ausserordentlich kleiner Teil aller vorhandenen Bakterien gezählt werden kann und demgemäss die Rechnungsfehler mit enormen Werten zu multiplizieren sind. Ferner macht es grosse Mühe, eine wirklich gleichmässige Verteilung der Bakterien herbeizuführen. Vor allem stören aber Verunreinigungen nicht bakterieller Art das mikroskopische Bild in erheblicher und wechselnder Weise. Hängen die Bakterien in Fäden zusammen, so gerät man in Verlegenheit, wie viel Einzelindividuen anzunehmen sind. Letzterem Fehler will Klein[3]) in einer späteren Arbeit aus dem Wege gehen. Er zählt in einer Gruppe oder einem Verband zusammenliegende Bakterien als ein Exemplar, „da sie auf den Platten auch nur eine Kolonie geben würden und berücksichtigt diese reduzierten Werte."

b) Wägung der Bakterien.

Die Einwände, welche sich gegen die oben beschriebenen Methoden der Zählung erheben lassen, führten Strasburger[4]) dazu, die Mikroorganismen von

1) Arch. f. Gynäkol. Bd. 63. S. 643.
2) Zentralbl. f. Bakteriologie. Bd. 27. 1900. I. Abt. S. 834, u. Verhandl. d. kgl. Akad. der Wissenschaften zu Amsterdam. 25. Mai 1901. Siehe ferner: Hehewerth, Arch. f. Hygiene. Bd. 39. S. 352 und Cornelia de Lange, Jahrbuch für Kinderheilkunde. Bd. 54. S. 720.
3) Archiv f. Hygiene. Bd. 45. S. 117.
4) Zitat s. S. 310 sub 2.

den übrigen Teilen des Kotes mechanisch zu sondern und ihre Menge darin durch Wägung zu bestimmen. Es lässt sich dies nun nach folgendem Prinzip erreichen: Verreibt man die Fäzes mit Wasser und zentrifugiert die Aufschwemmung, so sammeln sich die gröberen Teile am Boden an, die Bakterien bleiben aber suspendiert, da sie annähernd dasselbe spezifische Gewicht wie die Flüssigkeit haben, in der sie schwimmen. Giesst man nun diese Flüssigkeit ab, macht sie durch reichlichen Zusatz von Alkohol leichter und zentrifugiert von neuem, so lassen sich jetzt die Bakterien als Sediment vollkommen gewinnen. Da der erste grobe Bodensatz noch zahlreiche Mikroorganismen enthält, so muss er wiederholt in der genannten Weise ausgezogen werden. Die isolierten Bakterien sind weiterhin noch einem Reinigungsverfahren zu unterwerfen. Schliesslich gelingt aber ihre Trennung von den übrigen festen Bestandteilen in ziemlich vollkommener Weise. Die Bakterien werden nun getrocknet und gewogen. Ging man von einer bestimmten Menge Material aus, dessen Gehalt an Trockensubstanz eruiert wurde, so kann man berechnen, wieviel Prozent der Trockensubstanz aus Bakterien bestehen. Strasburgers Methode hat vor dem Zählverfahren vor allem den Vorzug, dass sie die Bakterien von den übrigen Teilen des Kotes trennt und sie unmittelbar in einer grossen Menge Substanz zu bestimmen gestattet. Bei den Zählungen muss man, abgesehen von der Frage der Verunreinigung durch nicht mitzuzählende, aber den Platz im Gesichtsfelde einnehmende Substanzen, die ursprünglich gefundenen Werte bereits mit vielen Millionen multiplizieren, um zu dem Quantum zu gelangen, von welchem die Wägung ausgeht. Wenn Klein[1] dies auch nicht anerkennt, so bedarf es doch bezüglich des ersten Punktes keiner weiteren Begründung; und was den zweiten Punkt hetrifft, so ist es, um ein analoges Beispiel heranzuziehen, jedem Chemiker geläufig, dass die Analysen prozentisch um so genauer werden, je grösser die Menge des Ausgangsmaterials ist.

Noch einen weiteren Fehler suchte Strasburger zu vermeiden. Es erschien nicht ausreichend, die Menge der Bakterien in einer beliebigen Portion trockenen oder gar nur frischen Kotes festzustellen, wie es bisher bei den Zählungen vielfach gehandhabt wurde. Es ist vielmehr nötig, das absolute Tagesquantum zu bestimmen. Diese Notwendigkeit leuchtet ein, wenn man bedenkt, dass trotz gleicher Kostordnung sehr verschiedene Mengen Kotes produziert werden können und somit auch bei gleichem Prozentgehalt an Bakterien die absoluten Werte erheblich differieren werden. Man muss also in früher beschriebener Weise (S. 6), gerade wie bei Ausnutzungsversuchen, den Kot abgrenzen, am besten unter Benutzung der Probediät.

Einzelheiten und Ausführung des ursprünglichen Verfahrens nach Strasburger.

Jede Dejektion wird unmittelbar nach der Entleerung auf Eis gestellt, um ein weiteres Bakterien-Wachstum zu verhüten und bleibt hier bis zur Verarbeitung. Nun misst man 2 ccm Fäzes ab und eruiert ihren Gehalt an Trockensubstanz. 2 weitere ccm dienen zur Bakterienbestimmung. Sie werden hierzu in eine Reibschale von Porzellan gebracht und mit etwa 30 ccm $^{1}/_{2}$proz. Salzsäure möglichst fein verrieben Dabei geht ein Teil der im Wasser nicht löslichen Salze in Lösung über. Die Kotaufschwemmung gelangt nun in die Röhrchen einer Zentrifuge[2] und wird kräftig (etwa 1 Minute) ausgeschleudert. Die über dem Bodensatz stehende Flüssigkeit, welche fast nur noch Bakterien enthält, saugt man ab und hebt sie zur weiteren Verarbeitung auf. Der Bodensatz wird wieder mit kleinen Mengen der verdünnten Salzsäure versetzt und

---

1) Archiv f. Hygiene. Bd. 45. S. 117.

2) Strasburger bediente sich bei seinen Untersuchungen einer Zentrifuge mit Handantrieb, welche 2000 Umdrehungen in der Minute gestattete. Jedes Schleudergläschen fasste 30 ccm. Die Ausführung der Methode war dadurch recht anstrengend. Bei Anwendung der modernen Zentrifugen, die durch Wasser oder noch besser durch Elektrizität angetrieben werden, und eine viel höhere Umdrehungszahl gestatten, wird das ganze Verfahren wesentlich handlicher und zugleich sicherer. (Siehe über diesen Punkt auch im Folgenden.)

kräftig ausgeschüttelt (sehr vorteilhaft ist dabei die Benutzung von kleinen Glaskügelchen), eventuell noch einmal in der Reibeschale bearbeitet. Er kommt nun wieder in die Zentrifuge. Man saugt dann die Flüssigkeit ab und vereinigt sie mit der früher erhaltenen. Diese Prozedur wird so oft wiederholt, bis der Bodensatz nur noch geringe Mengen von Bakterien abgibt, d. h. bis die Flüssigkeit nach dem Zentrifugieren nur mässig getrübt bleibt. Zweckmässig ist es auch, eine mikroskopische Kontrolle des Bodensatzes vorzunehmen. Man kommt um so eher zum Ziel, je besser man den Bodensatz mit der Flüssigkeit verrieben resp. geschüttelt hatte (Schütteln mit Glasperlen). Die gesamte bakterienhaltige Flüssigkeit wird nun noch einmal in die 4 Schleudergläschen der Zentrifuge verteilt und mit mässiger Kraft ausgeschleudert, um einzelne gröbere Stücke zu entfernen, die bisher noch in der Flüssigkeit geblieben waren. Nunmehr versetzt man dieselbe reichlich mit Alkohol von 96 pCt., bringt sie in ein Becherglas und stellt dieses für 24 Stunden in ein Wasserbad mit konstantem Niveau und einer Temperatur von ca. 40°. Die Flüssigkeit ist nach dieser Zeit so weit eingeengt, dass unter erneutem Alkoholzusatz sich vermittelst der Zentrifuge sämtliche Bakterien in den Bodensatz bringen lassen. Letzteren wäscht man (immer mit Hilfe der Zentrifuge) mit etwas absolutem Alkohol aus und versetzt ihn, zur Entfettung, in den Zentrifugenröhren mit Aether. Die Röhrchen werden verschlossen, aufgeschüttelt und 1 Tag schräg hingelegt[1]). Die Bakterien sind nunmehr genügend gereinigt. Man entfernt den Aether, spült mit Alkohol den Bodensatz in ein gewogenes Porzellanschälchen, trocknet und wiegt.

Die Berechnung ist folgende: Ich kenne das Gewicht der Trockensubstanz (a) von 2 ccm frischem Kote und das Trockengewicht der Bakterien (b) in einer ebenso grossen Portion. Bezeichne ich den Prozentgehalt des trockenen Kotes an trockenen Bakterien mit x, so ist $x = \dfrac{100\,b}{a}$. Um die Gesamtmenge der Bakterien in 24 Stunden zu finden, bestimme ich das Volumen des frischen Tageskotes (c), (Durchschnitt aus 3 Tagen). Das Gewicht der trockenen, in einem Tage entleerten Bakterien ist dann $\dfrac{b}{2}\cdot c$.

Da für die Bestimmung der Bakterien sowohl, als wie der Trockensubstanz jedesmal die gleiche Menge abgemessen wird, gewinnt die Rechnung an Einfachheit. Auch lässt sich eine Bestimmung des Volumens rascher durchführen, als die des Gewichtes.

Das Abmessen von 2 ccm Kot geschieht mit Hilfe einer Bürette, die bei der Marke 0 abgeschnitten ist. In ihr befindet sich ein kleiner verschiebbarer Kork, den man in der Mitte mit einer glühenden Nadel durchlocht hat und mit einem Glasstab vordrücken kann (Fig. 11). Man schiebt zunächst den Kork in das Rohr hinein, bis etwa zur Marke 3, drückt den Kot mit einem Holzspatel nach, was leicht gelingt, schiebt dann mittels des Glasstempels den Kork bis zur Marke 2 zurück, wobei man zusieht, dass die Fäzes den Raum von 2 ccm glatt ausfüllen, streicht das überschüssige mit dem Holzspatel ab und kann nun die kleine Kotsäule aus dem Rohr herausdrücken. Zum Abmessen der ganzen Kotmenge dient ein zylindrisches Gefäss mit aufgeschliffenem Deckel, welcher ein Steigrohr trägt (Fig. 12). Das Gefäss ist je nachdem auf 200 oder 400 ccm geaicht. Der Kot wird hineingebracht und das Gefäss mit Wasser aufgefüllt, das man einem Messzylinder entnimmt. Um eingeschlossene Luft zu vertreiben, rührt man mit einem Holzspatel mehrfach um. Ist das Glas bis zur Marke gefüllt, so entspricht das Volumen der Fäzes der Aichungszahl des Gefässes, vermindert um die Menge des gebrauchten Wassers. Zum Absaugen der bakterienhaltigen Flüssigkeit von dem Bodensatz benutzte Strasburger eine Vorrichtung, die sich mit einfachen Mitteln zusammenstellen lässt und sehr vorsichtiges Saugen mit geringer Kraft ermöglicht. Der Apparat dürfte sich auch für andere Arbeiten, als die gerade vorliegende, eignen, wenn es darauf ankommt, ein Sediment vorsichtig von der darüber stehenden Flüssigkeit zu trennen und für sich gesondert aufzufangen.

Zu dem Saugapparat (s. Fig. 13) sind erforderlich zwei Spritzflaschen, deren Gummipfropfen jeder drei Durchbohrungen aufweist. Durch das erste Loch geht ein Glasrohr bis beinahe auf den Grund eines jeden Gefässes und ist aussen schräg abgebogen. Das zweite Loch trägt ein kurzes Röhrchen. Durch einen Gummischlauch von etwa 25 cm Länge sind diese Röhrchen miteinander verbunden. In einem Stativ ist die eine Flasche mit der Mündung nach unten

---

1) Da der Pfropfen der mit Aether gefüllten Röhrchen sehr leicht abspringt und Verluste verursachen kann, so hat es sich bewährt, mit einer Durchbohrung versehene Pfropfen zu benutzen. Die Durchbohrung wird mit einem Glasstab geschlossen, erst nachdem der Pfropfen aufgesetzt ist.

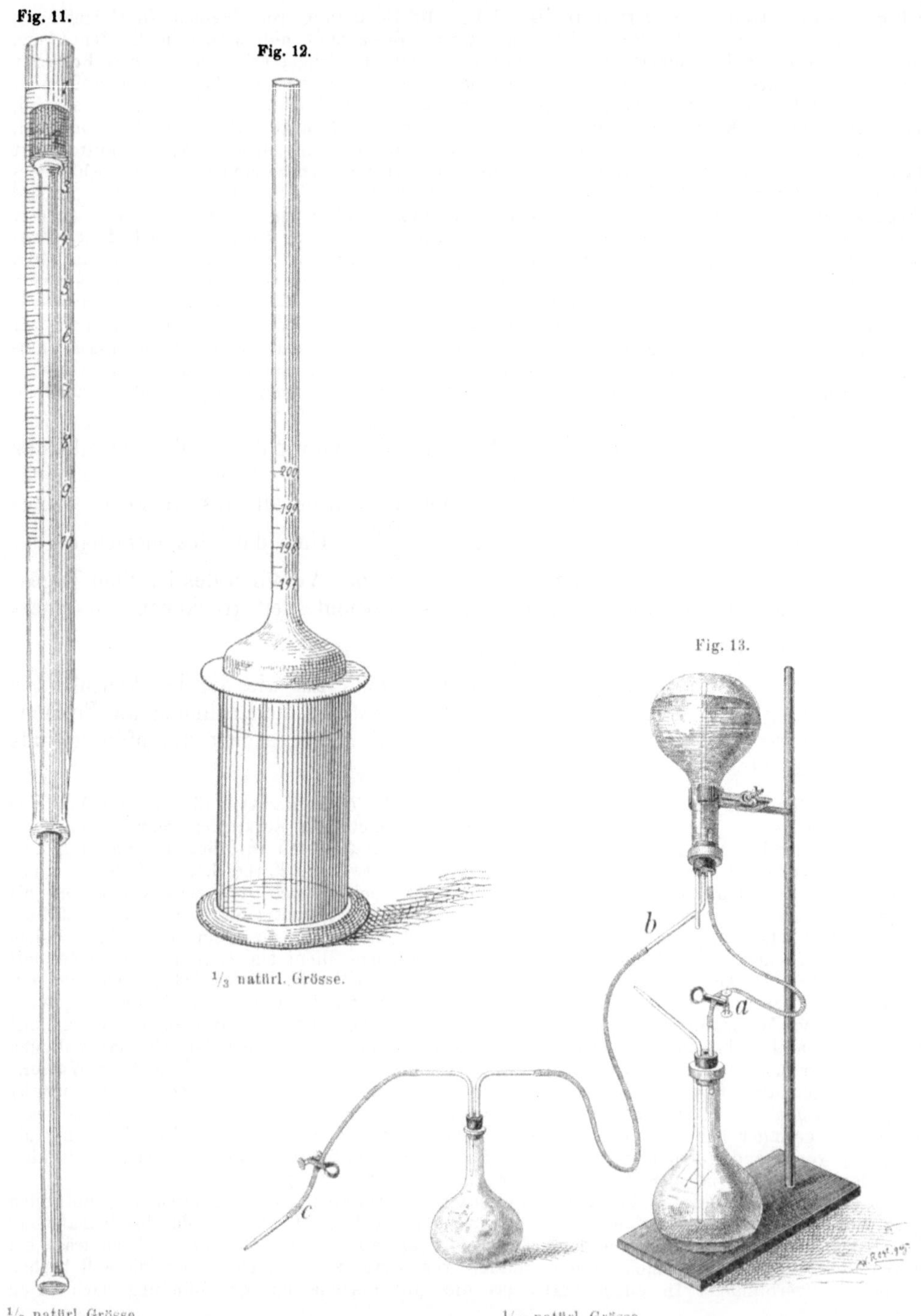

Bürette (Fig. 11), Gefäss zur Bestimmung des Kotvolumens (Fig. 12) und Absaugevorrichtung (Fig. 13) zur Bestimmung der Bakterienmenge nach Strasburger.

befestigt, die andere Flasche steht unter ihr. Das dritte Loch der oberen Flasche ist durch ein Glasstäbchen verschlossen, das der unteren Flasche bleibt offen. Das obere Gefäss ist mit Wasser gefüllt. Oeffnet man jetzt die bei *a* angebrachte Saugklemme, so läuft Wasser in das untere Gefäss, dessen Luft durch das offene Loch im Stopfen entweicht. Durch das Rohr *b* wird Luft eingesaugt. Dieses Rohr bringt man nun noch in Verbindung mit einem Gefäss, in welches die bakterienhaltige Flüssigkeit hineingesaugt werden soll. Letzteres trägt einen mit zugespitztem Glasrohr und Klemme versehenen Schlauch. Bei Benutzung des Apparates wird erst die Klemme *a* geöffnet, dann das Röhrchen bei *c* zum Absaugen benutzt, wobei die dort befindliche Klemme eine genaue Regulierung der Geschwindigkeit erlaubt. Ist die obere Flasche leer gelaufen, so wird der Schlauch *b* abgenommen, an das entsprechende Rohr der unteren Flasche befestigt, desgleichen das Glasstäbchen, welches das dritte Loch im Pfropfen verschliesst, ausgetauscht und man braucht nur noch die beiden Flaschen umzuwechseln, damit das Spiel von Neuem beginnen kann. Will man die Saugwirkung verstärken oder abschwächen, so braucht man nur die obere Flasche höher oder niedriger an dem Gestell zu befestigen.

Die Resultate, welche verschiedene Autoren, die sich der Methode der Bakterienwägung bedienten, erhalten haben, stimmen zum Teil mit den Werten, die Strasburger erhalten hat, überein, zum Teil gaben sie aber Resultate, die beträchtlich, etwa um die Hälfte, niedriger lagen. Dabei zeigte es sich, dass, sorgfältiges Arbeiten vorausgesetzt, die Einzelwerte jedes Autors untereinander verhältnismässig gute Uebereinstimmung zeigten. Untersuchungen, die Ehrenpfordt[1]) auf Veranlassung von Ad. Schmidt zur Aufklärung dieser Differenzen ausführte, ergaben, dass die Unterschiede von der Art des Zentrifugierens abhängen. Das Prinzip der Methode, welche auf dem Unterschied des Gewichtes und der Grösse der in der Flüssigkeit suspendierten Teilchen beruht, erlaubt naturgemäss keine vollkommen genaue Trennung der Bakterien von den übrigen Fäzesbestandteilen, wie dies schon von Strasburger bei Angabe seiner Methode betont worden ist.

Ehrenpfordt hat nun festgestellt, dass, wenn man bei einer Zentrifugengeschwindigkeit von etwa 1500 Umdrehungen in der Minute für jede einzelne Ausschleuderung 2 Minuten ansetzt, Resultate erhalten werden, die mit denen von Strasburger und Sato[2]) übereinstimmen. Schleudert man dagegen bei der gleichen Umdrehungsgeschwindigkeit jedesmal 10 Minuten aus, so werden die niedrigeren Werte erhalten, wie sie Lissauer[3]), Tobaya[4]), Berger u. Tsuchiya[5]) gefunden haben. Im ersteren Falle werden die Bakterien fast vollständig aus dem Kote ausgezogen, aber es bleiben in der Suspension eine Anzahl nicht zu den Bakterien gehöriger Partikel, die als Bakterien mitgewogen werden. Die erhaltenen Werte sind also zu hoch. In dem zweiten Falle sind die erhaltenen Bakterien fast völlig frei von fremden Bestandteilen, dafür bleiben aber eine verhältnismässig grosse Menge von Bakterien bei den übrigen Kotbestandteilen, die für die Wägung verloren gehen. Der richtige Wert liegt also offenbar zwischen diesen beiden Extremen, schätzungsweise etwa in der Mitte. Man wird daher in Zukunft sehr sorgfältig auf die Zeit des Zentrifugierens und die Umdrehungszahl der Zentrifuge zu achten haben, und am besten eine Zeit wählen, die in der Mitte zwischen den beiden genannten Extremen liegt, wodurch annähernd richtige Resultate erreicht werden dürften. Ferner soll man den zweiten Bodensatz, nämlich den, welchen man erhält, wenn man die vereinigte bakterienhaltige Flüssigkeit nochmals zentrifugiert, dem ursprünglichen Prinzip folgend weiter verarbeiten, also auch hier wieder durch Aufschwemmen und weiteres Ausschleudern

---

1) Zeitschr. f. exp. Pathol. u. Ther. Bd. 7. 1909. S. 455.
2) Daselbst. S. 427.
3) Arch. f. Hygiene. Bd 58. 1906. S. 136.
4) Jji Shimbum (Med. Zeitung). 1908 Nr. 758. Zit. nach Sato.
5) Zeitschr. f. exp. Pathol. u. Ther. Bd. 7. 1909. S. 437.

eine Trennung vornehmen. Differenzen in der Art des Zentrifugierens müssen dadurch wieder ausgeglichen werden. Wenn die Methode auch nicht mit Sicherheit die absoluten Werte der Bakterienmenge zu finden gestattet, so ist das Verfahren trotzdem, wie alle Autoren, die mit ihm gearbeitet haben, hervorheben, den Zählungsverfahren der Bakterien, die ungleich grössere Abweichungen ergeben, offenkundig überlegen. Vor allem ergibt die Methode bei gleichmässigem Arbeiten durchaus brauchbare Vergleichswerte, aus denen sich pathologische Abweichungen erkennen lassen. Jeder Autor, der mit ihr arbeiten will, wird aber gut tun, sich zunächst einige Vergleichswerte durch Untersuchung normaler Fäzes zu schaffen.

Auf Grund seiner vergleichenden Untersuchungen empfiehlt nunmehr Ehrenpfordt folgende Ausführung des Strasburgerschen Wägungsverfahrens, welche am meisten Aussicht bieten dürfte, Resultate zu liefern, die den absoluten Werten nahe kommen: Nach Bestimmung der Gesamtmasse der Fäzes und gründlichem Durchrühren misst man zweimal die gleiche Menge, 2—5 ccm, oder bei dünnflüssigen Stühlen auch mehr, ab. Die eine Portion dient zur Bestimmung der Trockensubstanz, die andere wird mit 30 ccm 0,5 proz. Salzsäurelösung aufs feinste verrieben. Diese Aufschwemmung wird mit einer Geschwindigkeit von 1500 Umdrehungen pro Minute, genau 5 Minuten lang zentrifugiert [1]). Die über dem Bodensatz stehende Flüssigkeit wird danach abgesaugt. Der Bodensatz wird mit 30 ccm der Salzsäurelösung aufgeschwemmt, verrührt und kräftig durchgeschüttelt. Er kommt wieder in die Zentrifuge. Man saugt dann, nach 5 Minuten Zentrifugieren bei 1500 Umdrehungszahl, die Flüssigkeit wieder ab und vereinigt sie mit der früher erhaltenen. Diese Prozedur wird so oft wiederholt, bis nach dem Zentrifugieren eine klare Flüssigkeit über dem Bodensatz steht. Die gesamte so gewonnene salzsaure Flüssigkeit wird in einzelnen Portionen ausgeschleudert, mit einer Umdrehungszahl von mindestens 2000 pro Minute, 5 Minuten lang. Die abgesaugte Flüssigkeit wird aufgehoben. Der dabei resultierende gesamte Bodensatz wird wieder mit etwa 30 ccm der verdünnten Salzsäure aufgenommen und mit einer Umdrehungszahl von 1500 pro Minute 6 Minuten lang ausgeschleudert. Die Flüssigkeit wird abgesaugt und mit der früheren vereinigt. Die Aufschwemmung und Ausschleuderung dieses Bodensatzes geschieht so oft, bis auch hier nach dem Zentrifugieren eine vollständig klare Flüssigkeit vorhanden ist. Dann wird die gesamte Bakterienaufschwemmung mit Alkohol zu gleichen Teilen versetzt und im Wasserbad mit konstantem Niveau bei einer Temperatur von 40° eingeengt. Nach 24 Stunden wird nach nochmaligem Alkoholzusatz die eingeengte Flüssigkeit mit grosser Geschwindigkeit etwa 5 Minuten zentrifugiert, der vollkommen klare Alkohol abgesaugt, der Bodensatz mit absolutem Alkohol gereinigt. Zur Entfettung bleibt der mit Aether geschüttelte Bodensatz noch 24 Stunden in den Zentrifugengläschen. Der Aether wird darauf entfernt, der Bodensatz mit Alkohol in ein gewogenes Porzellanschälchen gespült, über dem Wasserbade und darauf im Exsikkator getrocknet, darauf gewogen.

Eine weitere Modifikation des Wägungsverfahrens geben Mattile u. Hawk [2]) an.

3. Mikroskopische Untersuchung.

Bezüglich der allgemeinen Methodik sei zunächst auf S. 49 verwiesen. Dem Kulturverfahren hat stets eine gründliche mikroskopische Durchmusterung

---

1) Der Radius der benutzten Zentrifuge beträgt bis zum Sediment 13 cm. Es genügt nicht, wie dies gewöhnlich geschieht, nur die Tourenzahl der Zentrifuge anzugeben, da die Schleuderkraft entsprechend der Grösse des Radius wächst.

2) Journ. of experiment. Med. Bd. 14. 1911. p. 433.

des Kotes auf Bakterien vorauszugehen. Es ist dies deshalb wichtig, weil zahlreiche Mikroorganismen, die uns das Mikroskop vor Augen führt, auf den Nährböden nicht wachsen. Wollten wir bloss die Bakterien berücksichtigen, welche die Kochschen Platten bevölkern, so dürften wir eine in jeder Beziehung falsche Vorstellung über den Formenreichtum und das relative Mengenverhältnis der einzelnen Bakterienarten in uns aufnehmen. „Das mikroskopische Bild wird uns den festen objektiven Rahmen liefern müssen, in welchen wir die zunächst noch unvollständigen Ergebnisse der Kulturmethoden einzureihen haben[1]."

Bei der Untersuchung des frischen Kotes ist vor allem eine hinreichende Verdünnung mit Wasser vorzunehmen. Da eine Anzahl Kotbakterien beweglich sind, kann man mit Vorteil im hängenden Tropfen untersuchen. Es gewährt dies wohl auch einen gewissen Anhalt dafür, wieviel Keime lebend, wieviel abgestorben oder geschwächt sind.

Sehr wesentlich ist ein Zusatz von Lugolscher Lösung zum frischen Präparat. Wie Nothnagel[2] zeigte, sind eine Anzahl im Kot vorkommender Spaltpilze durch ihr Verhalten zu Jod auf das schärfste charakterisiert. Sie färben sich mit diesem Reagens blau und lassen sich dann, selbst in vereinzelten Exemplaren, mit Sicherheit erkennen. Die übrigen Spaltpilze nehmen nach Jodzusatz eine gelbe bis gelbbraune Färbung an. Namentlich die erstere kann oft recht intensiv ausfallen.[3] Im allgemeinen ist es üblich, die Granulosereaktion am unfixierten Präparat vorzunehmen. Nach Passini[4] soll es einen wesentlichen Unterschied machen, ob man fixiert oder nicht; es scheint, dass, wenn man in üblicher Weise über der Flamme fixiert, die Granulosereaktion häufiger positiv ausfällt, als ohne dies.

Rodella[5] empfiehlt folgende Ausführung der Jodreaktion: Auf ein Uhrglas giesst man $^1/_2$—1 ccm Lugolsche Lösung, entnimmt dann aus drei von einander entfernten Partien des Stuhles je 1 Platinöse, verrührt gut mit der Lugolschen Lösung, deckt das Uhrgläschen zu und lässt einige Zeit, sogar bis zu 2—3 Stunden, stehen. Der Bodensatz wird dann mit der Platinöse entnommen und mikroskopisch untersucht. Eventuell sind rosarote oder violette Inseln vorhanden, die die granulosehaltigen Bazillen am reichlichsten enthalten und die mit schwacher Vergrösserung aufzusuchen sind.

Um gefärbte Bakterienpräparate zu erhalten, ist es, wenigstens bei Erwachsenen, zweckmässig, zunächst die Mikroorganismen von den übrigen Kotbestandteilen zu sondern. Es tritt hier dasselbe Prinzip in Kraft, welches oben (S. 312) bei der Gewichtsbestimmung erwähnt wurde. Man verreibt[6] eine kleine Menge Fäzes, etwa von der Grösse einer halben Erbse mit einigen Kubikzentimetern Wasser, zentrifugiert und giesst dann von dem Bodensatz die trübe Flüssigkeit ab, verdünnt einen Teil derselben mit zwei Teilen 96proz. Alkohols und zentrifugiert von Neuem. Von dem jetzt erhaltenen Bodensatz bringt man eine nicht zu kleine Portion auf einen Objektträger, lässt die Flüssigkeit ablaufen und verteilt die Bakterien gleichmässig auf der einen Hälfte des Objektträgers, indem man einen zweiten Objektträger darauf deckt und von dem ersten abzieht. Es entsteht so eine sehr feine gleichmässige Schicht, die infolge ihres Alkoholgehaltes rasch trocknet. Fixierung und Färbung werden nun in der üblichen Weise vorgenommen. Wir verwenden gewöhnlich Löfflers Methylenblau oder 10fach verdünnte Lösung von Karbolfuchsin. Auch eine der zur Färbung von Tuberkel-

1) Escherisch, l. c. S. 12.
2) Beiträge zur Physiologie und Pathologie des Darms. Berlin 1884. S. 117.
3) v. Jaksch, Klinische Diagnostik innerer Krankheiten. 4. Aufl. 1896. S. 236.
4) Wiener klin. Wochenschr. 1902. Nr. 1.
5) Zentralbl. f. Bakteriol. I. Abt. Bd. 69. 1913. S. 167.
6) J. Strasburger, Münchener med. Wochenschr. 1900. Nr. 16.

bazillen angegebenen Methoden findet hier zweckmässige Verwendung. Abgesehen von den Tuberkelbazillen kann man dadurch verschiedene säurefeste Stäbchen, das sogenannte Clostridium butyricum und mancherlei Sporen different färben.

Eine besondere Bedeutung beansprucht bei Säuglingen die Färbung nach Weigert-Escherich (Gram).

Die Ausführung ist nach Alexander Schmidt[1]) folgende: 1. Man kocht 2 g Gentianaviolett mit 200 ccm destillierten Wassers 1/2 Stunde und filtriert. (Die Lösung ist lange haltbar.) 2. 11 ccm Alkohol absolut. werden mit 3 ccm Anilinöl gemischt. (Gleichfalls haltbar.) 3. 1 g Jod, 2 g Jodkali, 60 ccm destill. Wasser (Lugolsche Lösung). 4. Anilinöl-Xylol zu gleichen Teilen. 5. Reines Xylol. Zur Färbung mischt man 1 und 2 im Verhältnis von $8^1/_2 : 1^1/_2$ (nur 2 bis 3 Wochen haltbar), färbt auf dem Objektträger 1/2 Minute und tupft mit Fliesspapier vorsichtig ab. Dann trägt man Lugolsche Lösung auf und tupft gleich wieder ab. Jetzt lässt man Anilinöl-Xylol auftropfen und wieder abfliessen, so lange bis keine blaue Farbe mehr abgegeben wird, spült zum Schluss einmal mit reinem Xylol ab und trocknet. Zur Nachfärbung dient schwache wässerige Fuchsinlösung.

Escherich[2]) wendet statt letzterer eine mit gleichen Teilen Alkohol abs. versetzte konzentrierte alkoholische Fuchsinlösung an, die man über das Präparat laufen lässt und sofort mit reichlich Wasser abspült. Nach Pigeaud[3]) ist aber die wässerige Lösung zweckmässiger, Alkohol zu eingreifend.

4. Kulturverfahren und Differenzierung der Arten.

Den Kulturverfahren kommt einerseits die Aufgabe zu, die im mikroskopischen Bilde sich ähnelnden Bakterien durch Verschiedenheiten ihrer Wachstumsform von einander zu trennen und möglichst kenntlich zu machen. Sie verfolgen andererseits den Zweck, recht viele Bakterien. zum Wachstum zu bringen, sei es, dass es sich um besondere Arten handelt, die auf unseren Nährböden nur schwer gedeihen, oder um Keime der gewöhnlichen Bakterien, die in ihrer Lebensenergie geschädigt sind und deshalb günstigerer Bedingungen zum Wachstum bedürfen. Die Wahl der Nährböden wird nun etwas verschieden ausfallen, je nachdem man die erstere oder die letztere Aufgabe in den Vordergrund schiebt.

a) Zum Zweck einer möglichst weitgehenden Differenzierung nimmt unter den üblichen Nährböden die Fleischpeptongelatine unbedingt den ersten Platz ein[4]). Besonders gilt dies für das Plattenverfahren. Da die tiefliegenden Kolonien auf den Platten in der Regel nichts Charakteristisches bieten, so bedienen wir uns mit Vorteil des Kruseschen Auspinselungsverfahrens[5]).

Man giesst den verflüssigten und noch nicht beschickten Nährboden in Petrischen Schalen aus und lässt ihn erstarren. Man denkt sich durch 2 parallele Linien die Platte in 3 Teile geteilt, bringt mittelst einer Platinöse etwas Impfmaterial auf das erste Drittel und verteilt es mit einem Platinpinsel, glüht den Pinsel aus, entnimmt mit ihm vom ersten Drittel der Platte etwas Material und streicht es auf dem zweiten Drittel aus, desgleichem vom zweiten zum dritten Drittel.

Wir bekommen so lauter oberflächlich gelegene Kolonien. Ein weiterer Vorteil des Verfahrens ist darin zu erblicken, dass man auf einer Platte die ursprüngliche Aussaat und zwei Verdünnungen vereinigt, also wesentlich an Nährboden spart. Ein gewisser Nachteil ist der, dass die Unterscheidung von Fäzesbakterien und solchen Keimen, die der Luft entstammen, Schwierigkeiten bieten kann, weil ja beide auf der Oberfläche zum Wachstum kommen. Die Ver-

1) Wiener klin. Wochenschr. 1892. S. 643.
2) Jahrbuch f. Kinderheilkunde. Bd. 49. S. 138.
3) Ebendas. Bd. 52. 1900. S. 441.
4) Escherich, l. c. S. 43.
5) v. Streit, Inaug.-Dissert. Bonn 1897. S. 8.

schiedenheit in der Form der Kolonien, dann das Auftreten oder Ausbleiben von Verflüssigung und die Art, wie ersteres vor sich geht, geben wichtige Fingerzeige zur Unterscheidung der einzelnen Arten. Gegenüber den Vorzügen der Gelatine treten die anderen Nährböden entschieden zurück. Escherich empfiehlt in zweiter Linie die Kultur auf Kartoffeln und zwar besonders auf jungen Kartoffeln. In dritter Linie wäre das Blutserum zu nennen, das durch Verflüssigung, Farbe, weniger durch die Art des Wachstums zur Differenzierung dienen kann. An letzter Stelle kommt der Agar, der nicht verflüssigt wird und auch sonst im allgemeinen kein typisches Wachstum zulässt. Zur weiteren Charakterisierung der auf Platten erhaltenen Bakterien dienen die Kulturen im Reagensglas, besonders wieder Gelatine. Man beachtet hier den Unterschied im Oberflächen- und Tiefenwachstum, die eigenartige Form des Stichkanals usw. Ferner beobachtet man das Gedeihen auf Milch und verschiedenen zuckerhaltigen Nährböden, wie Traubenzucker-Bouillon und -Agar. Zur weiteren Differenzierung empfiehlt sich die Farbenveränderung der Petruschkyschen Lackmusmolke und die Indolprobe. Die letztere benutzte Escherich[1]) besonders zur Trennung der verschiedenen Koli-Rassen. Natürlich werden unter Umständen auch die hier genannten Mittel nicht ausreichen und der gesamte Apparat der modernen Bakteriologie einschliesslich des Tierversuches in Aktion zu treten haben.

Eine ganz besondere Bedeutung zur Unterscheidung einzelner Koli-Stämme hat sich die Grubersche Agglutinationsprobe erworben[2]). Es ist ein Differenzierungsverfahren von bisher unübertroffener Feinheit und beruht darauf, dass das Serum eines mit einer bestimmten Bakterienart immunisierten Tieres (Meerschweinchens) nur dieses bestimmte Bakterium in erheblichem, nächst verwandte in schwächerem Maasse agglutiniert.

Weitere Einzelheiten über bakteriologische Methoden hier anzuführen, dürfte über den Rahmen dieses Buches hinausgehen.

b) Um möglichst zahlreiche Kolonien zu erzielen, suchte man in der verschiedensten Weise die Ernährungsbedingungen zu modifizieren, in der Hoffnung, günstigere Resultate zu bekommen. Die Beobachtung, dass sich aus diarrhoischen Fäzes mehr Bakterien züchten lassen, als aus normal eingedicktem Stuhl, führte Escherich zu der Ueberlegung, dass der Wassergehalt hier eine wesentliche Rolle spielen müsse. Die Bakterienentwickelung ist ja in hohem Maasse abhängig von dem Feuchtigkeitsverhältnis des Nährbodens. In festen Nährböden werden ferner die Nährstoffe rascher erschöpft und die Stoffwechselprodukte häufen sich leichter an, da der Austausch mit der Umgebung eingeschränkt ist. Dies muss besonders Bakterien, die schon in ihrer Lebenskraft geschwächt sind, gefährlich werden. Daher gelingt es mit Hilfe von Bouillonkulturen eine erheblich grössere und mannigfaltigere Zahl von Keimen zur Entwickelung zu bringen[3]). Im analogen Sinne arbeitet das Verdünnungsverfahren von H. Buchner und Kuisl[4]). Es werden bei diesem ebenfalls flüssige Nährböden benutzt, ausserdem aber noch Verdünnungen angelegt, um die einzelnen Keime getrennt zum Wachstum zu bringen.

Kuisl verrieb 5 ccm Koloninhalt mit 10 ccm sterilisierten Wassers, brachte hiervon eine 5 ccm haltende Platinöse wieder in 100 ccm sterilisierten Wassers und impfte davon wechselnde Mengen auf Nährlösungen über, so dass 10000—100000fache Verdünnungen resultierten. Von 19 Röhrchen z. B. bei der Verdünnung 10000 blieben 3 steril, die übrigen entwickelten Rein-

1) Verhandlungen des Kongresses für innere Medizin. 1899. S. 427.
2) l. c. S. 428.
3) Escherich, l. c. S. 430, u. die Darmbakterien des Säuglings. S. 40.
4) Kuisl, Inaug.-Dissert. München 1885. S. 17.

kulturen oder mehrere Arten nebeneinander. Bei 50000facher Verdünnung waren von 14 Röhrchen 5 steril, die übrigen enthielten Reinkulturen. Als 100000fach verdünnt wurde, war von 20 Röhrchen auf keinem einzigen Wachstum erfolgt.

Gewisse Bakterienarten (z. B. Bac. acidophilus des Säuglingsstuhls), sowie Hefen, die auf alkalischen Nährböden nicht zum Wachsen zu bringen sind, gedeihen auf saurem Substrat. Dieses Verfahren hat in neuerer Zeit Bedeutung erlangt. Zu empfehlen ist die Kultur auf saurer Bierwürzebouillon[1]), sterilem Traubenmost (Schütz), und $^1/_2$ bis 1 proz. Essigsäurebouillon, eventuell mit Zusatz von 1—2 pCt. Traubenzucker (Heymannscher Nährboden).

Zur Darstellung der essigsauren Bouillon verfährt man in folgender Weise: Zu der auf gewöhnlichem Wege bereiteten, jedoch nicht alkalisch gemachten Bouillon wird mit der Pipette die entsprechende Menge Essigsäure zugefügt und in strömendem Wasserdampf sterilisiert. Man lässt nun die Bouillon über Nacht stehen, denn die Essigsäure bewirkt eine Trübung, die nach längerer Zeit schwindet, dafür aber ein Sediment verursacht, das sorgfältig durch ein Doppelfilter beseitigt werden muss. Das Filtrat muss nun abermals, eventuell noch ein drittes Mal, sterilisiert werden, bis es gebrauchsfähig ist[2]).

Ausser den genannten sind fernerhin die verschiedenartigsten Modifikationen der Nährböden versucht worden. So war es ein naheliegender Gedanke, Kotextrakte anzufertigen und den Nährböden zuzusetzen, um auf diese Weise dem Körper analoge Verhältnisse zu schaffen. Die Erfolge aber entsprachen keineswegs den gehegten Erwartungen[3]).

Am weitesten in den Variationen des Nährsubstrates ging Matzuschita[4]).

Er versuchte, abgesehen von den bereits genannten, folgende Nährböden:

Darmschleimhaut-Agar[5])
Leber-   „
Pankreas-   „ } sind wie der gewöhnliche Nähragar bereitet, nur werden anstatt Rindfleisch die genannten Organe gebraucht.
Milz-
Hirn-

Leber-Galle-Agar: 500 g gehackte Ochsenleber und 30 g Erbsenmehl werden mit 1 Liter Wasser gekocht. Die abgekühlte Flüssigkeit versetzt man mit 7 g Pepton, 5 g Kochsalz, 0,2 g Salzsäure und lässt sie nach sorgfältigem Umschütteln bei ·37° C 3 Stunden lang stehen. Danach werden 600 g Ochsengalle zugesetzt und das Ganze bleibt wieder 3 Stunden bei Brüttemperatur stehen. Hierauf wird, wie bei Darstellung der gewöhnlichen Agar-Nährböden gekocht, filtriert, Agar zugesetzt, wieder filtriert und sterilisiert. Der Nährboden reagiert trotz des ClH-Zusatzes alkalisch.

Galle-Agar
Harn-   „
Bierwürze-Agar } Wie gewöhnlicher Agar bereitet, statt des Fleischwassers aber Galle, Harn usw. verwendet.
Reis-   „
Erbsen- „
Bierwürze-Gelatine
Harn-   „
Stroh- „   [Anstatt der Fleischbrühe Strohdekokt (Reaktion sauer).]

Verschiedene der vorstehend aufgeführten Agar-Nährböden
    mit Zusatz von wechselnden Mengen Galle
    „   „   „   „   „ Salzzäure
    „   „   „   „   „ Natriumkarbonat.

---

1) E. Moro, Jahrbuch f. Kinderheilkunde. Bd. 52. 1900. S. 47.
2) H. Weiss, Zentralbl. f. Bakteriol. 1. Abt. Orig. Bd. 36. 1904. S. 13.
3) Hammerl, Zeitschr. f. Biologie. Bd. 35. 1897. S. 376.
4) Inaug.-Dissert. Halle 1902. S. 8.
5) Soweit keine besonderen Bemerkungen gemacht sind, handelt es sich um neutralisierte Nährböden.

Nähragar mit angefaultem Fleisch bereitet
„   „   „   Pankreas   „
„   „   Galle, die 10 Tage bei Zimmertemperatur gefault hat
„   „   zersetzter Milch verschiedenen Alters (teils sauer, teils neutralisiert)
„   „   angefaultem Erbsendekokt
„   „   „   Infus von Gallenblasen verschiedener Tiere.

Matzuschita kommt zu dem Schluss, dass die grösste Anzahl von Kolonien auf Leber-Agar, bzw. auf dem zusammengesetzten Leber-Galle-Agar erhalten wird. Die anderen Nährböden lassen bald mehr, bald weniger Bakterien zur Entwickelung kommen, als die üblichen Medien. Neutrale oder schwach saure Reaktion soll dem Wachstum der Fäzesbakterien im allgemeinen günstiger sein, als alkalische Reaktion.

Kultivierung bei Körpertemperatur gibt nach den früheren Anschauungen keine bessere Ausbeute als bei 22⁰ C, während Matzuschita der Ansicht ist, dass bei 37⁰ erheblich mehr Kolonien zur Entwickelung kommen. Wie genau einzelne Bakterien auf ihren spezifischen Nährboden angepasst sind, geht aus folgendem Beispiel hervor: Der Bac. bifidus, das typische Bakterium im Kote des an der Brust ernährten Säuglings, dessen Kultur bislang nur relativ schwer gelang, lässt sich aus jedem Medium, in dem er vorhanden ist, auch aus dem Stuhle des Erwachsenen ganz leicht züchten, wenn man sich nach Moro[1] der anaeroben Kultur auf Frauenmilch bedient. Bezüglich der trotz aller Bemühungen immer noch umständlichen Technik der Anaerobenzüchtung sei unter anderem auf die Angaben von Hammerl[2] verwiesen, ferner vor allem auf die Arbeiten von Grassberger und Schattenfroh[3]. Tissier[4] erhielt übrigens sehr bemerkenswerte Resultate durch Kultur in tiefem Zuckeragar, der zur Vertreibung der Luft ½ Stunde in kochendem Wasser gehalten und dann, nachdem er sich auf 55⁰ abgekühlt hatte, beimpft wurde. Die strengen Anaerobier finden sich dann in den tieferen Schichten, etwa 2 cm unter der Oberfläche beginnend. Auch Moro[5] erzielte mit der verhältnismässig einfachen Methode der Züchtung in hoher Schicht sehr günstige Ergebnisse in der Anaerobenkultur. Er rät: 1. Nur ganz frisch entleerte Stühle zu verwenden, da die sauerstoffempfindlichen Anaeroben sonst geschädigt sind und nicht mehr wachsen. 2. Züchtung nur in grossen Eprouvetten (100 ccm Inhalt) zur besseren Trennung des verimpften Materials. 3. Impfung mit 20 cm langer Platinöse, die sich vor allem in den tieferen Schichten bewegen soll. 4. Ueberschichtung des erstarrten Nährbodens mit Agar oder sterilem Olivenöl. 5. Die beschickten Nährböden haben 4—6 Tage im Brutschrank zu bleiben, weil viele Anaeroben erst nach dieser Zeit sichtbar werden. 6. Als Nährboden dient gewöhnlicher oder Zuckeragar (2 pCt. mit Zusatz von 0,5 pCt. ameisensaurem Natron). 7. Die Kolonien werden mit einer Platinschaufel ausgestochen und in der gleichen Weise weiterbehandelt, oder auf anderen Nährböden usw. im Buchnerrohre fortgezüchtet.

Macneal, Latzer und Kerr[6] empfehlen in folgender Weise systematisch vorzugehen: Die Kulturböden werden stets mit vergleichbaren Mengen Kot geimpft, Aufschwemmungen von 1 : 100 bis 1 : 1 000 000. a) Ursprüngliches Ausgangsmaterial: 1. Lackmus-Laktose-Agar-Platten bei 37⁰; 2. Lackmus-Glukose-

---

1) Münchener med. Wochenschr. 1906. Nr. 41.
2) Zentralbl. f. Bakteriol. I. Abt. 1901. S. 659.
3) Arch. f. Hyg. Bd. 37, 42, 48.
4) Recherches sur la flore intestinale normale et pathologique du nourisson. Paris 1900. S. 42.
5) Jahrbuch f. Kinderheilk. Bd. 61 (1905). S. 705.
6) Journ. of infectious diseases (Chicago). Vol 6. (1909.) p. 571.

Agar-Platten bei 37⁰ in Wasserstoffatmosphäre; 3. Lackmus-Laktose-Gelatine-Platten bei 18⁰. b) Ausgangsmaterial 15 Minuten im Wasserbad auf 80⁰ erhitzt (zur Sporenzüchtung): 1. Wie bei a, 1; 2. Blutagarplatten (1 ccm defibriniertes steril aufgefangenes Blut auf 1 Röhrchen), anaerobe Züchtung.

Zur Kultivierung der eiweisszerlegenden Anaeroben benutzen Achalme[1]) sowie Passini[2]) Würfel von gekochtem Hühnereiweiss, welche mit Wasser überschichtet eine Viertelstunde bei 120⁰ C (im gespannten Dampf) sterilisiert werden.

II. Vorkommen und Erscheinungsweisen unter normalen Umständen.

1. Beschreibung der Kot-Flora in verschiedenen Lebensaltern.

Die Mannigfaltigkeit der Bakterien, welche den menschlichen Darm durchwandern und mit dem Kote ausgeschieden werden, ist eine ausserordentlich grosse. Dennoch sind wir imstande, gewisse Arten zu bezeichnen, welche regelmässig wiederkehren und sie anderen gegenüber zu stellen, die mehr als zufällige Befunde aufgefasst werden müssen. Wir treffen solche Bakterien regelmässig an, welche bestimmte ihnen zusagende Entwickelungsbedingungen im Darm finden. Diese Mikroorganismen bezeichnet man nach Escherich als obligate Darmbakterien. Es kommen ihnen im Gegensatz zu den zufällig vorkommenden „fakultativen" vielfach sehr wichtige physiologische Funktionen zu und wir werden es noch ausführlicher zu zeigen haben, dass sich eine Art Symbiose zwischen Bakterien und Darm ausgebildet hat.

Weiterhin kann man gewisse Typen der Kotflora aufstellen, die von der Art der Ernährung abhängig und dieser in bestimmter Weise angepasst sind. Dabei handelt es sich aber nicht so sehr um die Verschiedenheit der Keime, welche mit den jeweiligen Nahrungsmitteln von aussen eingeführt werden und im ganzen als zufällige Befunde betrachtet werden müssen, als um die veränderten Lebensbedingungen im Darm selbst, welche jeder Kotflora ein bestimmtes Gepräge aufdrücken. Am reinsten finden sich naturgemäss diese Verhältnisse beim Säugling vor, dessen Nahrung ungemein viel einfacher als die des Erwachsenen zusammengesetzt ist. Das Bild wird hier ein verschiedenes, je nachdem das Kind noch keine Nahrung zu sich genommen hat und die Bakterien auf die von der Darmwand selbst gelieferten Bestandteile, das Mekonium, angewiesen sind, oder ob der Säugling an der Brust, oder mit Kuhmilch ernährt wurde.

Wir wollen im Folgenden einen Ueberblick über die Bakterienfflora der verschiedenen Kottypen zu geben suchen. Es treten dabei die regelmässig gefundenen Arten in den Vordergrund gegenüber den seltener vorkommenden. Für unsere heutigen bakteriologischen Ansprüche ist es selbstverständlich, dass zur näheren Bekanntschaft mit einem Bakterium die Möglichkeit seiner Rein-Züchtung gehört. Diese ist nun leider bei einer ganzen Anzahl von Formen der Kot-Bakterien trotz aller aufgewandten Mühe noch nicht geglückt. Naturgemäss ist

<hr>

1) Annales de l'Inst. Pasteur. 1902. September.
2) Zeitschr. f. Hyg. u. Infektionskrankh. Bd. 49. (1905.) S. 135.

man aber geneigt, die Mikroorganismen, deren Züchtung auf unseren Nährböden gelingt, in den Vordergrund zu stellen und ihnen die Hauptbedeutung in morphologischer wie in physiologischer Hinsicht beizumessen. Es ist das besonders verlockend, wenn es sich um Arten handelt, die so leicht zu kultivieren sind, dass sie fast die Gesamtzahl der aufwachsenden Kolonien auf den Platten ausmachen und hier das Bild beherrschen. So nahm Escherich in seinem grundlegenden Werke über die Darmbakterien des Säuglings an, dass für den Milchkot und den Darm des Kindes diese leicht kultivierbaren Bakterien als die wichtigsten, die „obligaten", zu betrachten seien. Dass sich dies aber nicht aufrecht erhalten lässt, haben spätere Untersuchungen bewiesen. In welchem Maasse es ferner für die Kotbakterien des Erwachsenen gilt, ist auch noch nicht hinreichend geklärt, und es sind höchst wahrscheinlich für gewisse Vorgänge im Darmkanal einzelne Bakterienarten von Wichtigkeit, die wir zunächst nur im ursprünglichen Kotpräparate erblicken, aber noch nicht kultivieren können. Wir dürfen nie vergessen, dass, wie schon erwähnt, von allen ausgesäten Bakterien der Fäzes nur ein ganz minimaler Teil zu Kolonien auswächst. Dass es speziell beim Erwachsenen nicht ohne weiteres angeht, diese letzteren als Prototyp der gesamten Kotvegetation anzusehen und sie für alle Leistungen verantwortlich zu machen, die die Bakterien im Darm ausgeführt haben, lehrt der Vergleich zwischen dem Formenreichtum des mikroskopischen Bildes und den relativ wenigen Arten, die auf den Nährböden gedeihen. Aus diesem schon von Escherich im Jahre 1884 gewürdigten Grunde[1]) soll die Beschreibung des ursprünglichen mikroskopischen Bildes der Schilderung der Kulturresultate vorausgeschickt und ihr selbständig gegenüber gestellt werden.

a) Bakterien des Säuglingskotes.

α) Mekonium:

Unmittelbar nach der Geburt ist das Mekonium steril. Diese Tatsache ist schon lange bekannt und ergibt sich aus der Keimfreiheit der Uterushöhle mit Notwendigkeit. Im extrauterinen Leben erfolgt die Infektion des Mekoniums auf verschiedenen Wegen und viel rascher, als man zunächst annehmen sollte. Vor allem ist sie zeitlich und in ihrem Formenreichtum unabhängig von der Nahrungsaufnahme; Tatsachen, auf die bereits Breslau[2]) im Jahre 1866 hinwies. Unsere Kenntnisse über die Bakterien des Kindspechs stammen im wesentlichen von Escherich[3]) und erfuhren eine Ergänzung durch Schild[4]). Die früheste Infektion des Mekoniums erfolgte nach den Untersuchungen dieser Autoren (spez. Schild) 4 Stunden post partum. Spätestens wurde es 20 Stunden nach der Geburt noch keimfrei gefunden. Beide Extreme sind jedoch Ausnahmen. In der Regel treten Bakterien zwischen der 10. und 17. Stunde auf. Die Angaben müssen je nach der Jahreszeit wechseln. Im Sommer geht eine Infektion naturgemäss rascher und reichlicher vor sich, als im Winter. Die Zahl und Art der Keime hängt vor allem von dem Bakteriengehalt der Luft des Raumes ab, in dem das Kind sich aufhält. Escherich bezeichnet die Mekoniumflora geradezu als ein „Spiegelbild" von diesem. Eine gewisse Rolle spielen ferner nach Schild die Bakterien des Badewassers. Je nach der Oertlichkeit werden also verschiedene Arten von Mekoniumbakterien zu finden sein. Der Formenreichtum

---

1) Die Darmbakterien des Säuglings. S. 12.
2) Zeitschr. f. Geburtskunde. 1866. Bd. 28. S. 1.
3) l. c. S. 14, 51, 74, 99.
4) Zeitschr. f. Hygiene und Infektionskrankh. 1895. Bd. 19. S. 113.

ist gross im Vergleich mit den Verhältnissen, die nach der Ausstossung des Kindspechs sich einstellen. Diese Mannigfaltigkeit[1]) ist charakteristisch für diese früheste Lebensepoche. Aber sie hat auch ihre entschiedene Grenze. Es wird hier eine Schranke durch die Eigenart des Nährbodens gezogen, der, wie schon Breslau sagte, eine zur Fäulnis wenig geeignete Substanz ist. So können z. B. Schimmelpilze, die doch in jedem Raum reichlich zu finden sind, auf dem Mekonium nicht gedeihen[2]). Ferner sprach der Umstand, dass Escherich bei seinen Untersuchungen in München und in Wien die nämlichen Hauptarten fand, für spezifische Beziehungen zum Nährsubstrat. Und auch die weiteren Untersuchungen durch Moro[3]) weisen darauf hin, dass eine grosse biologische Affinität bestimmter ubiquitärer Keime zu dem Darm und seinem Inhalt vorliegt, die eine bestimmte Auswahl der zur Ansiedlung kommenden Bakterien zur Folge hat.

Mikroskopisches Bild (Fig. 1, Tafel IX): Als früheste Bewohner des Mekoniums, etwa 3—7 Stunden nach der Geburt, fand Escherich Kokkenformen in geringer Menge, meist in Gestalt grosser Diplokokken, manchmal vereinzelte Hefezellen. Die Zahl der Exemplare ist so gering, dass hier oft das Mikroskop versagt und erst die Kultur Aufschluss gibt. Nach 18 Stunden sind neben den runden Formen meist kurze Stäbchen nachweisbar. Nun schreitet die Vermehrung rasch weiter und zu Anfang des zweiten Tages ist die Mekoniumflora in der Regel typisch entwickelt. Die Gesamtmenge der Keime bleibt jedoch hinter der zurück, die im Milchkot sich ansiedelt. Wir finden jetzt regelmässig Kokken in relativ grosser Menge und von wechselnder Grösse und Anordnung. So sieht man grosse Formen als Diplokokken und Tetraden, kleine, regelmässig kreisrunde, endlich Arten, die die Gestalt zumeist kurzer Ketten annehmen. Die Formen der Stäbchen sind besonders mannigfaltig. Man findet „eine ganz kurze, häufig parallel gestellte Art; eine andere mit zugespitzten Enden, einem Weberschiffchen ähnlich; schlanke, meist zu zweien verbundene Kurzstäbchen (Bact. coli commune)". Besonders charakteristisch ist das Auftreten zahlreicher sporentragender Bazillen. Unter diesen nehmen die von Escherich so benannten Köpfchenbakterien eine hervorragende Stellung ein. Es sind 4—7 μ lange, sehr schlanke Fäden, die die Gramsche Färbung[1]) schlecht annehmen und an einem Ende eine ziemlich grosse Spore tragen. Sie ähneln in ihrem Aussehen den Tetanusbazillen. Es lag nahe, sie mit dem vielgenannten Bienstockschen Eiweissbazillus[4]) zu identifizieren. Da aber die Köpfchenbakterien des Mekoniums nicht ohne weiteres wachsen, während die Züchtung der Bienstockschen Bazillen an sich leicht gelingt, sind diese beiden Bakterien nicht miteinander zu identifizieren. Von diesen Formen sind leicht zu unterscheiden die grossen, plumpen, nach Gram gut färbbaren Stäbchen des Heubazillus (Bac. subtilis), die durch ziemlich scharfe Ecken, mittel- oder endständige Sporen und Bildung von Scheinfäden weiter charakterisiert sind. Die Sporen werden auch frei gefunden und sind von den kleineren Sporen des Köpfchenbazillus leicht zu unterscheiden. Endlich findet man noch sporentragende, nach Gram nicht färbbare, grosse, ovale Formen.

Untersuchungen des Mekoniums, die ich (Strasburger) im Winter in Bonn vornahm, ergaben in der Hauptsache dasselbe Resultat. Auch die typischen Köpfchenbazillen wurden gefunden. Dagegen erschien die Zahl und der Artenreichtum der Kokken geringer, als dies Escherich beschrieben hat.

---

1) Moro, Jahrbuch für Kinderheilkunde. Bd. 52. 1900. S. 40.
2) Escherich, l. c. S. 18.
3) Jahrbuch f. Kinderheilkunde. Bd. 61. 1905. S. 899.
4) Fortschritte der Medizin. Bd. 1. 1883. S. 609.

Kulturergebnisse: Die Zahl der sich bei aerober Kultur entwickelnden Kolonien ist stets unverhältnismässig gering[1]) nicht nur im Vergleich mit der Zahl der eingesäten Bakterien, was mehr oder weniger für alle Fäzes gilt, sondern auch im Vergleich zu den übrigen Fäzesarten bezüglich der Menge des Ausgangsmaterials. Dafür ist die Mannigfaltigkeit der Formen gross, umgekehrt wie beim Frauenmilchkot. Die gefundenen Arten stimmen zum Teil mit solchen überein, die auch im Fleischkot vorkommen. Man bemerkt ziemlich viele die Gelatine verflüssigende Bakterien.

Als häufiger vorkommende und gut charakterisierte Arten beschreibt Escherich den Proteus vulgaris, den Bac. subtilis, sowie den Streptococcus coli gracilis.

Weniger oft, bzw. in vereinzelten Fällen fanden sich: Bact. coli commune, gelbwachsende, verflüssigende Bazillen, Streptococcus coli brevis, Mikrococcus ovalis, Tetradenkokken, weisse und rote Hefe. Ein Teil dieser Namen reicht nicht aus, um die Bakterien mit anderweitig bekannten Arten vergleichen bzw. identifizieren zu können. Es würde sich die Arbeit auch nicht lohnen, da diese Mikroorganismen im ganzen als zufällige Befunde anzusehen sind.

Schild[2]) züchtete im ganzen 7 Arten aus dem Mekonium, der Hauptsache nach die gleichen wie Escherich. Allerdings war das Häufigkeitsverhältnis einigermassen anders.

So wurden besonders oft angetroffen der Bac. fluorescens non liquefaciens (in beinahe der Hälfte der untersuchten Fälle), dann der Porzellankokkus (Escherich), plumpe, nicht verflüssigende Kurzstäbchen, deren Bestimmung nicht gelang. Bacillus subtilis und Bact. coli commune, letztere beide nur halb so oft, als die erste Art, noch seltener Bac. fluorescens liquefaciens und eine Proteusart.

Einen wesentlichen Fortschritt für die Erkenntnis der Mekoniumflora bedeutete die Anwendung des anaeroben Verfahrens. Moro[3]) züchtete auf diese Weise die Köpfchenbakterien (die allen früheren Kulturversuchen getrotzt hatten), Buttersäurebazillen (vegetative Form des Gasphlegmonebazillus), den Bac. putrificus Bienstock und, was das Wichtigste ist, den Bac. bifidus Tissier, der also schon zu dieser Zeit, noch vor Einsetzen der Milchnahrung, im Darm vorhanden ist (vergl. unter Frauenmilchstuhl).

β) Frauenmilchstuhl.

Mit der vollendeten Ausstossung des Mekoniums am 2.—3. Lebenstage geht nach der Beschreibung von Escherich[4]) ein plötzlicher Wechsel in der Kotflora vor sich. Trifft man zufällig einen Stuhl an, in dem die letzten Mekoniumreste mit den ersten Teilen des Milchkotes gemischt sind, so kann man mit dem Mikroskop verfolgen, wie jedem Partikelchen, entsprechend seiner Provenienz bestimmte Bakterien zukommen. Uebrigens findet man unter Umständen doch noch einige Tage nach Entfernung des Mekoniums einzelne diesem zugehörige Bakterien in anscheinend reinem Milchkot. Die Ursache des auffallenden Wechsels der Bakterien ist in der chemischen Verschiedenheit des Nährsubstrates zu suchen.

Tissier[5]), dem wir neuere, sehr eingehende Untersuchungen über die Bakterien des Säuglingskotes verdanken, findet jedoch einen langsameren, mehr stufenweisen Uebergang. Die eigentümlichen Bazillen, welche die Flora des

---

1) Escherich, l. c. S. 51.
2) l. c. S. 119.
3) Jahrbuch f. Kinderheilkunde. Bd. 61. S. 892.
4) Darmbakterien des Säuglings. S. 21.
5) Recherches sur la flore intestinale normale et pathologique du nourrisson. Georges Carré et C. Naud. Paris 1900.

Brustmilchkotes auszumachen bestimmt sind, treten nach ihm schon am 2. Lebenstage in die Erscheinung. Etwa von der Mitte des 3. Tages ab beginnen sie ein stärkeres Wachstum zu entfalten. Man hat den Eindruck, dass sie die anderen Keime überwuchern, die nun allmählich zurücktreten. Zuerst verschwinden die feinen Stäbchen und Köpfchenbakterien, die Kokken bleiben noch längere Zeit, wenn auch in verringerter Anzahl sichtbar. Im ganzen dauert es 12—24 Stunden, bis das typische Bild des Milchkotes voll ausgebildet ist.

Dass keine scharfe Grenze zwischen den Bakterien des Mekoniums und denen des Milchkotes besteht, geht noch eindringlicher aus den neueren Untersuchungen von Moro[1]) mit anaerober Züchtung hervor, welche zeigten, dass die Bakterien des Mekoniums (bis auf unwesentliche Luftkeime) nicht passagere Gäste des menschlichen Darmes in der frühesten Lebensepoche sind, die den Bakterien des Milchkotes einfach Platz machen. Sie sind vielmehr die Stammeltern der nachkommenden Generationen, die zum Teil den Darm zeitlebens nicht mehr verlassen. Wenn nach Einsetzen der Milchnahrung das Bakterienbild, namentlich bei mikroskopischer Betrachtung des nativen Stuhls, so völlig anders aussieht als das des Mekoniums, so beruht dies darauf, dass einzelne, aber schon vorhandene, Bakterienformen vermöge des ihnen besonders zusagenden Nährbodens zu viel reichlicherer Entwicklung gelangen als die anderen.

Mikroskopisches Bild (Fig. 2, Tafel IX): Ein dünnes Ausstrichpräparat des normalen Brustmilchkotes erweckt fast vollkommen den Eindruck einer Reinkultur. Man sieht nach Moro eigenartige feine Stäbchen mit zugeschärften Enden, meist sind es Doppelstäbchen. Nach meinen (Strasburger) Präparaten sind die Stäbchen plumper und an den Enden abgerundet. Bald liegen sie ganz regellos, bald in Gruppen oder Schwärmen, in denen die Stäbchen gewöhnlich mit der Längsachse parallel gestellt sind; bald ist es ein Netzwerk, welches das ganze Gesichtsfeld ausfüllt. Einzelne Stellen des Präparates scheinen ausschliesslich aus Haufen dieser Bakterien zusammengesetzt zu sein[2]). Die Färbung beschränkt sich zuweilen nur auf die mittleren Partien der Stäbchen. Vereinzelt findet man verzweigte und köpfchentragende Formen[3]). Sehr charakteristisch ist der Umstand, dass diese Bakterien, nach Gram (bzw. Weigert-Escherich) behandelt, die Farbe beibehalten. Bei Gegenfärbung mit Fuchsin lässt sich schon makroskopisch das Präparat eines normalen Bruststuhles durch seine blaue Färbung erkennen[4]). Sieht man genauer zu, so bemerkt man immerhin, dass einzelne dieser charakteristischen Stäbchen die rote Farbe annehmen, andere sich zur Hälfte blau, zur Hälfte rot färben. Ferner findet man nach Tissier einzelne Diplokokken, die nach Gram gefärbt bleiben, sowie einige kurze Bazillen, die die Kontrastfarbe annehmen. Es ist das Verdienst von Moro, dass er diese durchgängige Färbbarkeit nach Gram als ein wichtiges Merkmal der Flora im Frauenmilchstuhl hinstellte. Beim Kuhmilchkot hingegen ist stets ein Teil der Bakterien durch die Kontrastfarbe tingiert und es soll schon genügen, dass vereinzelte Male Kuhmilch zugeführt wurde, um die Reinheit des mikroskopischen Farbenbildes zu trüben. Auch Tissier findet diese Verhältnisse, die beim normalen Säugling bis zur Entwöhnung angetroffen werden, in sehr empfindlicher Weise abhängig von der Ernährung. Speziell sollen geringfügige Verstösse gegen

<hr>

1) Zitat s. S. 325 sub 3.
2) Escherich, l. c. S. 25 und Tissier, l c. S. 122.
3) Moro, Jahrbuch f. Kinderheilk. Bd. 61. 1905. S. 687. Daselbst eine neue eingehende Schilderung des mikroskopischen Bildes.
4) Moro, Jahrbuch f. Kinderheilk. Bd. 52. S. 42.

die Hygiene der Säuglingsernährung von wesentlichem Einfluss sein. Rodella[1]) hingegen sieht das Maassgebende in der durchaus normalen Zusammensetzung der Fäzes. Die Fäzes von eidottergelber Farbe, weicher Konsistenz und leicht saurer Reaktion enthalten nach ihm ganz oder fast ausschliesslich diese nach Weigert-Escherich färbbaren Bazillen. Solche Stühle, die dem Normaltypus entsprechen, werden aber naturgemäss hauptsächlich bei Brustkindern angetroffen, immerhin kann doch auch bei anderer Ernährung das Gleiche gefunden werden. So bei der Verabreichung von Malzsuppe, wo Gregor[2]) mikroskopisch dieselben Bakterien wie beim Brustkind sah. Moro[3]) jedoch bestreitet die Richtigkeit der Annahme Rodellas. Weniger das Aussehen der Fäzes als vielmehr die spezifische Ernährung ist nach ihm das Maassgebende. Indessen findet neuerdings auch Sittler[4]) nicht selten bei Kuhmilchkindern eine Kotflora, die der des Brustkindes fast gleicht.

Kulturergebnisse: Nach der (oberflächlichen) aeroben Aussaat auf Gelatine wachsen fast ausschliesslich die bekannten gelbbraunen Kolonien, mit gezacktem, weinblattartigem Rand, zerklüfteter, oder moireeartig gezeichneter Oberfläche, die dem Bact. coli commune angehören. Nur vereinzelt findet man die dickeren, mit rundem Kontur versehenen Kolonien des Bac. lactis aërogenes und einige Kolonien von Streptokokken. Andere, speziell verflüssigende [vergl. auch die Untersuchungen von Spiegelberg[5])] Arten werden normalerweise so gut wie nicht angetroffen. Dieser Befund steht in einem sehr eigenartigen Gegensatz zu dem mikroskopischen Bilde, denn die auf der Gelatineplatte gewachsenen Koli-Bakterien färben sich nach Weigert-Escherich nicht blau, wie im Kot selbst, sondern durchgängig rot. Auch Kultur auf den anderweitigen üblichen Nährböden ändert an dieser Tatsache nichts. Wovon hängt dieser Unterschied im färberischen Verhalten ab? Sind die Bakterien, die wir im Kot sehen und die, welche auf den Nährböden wachsen, die gleichen, oder haben wir verschiedene Arten vor uns?

Escherich entschied sich seinerzeit in ersterem Sinne. Denn die Stäbchen des Bact. coli gleichen der äusseren Form nach den Bakterien des Milchkotes, welche die blaue Farbe annehmen. Den Unterschied der Färbbarkeit suchte er in irgend welchen chemischen Veränderungen[6]) des Zelleibes, erzeugt durch die von einander verschiedene Natur des Darminhaltes und der künstlichen Nährböden. Für diese Annahme sprach auch die Anwesenheit gescheckter Bazillen, die Escherich als Uebergangsformen auffasste. Ferner schien dem so einheitlichen mikroskopischen Bilde auch durchaus die Einheit der Kulturergebnisse zu entsprechen. So entstand die Bezeichnung „rote" und „blaue Kolibazillen". Escherich und seine Schüler bemühten sich, diese beiden Formen in einander überzuführen, um ihre Identität zu beweisen. In der Tat gab Alex. Schmidt[7]) an, es sei ihm gelungen, auf fetthaltigem Nährboden Bazillen zu züchten, die sich nach Gram blau färben und er glaubte in dem Fettgehalt des Nährbodens die Erklärung suchen zu müssen. Nachuntersuchern, Lehmann und Neumann[8]) und Jakobsthal[9]), jedoch wollte es nicht gelingen, dem Bact. coli durch Züchtung auf genanntem Nährboden die so charakteristische Färbbarkeit nach Gram zu verleihen. Und Jacobsthal glaubte deshalb nicht an die Identität der blauen Stäbchen mit Bact. coli. Escherich[10]) selbst erhielt schliesslich auch kein positives Resultat mehr. Auf seine Veranlassung nahm Moro in neuerer Zeit die

---

1) Zeitschr. f. Hygiene u. Infektionskrankh. Bd. 39. 1902. S. 204 und Zentralbl. f. Bakt. Bd. 29. 1901. S. 718.
2) Arch. f. Kinderheilk. Bd. 26. 1900. S. 95.
3) Zitat s. S. 326 sub 3.
4) Die wichtigsten Bakterientypen der Darmflora des Säuglings. Würzburg 1909. S. 44.
5) Jahrbuch f. Kinderheilkunde. Bd. 49. 1899. S. 207.
6) Escherich, Jahrbuch f. Kinderheilkunde. Bd. 49. 1899. S. 139.
7) Wiener klin. Wochenschr. 1892. S. 643.
8) Hygienische Rundschau. 1897. S. 849.
9) Desgl. S. 1180.
10) Jahrbuch f. Kinderheilk. Bd. 49. 1899. S. 139.

Versuche wieder auf, kam jedoch nunmehr zu einem ganz neuen Ergebnis. Entsprechendes berichtete zu gleicher Zeit Finkelstein[1]), und unabhängig von diesen Autoren erhielt Tissier[2]) im Prinzip analoge Resultate.

Aus den Untersuchungen von Moro und vor allem von Tissier ergibt sich, dass die Bakterien des Brustmilchstuhles, welche das usprüngliche Bild so vollkommen beherrschen, mit Bact. coli commune überhaupt nichts zu tun haben, sondern dass es eigenartige Bazillen sind, welche bloss unter bestimmten Bedingungen wachsen. Sind letztere nicht gegeben, so gedeihen eben bloss Koli-Bakterien, von denen immer einige Exemplare vorhanden sind. Man findet ja auch im mikroskopischen Fäzes-Präparat vereinzelte rote Stäbchen. Die gewöhnlichen Kulturmethoden geben uns also ein ganz falsches Bild von der wahren Flora des Brustkind-Stuhles. Es wird durch sie ein Mikroorganismus, der nur in relativ geringer Menge vorhanden ist, ungebührlich in den Vordergrund geschoben. Es zeigt sich an diesem Beispiel eklatant, wie nötig es ist, stets das mikroskopische Bild des Stuhles selbst in erster Linie zu berücksichtigen.

Die neuen Bazillen, welche sich nach Gram färben, gehören aber nicht nur einer Art an, sondern bilden zwei verschiedene Gruppen. Denn die Angaben von Moro und Tissier über ihr Wachstum lassen sich in den Hauptpunkten nicht mit einander vereinigen. Moro bediente sich zur Züchtung der sauren Bierwürze-Bouillon. Das nach 48 Stunden gebildete Sediment enthielt die Bazillen fast in Reinkultur. Sie liessen sich nunmehr ohne Schwierigkeit auf Agar weiterzüchten. Später zeigte sich, dass nicht nur Bierwürze, sondern überhaupt irgend ein saurer Nährboden, z. B. $\frac{1}{2}$—1 proz. Essigsäure-Bouillon, zur Isolierung dieser Bakterien aus dem Stuhl hinreicht. Moro nannte den neuen Mikroorganismus wegen seiner Vorliebe für Säure Bacillus acidophilus. Finkelstein sprach von „säureliebenden" Bazillen. Der Name dürfte jedoch nach den Ausführungen Rodellas[3]) nicht gerechtfertigt sein, da das Bakterium, wenn es einmal isoliert ist, sogar auf alkalisch reagierenden Nährböden besser als auf saueren wächst. Von einer Vorliebe für Säure kann also nicht die Rede sein, es besteht nur eine grosse Resistenz gegen Säure. Die Koli-Bakterien, die sonst alles überwuchern, vertragen Säure schlecht und werden auf diese Weise ausgeschaltet. Moro und andere Untersucher [Rodella, Cippolina[4])] stimmen darin überein, dass ihre Bazillen bei Anwesenheit von Luft gedeihen können; Tissiers Mikroorganismus hingegen ist ein strikter Anaerobiont, dem er den Namen „Bacillus bifidus communis" gab. Er bedarf zu seinem Wachstum der Körpertemperatur und zuckerhaltiger Nährböden, also Zuckeragar oder Milch. Besonders elektiv wächst er auf Frauenmilch. Auf vielen anderen Nährböden: gewöhnlichem Agar, saurem Agar, Zuckergelatine vermag er sich nicht zu entwickeln. Man sieht, die Angaben Tissiers und Moros gehen so weit auseinander, dass nicht die Rede davon sein konnte, die beiden Arten miteinander zu vereinigen. Weitere Forschungen aus Escherichs Klinik[5]) über diesen Gegenstand bestätigen denn auch die Verschiedenheit des Bifidus und Azidophilus. Man nimmt jetzt allgemein an, dass die Flora des Brustmilchstuhles der Hauptsache nach aus dem Bac. bifidus besteht. Ausser dem Bac. bifidus, dem Azidophilus, den geringen Mengen von Bact. coli commune und lactis aërogenes findet man im normalen Bruststuhle nach Tissier einzelne Exemplare der intestinalen Streptokokken, und zwar der-

---

1) Deutsche med. Wochenschr. 1900. S. 263.
2) l. c. S. 124.
3) Zentralbl f. Bakteriologie. Bd. 29. 1901. S. 723.
4) Zentralbl. f. Bakteriologie. Bd. 32. 1902. S. 576.
5) Cahn, Zentralbl. f. Bakteriologie. Bd. 30. 1901. S. 724.

selben, die von Hirsch und Libbmann unter pathologischen Bedingungen in grossen Mengen gefunden und auf Veranlassung Escherichs näher beschrieben wurden (vergl. unter Streptokokken).

Nach Jacobson[1]) gelingt es auch aus ganz normalen Brustmilchstühlen noch einige weitere Arten zu züchten. Auch unter normalen Bedingungen sieht man unter Umständen in merklicher Weise Koli- und Lactis aërogenes-Bazillen sowie Streptokokken an Menge zunehmen[2]). Moro[3]) rechnet zu den konstanten Bewohnern des Brustmilchstuhles noch den unbeweglichen Buttersäurebazillus und die Köpfchenbakterien des Mekoniums.

Die im Verhältnis grosse Zahl von Formen, die gezüchtet werden können, steht im auffälligen Gegensatz zu der Einheitlichkeit des mikroskopischen Bildes im Ausstrichpräparat. Bei hinreichender Berücksichtigung des letzteren werden wir aber nicht im Zweifel sein können, dass die überwiegende Menge aller vorhandenen Bazillen dem Bifidus angehört und dass die anderen Mikroorganismen an Bedeutung weit zurückstehen.

γ) Kuhmilchstuhl:

Escherich[4]) schrieb noch im Jahre 1899: „Sehr viel weniger klar liegen die Resultate bei dem künstlich genährten Kinde. Hier drückt sich die Abweichung der Verdauungsvorgänge vom Physiologischen auch im bakterioskopischen Bilde aus. Man trifft zumeist, entsprechend dem geringen Wassergehalt, eine spärlicher und kümmerlicher entwickelte Vegetation von Stäbchen, darunter neben der Ueberzahl von blauen fast regelmässig auch rote Stäbchen und ausserdem eine Anzahl von fakultativen Darmbakterien, unter denen die blau gefärbten Soorgonidien, sowie Tetraden und Sarzineformen, einzelne Proteolyten, besonders ins Auge fallen.“ Seitdem sind auch hier durch Tissiers[5]) Untersuchungen unsere Kenntnisse vertieft worden. Wird der Säugling von vornherein mit Kuhmilch ernährt, so sieht man den Wechsel zwischen Mekonium und Milchflora sich in viel langsamerer Weise vollziehen, als beim Brustkind. Einzelne Formen, wie die Köpfchenbakterien und ein dickes in der Mitte eine Spore tragendes Stäbchen (wohl Bac. subtilis), eine Hefe-Art, können noch eine ganze Anzahl von Tagen vorgefunden werden. Man hat überhaupt nicht den Eindruck, dass eine ganze Flora durch eine andere ersetzt wird. Stets finden wir schliesslich ein ziemlich buntes Gemisch, in dem keine bestimmte Art überwiegt.

Mikroskopisches Bild (Fig. 3, Tafel IX). Man muss schon eine grössere Anzahl Untersuchungen vornehmen, um sich zu überzeugen, dass auch beim Kuhmilchstuhl bestimmte Bakterienarten in einigermaassen typischer Weise wiederkehren. Man findet grosse, breite Stäbchen mit leicht abgerundeten Ecken, die die Farbe kräftig annehmen und auch nach Gram gefärbt bleiben. Daneben sieht man viel feinere, schlanke Bazillen von wechselnder Länge, teils in Form langer Fäden oder Ketten von 4—5 Gliedern, die sich ebenfalls nach Gram darstellen lassen und gewöhnlich in grösseren Mengen als die erste Art vorhanden sind. Bacillus bifidus, nach Gram weniger gut tingierbar, wird in vereinzelten Exemplaren angetroffen. Bacterium coli, nach Gram entfärbt, ist dazwischen reichlich verstreut. Von Kokken finden sich ziemlich grosse, lanzettförmig gestaltete, vielfach mit einer Kapsel umgeben, entweder als Diplokokken oder zu

---

1) Annales de l'Institut Pasteur. Bd. 22. 1908. S. 300.
2) Nobécourt und Rivet. Semaine médicale. 1907. S. 517.
3) Jahrb. f. Kinderheilk. Bd. 61. S. 711. Daselbst eingehende Beschreibung der einzelnen auch inkonstant im Brustmilchstuhl auffindbaren Mikroorganismen.
4) Jahrbuch f. Kinderheilkunde. Bd. 49. S. 140.
5) l. c. S. 135.

kurzen Ketten aneinander gereiht. [Nach Tissiers Annahme Micrococcus ovalis-Escherich[1]), bzw. Enterococcus-Thiercelin[2])]. Es gibt auch feine regelmässig gestaltete Diplokokken, zeitweise in Ketten von 5—6 Gliedern, andere grössere zu zweien oder vieren zusammengelagert, alle diese Formen nach Gram färbbar. Wie man sieht, nehmen, abgesehen vom Bacillus bifidus und acidophilus, eine Anzahl Mikroorganismen die blaue Farbe nach Weigert-Escherich an. Immerhin ist, namentlich infolge der Anwesenheit vom Bact. coli commune, ein guter Teil des Präparates von roten Elementen besetzt.

Kulturergebnisse: Man erhält unter den vorher beim Bruststuhl angegebenen Kautelen nach Tissier den Bacillus acidophilus, ferner den von ihm so benannten Bacillus exilis, einen fakultativen Anaeroben, der jedoch nach Cahn[3]) nur eine besondere Art des Bac. acidophilus sein soll. Bac. bifidus wächst im Verhältnis in spärlicher Menge. Neben diesen Formen erhält man den Enterokokkus von Thiercelin, der nach den neueren Angaben von Thiercelin und Jouhaud[4]) in den verschiedensten Formen auftreten soll, bald als Diplokokken, bald als Tetraden, oder in Ketten, oder in Form von Häufchen, ja sogar als Stäbchen und in Fadenform (?!). Ferner den Streptokokkus von Hirsch-Libbmann. Beide sind übrigens nach Kruse[5]) mit einander identisch und echte Milchsäurebakterien, wie man sie bei der spontanen Gerinnung der Milch gewöhnlich findet. Er schlägt für sie den Namen Streptococcus lacticus vor. Weiterhin findet man Bact. coli commune und seltener den weissen Staphylokokkus, Sarcina minuta, Bact. lactis aërogenes, Bac. mesentericus vulgatus und weisse Hefe. Manche dieser Arten können fehlen oder in sehr spärlicher Menge auftreten. Dem ist hinzuzufügen, dass nach Rodella[6]) peptonisierende Arten, die sogar Kasein lösen können, im Säuglingsstuhl sowohl aerob, wie anaerob gefunden werden, und zwar beim künstlich genährten Kind in viel grösserer Zahl als bei Ernährung an der Brust. Es müssen dies noch andere Arten sein als die von Tissier aufgeführten, da unter letzteren nur dem selten vorkommenden Staphylococcus pyogenes albus die Eigenschaft zukommt, Gelatine zu verflüssigen. In der Tat stellte Passini[7]) fest, dass von 10 Kulturen, die ihm Rodella zur Verfügung stellte, 5 als typische Buttersäurebazillen anzusprechen waren, und zwar handelte es sich um einen tierpathogenen Stamm des Gasphlegmonebazillus, drei nicht pathogene Stämme desselben Bazillus und einen Stamm vom Bazillus des malignen Oedems.

Passini selbst fand weiterhin mit Hilfe des Botkinschen Anreicherungsverfahrens in sämtlichen Stühlen den „unbeweglichen Buttersäurebazillus" (Schattenfroh, Grasberger), durch andere Kulturmethoden öfters den „beweglichen Buttersäurebazillus" und den Bac. putrificus-Bienstock, den Grasberger und Schattenfroh[8]) als fäulniserregenden Buttersäurebazillus in ihr System aufgenommen haben.

Ebenso wie das mikroskopische Bild des Kuhmilchstuhles mannigfaltiger ist, als das der Brustmilch-Fäzes, sehen wir auch bei der Kultur vielmehr verschiedene Kolonien in grösseren Mengen aufgehen.

---

1) Darmbakterien des Säuglings. S. 89.
2) Comptes rendus de la société de Biologie. 1899. 15. April u. 24. Juni.
3) l. c. S. 723.
4) Comptes rendus de la société de Biologie. 1902. S. 1082. 1903. S. 686, 701, 750, 798.
5) Zentralbl. f. Bakteriol. I. Abt. Orig. Bd. 34. 1903. S. 737.
6) Zeitschr. f. Hygiene u. Infektionskrankh. Bd. 41. 1902. S. 471.
7) Zeitschr. f. Hygiene u. Infektionskrankh. Bd. 49. 1905. S. 136.
8) Ueber Buttersäuregärung. Arch. f. Hyg. Bd. 37, 42, 43. Münchener med. Wochenschr. 1902. Nr. 38.

Die bisherige Beschreibung gilt für Ernährung mit sterilisierter Milch; gibt man die Kuhmilch in rohem Zustande, so sollen nach Tissier[1]) unter Umständen die säureliebenden Bazillen in grösserer Menge zu finden sein, ein wesentlicher Unterschied besteht jedoch nicht. Wurde der Säugling zuerst an der Brust ernährt und erhielt dann Kuhmilch als Beikost, so gleicht die Kotflora mehr dem Bilde, welches wir beim Brustmilchstuhl kennen gelernt haben[2]). Beinahrung, wie sie den Kindern gegen Ende des ersten Jahres gereicht wird, Suppen, Eier, Püree, ändert die Flora im Stuhl der Flaschenkinder nicht merklich[3]).

Durch Ernährung von Säuglingen mit Buttermilch wird die Flora des Kuhmilchkotes nach Guillemot und Szczawinska[4]) sowie Nobécourt und Rivet ganz auffallend verändert. Schon am nächsten Tag nehmen, im Präparat nach Weigert-Escherich, die rot gefärbten Bazillen und die Kokken ab, einzelne Häufchen des Bifidus treten auf. Bald bekommt dieser vollständig das Uebergewicht und es entsteht das gleiche Stuhlbild wie beim normalen Brustkind.

Sittler[5]) fand, dass durch Rohrzucker das Auftreten des unbeweglichen Buttersäurebazillus im Stuhl in hohem Maasse begünstigt wird, während Dextrose, Laktose, Maltose in der Nahrung den Bifidus begünstigen. Letzteres gilt ebenso von reinen Mehlen.

Mit zunehmendem Alter werden natürlich allmählich die Verhältnisse immer ähnlicher denen beim Erwachsenen. Nach Untersuchungen Tissiers[6]) bei einem 5 jährigen Kinde kommen zu den bisherigen Mikroorganismen hinzu: Bac. perfringens, Coccobac. procentus, Staphylococcus parvulus, Bac. fundiliformis, Bac. capillosus, Bac. pentriosus, Diplococc. orbiculus, Coccobac. oviformis und Hefepilze.

Es ist sehr merkwürdig, dass gewisse Bakterienarten sich ihren Wachstumsbedingungen im Darm in derartig spezifischer Weise anpassen, dass sie schliesslich Rassen für sich bilden, die für den einzelnen Menschen ein persönliches Gepräge tragen. Diese feinen Unterschiede sind vermittelst des Agglutinationsversuches bei den Kolibakterien festgestellt worden. Man kann hier geradezu von „persönlichen Kolirassen" sprechen. In weiterer Ergründung der Beziehungen zwischen den Kolirassen und ihrem Wirt haben nun Jehle und Pincherle[7]) folgendes festgestellt: Bei einem Brustkind konnten sie viele Wochen hindurch das Bestehen einer persönlichen Koli- und Parakolirasse nachweisen, die sich so lange hielt, bis ein Nahrungswechsel vorgenommen wurde und dann rasch verschwand. Welche spezifische Kolirasse zunächst einmal in den Darm gelangt und sich hier festsetzt, muss wohl auf Zufälligkeiten beruhen. Denn bei zwei Kindern, die an der gleichen Brust genährt wurden, fand sich nicht die gleiche, sondern verschiedene Kolirassen.

Verfüttert man nun bei einem Säugling, dessen individuelle Kolirasse man kennt, „heterologe" Kolistämme, so verdrängen diese rasch die ursprünglichen Kolistämme (Nachweis im Kot), verschwinden aber auch ebenso rasch wieder aus dem Darm. Merkwürdigerweise gelingt das Experiment nur bei darmgesunden Kindern. Verfütterte man morphologisch ferner stehende Bakterien, z. B. Pseudodysenteriebazillen, so verdrängten diese ebenfalls die autochthonen Kolibakterien, wurden aber sehr viel langsamer, erst nach Wochen wieder aus dem Darm eliminiert. (Ueber Verdrängung von Bakterien im Darm durch andere vergl. ferner S. 337).

---

1) l. c. S. 141.
2) Tissier, l. c. S. 152.
3) Nobécourt u. Rivet, Semaine médicale. 1907. S. 517.
4) Société de Biologie. 1906. S. 726.
5) l. c. S. 60.
6) Annal. de l'inst. Pasteur. Bd. 22. 1908. S. 189.
7) Wiener klin. Wochenschr. 1910. S. 94.

b) Kotbakterien des Erwachsenen.

Mikroskopisches Bild: Gefärbtes Präparat. Um einen Vergleich mit den Säuglingsfäzes zu gewinnen, erscheint es mir sehr zweckmässig, wieder die Doppelfärbung nach Weigert-Escherich vorzunehmen. Auch sonst dürfte diese Methode, die sich für das Kindesalter so gut bewährt hat, manche Lichtstrahlen auf die beim Erwachsenen noch wesentlich komplizierter liegenden Verhältnisse werfen. Wir schicken deshalb die Betrachtung des gefärbten Präparates der des ungefärbten voraus. Beide Beschreibungen müssen sich gegenseitig ergänzen. Systematische Untersuchungen in dieser Richtung fehlen jedoch noch vollkommen. Das Interesse der Autoren konzentrierte sich in den letzten Jahren vorwiegend auf das Kultivieren der Bakterien. Ein Entwirren des mikroskopischen Bildes erschien Vielen von vornherein als aussichtslos. Vor allem wäre festzustellen, ob verschiedene Ernährungsweisen Wechsel in das mikroskopische Bild bringen. Wir können aus eigener Anschauung (Strasburger) zunächst folgendes feststellen: Bei milder Kost unter reichlicher Zufuhr von Milch und Kohlehydraten, wenig Fleisch (Fig. 4, Tafel IX) hat man den Eindruck, dass die Abweichung, die der Säuglingskot nach Kuhmilchnahrung von den Fäzes des Brustkindes genommen hat, in einer Anzahl von Punkten in derselben Richtung weitergeschritten ist. War beim Kuhmilchstuhl im Gegensatz zum Brustmilchkot ein guter Teil des Bildes von rot gefärbten Bazillen eingenommen, so ist jetzt beim Erwachsenen noch mehr die rote Farbe die überwiegende. Es sind meist Stäbchen, die in ihrer Form und Grösse den Kolikakterien entsprechen. Viele von ihnen sind nur schlecht gefärbt und offenbar schon seit längerer Zeit abgestorben. Daneben finden sich einzelne gröbere rote Bazillen, die eventuell an einzelnen Stellen, z. B. den Enden, die blaue Farbe angenommen haben oder blaue Einlagerungen besitzen. Man sieht Uebergänge von diesen zu ganz blauen Stäbchen. Teilweise enthalten sie Sporen, dann ist der Bakterienleib mehr rot, der Rand der Spore blau, ihr Inneres farblos oder auch umgekehrt, der Leib blau, die Sporen rot. Es handelt sich wohl bei einem Teil um Bac. subtilis. Durch ihre Spindelform und erhebliche Grösse kenntliche Klostridien werden hauptsächlich blau gefärbt. Ausgebildet ist bei vielen Bazillen die Bildung von Ketten oder Scheinfäden. Kokken konnten wir im Gegensatz zum Säuglingskot nur in wenigen Exemplaren finden, einzelne färben sich rot, andere blau, zwischendurch sieht man vereinzelte Hefezellen, durch ihre Grösse kenntlich und ebenfalls blau gefärbt. Bei vorwiegender Fleischnahrung (Fig. 5, Tafel IX) traten hingegen die Kokken mehr in den Vordergrund, und zwar waren sie vielfach von erheblicher Grösse. Die Mehrzahl nahm die Färbung nach Gram an. Grosse Bazillen (subtilis) zeigten sich in geringerer Menge. Die rotgefärbten Bakterien waren ausserdem noch mehr in Zerfall begriffen.

Frisches Präparat: Den grössten Teil unserer bisherigen mikroskopischen Kenntnisse über die Bakterien im Stuhl des Erwachsenen verdanken wir der Untersuchung des frischen Präparates. Namentlich hat sich die Differenzierung mit Jod-Jodkali-Lösung als fruchtbringend erwiesen. Was das Mengenverhältnis der Bakterien und Kokken zu einander betrifft, so werden in dünnen Stühlen nach Nothnagel[1]) relativ mehr Stäbchenformen angetroffen, als in festen. Während sich die überwiegende Mehrheit der Stäbchen, Kolibakterien, Bacillus subtilis und andere, sowie die meisten Kokken mit Jod gelb bis gelbbraun färben, fallen andere durch ihr intensiv blaues bis blauschwarzes Kolorit auf, das sie

---

1) Beiträge zur Physiologie und Pathologie des Darms. Berlin 1884. S. 114.

schon in einzelnen Exemplaren auf das deutlichste hervortreten lässt. Die erste und zugleich eingehende Beschreibung der Formen und des Vorkommens dieser Organismen verdanken wir Nothnagel[1]); seine Schilderung erfuhr in manchen Punkten noch eine Erweiterung durch v. Jaksch[2]). Am auffallendsten ist eine Art, die Nothnagel wegen ihres eigentümlichen Aussehens, sowie ihres Verhältnisses zu Jod mit Clostridium butyricum Prazmowski identifizierte.

Ob es sich wirklich um dieses Bakterium handelt, war bisher nicht sicher zu sagen, da seine Kultivierung aus dem Kot nicht glücken wollte, während Prazmowskis Bakterium und andere Buttersäurebazillen auf anaerobem Wege zu züchten sind. Dazu brachte auch noch Passini[3]) auf aerobem Wege Formen zum Wachstum, die den Klostridien der Buttersäurebazillen morphologisch gleichen. Der Beweis, dass diese die von Nothnagel beschriebenen seien, war damit jedoch auch nicht geliefert. Neuerdings hat Kemp[4]) die Versuche, Klostridien zu züchten, wieder aufgenommen. Es gelang ihm in einigen Fällen auf anaerobem Wege granulosehaltige, Klostridien bildende Mikroorganismen, die Buttersäure produzieren, aus Gärungsstühlen zu erhalten. Er nimmt an, dass es sich dabei um den Bacillus granulobutyricus mobilis von Grasberger und Schattenfroh handelte. In anbetracht der morphologischen Aehnlichkeit desselben mit den mikroskopisch in den Fäzes sichtbaren Klostridien hält Kemp die Identität derselben für wahrscheinlich, wenn auch der sichere Beweis für diese Annahme nicht geliefert werden konnte.

Man sieht verschiedenartige Formen (Fig. 5, Tafel XI), grosse Stäbchen mit abgerundeten Enden, elliptische und spindel- bis zitronenförmige Körper. Meist hängen sie in Ketten von 4—5 Exemplaren zusammen, doch begegnet man auch einzelnen kleineren oder grösseren Haufen. Die blau gefärbte Substanz nimmt in der Regel den ganzen Körper ein; aber dadurch, dass die einzelnen Glieder einer Kette sich nicht ganz berühren, gewinnt man den Eindruck, dass sie in eine Art Zwischensubstanz eingelagert sind, die die Einzelindividuen zusammenhält. Vielfach bleiben die Pole frei und nehmen dann einen schwach gelben Farbenton an. Bei anderen Exemplaren ist der blaue Inhalt in Form von Querbändern verteilt, oder er liegt ganz in der Mitte, so dass ringsum ein heller Rand bleibt. Die Grenzen der gefärbten Substanz sind scharf abgesetzt. Man muss sich hüten, diese eigenartigen Gebilde mit kleinen Stärkekörnern zu verwechseln. Die ungefärbten Stellen, zu deren Erkennung starke Vergrösserung erforderlich ist, schützen vor diesem Irrtum. Auch an Hefepilze könnte man denken, diese färben sich jedoch mit Jod gelb bis gelbbraun. Von Bazillen kommen fernerhin kurze dünne, an ihren Enden etwas zugespitzte Stäbchen vor und von diesen alle Uebergänge bis zu grossen, dicken Bazillen, teils einzeln, teils in Scheinfäden zusammengefügt. Viele gleichen in Grösse und Form den Leptothrixarten der Mundhöhle, die sich auch mit Jod blau färben. Vom Bacillus subtilis sind die gröberen Bazillen dadurch unterschieden, dass ersterer sich mit Jod gelbbraun färbt. v. Jaksch sah in ihnen Lücken, die er als Sporen deutet. Eigene Beobachtungen führen mich jedoch zu der Annahme, dass die Lücken auf Fragmentierung der dunkel gefärbten Substanz zurückzuführen sind. Bei starker Vergrösserung erkennt man, dass sie zumeist unregelmässig begrenzt sind. Endlich findet man im Stuhl auch Kokken, die sich mit Jod bläuen bzw. nach v. Jaksch einen mehr roten Farbenton annehmen. Sie sind oft sehr klein und liegen in Haufen von vielen Exemplaren zusammen.

Allen diesen Bakterienformen gemeinsam ist eine Substanz, die man als Granulose bezeichnet, ein wohl der Stärke nahestehendes Kohlehydrat. Da sich diese Substanz aus Kohlehydraten aufbaut, so ist es verständlich, dass ganz be-

---

1) l. c. S. 117.
2) Klinische Diagnostik innerer Krankheiten. 4. Aufl. 1896. S. 236.
3) Wiener klin. Wochenschr. 1902. S. 8,
4) Zentralbl. f. Bakteriol. u. Parasitenkunde. I. Abt. Orig. Bd. 48. 1908. S. 54.

sonders in Fäzes nach vegetabilischer Diät die beschriebenen Formen, hier oft in grosser Menge, vorkommen. In Fäzes, die keine Zellulosereste enthalten, z. B. in den Stühlen der entsprechend ernährten Typhösen, werden sie entweder vollständig vermisst oder kommen nur vereinzelt zu Gesicht[1]). Die Klostridien sitzen mit besonderer Vorliebe auf einzelnen Stückchen von Pflanzenparenchym, Obstschalen usw. Die Reaktion des Stuhles hat auf ihr Vorkommen keinen Einfluss. In weich breiigen Stühlen kann ihre Menge bedeutender werden als in den festen. Mikroorganismen, die die Granulosereaktion geben, sind auch von v. Jaksch[2]) im Säuglingskot gefunden worden. Passini[3]) sah sie sogar mit geringen Ausnahmen im Stuhle der Brustkinder und auch im Mekonium. Findet man sie jedoch beim Säugling in grösserer Menge, so ist dies nach P. Selter[4]) ein Zeichen mangelhafter Verdauung der Kohlehydrate, in erster Linie der Stärke, aber auch des Zuckers. Ging nun allerdings früher die Ansicht dahin, dass die Granulosereaktion als spezifisches Diagnostikum dienen könne, um verschiedene Bakterienspezies sofort zu erkennen, so ist dies nicht mehr aufrecht zu erhalten, denn verschiedene Autoren, besonders Grasberger, haben gezeigt, dass man die verschiedensten Bakterien, u. a. auch die Kolibazillen zur Granulosebildung bringen kann. Zumeist handelt es sich übrigens nach Rodella um anaerobe Bakterien, zu denen auch Fäulnisbakterien wie der Bac. putrificus Bienstock gehören. Reichliche Anwesenheit granulosehaltiger Mikroorganismen zeigt aber an, dass die Fäzes viel Stärke- und Zellulosereste enthalten. Bei Kenntnis der zugeführten Nahrung gestattet uns dies einen Schluss auf die Güte der Zellulose- und Stärkeverdauung und ist somit von diagnostischer Bedeutung.

Zu den Befunden, welche man selten im Stuhl vermisst, gehört nach Nothnagel[5]) die Hefe. Schon Frerichs fand sie im Magen- und Darminhalt und spätere Forscher, Szydlowski[6]) und Woodward[7]), konnten die Angabe nur bestätigen. Jedoch ist ihr Vorkommen ein spärliches. Man sieht in einem Gesichtsfeld immer nur einige verstreute Exemplare, ja, ich möchte hinzufügen, dass in vielen Gesichtsfeldern überhaupt nichts von Hefe zu finden ist. Nur ausnahmsweise erreichen die Hefepilze unter pathologischen Verhältnissen eine erhebliche Anzahl, so dass das ganze Gesichtsfeld von ihnen erfüllt sein kann. Die einzelnen Zellen färben sich mit Jod gelb bis mahagonibraun, zeigen häufig Sprossung und sind gewöhnlich ziemlich klein.

Schimmelpilze werden im Stuhl nach unseren Erfahrungen selten aufgefunden. Schilling[8]) gibt jedoch an, in den Schleimmassen bei Colitis membranacea, auch nach Oeleinläufen, wiederholt Wucherungen von Schimmelpilzen gesehen zu haben. Bei Kindern kann gelegentlich Soor in einigen Exemplaren vorkommen.

Kulturergebnisse: Auf den üblichen Nährböden, bei aerober Kultur, wachsen in ganz überwiegender Menge Kolibakterien. Ad. Schmidt[9]) und v. Streit[10]) fanden sie in 90 pCt. ihrer Untersuchungen fast in Reinkultur. Daneben sieht man gewöhnlich einige Kolonien von Bact. lactis aërogenes. Ziemlich

---

1) Nothnagel, l. c. S. 120.
2) l. c. S. 238.
3) Wiener klin. Wochenschr. 1902. S. 8.
4) Die Verwertung der Fäzesuntersuchung usw. Stuttgart 1904. S. 31.
5) l. c. S. 116.
6) Inaug.-Dissert. Dorpat 1879. S. 48.
7) The medical and surgical report of the war of rebellion. Vol. I. part II. 1879. p. 279.
8) Archiv f. Verdauungskrankh. Bd. 10. 1904. S. 303.
9) Deutsches Arch. f. klin. Med. Bd. 61. S. 305.
10) Inaug.-Dissert. Bonn 1897. S. 9 u. 16.

häufig begegnen wir Staphylokokken, die auf Gelatine den Lactiskolonien recht ähnlich sehen, nicht verflüssigen, in Traubenzuckeragar kein Gas bilden. Auch Diplokokken mit den vorigen entsprechenden Wachstumseigenschaften kommen vor [Brieger[1])]. Hefe wächst unter den genannten Bedingungen so gut wie nie. Nur vereinzelt erhält man den Bac. subtilis oder Proteusarten. Hammerl[2]) erwähnt noch als ziemlich häufig Schimmelpilze. Nach unseren persönlichen Erfahrungen dürfte es sich jedoch hierbei fast stets um Verunreinigungen durch Luftkeime handeln.

Züchtung mit oder ohne Luftabschluss ergab früheren Forschern keine wesentlich differenten Resultate. Nach den neueren Untersuchungen spielen aber die obligat anaeroben Bakterien offenbar eine viel grössere Rolle, als man bisher auf Grund der negativen Kulturergebnisse anzunehmen in der Lage war. Insbesondere verdanken wir Passini[3]) wichtige Aufschlüsse (vergl. auch S. 330), dessen Untersuchungen auf den Arbeiten von Grasberger und Schattenfroh über Buttersäurebazillen fussen. Passini konnte aus jedem Stuhlgang die drei verschiedenen, von Schattenfroh beschriebenen Buttersäurebazillen züchten. Es sind dies 1. ein beweglicher, 2. ein unbeweglicher Bazillus, 3. eine Art, welche ausser der Kohlehydratgärung Eiweissfäulnis veranlasst und die Gelatine intensiv verflüssigt. Wie sich weiter zeigte, kommt die 2. Art in einer tierpathogenen und einer nicht pathogenen Modifikation vor. Die pathogene Art ist identisch mit dem Gasphlegmonebazillus E. Fränkels. Sie bildet ausserdem bald Sporen und zeigt dabei den Stoffwechsel eines Fäulnisbakteriums, bald ist sie asporogen und vergärt Kohlehydrate. Die 3. Art ist identisch mit dem Bienstockschen Bazillus[4]). Diese Tatsache ist deshalb besonders interessant, weil der von Bienstock im Jahre 1883 als Bac. putrificus coli beschriebene Mikroorganismus, der lange Zeit als der spezifische Erreger der Eiweissfäulnis im Darm galt und eine wichtige Rolle in der Literatur spielte, von Nachuntersuchern nicht mit Sicherheit wieder aufgefunden werden konnte und auch nach den letzten Untersuchungen seines Entdeckers überhaupt in den Fäzes nicht vorkommen sollte[5]). Nun ist er durch Passini wieder zu Ehren gelangt.

Nach Untersuchungen von Metschnikoff[6]) über die Fäulnisbazillen im Darminhalt findet sich beim Menschen normalerweise der Bac. putrificus. Häufiger sind zwei andere Arten, der Bac. aërogenes Welch-Nuttall (Bac. perfringens der Franzosen) und Bac. sporogenes Klein.

Wenn wir bedenken, wie ausserordentlich sich, seit energischer Anwendung der anaeroben Züchtungsmethoden, die Ansichten über die Bakterienflora des Säuglingsstuhles geändert haben, so werden wir wohl nicht fehlgehen mit der Voraussage, dass auch beim Erwachsenen weitere Arbeit in dieser Richtung uns noch manchen Aufschluss und manchen Wechsel unserer allgemeinen Anschauungen und der Bewertung der einzelnen Bakterientypen bringen wird.

Aehnlich wie beim Säugling scheint es, dass auch beim Erwachsenen durch die Einführung sauerer Nährböden andere Bakterienarten als regelmässige Bewohner des Kotes nachgewiesen werden können. So sah Kohlbrugge[7]) säure-

---

1) Zeitschr. f. physiol. Chemie. Bd. 8. S. 306.
2) Zeitschr. f. Biologie. Bd. 35. 1897. S. 355.
3) Jahrbuch f. Kinderheilk. Bd. 57. 1903. S. 87 und Zeitschr. f. Hyg. u. Infektionskrankh. Bd. 49. 1905. S. 135.
4) Fortschritte der Medizin. Bd. 1. 1883. S. 609.
5) Arch. f. Hygiene. Bd. 29. 1901. S. 421.
6) Compt. rend. Acad. d. Sciences. Bd. 147. 1908. S. 579.
7) Zentralbl. f. Bakteriol. Bd. 30. 1901. S. 73.

liebende Bakterien in jedem der drei daraufhin untersuchten Stühle Erwachsener. Cipollina[1]) fand sie konstant bei 20 erwachsenen Menschen und beschreibt vier verschiedene Arten, von denen die eine dem Bacillus acidophilus ähnlich ist, zwei andere der Gruppe des Bact. lactis acidi angehören, während die vierte spezielle Kennzeichen hat und von dem Autor „Bacillus acidophilus filiformis" benannt wird.

Durch Kultur bei hoher Temperatur (57° C) stellte Frl. Tsikilinsky[2]) im Institut von Metschnikoff fest, dass im Kot des Erwachsenen, wie des Säuglings, selbst im Mekonium, regelmässig verschiedenartige thermophile Bakterien zu finden sind. Teils handelt es sich um obligat, teils um fakultativ thermophile Mikroorganismen. Irgend eine physiologische oder pathologische Bedeutung scheint ihnen nicht zuzukommen.

Auch Hefen lassen sich, wie ich einer persönlichen Mitteilung von Herrn Schütz-Wiesbaden, entgegen früheren Angaben, entnehme, aus jedem normalen Stuhl züchten. Mit den üblichen, insbesondere den festen Nährböden gelingt dies freilich nicht. Verwendet man jedoch sterilen Traubenmost, so entwickeln sie sich bei einer Temperatur von 25—30° C in 2—3 Tagen sehr gut und in grosser Menge, obgleich ihr Vorkommen in den Stühlen an sich ein spärliches ist. Die Art der Entnahme des Materials bürgt dafür, dass es sich nicht um zufällige Verunreinigungen handeln kann. Auffallend ist, dass die rein gezüchteten Hefen, welche auch meist kräftige Gärung hervorriefen, sich durchaus als echte Saccharomyzeten erwiesen, da sie stets Sporen bildeten, was Torulaformen nicht tun. Da letztere Arten in der Natur sehr verbreitet sind und sicherlich ebenso wie die Saccharomycesarten in den Verdauungskanal gelangen müssen, so ist daraus der Schluss zu ziehen, dass diese Sprosspilze im Gegensatz zu den echten Hefen im Intestinaltraktus zugrunde gehen. Während die in Wein und Bier sich findenden Hefen in Flüssigkeiten fast alle keine Sporen bilden — man untersucht die Sporenbildung deshalb auf sterilen feuchten Gipsblöcken — bildeten die von Schütz gezüchteten Hefen sämtlich in flüssigen Nährböden (Most) Sporen, was für eine noch engere Auswahl im Darm sprechen dürfte.

Wir haben gesehen, dass beim Erwachsenen auf den gewöhnlichen Nährböden, unter Anwesenheit von Sauerstoff, die Kolibakterien an Menge alle anderen Arten durchaus übertreffen. Man hat deshalb früher angenommen, so wie man dies auch für den Säugling glaubte, dass die Kolibakterien beim Erwachsenen den ersten Platz verdienen und dass es sich hier nicht nur um eine Täuschung durch Ueberwuchern dieser Art auf den Platten handelt. Denn auch im mikroskopischen Bilde des Erwachsenenkotes sehen wir ja überwiegend Stäbchen, die ihrer Grösse und Färbbarkeit nach mit Bact. coli commune identisch erscheinen. Ob sich dieser Standpunkt aber auch noch weiterhin vertreten lassen wird, erscheint keineswegs mehr sicher, da die Bedeutung der nur auf anaerobem Wege züchtbaren Bakterien immer mehr in den Vordergrund tritt.

Waren die eben genannten Arten als mehr oder weniger konstante Bewohner der Fäzes des Erwachsenen zu betrachten, so können unter Umständen in vereinzelten Exemplaren, eventuell mit Zuhülfenahme besonderer Methoden, eine grosse Menge der verschiedensten Arten aufgefunden werden. Es ist eigentlich selbstverständlich, dass beliebige Keime, die jeweilig mit der Nahrung eingeführt werden, den Darm passieren und dabei auch wohl ihre Lebensfähigkeit bewahren können. Sie vermehren sich aber nicht im Darm, weil sie keine

---

1) Zentralbl. f. Bakteriol. u. Parasitenkunde. Bd. 32. 1902. S. 576.
2) Annales de l'institut Pasteur. 1903. S. 217.

passenden Lebensbedingungen vorfinden und kommen deshalb nur in spärlichen Exemplaren zum Vorschein. Es sind dies die Bakterien, die Escherich[1]) als fakultative im Gegensatz zu den regelmässig vorkommenden obligaten bezeichnet. Eine eingehende Aufzählung aller Befunde hat deshalb an dieser Stelle keinen Zweck.

Wir wollen nur einiges zusammenstellen: Stahl[2]) hat, wie er kurz mitteilte, Gelatineplatten angelegt und damit 20 verschiedene Arten isolieren können. Es waren Bazillen, Kokken, Hefen, Schimmelpilze, Spirochäten. Kuisl[3]) isolierte aus den Fäzes eines Selbstmörders den Vibrio Finkler-Prior. Vignal[4]) fand 10 verschiedene Arten von Bakterien, ausserdem Hefen. Die zahlreichen fakultativen Bakterien, welche Escherich beschrieb, wollen wir hier nicht aufführen, da sie aus dem Säuglingskot gezüchtet wurden. Matzuschita[5]) beschreibt 44 verschiedene Bakterien. Eine Anzahl derselben sind allerdings unter einander so nahe verwandt, und ihre genaue Trennung und Bestimmung erscheint so subtil, dass wir die Angaben unter Vorbehalt geben möchten. Matzuschita nennt folgende Arten: 1. Bact. coli commune, 2. ein Milch nicht koagulierender Kolonbazillus, 3. ein dem Bact. coli ähnlicher, aber nicht pathogener, weder Gas noch Indol bildender Bazillus, 4. Bac. subtilis, 5. Bac. mesentericus vulgatus, 6. Bac. mesentericus fuscus, 7. Bac. mesentericus ruber, 8. Bac. mycoides, 9. Bac. mycoides roseus?, 10. Bac. aërophilus, 11. Bac. implexus, 12. Bac. ruber berolinensis, 13. Bact. latericium, 14. Bact. helvolum, 15. Bac. brunneus Adametz und Wichmann, 16. Bact. brunneum Schröder, 17. Bac. proteus vulgaris, 18. Bac. proteus Zopfii, 19. Bact. limbatum acidi lactici, 20. Bac. aquatilis sulcatus, 21. Bac. fluorescens liquefaciens, 22. Bac. fluorescens non liquefaciens, 23. Bac. devorans Zimmermann?, 24. Bac. lacteus, 25. Bac. tenuis citreus, 26. Micrococcus roseus, 27. Micrococcus luteus, 28. Micrococcus aurantiacus, 29. Micrococcus rosettaceus, 30. Micrococcus flavus liquefaciens, 31. Micrococcus concentricus, 32. Micrococcus coronatus, 33. Staphylococcus pyogenes albus?, 34. Staphylococcus pyogenes citreus?, 35. Staphylococcus pyogenes aureus? 36. Streptococcus pyogenes Rosenbach?, 37. Sarcina aurantiaca Lindner, 38. Sarcina lutea, 39. Weisse Hefe, 40. Rosa Hefe, 41. Pathogene Kapselhefe, 42. Oidium lactis, 43. Penicillium glaucum, 44. Mucor mucedo.

Die Art der Ernährung, vegetarische Kost einerseits, gemischte Kost mit reichlichem Fleischgehalt andererseits, hat nach Hammerl[6]) auf die Kulturresultate keinen Einfluss, eine Angabe, die wir seinerzeit aus unseren Erfahrungen bestätigen konnten. Diese früheren Versuche beweisen aber heute nicht mehr viel, da sie nur mit aeroben Methoden durchgeführt wurden. Die Frage bedarf nach dieser Richtung weiterer Bearbeitung. Beim älteren Kinde (bis zu 5 Jahren) bestehen nach Tissier[7]) Unterschiede, je nachdem vegetarisch oder gemischt ernährt wurde. Versuche mit reiner Fleischkost besitzen wir beim Menschen nicht. Dagegen konstatierte Escherich[8]) bei einem jungen Hund, dessen Milchkot-Flora der des normalen Säuglings im Wesentlichen glich, nach reiner Fleischnahrung überwiegend verflüssigende Kolonien, nur eine geringe Anzahl von Kolonbakterien. Ausführlichere Versuche an Hunden verdanken wir Lembke[9]). Er fand weitgehende Unterschiede zwischen der Flora bei Brot- und bei Fleischnahrung. Besonders macht die Brotkost die Fäzes viel reicher an Arten als die Fleischkost. Die Bakterien der Fettnahrung stehen denen der Brotkost nahe. Die Veränderungen, welche der Wechsel der Ernährung erzeugt, sind im Wesentlichen vorübergehender Art. Lembke sagt etwa folgendes: Aendert sich die Kostart, so erscheinen auf den Fäzesplatten neue Kolonien der verschiedensten Art. Im Laufe der nächsten Tage nehmen diese entschieden wieder ab und die

---

1) Die Darmbakterien des Säuglings. S. 53.
2) Verhandlungen des 3. Kongresses für innere Medizin. 1884. S. 193.
3) Dissert. München 1885. S. 23.
4) Archives de physiologie. 1887. Bd. 10. S. 502.
5) Dissert. München 1902. S. 40.
6) l. c. S. 368.
7) Annales de l'institut Pasteur. 1908. S. 189.
8) Die Darmbakterien des Säuglings. S. 112.
9) Arch. f. Hygiene. Bd. 26. 1896. S. 325.

Kolonien des Bact. coli bekommen dann wieder die Oberhand. Es scheint, dass mit der neuen Kost neue Bakterienarten in grosser Menge eingeführt werden, welche das Bact. coli in seiner Zahl etwas zurückdrängen. Dann aber, weil Bact. coli günstigere Lebensbedingungen, als die fakultativen Arten im Darm findet, nimmt es von Tag zu Tag zu und erreicht bald wieder seine dominierende Stellung. Schränkt man die Bakterienzufuhr dadurch ein, dass die Nahrung sterilisiert wird (Versuch von Hammerl am Hund), so verschwinden nach einiger Zeit die „wilden" Keime und die Platten zeigen schliesslich die Kolonien des Bact. coli commune und lactis aërogenes in Reinkultur.

Hält auch nach dem Gesagten der Darm an der ihm eigentümlichen, den Umständen angepassten Bakterienflora fest, so ist es dennoch für einzelne bestimmte Bakterien möglich, sich im Darm so anzusiedeln, dass sie einige, unter Umständen auch längere Zeit noch lebend im Kot nachgewiesen werden können. Es gilt dies, wie Metschnikoff zuerst und nach ihm andere[1]) bewiesen haben, für einen Milchsäurebazillus, den Bac. bulgaricus der Yoghurtmilch (vgl. auch S. 348. Verdrängung der Koli-Bakterien durch andere Bakterien). Die Einschränkung der Darmfäulnis, die man mit dieser Milch erreicht, soll nicht zum mindesten darauf zurückzuführen sein, dass man den Bac. bulgaricus im Darm zum Wachstum bringen kann. Ja, er soll imstande sein, die übrige Kotflora zurückzudrängen und auch dann zur Ansiedelung zu kommen, wenn man ihn nicht in der gegorenen Milch, sondern einfach in Bouillonkultur einführt.

Zum Nachweis der Yoghurtbazillen bedient man sich am besten des Nährbodens von Cohendy[2]). Züchtung bei 37⁰ in Lackmusmolke mit 3,5 g Milchsäure pro Liter. Wachstum in 5—6 Tagen, während andere Bazillen kaum zur Entwickelung gelangen. Der Bac. bulgaricus ist ein ziemlich dickes, grampositives, milzbrandähnliches (aber kürzeres) Stäbchen, ohne Sporenbildung, das Ketten von 2—10 Gliedern bildet.

Wie schwierig es im allgemeinen ist, bestimmte Bakterien im fremden Darme zur Ansiedelung zu bringen, illustrieren Versuche von Seiffert[3]). Der Autor kennzeichnete Koli-Stämme dadurch, dass er sie durch Züchtung malachitgrünfest machte. Die so gezeichneten Stämme wurden von Menschen wie Tieren, ohne im Darm zur Ansiedelung kommen zu können, nach wenigen Tagen wieder völlig ausgeschieden. Dagegen gelangten sie, in den Darm des ursprünglichen Wirtes zurückgebracht, wieder zur dauernden Ansiedelung. Der Darm lässt also fremde Bakterien nicht aufkommen (vergl. auch S. 350). Sehr interessant sind nun Versuche von Raubitschek[4]), dem es gelang, diesen Widerstand zu brechen und bei Hunden oder Kaninchen darmfremde Bakterien (in seinen Versuchen Prodigiosuskeime und Cholerabazillen), die sonst sehr rasch wieder beseitigt werden, derart im Darm zum Wachstum zu bringen, dass sie tage- oder wochenlang aus dem Stuhl gezüchtet werden konnten. Er erreichte dies dadurch, dass er den Versuchstieren vorher kleine Mengen der betreffenden Bazillen subkutan oder intraperitoneal zuführte nach Art eines Immunisierungsverfahrens.

2. Herkunft und Menge.

a) Herkunft.

Wir haben im vorigen Abschnitt bei der Beschreibung der Mekoniumbakterien gesehen, dass der Kot des Kindes gleich nach der Geburt steril ist. Aber schon

1) Leva, Berliner klin. Wochenschr. 1908. S. 923. Wegele, Deutsche med. Wochenschr. 1908. Nr. 1 und andere, besonders französische Autoren, z. B. Distaso, Comptes rend. Soc. de Biol. Bd. 73. (1912). S. 745. Nachweis des Bac. bulgaricus im Fistelinhalt.
2) Compt. rend. de la société de Biologie. 1906. 17. Febr. 24. März.
3) Deutsche med. Wochenschr. 1911. S. 1064.
4) Virchows Archiv. Bd. 209. 1912. S. 209.

vor der ersten Nahrungsaufnahme finden sich Bakterien ein. Drei Wege sind möglich, auf denen die Infektion erfolgen kann: Der Mund, die Analöffnung und das Blut. Der dritte Weg kommt nur in seltenen pathologischen Fällen in Frage und soll hier unberücksichtigt bleiben. Dass per anum Keime eindringen, zeigte schon Escherich[1]). Denn man findet im Mekonium bereits zu einer Zeit Kleinwesen, in der sie bei der Wanderung vom Mund aus noch nicht in das Rektum gelangt sein könnten. Es sind Bakterien, die aussen am Anus sich ansiedelten und nun in den Schleimhautfalten, die eine „breite, bequeme, mit bestem Nährmaterial besäte Strasse" bilden, ins Innere vordringen. Sie stammen aus der Luft des umgebenden Raumes, oder aus der Badewanne [Schild[2])]. Nach der Ansicht von Sittler[3]) vor allem auch aus der Vagina der Mutter. Windelinfektionen spielen wohl kaum eine Rolle.

Die weitaus wichtigste Eingangspforte für die Bakterien, besonders in späterer Zeit, bildet natürlich die Mundöffnung. Die ersten Keime gelangen hier mit der verschluckten Luft hinein, die, wie schon Breslau[4]) durch Perkussion zeigte, in etwa 12 Stunden den grössten Teil des Darmes durchwandert und nach spätestens 24 Stunden im Rektum anlangt. Auch der verschluckte Speichel kommt für diese früheste Zeit des Lebens in Betracht. Von dem Moment der ersten Nahrungsaufnahme an beherrschen durchaus die mit ihr eingeführten Mikroorganismen das Bild. Moro[5]) zeigte, dass Bac. acidophilus die äusseren Ausführungsgänge der Brustdrüsen der Frauen bewohnt. Von hier aus infiziert er die Milch. (Von Sittler nicht bestätigt.) Der Bac. bifidus Tissiers hingegen gelangt vom After aus in den Darm und infiziert hier schon zu einer sehr frühen Zeit das Mekonium [Moro[6])]. Die Bakterien der Koli-Gruppe, welche bereits im Mekonium zu finden sind und namentlich von dem Zeitpunkt der Ernährung mit Kuhmilch beginnend, in grösserer Menge in den Fäzes getroffen werden, verdanken ihre Verbreitung dem Umstand, dass sie aus dem Kuhkot in die Milch gelangen, aber auch ohne dies als ubiquitäre Wasserbakterien zu betrachten sind [Weissenfeld[7])]. Sie wandern auch vom Anus aus in den Darm ein, was dadurch bewiesen wird, dass sie zu den allerersten kulturell nachweisbaren Keimen im Mekonium gehören. Bact. lactis aërogenes scheint nur den oberen Weg zu benutzen, da es im Mekonium nie gefunden wird. Man kann überhaupt allgemein sagen, und dies wirft auch ein Licht auf die Art der Verteilung der Bakterien im ganzen Darm (s. den Abschn.: „Vergleich der Kotbakterien mit den Darmbakterien"), dass jene Bakterien, von denen wir eine Invasion per anum annehmen, nur die unteren Darmabschnitte, jene, die per os einwandern, hingegen hauptsächlich die oberen Darmpartien bewohnen (Moro).

Nun ist zwar die Nahrung die Hauptquelle, aus welcher die Bakterien der Fäzes in letzter Linie stammen. Wir würden aber sehr fehl gehen, wenn wir entsprechend älteren Anschauungen, etwa der von Sucksdorff[8]), glauben wollten, dass die Arten und die Menge der Bakterien im Kot ein Abbild der mit der Nahrung zugeführten Bakterien seien. Es werden vielmehr durch eine ganze Anzahl von Faktoren gewisse Arten in ihrem Wachstum gehemmt, andere dafür be-

---

1) Die Darmbakterien des Säuglings. S. 16.
2) Zeitschr. f. Hygiene u. Infektionskrankheiten. Bd. 19. S. 127.
3) Die wichtigsten Bakterientypen usw. Würzburg 1909. S. 57.
4) Zeitschr. f. Geburtskunde. Bd. 28. 1866. S. 1.
5) Jahrbuch f. Kinderheilk. Bd. 52. S. 53.
6) Daselbst. Bd. 61. S. 894.
7) Zeitschr. f. Hygiene u. Infektionskrankh. Bd. 35. 1900. S. 78.
8) Arch. f. Hygiene. Bd. 4. 1886. S. 355.

günstigt und in den Vordergrund gerückt. Ist eimal die Infektion des Darminhaltes vollzogen, so kommen vor allem für die Weiterentwickelung innere Ursachen in Betracht, wie Escherich mehrfach eingehend begründet und zuletzt auf dem Kongress für innere Medizin in Karlsbad[1]) hervorgehoben hat.

Einen wichtigen Einfluss übt zunächst der Magen aus. Vermöge seiner Salzsäureabsonderung entwickelt er bekanntlich eine hemmende, bzw. abtötende Wirkung auf die Bakterien. Der Schutz des Magens ist jedoch viel geringer, als man ursprünglich annahm und die Anschauung von Bienstock, dass nur Sporen lebend in den Darm gelangen könnten, sporenfreie Bazillen und Kokken aber vernichtet würden, ist durch zahlreiche Untersuchungen als unrichtig erwiesen worden. Auf der Höhe der Verdauung findet freilich eine abtötende Wirkung durch den Magensaft statt; aber im Beginn des Prozesses und überhaupt zu der Zeit, wo noch keine freie HCl auftritt, die Säurekomponenten an Eiweiss gebunden sind, können Bakterien ungehindert in den Darm gelangen. Ein Teil von ihnen wird allerdings in seinen Lebenseigenschaften geschwächt sein[2]).

In den Magen kommen ausser den Bakterien, die direkt aus der Nahrung stammen, solche, die im Munde gewachsen sind, eventuell auch Keime aus der Nasenhöhle und dem Rachen. Die Bakterien der Mundhöhle stammen in letzter Linie der Hauptsache nach aus der Nahrung, haben aber durch die besonderen Entwickelungsbedingungen im Mund eine bestimmte Modifikation erlitten, so dass man von einer eigenartigen Mundflora sprechen muss. Ein Teil aller dieser Mikroorganismen gelangt nun weiter in den Darm. Auch hier wieder Vernichtung einzelner Arten, vermehrtes Wachstum anderer. Es entsteht eine bestimmte Dünndarm-, eine besondere Dickdarm-Vegetation.

Im Kot haben wir nun Reste von allen diesen verschiedenen Typen. Was die lebenden Keime betrifft, so müssen der Hauptsache nach die Kotbakterien denen des Dickdarms entsprechen. Aber auch aus höheren Partien kommen alle möglichen Exemplare in entwickelungsfähigem Zustande mit bis ans Ende. Es gelingt ja, wie experimentell erwiesen wurde, Bakterien[3]) oder Hefen[4]), meist freilich in wenigen Exemplaren, durch den gesamten Intestinaltraktus hindurchzuschicken und aus dem Kot wieder herauszuzüchten. Gewisse Faden-Bakterien im Kot der Erwachsenen, die sich mit Jod blau färben, erinnern durchaus an die von Miller beschriebenen Bakterien aus der Mundhöhle. Berücksichtigt man auch die abgestorbenen Bakterien, so müssen die aus höheren Partien stammenden Mikroorganismen für unser Gesamturteil erheblich mehr in den Vordergrund treten, als dies für die überlebenden gilt. Denn alle Bakterien, die überhaupt im Intestinaltraktus, speziell im Darm gewachsen sind und nicht in der Darmwand selbst sich eingenistet haben, werden ja durch die Peristaltik herausgeschafft. So lange sie nicht zerfallen oder aufgelöst sind, müssen sie im Kot, wenn auch nicht mehr durch Kultur, nachweisbar sein. Von den Bakterien, die im Magen abgetötet wurden, dürfte ein Teil im Dünndarm verdaut werden. Die, welche erst im Dünndarm sterben, müssen aber der Verdauung vielfach entgehen, denn so lange sie noch lebten, waren sie für die Verdauungssäfte nicht angreifbar[5]). Ist aber ihre Abtötung vollendet, so befinden sie sich schon bald im Dickdarm, da die Passage durch den Dünndarm nur wenige Stunden dauert.

---

1) Verhandlungen des Kongresses für innere Medizin. 1899. S. 429.
2) Vergl. Dallemagne, Archives de médecine expérimentale et d'anatomie pathologique. T. 7. S. 895. p. 274.
3) Lembke, Arch. f. Hyg. Bd. 29. S 304.
4) Neumayer, Arch. f. Hyg. Bd. 12. 1891. S. 1.
5) Sigwart, Inaug.-Dissert. Tübingen 1900. S. 19.

Im Dickdarm selbst findet eine wesentliche proteolytische Verdauung nicht mehr statt.

b) Menge.

Wie gross ist nun die Menge der Bakterien im Kot, die aus den genannten Bedingungen resultiert? Wir sehen, dass auf der einen Seite eine lebhafte Vermehrung, auf der anderen ein intensives Absterben der Bakterien stattfindet. Man erhält also ganz verschiedene Zahlen, wenn man sämtliche Bakterien, oder nur die lebenden berücksichtigt. Die Gesamtmenge ist bisher meist durch Zählung bestimmt worden. Man kommt aber zu zuverlässigeren Resultaten, wenn man sich der Methode der Wägung bedient (s. S. 312). Die Zahl der lebenden, richtiger gesagt, der entwickelungsfähigen Bakterien findet man durch Plattenkultur und Auszählung der Kolonien. Letzterer Wert steht hinter der Gesamtzahl ganz ausserordentlich zurück. Früher nahm man an, dass hieran vorwiegend unsere Nährböden schuld seien und dass man durch bessere Methoden viel mehr Keime erhalten würde. Nun ist es sicher richtig, dass unsere Kulturverfahren nicht ausreichen, dass wir weniger lebende Bakterien mit der Plattenmethode finden, als wirklich vorhanden sind.

Auch Bakterien, die nur geschwächt, aber noch nicht tot sind und denen der Wechsel des Nährbodens nicht zusagt, gehören hierher. Es gelingt auch nicht, die Bakterien so von einander zu trennen, dass nicht zum Teil auf eine Kolonie mehrere Keime kommen.

Aber der obige Hinweis auf die Bakterientötung im Intestinaltraktus und die von Escherich[1]) betonte Wasserverarmung der Fäzes im Dickdarm zeigt von vornherein, dass im Kot massenweise abgestorbene Bakterien zu finden sein müssen. Weitere Beweise hierfür sollen Untersuchungen von Alex. Klein[2]) und von Hellström[3]) geben.

Ersterer Autor verdünnte den Kot Erwachsener, brachte ihn in den Brütschrank und konstatierte nach einigen Tagen, dass die Zahl der auf unseren Nährböden zählbaren Keime um ebensoviel zugenommen hatte als die Gesamtzahl der Bakterien. Daraus ergab sich, dass die übrigen Mikroorganismen sich nicht vermehrt hatten. Da nun aber diese Keime früher im Kot gewachsen waren, wie ihre grosse Anzahl zeigte, so fand sich kein anderer Grund für sie, jetzt nicht zu wachsen, als eben der, dass sie abgestorben waren.

Hellström zeigte bei Neugeborenen. dass zunächst die Zahl der wachstumsfähigen Mikroorganismen gross war, im Vergleich zu der Gesamtzahl der Kotbakterien. Dann aber nahm die Menge der ersteren ab, die der letzteren zu. Er erklärt diese Tatsache dadurch, dass im Beginn des Lebens die Nährstofle weniger gut vom Säugling ausgenutzt werden und für die Bakterien viel übrig bleibt. Dann aber steigt die Säuerung im Darm rasch an, der Nährstoff sinkt und diese beiden Momente bewirken ein rapides Absterben der Keime. Wir müssen jedoch hinzufügen, dass Escherich[4]) dem Resultate Hellströms eine andere Deutung gibt. Er sieht in der Verringerung der wachstumsfähigen Mikroorganismen keinen Beweis für ihr Absterben, sondern erklärt die Tatsache durch Zunahme der azidophilen Vegetation, deren Kultivierung zur Zeit, als die Arbeit Hellströms erschien, noch nicht möglich war. Auf die Verhältnisse beim Erwachsenen lässt sich übrigens diese Deutung nicht übertragen, da hier die azidophilen Bakterien eine viel geringere Rolle spielen.

Nach den vergleichsweisen Zählungen von Eberle[5]) kommen 4,5—10,6 pCt. sämtlicher Bakterien auf unseren Nährböden zum Wachstum. A. Klein reduziert diese Zahl auf 1 pCt. Aber auch dieser Wert ist nach den Ergebnissen der Wägung[6]) noch zu hoch. Man kann aus letzteren, unter Berücksichtigung der

<hr>

1) Die Darmbakterien des Säuglings. S. 40.
2) Sitzungsber. d. Kgl. Akad. d. Wissensch. zu Amsterdam. 25. Mai 1901.
3) Hellström, Arch. f. Gynäkologie. Bd. 63. 1901. S. 643.
4) Kolle u. Wassermann, Die pathogenen Mikroorganismen. Bd. 1. S. 416.
5) Zentralbl. f. Bakteriologie. 1896. S. 2.
6) Strasburger, Zeitschr. f. klin. Med. Bd. 46. 1902. S. 22 des Sep.-Abdr.

neueren Untersuchungen über die Richtigkeit der Wägungsresultate und unter Zugrundelegung der früheren Erfahrungen mit den Zählmethoden berechnen, dass nur etwa 0,1 pCt. der Bakterien entwickelungsfähig sind.

Menge unter normalen Verhältnissen: Die Zahlen der Kolonien, die man aus 1 mg Fäzes gewinnt, weisen ausserordentlich grosse Schwankungen auf. Sucksdorff[1]) fand bei sich selbst im Verlauf von 24 Tagen als Maximum 2 300 000, als Minimum 25 000. Zahlreiche andere Forscher kamen im Ganzen zu ebenso wechselnden Resultaten, so dass es keinen Zweck hat, weitere Zahlenangaben zu machen. Ueber die Art und Weise, auf welche die meisten Kolonien erzielt werden, s. S. 321.

Die Zahl sämtlicher Bakterien wird von Eberle[2]) bei einem 2 Monate alten Säugling im Durchschnitt auf 33 Millionen pro mg feuchten Kotes angegeben. Nach Corn. de Lange[3]) beträgt sie bei gesunden Säuglingen weniger als 1 Milliarde pro mg Trockensubstanz.

Die **Gesamtmenge** der in 24 Stunden vom Erwachsenen ausgeschiedenen Bakterien ist nach Gilbert und Dominici[4]) 12—15 Milliarden, nach Sucksdorff im Durchschnitt 55 Milliarden, nach Alex. Klein[5]) 8,8 Billionen. Alle diese Werte, auch der letztgenannte höchste, sind aber zu gering, wie aus den Ergebnissen der Wägung hervorgeht. Versucht man es, aus dem Gewicht der täglich ausgeschiedenen Bakterien (trocken), deren Menge unter Zugrundelegung der mittleren Grösse vom Bact. coli commune zu berechnen, so findet man einen Wert, den Strasburger auf etwa 128 Billionen[6]) schätzte. Da aber die Wägungsresultate Strasburgers um etwa $1/_3$ ihres Wertes reduziert werden müssen (vgl. S. 316 u. S. 343), so wäre auch die gesamte Zahl für die Bakterien um ebenso viel herunterzusetzen. Es handelt sich bei derartigen Zahlenangaben natürlich überhaupt nur um einen allgemeinen Anhalt. Auf einige Billionen mehr oder weniger kommt es nicht an. Umsomehr als ja durchaus nicht alle Bakterien des Kotes zur Koli-Gruppe gehören und wesentliche Grössendifferenzen zwischen den verschiedenen Arten bestehen. Vor Kurzem sind nun Zählungsergebnisse von Mac Neal, Latzer und Kerr[7]) bekannt gegeben worden. Die Autoren berechnen für den normalen Erwachsenen bei gemischter Kost 33 Billionen auf den Tag. Damit sind sich die auf dem Wege der Zählung und die auf dem Wege der Wägung gewonnenen Werte um ein gutes Stück näher gerückt.

Auf Grund der Betrachtung mikroskopischer Fäzespräparate sprachen zuerst Woodward[8]), dann Nothnagel[9]), Uffelmann[10]), Escherich[11]) u. A. den Satz aus, dass ein grosser Teil der gesamten Kotsubstanz aus den Leibern der Bakterien bestände. Berechnete man aus den Ergebnissen der Zählung den Gewichtsanteil der Kotbakterien, so wurde dieser Satz nicht bestätigt, man erhielt viel kleinere Werte, die in offenbarem Widerspruch zu dem standen, was uns der Augenschein lehrt. Ganz anders sind hingegen die Resultate der Methode der Wägung.

---

1) Archiv f. Hygiene. Bd. 4. S. 355.
2) l. c.
3) Jahrbuch f. Kinderheilkunde. Bd. 54. (1901.) S. 729.
4) Comptes rendus de la société de Biologie de Paris. (1894.) p. 117 et 277.
5) Zitat s. S. 341 sub 2.
6) Zitat s. S. 341 sub 6.
7) Journ. of Infect. Diseases. Vol. 6. 1909. p. 123.
8) The medical and surgical report of the war of rebellion. Vol. I. part. II. 1879. p. 278.
9) Beiträge z. Physiol. u. Pathol. d. Darms. Berlin 1884. S. 144.
10) Deutsches Arch. f. klin. Med. Bd. 28. 1881. S. 450 u. 474.
11) Die Darmbakterien des Säuglings. S. 25.

Strasburger fand, dass bei leicht verdaulicher Kost im Durchschnitt 29,6 pCt.[1]) der Trockensubstanz des Kotes gesunder Erwachsener aus Bakterien bestehe. Schittenhelm und Tollens[2]) fanden sogar bei einem Erwachsenen mit gemischter Kost 42 pCt. der Trockensubstanz als Bakterien. (Es wurde die Rechnung nur in diesem einen Falle ausgeführt.) Sato[3]) erhielt bei seinen Versuchen 24,39 pCt., Mac Neal, Latzer und Kerr bestimmten 26,9 pCt., Steele[4]) 19 pCt. Hingegen fand Lissauer[5]) nur 8,67 pCt., Tobaya[6]) 11,22 pCt, Berger und Tsuhiya 12,6 pCt. Auf Grund der Untersuchungen von Ehrenpfordt über die Fehlerquellen bei verschiedener Ausführung der Wägungsmethode wird man anzunehmen haben, dass die richtigen Werte ·etwa in der Mitte zwischen den genannten liegen (abgesehen von denen von Schittenhelm und Tollens, die sicher zu hoch sind). Das heisst: etwa $1/6$—$1/5$ der Kottrockensubstanz besteht aus Bakterien. Da der Wassergehalt der Bakterien nach anderweitigen Erfahrungen im Durchschnitt grösser ist (85 pCt.) als der des Gesamtkotes (24 pCt.), so wird der Anteil der frischen Bakterien am Gewicht der frischen Fäzes grösser sein und sich auf etwa $1/4$—$1/3$ berechnen.

Für Säuglinge gelten nach Strasburgers Beobachtungen annähernd dieselben Prozentzahlen wie für Erwachsene. Nach Leschziners[7]) Untersuchungen an 10 Säuglingen sollen die Werte aber etwas geringer sein. Jedoch bemerkt er, dass im Verhältnis der Säugling mehr Bakterien ausscheide als der Erwachsene.

Der Erwachsene scheidet nach Strasburger bei milder Kost normalerweise etwa 8 g trockene Bakterien in 24 Stunden aus. Dieser Wert wäre nach dem oben Gesagten auf etwa $5^1/3$ g zu reduzieren. Berger und Tsuhiya[8]) fanden als Normalwert 3 g pro Tag, eine Zahl, die, auf Grund der Kritik der Methodik von Ehrenpfordt[9]), um etwa die Hälfte ihres Wertes zu niedrig ist, demnach auf 4,5 g zu erhöhen wäre. Hierzu passen auffallend gut die Zahl von Steele, der 5,06 g trockene Bakterien, und der Wert von Mac Neal, Latzer und Kerr, die 5,34 g pro die bei gemischter Kost für den Erwachsenen annehmen.

Wir werden also auf Grund unserer jetzigen Kenntnisse sagen dürfen, dass der gesunde Erwachsene bei milder Kost (Probediät Schmidt-Strasburger) täglich im Durchschnitt 4,5—5,3 g Bakterientrockensubstanz ausscheidet, ferner, dass etwa $1/6$—$1/5$ der Kottrockensubstanz, $1/4$—$1/3$ des frischen Kotes aus Bakterienleibern bestehen.

Wir besprechen nunmehr den Einfluss verschiedener Momente auf die Menge der Kotbakterien und wollen dabei gleich die wenigen Tatsachen anführen, die über pathologische Verhältnisse bekannt sind, wenn dieser Abschnitt auch sonst nur die normalen Vorkommnisse berücksichtigt, da wir an anderer Stelle nicht Gelegenheit finden, auf diesen Punkt zurückzukommen. Sehr erschwert wird die Darstellung durch den Umstand, dass von den einzelnen Forschern

---

1) Dieser Wert ergibt sich, wenn man aus den Prozentzahlen der Versuche 1, 9 und 16 auf Tabelle I der Strasburgerschen Arbeit (Zeitschr. f. klin. Med. Bd. 46), welche normale Verhältnisse betreffen, den Mittelwert nimmt. Die ursprüngliche Angabe, dass $1/3$ der Trockensubstanz des Kotes aus Bakterien bestehe, bezog sich auf sämtliche Fälle, eingeschlossen die pathologischen.

2) Zentralbl. f. innere Medizin. 1904. Nr. 30.

3) Zeitschr. f. exper. Pathol. u. Ther. Bd. 7. 1909. S. 427.

4) Journ. of Americ. Med. Assoc. Vol. 49. 1907. p. 647.

5) Arch. f. Hygiene. Bd. 58. 1906. S. 136.

6) Jji Shimbun. 1908. (Zit. nach Sato.)

7) Deutsche Aerztezeitung. 1903. S. 385.

8) Zeitschr. f. experim. Pathol. u. Therap. Bd. 7. 1909. S. 437.

9) Daselbst. S. 455.

ganz verschiedene Methoden benutzt wurden. Die Zählverfahren leiden ausserdem, wie schon erwähnt, an sehr grossen Fehlerquellen. Am wenigsten verwertbar sind die Resultate in der Regel, wenn nur die Menge der Kolonien auf Platten gezählt und die Umrechnung nicht auf die Gesamtmenge des Kotes, auch nicht einmal auf eine bestimmte Menge Trockensubstanz, sondern nur auf eine kleine Portion (gewöhnlich 1 mg) frische Fäzes ausgeführt wurde.

Ergebnisse der Wägungsmethode: Zunächst seien die Tatsachen genannt, welche mit Hilfe der Wägungsmethode gefunden wurden, da ihnen die meiste Zuverlässigkeit beizumessen sein dürfte. Es wäre wohl erwünscht, so weit dies noch nicht geschah, alle mit den Zählmethoden zutage geförderten Resultate durch Wägung nachzuprüfen, um so zu einer einheitlichen Auffassung zu kommen.

Den Einfluss verschiedenartiger Ernährungsweise prüfte Lissauer[1] in Versuchen an Menschen und Tieren.

Was die Versuche an Menschen anbelangt, so erhielten die Versuchspersonen in 10 Fällen gemischte, in 3 Fällen vegetabilische, in 1 Fall animalische Kost.

Der Gehalt der Fäzes an trockenen Bakterien war im Mittel: bei gemischter Nahrung 8,67 pCt., bei vegetabilischer Nahrung 10,49 pCt., bei animalischer Nahrung 4,26 pCt. Lissauer zieht aus diesen Ergebnissen den Schluss, dass in keinem Fall, weder bei vegetabilischer, noch bei animalischer Nahrung eine wesentliche Aenderung der Keimzahl zu konstatieren gewesen sei. Zwei Momente sollen aber die Bakterienmenge in umgekehrter Richtung beeinflussen: Der schlackenreichere Kot bei vegetabilischer Ernährungsweise begünstige, wie dies Strasburger betont habe, das Bakterienwachstum, die Abkürzung der Verweildauer im Darm wirke aber bei dieser Kost hinwiederum in entgegengesetzter Richtung. Dies dürfte stimmen. Lissauer versäumt es aber bei seinen Versuchen, die Gesamtmenge des entleerten Kotes zu berücksichtigen. Bei gleichen Prozentwerten des Bakteriengehaltes hätte er dann die absolute Menge der Bakterien, auf den Tag berechnet, bei vegetabilischer Kost viel höher, als bei animalischer finden müssen, entsprechend der vermehrten Kotbildung bei ersterer Nahrungsform. Betrachtet man nun weiter die Prozentzahlen Lissauers, so würde ein anderer Autor wohl aus ihnen gerade den entgegengesetzten Schluss gezogen haben, wie Lissauer, da bei animalischer Kost seine Zahlen um mehr als die Hälfte kleiner sind, als bei vegetabilischer. Wir hätten also aus Lissauers Versuchen, entgegen der Ansicht des Autors selbst, zu schliessen, dass die Bakterienmenge von der Nahrungsform beeinflusst wird. Leider ist aber auch dieser Schluss zurzeit noch nicht bündig, da die Zahl der Einzelversuche, aus denen er sich ergibt, zu gering ist. Die animalische Nahrung wurde bei Lissauer nur in einem einzelnen Versuche dargereicht.

Sato[2]) fand, im Selbstversuch, bei seiner heimischen Kost in Japan etwa dieselben Durchschnittswerte für Bakteriensubstanz, wie er sie früher, in Dresden, bei europäischer Kost, erhalten hatte.

Einige Versuche am Hunde mit verschiedenartiger Fütterung ergaben Lissauer keine verwertbaren Unterschiede in den Prozentzahlen.

Bei Herbivoren fand er, dass Kaninchenkot nur sehr wenig (1 pCt.), Kuhkot aber viel (14,73—18,75 pCt.) Bakterien (trocken) enthält. Er erklärt dies damit, dass der Kaninchenkot ungemein trocken ist, was das Bakterienwachstum hindert, während der Kuhkot besonders wenig Trockensubstanz enthält.

---

1) Arch. f. Hygiene. Bd. 58. 1906. S. 186.
2) Zeitschr. f. experim. Pathol. u. Ther. Bd. 7. S. 427.

Pathologische Verhältnisse: Gewisse Störungen im Darmkanal beeinflussen die Gesamtmenge der ausgeschiedenen Bakterien. So fand Strasburger bei chronischen Darmstörungen mit Gärung oder Fäulnis der Fäzes, ohne stärkere Diarrhoen, im Durchschnitt eine Vermehrung bis auf 14 g. Das Maximum war sogar 20 g pro die (gegen 8 g normal). Hand in Hand geht damit eine schlechtere Ausnützung der Nahrung. Ob diese das Primäre ist und den Bakterien den Nährboden zu üppigem Wachstum liefert, oder ob zunächst eine Schädigung des Darmes durch die Bakterien und daraus folgende Verschlechterung der Verdauung und Resorption der Nährstoffe veranlasst wird, ist schwer zu sagen. Wahrscheinlich wird beides der Fall sein, in Form eines Circulus vitiosus. Hierher gehört auch der Fall von Schütz (vgl. IV. Abschn. V. 1).

Umgekehrt findet man bei habitueller Obstipation zugleich mit verbesserter Ausnutzung der Nahrung eine Verminderung der Bakterienmenge auf 5,5 g im Durchschnitt, unter Umständen bis auf 2,6 g. Zur Erklärung der Obstipation nimmt Strasburger an, dass das Primäre in diesen Fällen die zu gute Ausnützung der Nahrung ist. Aus ihr resultiert wegen Verschlechterung des Nährbodens vermindertes Bakterienwachstum; von der geringeren Anzahl Mikroorganismen werden weniger Zersetzungsprodukte geliefert und so fällt ein normales Moment für die Anregung der Peristaltik aus.

Auch Berger und Tsuchiya finden regelmässig eine Zunahme der Bakterien bei Darmstörungen (Gärung und Fäulnis), eine Abnahme bei Verstopfung, wenn auch ihre absoluten Zahlen niedriger liegen, als bei Strasburger.

In einem Fall von Galleabschluss fand Strasburger die Menge der Bakterien ausserordentlich gering, nur 3,2 g. Nach Hebung des Hindernisses stieg sie wieder zum Normalen an. Es ist dies Verhalten interessant im Hinblick auf die früher viel umstrittenen antiseptischen Fähigkeiten der Galle. Ihr Ausfall veranlasste nicht nur kein Anwachsen, sondern ein auffallendes Sinken der Bakterienentwickelung. Die Auffassung, dass die unveränderte Galle keine antiseptischen Eigenschaften entwickelt, dürfte also das Richtige treffen; nur ist für uns nicht das Verhalten der Galle selbst das Wesentliche, sondern die durch ihre Abwesenheit bedingte Veränderung des ganzen Nährbodens, der in dieser Zusammensetzung den Darmbakterien offenbar nicht behagt.

Alle bisherigen Angaben gelten für Erwachsene. Bei Säuglingen kann bei Darmstörungen der Bakteriengehalt des Kotes bis auf $^2/_3$ seiner Trockensubstanz wachsen. Wenn auch Bestimmungen der absoluten Menge nicht ausgeführt wurden, wegen der Schwierigkeit, den ganzen Kot frisch aufzufangen und abzugrenzen, so darf man doch wohl annehmen, dass auch die absoluten Zahlen in diesen Fällen vergrössert sein werden.

Darmantisepsis: Die Beantwortung der Frage, ob es nicht möglich ist, durch Antiseptika die Zahl der Kotbakterien herabzusetzen, hat eine grosse praktische Bedeutung. Sie deckt sich in vielen wesentlichen Punkten mit der Frage, ob es überhaupt gelingt, durch irgend welche Maassnahmen, speziell chemische Agentien, die Bakterientätigkeit im Darm einzuschränken bzw. lahm zu legen. Die Autoren, welche sich zu diesem Zweck mit Bakterienzählung befassten (s. unter: Ergebnisse der Zählungsmethoden), kommen zu sehr verschiedenen Resultaten.

Nun führten auch andere Methoden, welche uns zur Prüfung einer Desinfektionswirkung im Darm zu Gebote stehen, wie Bestimmungen der Aetherschwefelsäuren im Urin, oder Einführung eines fremden Mikroorganismus in den Darm und Versuch, diesen aus dem Kot zu züchten, zu unsicheren oder negativen Ergebnissen. Es ist daher allmählich dem Enthusiasmus für die Lehre Bouchards, der die Darmantisepsis als gelöstes Problem hinstellte, eine starke Ernüchterung gefolgt. Viele Autoren, besonders in Deutschland, beurteilen die Möglichkeit einer Antisepsis sehr skeptisch. Dies geht aber zunächst noch zu weit. Stern[1] wies auf dem Kongress für innere Medizin im Jahre 1898 mit Recht darauf hin, dass unsere bisherigen Methoden zur Prüfung der Darmdesinfektion noch zu wenig entwickelt sind, um ein gänzlich absprechendes Urteil zu rechtfertigen. In der Tat dürfte der Grund der Meinungsdifferenzen in der bisher angewandten Methodik liegen[2]. Es ist ferner die Frage der Dünndarmantisepsis von der einer Antisepsis des gesamten Darms zu trennen und für sich zu behandeln. Fanden doch Stern und Mieczkowski[3], dass von innerlich eingegebenen Antisepticis am unteren Ende des Dünndarms noch so viel zu finden war, dass im Reagensglas eine entwicklungshemmende Wirkung hervortrat. Vor allem wäre an Stelle der unsicheren Zählverfahren die Wägungsmethode zu setzen. Sie gibt uns im wesentlichen ein Bild von der Grösse des Bakterienwachstums im ganzen Darm und ihre Resultate sind recht gleichmässig. Versuche, die Strasburger, teilweise in Gemeinschaft mit Schönenborn[4], mittels der Wägungsmethode ausführte, ergaben das auffallende Resultat, dass stark wirkende Antiseptika, Naphthalin und Thymol, keine Bakterienverminderung im Kot erzeugen. Es war sogar durchgehend die Tendenz einer Mengenzunahme zu bemerken. Besonders auffallend war dies in einem Versuch bei Darreichung grosser Dosen Naphthalin. Die Masse der Bakterien stieg hier auf das Doppelte an. Es scheint, dass der Darm durch das Antiseptikum mehr geschädigt wird, als die Bakterien und dass nur die natürlichen Desinfektionskräfte im Darm beeinträchtigt werden, eine Ansicht, die bereits auf Grund anderer Versuche von R. Schütz[5] vertreten wurde.

Entsprechende Resultate erhielt Strasburger bei Versuchen mit Dünndarminhalt, der aus einer Fistel gleich oberhalb der Ileozökalklappe bei einer Hündin stammte, nach Eingabe von Thymol und β-Naphthol. Hier ergab sich auch nach Eingabe einer reichlichen Dosis Kalomel, mit enormer Abführwirkung und starker Schädigung des Darms, eine erhebliche Zunahme der absoluten Bakterienmenge.

An einem Patienten der Bonner medizinischen Klinik, dem wegen Polyposis coli eine Ileozökalfistel angelegt worden war, hat dann Feigen[6] Versuche über Dünndarmantisepsis beim Menschen gemacht. Er gab zunächst in mehreren Versuchen Kolomel, in Dosen wie sie therapeutisch gebraucht werden (3 × 0,1 bis 2 × 0,2). Es wurde dies an mehreren aufeinanderfolgenden Tagen wiederholt. Während der mittlere Prozentgehalt des Dünndarmkotes an Bakterien sich nicht wesentlich änderte, nahm die Gesamtmenge der Bakterien zu. In dem Versuche mit den grössten Kalomeldosen sogar bis auf mehr als das Doppelte. Die mikroskopische Untersuchung des Darminhaltes zeigte, obwohl der Patient sich subjektiv ganz wohl fühlte, deutliche Zeichen der Schädigung der Darmschleimhaut. In keinem seiner Versuche hatte Feigen eine Verminderung der Gesamtbakterien feststellen können. Versuche mit Hopogan (einem namentlich von französischer Seite empfohlenen Mittel, welches Sauerstoff abspaltet) und Isoform

---

1) Verhandl. des Kongr. für innere Medizin zu Wiesbaden. 1898. S. 149 u. Leyden-Festschrift. Bd. 1. S. 5 des Sep.-Abdr.

2) Strasburger, Zeitschr. f. klin. Med. Bd. 46. H. 5 u. 6. S. 25 des Sep.-Abdr.

3) Mitteilungen a. d. Grenzgeb. d. Med. u. Chir. Bd. 9. 1902. S. 405.

4) Strasburger, Zeitschr. f. klin. Med. Bd. 46. H. 5 u. 6 und Bd. 48. H. 5 u. 6 und Schönenborn, Inaug.-Dissert. Bonn 1903.

5) Archiv f. Verdauungskrankh. 1901. S. 58.

6) Feigen, Inaug.-Dissert. Bonn 1908 und Strasburger, Verhandl. des Kongresses für innere Medizin. 1908.

(Parajodoanisol), brachten zwar keine Schädigung des Darmes zustande, erwiesen aber auch keinen Einfluss dieser Mittel auf die Gesamtmenge der Bakterien. Dagegen fand sich eine deutliche, zwei Tage anhaltende Bakterienverminderung nach Eingabe von Purgen. Dieses Mittel hatte, ohne eine nachweisbare Schädigung der Darmschleimhaut hervorzurufen, zu einer abundanten Sekretion geführt. Man darf sich wohl vorstellen, dass. die Bakterien, auch aus den Vertiefungen der Schleimhaut und Drüsenmündungen, mechanisch entfernt und fortgespült wurden.

Die Versuche über Darmantisepsis beim Menschen wurden mit Hilfe der Wägungsmethode neuerdings von Berger und Tsuhiya wieder aufgenommen. Sie kommen bezüglich des Kalomels zu einem anderen Ergebnis als Strasburger und Feigen. Auch nach grösseren Dosen, die zu ausgesprochener Reizung des Darmes geführt hatten, fanden sie in mehreren Fällen eine deutlich ausgesprochene Herabsetzung der Gesamtbakterienmenge. Berger und Tsuhiya halten daher Kalomel für ein brauchbares Darmantiseptikum. Immerhin dürfte dies, nach den Ergebnissen der früheren Untersucher individuell verschieden sein und die Richtung des Erfolges wird sich nicht voraussagen lassen. Auf Veranlassung von Ad. Schmidt machten Berger und Tsuhiya dann Versuche mit Wasserstoffsuperoxyd. Als Vehikel, um das Mittel bis in die tieferen Teile des Darmes zu bringen, wurde nach längeren Versuchen Agar-Agar gewählt (Oxygar-Agar mit 12 pCt. H_2O_2). Die Versuche wurden hauptsächlich an Gärungsdyspeptikern angestellt. In den meisten Fällen fand sich ein Zurückgehen des Prozentgehalts an Bakterien. Die absolute Menge war aber nur in einigen Fällen und vorübergehend vermindert, wie sich aus den Tabellen der Arbeit ergibt, in anderen auch vermehrt.

Eher, als nach einfacher Eingabe von Antisepticis glaubt Strasburger (nach Versuchen am Menschen) an die Möglichkeit eines Erfolges, wenn man kleinere Mengen eines Antiseptikums, die den Darm weniger zu schädigen vermögen, mit der Nahrung innig mischt, in der Hoffnung, auf diesem Wege den Bakterien den Nährboden zu verschlechtern. So schien die Menge der Kotbakterien beim Menschen geringer zu werden, wenn man die Nahrung (Milch) mit etwas Salizylsäure versetzt und sorgfältig gemischt hatte.

Uebrigens kann die quantitative Betrachtung des Bakterienwachstums allein nicht endgültigen Aufschluss über die Möglichkeit einer Darmantisepsis geben. Es sind auch noch die qualitativen Veränderungen, die möglicherweise geschaffen werden, ins Auge zu fassen. Tissiers[1]) Versuche in dieser Hinsicht sprechen allerdings nicht für eine Verbesserung der Flora durch Antiseptika. Es ist jedoch nicht zu vergessen, dass die klinische Erfahrung für eine Wirksamkeit der innerlich gegebenen Antiseptika bei verschiedenen Hautkrankheiten spricht, deren Entstehung man auf Resorption toxischer Produkte aus dem Darm zurückführt.

Wir besitzen jedoch noch andere Mittel, um die Bakterienmenge im Darm einzuschränken. Hierher gehören alle Maassnahmen, welche nicht die Bakterien selbst zu vernichten, sondern den Darm zu kräftigen suchen. Dieser besitzt ja von Natur aus die Fähigkeit, seiner Bakterienflora gewisse Schranken zu setzen. Vor allem leistet er dies durch eine völlige und rechtzeitige Resorption der Nahrung und normale Peristaltik, vermöge deren er den Bakterien den Nährboden entzieht. Man kann somit auch die Bakterienmenge vermindern, wenn man leicht assimilierbare Kost gibt, oder überhaupt die Nahrungsmenge einschränkt (Strasburger). So fanden sich bei einer Patientin, die während längerer Zeit täglich nur 1 Liter Milch und 1—2 Zwiebäcke zu sich nahm, pro Tag nur 2,95 g

---

1) l. c. S. 129.

trockene Bakterien. Kaum mehr als ein Drittel des bei normaler Ernährungsweise gefundenen Wertes. Aus den Untersuchungen über Hungerkot lässt sich ferner berechnen, dass bei völliger Nahrungsentziehung täglich nur etwa $1^1/_8$ g Bakterien ausgeschieden werden können.

Ergebnisse der Zählungsmethoden: Durch Zählung der lebenden Keime wurde die Frage geprüft, ob Darreichung von sterilisierter Nahrung den Bakteriengehalt der Fäzes herabsetzen kann. Sucksdorff[1]) trat für diese Möglichkeit ein. Er wollte schon am zweiten Tage eine erhebliche Verminderung der Bakterienzahl gefunden haben. Seine Ergebnisse erfuhren aber durch Stern[2]) mit Recht eine scharfe Zurückweisung. Abgesehen von verschiedenen Fehlern in der Versuchsanordnung, vor allem Wechsel der Nahrung an den Versuchstagen in unkontrollierbarer Weise, schwanken die Werte Sucksdorffs schon normalerweise in so weiten Grenzen, um das 100fache der tiefsten Zahl, dass die Verminderung, die er konstatierte, viel stärker sein müsste, um wirklich zu verwertbaren Schlüssen zu führen. Eine Nachprüfung durch Stern konnte auch Sucksdorffs Angaben in keiner Weise bestätigen. Zu der gleichen Ansicht kommt Hammerl[3]) in Versuchen an einer Hündin, Ballner[4]) durch Zählungen der Bakterien im Kaninchendarm. Uebrigens hat auch schon Escherich[5]) darauf hingewiesen, wie man sich denn angesichts der Sucksdorffschen Resultate den grossen Reichtum an Mikroorganismen in den Stuhlgängen der eine absolut sterile Nahrung geniessenden Brustkinder erklären solle.

Die Art der Kost, vegetabilisch oder animalisch, hat nach Hammerl keinen Einfluss auf die Bakterienzahl. Hingegen fand de Giaxa[6]) durch vergleichende Untersuchungen bei Herbi- und Karnivoren, dass im Darminhalt der letzteren durchschnittlich der Keimgehalt ein höherer war.

Die Frage nach dem Einfluss der Nahrung verdient weitere Bearbeitung mit sichereren Methoden als die Zählung. Man sollte, wenigstens für den Menschen, annehmen, dass bei einer Nahrung, die viel Schlacken und zwischen diesen unausgenutzte Nährstoffe hinterlässt, der Kot besonders reich an Bakterien sein müsste.

Nach Untersuchungen von Wejnert[7]) soll Sauermilch-Diät die Zahl der Kotbakterien auf $^1/_2$—$^1/_8$ herabdrücken. Saure Milch nach den Angaben von Metschnikoff (Yoghurt-Milch) soll die Keime sogar auf $^1/_5$—$^1/_{80}$ vermindern, und diese Verringerung soll nach Aussetzen der Diät längere Zeit anhalten.

Zahlreiche Autoren: Sucksdorff[8]), Fürbringer[9]), Stern[10]), Salkowski[11]), Kumagawa[12]), Sehrwald[13]), Casciani[14]) bedienten sich der Bakterienzählung um die Frage nach der Möglichkeit einer Darmantisepsis zu lösen. Die einzelnen Forscher kamen zu sehr wechselnden Resultaten.

1) Archiv f. Hyg. Bd. 4. 1886. S. 355.
2) Zeitschr. f. Hyg. u. Infektionskrankh. Bd. 12. S. 16 des Sep.-Abdr.
3) Zeitschr. f. Biologie. Bd. 35. S. 372.
4) Zeitschr. f. Biologie. Bd. 45. 1904. S. 380.
5) Zentralbl. f. Bakteriol. Bd. 2. 1887. S. 669.
6) Ref. Baumgartens Jahresbericht. 1888. S. 469.
7) Przeglad lekarski. 1907. Nr. 24 bis 27. (Ref. Virchow-Hirschs Jahresbericht. 1907. Bd. II. S. 243.)
8) l. c.
9) Deutsche med. Wochenschr. 1887. Nr. 11 u. 12.
10) l. c.
11) Virchows Archiv. Bd. 115. S. 339.
12) Dasselbe. Bd. 113. S. 184.
13) Berliner klin. Wochenschr. 1886. S. 413.
14) Deutsche med. Wochenschr. 1897. S. 247.

3. Vergleich der Kotbakterien mit den Darmbakterien.

Die Untersuchung der Kotbakterien hat abgesehen von rein theoretischen Gesichtspunkten den praktischen Zweck, uns über Vorkommen und Wirkungsweise der Bakterien im Innern des Verdauungskanales, insbesondere des Darms, zu unterrichten. Wir müssen uns deshalb mit der Frage befassen, wie weit die Untersuchung der Fäzes-Bakterien Rückschlüsse gestattet auf die Verhältnisse im Darm selbst.

Dass man die Kotbakterien nicht ohne weiteres mit den Darmbakterien identifizieren kann, ist ersichtlich, denn die Fäzes bilden ja nur den Abschluss des komplizierten Verdauungsprozesses. Die Kotbakterien entsprechen genau genommen nur den Bakterien im unteren Teile des Dickdarms. Untersuchungen der Mikroorganismen in oberen Darmabschnitten, sei es, dass sie aus Leichen, oder aus künstlichen Oeffnungen beim lebenden Menschen oder Tier gewonnen wurden, haben ergeben, dass Unterschiede in der Menge wie in der Auswahl der Arten bestehen.

a) Menge.

Es ist schon lange bekannt, dass die Zahl der Bakterien im Darm von oben nach unten zunimmt. Wir nennen die Namen Billroth[1]), Escherich[2]), de Giaxa[3]), Gilbert und Dominici[4]). Letztere Autoren fanden durch Zählung der entwicklungsfähigen Keime bei einem Hunde, dass die Kurve nicht kontinuierlich zunimmt. Es fanden sich nämlich im Magen 50 000, im Duodenum 30 000 Kolonien auf 1 mg frische Substanz. Die Zahlen stiegen dann bis zum unteren Ende des Dünndarmes an und erreichten hier den Wert von 100 000. Im Anfang des Dickdarms sank die Zahl auf 30 000, um dann wieder erheblich anzuwachsen. Durch Versuche an einem Hund mit einer Fistel gleich oberhalb der Bauhinschen Klappe fand Strasburger[5]), dass bei reiner Milchnahrung 13 bis 16 pCt. des gesammelten trockenen Darminhaltes aus Bakterien bestehen. Bei Wiederholung dieser Versuche an einem Patienten mit Fistel am unteren Ende des Dünndarms erhielt Feigen[6]) im Durchschnitt 18,5 pCt. der Trockensubstanz, pro Tag 3,93 g Bakterien. Vergleichen wir diese Zahlen mit denen des Kotes, so darf man wohl sagen, dass im unteren Dünndarm etwa halb so viel Bakterien zu finden sind, als in den Fäzes.

Während der Dickdarm stets Reste der Verdauung und damit zahllose Bakterien enthält, sind die Verhältnisse im Dünndarm einem vollkommenen, von der Nahrungsaufnahme bedingten Wechsel unterworfen. Escherich[2]) schrieb, nach der Untersuchung von Kinderleichen: „Diejenigen Darmabschnitte, welche mit Sekreten gefüllt und in denen keine oder nur Spuren von Speiseresten vorhanden waren, erwiesen sich, wenigstens für die mikroskopische Untersuchung, als ganz oder fast ganz frei von Mikroorganismen."

Entsprechendes fanden Cushing und Livingood[7]) an Hunden, die 24 Stunden gefastet hatten. Neuerdings zeigt Kohlbrugge[8]) noch einmal an einer Anzahl

---

1) Coccobacteria septica. S. 94.
2) Darmbakterien des Säuglings. S. 34.
3) Ref. Baumgartens Jahresbericht. 1888. S. 469.
4) Comptes rendus de la société de Biologie de Paris. 1894. S. 119.
5) Zeitschr. f. klin. Med. Bd. 48. H. 5 u. 6.
6) Inaug.-Dissert. Bonn 1908. S. 19.
7) Zitat nach Royal Stokes bei Hemmeter. Bd. 1. S. 199.
8) Zentralbl. f. Bakteriologie. Bd. 30. 1901. S. 10.

verschiedener (nicht näher bezeichneter) Tierarten, dass die Stellen des Dünndarms, welche frei von Inhalt gefunden werden, keinerlei lebende Bakterien aufweisen und dass auch die abgestorbenen mit Hilfe des Mikroskops nur in geringer Zahl gefunden werden. Es handelt sich nach der Bezeichnung von Kohlbrugge um eine „Autosterilisation des Dünndarms". Escherich erklärte die Tatsache, dass im Dünndarm und besonders im obersten Teil so wenig Bakterien gefunden werden, durch die Vermischung einer grossen Menge bakterienfreier Sekrete mit einer geringeren Quantität bakterienhaltigen Speisebreies. Dazu kommt die rasche Durchwanderung des Dünndarms, welche den Mikroorganismen keine Zeit lässt, sich trotz des günstigen Nährbodens in reichlicher Menge zu entwickeln. Erst im Zökum finden sich durch die Stagnation des Darminhaltes wieder geeignetere Bedingungen. Nach meinen Erfahrungen (Strasburger) wird übrigens die Zahl der Bakterien im unteren Dünndarm schon recht gross. Die Erklärung Escherichs ist ferner noch nicht ganz erschöpfend. Die Tatsache der völligen Sterilisierung im leeren Dünndarm weist darauf hin, dass wohl bakterizide Kräfte mitwirken. Wissen wir doch besonders durch die schönen Versuche von R. Schütz[1]), dass direkt in den Dünndarm eingeführte Bakterien hier zugrunde gehen. Kohlbrugge[2]) spricht sich für eine bakterientötende Wirkung des Darmsaftes aus, ohne jedoch einen direkten Beweis hierfür zu erbringen. Stern und Mieczkowski[3]) vermissten vielmehr im Darmsaft einen derartigen Einfluss vollkommen; für die übrigen Sekrete ist das gleiche Verhalten hinreichend festgestellt. Man muss also wohl eine bakterizide Kraft des Gewebes selbst zur Erklärung heranziehen, wie sich auch aus weiteren Untersuchungen von Rolly und Liebermeister[4]), Moro[5]), R. Schütz[6]) und von Lindemann[7]) ergibt. Neuerdings tritt allerdings Medowikow[8]) wieder für bakterizide Eigenschaften des Dünndarmsaftes ein.

b) Arten.

α) Säugling: Escherich[9]) beobachtete, dass im ganzen Darmkanal des gesunden Säuglings verflüssigende Arten ebenso fehlen wie im Stuhl. Während er aber annahm, dass die Kotflora ausschliesslich aus Bacterium coli commune gebildet wird und erst in zweiter Linie Bacterium lactis aërogenes in Betracht kommt, erteilt er letzterem Mikroorganismus die dominierende Stellung für die höheren Darmabschnitte. Im Duodenum und Jejunum sei er auf alle Fälle in der Mehrzahl gegenüber dem Bact. coli, ja er könne in Reinkultur vorkommen. Nach unten zu nähmen die „Milchsäurebazillen" allmählich ab. In der Mitte, sicher am Ende des Dünndarms, überwiege die Zahl der Kolonbakterien bereits erheblich. Zu denselben Resultaten kam Hochsinger[10]). Nachdem nun die späteren Arbeiten das überraschende Ergebnis zu Tage förderten, dass die Kotflora des normalen Säuglings gar nicht aus Kolonbakterien besteht, sondern dass die nach Gram färbbaren Bacillus bifidus (Tissier) und acidophilus (Moro) die Führung haben, stand man vor der, für die ganze Betrachtung der bakteriellen Vorgänge

1) Arch. f. Verdauungskrankh. 1901. S. 43.
2) Zentralbl. f. Bakteriologie. Bd. 30. 1901. S. 10.
3) Stern, Leyden-Festschrift. 1902. Bd. 1. S. 4 des Sep.-Abdr.
4) Deutsches Arch. f. klin. Med. Bd. 83. S. 413.
5) Archiv f. Kinderheilk. Bd. 43.
6) Verhandl. d. Kongr. f. innere Medizin. 1909.
7) Inaug.-Dissert. Bonn 1909.
8) Arch. f. Kinderheilk. Bd. 54. (1910.) S. 307.
9) Die Darmbakterien des Säuglings. S. 35 und 107.
10) Allgemeine Wiener med. Ztg. 1888. Zitat nach Dallemagne.

im Säuglingsdarm hochwichtigen Frage, inwieweit die neuen Bazillen im Darm gedeihen, an welchen Stellen und in welcher Menge? Schon früher, bevor man den Bac. acidophilus und bifidus kennen gelernt hatte, fand Alex. Schmidt[1]) mit Hilfe der Weigert-Färbung, dass die blaugefärbten Bazillen erst vom mittleren Teil des Kolon nach abwärts zu die roten zu überwiegen beginnen. Weitere Untersuchungen am Brustkind [Moro[2]), Nobécourt und Rivet[3])] haben dann folgendes ergeben: Die oberen Darmabschnitte, insbesondere der Dünndarm bis auf seinen untersten Teil, sind nahezu keimfrei. Erst in der Gegend des Zökum setzt eine beträchtliche Vermehrung ein. Während im Duodenum und unteren Ileum Bakterien der Koli-Gruppe vorherrschen, setzt im Zökum plötzlich das Wachstum des Bac. bifidus ein, der im Kolon alle übrigen Mikroorganismen zurückdrängt. Die Flora des Zökum ist polymorpher. Es finden sich Buttersäurebazillen und andere sporentragende Anaёrobier. In den oberen Teilen des Dünndarms wurden, abgesehen von Koli, Lactis aёrogenes und Streptokokken, die konstant vorhanden sind, unter Umständen auch Exemplare des Bac. acidophilus, exilis und bifidus angetroffen. Während Dickdarm und Kotflora im wesentlichen identisch sind, unterscheidet sich die der höheren Darmteile sehr wesentlich von ihnen. Die schematische Darstellung auf beistehender Figur (Fig. 14) nach Moro[4]) gibt in sehr instruktiver Weise einen Ueberblick über Menge und Hauptarten der im Darm des Brustkindes zu findenden Bakterienflora. Was die Darmbakterien des künstlich genährten Kindes anbelangt, so findet man nach Untersuchungen von Sittler[5]) folgendes: Im Dünndarm herrscht der grampositive Enterococcus Thiercelin (= Micrococcus ovalis Escherich; wahrscheinlich auch = Streptococcus acidi lactici, Streptococcus lacticus Kruse, Streptococcus Hirsch-Libmann). In viel geringeren Mengen finden sich Bact. coli und lactis aёrogenes. Die Zahl der Mikroorganismen im Dünndarm ist stets sehr gering, besonders in den oberen Teilen. Im Zökum und Dickdarm ist die Bakterienzahl sehr gross. Als wichtigstes Bakterium betrachtete Sittler hier den Bac. bifidus. Neben ihm kommen vor allem der Acidophilus und der Bac. perfringens (unbeweglicher Buttersäurebazillus) in Frage. Sittler sieht keinen prinzipiellen Unterschied zwischen den Darmbakterien des natürlich und des künstlich genährten Säuglings. Er steht mit dieser Annahme im Gegensatz zu der Escherichschen Schule. Insbesondere weicht er ab in der Bewertung des Enterokokkus für den Dünndarm und des Bifidus für den Dickdarm der künstlich ernährten Säuglinge.

Sittler bringt noch ein neues Moment in die Debatte, indem er ausser Dick- und Dünndarmbakterien als Drittes die Bakterien des wandständigen Schleims

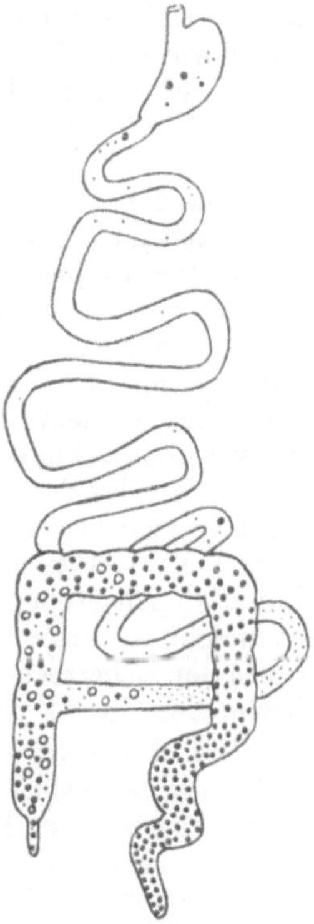

Fig. 14.

Schematische Darstellung der Bakterienverteilung im Säuglingsdarm bei natürlicher Ernährung. (Nach Moro.)

• = Bifidus.
○ = Sporenbildende Bakterien (Buttersäurebazillen, Köpfchenbakterien usw.).
· = Koligruppe.

---

1) Wiener klin. Wochenschr. 1892. Nr. 45.
2) Pfaundler u. Schlossmann, Handb. d. Kinderheilk. 1906. Bd. II. S. 273.
3) Semaine médicale. 1907. S. 517.
4) Jahrbuch f. Kinderheilkunde. Bd. 61. 1905. S. 880.
5) Die wichtigsten Bakterientypen der Darmflora beim Säugling. Würzburg 1909. S. 30.

unterscheidet. Diese Schleimflora ist nach seinen Untersuchungen im Dick- wie im Dünndarm fast nur von dem Bac. perfringens vertreten.

β) **Erwachsene:** Auch bei Erwachsenen sind die Bakterien des Dünndarms zum Teil andere als die Fäzesbakterien. Es hängt dies wohl auch damit zusammen, dass die Dünndarmflora mehr unter dem Einfluss der auf verschiedenen Wegen von aussen, speziell durch die Nahrung, eingeführten Bakterien steht, dass man also mehr „wilde Keime" findet. Der Hauptort, von dem aus die Konstanz der Kotflora erhalten wird, soll nach **Kohlbrugge**[1]) tiefer unten, nämlich im Zökum und Processus vermiformis liegen, denen somit eine bisher nicht genügend gewürdigte, wichtige Aufgabe zufällt. Aber auch der Dünndarm hat neben diesen vorübergehenden Gästen eine bestimmte, konstant wiederkehrende Flora aufzuweisen. Untersuchnngen der Darmbakterien beim erwachsenen Menschen verdanken wir **Cornil und Babes**[2]), **Gessner**[3]), **Dupré**[4]), **Bordas**[5]), **Bovet**[6]), **Macfadyen, Nencki und Sieber**[7]), **Jakowski**[8]) und **Ciechomsky mit Jakowski**[9]). Es würde zu weit führen, hier auf die einzelnen Befunde einzugehen. Im Durchschnitt wurden jedesmal 5—7 verschiedene Arten gezüchtet. Bezüglich des Dünndarms sind die Autoren im wesentlichen unter sich einig, dass Bacterium coli commune, lactis aërogenes, Staphylokokken und verschiedene, die Gelatine verflüssigende Bakterien als ständige Bewohner anzusehen sind. Der Hauptunterschied gegenüber den konstant vorkommenden Bakterien der Fäzes (von den obligaten Anaëroben sehen wir hier ab, da der Dünndarm mit den neueren Methoden bis jetzt nicht auf Anwesenheit von Anaëroben untersucht wurde) besteht also in dem Auftreten verflüssigender Arten, die im normalen Kot merkwürdig selten gefunden werden. Wir nennen hier die von **Macfadyen, Nencki und Sieber** beschriebenen Bacillus- und Streptococcus liquefaciens ilei. Diese Forscher beobachteten auch, dass durch Veränderung der Kost ein erheblicher Wechsel der Bakterienarten herbeigeführt wird. Alle isolierten Spaltpilze waren fakultative Anaëroben. Bemerkenswert ist, dass im Dünndarm kein grösserer Artenreichtum angetroffen wird. **Gessner** isolierte 7 verschiedene Spezies. Es ist dies der Ueberrest von den zahlreichen Keimen, die aus der Luft, den Nahrungsmitteln, dem Mund und der Nasenhöhle stammend, in den Magen gelangten.

Die Morphologie der Dickdarmbakterien schliesst sich, wie schon gesagt, an die der Fäzesbakterien an. **Macfadyen, Nencki und Sieber**[10]) fanden in dem Dickdarm ihrer Patientin, der in Folge der oberhalb gelegenen Fistel während 2 Monaten leer gestanden hatte, ausser Bact. coli commune, Mikroorganismen, die intensivste Fäulnis hervorriefen. Wenn aber **Kohlbrugge**[11]) diese als die obligaten Dickdarmbakterien hinstellen will, so ist das unseren Erachtens durchaus unrichtig, denn der Dickdarm ist normaler Weise nicht leer und von dem Dünndarm getrennt. Seine Flora ist abhängig von dem, was ihm von oben aus zugeführt wird.

---

1) Zentralbl. f. Bakteriologie. Bd. 29. 1901. S. 573.
2) Les Bactéries. 2. Edit. Paris 1896. S. 153.
3) Archiv f. Hygiene. Bd 9. 1889. S. 128.
4) 5) 6) Zit. nach Dallemagne, Archives de médecine expérimentale et d'anatomie pathologique. T. 7. 1895. p. 292.
7) Arch. f. exper. Pathol. u. Pharmakol. Bd. 28. 1890. S. 325.
8) Archives des sciences biologiques. Bd. 1. 1892. S. 539.
9) Arch. f. klin. Chirurgie. Bd. 48. 1894. S. 136.
10) l. c. S. 337.
11) Zentralbl. f. Bakteriologie. Bd. 30. S. 16.

III. Lebensäusserungen der normalen Kot- bzw. Darmbakterien.

Im Innern des Darmkanals ist ein vollkommener Mangel an freiem Sauerstoff, bis auf eine schmale, wandständige Zone[1]). Es können sich deshalb im wesentlichen nur obligat oder fakultativ anaerobe Bakterien entwickeln. Diese aber befinden sich unter sehr günstigen Entwickelungsbedingungen. Das lehrt ihre enorme Menge, die Tag für Tag im Darm erzeugt wird. Unter solchen Umständen ist es erklärlich, dass die Lebensäusserungen der Bakterien beträchtlich sein und nach verschiedenen Richtungen für den Menschen, der sie in seinem Darmkanal beherbergt, Bedeutung gewinnen müssen.

1. Veränderungen des Nährbodens durch die Mikroorganismen.

a) N-Verlust durch den Aufbau der Leibessubstanz.

Der Körper der Bakterien besteht fast nur aus Eiweiss. Dieses wird natürlich dem Eiweiss, resp. sonstigen stickstoffhaltigen Verbindungen der Nahrung oder der Verdauungssäfte entnommen und geht somit für den Körper verloren. Der Verlust ist kein ganz unbeträchtlicher, wenn wir bedenken, dass bei milder Nahrung $^1/_6$—$^1/_5$ etwa der Trockensubstanz des Kotes aus Bakterien besteht, und im Durchschnitt 0,55 g N auf diese fallen[2]). Uebrigens weist Escherich[3]) darauf hin, dass die Hauptvermehrung der Bakterien im Dickdarm erfolgt, wo die Nahrung zumeist resorbiert ist. Das anspruchslose Bacterium coli deckt hier seinen N-Bedarf aus für den Organismus, wie Escherich meint „wahrscheinlich“, ich möchte sagen „möglicherweise“, nicht weiter verwertbaren Bestandteilen der Darmsekrete.

b) Umsetzungsprodukte des Nährbodens.

Dieser N-Verbrauch macht aber nur einen Teil des bakteriellen Einflusses auf den Nährboden aus, und zwar den kleineren. Abgesehen von den Stoffen, die die Mikroorganismen zum Aufbau ihres Leibes brauchen, zersetzen sie bekanntlich das ihnen gebotene Nährmaterial in weitgehender Weise. Sie schaffen sich dadurch Kraftquellen und produzieren [wie Wortmann[4]) in sehr einleuchtender Weise für die Gärungsprozesse im allgemeinen auseinandersetzte] Stoffe, die zum eigenen Schutz, sowie zur Verdrängung fremder Lebewesen führen.

Ihre Lebensäusserungen lassen sich unter die beiden Hauptgruppen der Gärungs- und Fäulnisvorgänge einreihen. Ueber die Intensität dieser Prozesse

---

1) Vergl. Escherich, Die Darmbakterien des Säuglings. S. 137.
2) Strasburger, Zeitschr. f. klin. Medizin. Bd. 46. H. 5 und 6. S. 23 des Sep.-Abdr. Der ursprünglich angegebene Wert 0,827 wurde, auf Grund des früher (S. 315 u. 343) zur Kritik der Methode gesagten, auf $^2/_3$ reduziert. Die jetzt angenommene Zahl von 0,55 passt ausgezeichnet zu dem neuerdings von Mac Neal, Latzer und Kerr (Journ. of Infect. Diseases. Vol. 6. 1909. p. 123) gefundenen Werte von 0,585 g N pro die, die bei gemischter Kost und normalen Erwachsenen auf die Bakteriensubstanz fällt. Es ist dies nach den genannten Autoren 46 pCt. des Gesamt-Kot-N. Mattill u. Hawk [Journ. of exper. Med. Bd. 14. (1911.) S. 433] bestimmten neuerdings in zwei Versuchen mit Wägung der Kotbakterien den Bakterien-N bei mittlerer Ernährung zu 53,9 pCt. des Gesamt-Kot-N.
3) Die Darmbakterien des Säuglings. S. 169.
4) Weinbau und Weinhandel. 1902.

und über die zahlreichen hierbei entstehenden Zersetzungsprodukte geben uns chemische Untersuchungen Auskunft und wir verweisen auf die bezüglichen Kapitel im III. Abschnitt des Buches.

Die Verdauungssäfte spalten die Kohlehydrate bis zu verschiedenen Zuckerarten, zerlegen die Fette in Glyzerin und die betreffenden Fettsäuren. Findet man im Darm, bzw. im Kot, weitere Abbauprodukte dieser Körper, so sind sie durch Einwirkung von Mikroorganismen entstanden.

Bezüglich der Eiweisskörper ist eine Grenze viel schwerer festzustellen, oder richtiger gesagt, es lässt sich eine scharfe Trennung nicht machen. Die frühere Annahme, dass die Verdauungssäfte Eiweiss nicht weiter als bis zu Pepton, Leuzin und Tyrosin abbauen, lässt sich bekanntlich nicht mehr aufrecht erhalten, seitdem die Forschung uns eine ganze Anzahl kristallisierbarer Substanzen gezeigt hat und jedenfalls noch weitere kennen lehren wird, die bloss durch die Tätigkeit von Fermenten, welche der menschliche Körper selbst produziert, entstanden sind. Man kann nur insofern eine Scheidung vornehmen, als man sagt: Von den tieferen Spaltungsprodukten des Eiweisses werden einzelne ausschliesslich, andere vorwiegend von Bakterien geliefert, wobei die letzteren von gewissen Körperfermenten gar nicht, von anderen nur in geringen Mengen oder erst nach längerer Einwirkung produziert werden. Von den obersten Abbauprodukten auf der anderen Seite, und dies gilt für Eiweisskörper sowohl wie für Fette und Kohlehydrate, kann man nicht sagen, dass sie ausschliesslich von den Verdauungssäften des Körpers herstammen, denn auch manche Bakterien produzieren Fermente, deren chemische Einwirkung der der Körper-Enzyme mehr oder weniger entspricht. Die Bakterienfermente vermögen somit die Verdauungssäfte des Körpers unter Umständen zu unterstützen.

Im Grossen und Ganzen steht aber fest, dass zu Beginn des Abbaues der Nahrungsstoffe die Körpersäfte bei weitem die wichtigste Rolle spielen, zum Schluss. des Abbaues aber auch die Tätigkeit der Bakterien an den entstandenen Produkten in erheblichem Maasse Anteil hat. Die Verluste, die die Mikroorganismen verursachen, überwiegen jedenfalls die Unterstützung, die sie dem Körper zu Beginn des Verdauungsprozesses bieten mögen.

Noch viel verwickelter wird das Thema, wenn wir uns die Frage vorlegen, welche Bakterien im Einzelnen die verschiedenen Abbauprodukte zu liefern vermögen. Man hat den Versuch gemacht, eine Anzahl der Darmmikroorganismen zu isolieren und im Reagensglas festzustellen, was für Stoffe sie zerlegen und welche Körper daraus hervorgehen. Die Resultate, die so gewonnen wurden, sind höchst mannigfaltig und stimmen untereinander und mit den am Lebenden gefundenen nur teilweise überein. Man kann fast sagen, so viel Forscher, so viel Meinungen. Es rührt dies zum Teil davon her, dass wir die Verhältnisse im Darm schwer nachahmen können, dass wir ferner nicht alle Mikroorganismen, die im Darm, bzw. im Kot gedeihen, zu züchten und auf ihre Lebenseigenschaften zu untersuchen imstande sind. Eine Anzahl Arten hat man erst in letzter Zeit überhaupt zum Wachstum bringen können. Mit der Untersuchung ihrer chemischen Leistungen unter verschiedenartigen Bedingungen ist erst der Anfang gemacht. Es ist weiterhin wahrscheinlich, dass das Gemisch sämtlicher Bakterien, die im Darm gewachsen sind, andere Eigenschaften entfaltet, als es jedes Bakterium für sich zu tun vermöchte. Wenn wir deshalb auch alle Bakterien einzeln auf ihre Lebenseigenschaften untersuchen und daraus die Summe der Leistungen konstruieren wollten, so würde dies Resultat doch ein anderes sein, als bei gemeinsamer Tätigkeit derselben. Denn gewisse Mikroorganismen werden durch andere in ihrem Wachstum oder auch nur in der Aeusserung ihrer zersetzenden

Kräfte gehemmt. Dieser Hemmungsvorgang ist sogar für die Prozesse im Darm von erheblicher Bedeutung, so dass wir daraus ein Recht ableiten können, die Tätigkeit einzelner Bakterien gegenüber der der anderen in den Vordergrund zu stellen. Andere Bakterien unterstützen sich in ihrem Wachstum und ihrer Tätigkeit, bzw. bereiten sich gegenseitig den Nährboden und die Wachstumsmöglichkeiten vor.

α) Gärung und Fäulnis: Um einen Einblick in diese Arbeit der Darmbakterien zu erhalten, müssen wir uns vor allem die Tatsache vor Augen führen, dass beim gesunden Erwachsenen im Dünndarm keinerlei Fäulniserscheinungen, nur Gärungen auftreten. Erst unterhalb der Bauhinschen Klappe, und zwar mit scharfer Grenze, beginnt die Fäulnis. Man könnte zunächst sich dem Gedanken hingeben, dass dieser Unterschied durch eine Verschiedenheit der Dünn- und Dickdarmflora bedingt sei, dass also im Dünndarm Gärungs-, im Dickdarm Fäulniserreger leben. Dies trifft in gewissem Maasse zu. Die von Macfadyen, Nencki und Sieber[1]) isolierten Dünndarmbakterien erwiesen sich als Gärungserreger und griffen das Eiweiss gar nicht oder nur in geringem Grade an. Aber bei näherer Betrachtung ist der Unterschied zwischen Dünn- und Dickdarmflora doch nicht so durchgreifend. Wir haben zwar festgestellt, dass im Jejunum und Ileum des Erwachsenen eine grössere Menge von wilden Keimen gefunden wird, dass ferner Gelatine verflüssigende Mikroorganismen vorkommen. Jedoch gewisse Hauptarten finden sich hier wie dort. So Bacterium coli commune und lactis aërogenes; letzteres vielleicht, in Analogie mit den Befunden beim Säugling, auch beim Erwachsenen im oberen Darm in überwiegender Menge. Der Enterokokkus (Thiercelin), ein starker Milchsäurebildner, findet sich im Dünndarm wie im Dickdarm. Ebenso im ganzen Darm (an der Schleimhautoberfläche) findet man (nach Sittler) den unbeweglichen Buttersäurebazillus, der in seinen verschiedenen Formen bald Gärungs-, bald Fäulniserreger wird. Alle die letztgenannten Tatsachen wissen wir übrigens nur aus der Erforschung der Flora im Säuglingsdarm. Für den Erwachsenen, besonders was die Anaeroben im Dünndarm betrifft, fehlen noch die einschlägigen Untersuchungen.

Wir wissen ferner, dass bei Stauungen des Darminhaltes infolge von Lähmungen der Muskulatur oder von Veränderungen des Lumens, im Dünndarm in kurzer Zeit die erheblichsten Fäulniserscheinungen zu beobachten sind. Es liegt näher, diese auf eine Tätigkeit der im Dünndarm schon vorhandenen Bakterien zu beziehen, als an eine Einwanderung von fremden zu denken. Speziell die Dickdarmmikroorganismen dürften durch Stenosen, entgegen der gesteigerten Peristaltik, nicht leicht nach oben wandern. Ebenso wie im Dünndarm Fäulnis auftreten kann, wird im Dickdarm häufig, ja regelmässig, Gärung angetroffen. Wir müssen also mit der Tatsache rechnen, dass im Dünndarm wie im Dickdarm Fäulnis- und Gärungserreger vorhanden sind, sei es nun, dass es sich um verschiedene Arten handelt, sei es um die gleichen Keime, die je nach den Umständen bald Fäulnis, bald Gärung erzeugen. Der Grund für die Grenze, die normalerweise an der Bauhinschen Klappe besteht, ist in Momenten zu suchen, die im Wesentlichen unabhängig von den Bakterien sind, ja das Verhalten dieser erst bestimmen. Als solche Momente kennen wir die jeweilige Beschaffenheit des Chymus und den grossen Unterschied in der Schnelligkeit, mit der die Speisen den Dünndarm einer- und den Dickdarm andererseits durcheilen[2]). Dazu kommt die vitale Fähigkeit der Dünndarmschleimhaut, Bakterien in grossen Mengen abzutöten.

---

1) l. c. S. 338.
2) Siehe besonders: Ad. Schmidt, Archiv f. Verdauungskrankh. Bd. 4. 1898. S. 137.

Den Hauptgrund für das Ausbleiben von Fäulnis im Dünndarm haben wir in der Anwesenheit der Kohlehydrate zu erblicken. Wie es kommt, dass diese, besonders der Zucker, einen so mächtigen Schutz gewähren, ist der Gegenstand vieler Untersuchungen gewesen. Die meisten Forscher gingen von der Tatsache aus, dass Milch die Fäulnis aufhebt bzw. selbst nicht fault. Man prüfte ihre verschiedenen Bestandteile, und da sich reines Kasein sowohl als Fett in der gesuchten Richtung ohne Einfluss erwiesen, so blieben die Kohlehydrate, die als solche wirken konnten, oder durch Säuren, welche bei ihrer Vergärung frei werden. Es würde hier zu weit führen, im Einzelnen auf die wichtigen Untersuchungen von Hirschler[1]), Winternitz[2]), Rovighi[3]), Schmitz[4]), Seelig[5]), Albu[6]), Blumenthal[7]) und vielen Anderen einzugehen, umsomehr, als die letzten Arbeiten die Sachlage wesentlich geklärt haben. Bienstock[8]) zeigte, dass nur rohe Milch die auffallende Fäulnisresistenz besitzt. Sterilisiert man sie hingegen, so lässt sie sich durch Infektion mit Fäulnisanaeroben (Bac. putrificus) sehr leicht zur stinkenken Fäulnis bringen. Der Milchzucker als solcher hemmt also nicht die Putrificusfäulnis. Auch Säuren, die aus Kohlehydraten gebildet werden können, sind nach Bienstock an sich wirkungslos, denn infiziert man sterile Milch mit Putrificus und Bac. prodigiosus oder Bac. proteus, so wird sie sauer und fault trotzdem. Das, was der rohen Milch ihre fäulniswiderstehende Kraft gibt, sind die eigentümlichen, glücklicherweise nie fehlenden Bazillen, nämlich Bact. lactis aërogenes und coli commune. Diese Mikroorganismen werden nun in ihren fäulnishemmenden Eigenschaften ganz wesentlich durch die Anwesenheit von Kohlehydraten beeinflusst, denn fehlen diese, so ist die Einschränkung der Fäulnis viel geringer, oder wenn es auch nicht zu Fäulnis kommt, so können doch die Fäulnisbakterien wachsen und sich vermehren. Durch Anwesenheit von Kohlehydraten wird dies verhindert. Eine gewisse Rolle bei dem Schutz vor Fäulnis durch die obligaten Milchbakterien spielt ausserdem, wie schon Blumenthal annahm, die Säuerung, denn stumpft man die Säuren durch kohlensauren Kalk ab, so tritt leichter Fäulnis ein. Die Säure ist aber, wie oben erwähnt, nicht der allein ausschlaggebende Faktor. Man muss noch an eine besondere Kraft von Bact. coli und lactis denken, vermöge deren sie den Fäulniskeimen entgegen arbeiten und diese zurückdrängen. Diese Gegenwirkung beginnt nach Bienstock bei 1 pCt. Zuckergehalt. Darunter wird sie unsicher.

Tissier und Martelly[9]), sowie Passini[10]) wollen allerdings diese besondere antagonistische Kraft der Kolibazillen nicht gelten lassen und machen für die Entwickelungshemmung die Menge der Säure und die Schnelligkeit, mit der diese gebildet wird, verantwortlich. Hierzu trete ausserdem, als fäulnisbegünstigendes Moment, die Art des gebotenen Eiweissmaterials. So sollen säurebildende Bakterien wie der Bac. prodigiosus und der Bac. proteus Hauser (cfr. Bienstock) die Fäulnis (der Milch) deshalb nicht aufhalten, weil sie auch Eiweissstoffe angreifen und so dem Bienstockschen Bazillus ein günstiges, leicht assimilierbares Eiweissmaterial liefern. Demgegenüber möchte ich aber doch darauf aufmerksam machen,

---

1) Zeitschr. f. physiol. Chemie. Bd. 10. 1886. S. 306.
2) Desgl. Bd. 16. 1892. S. 460.
3) Desgl. Bd. 16. S. 43.
4) Desgl. Bd. 19. S. 378.
5) Virchows Archiv. Bd. 146. 1896. S. 53.
6) Deutsche med. Wochenschr. 1897. S. 509.
7) Desgl. 1897, Vereinsbeilage 15 und Virchows Archiv. Bd. 146. S. 65.
8) Arch. f. Hygiene. Bd. 39. 1901. S. 390.
9) Annales de l'institut Pasteur. 1902.
10) Zeitschr. f. Hygiene u. Infektionskrankh. Bd. 49. 1905. S. 139.

dass im Dünndarm gelöstes Eiweiss in Menge den Bakterien zur Verfügung steht und dennoch normalerweise die Putrificusfäulnis ausbleibt.

Wir sehen auf alle Fälle, dass durch das Zusammentreffen zweier Hauptmomente, der Anwesenheit bestimmter Bakterien und vergärbarer Kohlehydrate, die Fäulnis aufgehoben wird. Diese Bedingungen finden sich im oberen Teile des Darmes. Die obligaten Milchbakterien sind auch die obligaten Darmbakterien, Bact. coli commune und lactis aërogenes. Für ihren Austausch sorgt stets die Stallinfektion der Milch.

Aber auch anderen Darmbakterien kommt diese antagonistische Kraft zu, so nach Tissier dem Bac. bifidus und dem „Streptocoque intestinal" (Milchsäurebakterium), nach Passini den unbeweglichen Buttersäurebazillen (asporogene Vegetationsform des Gasphlegmonebazillus) und bei weiterem Suchen dürften wohl noch andere gefunden werden. Sie mögen wohl alle mehr oder weniger daran beteiligt sein, wenn es im Darm nicht zu Fäulnis kommt. Wir müssen auch erwähnen, dass Lynch[1]) den Klostridien Nothnagels (beweglicher Buttersäurebazillus) die Hauptrolle bei der Gärung zuschreiben möchte, da sie in gärenden Stühlen besonders reichlich anzutreffen seien.

Sind alle Kohlehydrate resorbiert, die Säuren abgestumpft, so hört die Gärung auf und die Fäulnis kann ihren Lauf nehmen. Dafür, dass dies im Dünndarm nicht eintritt, sorgt die normale Peristaltik, die hier etwa 25 mal so rasch verläuft als im Dickdarm[2]). Sind im Dickdarm die Kohlehydrate resorbiert oder nur in einer schwer aufschliessbaren Form vorhanden, so besteht kein wesentliches Hemmnis für die Fäulnis mehr. Die Fäulnisanaeroben würden daher jetzt eine kräftige Tätigkeit entfalten können. Wenn es normalerweise trotzdem nur in bescheidener Weise geschieht, so dürfte das hauptsächlich darin seinen Grund haben, dass für gewöhnlich im Dickdarm nicht allzuviel fäulnisfähiges Material zu finden ist; die löslichen Nahrungsstoffe sind ja im Wesentlichen resorbiert. Die Annahme Bienstocks[3]) hingegen, dass die Anaeroben im Dünndarm zugrunde gegangen seien, da sie aus den Fäzes nicht mehr gezüchtet werden könnten, lässt sich auf Grund der späteren positiven Kulturresultate Passinis[4]) jedenfalls nur noch zum Teil aufrecht erhalten. Ausser dem Bienstockschen Bazillus kommt als wichtiger anaerober Fäulniserreger der unbewegliche Buttersäurebazillus (in virulenter Form als Gasphlegmonebazillus bekannt) in Betracht, der nach Passini ein konstanter Bewohner des Darmes ist. Derselbe tritt bald asporogen auf und vergärt Kohlehydrate zu Buttersäure, bald bildet er Sporen und ist dann Fäulniserreger. Es ist sehr wohl denkbar, dass er in ersterer Form im Dünndarm, in zweiter im Dickdarm sein Fortkommen findet. Metschnikoff[5]) macht für die Darmfäulnis verantwortlich ausser dem Bienstockschen Bazillus den Bac. aërogenes Welch-Nuttall und den Bac. sporogenes Klein.

Endlich sei einiger anaerober nicht zu den Buttersäurebazillen gehörender Mikroorganismen Rodellas gedacht.

Abgesehen von den Anaerobiern ist nun zu berücksichtigen, dass auch die Kolibakterien Fäulniserreger sind. Haben sie die Kohlehydrate in der Hauptsache resorbiert, so werfen sie sich auf die Eiweisstoffe. Innerhalb gewisser

---

1) Etude des fèces normales. Argentina medica. 1904. S. 152.
2) Ad. Schmidt, l. c. S. 156.
3) l. c. S. 424.
4) Jahrbuch f. Kinderheilk. Bd. 57. S. 87.
5) Compt. rend. Acad. Sciences. Bd. 147. 1908. S. 579.

Grenzen gehen dann Gärung und Fäulnis Hand in Hand[1]). Entsprechendes findet man auch bei der Nachgärung der Fäzes, bei der neben der Frühgärung stets in gewissen Grenzen, aber umgekehrt proportional zur Intensität dieser, die Spätgärung (Fäulnis) einsetzt[2]).

Die chemische Tätigkeit der Koli- und Laktisbakterien oder richtiger, der mit diesem Namen bezeichneten Gruppen von Mikroorganismen, ist eine merkwürdig vielseitige und wechselt je nach der Provenienz und dem betreffenden Stamm erheblich. Man hat es ferner durch Einhaltung gewisser Versuchsbedingungen teilweise in der Hand, bald diese, bald jene Gärungsprodukte zu erhalten. Auf diese Weise lassen sich manche widersprechende Angaben der Autoren vereinigen. So fand bezüglich der Säureproduktion Escherich[3]), dass Bact. lactis aërogenes aus Milchzucker Milchsäure bildet. Baginsky[4]) hingegen isolierte Essigsäure und Spuren von Milchsäure. Nehmen wir noch die Untersuchungen anderer Autoren hinzu, die sich nicht nur auf Bact. lactis, sondern auch auf die Kolonbakterien und auf andere Zuckerarten ausdehnen [Oppenheimer[5]), Péré[6]), Macfadyen, Nencki und Sieber[7]), Grimbert[8])], so können wir der Liste Ameisensäure, Buttersäure und andere höhere Fettsäuren, Bernsteinsäure usw., abgesehen von Alkohol, Aldehyd, Azeton, hinzufügen. Untersuchungen von Strasburger[9]) zeigten nun, dass man bei der Gärung im Kot, und es gilt dies auch für die isolierten Laktis- oder Kolibakterien, nach Belieben nur Milchsäure, keine Fettsäuren erhalten kann. Bedingungen hierfür sind: viel Kohlehydrate und wenig Bakterien auf verhältnismässig engem Raume, wie dies z. B. für den kindlichen Dünndarm zutrifft. Schafft man durch Neutralisierung der Säure die Möglichkeit, dass die Milchsäure weiter vergoren wird, so bilden sich die verschiedensten Fettsäuren, während die Milchsäure allmählich verschwindet.

Auch bezüglich der Gasbildung wechselt das Verhalten der obligaten Kotbakterien in hohem Maasse. Strasburger[10]) beobachtete, dass, so lange nur Milchsäure gebildet wird, kein Gas entsteht. Beim weiteren Ablauf der Gärung finden wir bald reichliche Mengen Gas, bald gar keine, obgleich die Kohlehydrate bis zu flüchtigen Fettsäuren umgewandelt werden. Auch Germano und Maurea[11]) fanden schon früher das Bact. coli je nach der Herkunft verschieden stark Gas bildend. Dasselbe erwähnt v. Streit[12]). Lembke[13]) züchtete ein Bact. coli anaërogenes, das Traubenzucker ohne Gasbildung vergor. Auch Escherich[14]) gibt an, dass gewisse Formen von Kolibakterien in Traubenzuckerbouillon Säure, aber kein Gas bilden. Er bezeichnet diese Form als Similityphus. Escherich weist im Anschluss an die Untersuchungen von Peckam auf die ungewöhnliche Anpassungsfähigkeit an das Nährsubstrat hin, die Bact. coli in bezug auf seine

---

1) Péré, Annales de l'institut Pasteur. 1892. S. 535.
2) Ad. Schmidt, Deutsches Archiv f. klin. Medizin. Bd. 61. S. 305.
3) Die Darmbakterien des Säuglings. S. 61 u. 131.
4) Zeitschr. f. physiol. Chemie. Bd. 12. S. 434 u. Bd. 13. S. 352.
5) Zentralbl. f. Bakteriologie. 1889. S. 586.
6) Annales de l'institut Pasteur. 1892. S. 529.
7) l. c. S. 329 u. 335.
8) Virchows Arch. Bd. 146. S. 65.
9) Deutsches Arch. f. klin. Med. Bd. 67. S. 546.
10) Ebendaselbst.
11) Zieglers Beiträge. Bd. 12. 1893. S. 529.
12) Inaug.-Dissert. Bonn 1897.
13) Archiv f. Hygiene. Bd. 26. 1896. S. 299.
14) Verhandl. d. Kongr. f. innere Medizin. 1899. S. 427.

biochemischen Funktionen sich aneignet und die zu Steigerung oder Abschwächung des Gärungs- oder Eiweissspaltungsvermögens führt.

Auch die Fähigkeit, Fäulnisstoffe zu erzeugen, ist bei den einzelnen Koliarten verschieden gross. Die vielfach als massgebend erachtete Indolprobe beweist zwar in dieser Hinsicht nicht viel, da nach Bienstock[1]) Indolbildung ohne Fäulnis, sowie das Umgekehrte, vorkommt. Hingegen ist als ein gutes Kriterium die Alkalibildung auf Petruschkyscher Lackmusmolke zu betrachten, auf deren Ausfall hin Escherich[2]) sogar ein Bacterium alkaligenes unterscheidet[3]).

Bact. coli commune und lactis aërogenes sind bei ausgeprägter Entwicklung ihrer Merkmale gut voneinander zu unterscheiden und Escherich fasst sie zwar als stammverwandte, aber deutlich verschiedene Arten auf Man findet jedoch alle möglichen Uebergänge, und andere Autoren wollen die Trennung nicht gelten lassen [siehe Schmidt[4]) und Kohlbrugge[5])]. Escherich führt besonders als Unterscheidungsmerkmal an, dass Bact. coli, im Gegensatz zu Bact. lactis aus Milchzucker kein Gas bildet. Baginsky[6]) jedoch fand in der chemischen Tätigkeit beider Bakterien keine wesentlichen Differenzen. Auch wir beobachteten Gasbildung aus Milch durch ein im übrigen gut charakterisiertes Koli, und in dem Buch von Hemmeter[7]) sind die ausführlichen Gärungstabellen Ph. Smiths angeführt, welche keinerlei Unterschied in der Gasbildung auf Trauben- und Milchzucker erkennen lassen.

Was die Bewertung der einzelnen Mikroorganismen in ihrer Fähigkeit Gärung oder Fäulnis zu erzeugen betrifft, so darf nicht vergessen werden, dass man bisher nicht imstande war, mit Reinkulturen die natürlichen Verhältnisse, wie sie sich z. B. bei der Nachgärung des Kotes finden, vollkommen nachzubilden[8]). Wir sehen im mikroskopischen Bilde der frischen Fäzes Erwachsener zu vielerlei Mikroorganismen, um nicht annehmen zu müssen, dass diese mehr oder weniger bei den komplizierten chemischen Prozessen mithelfen.

Insbesondere was die Fäulnis betrifft, sei, ausser den schon erwähnten Anaeroben, denen jetzt viel mehr Bedeutung als früher beigemessen wird, folgendes erwähnt:

Spiegelberg[9]) konnte aus dem Intestinaltraktus der Kinder jene aerobisch und fakultativ anaerobisch wachsenden Proteolyten kultivieren, deren Sporen, wie Flügge zeigte, sich in der Milch finden und selbst durch stundenlange Hitzeeinwirkung nicht vernichtet werden. Auch aus dem Kot Erwachsener kann man sie züchten.

Ferner spielen nach v. Streit[10]) wohl die beim Erwachsenen regelmässig vorkommenden Staphylo- bzw. Diplokokken eine Rolle. Nach Zunft[11]) kommt neben Kolibazillen und Kokken noch ein nach Gram entfärbbares, an Proteus Hauser erinnerndes, aber von ihm deutlich verschiedenes Stäbchen in Frage. Die von Jakowski[12]) aus einer Dickdarmfistel isolierten Bac. liquefaciens ilei, Streptococcus coli gracilis, Bac. pyocyaneus werden im normalen Kot zu selten gefunden, um ernstlich in Betracht zu kommen. Dagegen ist die Angabe von

1) Zitat s. S. 356 sub 8. S. 396.
2) Verhandl. d. Kongr. f. innere Medizin. 1899. S. 427.
3) Sehr eingehend wird die Morphologie und Biologie der Kolibakterien von Escherich und Pflaundler in dem Handbuch der pathogenen Mikroorganismen von Kolle und Wassermann abgehandelt.
4) Deutsches Archiv f. klin. Med. Bd. 61. S. 306.
5) Zentralbl. f. Bakteriologie. Bd. 30. S. 74.
6) Zeitschr. f. physiologische Chemie. Bd. 12. 1888. S. 434.
7) Hemmeter, Diseases of the intestines. Vol. I. S. 143.
8) Ad. Schmidt, Deutsches Archiv f. klin. Medizin. Bd. 61. S. 309.
9) Jahrbuch f. Kinderheilkunde. Bd. 49. S. 194.
10) Inaug.-Dissert. Bonn 1897. S. 16.
11) Archives des sciences biologiques. 1892. S. 497.
12) Daselbst. S. 583.

Zumft von Bedeutung, dass die Fäulnis im Fleischinfus, welches mit normalen Fäzes infiziert wurde, unter Luftabschluss und in CO_2-Atmosphäre, also unter ähnlichen Existenzbedingungen wie im Darm, langsamer verläuft als an der Luft. Zumft weist auf der anderen Seite auf die Entdeckung seines Lehrers Nencki hin, dass Mischkulturen stärkere Fäulnis hervorrufen, als die einzelnen Bakterien für sich. Dies wäre ein Moment, geeignet, die Darmfäulnis zu verstärken. Berthelot und Bertrand[1]) beschreiben einen „Bacillus aminophilus intestinalis“, der besonders in sauren Fäzes bei Enteritis ziemlich häufig sein soll und die Fähigkeit besitzt, vom Histidin die Carboxylgruppe abzuspalten.

Mit Rücksicht auf den Säugling verdienen eine besondere Besprechung Bacillus bifidus und acidophilus. Soweit die bisherigen Untersuchungen reichen [Tissier[2]), Rodella[3]), Cahn[4])], kommt ihnen weder eine Wirkung auf Eiweiss noch auf Kohlehydrate zu. Der Umstand, dass Bacillus bifidus beim Brustkind in den unteren Darmabschnitten fast allein herrscht, hilft uns zum Verständnis der Tatsache, dass beim normalen Säugling die Darmfäulnis so gering ist.

Alles in allem müssen wir gestehen, dass nach den Forschungen der letzten Jahre die Lösung der Frage, welche Bakterien bei der Gärung und Fäulnis des Kotes und im Darm die Hauptrolle spielen, in grössere Ferne gerückt ist, als es beispielsweise seinerzeit nach Abschluss der Untersuchungen Ad. Schmidts über Fäzesgärung den Anschein hatte. Die Frage bedarf weiterer umfassender Bearbeitung an der Hand der neueren Kulturmethoden.

β) Hydrolytische Prozesse: Zur Proteolyse sind im allgemeinen die Kotbakterien nicht befähigt. Beim Erwachsenen werden im Kot verflüssigende Bakterien bei aerober Züchtung fast stets vermisst, sind jedoch im Inhalt des Dünndarms nachzuweisen (s. S. 352). Bezüglich des Vorkommens verflüssigender Anaeroben vergl. den vorhergehenden Abschnitt. Beim Brustkind findet man nach Spiegelberg[5]) fast nie verflüssigende Bakterien, eher bei künstlich ernährten Säuglingen. Aber auch hier ist normalerweise die Menge gering, kann jedoch in Krankheitsfällen erheblich werden und pathologische Bedeutung gewinnen. Rodella[6]) geht weiter. Er sagt: Es finden sich im Stuhle von gesunden Säuglingen Kasein peptonisierende Arten, die ihre Wirkung sowohl bei Luftzutritt, als bei Luftabschluss entfalten. Die Peptonisierung der Milch ist grösser in Kulturen, welche mit Stuhl von Flaschenkindern geimpft werden, als mit solchen von Brustkindern. In pathologischen Fällen ist die Peptonisierung am grössten.

Zur Amylolyse sind die normalerweise vorkommenden Kotbakterien anscheinend nicht befähigt; für Bact. coli commune speziell ist dies von Strasburger[7]) und Moro[8]) näher untersucht. Sie vergären nur den Zucker, der ihnen durch das aus dem Körper stammende diastatische Ferment geliefert wird. Auch Dextrine vermögen sie nicht anzugreifen.

Unter Umständen können aber Bakterien mit diastatischer Wirkung aus dem Stuhl gezüchtet werden, z. B. der Heubazillus, der Vibrio Finkler-Prior. (Auch der Cholera- und Milzbrandbazillus zeigen ein intensiv diastatisches Vermögen.) Ferner züchtete Kersbergen[9]) aus

---

1) Comptes rendus acad. des sciences. 1913. S. 1027.
2) Recherches sur la flore intestinale norm. et patholog. du nourrisson. Paris 1900. S. 163.
3) Zentralbl. f. Bakteriologie. Bd. 29. S. 717.
4) Daselbst. Bd. 30. S. 721.
5) Jahrbuch f. Kinderheilk. Bd. 49. 1899. S. 220.
6) Zeitschr. f. Hygiene u. Infektionskrankh. Bd. 41. 1902. S. 483.
7) Deutsches Arch. f. klin. Med. Bd. 67. S. 533.
8) Jahrbuch f. Kinderheilk. 1898. S. 355 u. 361.
9) Deutsches Arch. f. klin. Med. Bd. 68. S. 444.

gekochten Fäzes einen Mikroorganismus, der imstande war, Stärke anzugreifen. Neuerdings beschreibt Wollmann[1]) aus dem Laboratorium Metschnikoff unter dem Namen Glycobacter proteolyticus und Glycobacter peptolyticus zwei aerobe, sporenbildende Bakterien, die intensiv saccharifizieren, Zucker aber kaum angreifen. Sie wurden allerdings nicht aus dem Darm des Menschen, sondern aus dem Darm eines Affen und eines Hundes isoliert.

Ueber die Fettspaltung durch Bakterien sagt Escherich[2]): „Wie es scheint, kommt den sämtlichen untersuchten Arten eine, wenn auch geringe, fettspaltende Wirkung zu, den Kolonbakterien vielleicht in etwas höherem Grade. Diese letzteren sind es auch jedenfalls, welche an der Fettzersetzung im Darmkanal, soweit sie Bakterienwirkung ist, in erster Linie beteiligt sind. Dieselbe geht schon wegen der längeren Dauer der Einwirkung vorwiegend im unteren Teile des Darmrohres vor sich, woselbst auch die hauptsächliche Vermehrung der Kolonbakterien statt hat.“

Zellulose-Lösung: Während einzelne Kaltblüter, z. B. Schnecken [Biedermann und Moritz[3]), Erich Müller[4])] ein kräftiges, zelluloselösendes Enzym produzieren, ist es bei warmblütigen Tieren bisher nicht möglich gewesen, ein zelluloselösendes Ferment zu isolieren. Dennoch verschwinden im Darmkanal des Pflanzenfressers erhebliche Mengen von Zellulose und auch der Mensch ist imstande, zarte Pflanzenmembranen zum guten Teil zu verdauen (vergl. S. 222 und 224). Diese Tatsache ist für die Assimilierung pflanzlicher Nahrung von grösster Bedeutung, denn erst nach Eröffnung der Zellen können die in ihnen enthaltenen Nahrungsstoffe nutzbar gemacht werden. Man konnte nun im Darminhalt anaerobe Bakterien nachweisen, welche Zellulose lösen und vergären. Bei Pflanzenfressern machte Hoppe-Seyler[5]) den von van Tieghem schon früher als Erreger der Sumpfgasgärung beschriebenen Bacillus amylobacter verantwortlich. Van Senus[6]) nahm hingegen an, dass dieser Bazillus nur in Symbiose mit einem sehr feinen Mikroorganismus, den er aus dem Kaninchendarm züchtete, die Zellulose zu zerlegen vermöge. Welche Mikroorganismen beim· Menschen Zellulose zu zerlegen vermögen, ist noch nicht genügend bekannt. Man könnte an die von Nothnagel als Clostridium butyricum beschriebene, neuerdings mit Wahrscheinlichkeit mit dem beweglichen Buttersäurebazillus identifizierte Art denken, die wohl auch mit dem Bac. amylobacter van Tieghems und dem Erreger der Zellulosegärung von Hoppe-Seyler und Tappeiner identisch ist. Van Senus gibt an, dass er Clostridium butyricum fast immer an Orten der Zellulosegärung fand. Auch beim Menschen werden die Klostridien besonders in solchen Stühlen gefunden, welche Pflanzenmembranen enthalten. Sie sitzen hier in Massen auf der Oberfläche dieser Häutchen[7]). Das Suchen nach zelluloselösenden Mikroorganismen liesse sich wohl im Anschluss an die Arbeiten Omelianskis über Zellulosegärung weiter in Angriff nehmen.

Wie weit allerdings alle die genannten Mikroorganismen und eventuell aufzufindende weitere Bakterien an der Verdauung der Zellulose im Darm beteiligt sind, ist noch durchaus strittig und fraglich[8]). Manches spricht für eine Beteiligung der Bakterien an dem Prozess. So der Umstand, dass nach Filtrieren

---

1) Annales de l'institut Pasteur. 1912. S. 611.
2) Die Darmbakterien des Säuglings. S. 170.
3) Pflügers Archiv. Bd. 73. 1898. S. 219.
4) Daselbst. Bd. 83. S. 619.
5) Zeitschr. f. physiol. Chemie. Bd. 10. S. 201 u. 401.
6) Ref. Kochs Jahresbericht. 1890. S. 136.
7) Nothnagel, Beiträge zur Physiologie und Pathologie des Darms. S. 120.
8) Siehe über diese Frage u. a. Lohrisch, Zeitschr. f. experiment. Pathol. u. Therapie. Bd. 5. S. 494.

der Flüssigkeiten, in welchen Zelluloselösung erfolgt, durch ein dichtes Filter, der Prozess der Lösung eine Hemmung aufweist. Auch können in diesem Sinne die Temperatur, bei der die Lösung der Zellulose am besten vor sich geht, verwendet werden, ferner Versuche über die Einwirkung zugesetzter Antiseptika, die allerdings nicht eindeutig ausfielen. Andere Tatsachen sprechen aber wieder sehr für die Beteiligung eines leblosen Fermentes bei der Zelluloseverdauung. Der Abbau erfolgt anscheinend zum Teil entsprechend wie bei anderen polymerisierten Kohlehydraten. Das beweist vor allem die hohe Ausnutzung des Brennwertes der Zellulose im Stoffwechsel. (Bei der Vergärung durch Bakterien entstehen nur Körper mit geringem Nährwert.) Dann lässt sich anführen, dass die bakterielle Lösung der Zellulose, soweit eine solche bis jetzt studiert ist, so langsam vor sich geht, dass sie wohl im Darm und Magen des Pflanzenfressers, wo die Nahrung tagelang stagniert, eine wesentliche Rolle spielen kann, kaum aber beim Menschen, dessen Darm ungleich rascher von der Nahrung durcheilt wird. Auffallend ist fernerhin der Antagonismus zwischen Gesamtmenge der Bakterien im Kot und der Grösse der Zelluloseausnutzung bei Patienten mit habitueller Obstipation bzw. Gärungsdyspepsie. Bei ersteren erhöhte Ausnutzung der Zellulose zusammen mit verringerter Bakterienmenge, bei letzteren erhebliche Verschlechterung der Zelluloseverdauung und viele Bakterien. Gerade in letzterem Falle findet man nun in den Fäzes auffallend viel Mikroorganismen (schon bei einfacher mikroskopischer Betrachtung), die man mit der Zelluloselösung in Zusammenhang zu bringen pflegt (Klostridien). Da liegt es wohl nahe anzunehmen, dass diese Keime sich deshalb so reichlich vermehrt haben, weil viel Zellulose als günstiger Nährboden für sie geblieben ist, nicht aber, dass sie es sind, die normalerweise das Verschwinden der Zellulose im Darm besorgen.

IV. Bedeutung der normalen Darmbakterien.

In seiner berühmten Abhandlung über die Verdauung machte Frerichs[1] den lakonischen Ausspruch: „Die Bakterien greifen weder störend noch fördernd in die digestiven Prozesse ein." Seitdem änderten sich die Anschauungen fundamental. Wir haben in dem Bakterienreichtum des Darms einen in physiologischer Hinsicht hochwichtigen Faktor kennen gelernt. Darüber, dass die Bakterien in vielen Fällen schädliche Wirkungen entfalten können, besteht längst kein Zweifel mehr. Auf der anderen Seite bricht sich aber auch immer mehr die Ueberzeugung Bahn, dass der Flora des Darms wichtige Aufgaben zufallen. Ja wir stehen sogar vor der Frage: Ist ein Fortbestehen des Lebens der Menschen (bzw. der höheren Säugetiere) ohne Mitwirkung dieser kleinen Wesen auf die Dauer möglich?

1. Nützlichkeit bzw. Notwendigkeit der Darmbakterien.

Die erste Anregung für diese Betrachtungen verdanken wir Pasteur[2], der in der Pariser Akademie über Versuche von E. Duclaux berichtete. Es handelte

---

1) Zit. nach Escherich, Die Darmbakterien des Säuglings. S. 166.
2) Comptes rendus de l'académie de médecine. Bd. 100. 1885. S. 66.

sich darum, dass pflanzliche Samen, die von Mikroorganismen befreit waren und in einem sterilen Nährboden gezüchtet wurden, der weder Salpeter- und salpetrigsaure Salze, noch Ammoniak, sondern nur kompliziertere organische Verbindungen enthielt, nicht gedeihen wollten. Sie verhielten sich genau so, als wenn sie in destilliertem Wasser gezüchtet worden wären und konnten die ihnen gebotenen Nährstoffe nicht verarbeiten, da sie auf die Vorarbeit der Bakterien angewiesen sind. Das Resultat war demnach, dass auf die Dauer ohne Bakterien, die für stetige Ergänzung des Nährmaterials sorgen, überhaupt kein pflanzliches Leben möglich sei. Pasteur knüpft an die Ausführungen von Duclaux die Bemerkung: „Seit Jahren habe ich mit jüngeren Gelehrten meiner Umgebung darüber gesprochen, wie interessant es wäre, ein junges Tier (Kaninchen, Meerschweinchen, Hund, Huhn) von der Geburt ab mit reinen Nährstoffen zu ernähren. Darunter meine ich Nährstoffe, die künstlich und vollständig von allen Mikroben befreit wären. Ohne etwas Bestimmtes voraussagen zu wollen, verhehle ich nicht, dass, wenn ich Zeit hätte, diese Versuche auszuführen, ich sie unternehmen würde, in der vorgefassten Meinung, dass das Leben unter diesen Bedingungen unmöglich sei.“ Pasteur sagt weiter, dass im Falle des Gelingens dieser Versuche allmählich verschiedene Bakterien der Nahrung zuzusetzen seien, deren Einfluss auf die Verdauung studiert werden könne. Während Escherich[1] in seiner grundlegenden Arbeit noch meinte, dass die Durchführung dieser Idee in das Gebiet der Phantasie zu verweisen sei, ist es bekanntlich später Nuttall und Thierfelder[2] gelungen, durch Sectio caesarea zur Welt gebrachte Meerschweinchen einige Zeit am Leben zu erhalten, und nach ihnen führte Schottelius[3] diese mühsamen und komplizierten Versuche an Hühnchen aus. Nuttall und Thierfelder ernährten ihre Tiere mit Kakes und sterilisierter Milch, konnten sie 13 Tage am Leben erhalten und dabei eine Gewichtszunahme erzielen. Sie schlossen daraus, dass das tierische Leben ohne Bakterien möglich sei. Schottelius kam zu dem diametral entgegengesetzten Resultat. Während normal ernährte Hühnchen in 17 Tagen durchschnittlich um 250 pCt. ihres Gewichtes zunahmen, zeigten die steril gehaltenen Tiere bis zum 12. Tage eine geringe Zu-, dann eine rapide Abnahme. So war am 17. Tage ein Hühnchen so schwach, dass es kaum noch stehen konnte und sicher am folgenden Tage verendet wäre. Bei anderen Tieren beobachtete er, dass sie stets gierig Futter zu sich nahmen, und trotz dieses fortwährenden Fressens starben sie ungefähr in derselben Zeit, wie solche, die man verhungern lässt. Schottelius führt gegen Nuttall und Thierfelder an, dass die Zunahme ihrer Tiere sehr gering war im Vergleich zu Normaltieren. Ihre Ernährung mit Ausschluss der Bakterien erschien also recht mangelhaft. Uebrigens gedeihen durch Kaiserschnitt geborene Tiere an sich so schlecht, dass sie nicht recht geeignet zur Entscheidung der Frage sind. Wichtig ist ferner, dass die Meerschweinchen eine Nahrung erhielten, die geringe Anforderungen an die Verdauung stellt. Speziell die Milch bildet für den Säugling nur den Uebergang von der Unselbständigkeit zur Selbständigkeit, da sie von dem mütterlichen Wesen stammt, welches seinerseits eventuell auf die Tätigkeit der Darmbakterien angewiesen ist. In den Versuchen von Schottelius enthielt die Nahrung dem gewählten Versuchstiere gemäss reichlich Zellulose. Beim Warmblüter ist nun bis jetzt kein Zellulose spaltendes Ferment nachgewiesen worden, und wenn auch die Frage nach der Art, wie Zellulose im Darm löslich gemacht wird, noch keineswegs geklärt ist, so nimmt man doch an, dass hier

---

1) Die Darmbakterien des Säuglings. S. 166.
2) Zeitschr. f. physiol. Chemie. Bd. 21. 1895. S. 109 u. Bd. 22. S. 62.
3) Arch. f. Hygiene. Bd. 34. 1898. S. 210 u. Bd. 42. 1902. S. 48.

Bakterien helfend eingreifen müssen. Wenn Schottelius seinen Hühnchen neben Hühnereiweiss gequollene Hirse verabreichte, so ist daran zu denken, dass letztere zum grossen Teil unverändert in die Fäzes übergehen musste. Was nun die übrigen Nahrungsstoffe betrifft, so meint Schottelius[1]), dass noch niemals bei den Experimenten über Funktion der Darmdrüsen und der Verdauungssäfte unter Ausschluss der Bakterienwirkung gearbeitet worden sei, geschweige denn unter Ausschluss der beigemischten Stoffwechselprodukte der Bakterien oder ihrer abgestorbenen Leiber. Wenn man ersteres auch bezweifeln mag, so wird man doch die beiden letzten Behauptungen schwer abweisen können. Auch Albu[2]) bekannte sich zu dem Standpunkt, dass die normalen Verdauungsprozesse, insbesondere die Eiweissspaltung, im Darm nur durch die Mitwirkung der Bakterien möglich werden. Indessen muss man doch sagen, dass die hauptsächlich vorhandenen Darmbakterien in der Regel nicht dazu kommen, das Eiweiss anzugreifen; speziell wirken sie nicht peptonisierend. Man müsste schon an einen eigentümlichen Einfluss der Bakterien auf die Verdauungssäfte selbst denken. Noch mehr spricht aber gegen ihre wesentliche Betätigung bei der Assimilation der Nahrung die Tatsache, dass gerade im Dünndarm, wo die Hauptverdauung vor sich geht, am wenigsten Bakterien gefunden werden und gerade hier die Proteolyten nicht aufkommen.

Da in Anbetracht der gegensätzlichen Resultate von Nuttall-Thierfelder und von Schottelius von einer hinreichend befriedigenden Lösung des wichtigen Problems nicht gesprochen werden konnte, nahmen andere Autoren die Versuche wieder auf. In Anbetracht der grossen Schwierigkeiten, denen ihre Durchführung beim Warmblüter begegnet, wurden kaltblütige Tiere verwendet. Zunächst machte Frau O. Metschnikoff[3]) im Institut Pasteur den Versuch, Froschlarven steril aufzuziehen. Dieselben wurden in sterilem Wasser gehalten und mit sterilisiertem Brot ernährt. Als der Versuch nach 63 Tagen abgebrochen wurde, zeigte es sich, dass die steril gehaltenen Tiere gegenüber den Kontrolltieren ganz auffällig in der Entwicklung zurückgeblieben waren. Freilich war die Anordnung des Versuches nicht einwandfrei, da sie sich allzuweit von den natürlichen Lebensbedingungen entfernte. Moro[4]) wiederholte deshalb die Versuche mit Larven der Knoblauchkröte, die durch eine grosse natürliche Resistenz ausgezeichnet sind. Er suchte möglichst günstige Lebensbedingungen für die Tiere herzustellen. Die Kontrolltiere wurden ganz in der gleichen Weise behandelt, nur dass ihnen Gelegenheit geboten wurde, ihren Darm mit den für sie natürlichen Bakterien zu infizieren. Der Versuch dauerte 35 Tage. Auch hier war das Resultat, dass die steril gehaltenen Tiere an Gewicht und Länge hinter den Kontrolltieren ganz erheblich zurückstanden. Sie blieben überhaupt auf einer tieferen Stufe der Entwicklung und zeigten eine auffallende Lebensschwäche. Zwei dieser Tiere, die später in ein nicht steriles Medium gebracht wurden, entwickelten sich nachträglich in normaler Weise.

Dann hat auch Schottelius[5]) seine Versuche an Hühnchen wieder aufgenommen und konnte der schon von Pasteur gestellten Bedingung entsprechen, den steril gehaltenen Tieren nachträglich bestimmte Darmbakterien zuzuführen. Er wählte Kolibakterien und fand, dass die sterilen Tierchen, denen Gelegenheit gegeben wurde, in ihren Darm nachträglich Kolibakterien aufzunehmen, sich wieder erholten, während die Kontrolltiere wie früher starben. Es liegen aber wiederum

1) l. c. Bd. 34. S. 214.
2) Deutsche med. Wochenschr. 1897. S. 511.
3) Annal. de l'inst. Pasteur. 1901. S. 603.
4) Jahrb. f. Kinderheilk. Bd. 62. S. 467.
5) Arch. f. Hygiene. Bd. 67. 1908. S. 177.

Versuche vor von Cohendy[1]) aus dem Jahre 1911 an Hühnchen und Versuche von E. Küster[2]) aus dem verflossenen Jahre an Ziegen mit dem Resultat, dass die keimfrei geborenen und gehaltenen Tiere sich vollkommen normal, ebenso gut wie die Kontrolltiere entwickelten. In den Versuchen von Küster, die teilweise im Institut von Schottelius durchgeführt wurden, wurden die jungen Ziegen mit sterilisierter Milch, wiederholt auch mit steriler Wasser- und Reisabkochung aufgezogen. Die Hühnchen von Cohendy erhielten auch Körnerfutter, und hier zeigte es sich, dass die Fäzes der steril gehaltenen Tiere viel Nahrungsreste enthielten und die Hühnchen gemäss der schlechten Ausnutzung auch mehr Nahrung zuführen mussten. Bei nachträglicher Infektion des Darms mit bestimmten Bakterien schien der Enterokokkus von günstigem Einfluss auf die Entwicklung zu sein, während Bact. coli in einem Falle schlecht vertragen wurde und Bac. subtilis verderblich wirkte.

Man sieht, es liegen hier noch manche Widersprüche vor. Neben der bis jetzt besprochenen allgemeineren Bedeutung der Darmbakterien kommen ihnen nun noch bestimmte, besser gekannte Funktionen zu: Im vorigen Abschnitt wurde schon ausgeführt, dass und in welcher Weise die normalen Darmbakterien bei Anwesenheit von Kohlehydraten die Darmfäulnis einschränken und fremde Fäulniserreger unschädlich machen. Wir fügen hinzu, dass es Brudzinski[3]), einem Schüler von Escherich, sogar gelang, durch Verfütterung von Kulturen des Bact. lactis aërogenes in zuckerreichem Medium die durch Bac. proteus bei Säuglingen verursachte Darmfäulnis zu verringern. Der normale Darm hat nun mächtige Mittel, auch anderweitige Bakterien zu bekämpfen. Es sind wohl zum Teil die gleichen, zum Teil aber offenbar noch andere Kräfte, als die, welche auch für die Unterdrückung der Fäulniserreger in Frage kommen (s. S. 357). Wir besitzen für diese Annahme experimentelle Beweise, so die Versuche von Schütz[4]) mit Vibrio Metschnikoff, der bei Hunden in grossen Mengen direkt ins Duodenum eingeführt, normalerweise aus dem Kot nicht mehr zu züchten war. In ähnlicher Weise zeigte Landsberger[5]) das Zugrundegehen von Bac. prodigiosus im Dünndarm von Meerschweinchen. Ferner konnte Bienstock[6]) nach dem Genuss Tetanuskeime enthaltender Gartenerde Teile seiner Fäzes Tieren einimpfen, ohne Starrkrampf zu erzeugen. Bei letzterem Versuche kommt allerdings noch die desinfizierende Kraft des Magens in Betracht, die aber, wie früher angeführt, nur in beschränktem Maasse wirkt.

In vitro prüfte Dallemagne[7]) die Fähigkeit von Bact. coli, andere Bakterien zu verdrängen, indem er es zugleich mit einem anderen Mikroorganismus in Bouillon einsäte. Dabei ergab sich, dass Cholerabazillus und Bac. fluorescens liquefaciens allmählich weichen mussten. Streptococcus pyogenes erwies sich als gleich kräftig, Staphylokokken verdrängten die Kolibazillen. Es ist aber zu berücksichtigen, dass diese Versuche bei Anwesenheit von Kohlehydraten jedenfalls noch mehr zugunsten der Kolibakterien ausgefallen wären.

J. Süsswein[8]) fand mit der gleichen Versuchsanordnung wie Dallemagne, dass Diphtheriebazillen bei Anwesenheit von Koli nicht zu wachsen vermögen.

---

1) Annal. de l'inst. Pasteur. 1912. S. 106.
2) Deutsche med. Wochenschr. 1913. S. 1586.
3) Jahrb. f. Kinderheilk. Bd. 52. 1900. S. 469.
4) Arch. f. Verdauungskrankh. 1901. S. 58.
5) Inaug.-Dissert. Königsberg 1903.
6) Arch. f. Hygiene. Bd. 39. 1901. S. 390.
7) Zitat s. S. 352 sub 4. S. 312.
8) Wiener klin. Wochenschr. 1902. Nr. 6. Ref. Zentralbl. f. Bakteriol. Bd. 32. S. 87.

Endlich zeigte Tissier[1]), dass Bac. bifidus die nach Gram färbbaren Streptokokken des Säuglingsstuhles, den Coccobacillus perfoetens und Kolibazillus im Wachstum hindern, während er auf den Bac. acidophilus ohne Einfluss ist. Tissier führt hierauf die Resistenz des Brustkindes gegen Infektionen des Darmes zurück, die dem Kuhmilchkind in viel geringerem Grade zukommt.

Eykman[2]), Conradi und Kurpjuweit[3]), Moro und Murath[4]) haben die Ansicht zu begründen versucht, dass thermolabile Stoffwechselprodukte der Bakterien, „Autotoxine", das Wachstum weiterer bzw. fremder Bakterien im Darme einschränkten. Die Richtigkeit ihrer Ergebnisse ist aber von Manteuffel[5]), Passini[6]) und Rolly[7]) bestritten worden, die unter den gleichen Versuchsbedingungen entweder keine Wachstumshemmung feststellen konnten; oder da, wo eine solche nachweisbar wurde, sie auf Erschöpfung des Nährbodens bezogen.

Alles in Allem lässt sich sagen, dass wir in der normalen Darmvegetation einen kräftigen Schutz gegen das Eindringen und Ueberwuchern verschiedenartiger, insbesondere krankheitserregender Bakterien besitzen.

In diese Schutzwirkung teilt sich die normale Darmflora mit dem Darm selbst, dessen Schleimhaut vermöge einer besonderen vitalen Eigenschaft Bakterien in erheblichen Mengen abzutöten vermag, wie dies schon auf S. 350 besprochen wurde.

Einen weiteren Nutzen der Darmbakterien erblicken wir in ihrem Einfluss auf die Peristaltik. Der Darm bedarf, um regelmässig zu arbeiten, gewisser chemischer und mechanischer Reize. Diese liefern ihm zum Teil die Zersetzungsprodukte des Nährsubstrats. Besonders organische Säuren und Gase spielen eine Rolle. Strasburger[8]) konnte zeigen, dass Obstipierte oft nur wenig Darmbakterien besitzen, und brachte ihre Verstopfung mit der demgemäss geringen Produktion von Umsetzungsstoffen in Verbindung.

Die Gase haben weiter, wie Moro[9]) sich ausdrückt, die Aufgabe, die intestinale Statik direkt und die Stellung des Zwerchfells indirekt regulatorisch zu beeinflussen.

Es sei hier noch erwähnt, dass Klotz[10]) die Wirkung der Kohlehydratkuren, insbesondere der Haferkur, bei Diabetikern mit der Vergärung der Amylaceen durch Darmbakterien und der davon abhängigen besonderen Verwertung im Stoffwechsel in Zusammenhang bringen und erklären will.

2. Schädlichkeit der normalen Darmbakterien.

Fragt man sich, welche schädlichen Einwirkungen die normalen Darmbakterien entfalten können, so denkt man zunächst daran, dass dem Körper durch die Lebensprozesse der Bakterien Nahrungsstoffe entzogen werden. So lange sich das Bakterienwachstum innerhalb normaler Grenzen bewegt, ist aber dieser Verlust erträglich. Entstehen jedoch abnorme Gärungen oder Fäulnisprozesse, so

<hr>

1) Zitat s. S. 360 sub 2. S. 176.
2) Zentralbl. f. Bakteriol. 1904. S. 436.
3) Münchener med. Wochenschr. 1905. Nr. 37 u. 45/46.
4) Wiener klin. Wochenschr. 1906. Nr. 13.
5) Berliner klin. Wochenschr. 1906. S. 313 und Zeitschr. f. Hygiene u. Infektionskrankh. Bd. 57. 1907. S. 337.
6) Wiener klin. Wochenschr. 1906. Nr. 21.
7) Deutsche med. Wochenschr. 1906. Nr. 43.
8) Zeitschr. f. klin. Med. Bd. 46 H. 5 u. 6.
9) Jahrb. f. Kinderheilk. Bd. 52. S. 38.
10) cf. Berliner klin. Wochenschr. 1912. Nr. 19.

wird nicht nur eine grössere Menge von dem wertvollen Nährmaterial verbraucht, sondern es leidet auch die Ausnutzung der übrigen Stoffe durch allgemeine Schädigung der Darmfunktionen.

Die Produkte der Gärung, welche in gewissen Mengen nützlich und nötig sind, schädigen bei Ueberhandnehmen der Säuerung die Darmschleimhaut und erzeugen Katarrhe. Ja, es kann kommen, dass durch Zunahme der Bakterien andere schädliche Säuren gebildet werden, eine Möglichkeit, auf deren Eintreten beim Säugling z. B. Strasburger[1]) aufmerksam gemacht hat.

Die normalerweise vorhandenen Bakterien gelangen, abgesehen von ganz jungen Kindern, bei intakter Darmwand nicht in das Innere des Körpers. Dies ist die Ansicht der meisten Forscher, die sich mit dieser Frage befasst haben[2]). Bestehen aber Läsionen des Epithels, Ernährungsstörungen, hervorgerufen durch Stauungen oder andere, die Vitalität des Gewebes schwächende Momente, so können Bakterien durch die Darmwand hindurchtreten. Dem Bact. coli, um nur dieses herauszugreifen, kommen entzündungs- bzw. eiterungserregende Eigenschaften zu, die es beim Eindringen in die verschiedensten inneren Organe betätigen kann. Wir finden durch Koli verursacht: Peritonitis, Pyelitis, Empyem usw. Auf diese bekannten Tatsachen brauchen wir nicht einzugehen[3]).

Auch unter normalen Verhältnissen und gerade je besser die Darmschleimhaut resorbiert, gelangen im Gegensatz zu den Bakterien selbst ihre Umsetzungsprodukte in das Innere des Körpers. Sie werden hier teilweise verbrannt (Säuren), oder durch Esterbildung unschädlish gemacht (Fäulnisprodukte). Aber es lässt sich nicht bezweifeln, dass sie mannigfache schädliche Wirkungen auszuüben vermögen, besonders wenn ihre Produktion über das normale Mass erheblich gesteigert ist. Wir haben dann die sogenannten Autointoxikationen intestinalen Ursprungs vor uns[4]). Welche Veränderungen im Einzelnen resultieren, ist höchst schwierig zu bestimmen. Lebensbedrohende Erkrankungen des Blutes, des Nervensystems, des Stoffwechsels, des Kreislaufes sind ihnen besonders von Seiten französischer Forscher zur Last gelegt worden, aber die sicheren Beweise stehen zumeist aus. Fr. Müller[5]) verhält sich in diesem Punkt sehr skeptisch. Er glaubt aber an einen ursächlichen Zusammenhang zwischen Zersetzungsvorgängen des Darms und den Erscheinungen, die hartnäckige Obstipation begleiten, als Kopfweh, Müdigkeit, Verstimmung, üble Laune, neurasthenische Zustände. Es sei dahingestellt, ob es sich dabei nicht zum Teil um reflektorische Zustände handelt, da Strasburgers Bestimmungen der Bakterienmenge bei habitueller Obstipation gegen vermehrte Darmfäulnis sprachen. Fr. Müller führt ferner aus, dass die Möglichkeit der Entstehung von Epilepsie durch Autointoxikationen nicht von der Hand zu weisen sei. Brieger[6]) nennt das Asthma dyspepticum und verschiedene Hautkrankheiten, wie Urtikaria, Akne, Erythema toxicum, Pruritus. Metschnikoff[7]) macht in einem interessanten Vortrag darauf aufmerksam, dass in Argentinien das Rindvieh von einer Darmentzündung befallen wird, als deren Erreger Lignières einen kleinen Bazillus „Pasteurella bovina"

1) Deutsches Arch. f. klin. Med. Bd. 67. S. 546.

2) S. die ausgedehnte Zusammenfassung von Schott: Zentralbl. f. Bakteriol. Bd. 29. S. 239.

3) Ueber Fälle von Kolisepsis s. u. a.: Wiens, Münch. med. Wochenschr. 1909. Nr. 19; Jochmann, Deutsches Arch. f. klin. Med. Bd. 87. (1906.) S. 479.

4) Vergl. bes. Albu, Die Autointoxikationen des Intestinaltraktus. Berlin 1895 und die Referate von Fr. Müller und Brieger mit anschliessender Diskussion auf dem 16. Kongress für innere Medizin.

5) Verhandlungen des Kongresses für innere Medizin. 1898. S. 149.

6) Ebendaselbst.

7) Manchester Memoirs. Vol. 45. 1900—01. Nr. 5.

beschrieben hat. Nach Jahren sterben die Tiere oft an einer als „Enteke“ bezeichneten Krankheit und die Sektion deckt das Vorhandensein ausgebreiteter Arteriosklerose auf. Dieser Befund legt es nach Metschnikoff nahe, dass auch beim Menschen die Entstehung von Arteriosklerose durch bakterielle Vorgänge im Darm begünstigt werde, eine Anschauung, die von Metschnikoff und seiner Schule seitdem vielfach weiter zu begründen versucht wurde und zur Empfehlung der Yoghurt-Milch, um die Darmfäulnis einzuschränken, führte.

Bei dem Hinsiechen darmkranker Säuglinge spielt nach Czerny und Keller die Säureintoxikation eine wichtige Rolle, eine Lehre, die allerdings von Pfaundler mit gewichtigen Gründen bekämpft worden ist. Herter in New York führt den von ihm so genannten „intestinalen Infantilismus“ auf abnorm starke Kohlehydratgärung zurück und ist geneigt die Ursache in Persistenz der infantilen Darmflora, insbesondere des Bac. bifidus zu sehen.

Wir haben gesehen, dass die normalen Darmbakterien schädliche Wirkungen entfalten können. Sie tun es vor allem dann, wenn sie in übergrosser Menge gewachsen sind, besonders an Stellen, wo ihre Zahl für gewöhnlich beschränkt ist, oder wenn sie günstige Momente zur Aeusserung bestimmter Lebenseigenschaften vorfinden, etwa Fäulnis erregen können an Orten, wo sonst nur Gärung zu herrschen pflegt. So sind vor Allem Darmkatarrhe und dyspeptische Zustände gewiss sehr oft nur unter Mitwirkung von normalen Bakterien zustande gekommen, eine Meinung, die auch von Mannaberg[1]) vertreten wird.

Die nützlichen Eigenschaften der Darmbakterien sind trotz alledem so ausgesprochen, dass wir ihrer nicht entraten können. Ohne sie wäre der Darm schutzlos gegenüber den mannigfachsten Infektionen und Intoxikationen.

Wir können deshalb dem Bericht von Levin[2]), dass im hohen Norden der Darm einer Anzahl von Säugetieren annähernd oder sogar ganz bakterienfrei gefunden wurde, keinen Glauben schenken, umsomehr als diesen Angaben bald danach von Chauveau[3]) entschieden widersprochen wurde. Sollte es aber dennoch so sein, so würde man sagen müssen, bei Abwesenheit aller, somit auch der schädlichen Bakterien, braucht der Darm auch keiner besonderen Bakterien zu seinem Schutz. (Von der Frage, ob überhaupt aus anderen, noch unbekannten Gründen ein Leben ohne Bakterien möglich ist, sei hier ganz abgesehen.) Auf unsere Klimate liessen sich aber diese Verhältnisse nicht übertragen, denn hier enthält der Darm der höheren Tiere eben stets Bakterien. Nun ist zwar der Intestinaltraktus mancher niederen Tiere tatsächlich bakterienfrei. Es gilt dies z. B. für Skorpione, manche Mottenarten[4]) und Raupen von Kleinschmetterlingen[5]). In verschiedenerlei Eingeweidewürmern und im Darm gewisser Eidechsen wurden von Weinberg[6]) nur vereinzelte Bakterien gefunden. Aber auch in den genannten Fällen sind die Verhältnisse ganz andere; die Tiere besitzen wohl so kräftig wirkende Verdauungssäfte, dass sie die eindringenden Bakterien zu verdauen vermögen. Sie schützen sich also selbst und brauchen keine fremde Hilfe. Es sei noch angeführt, dass nach Untersuchungen von Cohendy[7]) die Zahl der Bakterien im Kot bei grossen Raubtieren 4 mal kleiner ist als beim Menschen,

---

1) Mannaberg, in Nothnagel „Die Erkrankungen des Darms und des Peritoneum“. 2. Aufl. 1903. S. 29.
2) Annales de l'institut Pasteur. 1901. S. 558.
3) Archiv f. Hygiene. Bd. 39. S. 426 (persönl. Mitteilung an Bienstock).
4) Metschnikoff, l. c. S. 13.
5) Portier, Compt. rend. Soc. de Biolog. 1905. S. 605.
6) Desgl. 1906. S. 560.
7) Annales de l'instit. Pasteur. 1912. S. 106.

1000 mal kleiner bei den Lauf-Vögeln, und weiterhin noch geringer bei den Raubvögeln, dem Raben, dem Papagei, und beim Kaiman.

Für das Wohlergehen des Menschen handelt es sich darum, das symbiotische Verhältnis zu seinen Darmbakterien richtig zu regeln. Er darf weder zu viel noch zu wenig Bakterien beherbergen und die Flora muss die normale Zusammensetzung zeigen. Deshalb sind die Versuche, womöglich den Darm völlig bakterienfrei zu machen, als gänzlich verfehlt zu bezeichnen. Die wirksamsten Mittel, sich mit seinen Bakterien in das richtige Verhältnis zu setzen, besitzt der normale Darm selbst. Abgesehen von den bakteriziden Kräften seiner Epithelien, kommt hier vor Allem die rechtzeitige Verarbeitung und Resorption der Nahrung in Betracht, die dafür sorgt, dass für die Bakterien nicht zu viel Nährmaterial bleibe; es kommt in Betracht die normale Peristaltik, welche die Bakterien rechtzeitig herausschafft und so ihrer zu grossen Vermehrung vorbeugt. Der jeweiligen sekretorischen, resorptiven, motorischen Kraft des Darmes muss deshalb Menge und Aufschliessbarkeit der zugeführten Nahrung entsprechend angepasst sein. Ausser der Menge vermögen wir auch die Tätigkeit der Darmbakterien und eventuell ihre Art zu beeinflussen. Es gelingt dies durch Veränderung des Nährbodens, und namentlich bei Säuglingen kann man z. B., wie Escherich zuerst vorgeschlagen hat, saure Dyspepsien durch ausschliessliche Verabreichung von Eiweisswasser oder umgekehrt Fäulnisvorgänge im Dickdarm durch Mehlkost heilen. So stehen uns verschiedene wirksame Mittel zu Gebote, um die bakteriellen Leistungen im Darm zu regulieren.

V. Kotbakterien unter pathologischen Verhältnissen.

Das Studium der Bakterien, welche bei Erkrankungen des Verdauungsapparates im Kote gefunden werden können und die Feststellung, welche Bedeutung den Veränderungen der Flora zukommt, stösst auf noch viel grössere Schwierigkeiten als sich bei der Betrachtung der normalen Verhältnisse ergeben haben. Es kommt darauf an, festzustellen, was bei diesen Abweichungen vom Normalen charakteristisch ist und vor allem, welche ursächliche Rolle den Mikroorganismen bei dem Zustandekommen der Krankheiten zufällt. Sehen wir von einigen wohlbekannten Bakterien ab, von denen an erster Stelle etwa die Erreger des Typhus, der Cholera zu nennen wären, so muss man gestehen, dass über die Beziehungen der Bakterien zu Erkrankungen des Darms, trotz der grossen Menge von Arbeitskraft, die hier eingesetzt hat, die Anschauungen nichts weniger als geklärt sind.

Naturgemäss beziehen sich die einschlägigen Forschungen ganz überwiegend auf die Erkrankungen des Säuglings. Denn es kommt den akuten Verdauungsstörungen im Kindesalter eine viel grössere praktische Bedeutung zu als bei Erwachsenen. Damit verbindet sich der Umstand, dass schon das Studium der normalen Kotbakterien für den Säugling wesentlich einfacher liegt, als für die späteren Jahrgänge.

Bei Besprechung der Kotflora unter pathologischen Bedingungen ist zu berücksichtigen, dass 1. innerhalb der normalerweise vorkommenden Bakterienarten gewisse Veränderungen sich ausbilden, deren Bedeutung wir zu untersuchen haben, 2. neue Arten auftreten können. Letztere besitzen entweder keine pathogenetische Bedeutung, oder aber sie stehen in ursächlichem Verhältnis zu der Krankheit. Punkt 1 und 2 lassen sich nicht prinzipiell voneinander trennen, da Veränderungen zweiter Art in der Regel mit denen erster Hand in Hand gehen.

1. Veränderungen der Kotbakterien innerhalb des normalen Formenkreises.

Wir haben im vorigen Kapitel, auf das hier noch einmal verwiesen sei, festgestellt, dass schon die normalerweise vorhandenen Bakterien krankhafte Zustände veranlassen können. Es finden sich hier eben fliessende Uebergänge zwischen dem, was als physiologisch und was als pathologisch zu bezeichnen ist. Es kann dabei die Gesamtmenge der Bakterien eine andere werden (S. 345), oder das wechselweise Mengenverhältnis der einzelnen Arten zueinander sich verschieben, oder natürlich auch beides erfolgen. Bakterien, die für gewöhnlich im Vordergrunde stehen, treten dann zurück, andere vermehren sich abnorm. Diese Veränderungen sind vielfach als ein Ereignis sekundärer Art zu betrachten. Denn die Darmflora reagiert in ihrer Zusammensetzung in sehr empfindlicher Weise auf jeden Wechsel ihrer Lebensbedingungen. Sie ist vor allem abhängig von der Art der Verarbeitung der Nahrung im Darm; davon, ob viel unresorbierte Stoffe übrig bleiben, welche Nahrungsqualitäten (Eiweiss, Fett, Stärke, Zucker, Zellulose) schlecht verdaut werden, wie sich die chemische Reaktion in den einzelnen Darmabschnitten verhält, ob die Peristaltik beschleunigt oder verlangsamt ist, mechanische Hindernisse für die Darmpassage bestehen, ob entzündliche Produkte von der Darmwand geliefert werden (Schleim, Blut, Eiter, seröse Exsudate, Transsudate), die für gewisse Bakterien einen guten Nährboden liefern.

a) Teils besitzen die Abweichungen der Bakterienflora gegenüber der Norm also keine pathogenetische Bedeutung.

b) Teils sind sie es aber, die die eigentliche Krankheit bedingen, entweder primär, oder erst sekundär, indem ohne das besondere Verhalten des Bakterienwachstums, mit Bildung schädlicher oder giftiger Stoffwechselprodukte oder Infektion des Darmes, die zugrundeliegenden Abnormitäten der Verdauungstätigkeit nicht viel zu sagen hätten. Teils sind auch die Beziehungen doppelte. Die ursprünglich bestehende Erkrankung des Darmes wird durch die sekundär sich ausbildende Veränderung der Bakterienflora mit ihren Begleitumständen ungünstig beeinflusst und gesteigert, was wiederum auf die Veränderung der Bakterienflora zurückwirkt, nach Art eines Circulus vitiosus.

ad a) Die Veränderungen rein sekundärer Art der Bakterienflora sind von Tissier[1]) beim Säugling studiert worden. Es ist natürlich durchaus nötig, sie zu kennen, um nicht falsche Schlüsse aus ihrem Auftreten zu ziehen. Tissier änderte die Existenzbedingungen der Darmbakterien dadurch, dass er Einläufe machte und so, wie er annimmt, das Medium, in dem sie sich zu entwickeln hatten, einfach verdünnte. Er gab ferner kleine Dosen Kalomel (an zwei aufeinanderfolgenden Tagen 5 mg), um einen leichten Durchfall zu erzeugen. Es zeigte sich nun beim Brustkind eine auffallende Aenderung des mikroskopischen Bildes. Die Formen des blaugefärbten Bac. bifidus nahmen im Verhältnis beträchtlich an Menge ab und liessen Degenerationsformen erkennen, indem sie sich schlechter nach Gram färbten, Vakuolen, Auftreibungen der Enden, Knickungen,

---

1) Zitat s. S. 360 sub 2. S. 125.

Gabelungen aufwiesen. Dafür nahmen die rotgefärbten Kolibazillen beträchtlich überhand und zahlreiche Kokken waren zu sehen. Diese Veränderungen waren nach Ablauf eines Tages am stärksten ausgeprägt, hatten sich aber gegen Ende des zweiten Tages wieder ausgeglichen. Auf dieselbe Weise lassen sich beim Kuhmilchkind charakteristische Veränderungen erzeugen. Sie treten in etwa derselben Zeit auf, halten jedoch etwas länger an als beim Brustkinde. Man sieht eine Abnahme der grossen, wie der feinen, nach Gram gefärbten Bazillen, Zunahme der Kolibakterien und Diplokokken. Mit anderen Abführmitteln lassen sich nach Sittler[1]) die gleichen Veränderungen erzeugen. Die Enterokokken und Kolibakterien gelangen eben infolge der beschleunigten Darmpassage aus dem Dünndarm weiter nach unten und für die Ausbildung der Dickdarmflora bleibt keine Zeit.

Die genannten Veränderungen finden sich nun auch bei Darmstörungen, die auf natürlichem Wege entstanden sind, und Tissier ist der Ansicht, dass sie ebenfalls sekundärer Natur seien.

Nach adstringierenden Mitteln, Tannin- und Wismuthpräparaten zeigt sich eine Beeinflussung der Bakterienflora in entgegengesetzter Richtung. Die gramnegativen Bazillen treten zurück.

Bei starker Diarrhoe Erwachsener beobachteten wir im mikroskopischen Bilde das Auftreten langer, bei Doppelfärbung nach Weigert-Escherich rotgefärbter Stäbchen, die wohl als Kolibazillen aufzufassen waren, welche infolge des flüssigen Mediums diese Wachstumsform angenommen hatten. Die Bazillen färbten sich sehr gut und boten wenig Zerfallserscheinungen. Das so entstandene Bild unterschied sich wesentlich von dem des normalen Stuhls Erwachsener (Fig. 1, Taf. X).

ad b) Dass Verschiebungen in den Mengenverhältnissen und den einzelnen Arten der Darmflora zu verschiedenartigen Störungen Anlass geben werden, macht im allgemeinen dem Verständnis keine Schwierigkeiten. Wie auf diese Weise u. U. sehr erhebliche krankhafte Veränderungen sich ausbilden können, zeigt ein interessanter Fall, den R. Schütz[2]) beschreibt.

Bei einem 13 jährigen Mädchen, das seit frühester Jugend an Verdauungsstörungen leidet und in der Entwicklung auffallend zurückgeblieben ist, fällt die ausserordentlich grosse Menge der im übrigen nicht diarrhoischen Darmentleerungen auf. Wie die mikroskopische Darmuntersuchung ergibt, bestehen die Fäzes fast ausschliesslich aus ungeheuren Mengen von Bakterien, unter denen die Fäulnisbakterien besonders zahlreich vertreten sind und zum Teil auch kultiviert werden können (fluoreszierende Fäulnisbakterien, Proteus, Strepto-, Staphylokokken usw.). Die Nahrung war gut ausgenutzt. Erst nachdem das Kind rohen Schinken gegessen hatte, traten Diarrhoen auf und die Resorption von Eiweiss und Fett (nicht der Kohlehydrate) verschlechterte sich. Mikroskopisch fanden sich rote Blutkörperchen, nur wenig Schleim. Der Kot war alkalisch bis neutral und roch äusserst faulig, manchmal geradezu aashaft. Schütz sieht in dem aussergewöhnlichen Ueberhandnehmen der Darmbakterien, besonders der wilden Fäulniskeime das Primäre. Erst wenn es infolge hiervon zu Diarrhoen kommt, leidet die Ausnutzung der Nahrung und zeigen sich Symptome eines nur unerheblichen Darmkatarrhs. Man muss annehmen, dass im vorliegenden Falle die Schutzkräfte des Organismus versagt haben. Die chronische Ernährungsstörung ist Folge der starken Entziehung von Nährmaterial, das die Bakterien zum Aufbau ihres Leibes brauchen, oder das sie zersetzen.

Primäre Schädigung durch das Verhalten der schon in der Norm vorhandenen Bakterien, wie in dem Fall von Schütz, ist jedenfalls nicht das Gewöhnliche. Häufiger kommen wir in die Lage, von Störungen sekundärer Art bzw. dem Vorhandensein des schon erwähnten Circulus vitiosus zu sprechen. Es gilt dies vor allem für eine Anzahl von Darmstörungen im Säuglingsalter. Man

---

1) Die wichtigsten Bakterientypen usw. Würzburg 1909. S. 64.
2) Deutsches Archiv f. klin. Med. Bd. 80. 1904. S. 580.

hat sich natürlich bei diesen Zuständen zunächst die naheliegende Frage gestellt, ob die Krankheit nicht vielmehr primär durch Einwandern bestimmter pathogener Arten (ektogene Infektion nach Escherich) hervorgerufen werde.

Nun gelang es aber Forschern, die diese Fragen studierten, in vielen Fällen nur die üblichen Mikroorganismen im Kot aufzufinden.

Es war dies zunächst bei Baginsky[1]) im Jahre 1890 der Fall. Als nun weiterhin krankheitserregende Eigenschaften des bisher als harmlos betrachteten Bact. coli bekannt wurden, trat die Frage in den Vordergrund, wie weit dieser Bazillus an der Aetiologie der Gastroenteritiden im Säuglingsalter beteiligt sei. Besonders französische Forscher befassten sich mit dieser Untersuchung. Gilbert und Girode[2]) prüften vier Fälle von Cholera nostras und fanden Bact. coli in Reinkultur im Stuhl. Dabei stellten sie fest, dass der Bazillus nach dem Tode in den inneren Organen zu finden war, dass er ferner bei Tieren, unter die Haut gespritzt, vergiftende Eigenschaften entfaltete, die ihm für gewöhnlich nicht zukommen. Zu entsprechenden Resultaten gelangten Lesage und Macaigne[3]). Ihrer Ansicht nach erlangt Bact. coli unter gewissen Bedingungen im Darm erhöhte Virulenz. Besonders ereignet sich dies bei schwächlichen, schlecht genährten Kindern. Es kann dann auch durch Ansteckung auf andere, vorher gesunde Kinder übertragen werden. Die genannten Forscher waren geneigt, die Mehrzahl der Diarrhoen im Säuglingsalter auf solche virulent gewordenen Koliarten zurückzuführen.

Diesen Anschauungen trat vor allem Escherich[4]) entgegen. Dem Umstand, dass Bact. coli postmortal in den inneren Organen gefunden wurde, legte er keine Bedeutung bei, da stets kurze Zeit nach dem Tode eine Wanderung dieser Bakterien aus dem Darm in das Innere des Körpers erfolgt. Noch weniger vermögen nach Escherich die Resultate subkutaner Injektion bei Tieren zu beweisen. Der Bazillus reagiert hier vollkommen anders als im Darm. Bringt man übrigens auch den Mikroorganismus in den Darm von Tieren und er erweist sich hier als harmlos, so lässt das noch keinen Schluss auf seine Wirksamkeit im Darm des Neugeborenen zu, der bekanntlich ganz ausnahmsweise empfindlich ist gegen Schädlichkeiten aller Art. Ferner schwankt auch normalerweise die Virulenz der Kolibakterien in weitgehender Weise; hat der Mikroorganismus Gelegenheit gehabt, in dünnflüssigen Medien zu wachsen, wie dies bei Diarrhoe der Fall ist, so pflegt seine Virulenz vergrössert zu sein.

Escherich lässt also die Lehre von der plötzlich eingetretenen Virulenz des autochthonen Bact. coli nicht gelten. Er sucht in Fällen, die den Eindruck der Infektionskrankheiten erwecken, nach fremden Mikroorganismen.

Wenn Nahrungsreste in abnormen Mengen im Darm vorhanden sind und nun eine schädliche Vermehrung bzw. elektives Wachstum bestimmter Bakterien erfolgt, so haben wir den Zustand, den seinerzeit Escherich als Chymusinfektion bezeichnete.

Bei Dyspepsien und sogenannten „Enterokatarrhen" der Säuglinge findet man [nach Sittler[5])] ein Ueberwiegen des Enterokokkus, der aus den höheren Darmteilen, wo er für gewöhnlich wächst, herunterwandert und günstige Bedingungen für sein Wachstum findet. Neben diesem fällt die Vermehrung der Koli- und Lactis aërogenes-Bakterien auf. Es sind dies Veränderungen, die wir zunächst schon als sekundär bedingte (unter a) kennen gelernt haben. Schon bei Dyspepsien, besonders aber beim Enterokatarrh, findet man ferner eine Vermehrung der unbeweglichen Buttersäurebazillen (Bac. perfringens). Tissier[6]) hatte auf Grund dieser Beobachtung die Ansicht ausgesprochen, dass der Bac. perfringens als der Erreger des Enterokatarrhs anzusehen sei. Dies dürfte aber nicht richtig sein, das vermehrte Wachstum des Bac. perfringens vielmehr ein sekundärer Vorgang sein. Wenn auf der anderen Seite Finkelstein[7]) die ganzen

---

1) Berliner klin. Wochenschr. 1899. Nr. 46, 47.
2) Société médicale des hôpitaux. Janvier 1891.
3) Archives de médecine expérimentelle. T. 4.
4) Deutsche med. Wochenschr. 1898. Nr. 40 u. 41.
5) Die wichtigsten Bakterientypen der Darmflora beim Säugling. Würzburg 1909. S. 13, 37 und 46.
6) Annales de l'institut Pasteur. 1905.
7) Jahrb. f. Kinderheilk. Bd. 65, 66 u. 68.

bei diesen Darmaffektionen auftretenden Veränderungen der Bakterienflora als nebensächlich ansieht, die primäre alimentäre Schädigung für das einzig wichtige hält, so schiesst er wohl mit diesen Anschauungen nach der anderen Seite über das Ziel. Gerade der unbewegliche Buttersäurebazillus produziert zweifellos schädliche Stoffe, besonders etwa, wenn er in die Lage kommen sollte (Sittler) in seinen verschiedenen Wachstumsformen aufzutreten und je nachdem Gärungs- oder Fäulnisprodukte zu liefern. (Man vergleiche auch die Untersuchungen Passinis[1]) über Giftstoffe in den Kulturen des Gasphlegmonebazillus, eines Mikro- organismus, der normalerweise aus dem Darm gezüchtet werden kann und in die Gruppe der dimorphen Buttersäurebazillen gehört.) Lotti und Guigni[2]) fanden bei Darmerkrankungen von Erwachsenen vielfach ein besonders starkes Hervor- treten von Anaeroben und weisen diesen ein pathogenetisches Moment zu. Sittler[3]) denkt bei dem Verlauf des Enterokatarrhs an ein symbiotisches Verhältnis zwischen Perfringens und Koli, ähnlich wie Nobécourt[4]) eine derartige Beziehung zwischen Koli und Enterokokkus angenommen hatte, in dem Sinne nämlich eines Virulent- werdens der einzelnen in die Symbiose eintretenden Mikroorganismen. Gilde- meister und Baerthlein[5]) fanden bei primären Darmkatarrhen von Säuglingen ein Hervortreten von Bac. proteus, Bac. pyocyaneus, Bact. coli mutabile und sogenannte Dahlembakterien. Den Schluss, dass diesen Bakterien eine primäre Bedeutung für die Entstehung der Darmkrankheiten zukomme, möchten die Autoren allerdings nicht ohne weiteres ziehen, zumindest aber die Annahme nicht von der Hand weisen, dass die genannten Mikroorganismen sekundär schädigend auf den Organismus wirken (s. ferner S. 378 ff.).

Es seien hier noch einige Bemerkungen über das Verhalten der Bakterien bei den Nährschäden künstlich ernährter Säuglinge angefügt: Bei dem sogenannten Milchnährschaden, mit Ausscheidung alkalischer, fest-bröckliger, viele Seifen ent- haltender Stühle, überwiegen grampositive Bakterien, meist zu den Buttersäure- bazillen gehörend. In den saueren, stärkehaltigen Stühlen bei Mehlnährschaden überwiegen die Bakterien der Koligruppe und der Enterokokken. Dass die ·eigen- artige Entwicklung der Bakterien bei den verschiedenen Nährschäden für den Verlauf der Erkrankung nicht bedeutungslos sein mag, erscheint naheliegend.

2. Auftreten fremder Arten.

a) Bakterien ohne pathogene Eigenschaften.

Häufig finden sich bei verschiedenartigen Darmstörungen Bakterien im Kot, die unter normalen Verhältnissen nicht angetroffen werden. Vielfach handelt es sich auch nur um ein vermehrtes Auftreten derjenigen Saprophyten, die als wilde Keime in geringen Mengen auch normalerweise vorkommen können. Eine noso- logische Bedeutung dürften sie in der Regel nicht besitzen. Es würde wenig Zweck haben, die einzelnen Mikroorganismen aufzuzählen, die unter Umständen einmal in diarrhoischen Fäzes gefunden wurden. Wir erwähnen nur Folgendes:

Escherich[6]) sah sehr feine Vibrionen mit mehreren Windungen, die sich nur schwer färbten, nicht züchten liessen und besonders reichlich im Dickdarm- schleim aufzufinden waren.

1) Wiener klin. Wochenschr. 1905. Nr. 36.
2) Rivista critica di clinica medica. 1909. S. 329.
3) l. c.
4) Recherches sur la pathogénie des infections gastrointestinales. Paris 1899.
5) Deutsche med. Wochenschr. 1913. Nr. 21.
6) Münchener med. Wochenschr. 1886. Nr. 46.

Im Anschluss hieran nennen wir einige Spirillenarten, die das Interesse der Bakteriologen wegen ihrer Aehnlichkeit mit dem Cholerabazillus eine Zeitlang in Anspruch genommen haben. Es sind der Vibrio Finkler-Prior, Vibrio Massauae und Vibrio helcogenes. Ersterer Mikroorganismus wurde von seinen Entdeckern als der Erreger der Cholera nostras betrachtet, jedoch, wie jetzt feststeht, mit Unrecht[1]).

Latzel[2]) macht auf das Vorkommen grampositiver Spirillen, mit etwa 2 Windungen, im diarrhoischen Stuhl aufmerksam. Auffallend zahlreiche Anwesenheit dieser Spirillen spricht nach seinen Erfahrungen für Zerstörungsprozesse in der Darmschleimhaut, Katarrhe mit Ulzerationen, eventuell Neoplasmen.

Lommel[3]) beobachtete gelegentlich der Untersuchung des Darminhaltes eines an infektiösem Ikterus gestorbenen Kindes die Anwesenheit einer untergärigen Hefeart, welcher die Mehrzahl der Kolonien auf Agarplatten angehörte.

Uebereinstimmend mit Szydlowski (l. c.) macht Boas[4]) darauf aufmerksam, dass echte Sarzinen in den Fäzes gar nicht so selten gefunden werden. Besonders natürlich bei Kranken mit Ectasia ventriculi. Unter Umständen kann die Auffindung von Sarzinen im Kot auf das Bestehen einer Magenerweiterung aufmerksam machen. Jedoch fand sie Boas in einem Fall, auch ohne dass dieses Leiden vorhanden war. Meist waren die Stühle, die Sarzine aufwiesen, diarrhoisch. Neben grösseren, gut ausgebildeten Sarzinen finden sich auch kleine kokkenartige.

Tissier[5]) bezeichnet es als charakteristisch für die Darmstörungen im Säuglingsalter, dass bestimmte Bakterien auftreten, die normalerweise nie gefunden werden. Er nennt: Diplococcus griseus liquefaciens, Cocco-bacillus anaërobius perfoetens, Streptokokken, die sich nach Gram entfärben, Bacillus anaërobius minutus und eventuell die typhusähnliche Varietät des Kolibazillus. Die Einzelheiten über diese teilweise zum ersten Mal beschriebenen Arten müssen in dem Werk von Tissier eingesehen werden. Wesentliche pathogene Eigenschaften kommen ihnen nicht zu.

Bei den von R. Schütz[6]) sogenannten chronischen dyspeptischen Diarrhoen der Erwachsenen finden sich, nach diesem Autor, neben den normalen Bakterien verschiedenartige wilde Keime, oft in grossen Mengen. Man bemerkt Hefen, Butyrikus, Schimmelpilze, verschiedene Proteus-, mehrere Fluorescens liquefaciens-Arten und andere verflüssigende Fäulnisbakterien, lange Bazillen (s. über diese weiter unten), Trommelschlägelformen, verschiedene Kokkenformen (als Staphylo-, Strepto-, Diplokokken angeordnet), leptothrixartige Fäden, Oidium lactis (dieses gelegentlich in enormen Mengen). Auch Sporen, die man normalerweise nur vereinzelt antrifft, wurden zum Teil in ungeheuren Mengen getroffen. Die betreffenden Sporenträger waren grosse Bazillen (Bac. subtilis?).

Rodella[7]) hat Erfahrungen über das Auftreten granulosehaltiger Bakterien in pathologischen Fällen gemacht und möchte diesen Befunden diagnostische Bedeutung zuerkennen. Man setzt zu dem frischen, nicht fixierten Präparat Lugolsche Lösung zu und verreibt mit derselben. Bei Pankreaserkrankungen findet sich nach Rodella ein auffallender Formenreichtum der granulosehaltigen Bakterien, u. a. sieht man auch fusiforme Bazillen und Spirillen. Bei Ikterus

---

1) Vergl. Kruse in Flügges „Mikroorganismen". 3. Aufl. Bd. 2. S. 583, 589, 593.
2) Med. Klinik. 1910. S. 103.
3) Zentralbl. f. Bakteriologie. Bd. 29. S. 972.
4) Diagnostik und Therapie der Darmkrankheiten. Leipzig 1898. S. 126.
5) l. c. S. 172.
6) Deutsches Arch. f. klin. Med. Bd. 94 (1908). S. 125
7) Wiener klin. Wochenschr. 1909. S. 1188.

(Fettsäuren im Stuhl) nehmen die Buttersäurebazillen stark zu. Es finden sich häufig lange, geschlungene, zarte Fäden, die sich mit Jod violett oder rosarot, nicht blau (Erythrodextrinreaktion), färben. Bei Fettstuhl hingegen, infolge Störung der Fettresorption (tuberkulöse Peritonitis) beobachtet man nach Rodella massenhaft Klostridien. In einer weiteren Untersuchung weist Rodella[1]) auf grossen Reichtum der Fäzes an granulosehaltigen, wie grosse Kokken erscheinenden, Bakterien in Kettenform hin bei Hyperazidität des Magens. Er bezieht dies auf erschwerte Stärkeverdauung und Begünstigung des Wachstums sporenhaltiger Bazillen infolge Vernichtung nicht sporentragender im sauren Mageninhalt.

„Lange Bazillen". Schmidt und Strasburger[2]) sahen im Kot bei intestinaler Gärungsdyspesie mehrfach im mikroskopischen Präparat lange leptothrixartige Fäden in grosser Menge (Fig. 2, Tafel X). Auch Seymour Basch[3]) beschreibt Aehnliches. Ob diese Fäden etwas mit den sogenannten Boas-Opplerschen Bazillen („Fadenbazillen", „Milchsäurebazillen"), die von der Untersuchung des Mageninhaltes her bekannt sind, zu tun haben, bleibt noch zu untersuchen.

Die Boas-Opplerschen Bazillen sind in neuerer Zeit mehrfach im Kot gefunden worden, besonders in Fällen von Magenkarzinom, und beanspruchen aus diesem Grunde ein gewisses Interesse. Zunächst war es R. Schmidt[4]), der bei einem Fall von Magenblutung in den Fäzes reichliche Mengen der Boasschen Milchsäurebazillen fand, so dass nach seiner Ansicht die Magenflora der Darmflora ihren Stempel aufgedrückt hatte. Eine Aushebung des Magens war wegen der Blutung kontraindiziert. Es wurde aber wegen Anwesenheit der Boasschen Bazillen die Diagnose, die ursprünglich auf Ulcus ventriculi lautete, in Carcinoma ventriculi umgeändert. Weitere Beiträge zu dem Thema lieferten v. Tabora[5]), Sandberg[6]), Fricker[7]), Schaly[8]), Latzel[9]).

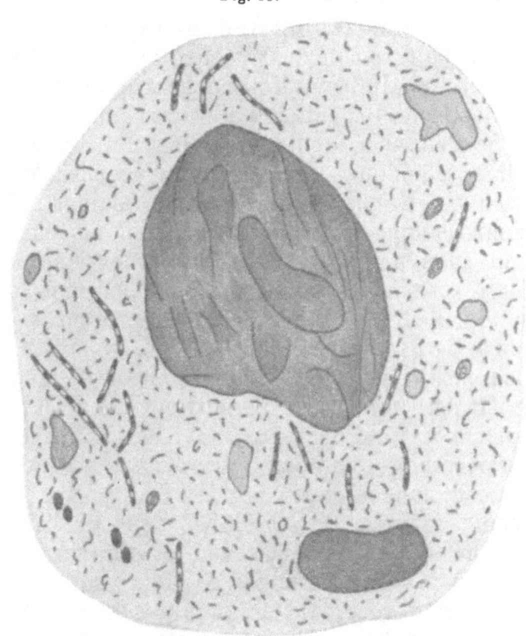

Fig. 15.

„Lange Bazillen" im Darminhalt: frisches Präparat nach Zusatz von Lugolscher Lösung (nach Fricker).

Die „langen Bazillen", die zur Gattung Leptothrix gehören, sind etwa 5 mal so lang als die Kolibakterien und dicker, wachsen auch zu Fäden aus. Bei stärkehaltiger Nahrung geben sie mit Jod die Granulosereaktion. (Vgl. Fig. 15.)

1) Zentralbl. f. Bakteriologie. I. Abt. Bd. 69. 1913. S. 167.
2) Deutsches Arch. f. klin. Med. Bd. 69. S. 589.
3) Zeitschr. f. klin. Med. Bd. 37. S. 489.
4) Münch. med. Wochenschr. 1903. S. 2165.
5) Deutsche med. Wochenschr. 1905. Nr. 15/16.
6) Münch. med. Wochenschr. 1908. Nr. 22.
7) Arch. f. Verdauungskrankh. 1908. S. 537.
8) Daselbst. 1909. S. 408.
9) Zitat s. S. 374 sub 2.

Sie sind grampositiv. Sandberg empfiehlt, zur Züchtung ein wenig Stuhl in ein Röhrchen mit sterilisiertem (durch Ausschütteln mit Chloroform) milchsäurehaltigen Karzinommagensaft zu impfen und hier durch Stehenlassen (etwa 36 Stunden bei Zimmertemperatur) anzureichern. Andere Bazillen entwickeln sich nach Sandberg hier nicht, bezw. gehen zugrunde. Man erhält nun Kolonien der langen Bazillen, wenn man auf Traubenzuckeragarplatten ausstreicht. Ob aber auf diese Weise nicht Verwechselungen mit anderen säureliebenden bezw. säureresistenten Bazillen vorkommen, wäre wohl weiter zu untersuchen. Von demselben Gesichtspunkt aus halten wir auch die Annahme von Rodella[1]) und von Latzel (l. c.), welche die „langen Bazillen" mit Bac. acidophilus identifizieren wollen, für nicht genügend gestützt. Wenn es auf säurehaltigen Nährboden gelingt, aus einem Stuhl, der im mikroskopischen Präparat lange Bazillen erkennen lässt, den Bacillus acidophilus oder einen ähnlichen Mikroorganismus zu züchten, so ist damit noch keineswegs die Identität der betreffenden Bakterien bewiesen. Wie an anderer Stelle dieses Buches ausgeführt wurde, ist die Geschichte der Bakteriologie des Kotes reich an solchen Irrtümern.

Diagnostische Bedeutung der langen Bazillen im Stuhle: Wenn im Mageninhalt reichliches Wachstum langer Bazillen erfolgt, so können solche auch im Darminhalt bzw. Kot nachgewiesen werden. Ihr Auftreten hat dann dieselbe diagnostische Bedeutung, wie wenn sie im Mageninhalt zur Anreicherung gelangen. Es handelt sich in diesen Fällen um Stauung im Magen mit Insuffizienz der Salzsäureabscheidung. In der überwiegenden Mehrzahl aller Fälle ist dies bekanntlich durch ein Karzinom des Magens bedingt. Natürlich lässt sich nur der positive Nachweis langer Bazillen im Stuhl als ein Zeichen des Magenleidens verwerten, denn man kann sich sehr wohl den Fall denken, dass die Bazillen im Mageninhalt vorhanden sind, im Stuhl aber nicht gefunden werden können. Auch wenn die Bazillen im Stuhl nachgewiesen werden und sie lassen sich wirklich mit den Boas-Opplerschen identifizieren, so ist damit das Bestehen einer Magenaffektion noch nicht bewiesen. Denn vereinzelte „lange Bazillen" kommen auch in der Norm im Magen vor und können eventuell in den Stuhl gelangen. Sie können aber ferner u. a. wohl bei bestimmter Beschaffenheit des Darminhaltes in diesem selbst zur Anreicherung kommen. Sollten die bei Fällen von intestinaler Gärungsdyspepsie gefundenen langen Fäden mit den Boas-Opplerschen identisch sein, so hätten wir hier einen drastischen Beleg dafür, dass die Anwesenheit dieser Bazillen im Stuhl an sich nicht das Bestehen von Stagnation mit Salzsäuremangel im Magen beweist.

Der Befund „langer Bazillen" im Stuhl kann also diagnostisch nur insofern verwertet werden, als er an ein schweres Magenleiden denken lässt, insbesondere dann, wenn keine Darmanomalie (Durchfall, Gärung) besteht, die das Wachstum der Bazillen im Darm selbst erklärt. Wir werden auf diese Weise immerhin ein Symptom haben, welches die Annahme des Magenleidens stützt, u. U. erst auf dasselbe aufmerksam macht und zu näherer Untersuchung des Magens auffordert, oder Verwendung finden kann, wenn aus irgendwelchen Gründen eine Ausheberung des Magens nicht vorgenommen werden kann.

b) Mikroorganismen, denen mit mehr oder
weniger Wahrscheinlichkeit pathogene Eigenschaften zukommen.

Es handelt sich hier teils um echte Infektionen des Darmes, oder von diesem ausgehend des ganzen Körpers, teils nur um Produktion abnormer Giftstoffe im Darm, die aber primär die Erkrankung hervorrufen.

---

1) Wiener klin. Wochenschr. 1909. Nr. 6.

Die Mikroorganismen, welche krankmachend wirken, sind dem normalen Bakterienkreis des Darmes fremd, und es bedurfte einer besonderen Ansteckungsgelegenheit, „ektogene Infektion", um ihr Auftreten im Darm zu ermöglichen. Die Abgrenzung dieser Gruppe kann natürlich nur eine provisorische sein. Es ist anzunehmen, dass weitere Arbeiten dazu führen werden, einzelne der hier zu nennenden Bakterien in die vorige oder die folgende Gruppe zu versetzen.

Die Tatsache, dass nicht selten Darmkrankheiten der Säuglinge in epidemischer Form vorkommen, und dass selbst in gut geleiteten Hospitälern zahlreiche Kinder eines Saales der Reihe nach erkranken können, hat schon seit langem die Kinderärzte darauf geführt, nach Ursachen infektiöser Art zu suchen. Dass Intoxikationen durch verdorbene Milch nicht zur Erklärung der Vorkommnisse hinreichen, ging aus dem Umstand hervor, dass auch Brustkinder gegen die genannte Erkrankung keineswegs gefeit sind. Die ursächliche Rolle bestimmter, im Folgenden zu nennender Mikroorganismen ging hervor aus ihrem ausgesprochenen Hervortreten im mikroskopischen Stuhlbild, ihrer zahlreichen Anwesenheit in den Kulturen, dem epidemischen Auftreten und eventuell der Kontagiosität der Fälle. Unter Umständen fanden sich auch die beschuldigten Bakterien in der Tiefe der Darmschleimhaut oder im Blut des Patienten: oder ihr Eindringen in den Körper rief eine positive Serumreaktion hervor.

, Auch bei Erwachsenen sind, wenngleich seltener, im Kot Bakterien gefunden worden, die man mit gewissen Krankheiten in ursächlichen Zusammenhang zu bringen geneigt ist.

α) **Bacterium coli:** Die im Darm eines gesunden Kindes wachsende Koliart wird normalerweise durch das Blutserum dieses Kindes nicht agglutiniert, dasselbe hat gegen das Bakterium keine Antistoffe produziert. Findet dagegen eine Infektion des Körpers selbst statt, etwa in Form einer Kolizystitis, so bilden sich, wie dies Pfaundler[1]) zeigte, im Blut agglutinierende Substanzen gegen dieses Bakterium bzw. erfolgt ein eigentümliches Auswachsen der Kolibakterien zu Fäden, Pfaundlers „Fadenreaktion". Das Auftreten dieser Erscheinung beweist, dass auch dem gewöhnlichen Kolibazillus ´gegenüber, dessen Gifte von der erkrankten Blase aus in den Kreislauf aufgenommen werden, der Organismus in typischer Weise reagiert, während unter normalen Bedingungen durch die schützende Epitheldecke des Darmes ein solches Uebertreten von Giftstoffen ins Körperinnere verhindert zu werden scheint. Escherich[2]) beobachtete nun weiterhin mehrere Hausepidemien von Darmkatarrhen auf seiner Klinik seit dem Winter 1895/96 (im ganzen 40 Fälle) mit ausgesprochen kontagiösem Charakter.

Die klinischen Erscheinungen entsprachen einer akuten infektiösen Entzündung des Dickdarms. Plötzlicher Beginn mit Fieber oder Kollapszuständen, häufigen, wenig kopiösen Stuhlentleerungen, bestehend aus Schleim mit reichlichen Blutpunkten und Eiter. In schweren Fällen ergab die Sektion auch Bildung scharfrandiger follikulärer Geschwüre und Schleimhautnekrosen.

Im Stuhl fand sich Bact. coli in Reinkultur. In eitrigen Partien waren bei der Doppelfärbung nach Weigert-Escherich nur rotgefärbte Bazillen zu sehen, die zwischen und zum Teil in den Eiterzellen lagen (Fig. 5, Tafel X). Es zeigte sich, dass auf der Höhe der Erkrankung einzelne dieser Kolonien von dem Blutserum des erkrankten Kindes in abnorm starker Weise agglutiniert wurden. Die Werte schwankten zwischen den Verdünnungen 1 : 10 bis über 1 : 200. Die Bedeutung dieser Zahlen steigt nach Escherich, wenn man bedenkt, dass unter

---

1) Münchener med. Wochenschr. 1898. S. 1391.
2) Deutsche med. Wochenschr. 1898. Nr. 40 u. 41 und Kongress für innere Medizin, 1899. S. 435.

den vielen hunderten von Reaktionen, die er mit dem Blut magendarmkranker Kinder anstellte, sich nur 3 oder 4 Fälle fanden, bei denen der Wert 1 : 10 erreicht wurde. Escherich sieht diejenigen Kolibazillen, welche die spezifische Serumreaktion geben, als die krankmachenden an. Sie finden sich neben den normalen Kolibazillen und sind nur in der Minderheit vorhanden, so dass sie sorgfältig aufgesucht werden müssen. Escherich ist der Meinung, dass sie von aussen eingedrungen, nicht durch Virulenzsteigerung des Darmkoli entstanden sind. Das von ihnen veranlasste Krankheitsbild bezeichnet er als „Koli-Kolitis" und glaubt, dass die von Finkelstein[1]) beschriebene Epidemie, sowie eine Anzahl Fälle der französischen Autoren hierher zu rechnen seien. Zu ähnlichen Ergebnissen bezüglich der Serodiagnostik gelangte schon im Jahre 1897 Lesage[2]). Er glaubt aber nicht an eine Invasion von aussen. Uebrigens sind die Resultate aller dieser Versuche noch nicht widerspruchslos angenommen. So ist Nobécourt[3]) der Meinung, dass die Koli-Rassen, die man bei Darmkatarrhen findet, keine anderen Differenzen bezüglich der Serumreaktion zeigen, als Kolistämme beliebiger Herkunft. Klieneberger[4]) hält in seinen Studien über Koliagglutinine die Rekognoszierung eines Kolistammes vermittels eines Koliserums nur ausnahmsweise für möglich und, wenn überhaupt durchführbar, für ausserordentlich umständlich.

Auch bei erwachsenen Menschen hat man Erkrankungen durch Infektion mit atypischen Kolibakterien angenommen. Schöne[5]) berichtet von einer 37 jährigen Frau, die an einer akuten Magendarminfektion mit leicht typhösen Erscheinungen erkrankte. Vom 12. Tage der Erkrankung an bis zur 4. Woche fanden sich im Stuhl koliartige Bazillen, die dadurch auffielen, dass sie auf Drigalski-Platten nach 24 Stunden keine Farbenveränderung hervorriefen. Sie griffen auch sonst, gegenüber den gewöhnlichen Kolibakterien, Kohlehydrate weniger rasch und intensiv an, wuchsen besser auf Malachitnährböden (also Aehnlichkeit mit Typhus bzw. Paratyphus). Die Bazillen wurden auch massenhaft durch die Nieren ausgeschieden. Mit dem Blutserum der Kranken ergab sich positive Agglutination und Komplementablenkung. Neuerdings beobachtete Ad. Schmidt[6]) einen Fall von schwerem, akutem Darmkatarrh mit unmittelbar anschliessender Allgemeininfektion durch Kolibazillen, welche sich in hämorrhagischer Nephritis, Endokarditis, mit Lungenembolie und Empyem äusserte und nach sehr bedrohlichen Erscheinungen schliesslich mit Heilung endigte. Aus dem Empyem wurden hämolytische Kolibazillen gezüchtet, die nach Annahme von Prof. Fränkel in Halle als eine besondere Art zu betrachten waren. Schmidt nimmt daher an, dass es sich wohl um ektogene Koliinfektion gehandelt haben müsse.

β) Bacillus proteus vulgaris: Er wird bei Säuglingen normalerweise nicht, bei Erwachsenen seltener angetroffen. Bei stinkenden Durchfällen Erwachsener gelingt es nicht selten, ihn zum Wachstum zu bringen. Welche Bedeutung für das Zustandekommen und den Verlauf der Krankheit er besitzt, ist noch wenig untersucht. Maggiora[7]) konnte in Fällen von Dysenterie den Proteus in kleinen Mengen aus dem Stuhl züchten. E. Levy[8]) berichtet über eine kleine Epidemie

1) Deutsche med. Wochenschr. 1896. S. 608.
2) Comptes rendus de la société de biologie. 1887. S. 900.
3) Thèse de Paris. Mai 1899.
4) Deutsches Arch. f. klin. Med. Bd. 90. 1907. S. 267.
5) Berliner klin. Wochenschr. 1909. Nr. 21.
6) Zeitschr. f. ärztl. Fortbildung. 1910. Nr. 5.
7) Zentralbl. f. Bakteriol. Bd. 11. 1892.
8) Archiv f. exper. Pathol. u. Pharmakol. Bd. 34. S. 342.

von blutigem Brechdurchfall, hervorgerufen durch mit Proteus infiziertes Fleisch. Der Bazillus wurde massenhaft aus den Fäzes, nicht aber aus dem Blut erhalten. Baginsky[1]) beschrieb bei Säuglingen im Jahre 1888 ein weisses, verflüssigendes Stäbchen, das er bei Durchfällen zusammen mit Bact. coli commune und lactis aërogenes fast konstant antraf und später als Proteusart anerkannte. Sehr ausführliche Untersuchungen bei Kindern verdanken wir dann Booker[2]). Er beschreibt eine bestimmte Form von Gastroenteritis, die er mit Proteus in Zusammenhang bringt. Es finden sich dabei Intoxikationserscheinungen, die Stuhlentleerungen sind wässerig oder breiig und besitzen Fäulnisgeruch. Zuletzt untersuchte Brudzinski[3]) an der Grazer Kinderklinik eine Anzahl Fälle. Die Proteusbazillen waren nicht schwer zu züchten und machten vor allem durch den eigenartigen Geruch der Kulturen rasch ihre Anwesenheit bemerkbar. Auch die Stühle, welche Proteus enthielten, fielen durch den unangenehmen, stechenden Geruch auf. Sie waren kompakt, fettig und enthielten reichlich unverdaute Nahrungsreste. Brudzinski beschreibt, ebenso wie Booker, als Folge der Proteusentwicklung im wesentlichen Intoxikationserscheinungen; Gewebsläsionen des Darmes fehlten. „Die Kinder waren blass, matt, unlustig, zeigten wenig Appetit und nahmen nicht an Körpergewicht zu." Ein Beweis für das Fehlen einer Infektion des Organismus wird in dem Resultat der Serumreaktion erblickt, welche stets negativ ausfiel. Durch Verabreichung reichlicher Mengen von Milchzucker, ferner durch Einführung junger Kulturen von Bact. lactis aërogenes konnten die Proteusbazillen wieder aus dem Darm entfernt werden.

γ) Bacillus pyocyaneus: Ardoin[4]) veröffentlicht die Krankengeschichte eines fünfjährigen Kindes, welches unter den Erscheinungen einer Allgemeininfektion (Fieber, Durchfälle, starke Abmagerung) nach 35 Tagen starb. Nicht nur im Kot, sondern auch in der Darmwand und anderen inneren Organen wurde der Bacillus pyocyaneus in grossen Mengen gefunden. Ardoin hält den Darm für die Eintrittspforte der Infektion.

Der Bacillus pyocyaneus wird übrigens öfter gefunden, ohne schädliche Wirkungen entfaltet zu haben; Salus[5]) beobachtete, dass Darminhalt aus einer eiternden Fistel durch ihn grün gefärbt wurde.

δ) Bacillus „mesentericus". Ardoin (l. c.) beschreibt die Krankheit eines fünfmonatigen Brustkindes, das 4 Tage nach Uebergang zur Kuhmilch von heftigen Diarrhöen befallen wurde. Im Stuhl fand sich ein „Mesentericus" in überwiegender Menge, der leicht zu isolieren war und sich für Meerschweinchen, intraperitoneal (?) injiziert, als hochgradig virulent erwies.

Spiegelberg[6]) fand verwandte Bazillen (Kartoffelbaz., Wurzelbaz. und ähnliche proteolytische Arten) häufiger bei künstlich genährten Kindern, besonders wenn Verdauungsstörungen bestanden. Er ist aber geneigt, diesen aus der Milch stammenden Mikroorganismen im wesentlichen eine sekundäre Rolle zuzuerkennen, wenn es auch nicht von der Hand zu weisen ist, dass sie, besonders bei exzessivem Wachstum, eine verschlimmernde Komplikation darstellen und dem wehrlos gewordenen Organismus den letzten Stoss versetzen können.

---

1) Deutsche med. Wochenschr. 1888. Nr. 20.
2) Johns Hopkins Hospital reports. Vol. VI. 1896. p. 159, ref. Hygienische Rundschau. 1898. S. 938.
3) Jahrbuch f. Kinderheilk. Bd. 52. 1900. S. 469.
4) Thèse de Paris. 1897. S. 78.
5) Prager med. Wochenschr. 1894. Nr. 33.
6) Jahrbuch f. Kinderheilk. Bd. 49. S. 194.

Dem Bacillus mesentericus vulgatus sehr ähnlich ist der Bacillus maidis (Pellagrabazillus). Er soll nach Cuboni[1]) in der aus verdorbenem Mais hergestellten Polenta, sowie im Darminhalt Pellagrakranker vorkommen. Die erstere Beobachtung wurde von anderen Forschern bestätigt und dahin erweitert, dass der Bazillus auf Mais giftige Stoffe entwickelt, die Hunde unter den Erscheinungen fortschreitender Lähmung töten. Dagegen sollen nach neueren Angaben nicht dieser Bazillus, sondern fluoreszierende Fäulnisbakterien als Erreger der giftigen Veränderungen im Mais angesehen werden.

ε) Bacillus enteritidis sporogenes [Klein[2])]: Während einer Nacht erkrankten in einem Hospital Londons ganz plötzlich 59 Personen der verschiedensten Abteilungen an heftigen Diarrhöen mit stinkenden, blutig-schleimigen Stühlen. Die Epidemie war nach einem Tage wieder beseitigt. Bei mikroskopischer Untersuchung fanden sich in den Fäzes enorme Mengen glänzender Sporen, entweder frei oder im Innern zylindrischer grosser Stäbchen oder Stäbchenketten mit geringer Eigenbewegung, die nach Gram die Farbe annahmen. Der Mikroorganismus wuchs anaerob, verflüssigte Gelatine und bildete in zuckerhaltigen Nährböden Gas und Buttersäure, Verfütterung der Sporen erwies sich bei Tieren als unschädlich. Dagegen bildete sich nach subkutaner Injektion ganzer Kulturen blutiges Oedem mit Gangrän und tödlichem Ausgang. Der Bazillus von Klein ähnelt in Form und Wachstumseigenschaften am meisten dem Bac. butyricus Botkin, seiner Virulenz nach steht er aber dem Erreger des malignen Oedems nahe. Er konnte in der Milch aufgefunden werden, von der am Tag vor der Epidemie getrunken worden war.

ζ) Bacillus aërogenes capsulatus (Welch): Er wird nach Royal Stokes[3]) häufig im Darminhalt des Menschen gefunden, kann von hier aus in das Innere des Körpers eindringen und die sogenannten Schaumorgane erzeugen.

η) Bacillus viridis (Lesage), Bazillus der grünen Diarrhoen, wurde zuerst (1888) von Hayem und Lesage[4]) beschrieben, später von Lesage und Thiercelin[5]) sowie Cathelineau[6]) weiter studiert. Er soll bei Säuglingen Durchfälle mit Grünfärbung des Stuhles erzeugen. Im Anschluss an die Einbringung eines Säuglings in das Hôpital Saint Antoine in Paris erkrankten von 20 Kindern 8 unter den gleichen Erscheinungen wie dieser; darunter befanden sich auch Brustkinder. Lesage möchte den Mikroorganismus als Kolivarietät betrachten. Dies ist aber nicht angängig, da er Sporen bildet und nach Gram gefärbt bleibt. Tissier[7]) will ihn eher mit dem Bac. putridus fluorescens (?) auf eine Stufe stellen.

ϑ) Blaue Bazillen von Escherich (Fig. 4, Tafel XI). Im Herbst 1898 beobachtete Escherich[8]) eine Hospitalepidemie von schwerem Brechdurchfall. Ganz junge Kinder (das älteste war 10 Monate alt) wurden ergriffen, die Mortalität erreichte die unerhörte Höhe von 92 pCt.

Das klinische Bild entsprach einer akuten Dünndarmentzündung; 4—8—15 Stühle pro Tag, von gelber Farbe, welche teilweise verdaute weisse und rote Blutkörperchen und Schleim enthielten. Im Verhältnis zur geringen Nahrungsaufnahme erschien ihre Menge gross, sie waren ziemlich dünnflüssig, alkalisch, enthielten keinen Zucker, bei Fütterung mit Malzsuppe aber

---

1) Zit. nach Kruse in Flügges „Mikroorganismen". Bd. 2. S. 204.
2) Zentralbl. f. Bakteriol. Bd. 18. 1895. S. 737.
3) Bei Hemmeter l. c. S. 187.
4) Archives de physiologie. 1888. S. 212.
5) Revue mensuelle des maladies de l'enfance. 1894. S. 583.
6) Annales de l'institut Pasteur. 1896. S. 228.
7) l. c. S. 21.
8) Jahrbuch f. Kinderheilk. Bd. 52. 1900. S. 1.

reichlich Stärke. Der Beginn der Erkrankung markierte sich nicht deutlich, er gab sich durch Mattigkeit, Blässe, Appetitlosigkeit, Rückgang des Körpergewichts zu erkennen. Die Temperatur war nicht erhöht, eher subnormal. Im ganzen lag das Bild einer toxisch infektiösen Erkrankung vor. Der Tod erfolgte unter den Zeichen allmählicher Herzerlahmung. Als häufigste Komplikation fanden sich unaufhaltsam weiter schreitende Soorwucherungen.

Die bakteriologische Stuhluntersuchung bot ein auffallendes Bild. Während sonst bei diarrhoischen Stühlen die Färbung nach Weigert-Escherich ein sehr erhebliches Ueberwiegen der roten Bazillen zeigt, waren hier weitaus die meisten Stäbchen blau gefärbt. Es fanden sich darunter verschiedene Grössen, solche, die dem Bact. coli ähnelten, dann elegante geschwungene Fäden, endlich grössere scharfkantige Bazillen, ähnlich den Stäbchen des normalen Bruststuhles. Eine Verwechslung mit den Bakterien des letzteren war durch die Verschiedenheit der Formen und die pathologische Beschaffenheit des Kotes ausgeschlossen. Beim Versuch, diese Mikroorganismen zu züchten, konnten zwei verschiedene Arten, die sich nach Gram färbten, isoliert werden. Die erstere wuchs nicht bei Zimmertemperatur und ähnelte in Form und Lagerung am meisten den Pseudodiphtheriebazillen von Löffler-Hoffmann. Die zweite Art gehörte zur Klasse der Streptotricheen und war auf Agar leicht durch radiär ausstrahlende Verästelungen zu erkennen. Moro gibt an, dass dieser Bazillus mit dem von ihm aus normalen Frauenmilchstühlen isolierten und beschriebenen Bac. acidophilus die grösste Aehnlichkeit habe. Ob die von Escherich gezüchteten Bazillen denen des ursprünglichen mikroskopischen Bildes entsprachen, bleibt noch dahingestellt.

Escherich sucht unter den blau gefärbten Mikroorganismen die Erreger der beschriebenen Krankheit, der er mangels näherer Bestimmung der Bakterien den Namen der „blauen Bazillose" gibt. Es scheint sich dabei um verschiedene Erreger zu handeln.

Auffallend war die grosse Infektiosität und das Erlöschen der Epidemie nach einer gründlichen Desinfektion des betreffenden Krankensaales.

Nachdem schon früher Finkelstein[1]) in der Heubnerschen Klinik bei bestimmten Darmerkrankungen der Säuglinge das massenhafte Auftreten nach Gram färbbarer Bazillen' im Stuhl nachgewiesen hatte, fand Salge[2]) bei dem sogenannten toxischen Enterokatarrh der Säuglinge, einem akuten entzündlichen Katarrh, der vorwiegend im unteren Dünndarm lokalisiert, mit profuser Sekretion und besonders zu Anfang saueren Stühlen einhergeht, regelmässig „blaue Bazillen", deren morphologisches und kulturelles Verhalten im wesentlichen der Beschreibung Escherichs entspricht. Ob es sich völlig um die gleichen Bakterien handelt, ist noch nicht ausgemacht. Salge stellte fest, dass die Krankheit besonders durch fettreiche Ernährung verstärkt wird, und zeigte, dass seine „blauen Bazillen" oleinsaures Natrium (eine wegen seines doppelt gebundenen C-Atoms an dieser Stelle besonders leicht spaltbare Verbindung) in niedere Fettsäuren zu zerlegen vermögen. Sie vergären ausserdem Zucker und können diese Eigenschaft bei fetthaltiger Nahrung besonders gut betätigen, weil das Fett ihre Wachstumsbedingungen verbessert. Da Salge toxische Eigenschaften der „blauen Bazillen" im Tierversuch nicht nachweisen konnte, so nimmt er an, dass die Bildung grosser Mengen niederer Fettsäuren das Kind krank macht, sei es durch den Reiz auf die Darmwandung, sei es durch die dem Körper entzogenen Alkalien.

Die Züchtung der betreffenden Mikroorganismen gelang Salge am besten in flüssigen Nährböden mit 0,5 pCt. Traubenzucker und 0,1 pCt. oleinsaurem Natron. Zur Unterscheidung von den blauen Bazillen des normalen Bruststuhls führt

---

1) Deutsche med. Wochenschr. 1900. S. 263.
2) Jahrbuch f. Kinderheilk. Bd. 59. 1904. S. 399.

er an: unregelmässigere Färbbarkeit nach Gram („gescheckte Bazillen"), weniger gleichmässige und mannigfaltigere Form, grössere Resistenz gegen Säure. Die Oberflächenkolonien auf Zuckeragar sind mehr opak als die der normalen Bruststuhlbazillen und mehr in sich geschlossen, mit nur gezacktem Rand, während jene nach allen Seiten zierlich in die Umgebung ausstrahlen.

ı) Streptokokken (Fig. 1 u. 2, Tafel XI): Eine Anzahl Literaturangaben weist darauf hin, dass Streptokokken- bzw. Diplokokkenarten nicht selten zu Darmerkrankungen führen. Im Kindesalter, wie beim Erwachsenen, kann man solche Beobachtungen machen. Dabei handelt es sich, wenigstens in der überwiegenden Mehrzahl der Fälle, nicht um den Streptococcus pyogenes. Auch von den normalerweise im Darm vorkommenden Streptokokken sind sie zum Teil unterschieden. Das Hauptmerkmal dafür, dass ihnen eine krankmachende Bedeutung zukommt, ist in ihrem massenhaften Auftreten in den Stühlen zu sehen, während im Darminhalt Gesunder die Streptokokken stets vereinzelt bleiben. Sie finden sich hier vielfach in der Diplokokkenform. Dazu kommt, dass in tödlich verlaufenden Fällen die Kokken in den inneren Organen und dem Blute nachzuweisen waren. Man fand sie auch in den Lymphwegen der Darmwand. Das Blutserum der Patienten agglutiniert in vielen Fällen sowohl die eigenen, als auch fremde Darmstreptokokken in höheren Verdünnungen, während das Blut Gesunder oder andersartig Kranker mit diesen Streptokokken keine Agglutination ergibt (Jehle).

Die wichtigsten Untersuchungen stammen von Tavel[1]), Cérenville[2]) Booker[3]), Escherich[4]); Hirsch[5]), Liebmann[6]) und Jehle[7]). Ersterer Autor unterscheidet einen Diplococcus intestinalis major und minor, sowie einen Streptokokkus, der dem Streptococcus pyogenes entspricht. Escherich ist der Ansicht, dass es sich in der Regel um ein Gemisch verschiedener Formen handelt. Die Diagnose stellt er, ebenso wie Booker, vorwiegend aus dem mikroskopischen Bilde. Die Streptokokken bleiben nach Gram gefärbt, und es ist sehr auffallend, wie sie in frischen Fällen alle anderen Bakterien an Menge durchaus übertreffen. Weniger gut führen die Kulturverfahren zum Ziel. Die ätiologische Bedeutung der Streptokokken scheint für eine Anzahl schwerer, vom Darm ausgehender Erkrankungen ziemlich sicher bewiesen. Die Einwände, welche von Pigeaud[8]) erhoben wurden, können daran nicht viel ändern. Das Krankheitsbild bei Säuglingen, wie es von Escherich gezeichnet wird, ist nicht gerade einheitlich: „Es finden sich fast alle klinischen Typen, vom gutartigen dyspeptischen Katarrh bis zur Cholera infantum und der schwersten Enteritis follicularis vertreten." Jehle hebt besonders die schweren toxischen Erscheinungen hervor. Ebenso kommen nach Tavel[9]) bei Erwachsenen ganz verschiedene Formen vor. Er unterscheidet 1. akute Enteritis, a) stürmisch verlaufende choleriforme mit Beschränkung auf den Darmkanal, b) Hinzutreten von Peritonitis infolge Ausbreitung der Infektion durch die Darmwand hindurch, c) Auftreten septikopyämischer Erscheinungen. 2. Eine Form mit typhusartigem Verlauf.

---

1) Tavel und Lanz, Mitteilungen aus den Kliniken und medizinischen Instituten der Schweiz über die Aetiologie der Peritonitis. H. 1. 1893. S. 150 und Tavel und Eguet, Annales Suisses des sciences médicales. Bd. II. No. 11.
2) Annales Suisses des sciences médicales. Ebendaselbst.
3) l. c.
4) Jahrbuch f. Kinderheilk. Bd. 49. 1899. S. 137, s. daselbst weitere Literaturangaben.
5) Zentralbl. f. Bakt. Bd. 22. 1897. S. 369.
6) Desgleichen. S. 376.
7) Jahrbuch f. Kinderheilk. Erg.-Bd. zu Bd. 65. 1907. S. 40.
8) Jahrbuch f. Kinderheilk. Bd. 52. S. 427.
9) Zit. nach Escherich, l. c.

ϰ) Staphylokokken (Fig. 3, Tafel XI): Moro[1]) fand bei mehreren Fällen von akutem Darmkatarrh der Brustkinder mikroskopisch wie mit Hilfe des Kulturverfahrens den Staphylococcus pyogenes aureus oder albus in grossen Mengen. Die Kokken beherrschten auf der Höhe der intestinalen Symptome das Bild, verschwanden aber meist schon, ehe der Stuhl seine normale Beschaffenheit wieder erlangt hatte. Die Krankheit verlief stets gutartig. Die Staphylokokken stammen nach Moro aus der Muttermilch, in der sie als Bewohner der Ausführungsgänge der Brustdrüse stets nachweisbar sein sollen. Daher kommt es, dass nur Brustkinder von der Erkrankung befallen werden. Ihr Zustandekommen hängt von der jeweiligen Disposition des Säuglings ab — meist handelt es sich um sehr junge schwächliche Kinder — von der wechselnden Virulenz der Kokken und vor allem von der Menge ihrer Einfuhr. So kommt es z. B., dass Milch, welche in der Brust stagniert hat, besonders leicht schädliche Wirkungen entfaltet.

λ) Diplokokken bei chronischer Tropendiarrhoe (Aphthae tropicae, Sprue, Psilosis, Cochinchina-Diarrhoe und andere Namen). Es handelt sich um eine nur in tropischen Gegenden vorkommende Krankheit, die äusserst chronisch mit abwechselnden Besserungen und Verschlimmerungen verläuft und meist die Europäer, weniger die Eingeborenen befällt. Sie zeigt die Erscheinungen einer eigentümlichen Mundaffektion und hartnäckiger Diarrhoen, mit schwerer Abmagerung und Anämie, die oft zum Tode führen. Ueber die Erreger war bisher nichts Näheres bekannt: die frühere Annahme, dass Anguillula intestinalis die Ursache sei, hat sich nicht bewahrheitet. Dann fand Knud Faber[2]) bei einem Fall, der zur Obduktion führte, im Darmschleim sowie in den Geschwüren des Darms sehr zahlreiche Diplokokken, die denen der Pneumonie ähnelten, aber nicht tierpathogen waren. Er ist geneigt, ihnen eine ätiologische Rolle zuzuweisen. Diese Angabe bedarf selbstverständlich noch sehr der Bestätigung durch Untersuchung weiterer Fälle. Auch ist die bakteriologische Beschreibung Knud Fabers ziemlich kurz gehalten und nicht erschöpfend. Es erscheint nun von Bedeutung, dass Richartz[3]) bei zwei Patienten aus Mittel- und Süddeutschland, die Europa nie verlassen hatten, trotzdem aber ein Krankheitsbild darboten, welches dem der indischen Sprue vollkommen glich, schon im einfachen Ausstrichpräparat des Stuhles Diplokokken in grossen Mengen nachweisen konnte. Dieselben beherrschten das Gesichtsfeld gegenüber den Kolibakterien, entfärbten sich nicht nach Gram und liessen sich kultivieren. Bei Vergleich der mikroskopischen Präparate mit denen von Knud Faber ergab sich eine auffallende Aehnlichkeit. Demgegenüber haben allerdings Castellani und Low[4]) verschiedenerlei Bakterien in Fällen von Sprue isoliert, halten sie aber für sekundär und glauben, dass Protozoen die Ursache sein müssen.

μ) Hefe: Seit langer Zeit schon sind Versuche unternommen worden, durch Eingabe von Hefe gewisse Krankheiten zu bekämpfen. Es sind dies Furunkulose und Skorbut, zu denen in neuerer Zeit die Barlowsche Krankheit gekommen ist. Man ging dabei von dem Gedanken aus, dass es möglich sei, durch Hefe das Wachstum gewisser Bakterien im Darm einzuschränken, deren Stoffwechselprodukte die genannten Krankheiten hervorrufen sollten. Wir wissen namentlich aus den Versuchen von Neumayer[5]), dass, wenn man grosse Mengen von Hefen

---

1) Jahrbuch f. Kinderheilk. Bd. 52. S. 530.
2) Archiv f. Verdauungskrankh. Bd. 10. 1904. S. 333.
3) Verhandl. des Kongr. f. innere Med. 1905. S. 260.
4) Journ. of. Tropic. Med. and Hyg. 1913. S. 33.
5) Archiv f. Hygiene. Bd. 12. 1891. S. 1.

verschiedener Art innerlich gibt, die Zellen den Verdauungskanal zum Teil lebend verlassen. Vorausgesetzt wird natürlich bei diesem Verfahren, dass die Hefe keinen oder nur geringen störenden Einfluss ausübt. Dies ist auch unter gewissen Umständen der Fall. Dagegen treten nicht selten Zeichen von Magendarmkatarrh auf, wenn zugleich mit der Hefe ein vergärbares Kohlehydrat, z. B. trübes Bier, genossen wurde. Die Hefe erzeugt nämlich bei der im Körperinnern herrschenden Temperatur andere Gärungsprodukte, als bei niedrigeren Graden, unter welchen sich die Darstellung alkoholischer Getränke zu vollziehen hat. Neumayer meint, dass besonders der vermehrten Bildung von Fuselölen die schädliche Wirkung zuzuschreiben sei. Die Empfindlichkeit einzelner Personen muss übrigens in dieser Richtung sehr verschieden sein, denn Quincke[1]) gibt an, dass auch neben kohlehydrathaltiger Nahrung 60—120 ccm eines dicken Breies rein gezüchteter Bierhefe fast immer gut vertragen wurden. Er fand sogar diese Therapie bei akuten wie länger bestehenden Diarrhoen häufig sehr wirksam. Interessant erscheint im Anschluss hieran die von Agéron[2]) berichtete Tatsache, dass zur Cholerazeit in Hamburg viele Kranke Berliner Weissbier tranken und sich sehr wohl dabei fühlten, vielleicht, weil die Hefe imstande war, das Wachstum der Cholerabazillen einzuschränken.

Findet man in Fällen von sauerer Diarrhoe grössere Mengen von Hefe im Kot, so dürfte es sich in der Regel um eine sekundäre Ansiedlung handeln; so z. B. in einem Falle von R. Schütz[3]).

c) Mit Sicherheit pathogene Mikroorganismen.

α) Choleravibrio: Der Cholerabazillus findet in allen Lehrbüchern der Bakteriologie eine so eingehende Würdigung, dass wir uns hier darauf beschränken werden, das Wichtigste über seinen Nachweis anzuführen. Als Führer dient dabei im wesentlichen das Lehrbuch der Bakteriologie von L. Heim[4]).

Das Auffinden von Choleravibrionen im Kot ist in Fällen von Choleraverdacht ein sicheres Zeichen für das Bestehen echter Cholera. In vielen Fällen gelingt der Nachweis ohne Schwierigkeit. Man sieht dann schon im mikroskopischen Präparate der Fäzes fast eine Reinkultur von Kommabazillen. In anderen Fällen sind die Krankheitserreger stark mit den gewöhnlichen Darmbakterien gemischt, ihre Auffindung kann auf Schwierigkeiten stossen. Die Mikroorganismen werden vor allem in den typischen, als reiswasserähnlich bezeichneten Stühlen gefunden, können aber während der Cholerazeiten auch in Entleerungen scheinbar gesunder Menschen angetroffen werden, die gegen das Gift der Cholerabakterien wenig empfindlich sind. Man erkennt die Choleravibrionen an ihrer Form, es sind kleine, schraubenförmig gekrümmte Stäbchen mit abgerundeten Ecken, an ihrer lebhaften Eigenbewegung im hängenden Tropfen, ihrer Entfärbbarkeit nach Gram und gewissen Wachstumseigentümlichkeiten: Sie gedeihen vor allem in schwach alkalischer Gelatine, die sie verflüssigen. In der Gelatinestichkultur bilden sie einen Verflüssigungstrichter, der sich gleich unter der Oberfläche kugelförmig erweitert, unten spitz endet. Auf Gelatineplatten wachsen bei schwacher Vergrösserung farblose, lichtbrechende Kolonien mit unregelmässig geformtem, geranktem Rand und granuliertem Innern. Auf der Oberfläche des Agars bei Brutschrankwärme bilden sich schon binnen wenigen Stunden dünne, durchscheinende Rasen. Ein

---

1) Verhandl. d. Kongr. f. innere Med. 1898. S. 193.
2) Ebendaselbst. S. 194.
3) Volkmanns Sammlung klinischer Vorträge. 1901. Nr. 318. S. 614.
4) 4. Aufl. 1911.

ausserordentlich wichtiges Hilfsmittel für den Choleranachweis bilden flüssige Nährböden, besonders Peptonwasser. Die Vibrionen steigen wegen ihres grossen Sauerstoffbedürfnisses an die Oberfläche, können hier abgeimpft und auf diese Weise von anderen Darmbakterien getrennt werden. Da die Cholerabakterien Indol und salpetrige Säuren produzieren, so entsteht nach Zusatz von einigen Tropfen reiner, konzentrierter Schwefelsäure zu den Peptonwasserkulturen eine Rotfärbung mit Stich ins Violette (Nitrosoindolreaktion).

Um die bakteriologische Choleradiagnose möglichst frühzeitig stellen zu können, verfährt man in folgender Weise: Ein aus den Fäzes herausgefischtes Schleimflöckchen wird auf dem Objektträger ausgestrichen, mit verdünntem Karbolfuchsin gefärbt und mikroskopisch untersucht. In mehr als 50 pCt. der Fälle lässt sich dann die Diagnose schon nach dem charakteristischen Aussehen des Bildes stellen. Die Vibrionen liegen in eigentümlichen Haufen zusammen, meist der Länge nach gestellt, parallel und hintereinander, so wie ein Schwarm Fische zieht. Wichtig ist die regelmässige Anwesenheit von Zylinderepithelien im Cholerastuhl. Selbst bei einem typischen mikroskopischen Bilde ist die Anlegung von Kulturen unbedingtes Erfordernis: Ein Schleimflöckchen verteilt man in schwach alkalischer Nährgelatine (Zusatz von 1 ccm Normalsodalösung auf 100 ccm neutralisierte Nährgelatine) und giesst Platten mit den üblichen Verdünnungen. Ein anderes Schleimpartikelchen bringt man in Röhrchen mit Peptonwasser und setzt diese in den auf Körperwärme temperierten Brutschrank. Nach 8 bis 12 Stunden kann man bereits, ohne aufzuschütteln, mit Vorsicht ganz von der Oberfläche der Flüssigkeit mit einer Platinöse ein Tröpfchen entnehmen und dieses auf Agar ausstreichen. Nach 6 Stunden sind auf der Agarplatte die durchscheinenden homogenen Cholerakolonien aufzufinden. Man impft von diesen wieder auf Peptonwasser und stellt hier 6 Stunden später, nachdem man sich von dem Wachstum der Vibrionen überzeugt hat, die Nitrosoindolreaktion an. (Alle Reagentien müssen frei von salpetriger Säure sein.) Die Gelatineplatten sind nach 15—22 Stunden zu verwerten. Die Kolonien müssen bei 100 facher Vorgrösserung, engster Blende, unter dem Kondensor beobachtet werden. Eventuell kann man noch den Tierversuch anschliessen. Es ist dies aber nicht unbedingtes Erfordernis; die Tiere sind gegen Choleragift wenig empfindlich.

Neuerdings empfiehlt Dieudonné Blutalkaliagar als elektiven Nährboden für Cholerabazillen. Die anderen Bakterien wachsen auf ihm fast gar nicht, so dass die Isolierung der Cholerabazillen leicht gelingt.

β) Typhusbazillus: Der Nachweis von Typhusbazillen im Kot stösst auf ganz besondere Schwierigkeiten, die hauptsächlich ihren Grund darin haben, dass die meisten anderen Bakterien der Fäzes auf den üblichen Nährböden besser gedeihen und die Typhusbazillen überwuchern. Ausserdem erfordert es viel Mühe, die Typhusbazillen von gewissen Koliarten, die in der Mehrzahl aller Eigenschaften mit ihnen übereinstimmen können, zu trennen. Dazu kommt noch in neuester Zeit die Unterscheidung von den verschiedenen Bazillen des Paratyphus.

Versuche, diese Schwierigkeiten zu überwinden, wurden häufig unternommen. Es würde weit über den Rahmen dieses Buches gehen, die einschlägige Literatur hier zusammenzustellen, umsomehr, als die meisten der angegebenen Verfahren sich bei weiterer Prüfung nicht als zuverlässig erwiesen. Wir machen auf das Referat von Starck[1]), die übersichtliche Zusammenstellung der differentialdia-

---

1) Schmidts Jahrbücher. Bd. 274. 1902. S. 23.

gnostischen Merkmale gegenüber Bact. coli von Pfaundler[1]), die Monographie von Kühn[2]) und das Lehrbuch der Bakteriologie von Heim[3]) aufmerksam.

Eine Anzahl Methoden basieren auf dem Zusatz von entwicklungshemmenden Stoffen zum Nährboden, welche dem Typhusbazillus weniger Schaden zufügen als anderen Mikroorganismen.

Einigermassen bewährt sich die Anlegung von oberflächlichen Kolonien auf Gelatineplatten, die einen Zusatz von 0,03—0,05 pCt. Karbol enthalten. Auf dieser Karbolgelatine wachsen Typhus und Kolibakterien in gewöhnlicher Weise, andere, namentlich verflüssigende Arten werden stark gehemmt.

Aehnliches gilt für den Elsnerschen[4]) Nährboden. Man kocht Gelatine mit einem Kartoffelauszug (1 Pfund Kartoffeln auf 1 Liter Wasser), setzt Natronlauge bis zur schwach sauren Reaktion und 1 pCt. Jodkalium zu. Die Typhusbakterien wachsen auf diesem Substrat sehr langsam und sind erst nach 48 Stunden als hell glänzenden Wassertropfen ähnliche, sehr fein granulierte Kolonien zu sehen. Im Gegensatz dazu sind die Kolikolonien um diese Zeit viel grösser, stärker granuliert und braun gefärbt.

Von Verfahren, welche zu einer Schnelldiagnose verhelfen sollen, hat besonders die Methode von Piorkowski[5]) Aufsehen erregt. Er setzte einen Harnnährboden zusammen, auf dem in kurzer Zeit der Typhusbazillus so wächst, dass seiner Ansicht nach eine Verwechslung mit Bact. coli nicht mehr möglich ist.

Eine sehr gute Methode ist das im Kochschen Institute ausgearbeitete Verfahren von v. Drigalski und Conradi[6]): die Verwendung des Lackmuslaktoseagars. Es beruht darauf, dass bei gleichzeitiger Anwesenheit von Milchzucker und Eiweiss in den Nährböden Kolibazillen zuerst den Milchzucker angreifen, während die Typhuskeime sich auf das Eiweiss werfen. Bei Gegenwart von Lackmus färben sich dann die wenig durchsichtigen Kolikolonien leuchtend rot, während die Typhusbazillen in zarten blauen Kolonien wachsen. Der Nährboden enthält ausserdem Nutrose, welche die Typhusbazillen elektiv im Wachstum begünstigt und geringe Mengen von Kristallviolett, welches eine Anzahl anderer Mikroorganismen am Wachstum verhindert, die Typhusbazillen aber kaum schädigt.

Die Herstellung des Nährbodens hat sehr vorsichtig zu erfolgen.

Man lässt 760 g Pferdefleisch 24 Stunden lang mit 2 Liter Wasser stehen, kocht das erhaltene Fleischwasser 1 Stunde, filtriert, kocht dann mit 10 g Witte-Pepton, 10 g Nutrose, 5 g Kochsalz wieder 1 Stunde lang. Dann werden 30 g Agar zugesetzt, 2—3 Stunden im Dampfstrom bzw. 1 Stunde im Autoklaven gekocht; man alkalisiert schwach mit Sodalösung, filtriert, kocht ½ Stunde. Dazu wird eine Lösung von 10 g Nutrose in 100 ccm Wasser gesetzt, nach sorgfältigem Mischen in 100 ccm-Kolben gefüllt und jedesmal 20 Minuten, an zwei aufeinanderfolgenden Tagen, im Dampftopf sterilisiert. Nach mässigem Abkühlen setzt man 40—50° warme Lackmusmilchzuckerlösung (die Lackmuslösung ist fertig von Kahlbaum-Berlin zu beziehen) zu (260 ccm Lackmuslösung 10 Minuten kochen, dazu Milchzucker chemisch rein 30 g; zusammen 15 Min. kochen). Die Mischung wird gut geschüttelt, die event. verschwundene schwache alkalische Reaktion wiederhergestellt. Man setzt jetzt 4,5 ccm heisser, steriler Lösung von 10 proz. (wasserfreier) Soda in Wasser, ferner 20 ccm Kristallviolettlösung (Kristallviol. B Höchst 0,1 : 100,0 warmen, destillierten sterilisierten Wassers) zu. Von dem jetzt fertigen „Lackmuslaktoseagar" giesst man Petrischalen, die einige Zeit in Vorrat gehalten werden können, bzw. füllt, zur längeren Aufbewahrung, in Kölbchen von je etwa 200 ccm Inhalt.

Die Methode ist bei einiger Uebung leicht anwendbar und gestattet, die Bazillen nach 18—24 Stunden aufzufinden, oft schon in einem sehr frühen Termin der Krankheit, und zu einer Zeit, da die Gruber-Widalsche Reaktion noch keinen Aufschluss gibt.

1) Kolle und Wassermann, Die pathogenen Mikroorganismen. Bd. 1. S. 375.
2) Die Frühdiagnose des Abdominaltyphus. Jena 1904.
3) 4. Aufl. 1911. S. 358.
4) Arch. f. Hygiene. Bd. 21. 1895. S. 25.
5) Berliner klin. Wochenschr. 1899. Nr. 17.
6) Zeitschr. f. Hygiene u. Infektionskrankh. Bd. 39. 1902. S. 283.

Dem Verfahren von Drigalski und Conradi mindestens gleichwertig und zurzeit wohl mehr benutzt ist die Anwendung des Fuchsinsulfitagars nach Endo. Dieses Verfahren ist billiger als das vorhergehende und kann, im Gegensatz zu ihm, auch bei künstlichem Licht gebraucht werden. Aus dem farblosen, fuchsin-schwefligsauren Natron, das schon an der Luft leicht oxydiert wird, entsteht, in Gegenwart von Säure, die von verschiedenen Bakterien aus dem im Nährboden vorhandenen Milchzucker gebildet wird, wieder roter Farbstoff. Da die Typhusbakterien auf dem Nährboden keine Säuren bilden, so wachsen sie in farblosen Kolonien. Luftkeime gehen nicht an. Man bedient sich zur Bereitung des Nährbodens am einfachsten der von Merck in Darmstadt zu beziehenden Endotabletten und des Ragitagars nach E. Marx.

Malachitgrün-Nährboden nach Löffler:

Man versetzt 1 Liter 3 proz. neutralisierten Nähragar mit 5 ccm Normalsodalösung. Dazu kommen 100 ccm 10 proz. Nutroselösung. An 2 aufeinanderfolgenden Tagen im Dampftopf sterilisieren. Zu je 100 g des noch flüssigen Agars 2—2$^{1}/_{2}$ ccm Malachitgrünlösung (2 proz. Lösung „Malachitgrün 120 Höchst" mit sterilem destill. Wasser, nicht aufgekocht). Petriplatten.

Die Typhusbazillen entfärben den Nährboden. Das Wachstum der Kolibazillen ist stark gehemmt.

Zur Sicherung der Identität verlangen übrigens auch die genannten Verfahren eine weitere Untersuchung der fraglichen Kolonien. Handelt es sich um Typhusbazillen, so sieht man im hängenden Tropfen ihre lebhafte Eigenbewegung; sie färben sich nicht nach Gram, trüben Bouillon gleichmässig, bringen Milch nicht zur Koagulation, bilden in Zuckeragar kein Gas. Parallelkultur mit einer sicheren Typhuskultur auf den 2 Hälften einer Kartoffel muss identisches Wachstum ergeben, auf der Oberfläche von Gelatineplatten Wachstum in Form zarter Kolonien mit weinblattartigem Rand. Weiterhin ist der positive Ausfall der Agglutinationsprobe mit Typhusserum in stärkerer Verdünnung erforderlich. Nur der Gesamtausfall der Proben sichert die Diagnose.

γ) Paratyphusbazillen: In neuerer Zeit wurden bei Krankheitszuständen, die in ihren klinischen Symptomon dom Typhus glichen, sich aber zumeist durch milderen rascheren Verlauf mit entsprechend günstiger Prognose auszeichneten, Bazillen aus dem Kot isoliert, die nach ihren morphologischen und biologischen Eigenschaften eine Mittelstellung zwischen den typischen Typhus- und Kolibazillen einnehmen. Man hat ihnen den Namen Paratyphusbazillen[1]) (H. Schottmüller) gegeben und kann 2 verschiedene Typen, das Bacterium paratyphi A und B unterscheiden (Brion und Kayser), von denen der Typus A dem Eberthschen Bazillus, der Typus B dem Kolibazillus näher steht. Die Trennung geschieht vor allem durch den Ausfall der Agglutinationsprobe. Dabei ergibt sich ihre nahe Verwandtschaft untereinander und mit dem Typhusbazillus aus dem Umstand, dass durch Blutserum eines Paratyphuskranken nicht nur der zugehörige Bazillus, sondern auch die anderen, nur in schwächerem Masse, agglutiniert werden können (analog Pfaundlers Gruppenagglutinationswirkung). Z. B. fand sich in einem Fall in der 3. Woche: Bact. typhi 1 : 50 posit.; Bact. paratyphi A 1 : 50 negat.; Bact. paratyphi B 1 : 1000 posit.

Der Paratyphusbazillus A lässt sich morphologisch vom Typhusbazillus nicht trennen und wächst auf den meisten Nährböden ebenso wie dieser. Er vergärt jedoch Traubenzucker unter Gasbildung, zersetzt Neutralrot, bildet Indol, säuert Lackmusmolke, jedoch nur schwach; Endoagar und Drigalskiagar rötet er nicht. Er wird verhältnismässig selten angetroffen.

---

1) Literatur s. bei H. Kayser, Deutsche med. Wochenschr. 1903. S. 310. Ferner daselbst. 1904. S. 1803.

Viel häufiger in seinem Vorkommen und demgemäss wichtiger ist der Paratyphusbazillus B. Es hat sich gezeigt, dass er klinisch zwei ganz verschiedene Krankheitsbilder erzeugen kann. Gelangt der Mikroorganismus in die Lymphbahnen und von hier aus ins Blut, so resultiert eine Allgemeininfektion mit typhusartigem Verlauf. Werden aber mit irgendwelchen Nahrungsmitteln, in denen der Bazillus ausserhalb des Körpers gewachsen war, seine giftigen (hitzebeständigen) Stoffwechselprodukte eingeführt, oder vermehren sich die Bazillen auf der Oberfläche der Darmschleimhaut, so kommt es zu akuten, schweren Darmkatarrhen unter dem Bilde der Cholera nostras, der Fleischvergiftung, Vergiftung durch Bohnengemüse usw.

Der Paratyphusbazillus B unterscheidet sich vom Typhusbazillus u. a. durch Gasbildung in Dextrosenährböden, Zersetzung von Neutralrot; auf Gelatine und auf Kartoffeln wächst er üppiger. Auch in dem Verhalten zu Grünnährböden finden sich Unterschiede. — Von den Kolibakterien unterscheidet sich Paratyphus B dadurch, dass diese Lackmusmolke dauernd säuern, Drigalski- und Endoagar röten, Milch zur Gerinnung bringen und Indol bilden.

Mit dem Bac. paratyphi ist identisch der Hogcholerabazillus (Bac. suipestifer), der Mäusetyphusbazillus, Kälberruhrbazillus. Auch der Bac Psittakosis (Bazillus der Papageienerkrankung) von Nocard gehört in die Gruppe des Paratyphus B. Hierher gehört auch der

δ) Bac. enteritidis Gärtner, der im Jahre 1888 als Erreger einer in Frankenhausen durch das Fleisch einer notgeschlachteten Kuh hervorgerufenen Fleischvergiftung ermittelt wurde[1]). Durham[2]) berichtet unter anderem über eine Epidemie, bei der 185 Personen an den Erscheinungen schwerer Gastroenteritis erkrankten. Er isolierte aus der Leber eines Gestorbenen ein im wesentlichen dem Bac. enteritidis gleichendes Stäbchen, welches mit dem Blut anderer Kranken positive Serumreaktion gab. In den letzten Jahren ist der Bazillus Gärtner vielfach bei ähnlichen Störungen nachgewiesen worden. Es hat sich gezeigt, dass er eine Rolle bei verschiedenen Tierseuchen spielt. Mit ihm identisch ist der Bac. Danysz und Issatschenko, der zur Rattenvertilgung verwandt wird. Nach Schottmüller sind Bac. Gärtner und Bac. paratyphi B identisch; nach anderen Autoren lassen sie sich aber durch die Agglutination scharf trennen.

Bac. paratyphi B bzw. enteritidis Gärtner sind vielfach in der Aussenwelt nachgewiesen worden, sie finden sich bei gesunden Menschen und Tieren, bei kranken Menschen, vor allem aber bei Tieren mit verschiedenartigen Seuchen, septisch-pyämischen und ruhrartigen Erkrankungen[3]). Durch Genuss des Fleisches solcher Tiere können Infektionen und Intoxikationen beim Menschen hervorgerufen werden.

Viel weniger wichtig für die Praxis sind die Vorkommnisse von Fleischvergiftung, veranlasst durch den Genuss von faulem Fleisch, wobei Proteus- und Kolibakterien eine Rolle spielen.
Eine Sonderstellung in klinischer Beziehung (Lähmungserscheinungen, namentlich im Bereich gewisser Hirnnerven) nehmen die Wurstvergiftungen ein, als deren Erreger der Bacillus Botulinus von van Ermengem gefunden wurde. Der Nachweis dieses Bazillus erfolgte aber nicht aus dem Stuhl des Patienten.

Auch soweit es sich um Erkrankungen unter dem Bilde der Fleischvergiftung handelt, die durch Gärtner bzw. Paratyphus erzeugt sind, versagt sehr häufig die bakteriologische Kotuntersuchung, was leicht verständlich wird, wenn man berücksichtigt, dass es sich vielfach um Vergiftung mit Stoffwechsel-

1) British medical journ. 1898. p. 600.
2) Baumgartens Jahresbericht. Bd. 4. S. 249.
3) Vergl. Uhlenhuth und Hübener, Med. Klinik. 1908. S. 1823.

produkten handelt, die ausserhalb des Körpers gebildet wurden. Der betreffende Mikroorganismus kann durch Kochen der Speisen abgetötet sein. Die Giftstoffe aber sind hitzebeständig.

ε) **Dysenteriebazillen:** Die Erreger der Ruhr gehören zwei prinzipiell verschiedenen Gruppen von Kleinwesen an. Ein Teil der Formen, besonders der endemischen Tropendysenterien (aber keineswegs alle Tropendysenterien), wird durch Amöben erzeugt. Wir werden hierauf an späterer Stelle eingehen. Bei den Erkrankungen, die vorwiegend in gemässigten Klimaten vorkommen und in gewissen Zeiten, namentlich in Kriegsjahren, zu verheerenden Epidemieen führen können, sind in letzter Zeit bestimmte Bazillen entdeckt worden, deren ursächliche Rolle für die Entstehung der Krankheit sichergestellt ist.

Wir übergehen ältere, unwesentliche Angaben, die bald diesen, bald jenen Bazillus als Ruhrerreger hinstellen wollten. Die erste in der Hauptsache richtige Untersuchung stammt von Shiga[1]) Ende 1898, beim Studium der japanischen Ruhr. Dann erschienen die wichtigen Arbeiten von Kruse[2]), deren erste aus dem Jahre 1900 stammt. Sie beziehen sich auf deutsche Ruhr. Ungefähr gleichzeitig publizierte Flexner[3]) seine bakteriologischen Erfahrungen über die Dysenterie auf den Philippinen. Kruse hielt seine Mikroorganismen und die von Shiga im Anschluss an dessen Beschreibung für wesentlich verschieden. Es hat sich aber jetzt gezeigt, dass sie miteinander identisch sind. Hingegen ist der Flexnersche Bazillus von ihnen zu trennen. Die Unterschiede in der Kultur sind zwar sehr gering, es lässt sich aber durch Serodiagnostik mit Sicherheit eine Trennung durchführen. Man unterscheidet demgemäss jetzt allgemein einen Typus Shiga-Kruse und einen Typus Flexner. Dazu kommt ein von Ph. Hiss und F. Russel in Amerika gefundener und auch in Deutschland vorkommender Bazillus Y. Eine weitere Art hat endlich R. P. Strong auf den Philippinen gefunden; sie scheint die seltenste zu sein. Shiga[4]) will 5 verschiedene, miteinander nahe verwandte Typen trennen.

Präpariert man (nach Kruse) aus den Stühlen ganz frischer Fälle von unserer einheimischen Ruhr die eitrigen Klümpchen heraus, die im Schleim eingebettet sind, und fertigt davon gefärbte mikroskopische Präparate an, so sieht man fast nur Eiterkörperchen, von Bakterien hier und da einige plumpe Stäbchen, die innerhalb der Zellen liegen (Fig. 4, Tafel X). Die Kultur dieser Stäbchen gelingt leicht auf den üblichen Nährböden; in frischen Fällen findet man sie fast in Reinkultur. Am charakteristischsten sind die oberflächlichen Kolonien auf Gelatineplatten, die, zart und mit weinblattartigem Rand, denen des Typhusbazillus gleichen. Die Ruhrbazillen sind auch sonst dem Typhuserreger sehr ähnlich, da sie in Zuckeragar kein Gas, in Bouillon kein Indol bilden, sich nach Gram entfärben. Neutralrot wird nicht verändert, auf Lackmuslaktoseagar, der in diesem Falle ohne Kristallviolett bereitet werden soll, wachsen blaue Kolonien. Auf Endo-Nährboden ist das Wachstum farblos. Mit Hilfe von Parallelkulturen auf Kartoffel ist die Trennung von Typhusbazillen immer möglich. Den Hauptunterschied gegenüber dem Typhusbazillus erblickt übrigens Kruse darin, dass der Ruhrbazillus plump und völlig unbeweglich, jener schlank und lebhaft beweglich ist. (Die Bazillen von Shiga und Flexner sollten sich nach Beschreibung ihrer Entdecker bewegen. Dies ist jedoch ein Irrtum, hervorgerufen durch die lebhafte Molekularbewegung der Bazillen. Es ist niemals gelungen, an ihnen

---

1) Zentralbl f. Bakteriologie. Bd. 24. 1898. Nr. 22/23.
2) Deutsche med. Wochenschr. 1900. Nr. 40.
3) Zentralbl. f. Bakteriologie. Bd. 28. 1900. Nr. 19.
4) Zeitschr. f. Hygiene ü. Infektionskrankh. Bd. 60. 1908. H. 1.

Geisseln nachzuweisen.) Ein weiteres, sehr wichtiges Merkmal, welches besonders die ätiologische Rolle des Dysenteriebazillus beweist, ist der positive Ausfall der Agglutinationsprobe, in einer Verdünnung von wenigstens 1 : 50, mit dem Blutserum von Patienten, die länger als sieben Tage an Ruhr erkrankt waren. Bei Ersetzung der Laktose durch Maltose oder Mannit in Laktoseagar findet sich ein Unterschied im Wachstum zwischen den beiden Haupttypen des Dysenteriebazillus[1]).

Die weite Verbreitung der Dysenteriebazillen wird durch zahlreiche Arbeiten[2]) bestätigt. Man darf annehmen, dass die bakterielle Dysenterie gegenüber der Amöbendysenterie für unsere Klimate so gut wie ausschliesslich in Betracht kommt, aber auch in den heissen Zonen eine wesentliche Rolle spielt. Abgesehen von den sonstigen anatomischen Unterschieden der Krankheit ist bemerkenswert, dass die Amöbendysenterie häufig, die Bazillendysenterie nie zu Leberabszess führt.

Bemerkenswert ist die Angabe von Duval und Basset[3]), dass auch bei Sommerdiarrhoe der Kinder im Kot der Dysenteriebazillus von Shiga zu finden gewesen sein soll. Auch Leiner[4]) isolierte in sieben Fällen bei Kindern Bazillen, die mit dem Flexnerschen Bazillus identifiziert werden konnten, sich aber von dem Shiga-Kruseschen Bazillus durch den Ausfall der Agglutinationsprobe unterschieden. Nach Leiner dürfte die Selbständigkeit einer dysenterieähnlichen Erkrankung im Kindesalter — Enteritis follicularis — durch den regelmässigen Nachweis echter Dysenteriebazillen erschüttert werden, und auch Escherichs Kolikolitis möglicherweise hierher gehören. Neuere Angaben finden sich bei Knöpfelmacher[5]). Gildemeister und Baerthlein[6]) fanden bei primären Darmerkrankungen von Säuglingen im Sommer in einem verhältnismässig hohen Prozentsatz Bakterien der sogenannten giftarmen Ruhrgruppe.

Ausser dem eigentlichen Ruhrbazillus gibt es nach Kruse[7]) eine Anzahl Pseudodysenteriebazillen, welche in ursächlicher Beziehung zu den Fällen sporadischer Ruhr stehen und die man namentlich in Irrenanstalten nicht selten zu beobachten Gelegenheit findet. Die klinischen Symptome, die sie hervorrufen, scheinen nicht so charakteristisch zu sein wie bei der echten Ruhr. Pathologisch-anatomisch findet sich jedoch das gleiche Bild, eine ausgedehnte Diphtherie des Dickdarms. Die Pseudoruhrbazillen unterscheiden sich von den echten vor allem durch den Verlauf der Serumreaktion. Sie werden durch Ruhrserum nicht agglutiniert, wohl aber durch das Serum der an Pseudodysenterie Erkrankten. Es gibt unter ihnen mehrere Arten, von denen einige Indol bilden. Sie sind untereinander nahe verwandt, denn alle Pseudobazillen werden von ein und demselben Serum eines Pseudodysenteriekranken agglutiniert. Es bestehen nur Abstufungen. Die stärkste Reaktion erfolgt naturgemäss bei dem Bazillus, welcher bei der Darstellung des Serums gedient hat. Bakteriologische Untersuchungen der epidemischen Ruhr in Irrenanstalten und Asylen in den Vereinigten Staaten Amerikas durch Weder und Duval[8]) ergaben nur die Anwesenheit der gewöhnlichen Dysenteriebazillen.

Einige Autoren trennen von den Pseudo- noch die Paradysenteriebazillen [Deycke und Reschad[9])].

1) cf. Heim. 4. Aufl. S. 379.
2) Vergl. z. B. Vaillard et Dopter, Annales de l'institut Pasteur. 1903. S. 463.
3) Ref. Zentralbl. f. Bakteriol. Bd. 33. 1902. S. 52.
4) Wiener klin. Wochenschr. 1904. Nr. 25 u. 26.
5) Med. Klinik. 1908. S. 1293.
6) Deutsche med. Wochenschr. 1913. Nr. 21.
7) Deutsche Aerzteztg. l. c. und J. Stein, Inaug.-Diss. Bonn 1903. Kruse, Rittershaus, Kemp, Metz, Zeitschr. f. Hygiene u. Infektionskrankh. Bd. 57. 1907. S. 417.
8) zit. nach Vaillard et Dopter.
9) Vergl. Kemp, Zeitschr. f. Hygiene u. Infektionskrankh. Bd. 57. 1907. S. 489.

ς) **Milzbrandbazillen** können bei Fällen von Darmmilzbrand in den meist diarrhoischen und blutigen Stühlen gefunden werden.

η) **Pestbazillen:** In dem Darminhalt von Pestleichen konnten **Albrecht** und **Ghon**[1]) in 2 Fällen im Deckglaspräparat Pestbazillen nachweisen. Die Kultur gelang nicht infolge der Entwickelungshemmung durch andere Darmbakterien, dagegen war es sehr wohl möglich, bei Meerschweinchen Pest hervorzurufen, wenn man eine rasierte Hautstelle mit Fäzes einrieb, die die Bazillen enthielten.

ϑ) **Tuberkelbazillen** wurden zum erstenmal von **Lichtheim**[2]) in den Fäzes gefunden. Ihr Nachweis gelang in Schleim-, Blut- oder Eiterflöckchen, die sich in den dünnen Stühlen an Darmphthise leidender Patienten finden. **Rosenblatt**[3]) empfahl, den tuberkuloseverdächtigen Kranken Opium zu geben, um die Stühle zu fester Konsistenz zu bringen. Man kann dann auf der Oberfläche der Kotsäule die von den Darmgeschwüren abgestreiften Tuberkelbazillen aufsuchen.

Wenn man die Fäzes mit Wasser verreibt, zentrifugiert und die restierende Flüssigkeit abgiesst, mit der doppelten Menge Alkohol versetzt und wieder zentrifugiert, so kann man in dem jetzt erhaltenen Bodensatz, wie **Strasburger**[4]) zeigte, auch dann sehr wohl Tuberkelbazillen nachweisen, wenn es sich um äusserlich ganz normale Fäzes handelt (Fig. 3, Tafel X). Früher galt es als ziemlich aussichtslos, in geformtem Kot Tuberkelbazillen aufzusuchen. **Cruchet**[5]) konnte mit dieser Ausschleuderungsmethode Tuberkelbazillen in den Fäzes kleiner Kinder, welche an Lungentuberkulose litten, gut nachweisen. Da bekanntlich bei Kindern Sputum in der Regel nicht erhalten wird, ist der leichte Nachweis im Kot für die Diagnose von Wichtigkeit.

Thomas Y. Page[6]) verwendet an Stelle der Ausschleuderung mit Alkohol das direkte Zentrifugieren, was aber kaum eine Verbesserung des **Strasburger**schen Verfahrens bedeutet.

Die neuerdings vielfach benutzte Antiforminmethode lässt sich natürlich auch mit Vorteil für den Kot verwenden. Man schleudert am besten nach Verreiben der Fäzes mit Wasser erst die groben Kotbestandteile ab, gewinnt dann aus der bakterienhaltigen Flüssigkeit durch Zentrifugieren mit Alkohol die Bakterien als Bodensatz und löst in diesem die für Antiformin angreifbaren Mikroorganismen auf. Das, was übrig bleibt, wird ausgewaschen, wieder zentrifugiert und mit etwas Klebmaterial (Eiweiss) auf den Objektträger zur Färbung gebracht. Es ist dieses etwas umständlichere Vorgehen wohl dem direkten Auflösen eines Kotstückchens in (50 proz.) Antiformin und 24 stündigem Stehenlassen, wie es z. B. von **F. Klose**[7]) empfohlen wird, vorzuziehen. Schon deswegen, weil die Auflösung der von den groben Kotbestandteilen getrennten Bakterien in Antiformin rascher und schonender erfolgt, als wenn man den ganzen Stuhl verarbeitet.

Bei der klinischen Verwertung der Resultate ist mehrerlei zu berücksichtigen. Zunächst kommen unter Umständen im Kot säure- und alkoholfeste Stäbchen vor, die keine Tuberkelbazillen sind. So konnte **Strasburger** 2 mal

---

1) Zit. nach **Müller** und **Pöch**, Die Pest. S. 43, in **Nothnagel**: Spezielle Pathologie und Therapie. Bd. V. 1.
2) Fortschritte der Medizin. 1893. S. 613.
3) Zentralbl. f. innere Med. 1899. Nr. 29.
4) Münchener med. Wochenschr. 1900. Nr. 16.
5) Congrès international de la tuberculose. Paris 1905.
6) Inaug.-Diss. Heidelberg 1902.
7) Münchener med. Wochenschr. 1910. S. 133.

in Stühlen von sicher nicht Tuberkulösen je einen Bazillus finden, der die spezifische Färbung zeigte, aber etwas kürzer, dicker und stärker gekrümmt erschien, als dies sonst bei Tuberkelbazillen der Fall ist. Th. Mironescu[1] isolierte sogar durch Kultur aus Menschenkot einen tuberkuloseähnlichen Bazillus, der nur geringe Tierpathogenität besass. Besonders leicht sind Verwechslungen möglich, wenn man nur die Säureresistenz der Bazillen bei der Färbung berücksichtigt. Bei dem Rosenblattschen Verfahren dürften dann z. B. Täuschungen durch Smegmabazillen, die am After vorkommen, möglich sein. Ferner gibt Ferran[2] an, im frischen Kot einen Kolibazillus gefunden zu haben, der sich wie der Tuberkulosebazillus färbte, aber die Eigenschaft bei Weiterkultur oder auch nach einigen Stunden im Kot selbst verlor.

Auch wenn es sicher ist, dass es sich um echte Tuberkelbazillen handelt, so darf doch noch nicht ohne weiteres die Diagnose auf Tuberkulose des Darms gestellt werden. Es ist ja bekannt, dass Bazillen aus verschlucktem Sputum im Kot wiedererscheinen. Bodo[3] fand im Darminhalt von 9 Phthisikerleichen 3 mal Tuberkelbazillen, ohne dass eine entsprechende Darmerkrankung nachzuweisen war. Rosenberger[4] gibt sogar an, dass man Tuberkelbazillen im Kot finden könne, wenn weder Lungen- noch Darmtuberkulose, sondern an anderer Stelle im Körper ein tuberkulöser Herd vorliegt (?). Mit den neueren Methoden des Tuberkelbazillen-Nachweises im Stuhl findet man selbst bei Lungenkranken, die ihren Auswurf sorgfältig expektorieren, zumeist Bazillen im Stuhl, wenn auch nur in vereinzelten Exemplaren[5].

Der positive Nachweis von Tuberkelbazillen bedeutet also zunächst nur allgemein, dass Tuberkulose beim Kranken vorliegt. Da das Auffinden der Mikroorganismen im Kot auf keine wesentlichen Schwierigkeiten mehr stösst, so sollte besonders dann, wenn kein Sputum zu erhalten ist, der Nachweis im Kot viel mehr gepflegt werden, als dies zurzeit noch geschieht.

Was speziell die Diagnose der Darmtuberkulose betrifft, so wird, abgesehen von den sonstigen klinischen Zeichen, an ihr Bestehen dann zu denken sein, wenn bei Kranken, die ihren Auswurf sorgfältig nach aussen befördern, Tuberkelbazillen im Stuhl öfter und in reichlicher Anzahl gefunden werden. Das Urteil darüber, was als „reichlich" zu bezeichnen ist, wird hierbei natürlich in erster Linie auf die zum Bazillennachweis verwandte Methodik Rücksicht zu nehmen haben.

VI. Protozoen.

Mikroskopische Untersuchung.

Die Fäzes müssen möglichst frisch verarbeitet werden. Besonders wenn es gilt, nach Amöben zu suchen. In letzterem Falle ist es im Winter ratsam, den Kot in ein erwärmtes Gefäss entleeren zu lassen, welches man bei Körpertemperatur (etwa im Brütschrank) aufbewahrt, denn in der Kälte können die

1) Zeitschr. f. Hygiene u. Infektionskrankh. Bd. 37. 1901. S. 497.
2) Ref. Zentralbl. f. Bakteriologie. Bd. 22. S. 484.
3) Ref. Baumgartens Jahresbericht. Bd. 7. S. 823.
4) American Journ. of Medicine. Dec. 1907. ·
5) Klose, l. c.

Amöben rasch absterben. Sie gehen übrigens auch ohnedies leicht zugrunde und zerfallen, so dass nach 24 Stunden in dem Stuhl keine beweglichen Amöben mehr gefunden werden. Will man die Bewegung der Amöben unter dem Mikroskop verfolgen, so bediene man sich bei Anfertigung des Präparates einer erwärmten Pipette, warmen Objektträgers und heizbaren Objekttisches. Ein solcher einfachster Konstruktion genügt schon für diesen Zweck. Bei warmer Zimmertemperatur kann man auch wohl ohne diese Massnahmen auskommen. Die übrigen Protozoen sind weniger empfindlich, ihre lebhafte Bewegung ist leicht zu beobachten. Auch hier hüte man sich, den Stuhl länger stehen zu lassen, da nachträgliche Verunreinigungen mit Infusorien, die aus dem Leitungswasser stammen, vorkommen können. Das Auffinden der Protozoen unter dem Mikroskop wird erleichtert, wenn man dem Präparat etwas dünne Eosinlösung zusetzt. Die lebenden Zellen (Amöben) werden dadurch nicht gefärbt und erscheinen als helle Scheiben auf rötlichem Grund. Wenn die Amöben absterben, so nehmen sie rasch die Farbe an. In geformten Fäzes findet man nicht so leicht Protozoen, und es handelt sich gegebenenfalls in der Regel um Dauerformen. Die Aussichten, bewegliche Urtiere nachzuweisen, sind um so grösser, je flüssiger, schleimhaltiger und alkalischer der Kot ist[1]).

Man breitet den Stuhl flach auf einem Teller aus und sucht die Schleimflöckchen heraus. Eine Verdünnung des Mediums, auch mit physiologischer Kochsalzlösung, ist unzweckmässig. Um das Präparat einige Stunden beobachten zu können, umrande man es sofort mit Wachs. Auch ist es gut, ein Pferdehaar zwischen Objektträger und Deckglas zu legen, damit die zarten Tiere nicht gedrückt werden und sich frei bewegen können. Die Untersuchung erfolgt im frischen Präparat. Vielfach muss starke Vergrösserung (Immersion) angewendet werden. Die Geisseln sieht man am schärfsten in Präparaten, die einige Sekunden über Dämpfe einer 1 proz. Osmiumsäurelösung gehalten wurden. Man kann auch statt dessen 10 proz. Sodalösung zusetzen. Die Kerne, in geringerem Grade die Geisseln, werden recht deutlich durch Zusatz von Pikrinsäurelösung. Bei Konservierung in Glyzerin schrumpfen die Protozoen stark. Die Methode der Antrockung und Fixierung in der Hitze ist nicht zu gebrauchen. Will man Färbungen versuchen, so ist es empfehlenswert, die Farbe dem frischen Präparat zuzusetzen. Besonders gut eignet sich Methylenblau. Um die feinere Struktur der Amöben färberisch darzustellen, muss man den in möglichst dünner Fläche aufgetragenen, die Protozoen enthaltenden Schleim, bevor er eintrocknet, fixieren. Gross[2]) benutzt zu dem Zwecke Formalindämpfe (Einlegen für kurze Zeit in einen mit Formol beschickten Exsikkator), härtet 20 Minuten in Alkohol-Aether ana nach und färbt mehrere Stunden mit Dr. Reuters Methylenrot, in feuchter Kammer. Zur Differenzierung dient 86 proz. Alkohol, der jedoch nur ganz kurz einwirken darf. Jürgens empfiehlt zur Färbung der Ruhramöben Safranin. v. Wasiliewski[3]) behandelt den noch feuchten Ausstrich des Schleims nacheinander 5 Minuten mit 70° warmem Sublimatalkohol (²/₃ konz. wässerige Sublimatlösung, ¹/₃ Alcohol. abs.), Präparatseite nach unten), 25 Minuten mit kaltem Sublimatalkohol, 1 Stunde mit Jodalkohol (60 proz. Alkohol mit Jod bis zur bräunlichen Färbung), dann beliebig lange mit 80 proz. Alkohol. Er färbt dann mit Eisenhämatoxylin nach Heidenhain oder mit Delafields Hämatoxylin usw. Man verwendet zur Färbung der Protozoen auch vielfach die Giemsa-Methode oder

---

1) P. Cohnheim, Deutsche med. Wochenschr. 1903. S. 248.
2) Deutsches Arch. f. klin. Med. Bd. 76. 1903. S. 429.
3) Münchener med. Wochenschr. 1911. S. 121.

die aus der Färbetechnik des Blutes bekannten Methoden von May-Grünwald und von Leishman. Sie haben den Vorzug grosser Einfachheit und ersparen ein besonderes Fixieren des Präparates.

1. Rhizopoden.

a) Monaden (Fig. 1, Tafel XII).

Nothnagel[1]) begegnete ziemlich oft in diarrhoischen Stühlen verschiedenster Provenienz einer Art Monaden. In der Regel trifft man sie in totem Zustand an. Sie bilden dann meist kreisrunde Kugeln verschiedener Grösse. Eine Differenzierung des Inhalts pflegt hier nicht erkennbar zu sein. Sie sind wenig lichtbrechend und scharf konturiert. Dass diese Gebilde in der Tat abgestorbene Monaden seien, geht nach Nothnagel aus dem Umstand hervor, dass öfters in denselben Stühlen in lebhafter Bewegung begriffene Organismen gefunden werden, deren Körperbeschaffenheit der der Kugeln gleicht. Sie sind aber birnförmig gestaltet und an der dünneren Seite mit einer kurzen, dünnen, rasch schwingenden Spitze versehen. Gewöhnlich war die Zahl der Monaden in einem Gesichtsfeld gering. Unter Umständen lagen sie aber zu Hunderten dicht gedrängt nebeneinander, so dass die Stelle schon makroskopisch als glasiger Punkt zu erkennen war. v. Jaksch[2]) gibt an, solchen Bildungen auch wiederholt im Stuhl von Säuglingen und grösseren Kindern begegnet zu sein.

Die gleiche Beobachtung machte Escherich[3]) bei einem Kind mit Durchfall. Auch Roos sah die eigenartigen von Nothnagel beschriebenen Kugeln, möchte sie aber nicht als tote, sondern als enzystierte Formen ansprechen, da seiner Erfahrung nach beim Absterben von Infusorien nur ein Zerfall in unförmige Trümmer eintritt. Eine pathologische Bedeutung kommt nach Nothnagel den Monaden nicht zu. Ihre Körperbeschaffenheit ist so weich, dass sie mechanisch kaum einen Reiz auf die Darmschleimhaut ausüben dürften, und für eine chemische Einwirkung spricht kein Grund.

b) Amöben (Fig. 3, Tafel XII).

α) Vorkommen und Bedeutung.

Im Dickdarm des Menschen wurden Amöben zuerst von Lambl, dann von zwei indischen Forschern bei verschiedenen Zuständen gefunden[4]); ihr Auftreten galt aber als Seltenheit. Die erste eingehende Beschreibung verdanken wir Lösch[5]) bei einem Fall von chronischer Dysenterie. Die Protozoen waren hier in grosser Menge vorhanden; sie hatten nach Ansicht des Autors einen wesentlichen Anteil an den Krankheitserscheinungen. Er hielt sie aber nicht für die Erreger der Dysenterie, sondern glaubte an eine sekundäre Einwanderung. Seit dieser Veröffentlichung erschien eine grosse Zahl von Arbeiten, die über Vorhandensein von Amöben im Kot berichteten. Die Meinungen divergierten aber erheblich in der Frage, wie weit die Amöben als Krankheitserreger und insbesondere als Erreger der Ruhr zu betrachten seien. Es ist dies sehr verständlich, denn in sicheren Fällen von Ruhr wurden Amöben vermisst und umgekehrt bei Menschen, die nicht an Ruhr litten, solche gefunden.

Es zeigte sich aber dann, dass eine bestimmte Form der Ruhr, bei der man Amöben nicht findet, durch Bakterien hervorgerufen und dass eine andere Form der Erkrankung durch Amöben veranlasst wird.

Man musste ferner annehmen, dass mindestens zwei verschiedene Arten von Amöben im Kot vorkommen, von denen die eine mit der Dysenterie nichts zu tun hat. Die Amöbe, welche mit der Aetiologie der Ruhr in Zusammenhang gebracht wird, bezeichneten Councilman und

---

1) Zeitschr. f. klin. Med. Bd. 3. 1881. S. 270.
2) Klinische Diagnostik. 4. Aufl. 1896. S. 251.
3) E. Cahen, Deutsche med. Wochenschr. 1891. S. 853.
4) Zitat nach Braun, Die tierischen Parasiten des Menschen. 3. Aufl. 1903. S. 34.
5) Virchows Archiv. Bd. 65. 1875. S. 196.

Lafleur[1]), sowie Kruse und Pasquale[2]) als „Amoeba dysenteriae", während sie für die nicht infektiöse Form die alte Bezeichnung „Amoeba coli Loesch" reservierten. Quincke und Roos[3]) nahmen sogar drei Arten an: Amoeba coli Loesch oder Amoeba felis, die eigentliche Dysenterie-amöbe, die für Menschen und Katzen pathogen sei; Amoeba coli mitis, nur für Menschen pathogen, und Amoeba intestini vulgaris, für Menschen und Katzen indifferent. Die Amoeba coli mitis brachten sie mit der Aetiologie gewisser nicht dysenterischer Darmkatarrhe in Zusammenhang; sie sollte gewissermassen eine Mittelstellung zwischen den beiden anderen Formen einnehmen.

Es waren vor allem die bedeutenden Untersuchungen von Schaudinn[4]), welche eine grundsätzliche Klärung brachten. Schaudinn stellte fest, dass im menschlichen Darm zwei Arten von Amöben vorkommen. Die eine Art ist nicht pathogen und erhielt durch Schaudinn den Namen „Entamoeba coli (Loesch) emend. Schaudinn". Die andere Art ist ausgesprochen pathogen und erhielt wegen ihrer gewebszerstörenden Eigenschaften den Namen „Entamoeba histolytica (Schaudinn)". Dazu kommt endlich noch eine dritte, besonders verbreitete Form, die ebenfalls Dysenterie erzeugt und von Viereck und später von Hartmann[5]) Entamoeba tetragena bezeichnet wurde. Die Histolytica-Ruhr wurde in Aegypten und Ostasien gefunden, die durch Tetragena hervorgerufene in Südamerika, Afrika, Indien. Letztere soll leichter verlaufen als erstere, aber mehr Neigung zum Rezidivieren zeigen. Uebrigens wird neuerdings auch behauptet, dass an den verschiedensten Orten Entamoeba tetragena zu finden sei, dass die Mehrzahl der Amöbenruhrfälle auf sie zurückzuführen sei, und manche Autoren gehen sogar so weit, die Existenz der Amoeba histolytica zu bestreiten bzw. sie mit der Entamoeba tetragena zu identifizieren. Nach Kuenen und Swellengrebel[6]), die sich auch auf Hartmann stützen, handelt es sich um eine einheitliche Ruhramöbe, die Ent-amoeba tetragena, die verschiedene Stadien durchmacht. Sie findet sich erst als grosser Gewebsparasit (Histolyticastadium), lebt dann in kleinerer Form mehr saprophytisch im Darm (Minutastadium) und enzystiert sich schliesslich (Tetragena-zysten). Rezidive erfolgen durch im Gewebe übrig gebliebene Histolytica, oder durch Rückverwandlung von Minuta in Histolytica. Die Weiterübertragung der Krankheit erfolgt durch die Zysten, die sich in Wasser wochenlang lebend erhalten können. Ruhramöben wurden zwar vorwiegend bei der tropischen (endemischen) Dysenterie beobachtet, aber auch in verschiedenen Gegenden Europas, besonders den östlichen Teilen, gefunden [Jaeger[7]), Ucke[8]), Ebstein[9]), Jürgens[10])].

Nach den Untersuchungen von Grassi[11]), Kruse und Pasquale[12]), Schu-berg[13]), Quincke und Roos[14]), Cassagrandi, Barbagallo[15]) Schaudinn (l. c.) kommen auch bei Abwesenheit eines ruhrartigen Prozesses bzw. bei ganz gesunden Personen im Darm nicht selten Amöben vor. Ja, nach Schuberg handelt es sich um ein gewöhnliches Vorkommnis. Sie scheinen im oberen Teil des Kolon

1) John Hopkins Hospital reports. Vol. II. 1891. S. 395.
2) Zeitschr. f. Hygiene u. Infektionskrankh. Bd. 16. 1894. S. 1.
3) Berliner klin. Wochenschr. 1893. Nr. 45.
4) Arbeiten aus dem Kaiserl. Gesundheitsamt. Bd. XIX. 1903. S. 563.
5) Arch. f. Schiffs- u. Tropenhygiene. Bd. 12. (1908.) Beih. 5.
6) Zentralbl. f. Bakteriol. Orig. Bd. 71. 1913. S. 378.
7) Berliner klin. Wochenschr. 1901. Nr. 36.
8) Zentralbl. f. Bakteriol. 1902. Bd. 31. 1. Abt. S. 317.
9) Arch. f. experim. Pathol. u. Therapie. Bd. 46. 1901. S. 448.
10) Veröffentl. a. d. Gebiete d. Militärsanitätswesens. H. 20. S. 110. Berlin 1902 u. Zeitschr. f. experim. Pathol. u. Therapie Bd. 4. 1907. S. 769.
11) Atti della Reale accadem. dei Lincei Rendiconti 1888. Vol. IV. 1. Sem. p. 4.
12) l. c. S. 13.
13) Zentralbl. f. Bakteriol. Bd. 13. 1893. Nr. 18—22.
14) l. c.
15) Annali d'igiene sperimentale. Vol. 7. 1897. Fasc. 1.

zu leben. Damit sie im Stuhl erscheinen, ist es nur erforderlich, dass die nötigen Existenzbedingungen gegeben sind, d. h. dünnflüssiger Stuhl mit alkalischer Reaktion; gegen saure Reaktion sind die Amöben sehr empfindlich. Man findet sie nach Schuberg bei einer Anzahl normaler Menschen nach Verabreichung von Karlsbader Salz (nicht nach Rizinusöl, welches die Tiere zu schädigen scheint). So konnten in Kiel Quincke und Roos unter 24 Fällen nach Karlsbader Salz neunmal Amöben erhalten, meist allerdings in geringer Menge. Ob die bei einfacher Enteritis vorkommenden Amöben zu dem krankhaften Prozess in ursächlicher Beziehung stehen oder ob sie nur infolge des ihnen günstigen Nährbodens in grösserer Menge im Stuhl vorkommen, ist natürlich schwer zu entscheiden. Von praktischer Bedeutung für die Auffindung der Amöben ist nach Quincke und Roos der Umstand, dass die betreffenden Fäzes eigentümlich leimartig riechen. Nicht selten werden infolge nachträglicher Verunreinigung durch Wasser usw. in den Fäzes Amöben (besonders Amoeba limax) gefunden, die im Gegensatz zu den parasitierenden Entamöben ihre Existenzbedingungen ausserhalb des Körpers finden. Sie führen natürlich leicht zu Verwechslungen mit Entamöben.

β) Aussehen: Es ist früher vielfach die Frage erörtert worden, ob es möglich sei, die pathogene Amöbe von den nicht pathogenen Formen auf Grund morphologischer Merkmale zu unterscheiden. Im grossen und ganzen hatten sich alle die Zeichen, welche eine Trennung ermöglichen sollten, wie Grösse, Gehalt an roten Blutkörperchen usw., als nicht durchgreifend erwiesen. Die Unterscheidung gelingt aber jetzt mit Sicherheit seit den Untersuchungen von Schaudinn, Jürgens, Hartmann u. a.

Bei Entamoeba histolytica wie tetragena lässt die Leibessubstanz deutlich die Scheidung in ein hyalines Ektoplasma und ein gekörntes Endoplasma erkennen. Das völlig homogene, stark lichtbrechende Ektoplasma gibt den Amöben geradezu etwas Charakteristisches, wodurch sie von allen anderen in den Entleerungen vorkommenden Gebilden sich unterscheiden, und dem suchenden Auge leicht auffallen. Der Kern ist bei der lebenden Histolytica ohne derbere Kernmembran und chromatinarm, wird durch Strömungen im Protoplasma leicht verzerrt und ist nur schwer zu erkennen. Bei Zusatz von Essigsäure tritt er hervor. Im gefärbten Präparat sieht man das Chromatin an der Peripherie des Kerns als vielfach unterbrochenen Ring. In der Mitte findet sich ein kleines, undeutliches Karyosom. Bei Tetragena ist der Kern auch im Leben sichtbar, kugelig, von einer deutlichen Membran begrenzt. Sein Chromatingehalt ist grösser und erscheint nach der Färbung als einheitlicher, aber auf der Innenseite ausgezackter Ring. Das Karyosom ist als rundes, von hellem Hof umgebenes Korn zu sehen. Die Amöben sind vielfach mit verschiedenartigen Nahrungskörpern (darunter rote Blutkörperchen) vollgestopft. Charakteristisch ist die Gestaltsveränderung der Amöben. Zunächst sieht man eine Strömung im körnigen Endoplasma nach der Peripherie zu, dann erfolgt ziemlich plötzlich an dieser Stelle die Vorwölbung des glasigen Ektoplasmas in Form eines stumpfen Höckers. In den Höcker fliesst nun das Endoplasma in Form eines schmäleren Stromes hinein. In dünnflüssigem Medium erhält die Amöbe dadurch, dass sich die Fortsätze immer an derselben Seite vorstrecken, eine längliche Gestalt und man sieht sie im Mikroskop durch das Gesichtsfeld kriechen.

Bei Entamoeba coli (Loesch) wird eine Sonderung der Leibessubstanz in Ekto- und Endoplasma nur bei der Bewegung wahrgenommen. Dabei ist das hyaline Pseudopodioplasma gegen das übrige Plasma nicht abgesetzt und weich. Der Unterschied gegenüber dem deutlich entwickelten, stärker lichtbrechenden, glasigen, zähflüssigen Ektoplasma bei Entamoeba histolytica bzw. tetragena fällt sofort auf, wenn man die Amöben nebeneinander sieht. Er erklärt auch die differenten Lebensäusserungen: Die Dysenterieamöben vermögen sich vermittelst ihrer zähen Pseudopodien zwischen die Epithelien des Darmes zu drängen, dieselben auseinander zu schieben und sich in die engsten Spalten hineinzuzwängen, wie man am frisch geschnittenen, infizierten Katzendarm sehr schön sehen kann (Jürgens). Die harmlose Entamoeba coli mit ihren weichen Pseudopodien bringt dies nicht fertig. Der Kern der Entamoeba coli ist eine deutliche, scharf begrenzte Blase, durch ihren Chromatinreichtum ausgezeichnet. Nach der Färbung bildet das Chromatin einen ununterbrochenen, gleichmässigen Ring. Im Zentrum des Kerns findet man das Karyosom als dunklen Punkt. Im Protoplasma finden sich einige Vakuolen.

Verschieden verlaufen die Teilungsvorgänge und die Bildung der Dauerstadien. Man beobachtet letztere besonders in den halbfesten Stühlen, also bei Dysenterie, dann, wenn die Heilung sich anbahnt. Bei Entamoeba coli erfolgt die Vermehrung durch Zweiteilung oder durch Schizogonie (d. h. mehrfache ungeschlechtliche Teilung) in 8 junge Amöben. Es entstehen ferner Dauerzysten. Die fertigen Zysten sind ziemlich gross, enthalten 8 Kerne, was für Entamoeba coli charakteristisch ist, und lassen sich vermöge ihres charakteristischen Aussehens leicht in den Fäzes auffinden. Die Membran der Zyste ist doppelt konturiert und stark lichtbrechend. Die Einzelheiten der Innenstruktur erkennt man allerdings erst im gefärbten Präparat.

Die Vermehrung bei Entamoeba histolytica erfolgt durch Teilung und Knospung, niemals aber durch Schizogonie, d. h. Zerfallteilung, wie dies bei Entamoeba coli der Fall ist. Die von Schaudinn beschriebene Bildung· von Dauerzysten ist von anderen Seiten zumeist in Frage gestellt.

Bei Entamoeba tetragena bilden sich Zysten, die denen von Entamoeba coli ähneln, aber, was charakteristisch ist und dieser Amöbe den Namen gegeben hat, nicht mehr als 4 Kerne enthalten.

2. Sporozoen.

Coccidium hominis (Fig. 7, Tafel XII).

In seltenen Fällen siedeln sich Kokzidien im Darm des Menschen an, dringen in die Epithelien und führen schliesslich zu deren Zerstörung (Coccidium perforans). Die Kokzidien können in den Fäzes als eiförmige, mit einer dünnen Schale umgebene, etwa 22 μ lange Gebilde gefunden werden, in deren Innerem eine grosse Anzahl Kerne liegen. Die Infektion erfolgt vom Kaninchen aus, in dessen Darm die Kokzidien oft massenhaft zu finden sind und schwere, meist zu Tode führende Diarrhoen veranlassen.

Auch beim Menschen wurden chronische Diarrhoen im Anschluss an Kokzidieninfektion beobachtet [Fall von Bailliet und Lucet[1]) bei einer Frau und ihrem Kinde].

In einem Fall von Quincke[2]) bestanden bei einem Postschaffner seit zwei Jahren Diarrhoen, die nach geeigneter Behandlung bald behoben wurden. Im Stuhl in Menge aufgefundene hyaline, ovale Gebilde mit scharfer Kontur waren mit Wahrscheinlichkeit als Kokzidien anzusprechen. Möglicherweise handelte es sich auch in einem anderen Falle aus der Quinckeschen Klinik, den Grunow[3]) beschrieb, um Kokzidien (Cocc. bigeminum). Es waren im Stuhl grosse Mengen

1) Zit. nach Braun, l. c. S. 108.
2) Berliner klin. Wochenschr. 1899. S. 1001.
3) Archiv f. experim. Pathol. u. Pharmakol. Bd. 45. 1901. S. 262.

kleiner, rundlicher Körper (6—13 μ) mit grünlich schimmerndem, homogenem Innenkörper und zarter Hülle gefunden worden. Als der betreffende Patient aus anderem Grunde zur Obduktion kam, fanden sich den eigentümlichen Gebilden ähnliche, aber mit ihnen nicht ganz identische Körper (Vorstadien?) in der Schleimhaut der Darmzotten.

3. Flagellaten.

a) Trichomonas intestinalis (Fig. 4, Tafel XII)

wurde zuerst von Marchand[1]) und Zunker[2]) in den Dejektionen Magendarmkranker gefunden, von Grassi[3]), Roos[4]), Janowski[5]) weiter studiert. Im mikroskopischen Präparat des frisch entleerten Stuhles fällt vor allem die grosse Beweglichkeit auf. Während die Tierchen durch das Gesichtsfeld schwimmen, drehen sie sich um ihre Längsachse. Bald nimmt aber ihre Lebhaftigkeit ab, und häufig kann man vor dem Absterben beobachten, dass sie sich mit dem Schwanzfortsatz an irgend ein Stuhlteilchen anheften und langsam hin und her pendeln. Meist ist nach 3—4 Stunden bei Zimmertemperatur nichts mehr von ihnen im Präparat zu sehen, denn nach dem Absterben schrumpfen sie sofort und verlieren die Geisseln.

Die Länge schwankt nach Roos zwischen 11—15 μ ohne den Schwanzfortsatz, die Breite zwischen 5,5 und 8 μ. Der Körper ist birnförmig, vorn meist abgerundet, hinten zugespitzt. Am vorderen Ende sitzen 3 feine Geisseln. Ausserdem bemerkt man eine am vorderen Pol beginnende, schräg nach hinten ziehende, undulierende Membran. Der Kern ist im Vorderende, hinter ihm finden sich eine oder mehrere Vakuolen. Enzystierte Zustände sind nicht bekannt. Trichomonas intestinalis ist vielfach mit Trichomonas vaginalis identifiziert worden. Neuerdings wird aber auf seine geringere Grösse und etwas andere Gestalt gegenüber Trichomonas vaginalis hingewiesen. Er kommt in verschiedenen Körperhöhlen, speziell im ganzen Verdauungsschlauch, von der Mundhöhle angefangen, vor. Der normale Sitz dürfte aber der Dünndarm sein. Bei Erkrankungen des Darmes, die mit vermehrter Peristaltik einhergehen, gelangen sie vom Dünndarm aus in die Dejektionen. Die Infektion scheint durch Trinkwasser zu erfolgen [Epstein[6])].

b) Cercomonas hominis (Fig. 5, Tafel XII),

zuerst von Davaine[7]) im Jahre 1854 beschrieben, wurde 'häufiger in den Fäzes beobachtet. Es besitzt einen birnförmigen, nach hinten spitz ausgezogenen Körper von 10—12 μ Länge und trägt an dem abgerundeten Ende eine etwa zweimal so lange Geissel. Ein Kern ist nicht mit Sicherheit beobachtet. Enzystierte Zustände sollen vorkommen. Die Bewegung der Tiere ist ausserordentlich lebhaft. Besonders leicht kommen hier Verwechslungen vor mit Flagellaten, die nachträglich in den Kot gerieten. Die von May[8]) und Roos[9]) als Cercomonas coli beschriebene Form scheint mit Cercomonas hominis identisch zu sein. Die Infektion dürfte auch bei den Zerkomonaden durch schlechtes Trinkwasser erfolgen.

1) Virchows Archiv. Bd. 64. 1875. S. 293.
2) Deutsche Zeitschr. f. prakt. Med. 1878. S. 1.
3) Atti della Reale accad. dei Lincei, Rendiconti IV. 1888. p. 83. Zit. nach Braun. S. 52.
4) Deutsches Arch. f. klin. Med. Bd. 51. 1893. S. 508.
5) Zeitschr. f. klin. Med. Bd. 31. 1897. S. 442.
6) Prager med. Wochenschr. 1893. Nr. 38.
7) Literatur s. bei Braun, l. c. S. 57.
8) Deutsches Arch. f. klin. Med. Bd. 49. 1891. S. 51.
9) Desgl. Bd. 51. 1893. S. 523.

c) **Lamblia intestinalis** (Megastoma entericum) (Fig. 2, Tafel XII)
wurde zuerst 1859 von Lambl in den Fäzes von Kindern gefunden und damals
als Cercomonas intestinalis bezeichnet. Der Name Megastoma entericum stammt
von Grassi[1]).

Lamblia intestinalis hat eine birnförmige Gestalt mit spitz zulaufendem
Hinterteil. Die Länge beträgt 15,5—16,5 μ, die Breite 10—12,5 μ. Auf der
einen Seite der Vorderhälfte ist der Körper schief nach vorn abgestutzt und aus-
gehöhlt. Die Begrenzung dieser Aushöhlung ist nicht kreisförmig, sondern durch
einen am hinteren Umfang entspringenden, nach vorn gerichteten Fortsatz etwa
nierenförmig gestaltet. In der Tiefe der Höhlung liegen zwei bläschenförmige
Kerne, die nach Grassi und Schewiakoff[2]) einen Verbindungsstrang aufweisen.
[Moritz und Hölzl, sowie Roos[3]) konnten diese Verbindung nicht erkennen.]
Das hyaline, fein granulierte Protoplasma der Megastomen lässt keine Einschlüsse
erkennen und ist von einer zarten Hülle umgeben. Eine Mund- und Afteröffnung
sind nicht zu erkennen. Zur Bewegung dienen 4 Paar Geisseln, von denen
3 Paar um die Aushöhlung gruppiert sind, nämlich 1 Paar am vorderen Körper-
pol, 2 Paar dicht nebeneinander an dem erwähnten Fortsatz am hinteren Ende der
Aushöhlung. Das vierte Paar sitzt am Schwanzende des Tieres. Die Lamblien
bewegen sich in den Fäzes sehr rasch hin und her. Im Dünndarm aber, speziell
im Duodenum und Jejunum, sitzen sie mit der Aushöhlung auf den Epithelien
wie eine Kappe auf, indem sie sich festsaugen. Ihre Ernährung erfolgt hier durch
osmotische Vorgänge. Die Lamblien selbst gehen im Kot bei Abkühlung rasch
zugrunde. Sie bilden aber Dauerformen, indem sie sich enzystieren. In diesen
Zysten sind oft einzelne Bestandteile des Tieres, Kerne oder Geisseln, noch zu
erkennen. Am häufigsten sieht man ein oder zwei geschwungene Fädchen durch-
scheinen. Durch Einwirkung von verdünnter Essigsäure wird dies deutlicher. Die
Enzystierung vollzieht sich im Dickdarm, so dass für gewöhnlich im Kot nur
diese Zysten erscheinen. Erst bei gesteigerter Peristaltik gelangen freie Tiere
nach aussen. Die Megastomen kommen unter Umständen in ungeheuren Mengen
im oberen Dünndarm vor, so dass Epithelzelle an Epithelzelle von ihnen besetzt
ist. Man findet sie ausserdem im Darm einer Anzahl Säugetiere, besonders bei
Mäusen, dann bei Ratten, Katzen, Hunden, Kaninchen und Schafen. Die Uebertragung auf den Menschen erfolgt besonders leicht durch mit Mäusekot verun-
reinigte Nahrungsmittel, oder durch zystenhaltigen Staub der Fussböden (daher
besonders bei Kindern).

Ausser den aufgeführten Flagellaten erwähnen wir noch Plagiomonas hominis,
das einmal von Cohnheim in den Fäzes gefunden wurde.

Bedeutung der Flagellaten: Die meisten Autoren sind sich darüber
einig, dass den hier aufgeführten Flagellaten irgendwie erhebliche pathogene Eigenschaften nicht zukommen. Der Vorgang dürfte in der Regel so sein, dass die
Tierchen, welche im Darm leben, für gewöhnlich aber nicht, oder nur in enzystierter
Form, nach aussen gelangen, bei Darmstörungen, die mit vermehrter Peristaltik
einhergehen, nach unten gerissen werden und wohl auch in dem dünnflüssigen
Kot einen günstigen Nährboden finden. Besonders die Zoologen, welche im Darm
vieler Tiere Protozoen verschiedener Art finden, ohne dass Störungen bestehen,
sind geneigt, die Tiere als harmlose Kommensalen anzusehen. Immerhin ist es
wohl möglich, dass die Flagellaten in der Lage sind, bei enorm starker Vermehrung

---

1) Literatur s. bei Moritz u. Hölzl, Münch. med. Wochenschr. 1892. S. 831.
2) Zeitschr. f. wissenschaftl. Zoologie. Bd. 46. 1888. S. 143.
3) Deutsches Arch. f. klin. Med. Bd. 51. S. 506.

schon bestehende Störungen zu steigern und zu unterhalten. Auch ist daran zu denken, dass, wenn Megastomen in Form von grossen Rasen die Dünndarmepithelien bedecken, die Resorption der Speisen leiden kann.

P. Cohnheim[1]) ist geneigt, den Flagellaten jede pathogene Bedeutung abzusprechen, hält es somit auch für überflüssig, mit abtötenden Mitteln gegen sie vorzugehen. Dagegen weist er im Anschluss an Untersuchungen von Zabel[2]) darauf hin, dass ihrem Erscheinen in den Fäzes diagnostische Bedeutung zukommt. Ihr Auftreten im Kot spricht für Magen- oder Darmstörungen. Ist der Darm als gesund anzusehen, so fordert die Erscheinung zur Untersuchung des Magens auf, welche oft Hyp- oder Anazidität zu Tage fördert[3]). Der Zusammenhang ist der, dass durch das Fehlen der Salzsäure im Magen den Protozoen die Ansiedlung im Darm erleichtert wird.

Ausnahmsweise scheinen aber Flagellaten doch die Ursache schwerer Darmerkrankungen sein zu können. Biland[4]) nimmt dies für einen Fall von Enteritis mit eigenartigem anatomischem Befund an, der zum Tode führte.

4. Infusorien.

Balantidium coli (Fig. 6, Tafel XII und Textfig. 16).

1857 von Malmsten beschrieben[5]). Der Körper ist oval, 60—100 μ lang, 50—70 μ breit, überall mit rasch flimmernden Wimpern besetzt. Die Mundöffnung trichterförmig, mit längeren Wimpern versehen (heterotriches Infusor), befindet sich an dem einen, etwas zugespitzten Ende, der After am gegenüberliegenden. Ekto- und Endosark sind deutlich geschieden, letzteres ist granuliert, weist einen bohnenförmigen Kern und gewöhnlich 2 kontraktile Vakuolen auf, ausserdem Nahrungsballen, wie Fetttröpfchen und Stärkekörner. Enzystierte Formen sind beobachtet worden. Die Bewegung erfolgt äusserst rasch, das Infusorium stirbt aber bald ab, platzt und zerfällt. Es kommt häufig im Darm des Schweines vor, bei dem es keine Krankheitszeichen hervorruft. Von hier aus wird es auf den Menschen übertragen und ist deshalb vorwiegend bei Schweinezüchtern und dergleichen Personen zu finden. Vielleicht wird es auch beim Aufblasen der Schweinedärme mit dem Munde, wie dies nach Dehio[6]) beim Wurstmachen in Russland häufig vorkommen soll, übertragen. Balantidium coli lebt beim Menschen im Dickdarm. Die Beobachtungen, die sich in den letzten Jahren gemehrt haben, stammen zum grössten Teil aus den östlichen und nördlichen Teilen Europas (Russland, Schweden). Die Patienten litten an langdauernden, schweren Diarrhöen. Die Stühle enthielten Blut und Eiter. Bei Menschen, die zur Obduktion kamen, fanden sich in frischeren Fällen bloss Katarrhe, in älteren aber tiefe Geschwüre der Schleimhaut. Dehio und seine Schüler [Gurwitsch[7]), Woit[8])] sind der Meinung, dass über die Pathogenität des Balantidium kein Zweifel bestehen kann. Die Tatsache, dass auch nach Beseitigung der Tiere (z. B. durch Chinin) die Durchfälle oft lange Zeit nicht nachliessen, erklären sie durch die schweren Ver-

---

1) l. c. S. 246.

2) Arch. f. Verdauungskrankh. Bd. 7. 1901.

3) s. auch Wasserthal, Arch. f. Verdauungskrankh. 1907. S. 259.

4) Deutsches Arch. f. klin. Med. Bd. 86. 1906. S. 275.

5) Literatur s. bei Janowski, Zeitschr. f. klin. Med. Bd. 32. 1897. S. 415. Braun l. c. S. 120. — Mitter, Inaug.-Dissert. Kiel 1891. — Solowjew, Zentralbl. f. Bakteriol. Bd. 29. 1901. S. 821.

6) Petersburger med. Wochenschr. 1898. Nr. 36.

7) Petersburger med. Wochenschr. 1897. Nr. 20.

8) Deutsches Archiv f. klin. Med. Bd. 60. 1897. S. 363.

änderungen, die die Darmwand bereits erlitten habe. Solowjew[1]) zeigte auf Grund ausführlicher pathologisch-anatomischer Untersuchungen, dass die Parasiten nicht nur in der Oberfläche der Geschwüre zu finden sind, sondern zwischen die Drüsen der gesunden Mukosa eindringen, dort Veränderungen hervorrufen, und, indem sie sich stark vermehren, bis in die Submukosa und von hier zwischen die Muskelbündel der Muscularis mucosa vordringen. Von der Submukosa aus beginnen die nekrotischen Veränderungen. Die Anwesenheit der Parasiten in der Tiefe des Gewebes erklärt nach Solowjew die Hartnäckigkeit des Leidens und seine Neigung zu Rezidiven.

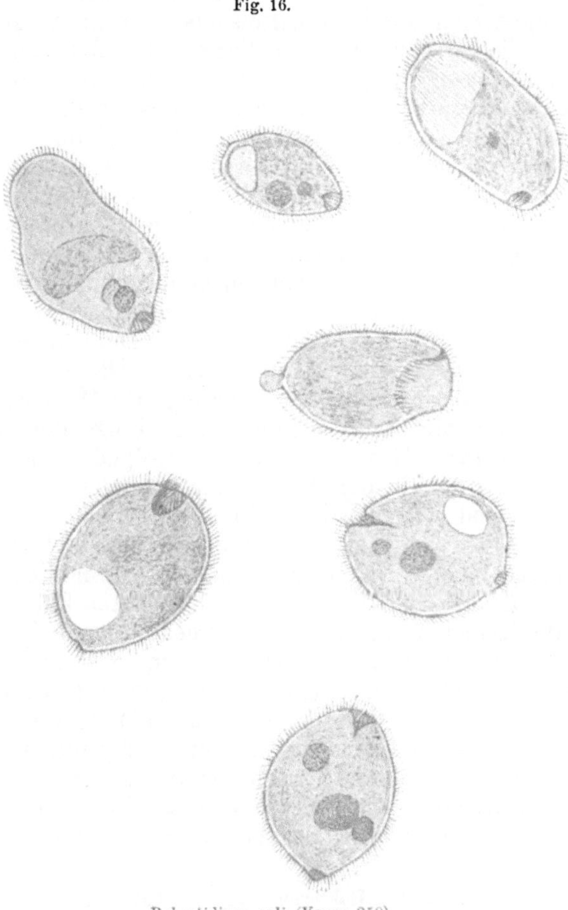

Fig. 16.

Balantidium coli (Vergr. 250).

Ganz zu entsprechenden Resultaten gelangten jetzt auch M. Askanazy[2]) (Königsberg) und Robin[3]) (Warschau). Demgegenüber ist die Annahme anderer Autoren, dass nur bereits bestehende Durchfälle durch das Infusor ungünstig beeinflusst würden und dieses nicht als der eigentliche Erreger der Krankheit zu betrachten sei, wohl hinfällig.

Balantidium coli ist in Deutschland bisher nur in ganz seltenen Fällen beim Menschen gefunden worden. Vor kurzem konnte in der Ambulanz der Bonner medizinischen Klinik eine entsprechende Beobachtung gemacht werden[4]).

Der Patient stammte aus einem westfälischen Bergwerk und litt seit einem Jahre an Darmstörungen. Befund: 39 jähr. Mann. Abgemagert, anämisch (Hämoglobin nach Sahli 65), Haut auffallend braun gefärbt (aber keine Melanoplakie, Blutdruck normal), ziemlich derber Milztumor. Mageninhalt nach Probefrühstück: keine freie ClH, Gesamtazidität 22. Stuhl nach Probediät: starke Gärung, mikroskopisch reichlich Muskelreste, viel Schleim, kein Blut.

In grossen Mengen Balantidien, in lebhafter Bewegung. Beim Schwimmen in freier Flüssigkeit zeigen sie die bekannte eiförmige Gestalt, wie sie auch auf Fig. 6, Tafel XII, nach Leuckart zu sehen ist. Man bemerkt aber am lebenden

---

1) l. c.
2) Wiener med. Wochenschr. 1903. S. 127.
3) Arch. f. Verdauungskrankh. 1904. S. 68.
4) J. Strasburger, Sitzungsber. d. Niederrhein. Gesellschaft f. Natur- u. Heilkunde. Bonn, Juli 1910.

Infusor nichts von den Längsstreifen der etwas schematischen Leuckartschen Figur. Desgleichen ist der Kern in der Regel nur schwer bzw. nur bei bestimmter Stellung des Tieres zu sehen. Vielfach beobachtet man, besonders wenn die Balantidien ruhiger liegen, Drehungen um die Längsachse. Man kann dabei unter dem Mikroskop den Kern plötzlich auftauchen und vorbeiwandern sehen. Ebenso sieht man, wie die vorn etwas seitlich gelegene, trichterförmige Mundöffnung ihre Lage und Form, entsprechend der Achsendrehung des Infusors verändert. In Fäzespräparaten, die etwas konsistenter sind, verändern die Balantidien bei der Fortbewegung ihre Gestalt sehr erheblich. Sie ziehen sich in die Länge und zwängen sich durch verhältnismässig enge Wege mit Kraft hindurch. Figur 16 zeigt die verschiedenartigen Formen bei 250 facher Vergrösserung. Man kann die Balantidien im Präparat schon bei schwacher Vergrösserung leicht auffinden, indem man die Strassen, die sie sich in den Fäzes gebahnt haben, verfolgt. Beobachtet man diese Vorgänge unter dem Mikroskop, so wird man es wohl verständlich finden, dass Balantidium coli, ebenso wie dies von den Ruhramöben gilt, sich seinen Weg in die Drüsen der Darmschleimhaut und von da aus weiter ins Gewebe hinein bahnen und so zu Zerstörungen führen kann.

Bei unserem Patienten ist bis jetzt im wesentlichen nur ein Katarrh der Darmschleimhaut, rektoromanoskopisch nichts von Geschwüren nachzuweisen. Der Stuhl enthält aber einige rote Blutkörperchen. Bezüglich der Infektion konnte nichts Sicheres festgestellt werden. Der Patient hat früher Schweine gehalten, aber seit etwa 6 Jahren nicht mehr. Das Eindringen der Infusorien in den Darm wurde wohl durch die Verringerung der Magensalzsäure begünstigt, vorausgesetzt dass diese nicht erst sekundär eine Folge der Anämie war.

Balantidium minutum (Colpoda cucullus) wurde von Jacoby und Schaudinn[1]) in den Fäzes eines Mannes gefunden, der abwechselnd an Obstipation und Diarrhoe litt. In einem zweiten, von Schulz[2]) beschriebenen Fall handelt es sich um einen Kranken mit schwerer Anämie. Darmstörungen bestanden nicht. Das Infusor ist ein gewöhnlicher Bewohner unserer Süsswassertümpel. Die Infektion erfolgte im letzten Fall wahrscheinlich durch Trinken von schmutzigem Wasser, das aus einem kleinen Teich stammte. Neben Balantidium minutum wurde in den Dejektionen des erstgenannten Kranken Nyctotherus faba aufgefunden. Beiden Infusorien scheint keine pathogene Bedeutung zuzukommen. Auch das von P. Krause[3]) in den Fäzes eines Typhuspatienten gefundene Balantidium giganteum (Nyctotherus giganteus) dürfte nur geringe pathogene Bedeutung zu beanspruchen haben. Im Kot eines Negers, der an Schlafkrankheit und Diarrhoe litt, fand Castellani[4]) neben einigen anderen Parasiten ein Infusor, das er als Nyctotherus africanus bezeichnete.

---

1) Zentralbl. f. Bakteriol. Bd. 25. 1899. S. 487.
2) Berliner klin. Wochenschr. 1899. S. 353.
3) Deutsches Archiv f. klin. Med. Bd. 86. 1906. S. 442.
4) Zentralbl. f. Bakteriol. I. Abt. Orig. Bd. 38. 1905. S. 66.

V. Abschnitt.

Die Makroorganismen (höheren tierischen Parasiten) der Fäzes.

Das Kapitel der Eingeweidewürmer ist schon so häufig und von seiten berufenster Autoren bearbeitet worden, dass wir in diesem Abschnitt von einer Zusammenstellung der Literatur abgesehen haben, soweit es sich nicht um spezielle, oder besonders aktuelle Fragen handelt. Ausgedehnte Hinweise auf die Originalliteratur finden sich besonders in den Werken von Heller[1]), Leuckart[2]), Küchenmeister und Zürn[3]), Mosler und Peiper[4]), v. Jaksch[5]), Braun[6]). Was die Nomenklatur betrifft, so haben wir die zurzeit noch in der Medizin gebräuchlichen Namen an die erste Stelle gesetzt, da aber, wo vonseiten der Zoologen ein neuerer Name akzeptiert wurde, ihn in Klammern hinzugefügt. Bei der Beschreibung der einzelnen Parasiten wurde, der Aufgabe dieses Buches gemäss, stets im Auge behalten, dass dieselbe dem Arzt dazu dienen soll, festzustellen, welches Tier er gegebenenfalls vor sich hat. Aus diesem Grunde suchten wir auch bei den Abbildungen gruppenweise möglichst einheitliche Vergrösserungen durchzuführen, weil besonders die Grösse der einzelnen Tiere ein wichtiges und besonders augenfälliges Unterscheidungsmerkmal darstellt. So sind die Eier durchgängig 400 fach vergrössert, alle Bandwurmköpfe 15 fach, die Bandwurmglieder, Diatomen, Askariden 2 fach, Oxyuris, Ankylostoma, Trichozephalus, eine Fliegenmade in natürlicher Grösse, ausserdem einzelne Teile derselben 40 fach. Nur bei Anguillula stercoralis musste die 120 fache, bei den einzelnen Proglottiden von Taenia nana der Deutlichkeit halber die 20 fache Vergrösserung gewählt werden. Es war daher auch erforderlich, diejenigen Figuren, welche aus den Werken anderer Autoren entnommen sind, zum grossen Teil umzuzeichnen. Die Originalabbildungen sind teils nach eigenen Präparaten, teils nach solchen, die uns von dem Direktor des zoologischen Institutes in Bonn, Herrn Geheimrat Ludwig, gütigst zur Verfügung gestellt waren, entworfen.

Allgemeines.

Nachweis:

Der Nachweis von Enthelminthen kann auf makroskopischem, wie auf mikroskopischem Wege erbracht werden.

1) Ziemssens Handbuch d. spez. Pathol. u. Therap. Leipzig 1876.
2) Die Parasiten des Menschen und die von ihnen herrührenden Krankheiten. I. Band. 2. Aufl. Leipzig 1879—1901.
3) Die Parasiten des Menschen. 2. Aufl. Leipzig 1888.
4) Nothnagels spez. Pathol. u. Therap. Bd. 6. 2. Aufl. Wien 1904.
5) Klin. Diagnostik innerer Krankh. 4. Aufl. Wien 1896.
6) Die tierischen Parasiten des Menschen. 4. Aufl. Würzburg 1908.

Makroskopischer Nachweis.

Während die richtige Deutung abgegangener Askariden oder grösserer Teile eines Bandwurms niemals, auch für den Laien nicht, auf Schwierigkeiten stösst, können einzelne Bandwurmglieder bekanntlich mit Kürbiskernen und anderen pflanzlichen Bestandteilen, Teilen von Sehnen, Nerven oder Blutgefässen, Bindegewebsfetzen, oder mit groben Schleimmembranen verwechselt werden. Kleinere Stücke der genannten Substanzen, Zelluloseschläuche aus Apfelsinen vermögen Oxyuren vorzutäuschen. Eine genauere Besichtigung, eventuell unter Zuhilfenahme schwacher Vergrösserung, wird den Arzt leicht aufklären. Auch die Tatsache, dass verdächtige Teile unabhängig vom Defäkationsakt den After verlassen, und im Bett oder in den Unterkleidern gefunden werden, spricht ohne Weiteres für die Anwesenheit von Bandwürmern, die Angabe, dass kleine Würmchen abends sich in der Umgegend des Afters aufhalten, für Oxyuren. Es sei weiter daran erinnert, dass die Häufigkeit des Abganges von Gliedern bei den einzelnen Bandwurmformen sehr verschieden ist. So findet man Proglottiden der Taenia saginata oft und mehr vereinzelt, der Taenia solium seltener und zu mehreren verbunden, bei Botriocephalus latus nur etwa 2 mal im Jahre und dann in Form langer Ketten. Der spontane Abgang von Ankylostomen und Trichozephalen ist äusserst selten. Letztere sind übrigens selbst durch Wurmmittel ausserordentlich schwer aus dem Darm zu entfernen, sie lassen sich von allen Darmschmarotzern am schwierigsten beseitigen.

Mikroskopischer Nachweis:

Zum Nachweis der Eier kann man ein kleines Teilchen der Fäzes auf dem Objektträger mit Wasser verreiben, oder besser, man verrührt eine Menge von der Grösse einer Erbse in der Reibschale mit Wasser und schleudert mit Hilfe der Zentrifuge aus. Die schweren Eier gelangen 'leicht in den Bodensatz und lassen sich dann, da sie gereinigt sind, besonders gut unter dem Mikroskop erkennen. Telemann[1]) empfiehlt eine erbsengrosse Stuhlprobe in Aether und Salzsäure (1 : 1) zu schütteln (Vorsicht wegen Explosionsgefahr!) und zu lösen, dann auf ein feines Haarsieb zu bringen. Das Filtrat wird 1 Minute zentrifugiert. Im Bodensatz finden sich die Eier stark angereichert. Javita[2]) wendet gegen das Telemannsche Verfahren ein, dass die Salzsäure das Aussehen der Eier verändert und der Bodensatz zu viel Nahrungsreste enthält. Er empfiehlt frischen Stuhl mit Wasser zu verreiben, mit gleichen Teilen von 25 proz. Antiformin und Aether zu schütteln, durch Gaze zu filtrieren und zu zentrifugieren. Die Eier finden sich dann in der untersten Schicht des Satzes. F. Wolff[3]) bestätigt die guten Resultate dieser Methode. Miyagawa[4]) bringt ein erbsengrosses Kotpartikel in 2—3 fach verdünnte reine Salzsäure und erzeugt durch starkes Schütteln eine Emulsion, dann setzt er Aether zu gleichen Teilen zu, schüttelt, anfangs vorsichtig, dann stark, filtriert durch Gaze und zentrifugiert. Es bilden sich vier Schichten, in der untersten sind die Parasiten zu suchen. Zur Vergrösserung dient ein stärkeres Trockensystem. Die Häufigkeit; mit der bei den einzelnen Parasiten Eier in den Stuhl gelangen, ist verschieden. So ist z. B. der Nachweis der Eier von Taenia mediocanellata leichter zu führen als der von Taenia solium. Oxyureneier vermisst man fast immer im Kot, findet sie aber

---

1) Deutsche med. Wochenschr. 1908. Nr. 35. Ferner: Quadflieg, daselbst 1909. S. 2106.
2) Deutsche med. Wochenschr. 1912. S. 1541.
3) Berliner klin. Wochenschr. 1913. S. 301.
4) Zentralbl. f. Bakteriol. I. Abt. Bd. 69. (1913.) S. 132.

im Schleim am Rande des Anus. Ueber den indirekten Nachweis von Anky-lostomaeiern durch Züchtung der Larven s. u.

Die meisten Eier sind leicht zu erkennen. Eine Verwechslung mit pflanz-lichen Bestandteilen der Fäzes ist jedoch möglich, besonders bei den glattschaligen Eiern von Oxyuris vermicularis, von Ankylostoma duodenale, und in den nicht seltenen Fällen, wo Askarideneiern die wellige Eiweisshülle fehlt. Die praktische Erfahrung lehrt, dass solche Verwechslungen häufiger sind, als man zunächst glauben sollte. Bedeutungsvoll ist dies namentlich, wenn bei Grubenarbeitern fälschlich die Anwesenheit von Ankylostomaeiern angenommen und den Be-treffenden deshalb der Zutritt zu den Gruben untersagt wird. Runde Pflanzen-zellen mit verdickten Wänden, Hoftüpfel, Ringe aus Gefässtracheiden, niedere Algen, die zufällig verschluckt wurden, Trüffelsporen (Tafel VI, Fig. 17), die Tafel VI, Fig. 14, abgebildeten Sporen, wahrscheinlich von Brandpilzen des Ge-treides herstammend, Lykopodiumsamen, die bekanntlich zur Einhüllung von Pillen dienen und zum Teil unverdaut den Darm verlassen, können bei oberflächlicher Betrachtung als Parasiteneier imponieren. Die Tafel II, Fig. 5, abgebildeten kringelförmigen Seifenkristalle sehen wie Tänieneier aus. Auch enzystierte Proto-zoen ähneln Wurmeiern. Häufiger werden Ankylostomaeier mit solchen von Askaris, denen die Eiweisshülle fehlt, eventuell auch mit Eiern von Oxyuris ver-wechselt. Eine genaue Berücksichtigung der äusseren Form, des inneren Baues und der Grössenverhältnisse schützt vor Irrtümern.

Fällt bei Verdacht auf Darmparasiten die makro- und mikroskopische Unter-suchung der Fäzes negativ aus, so kann man nach Verabreichung eines Abführ- oder milden Wurmmittels, oder nach Genuss von Hering, Blaubeeren, Erdbeeren, Johannisbeeren die Untersuchung wiederholen. Nicht bloss bei Botriocephalus latus können trotz Anwesenheit eines erwachsenen Bandwurms Proglottiden lange Zeit im Kot vermisst werden; um so mehr ist es deshalb erforderlich, in einschlägigen Fällen nach Eiern zu suchen. Von Wichtigkeit ist ferner das Auffinden Charcot-Leydenscher Kristalle (s. S. 91) und damit nicht selten Hand in Hand gehend die eosinophile Leukozytose. Bemerkenswert ist es, dass bei Erkrankung an Brotriozephalus mit dem Auftreten schwerer Anämie die eosinophilen Leukozyten verschwinden. Grünberger[1]) beobachtete in einem Fall von Ankylostomiasis in den Schleimflocken des Stuhles zwar keine Charcotschen Kristalle, aber ganze reine Haufen von eosinophilen Leukozyten.

Um nach vollzogener Bandwurmkur den Kopf des Wurmes aufzufinden, schwemmt man bekanntlich die Fäzes mehrfach mit Wasser auf und dekantiert. Der schwere Kopf bleibt am Boden des Gefässes. Immerhin geht er doch, besonders wenn die Patienten selbst das Auswaschen besorgen, häufig genug verloren, so dass das Fehlen des Skolex keineswegs den Misserfolg der Kur beweist.

Es darf noch daran erinnert werden, dass eine abgetriebene Tänie nicht in das Klosett gespült, sondern verbrannt werden sollte, um eine Ausstreuung der zahllosen Eier zu verhindern.

Klinische Bedeutung:

Der Einfluss der Eingeweidewürmer auf ihren Wirt ist sehr verschieden. In vielen Fällen sind wir überhaupt nicht imstande, irgend eine Veränderung der Lebensäusserungen bei ihm wahrzunehmen; in anderen Fällen verursachen die Parasiten Störungen der Verdauung, Schmerzen oder nervöse Symptome all-

---

1) Wiener med. Wochenschr. 1903. Nr. 52.

gemeiner Art, in noch anderen die gefährlichsten Zustände. Von keinem der menschlichen Darmparasiten kann man wohl unbedingt sagen, dass er harmlos sei, wenn auch gewisse Arten nur selten störend wirken. Maassgebend hierfür sind der Aufenthaltsort, die Grösse und Zahl der Parasiten, individuelle Verschiedenheiten in der Giftigkeit des einzelnen Tieres, individuelle Widerstandsfähigkeit des Wirtes.

Die Schädigungen können bedingt werden durch Verstopfung enger Kanäle (Ausführungsgänge), Bewegungen der Parasiten, Wanderungen durch die Darmwand, Entziehung von Blut und von Nährstoffen und durch Produktion giftiger Substanzen.

I. Plathelminthen (Plattwürmer).

1. Zestoden (Bandwürmer).

Die Bandwürmer besitzen infolge ihrer parasitischen Lebensweise keinen Darm und sind auf flüssige Nahrung angewiesen, die sie durch ihre Haut aufnehmen. Charakteristisch ist weiter die Differenzierung von zwei Entwicklungszuständen: der hauptsächlich im Bindegewebe parenchymatöser Organe lebenden Finnen (Zystizerken) und der im Darm schmarotzenden geschlechtsreifen Tiere. Der Bandwurm besteht aus dem Kopf mit Hals (Skolex) und den Gliedern (Proglottiden). Die Summe aller Proglottiden nennt man auch Kette (Strobila). Die Zahl der Glieder kann von 3—4 bis zu mehreren Tausend betragen. Sie werden durch Knospung vom hinteren Ende des Skolex abgegrenzt, so dass die dem Kopf zunächst gelegenen Proglottiden die jüngsten, die am Ende der Kette befindlichen die ältesten sind. Dadurch erklärt sich auch die Tatsache, dass die vordersten Proglottiden am kleinsten sind und dass ein Bandwurmleiden nur dann als behoben gelten darf, wenn der Kopf entfernt ist.

Der Kopf des Bandwurms wird durch Saugscheiben und durch Haken, die kranzartig um einen zapfenartigen Vorsprung, das Rostellum, geordnet sind, an der Darmwand befestigt. Die wichtigsten Haftorgane sind die Saugscheiben und finden sich bei allen Zestoden; nur ein Teil der Bandwürmer besitzt Haken. Jede einzelne Proglottis enthält hermaphrodite Geschlechtsorgane. Die Befruchtung erfolgt durch Selbstbegattung oder kreuzweise Paarung. Durch die ganze Länge des Wurms ziehen sich das Nervensystem und das Wassergefässsystem (Ausscheidungsorgan). Am meisten fällt in den reifen Proglottiden der Uterus auf, vermöge dessen Form die einzelnen Arten voneinander unterschieden werden können. Die befruchteten reifen Eier enthalten Embryonen und gelangen zusammen mit den abgelösten Proglottiden, oder durch Platzen der Uterusblindsäcke in Freiheit gesetzt, an die Aussenwelt.

Die Zestoden bewohnen im erwachsenen Zustand, mit wenigen Ausnahmen, den Dünndarm. Die grösseren werden gewöhnlich in der Einzahl angetroffen. Es sind aber Fälle zur Kenntnis gekommen, besonders Taenia solium betreffend, in denen über 50 Exemplare abgetrieben wurden. Gehäufte Anwesenheit von Taenia saginata findet sich namentlich bei der ärmeren Bevölkerung Abessiniens, die sehr viel rohes Ochsenfleisch geniesst. Hier gilt es überhaupt als Ausnahme, wenn eine Person von Bandwurm frei bleibt. Auch fand man Botriocephalus latus, Taenia solium und saginata in demselben Darm einträchtig nebeneinander leben. Wie alt ein Bandwurm werden kann, ist nicht sicher bekannt. Die Angaben, dass ein Mensch fast sein ganzes Leben hindurch, bis ins höhere Alter hinein, ein und denselben Wurm beherbergt habe, verdienen wenig Vertrauen. Dagegen gehört ein Alter von 6—7 Jahren nicht gerade zu den Seltenheiten. Mosler[1]) berichtet von einem Patienten, dessen Botriocephalus latus 14 Jahre lang allen Abtreibungskuren trotzte, profuse Diarrhoen bei Typhus abdominalis und die hochgradige Hitze einer Febris intermittens tertiana überstand, bis es endlich gelang, ihn zu entfernen. Die Widerstandsfähigkeit der einzelnen Würmer gegenüber Abtreibungskuren ist aber ausserordentlich verschieden. Im ganzen gilt Taenia saginata wegen ihrer ungemein kräftigen Saugnäpfe als der hartnäckigste Bandwurm. Das Beste ist natürlich auch hier die Prophylaxe: Vermeidung des Genusses von rohem Fleisch. Die Finnen werden im Wasser durch eine Temperatur von 47—48 ⁰ C, der sie wenigstens eine Minute ausgesetzt sind, sowie durch längere Einwirkung von Frost vernichtet. Bei den jetzt üblichen raschen Räucher- und Pökelverfahren gehen sie jedoch in der Regel nicht zugrunde.

Während bei einem Teil der Personen die Anwesenheit eines Bandwurmes keine Störungen hervorruft, werden solche besonders bei sensiblen, anämischen und schwächlichen Individuen, vor allem bei Frauen und Kindern häufig beobachtet. Die hauptsächlichsten sind Unregelmässigkeit des Stuhlganges, Störungen im Appetit, Widerwillen gegen gewisse Speisen, Gelüste nach pikantem Essen, Heisshunger bei gefülltem Magen, Brechneigung, Aufstossen, besonders nach Genuss gewürzter oder saurer Speisen. Sie dürften mit Bewegungen des Wurmes zusammenhängen, dem diese Speisen Unbehagen verursachen. Nach Aufnahme von Milch oder süssen Mehlspeisen pflegen die Schmerzen zu verschwinden. Ueberhaupt muss man sich den Bandwurm nicht als das träge Tier vorstellen, das es, betäubt durch ein Abtreibungsmittel, zu sein scheint. Bringt man einen lebenden Bandwurm in warmes Wasser, so wird man überrascht sein über die lebhaften Bewegungen, die er ausführt, über das fortwährende Spiel der Saugnäpfe und sich sehr wohl vorstellen können, dass ein starker Reiz auf die Darmwand, besonders auf die im Verhältnis zur Grösse des Wurmes sehr kleine Stelle, an der er befestigt ist, ausgeübt wird. Als Störungen allgemeiner Art, entweder reflektorisch, oder durch Produktion von Giftstoffen bedingt, werden genannt: Allgemeine Mattigkeit, Verstimmung, psychische Unruhe, Abmagerung, Speichelfluss, Kitzelgefühl in der Nase, Erbrechen, Erweiterung der Pupillen, Kopfschmerzen, Herzklopfen, selbst Krampfzustände, bisweilen Temperatursteigerungen. Reflektorische Störungen sollen besonders bei der massenhaften Anwesenheit von Taenia nana zur Beobachtung kommen. Am bedeutsamsten ist die Entwicklung schwerer, mit den Merkmalen perniziöser einhergehender, Anämie, die besonders durch Botriocephalus latus, in seltenen Fällen auch durch Taenien hervorgerufen wird. Hier handelt es sich jedenfalls um die Aufnahme von Giften aus dem Darmkanal, nach einer Annahme infolge Erkrankung des Wurmes oder dessen individueller Giftigkeit, nach einer anderen durch Absterben des Parasiten und Uebergang desselben in Fäulnis bedingt.

Ueber die Häufigkeitsverhältnisse der Bandwürmer beim Menschen gibt folgende Tabelle von Braun[2]) Auskunft:

---

1) Virchows Archiv. Bd. 57. 1873. S. 529.
2) Die tierischen Parasiten des Menschen. 3. Aufl. 1903. S. 227.

Häufigkeitsverhältnisse der Bandwürmer beim Menschen (nach Braun).

Autor	Jahr	Zahl der Fälle	Taenia saginata	Taenia solium	Botrio-cephalus latus	Taenia cucum.	Unbe-stimmt
Parona-Mailand . .	1899	150	121	11	4	—	14
Parona-Italien. . .	1868—1899	513	397	71	26	—	19
Krabbe-Dänemark.	1869	100	37	53	9	1	—
„ „	1869—1886	200	153	24	16	8	—
„ „	1887—1895	100	89	—	5	6	—
Blanchard-Paris .	1895	?	1000	21	—	—	—
Stiles-Ver. Staaten .	1895	mehr als 300	mehr als 300	—	3	—	—
Schoch-Schweiz . .	1869	19	16	1	2	—	—
Zaeslein-Schweiz .	1881	?	180	19	?	—	—
Kessler-Petersburg	1888	?	22	16	47	—	—
Mosler-Greifswald .	1894	181	112	64	5	—	—
Bollinger-München	1885	25	16	1	8	—	—

a) Taenien: Der Skolex besitzt 4 runde, im Kreise angeordnete Saugnäpfe und bei einem Teil der Formen ein Rostellum mit Hakenkranz. In den Proglottiden ist der Uterus blind geschlossen, die Geschlechtsöffnung liegt in der Regel seitlich, oft alternierend rechts und links. Die Eier enthalten auch bei den Arten, deren ausgewachsener Wurm keinen Hakenkranz besitzt, einen Embryo mit 3 Hakenpaaren. Dieser ist von der dicken, vielfach radiär gestreiften Embryonalschale umgeben. Die zarte Eischale geht gewöhnlich bald verloren. Das, was zumeist in den Fäzes gefunden und als Taeniaei bezeichnet wird, ist, korrekter gesagt, der Embryo mit der Embryonalschale, die „Onkosphaera“. Die Aufnahme in den Zwischenwirt erfolgt auf passivem Wege. Durch die Verdauungssäfte aus ihrer Schale befreit, bohren sich die mikroskopisch kleinen Larven durch die Darmschleimhaut hindurch, wandern auf dem Blutweg vornehmlich in die Muskeln oder auch in andere Organe, wo sie durch Ausscheidung einer Zyste zum Zystizerkus auswachsen und von dem Wirt mit einer bindegewebigen Kapsel umgeben werden. Bei Genuss von finnigem Fleisch wird durch den Magensaft der Zystizerkus in Freiheit gesetzt, stülpt seinen Skolex aus und befestigt sich an der Darmschleimhaut. Die ihm noch anhängende sogenannte Schwanzblase wird verdaut und nun beginnt die Bildung der Proglottiden.

α) Taenia solium (der bewaffnete Bandwurm), Tafel XIII, Fig. 1: Seine Länge beträgt im Mittel 2—3 m. Der kugelige Kopf misst 0,6—1,0 mm im Durchmesser, trägt einen doppelten Kranz von meist 26—28 Haken. Der Hals ist ziemlich dünn und lang. Die Proglottiden, deren Zahl etwa 800—900 beträgt, sind erst kurz, nehmen dann langsam an Grösse zu und erreichen etwa 1 m hinter dem Kopf quadratische Form. Ungefähr 30 cm weiter beginnt die Geschlechtsreife der Glieder. Die reifen Proglottiden haben die Form eines Kürbiskernes, sind 10—12 mm lang, 5—6 mm breit. Der ausgebildete Uterus besteht aus einem Medianstamm und jederseits 7—10 zum Teil wieder verästelten Seitenzweigen. Die Embryonen mit ihrer kugeligen, radiär gestreiften, bräunlichen Schale (Onkosphären) messen 0,031— 0,036 mm im Durchmesser. Taenia solium lebt im Dünndarm des Menschen. Die Infektion erfolgt fast ausschliesslich durch Genuss finnigen Schweinefleisches, in seltenen Fällen auch durch das Fleisch vom Reh, Schaf, Hund. Die geographische Verbreitung des Wurmes entspricht der Verbreitung des Hausschweines und der Gewohnheit, Schweinefleisch zu geniessen. Infolge der sorgfältigen Untersuchung des Schweinefleisches hinsichtlich der Trichinose hat bei uns in den letzten Jahren seine Häufigkeit sehr stark abgenommen. In der Bonner medizinischen Klinik ist seit wenigstens 15 Jahren kein Exemplar von Taenia solium mehr zur Beobachtung gekommen.

Die Zeit, welche der Skolex braucht, um die ganze Kette der Glieder zu bilden, beträgt 11—12 Wochen. Wegen der Möglichkeit einer Infektion mit Cysticercus cellulosae durch die Eier von Taenia solium ist grosse Vorsicht für den Patienten selbst, sowie für die Umgebung geboten. Die Eier können durch unsaubere Finger in den Mund übertragen werden, oder mit Gemüsen und Salaten, die mit bandwurmeierhaltiger Jauche begossen wurden, in den Magen gelangen. Unter Umständen erfolgt auch rückläufig, vom Darm aus, wenn bei Abtreibungskuren Erbrechen ausgelöst wird, eine Infektion des Magens. Hier wird die Schale der Onkosphären aufgelöst, so dass die Embryonen ihre Freiheit erlangen.

β) **Taenia saginata (der feiste Bandwurm)**, Tafel XIII, Fig. 2: Mittlere Länge 4—10 Meter, selbst darüber bis 36 Meter, nach Bérenger-Férand[1]) sogar 74 Meter (?). Der Kopf, mehr kubisch, misst im Durchmesser 1,5—2,0 mm, ist also, so wie der ganze Wurm, grösser und kräftiger als der von Taenia solium, besitzt weder Hakenkranz noch Rostellum, sondern an Stelle des letzteren eine seichte Vertiefung. Die 4 sehr kräftigen Saugnäpfe sind meist von einem schwarzen Pigmentsaum umgeben. Der Hals ist ziemlich lang, etwa halb so breit als der Kopf. Die Proglottiden, deren Zahl über 1000 beträgt, nehmen sehr allmählich an Grösse zu. Die reifen abgelösten Glieder, 16—20 mm lang, 4—7 mm breit, zeigen ausgesprochene Kürbisform. Die Genitalpapillen stehen unregelmässig alternierend. Der Uterus besitzt an seinem Medianstamm jederseits 20—35 feine, vielfach weiter verzweigte Seitenäste. Die Schale der kugeligen Eier bleibt leichter als bei Taenia solium erhalten und zeigt eventuell zwei einander gegenüberstehende, fadenförmige Fortsätze. Der Embryo mit radiär gestreifter, brauner Embryonalschale gleicht dem von Taenia solium, misst im Durchmesser 0,03 bis 0,04 mm, ist also etwas grösser, als dieser und ein wenig oval. Die Embryonalschale ist ein wenig dicker. Die häufig gemachte Angabe, dass es möglich sei, die „Eier“ (Onkosphären) von Taenia solium und Taenia saginata vermöge ihrer Grössen- und Formenverschiedenheit voneinander zu unterscheiden, stösst in der Praxis fast immer auf unüberwindliche Schwierigkeiten. Der Versuch, durch Betrachtung der Eier zur Differentialdiagnose zu gelangen, ist auch in der Regel unnötig, da wir ein viel bequemeres Hilfsmittel in der Vergleichung des Uterus der zwischen zwei Objektträgern flachgedrückten Proglottiden besitzen. Auch ist die ganze Proglottis von Taenia solium zarter und durchscheinender, als die von Taenia saginata. Die Finne von Taenia saginata kommt so gut wie ausschliesslich beim Rinde zur Beobachtung. Die kleinen, schnell eintrocknenden Zystizerken werden aber in dem grossen Körper ihres Wirtes leicht übersehen. Seitdem bekannt geworden, dass sie mit Vorliebe in den Musculi pterygoidei interni und externi sitzen, findet man häufiger finnige Rinder. Immerhin ist Taenia saginata noch der häufigste, in unserer Gegend fast ausschliesslich vorkommende Bandwurm des Menschen und weit über die Erde verbreitet.

γ) **Taenia cucumerina (Dipylidium caninum)**, Tafel XIII, Fig. 3: 15—35 cm lang, 1,5—3 mm breit. Der kleine Skolex (0,3 mm im Durchmesser) trägt ein zurückziehbares Rostellum, auf dem in 3—4 Ringen 46—60 rosendornförmige Haken stehen. Der Hals ist sehr kurz. In den Proglottiden ist der Genitalapparat verdoppelt und man findet zwei gegenständige Genitalpori. Der

---

1) Zit. nach Braun, Die tierischen Parasiten des Menschen. 3. Aufl. (1908.) S. 253.

Uterus bildet ein Retikulum, in den reifen Gliedern löst er sich in einzelne rundliche Säckchen auf, die 8—15 Eier umschliessen. Die abgehenden Glieder sind sehr lang gestreckt und haben eine rötliche Färbung. Durchmesser der Onkosphäre mit Embryonalschale beträgt 0,032—0,036 mm. Der ausgewachsene Wurm lebt gewöhnlich im Darm des Hundes, kommt aber auch bei der Katze, dem Schakal und dem Menschen vor. Im letzteren, nicht zu seltenen Falle handelt es sich fast immer um Kinder. Die Uebertragung erfolgt durch Vermittelung der Hundelaus, des Hunde- oder Menschenflohes, in denen das zugehörige Zystizerkoid lebt. Der Modus ist dabei der, dass Hunde ihre finnenhaltigen Hautparasiten zerbeissen und an ihren Lippen oder der Zunge befindliche Zystizerkoide durch Lecken oder infolge anderweitiger naher Berührung auf Kinder übertragen.

δ) Taenia nana (Hymenolepis nana), Tafel XIII, Fig. 4: 10—15 mm lang, 0,5—0,7 mm breit; Kopf kugelig, 0,25—0,30 mm im Durchmesser. Das Rostellum trägt einen einfachen Kranz von 22—30 Häkchen, kann aus dem Kopf weit hervortreten oder auch tief in diesen zurückgezogen werden. Der Hals ist lang. Die Proglottiden, etwa 150 an der Zahl, sind 0,4—0,9 mm breit und kaum den vierten Teil so lang. Die Geschlechtsöffnungen liegen alle auf einer (der linken) Seite. Der Uterus ist unverzweigt. Die Eier sind sehr durchsichtig, farblos, messen 0,030—0,037 mm im Durchmesser. Der Raum zwischen Eischale und Embryonalschale wird von einer granulierten Substanz ausgefüllt. Die Embryonalhülle ist nicht radiär gestreift. Der Embryo ist mit 6 Haken versehen und misst mit Schale im Durchmesser etwa 0,016—0,019 mm.

Die Entwicklung des Wurmes ist nicht genügend bekannt. Vielleicht entbehrt er ebenso wie die ihm naheverwandte Hymenolepis murina des Zwischenwirtes. In Europa ist der Wurm besonders häufig in Sizilien, wurde aber auch in Norditalien, Russland, Serbien, England, Frankreich, Deutschland, ferner in Südamerika, Siam und Japan beobachtet. Der Parasit bewohnt den menschlichen Darm bisweilen in enormen Mengen, 4—5000 Exemplaren, besonders bei Kindern, und kann deshalb trotz seiner Kleinheit erhebliche Beschwerden machen. Appetitlosigkeit, Diarrhoen, allerhand nervöse Störungen, selbst Epilepsie, wurden beobachtet, die nach Entfernung der Würmer verschwanden.

ε) Taenia diminuta seu flavopunctata (Hymenolepis diminuta) Tafel XIII, Fig. 5: 20—60 cm lang und bis 3,5 mm breit; 600—1000 Glieder; Kopf (0,2—0,5 mm) mit rudimentärem, unbewaffnetem Rostellum. Der Wurm steht Taenia nana nahe. Die Eier sind bald doppelt so gross, wie bei dieser. Die Finne lebt in einem kleinen Schmetterling, in Käfern und anderen Zwischenwirten. Taenia diminuta ist bis jetzt in seltenen Fällen, hauptsächlich in Italien, Süd- und Nordamerika beobachtet worden.

ζ) Taenia madagascariensis (Davainea madagascariensis): 20 bis 30 cm lang, ist bisher in vereinzelten Fällen in Mayotta (Comoren), Port Louis (Insel Mauritius), Nassi Bé (Madagaskar), Bangkok, George Town (Guyana) beobachtet worden. Von weiteren Raritäten sei noch erwähnt

η) Taenia lanceolata (Hymenolepis lanceolata): 2 Exemplare bei einem 12jährigen Knaben in Breslau.

ϑ) Taenia asiatica (Davainea ? asiatica): Ein kopfloses Exemplar aus Anger in Aschabad (asiatisches Russland, in der Nähe der Nordgrenze Persiens).

ι) Taenia africana: 2 Exemplare von einem schwarzen Soldaten aus der Gegend des Nyassasees herrührend.

$\varkappa$) Taenia confusa: 2 Exemplare, zu verschiedener Zeit in Lincoln (Nebraska) gefunden.

λ) Taenia echinococcus: In einzelnen seltenen Fällen können bei Durchbruch einer Echinokokkusblase in den Darm Echinokokkusmembranen oder Haken in den Fäzes gefunden werden.

b) Botriozephalen: Der unbewaffnete Kopf ist lang gestreckt und besitzt zwei einander gegenüberliegende, flächenständige Sauggruben, die ziemlich tief einschneiden. Die Genitalorgane finden sich in jeder Proglottis in der Einzahl. Die Genitalöffnung liegt in der Mittellinie der Bauchfläche. Der Uterus bildet im Mittelfeld eine Rosette. Die Eier sind mit Deckel versehen; sie müssen zur weiteren Ausbildung ins Wasser gelangen. Dann tritt aus ihnen eine Flimmerlarve hervor, welche einen ovalen Körper mit 6 Haken enthält und frei im Wasser herumschwimmt. Die Flimmerhülle ist vergänglich und wird nach einiger Zeit abgestreift. Der Embryo bewegt sich dann kriechend am Boden. Er gelangt in noch nicht näher bekannter Weise in Süsswasserfische, um sich in den Muskeln und Eingeweiden derselben mit einer dünnen Zyste zu umgeben (Plerozerkoid) und sich direkt in den Kopf eines Botriozephalus zu verwandeln, welcher, durch Verfütterung in den Darm eines geeigneten Wirtes gebracht, zum reifen Wurm auswächst.

α) Botriocephalus latus (Dibotriocephalus latus), Tafel XIII, Fig. 6: Die Länge des ganzen Wurmes beträgt 2—9 Meter und darüber. Der mandelförmige Kopf ist 2—3 mm lang. Seine Dorsoventralachse ist länger als der Querdurchmesser, so dass es scheint, als sei er zu den Proglottiden rechtwinklig gestellt. Der Hals ist sehr dünn, je nach der Kontraktion kürzer oder länger. Die Zahl der Proglottiden beläuft sich auf 3000—4000 und darüber. Sie sind in ausgewachsenem Zustand breit und verhältnismässig kurz (10—12 mm breit, 3—4 mm lang). Nur die letzten Glieder werden länger und nehmen an Breite ab, so dass ihre Form mehr quadratisch wird. Die grossen Eier mit bräunlicher Schale und kleinem Deckel messen 0,068—0,071 : 0,045 mm. Die meist in Furchung begriffene Keimzelle ist von zahlreichen grossen Dotterzellen umgeben. Die hintersten Proglottiden enthalten oft keine Eier. Als Zwischenwirt dienen verschiedene Süsswasserfische: Hecht, Quappe, Barsch, Salmo umbla, Trutta vulgaris, Trutta lacustris, Thymallus vulgaris (Aesche), Coregonus lavaretus (Schnäpel), Coregonus albula (kleine Maräne) und Onchorhynchus perryi.

Das Wachstum dieses Bandwurms im Dünndarm des Menschen ist ein sehr rasches, durchschnittlich 8 cm pro Tag, wobei die Zahl der neugebildeten Proglottiden 31—32 beträgt. Die Eier erscheinen bereits 24 Tage nach der Infektion im Kot. Zentren der Verbreitung des Botriocephalus latus sind die französische Schweiz (Umgebung des Bieler-, Neuenburger-, Murten- und Genfersees) und die baltischen Provinzen Russlands. Auch in den Ostseeprovinzen Deutschlands, besonders bei den Bewohnern der kurischen Nehrung und der Landseite des kurischen Haffs kommt er häufig vor. Autochthon findet er sich ferner in München und in der Umgebung des Starnberger Sees. In Turkistan und Japan ist er der häufigste Parasit des Menschen. Seine Häufigkeit und Verbreitung hat zum Teil stark abgenommen. Botriocephalus latus kommt in der Regel nur in einem Exemplar zur Erscheinung, es sind aber schon bis zu 48 Tieren bei einer Person gefunden worden. In vielen Fällen ruft der Wurm keine besonderen Störungen hervor, in anderen die auch sonst bei Bandwürmern beobachteten gastrischen und allgemein nervösen Erscheinungen. In manchen Fällen aber verursacht er sehr schwere Anämien, anscheinend infolge Produktion von Giftstoffen.

β) Botriocephalus cordatus (Dibotriocephalus cordatus), Tafel XIII, Fig. 7: Dem Botriocephalus latus an Gliederbau ähnlich, unterscheidet er sich durch seine beträchtlich geringere Grösse (Länge 80—115 cm, grösste Breite der

Proglottiden 7—8 mm, Zahl derselben bis 600) und durch die Bildung des Kopfes und des vorderen Körperendes. Der Kopf ist herzförmig, bis zu 2 mm lang und breit, also gedrungener und breiter als der von Botriocephalus latus. Die Gliederung beginnt dicht hinter dem Kopf und die Glieder nehmen rasch an Breite zu. Schon 3 cm hinter dem Kopf sind sie geschlechtsreif. Die Eier sind denen von Botriocephalus latus sehr ähnlich, aber im Durchschnitt ein wenig grösser (0,075 : 0,050 mm). Botriocephalus cordatus findet sich häufig in Grönland und Island, hauptsächlich im Darm der Seehunde, Walrosse, Hunde, nur gelegentlich auch des Menschen.

γ) Botriocephalus sp. Ijima et Kurimoto (Diplogonoporus grandis): Ueber 10 Meter lang; Skolex unbekannt. Proglottiden sehr kurz (0,45 mm) und breit (bis 25,0 mm). Ueber die ganze Ventralfläche des Wurmes zieht rechts und links eine Längsfurche, in der die Genitalpori liegen. Die dickschaligen hellbraunen Eier messen 0,063 : 0,048—0,050 mm. Der Parasit wurde bisher zweimal bei Japanern beobachtet.

2. Trematoden (Saugwürmer).

Distomen: In seltenen Fällen werden in der Leber oder im Darm des Menschen diese scheibenförmigen, ovalen Parasiten gefunden, die einen der Nahrungsaufnahme dienenden Mund- und einen dahinter liegenden Bauchsaugnapf besitzen. Sie machen einen komplizierten Wirts- und Generationswechsel durch. Der gewöhnliche Entwicklungsgang ist folgender: Die befruchteten Eier gelangen aus dem Körper des Parasitenträgers ins Wasser, wo nach einiger Zeit durch Aufspringen des Deckels aus ihnen eine bewimperte Larve, das „Mirazidium" auskriecht. Dieses dringt in ein Weichtier (kleine Schnecke) ein und wächst zu einem Keimschlauch, „Sporozyste", aus. In dieser, einem muskulösen Sack, bilden sich Eier und entwickeln sich zu einer zweiten Form von Keimschläuchen, den komplizierter gebauten „Redien", die eine Geburtsöffnung für die in ihnen sich wiederum auf ungeschlechtlichem Wege erzeugende Brut besitzen. In den Redien entstehen je nach der Jahreszeit entweder wiederum Redien, eventuell in mehreren Generationen, oder es bilden sich „Zerkarien", deren Körper dem der erwachsenen Distomen ähnelt, aber noch keine Geschlechtsorgane besitzt. Die Zerkarien sind auf das Leben im Wasser eingerichtet und tragen einen lebhaft beweglichen Ruderschwanz. Sie wandern demgemäss aus dem Weichtier, das ihnen als Wirt dient, aus und enzystieren sich unter Verlust des Schwanzes an Wasserpflanzen, oder sie wandern in ein anderes Tier (Mollusk, Arthropod oder Wirbeltier) ein, wo sie sich ebenfalls verkapseln. Durch Aufnahme dieser Zysten infiziert sich nun das definitive Wirtstier, in dem die geschlechtsreifen Distomen entstehen. Dieser Entwicklungsgang kann auch mehr oder weniger vereinfacht sein.

Die Infektion beim Menschen erfolgt durch Aufnahme der Zerkarien mit verunreinigtem Trinkwasser, rohem Gemüse, Salat, Brunnenkresse.

α) Distomum hepaticum (Fasciola hepatica), der Leberegel, Tafel XIV, Fig. 1: 20—30 mm lang, 8—13 mm breit, blattförmig, mit einem vorderen kegelförmigen Ansatz. Am meisten fällt bei der Betrachtung des Parasiten der Darmkanal auf, der sich gleich nach seinem Beginn in zwei parallele, longitudinal verlaufende Schenkel spaltet, deren jeder eine grössere Anzahl sich verästelnde Seitenzweige aussendet. Er tritt besonders deutlich hervor, wenn er mit Galle oder Blut gefüllt ist. Distomum hepaticum lebt in den Gallengängen der Schafe, Rinder, Schweine, Ziegen und verursacht die unter dem Namen

„Leberfäule" bekannte Krankheit, der namentlich Schafe oft in ungeheuren Mengen erliegen. Beim Menschen ist der Parasit nur in sehr seltenen Fällen und meist nur in wenigen Exemplaren gefunden worden. Zum Teil fehlten krankhafte Symptome und der Wurm wurde nur zufällig bei der Sektion entdeckt. In anderen Fällen fand sich infolge Verstopfung des Ductus choledochus oder hepaticus Ikterus. Ausserdem wurden Magendarmstörungen, allmählich auftretende enorme Vergrösserung der Leber, schliesslich Aszites, fortschreitende Kachexie, Exitus beobachtet. Die Infektion der Schafe, demnach wohl auch die des Menschen, geschieht gegen Ende des Sommers. Im Frühjahr beginnen die Egel aus der Leber auszuwandern und können dann in den Fäzes erscheinen. Auch nach Verabreichung eines Abführmittels fand man sie beim Menschen in den Dejektionen. Die Eier, die man in den Fäzes findet, sind oval, gelbbraun gefärbt und besitzen einen Deckel. Sie ähneln sehr den Eiern von Botriocephalus latus, sind aber vor allem beträchtlich grösser (0,14 : 0,08 mm).

β) Distomum lanceolatum (Dicrocoelium lanceolatum), Tafel XIV, Fig. 2: 8—10 mm lang, 2—3,5 mm breit, also kleiner und schmäler, als der Leberegel, wie der Name besagt, lanzettförmig gestaltet. Die beiden Darmschenkel sind unverzweigt. Bei der Betrachtung fallen mehr die Verzweigungen des Uterus auf, der die ganze hintere Körperhälfte einnimmt. Die reifen Eier messen 0,04 : 0,03 mm und enthalten einen birnförmigen, am vorderen Ende bewimperten Embryo.

Distomum lanceolatum lebt oft gemeinsam mit Distomum hepaticum in den Gallengängen des Schafes. Beim Menschen wurde es in einigen wenigen Fällen gefunden und ist wegen seiner geringeren Grösse weniger gefährlich, als der Leberegel.

γ) Distomum felineum, seu sibiricum (Opisthorchis felineus): 8—11 mm lang, 1,5—2 mm breit, in frischem Zustand gelbrot, fast völlig durchsichtig. Eier, Tafel XIV, Fig. 4, oval, mit scharf abgesetztem Deckel am spitzen Pol, 0,030 : 0,011 mm. Bewohnt die Gallengänge besonders der Hauskatzen. Beim Menschen zuerst in Sibirien gefunden, später in dem ostpreussischen Kreis Heydekrug, hier anscheinend gar nicht selten und durch Auffinden der Eier in den Fäzes diagnostizierbar. Die Zahl der Parasiten betrug in einzelnen Fällen über 100, und es fanden sich schwere Veränderungen der Leber. Mehrfach wurde das gleichzeitige Vorkommen eines Karzinoms in der Leber beobachtet, so dass es nahe liegt, einen Zusammenhang anzunehmen. Der vom Parasiten ausgehende Reiz bildet das auslösende Moment für das Wachstum des Karzinoms.

δ) Distomum heterophyes (Cotylogonymus heterophyes): Bis 2 mm lang, 1 mm breit. Eier dickschalig, dunkel rötlichbraun, 0,03 : 0,017 mm, enthalten ein allseitig bewimpertes Mirazidium. Die Tiere sitzen im Dünndarm und sollen nach Loos in Aegypten beim Menschen gar nicht selten sein, aber wegen ihrer geringen Grösse leicht übersehen werden.

ε) Distomum sinense, seu spathulatum (Opisthorchis sinensis): In Form und Farbe dem Distomum felineum ähnlich, aber etwas grösser. Eier, Tafel XIV, Fig. 3, 0,028—0,03 : 0,016—0,017 mm, braun bis schwarz, oval, mit dünner Schale, scharf abgesetztem Deckel am spitzen Pol, tragen am entgegengesetzten Pol eine kleine Spitze. In ihrem Inneren befindet sich ein allseitig bewimpertes Mirazidium. Der Parasit kommt bei Chinesen, Japanern und Indern vor, unter Umständen in grossen Massen (über 4000) und ruft schwere Leberveränderungen hervor. Die Krankheit zeigt eine unverkennbare Aehnlichkeit mit der bei uns beobachteten Leberfäule des Hornviehes.

Besonders berüchtigt ist die Provinz Okayama in Japan, wo in einzelnen Ortschaften, wie die Fäzesuntersuchung ergab, über die Hälfte der Einwohner infiziert ist.

In ganz vereinzelten Fällen wurden beim Menschen gefunden

ζ Distomum conjunctum (Opisthorchis noverca): In Kalkutta, bei der Sektion in den Gallengängen aufgefunden.

η) Distomum crassum (Fasciolopsis buski): Länge 24—37, selbst bis 70 mm, Breite 5—14 mm, nur im Darm des Menschen beobachtet, in Ost- und Südasien.

ϑ) Distomum Rathouisi: 25 mm lang, 16 mm breit. Von einer Chinesin, nach heftigen Schmerzen in der Lebergegend, mit dem Kot entleert.

ι) Amphistomum hominis (Gastrodiscus hominis): 5—8 mm lang, 3—4 mm breit, mit grosser runder Saugscheibe, bei einem Assouanesen und Inder im Zökum und Kolon in grossen Mengen gefunden.

II. Nemathelminthen (Rundwürmer).

1. Nematoden (Fadenwürmer):

Langgestreckte drehrunde Würmer, von faden- oder spindelförmiger Gestalt, ohne Gliederung. Der „Hautmuskelschlauch" umschliesst eine Leibeshöhle, in der die Eingeweide locker eingebettet sind. Die Mundöffnung ist genau end-ständig, der After befindet sich am hinteren Ende, auf der Bauchseite. Die Geschlechter sind fast immer getrennt und die Männchen lassen sich von den Weibchen meist schon äusserlich unterscheiden. Sie sind kleiner und schlanker, zeigen das hintere Ende eingerollt oder gekrümmt, oder mit einem flügelförmigen Anhang versehen, während es bei den Weibchen gerade ausläuft. Bei den Männchen enden die Genitalien durch den After aus und es finden sich hier oft Spikula, die als Haftorgane bei der Begattung dienen. Die Geschlechtsöffnung der Weibchen liegt auf der Bauchseite, bald in der Mitte des Körpers, bald mehr nach vorn oder hinten.

α) Ascaris lumbricoides, der Spulwurm, Tafel XIV, Fig. 5: Blass-rötlich, zylindrisch, an beiden Enden zugespitzt, Weibchen 30—40, Männchen bis 25 cm lang. Das Kopfende ist deutlich abgesetzt und besitzt 3 mit feinen Zähnen versehene, zapfenförmige Hervorragungen (Lippen). Das hintere Ende des Männchens ist bauchwärts umgebogen; aus der Kloake ragen oft zwei Spikula von 2 mm Länge hervor. Das Weibchen kann im Jahr bis 60 Millionen Eier bilden, die in den Fäzes sehr gleichmässig verteilt sind, da sie sich schon dem Dünndarminhalt beimengen und infolgedessen leicht zu finden sind; sie fehlen nur, wenn die Weibchen noch nicht geschlechtsreif sind, oder sich zufällig im Darm bloss Männchen finden. Die Eier sind oval, 0,05—0,06 mm lang, in einer dicken, durchsichtigen Schale eingeschlossen, die von einem in Buckeln vor-springenden Eiweissbelag umgeben ist. Letzterer färbt sich durch den Kotfarbstoff gelb bis braun, fehlt aber bisweilen.

Man kann in solchen Fällen im Kot die braunen Eier mit Eiweisshülle und die farblosen ohne Hülle nebeneinander antreffen, und findet ausserdem Eier, deren Hülle beiden Polen in Form einer Haube aufsitzt. Man muss wohl annehmen, dass die Eiweisshülle in der Gegend des Ei-Aequators leicht einreisst und sich, da sie mit der Eischale nicht fest verbunden ist, zurückschiebt. Nur an den Polen scheint sie fester zu haften, was auch daraus hervorgeht, dass die ganz hüllenlosen Eier unter Umständen an den Polen kleine Reste der braunen Hülle zeigen. Dass es sich in den Fällen, die ich beobachten konnte, um einen nachträglichen Verlust der Hülle und nicht, wie man annehmen könnte, um mangelhafte Entwicklung handelte, geht daraus hervor, dass man neben den hellen Eiern noch vielfach die braunen, zusammengezogenen Hüllen liegen sehen konnte.

Das Innere des Eies ist fein gekörnt und zeigt keine Furchungskugeln. Letztere bilden sich erst, wenn das Ei einige Zeit im Freien gelegen hat. Je nach der Aussentemperatur vergehen bis zur Entwickelung des Embryos im Ei einige Wochen bis zu mehreren Monaten und länger. Die unentwickelten Eier sowohl als die Embryonen sind sehr widerstandsfähig, vertragen Eintrocknen oder mehrwöchiges Einfrieren und können bis zu mehreren Jahren entwickelungsfähig bleiben. Gelangen embryohaltige Eier mit schmutzigem Trinkwasser, Salat oder Gemüsen, die mit Jauche gedüngt wurden, durch Finger, die mit infizierter Erde in Berührung kamen usw., in den Dünndarm des Menschen, der Schweine und Rinder, so entwickelt sich (also ohne Zwischenwirt) im Verlauf von 10 bis 12 Wochen der geschlechtsreife Spulwurm.

Der Spulwurm gehört zu den verbreitetsten menschlichen Parasiten, ist in den Tropen noch häufiger als in Europa und parasitiert besonders bei den unreinlichen Negern. Bei uns findet er sich vorwiegend bei Kindern, die viel mit dem Fussboden in Berührung kommen, besonders auf dem Lande, wo durch Schweine und Rinder die Wurmeier allerorts zerstreut werden. In der Regel bewohnen nur einige Exemplare zu gleicher Zeit den Darm, es kommen aber unter Umständen Hunderte zur Beobachtung, die grosse Wurmknoten bilden und selbst zu Darmverschluss führen können. Lenacher teilt mit, dass er in der Umgebung der Antillen wiederholt Kinder beobachtete, die 400—600 Askariden entleerten. Cruveilhier fand mehr als 1000 im Darm eines idioten Mädchens. Das Maximum stellt ein Fall von Fouconneau-Dufresne dar, ein Knabe, der innerhalb dreier Jahre 5126 Askariden entleerte, grösstenteils wurden sie erbrochen, manchmal 600 Stück pro Tag[1]). Während für gewöhnlich die Spulwürmer im Dünndarm liegen und sich wenig bewegen, wandern sie zeitweise aus, werden mit den Fäzes entleert, oder verlassen ohne diese den Darm durch den After, gelangen eventuell in den Magen und werden, wie schon erwähnt, erbrochen, oder kriechen aktiv zum Mund oder zur Nase heraus, können auch in seltenen Fällen in Kehlkopf und Trachea gelangen und zur Erstickung führen. Bekannt ist ihre Neigung, sich in enge Kanäle zu zwängen, so dass sie in seltenen Fällen den Ductus choledochus verstopfen, sich auch durch Perlen oder Knopfösen, die sich zufällig im Darm fanden, hindurchzwängten. Man beobachtet in solchen Fällen nach W. Ebstein[2]) unter Umständen bei dem abgehenden Wurm Verschmälerung des vorderen Endes, mit dem er in der engen Höhle steckte, oder Strangulationsmarken, die diagnostischen Wert besitzen, da sie normalerweise bei dem Wurm nicht vorkommen. Von sonstigen klinischen Erscheinungen werden besonders beobachtet: Störungen der Stuhlentleerung, Schmerzen, bisweilen schwere Diarrhoen mit hochgradiger Abmagerung, Anämie. Allerlei nervöse Störungen, selbst solche schwerer Art, epileptiforme Anfälle und meningitische Symptomenkomplexe scheinen in einzelnen gut beobachteten Fällen, wohl eine gewisse Disposition vor-

---

1) Zit. nach Péteri, Jahrb. f. Kinderheilk. Bd. 73. (1911.) S. 352.
2) Deutsches Archiv f. klin. Med. Bd. 81. 1904. S. 543.

ausgesetzt, auf Anwesenheit der Askariden bezogen werden zu müssen. Offenbar hängen diese Erscheinungen mit einer Giftproduktion durch die Askariden zusammen. Eröffnet man die Leibeshöhle eines frischen Spulwurms, so nimmt man in der Tat einen starken, an Pfeffer erinnernden Geruch wahr, und die Flüssigkeit in dieser Höhle kann bei Berührung mit der Konjunktiva starke Entzündung hervorrufen. Die Giftigkeit dürfte auch je nach der Herkunft wechseln. So gilt in Westindien der Spulwurm bei jedermann als gefährlicher Gast[1]). In der überwiegenden Mehrzahl der Fälle bei uns zu Lande verursacht aber der Spulwurm zweifellos keinerlei Störungen. Das Hervorkriechen der Würmer aus sogenannten Wurmabszessen ist nur auf sekundäre Einwanderung durch eine schon bestehende Oeffnung im Darm zurückzuführen und hängt eben mit der Neigung der Würmer, enge Kanäle zu passieren, zusammen.

β) Ascaris mystax (Ascaris canis), Tafel XIV, Fig. 6: Der Hundespulwurm, nur $^1/_3$ so gross als der Menschenspulwurm, trägt an seinem spitzen Kopfe 2 flügelförmige Chitinansätze, so dass dieser einer Pfeilspitze gleicht. Die Eier sind fast kugelig, 0,07 mm im Durchmesser, mit dünner Schale und wenig vorspringender Eiweissschicht. Der im Darm von Katzen- und Hundearten, besonders unserer Haustiere, sehr häufige Wurm wird beim Menschen äusserst selten beobachtet.

γ) Oxyuris vermicularis, der Pfriemenschwanz, Tafel XV, Fig. 1: Auch Maden- oder Springwurm genannt, von weisser Farbe. Das hintere Ende der 10—12 mm langen, 0,4—0,6 mm breiten Weibchen ist langgestreckt und zugespitzt und hat wegen seiner charakteristischen Form den Namen des Wurmes veranlasst. Bei dem nur 2,5—5 mm langen, 0,15—0,2 mm breiten Männchen hingegen ist das Hinterteil ventral gebogen oder eingerollt und trägt ein Spikulum. Das Mundende ist bei beiden Geschlechtern von einer blasenförmigen Auftreibung der Kutikula bedeckt.

Die 0,05 mm langen und 0,02 mm breiten Eier sind, von oben gesehen, oval, von der Seite betrachtet zeigen sie eine flache Bauch- und eine gewölbte Rückenfläche, ein stumpfes und ein etwas spitzeres Ende. Die Eischale ist dünn, durchsichtig, doppelt konturiert und enthält einen feinkörnigen Inhalt, in dem eventuell ein Zellkern zu sehen ist. Man findet auch unter Umständen Furchungskugeln, häufiger einen kaulquappenförmigen, oder auf weiterer Entwicklungsstufe begriffenen wurmförmigen Embryo. Die Embryonen lassen eventuell schon bei gewöhnlicher Temperatur, besonders aber bei Betrachtung auf dem erwärmten Objekttisch, Bewegungen innerhalb der Eischale erkennen. Die Eier werden nur ausnahmsweise im Kot, in vielen Fällen dagegen leicht am Rande des Afters und in der Analfurche gefunden. Die Entwicklung der Eier zu fertigen Embryonen geht bei Körpertemperatur ungemein rasch, in 4—6 Stunden, vor sich (bei kühler Aussentemperatur aber unter Umständen sehr viel langsamer) und erfolgt vielfach zum Teil schon innerhalb der Weibchen. Wird ein solches Ei in den Magen des Menschen eingeführt, so sprengt das Würmchen die Schale und begibt sich wahrscheinlich sogleich in den Dünndarm. Hier werden die Tiere unter 2- bis 3 maliger Häutung geschlechtsreif und begatten sich. Sie steigen in das Coecum und den Processus vermiformis hinab, wo die Begattung anscheinend noch fortgesetzt wird. Hier sammeln sich hauptsächlich die befruchteten Weibchen an und verweilen längere Zeit an diesem Ort, während die Eier sich entwickeln. Allmählich wandern nun die Weibchen weiter in den Dickdarm hinab und sind, im Mastdarm angelangt, wo sie sich längere Zeit aufhalten, meist strotzend mit Eiern gefüllt.

---

1) **Peiper**, Deutsche med. Wochenschr. 1897. Nr. 48.

Man findet die Würmer zu gewissen Zeiten entweder in der Umgebung des Afters, abends im Bett, oder mit dem Kot vermischt, besonders auf dessen Oberfläche, bei warmer Temperatur in lebhaft schnellender Bewegung. Manchmal gehen ganze Ballen der mit Schleim vermischten Würmchen ab. Um die Würmer aufzufinden, ist es zweckmässig, die Fäzes mit Wasser aufzuschwemmen und auf dunkler Unterlage zu betrachten. Bei der Rektoskopie entdeckt man nicht selten Oxyuren im Darm, in lebhafter schlängelnder Bewegung begriffen. Bezüglich der möglichen Verwechslungen der Eier vgl. Allgem. Teil (S. 407). In der heisseren Jahreszeit können sich auf den Fäzes Larven von Dipteren entwickeln, deren Verwechslung mit Oxyuren nicht ausgeschlossen ist. Sie zeigen aber ein stumpfes Hinterteil und kriechen rasch und gradlinig vorwärts, während die Oxyuren sich schlängelnd fortbewegen. Die ganze Entwicklung der Oxyuren läuft in 4—5 Wochen ab. Trotzdem können Patienten lange Jahre an Oxyuren leiden, denn die Uebertragung erfolgt (ohne Zwischenwirt) durch Selbstinfektion, hauptsächlich vermittels beschmutzter Finger und Fingernägel. Der verbreiteten Annahme, dass die Oxyureneier das Austrocknen gut vertragen, durch zerstäubten Kot auf Obst, Gemüse und andere Nahrungsmittel, die roh verzehrt werden, gelangen und so zur Infektion führen können, tritt Heller[1]) entgegen, mit der Begründung, dass die Eier das Austrocknen nur kurze Zeit aushalten, und dass der andere Infektionsweg so häufig beschritten und naheliegend sei, dass es eines Umweges nicht bedürfe. Die Oxyuren finden sich im Darm oft in sehr grossen Mengen, sie gehören zu den häufigsten Darmparasiten und sind über die ganze Erde verbreitet.

Bei der Auswanderung aus dem After verursachen die Weibchen Juckreiz, der oft unerträglich ist und die davon Befallenen zur Verzweiflung bringen kann. Das Rektum und die Umgebung des Afters ist öfters entzündlich gereizt. Auch in die Vagina wandern die Tiere nicht selten ein.

Auf reflektorischem Wege, oder durch Bildung toxischer Substanzen können zuweilen allgemeine Störungen, selbst psychischer Art, ausgelöst werden.

ð) Ankylostoma duodenale, Tafel XV, Fig. 2: Die Männchen sind 7—11 mm lang, im Durchschnitt 0,46 mm dick, die Weibchen 7—16,5 mm lang, 0,63 mm dick. Das Kopfende des vorn verjüngten, zylindrischen Wurmes ist wie bei allen Dochmiusarten nach der Rückseite umgebogen und schneidet mit schräger Fläche ab. Die Mundöffnung ist mit einer glockenartigen Chitinkapsel versehen, an deren Rand sechs zahnartige Leisten stehen, die zur Befestigung an der Darmwand dienen. Mehr in der Tiefe der Mundhöhle sieht man noch zwei Stilets aus Chitin zum Anstechen der Darmschleimhaut. Am Hinterende des Männchens befindet sich als Charakteristikum der Familie der Strongyliden, eine aus zwei flügelartigen Fortsätzen bestehende Verbreiterung, die Bursa copulatoria, die als Greiforgan bei der Begattung dient und zwei lange Spikula enthält. Das Hinterende des Weibchens endet in einer stumpfen Spitze. Man findet, auch bei Anwesenheit sehr zahlreicher Ankylostomen im Darm, ohne Anwendung von Abtreibungsmitteln, so gut wie niemals Exemplare des Parasiten in den Fäzes, denn die Würmer haften so fest an der Darmwand, dass man bei Sektionen Mühe hat, den lebenden Parasiten abzulösen, ohne ihn zu zerstören. Da die Lebensdauer der Würmer jedoch beschränkt ist, nach Leichtenstern[2]) in maximo 5—8 Jahre nicht überschreitet, so müssen ab und zu tote Würmer mit dem Kote abgehen. Dies erfolgt aber so vereinzelt, dass man keine Chance hat, sie aufzufinden. Lebende Ankylostomen werden niemals in den Fäzes beobachtet.

---

1) Deutsches Archiv für klinische Medizin. Bd. 77. 1903. S. 25.
2) Deutsche medizinische Wochenschr. 1886. S. 173.

Nach Darreichung passender Abtreibungsmittel, besonders des Aspidium filix mas, kann man, wenn es auch häufig schwierig ist, sämtliche Tiere zu entfernen, unter geeigneten Umständen mehrere Hundert lebloser Würmer im Kote finden. Dieselben gehen häufig erst mehrere Tage nach Einnahme des Mittels ab. Um sie mit Sicherheit aufzufinden, ist es nach Leichtenstern erforderlich, sämtliche Stühle von 4—6 Tagen nach Verabreichung des Wurmmittels zu sammeln. Jeden einzelnen soll man mit reichlich Wasser vom Laboratoriumsdiener mindestens $1/_2$ Stunde rühren lassen und dann jeweilig einen Suppenlöffel voll auf schwarzem Untergrund in einer flachen Glasschale unter erneutem Zugiessen von Wasser und mehrfachem Dekantieren genau absuchen. Wird dies wirklich sorgfältig ausgeführt, so erfordert es pro Stuhl oft 2 Stunden Arbeit. Die gestreckten, gelb bis rötlich gefärbten Weibchen sind viel leichter aufzufinden, als die weissen, viel zarteren Männchen, die oft ganz zusammengerollt in kleinsten Kotklümpchen versteckt liegen und beim Dekantieren sehr leicht weggegossen werden. Der Unterschied in der Färbung beruht darauf, dass die Weibchen anscheinend die hauptsächlichsten Blutsauger sind. In älteren Fällen findet man viel weniger Männchen als in frischen. Es rührt dies wohl daher, dass die Männchen im Darm mehr wandern und infolgedessen leichter nach aussen transportiert werden. Vielleicht hängt es auch mit geringerer Resistenz der Männchen zusammen, da diese bei Abtreibungskuren auffallenderweise zuerst abgehen[1]). Im grossen Durchschnitt entspricht das Verhältnis der Männchen zu den Weibchen der Zahl 10 : 22. Die ovalen, sehr zarten Eier mit glatter Oberfläche sind 0,056—0,063 mm lang, 0,036—0,040 mm breit und enthalten 2—8 feinkörnige bräunliche Dotterkugeln, deren Zentrum oft bläschenartig aufgehellt ist. Die in den meisten Büchern zu findende Angabe, dass die Schale doppelt konturiert sei, ist, in dieser Form ausgedrückt, unbedingt irreführend. Vielmehr sieht man, im Gegensatz etwa zu den Oxyuriseiern, die deutlich doppelt konturiert sind, zunächst nur, wie der innere Umriss des optischen Querschnittes dem Kontur der Furchungskugeln entspricht. Es ist jedoch richtig, dass man unter Zuhilfenahme stärkerer Vergrösserung bei richtiger Einstellung den scheinbar einfachen Kontur in einen ausserordentlich schmalen, je nach der Einstellung bald dunklen, bald glashellen Saum auflösen kann, der eine kräftige äussere und zartere innere Umrandung aufweist.

Wenn auch das ganze Aussehen des Ankylostomaeies ein sehr charakteristisches ist, so sei doch bezüglich der Möglichkeit, Ankylostoma-Eier mit anderen Dingen zu verwechseln, auf das S. 407 Gesagte hingewiesen. Ueber den Unterschied gegenüber den Eiern von Oxyuris vermicularis und Eiern von Ascaris lumbricoides, falls diesen, wie es vorkommt, der Eiweisssaum fehlt, ist zu bemerken: Askariseier sind deutlich doppelt konturiert und zeigen in den Fäzes keine Dotterfurchung, da die Entwickelung bis zum Embryo meist mehrere Monate in Anspruch nimmt. Oxyuriseier sind deutlich doppelt konturiert, mehr länglich auf einer Seite abgeflacht; sie können bisweilen gefurcht sein. Da aber ihre Entwickelung sehr rasch erfolgt, so ist dies Stadium nur von kurzer Dauer und wird deshalb verhältnismässig selten angetroffen. Auch wird man bei einigem Suchen ganz ungefurchte Eier, oder solche mit ausgebildeten Embryonen finden. Ankylostoma-Eier hingegen zeigen stets Dotterkugeln, da die Furchung schon vor Ablegung der Eier ihren Anfang nimmt und im Darm wegen Mangels an Sauerstoff nicht über dieses Stadium hinausgeht. Man könnte nur dann auf weiter entwickelte Eier stossen, wenn die Fäzes bei warmer Temperatur in dünner Schicht ausgebreitet, vor Eintrocknen geschützt, einige Tage gestanden hätten, oder, bei

---

1) Nieden, Deutsche med. Wochenschr. 1903. Vereinsbeilage S. 353.

kompakten Fäzes, an der feucht gehaltenen Oberfläche. Man kann ja bekanntlich unter genannten Versuchsbedingungen bei einer Temperatur, die am besten 25—30° C beträgt, jedenfalls aber nicht unter 22° C liegen darf, aus den Ankylostoma-Eiern rhabditisartige Larven züchten, die ungeschlechtlich bleiben und sich nach einiger Zeit mit einer über beide Enden ein Stück hinausragenden hellen Chitinkapsel umgeben, in der sie sich, vor Eintrocknen geschützt, lange Zeit lebendig erhalten können. Die Eier sind, da sie sich dem Dünndarminhalt beimengen, sehr gleichmässig in den Fäzes verteilt.

Leichtenstern fand durch sorgfältige Zählungen, dass man die Menge der im Darm befindlichen Ankylostoma-Weibchen annähernd berechnen kann, wenn man die Zahl der in 1 g frischen Kotes mittlerer Konsistenz enthaltenen Eier durch 47 dividiert. Es verdient diese Zählung deshalb auch von dem Praktiker beachtet zu werden, weil (abgesehen von der persönlichen Widerstandskraft) die Schwere der Erkrankung der Menge der Parasiten direkt proportional ist, resp. in frischen Fällen, die noch nicht zu klinischen Erscheinungen geführt haben, proportional verlaufen wird. Individuelle Giftigkeitsunterschiede, wie sie besonders für Botriocephalus latus gelten, spielen hier keine Rolle[1]).

Findet man einige Tage nach einer Abtreibungskur noch Eier in den Fäzes, so ist dies noch kein Beweis dafür, dass Würmer im Darm zurückgeblieben sind, da nach Tenholt[2]) in den Falten der Darmschleimhaut Eier 8 Tage und länger haften bleiben können. Man lässt in solchen Fällen den Patienten am besten nach 14 Tagen zu einer erneuten Untersuchung kommen. Um den Beweis der Abwesenheit von Ankylostomen, wenn auch nicht mit Sicherheit, so doch mit grosser Wahrscheinlichkeit, erbringen zu können, muss man nach Tenholt drei verschiedene, an verschiedenen Tagen entleerte, möglichst frische Stühle, nicht etwa solche, die warm gestellt worden waren, sorgfältig untersuchen. Bei sicher konstatierter Abwesenheit von Eiern wäre noch die Möglichkeit gegeben, die übrigens bei dem Ueberwiegen der Weibchen wenig Wahrscheinlichkeit besitzt, dass der Darm nur einige Männchen beherbergte. Praktisch wäre dies jedoch belanglos, da isolierte Männchen die Krankheit nicht verbreiten können und einzelne Würmer den von ihnen Befallenen nicht schädigen. Neuerdings empfiehlt Hayo Bruns[3]) zum Nachweis von Anchylostomen im Darm die gesamten Fäzes nach dem Vorgang von Looss mit Tierkohle zu verreiben und in den Brutschrank zu stellen. Nach 5—6 Tagen haben sich Larven entwickelt, die man mit Wasser auszieht und im Zentrifugat nachweist. Dies Verfahren gibt nach Bruns vielfach noch positivere Resultate, wenn das Suchen nach Eiern nicht zum Ziel führt.

Die Infektion mit Ankylostoma duodenale, das nicht, wie der Name besagen könnte, im Duodenum, sondern ganz vorwiegend im Jejunum lebt, erfolgt, wie schon lange bekannt, durch Verschlucken der eingekapselten Larven. Später entdeckte dann Looss[4]) die merkwürdige Tatsache, dass auch von der unverletzten Haut aus eine Aufnahme der Larven erfolgen kann. Dieselben dringen durch die Haarbälge ein, gelangen in die Venen (vereinzelt auch auf dem Umwege durch die Lymphbahnen in die Venen), durchs rechte Herz in die Lungen, aus dem Lungenblut in die Alveolen, in die Bronchien, durch den Kehlkopf in den Oesophagus, Magen und schliesslich in den Darm. Diese merkwürdige An-

---

1) Leichtenstern, Deutsche med. Wochenschr. 1899. Nr. 41.
2) Die Untersuchung auf Anchylostomiasis. 2. Aufl. Bochum 1904.
3) Deutsche med. Wochenschr. 1911. S. 397.
4) Zentralbl. f. Bakteriologie. Abt. I. Bd. 24. 1898. S. 441. Bd. 29. 1901. S. 733. Bd. 33. 1903. S. 330. Bd. 35. 1904. S. 602. Vortrag auf dem internationalen Zoologenkongress. Bern, August 1904.

gabe, anfänglich natürlich stark bezweifelt, ist durch andere Autoren, insbesondere Schaudinn[1]) und Lambinet[2]) in vollem Maasse bestätigt worden.

Die Ankylostomiasis, in den heissen Klimaten sehr verbreitet, besonders seit langer Zeit in Aegypten endemisch, spielt seit einigen Dezennien auch in unseren Gegenden dort eine wichtige Rolle, wo die Existenzbedingungen für die Ausbreitung des Parasiten gegeben sind. Es sind dies Tunnels, Bergwerke und Ziegelfelder. Besonders die grossen Epidemien auf' den Ziegelfeldern Kölns und in den Rheinisch-Westfälischen Kohlenbergwerken haben' in den letzten Jahren grosses Aufsehen erregt. Die klinischen Symptome hängen alle von der schweren, oft zum Tode führenden Anämie ab, die durch Giftproduktion von seiten der Würmer, vor allem aber durch die starken Blutverluste der Patienten zu erklären ist. Letztere erfolgen besonders bei den frischen Infektionen, wo die jungen Würmer behufs Begattung stark den Ort wechseln und neue Bisstellen aufsuchen, während an den verlassenen Nachblutungen auftreten[3]).

ε) **Necator americanus (Uncinaria americana)** ist dem Ankylostoma duodenale nahe verwandt, unterscheidet sich aber von ihm hauptsächlich durch die Form der Mundkapsel und der Bursa copulatoria. Ferner sitzt bei den Weibchen von Ankylostoma die Geschlechtsöffnung hinter, bei denen von Nekator vor der Mitte. Findet man Pärchen in Kopulation, so kann man daher, wie eine instruktive Abbildung von Looss zeigt, schon makroskopisch die' beiden Arten von einander unterscheiden. Die Eier sind etwas grösser, 0,064—0,076 mm lang, 0,036—0,040 mm breit und schlanker. Der Parasit lebt wie Ankylostoma duodenale im Dünndarm des Menschen und ruft die gleichen klinischen Symptome hervor. Seine Heimat soll der Sandboden sein, während er in Lehmdistrikten selten vorkommt. Er wurde in neuester Zeit häufig im Süden der Vereinigten Staaten aufgefunden und von den Amerikanern als „New World hookworm" dem Ankylostoma duodenale, dem „Old World hookworm" gegenüber gestellt[4]).

ζ) **Anguillula stercoralis (Strongyloides intestinalis)**, Tafel XV, Fig. 3: Aus der 2 mm langen, im Darm lebenden, hermaphroditen, filariaartigen Anguillula intestinalis entwickeln sich rhabditisartige Embryonen, die im frischen Stuhl erscheinen und jetzt als Anguillula stercoralis bezeichnet werden. Die doppelte Auftreibung ihres kurzen Oesophagus kennzeichnet sie als rhabditisartig gegenüber dem filariaartigen, langen Oesophagus ohne Auftreibungen des Muttertieres. Die 0,4—0,6 mm lange Anguillula stercoralis bewegt sich sehr lebhaft im Kot und man sieht sie unter dem Mikroskop rasch durchs Gesichtsfeld eilen. Will man ihre Form genauer erkennen, so empfiehlt es sich nach Tenholt[5]), dem Präparat ein erstarrendes Bindemittel, Gelatine oder Gummi, zuzusetzen. Diese rhabditisartigen Larven können sich innerhalb von 12 Stunden in filariaartige Larven umwandeln, die sich ebenfalls sehr lebhaft bewegen und, wenn sie

---

1) Deutsche med. Wochenschr. 1904. Nr. 37.

2) Daselbst. Nr. 50.

3) Betreffs der Literatur sei, abgesehen von den zahlreichen älteren Arbeiten, besonders auf die klassischen Untersuchungen Leichtensterns hingewiesen (besonders Zentralbl. f. klin. Medizin. 1885. Nr. 12; Deutsche med. Wochenschr. 1885, 86, 87, 88, 99), sowie auf die neueren zusammenfassenden Arbeiten von Löbker: Die Ankylostomiasis etc. Wiesbaden 1896. Löbker und Bruns, Arb. a. d. Kais. Ges.-Amt. Bd. 23. 1906. S. 421. Zinn u. Jacobi, Ankylostomum duodenale. Leipzig 1898 (vollständige Literaturübersicht). Tenholt, Die Anchylostomiasis-Frage. Zentralbl. f. Bakteriol. I. Abt. Ref. Bd. 34. 1903. S. 1 u. 34. Deutsche Vierteljahrsschr. f. öffentl. Gesundh. Bd. 38. 1906. S. 271. Looss, In dem Handbuch der Tropenkrankheiten von Mense. Bd. 1. Zeitschr. f. klin. Med. Bd. 58. 1905. S. 1.

4) Stiles, Deutsche med. Wochenschr. 1903. Vereinsbeilage ·S. 32 und Report upon the prevalence and geographic distribution of hookworm disease. Washington 1903.

5) Die Untersuchung auf Anchylostomiasis. S. 5.

durch Autoinfektion in den Darm gelangen, zur geschlechtsreifen Anguillula intestinalis auswachsen. Es ist das die sogenannte „direkte Metamorphose", die nach Leichtenstern vorwiegend in unseren Gegenden vor sich geht. Es gibt nun aber noch einen Entwickelungsgang mit Einschaltung einer freilebenden geschlechtlichen Zwischenform, der hauptsächlich in den Tropen zur Beobachtung kommt. Es entwickeln sich in diesem Falle innerhalb einiger Tage aus der rhabditisartigen Larve männliche und weibliche geschlechtsreife Tiere, die die Rhabditisform beibehalten und Rhabditis stercoralis genannt werden. In den Weibchen entwickeln sich aus befruchteten Eiern wieder rhabditisartige Larven, die sich nach einiger Zeit in filariforme Larven umwandeln. Gelangen letztere in den Darm, so wachsen sie wieder zur geschlechtsreifen Anguillula intestinalis aus. Bei Anwesenheit der Anguillula intestinalis kann man in frischen Fäzes rhabditisartige Larven, in solchen, die einen Tag älter sind und warmer Temperatur ausgesetzt waren, filariaartige Larven finden. Die geschlechtsreifen Rhabditiden, die in mehrere Tage altem Kote zu erwarten wären, finden sich nach dem Gesagten fast nur in den Tropen, oder in Fällen, die aus den Tropen zu uns frisch importiert wurden[1 u. 2]). Eier der Anguillula finden sich nicht im Stuhlgang, da sich aus ihnen entweder schon im Mutterleib, oder gleich nach der Ausstossung die Embryonen entwickeln. Die rhabditisartigen Larven könnten mit denen des Ankylostoma duodenale verwechselt werden, die ebenfalls Rhabditisform zeigen, wenn sie sich nicht viel rascher bewegten und wenn man nicht wüsste, dass Ankylostomalarven niemals in frischem Kote vorkommen. Man findet Anguillula intestinalis häufig in Gemeinschaft mit Ankylostoma duodenale. Seine klinische Bedeutung ist jedenfalls gering. Die ursprüngliche Annahme, dass der Parasit Erreger der Cochinchina-Diarrhoe sei, hat sich als falsch erwiesen. Er ist aber wohl imstande, falls in grossen Mengen vorhanden, schon bestehende Diarrhoen zu verstärken. Möglicherweise führt er auch bisweilen zu Anämie, so dass einzelne Autoren der Ankylostomiasis eine Anguilliasis an die Seite stellen wollen.

η) Trichina (Trichinella) spiralis kommt bekanntlich beim Menschen als Darm- und als Muskeltrichine vor. Im ersteren Fall gelingt es unter Umständen, wenn auch nur ausnahmsweise, Darmtrichinen im Kot aufzufinden. Das Männchen misst 1,5, das Weibchen 3 mm in der Länge, beide sind sehr schlank. Das Männchen zeigt zwei eigenartige, an einen Schwalbenschwanz erinnernde Schwanzanhänge.

ϑ) Trichocephalus dispar (Trichocephalus trichiurus), der Peitschenwurm, Taf. XV, Fig. 4: Männchen 40—45 mm lang, mit eingerolltem Hinterende und 2,5 mm langem Spikulum. Weibchen 45—50 mm lang. Das Vorderende des Wurmes ist fadenförmig, das viel dickere (1 mm im Durchmesser) Hinterende beträgt $^2/_5$ der ganzen Länge. Die Eier sind zitronenförmig mit dicker brauner Schale, die an den Polen durchbohrt ist und einen hellen Pfropf enthält. Sie messen 0,05—0,054 : 0,023 mm, sind ungefurcht und werden im Kot sehr leicht aufgefunden. Eine Verwechselung mit anderen Dingen ist bei ihrer charakteristischen Gestalt ausgeschlossen. Die Trichozephalen, zu den häufigsten Parasiten der Menschen gehörend, sind meist nur in wenigen Exemplaren vorhanden, leben im Zökum, gelegentlich auch im Processus vermiformis, oder im Kolon; selten werden sie im Dünndarm getroffen. Sie entwickeln sich ohne Zwischenwirt. Das fadenförmige Vorderende ist in die Schleimhaut eingebettet

---

1) Vergl. Zinn, Deutsche med. Wochenschr. 1899. Vereinsbeilage Nr. 13.

2) In einem in Bonn beobachteten Fall, sicher nicht tropischer Provenienz, liess sich übrigens ein kleiner Teil der Larven zu geschlechtsreifen Exemplaren der Rhabditis stercoralis aufziehen (vgl. Stursberg, Sitzungsberichte d. Niederrheinischen Gesellsch. zu Bonn, März 1905).

und der Parasit ernährt sich von Blut. Trotzdem führt er nur ganz ausnahmsweise und wohl nur bei Anwesenheit grösserer Mengen zu klinischen Erscheinungen. Es sind in solchen Fällen Hunderte, bis zu 1000 Würmern gefunden worden. Den Abtreibungsmitteln setzen die Trichozephalen ungewöhnliche Widerstände entgegen. Ohne Anwendung solcher Mittel begegnet man den Würmern überhaupt nicht im Stuhl.

2. Akanthozephalen (Kratzer).

Echinorhynchus gigas, der Riesenkratzer: Der Wurm erinnert äusserlich an einen Spulwurm resp. Regenwurm, da er geringelt ist. Sein innerer Bau ist aber vollkommen anders; vor allem fehlt ihm der Darmkanal. Am Vorderende trägt er einen einziehbaren, kugeligen, mit zahlreichen Haken versehenen Rüssel, mit dem er sich tief in die Darmwand einbohrt. Das Männchen wird 7—10, das Weibchen 31—50 cm lang. Der Parasit bewohnt häufig in grossen Mengen den Dünndarm des Wild- und Hausschweines. Beim Menschen wurde er bisher nur in verschwindend seltenen Fällen gefunden. Die Möglichkeit der Infektion ist durch die in einzelnen Gegenden bestehende Gewohnheit, rohe Maikäfer zu verzehren, gegeben, da die Embryonen in Engerlinge gelangen und auch nach Umwandlung derselben in Maikäfer am Leben bleiben.

III. Arthropoden.

Fliegenlarven: Nicht selten bemerkt man in oder auf den Fäzes Maden verschiedenartiger Fliegen. In der überwiegenden Mehrzahl der Fälle handelt es sich natürlich um eine nachträgliche Infektion des Kotes. Es existieren aber auch eine Anzahl sehr wohl beglaubigter Fälle, welche die Tatsache beweisen, dass im Magendarmkanal Larven verschiedener Fliegenarten zur Entwickelung gelangen können und nachträglich entweder erbrochen oder mit den Fäzes entleert werden. In vielen Fällen treten hierbei keine krankhaften Erscheinungen auf, in anderen aber entwickeln sich sehr ernste Symptome, die mit guten Gründen auf die Madeninvasion bezogen werden. Man bezeichnet das betreffende, wenig bekannte Krankheitsbild als Myiasis intestinalis. Die Möglichkeit seiner Existenz wird noch vielfach bestritten, wie beispielsweise vor einigen Jahren die lebhafte Diskussion in Wien im Anschluss an einen Vortrag von H. Schlesinger und Weichselbaum beweist, es scheint aber zu Unrecht.

Für das Vorkommen von Myiasis intestinalis spricht folgendes: In mehreren Fällen fand der behandelnde Arzt die in einem sauberen Gefäss aufgefangenen Exkremente, unmittelbar nach der Entleerung, von Hunderten lebhaft beweglicher Maden durchsetzt; bei dem Schlesinger-Weichselbaumschen Falle, der zur Obduktion führte, wurden im Dickdarm eigenartige Geschwüre mit starker Unterminierung und Höhlenbildung in der Submukosa (ähnlich wie bei Infektion mit Balantidium coli) gefunden, die sich in die bisher bekannten Geschwürskategorien aus anatomischen Gründen nicht einreihen liessen; nach Entleerung eines grösseren Schubes Maden trat in den bekannten Fällen dauernd oder vorübergehend Heilung bzw. Besserung auf.

Gegen das Vorkommen einer Myiasis intestinalis spricht vor allem die Tatsache, dass unter Umständen Jahre lang immer wieder neue Portionen von Maden abgegangen sein sollen, obgleich eine Neuinfektion ausgeschlossen schien. Man müsste in diesen Fällen annehmen, dass sich im Darm selbst Fliegen entwickelt hätten, die dort von neuem Eier oder Larven deponierten. Ein Abgang von Fliegen aus dem After ist aber niemals beobachtet worden. Oder man müsste annehmen, dass die Larven auf dem Wege der Pädogenese (Entwickelung von Eiern, ohne Befruchtung, in einem jugendlichen Organismus) im Darm neue Larven erzeugten, ein Vorgang, der zwar bei gewissen Fliegenarten vorkommt, bei den hier in Frage stehenden Fliegen aber in der Natur noch nie gesehen worden ist. Freilich ist nach Auffassung des Wiener Zoologen Brauer die Möglichkeit, dass im Darm eine solche Umformung des Entwickelungsganges vorkommen könne, nicht ohne weiteres abzuweisen. Auch würde sich der Umstand, den gewisse Fälle von Myiasis intestinalis zur Erklärung verlangen, dass die Larven im Darm für längere Zeit einen Stillstand in ihrer Entwicklung aufweisen müssten, mit sonstigen zoologischen Erfahrungen vereinigen lassen.

Die klinischen Symptome der akuten Myiasis intestinalis sind unbestimmte Zeichen von Seiten des Digestionstraktus, oft äusserst intensive Schmerzen. Die seltene chronische Myiasis kann als Enteritis pseudomembranacea, oder als dysenteriformer Prozess verlaufen, schliesslich zu Darmstenosen und zum Tode führen.

Die in Betracht kommenden Fliegen sind fast ausschliesslich Musziden; am häufigsten fand man die Larven von Anthomyia canicularis, Sarcophaga carnaria, Musca vomitoria, Tafel XV, Fig. 5, Teichomyza fusca, aber auch noch viele andere. Sie werden einige Millimeter bis etwa 1 cm lang und bewegen sich in den Fäzes lebhaft kriechend. Die genauere zoologische Bestimmung wird am besten durch Züchtung der betreffenden Fliegen ermöglicht. Dass die Larven mit ihren scharfen Schlundhaken, oder den zahlreichen Stacheln, die ihren Leib oft bedecken, einen erheblichen Reiz auf die Schleimhaut auszuüben vermögen, ist verständlich.

Die Möglichkeit der Infektion ist hauptsächlich durch Genuss von Esswaren, besonders von rohem Fleisch, die längere Zeit, wie etwa in manchen Restaurationen, unbedeckt gestanden und den Fliegen zur Ablegung ihrer Eier bzw. Larven gedient hatten, gegeben. Trotz dieser häufig zutreffenden Bedingungen ist aber doch das Krankheitsbild der Myiasis intestinalis auf alle Fälle ein sehr seltenes, da die meisten Fliegenlarven jedenfalls im Magen oder Darm vernichtet werden. Andere besitzen jedoch eine ausserordentliche Lebenszähigkeit, sah doch Spangberg Larven von Syrphus tenax 40 Minuten lang in 90 proz. Alkohol leben. Unter Umständen kann es vorkommen, dass die Larven beim schlafenden Menschen (Säugling) vom After aus einwandern.

Die Diagnose auf Myiasis intestinalis darf natürlich nur dann gestellt werden, wenn jede nachträgliche Einwanderung von Fliegenlarven in die Fäzes auf das sorgfältigste ausgeschlossen wurde.

Eingehende Literaturangaben über Myiasis intestinalis finden sich bei Lallier[1]), Peiper[2]), Schlesinger und Weichselbaum[3]), Wirsing[4]). Eine Zusammenstellung aller Fliegenspezies, die überhaupt einmal auf menschlichen

---

1) Etude sur la myiase du tube digestif chez l'homme. Thèse de Paris. 1887.
2) Fliegenlarven als gelegentliche Parasiten des Menschen. Berlin 1900.
3) Wiener klin. Wochenschr. 1902. Nr. 1 u. 2.
4) Zeitschr. f. klin. Med. Bd. 60. 1906. S. 122.

Exkrementen gefunden wurden (mit zahlreichen Abbildungen), gibt L. Howard[1]). Die letzte Veröffentlichung stammt von Gruyen, Lieuhart und Thiry[2]).

Schmetterlingsraupe. Im Stuhl eines $3\frac{1}{2}$jährigen Knaben fand Ackermann[3]) die noch lebende Raupe des Schmetterlings Aglossa pinguinalis. Vielleicht war dieselbe mit der Butter verzehrt worden.

Milbe. Tsunoda[4]) fand im Stuhl eines anämischen Kranken während längerer Zeit eine als Endoparasit lebende kleine Milbenart (Glyciphagus). Die kleinen Tiere sowie ihre Eier waren in jedem mikroskopischen Präparat zu finden. Eine ähnliche Beobachtung hat auch Tièche[5]) beschrieben.

1) Proceedings of the Washington Academy of Sciences. 1900. Vol. II. p. 541.
2) Paris médical. 1913. No. 11.
3) Deutsche med. Wochenschr. 1909. Nr. 3.
4) Deutsche med. Wochenschr 1910. Nr. 28.
5) Zentralbl. f. Bakteriol. 1910. Orig. Bd. 45.

Namen- und Sachregister.

N.

O.

Druck von L. Schumacher in Berlin N. 4.

Erklärung zu Tafel I.

Figur 1: Verschiedene Schleimmembranen aus Fäzes ($^1/_3$ natürl. Grösse).

Figur 2: Bindegewebsfetzen aus Fäzes ($^1/_3$ natürl. Grösse).

Figur 3: a und b = Mikroskopische Bilder von Bindegewebsfetzen aus Fäzes (Leitz, Obj. 7).

Figur 4: Verschiedene Erscheinungsweisen der elastischen Fasern in den Fäzes: a = im Bindegewebe, b = aus gröberen Bändern, halb verdaut, c = isoliert, wohl erhalten (Leitz, Obj. 7).

Figur 5: Epidermisschuppen (verhornte Zellen), aus Mekonium isoliert (Leitz, Obj. 7).

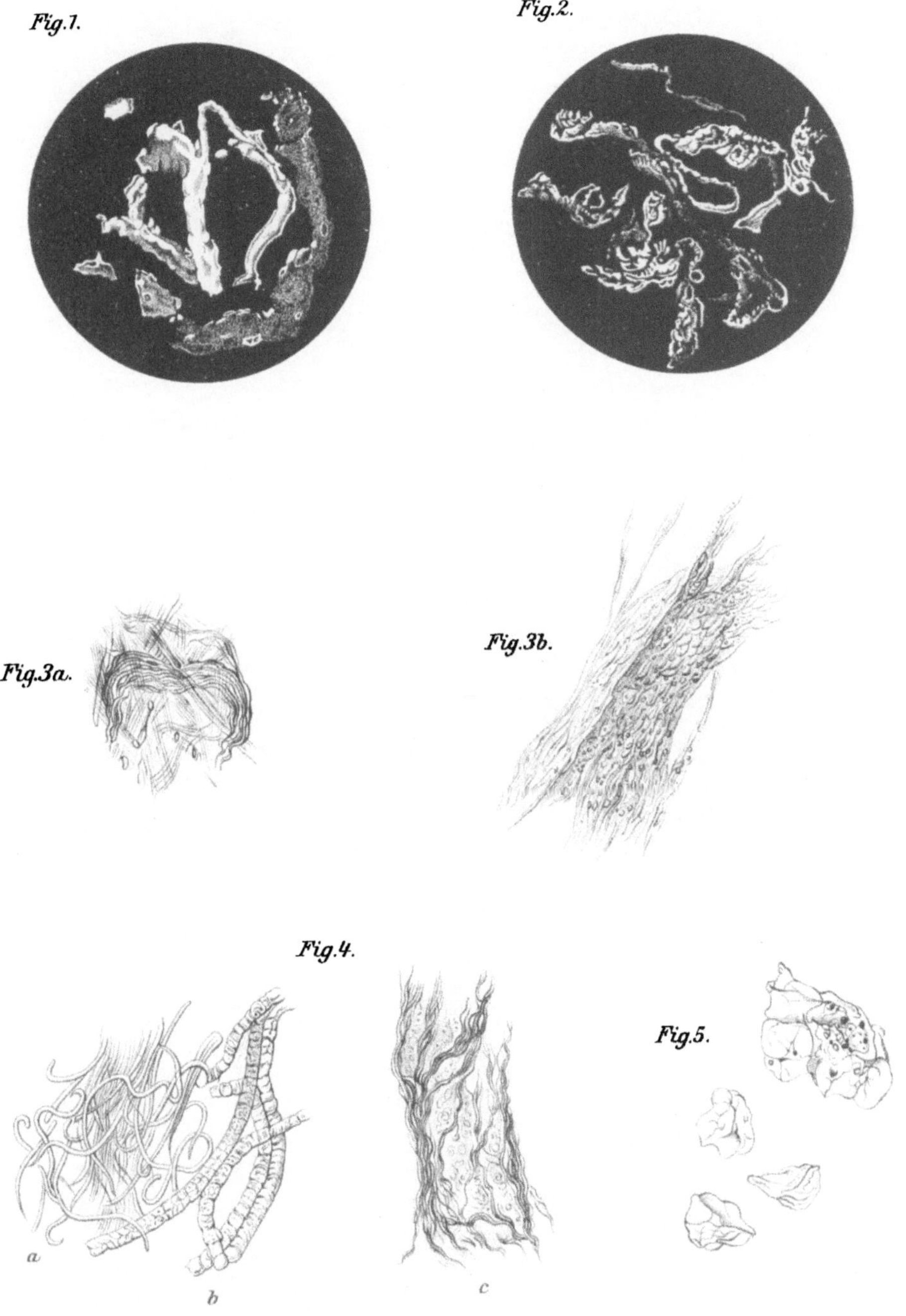

Ad. Schmidt und J. Strasburger, Die Fäzes des Menschen. 4. Aufl.

E. Laue, Lith. Inst. Berlin.

Erklärung zu Tafel II.

Figur 1: Muskelfaserreste aus Fäzes: a = grosse, b = mittlere, c = kleine Formen (Leitz, Obj. 7).

Figur 2: Sog. „gelbes Korn" (bilirubinhaltige Eiweissreste) aus den Fäzes, in Schleim eingebettet (Leitz, homog. Immers. $^{1}/_{12}$).

Figur 3: Mikroskopisches Bild des Mekoniums: a = sog. Mekonkörperchen, b = Fettschollen, c = Cholesterintafeln, d = Epidermisschuppen (Leitz, Obj. 7).

Figur 4: Neutralfett: a = bilirubinhaltig aus dem Stuhle eines Erwachsenen, b = aus Säuglingsstuhl, c = letzteres nach Färbung mit Sudan III, d = dasselbe nach Osmiumsäurefärbung (Leitz, Obj. 7).

Figur 5: Seifenkristalle und Seifenschollen: a = kringelförmige Kristalle aus Typhusstuhl, b = gelbe Kalksalze (Leitz, Obj. 7).

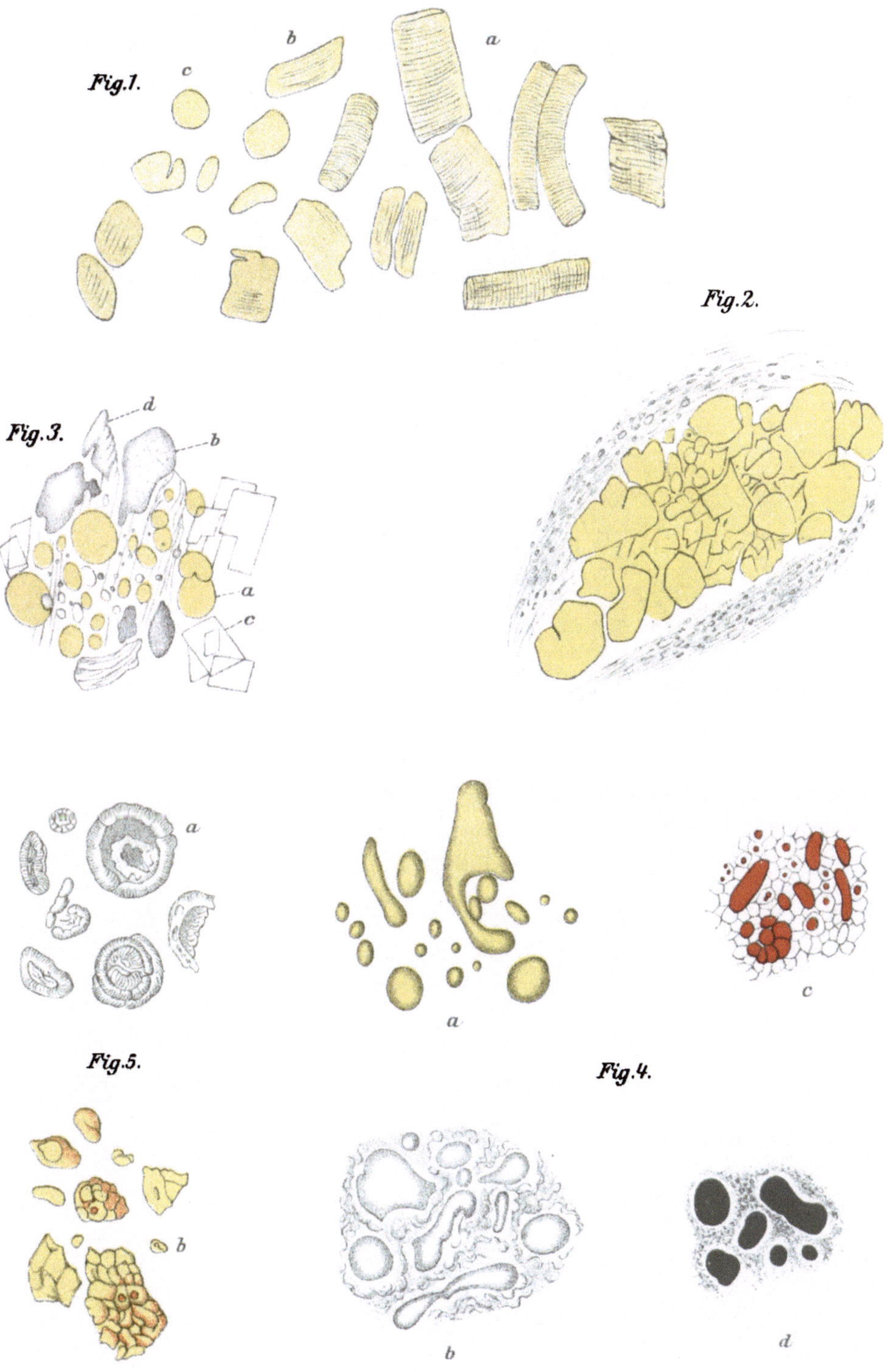

Ad. Schmidt und J. Strasburger, Die Fäzes des Menschen. 4. Aufl.

Erklärung zu Tafel III.

Figur 1: Kaseinflocken: a = Kasein, b = Fettropfen (Leitz, Obj. 7).

Figur 2: Fettsäurenadeln: a = in leukozytenhaltigem Schleim, b = am Rande von Fett
säuretröpfchen nach Glyzerinzusatz zu Säuglingsstuhl (Leitz, Obj. 7).

Figur 3: Fettsäureschollen und Seifennadeln aus Lehmstuhl: a = Fettsäureschollen,
b = Seifennadeln (Leitz, Obj. 7).

Figur 4: Sog. „hyaline Schleiminsel" Nothnagels: a = Seifenschollen, b = „hyaline
Schleiminsel" (Leitz, Obj. 7).

Figur 5: Sog. „verschollte Zellen": a = einzelne Exemplare verschollter Zellen, a_1 = dieselben nach Zusatz von Essigsäure und Erhitzung, b = verschollte Zellen in zähem
Dickdarmschleim (Leitz, homog. Immers. $^1/_{12}$).

Figur 6: Fibringerinnsel (Leitz, Obj. 7).

Figur 7: Schleimfetzen in natürlichem Zustande (Leitz, Obj. 7).

Figur 8: Schleimfetzen nach Zusatz von Essigsäure (Leitz, Obj. 7).

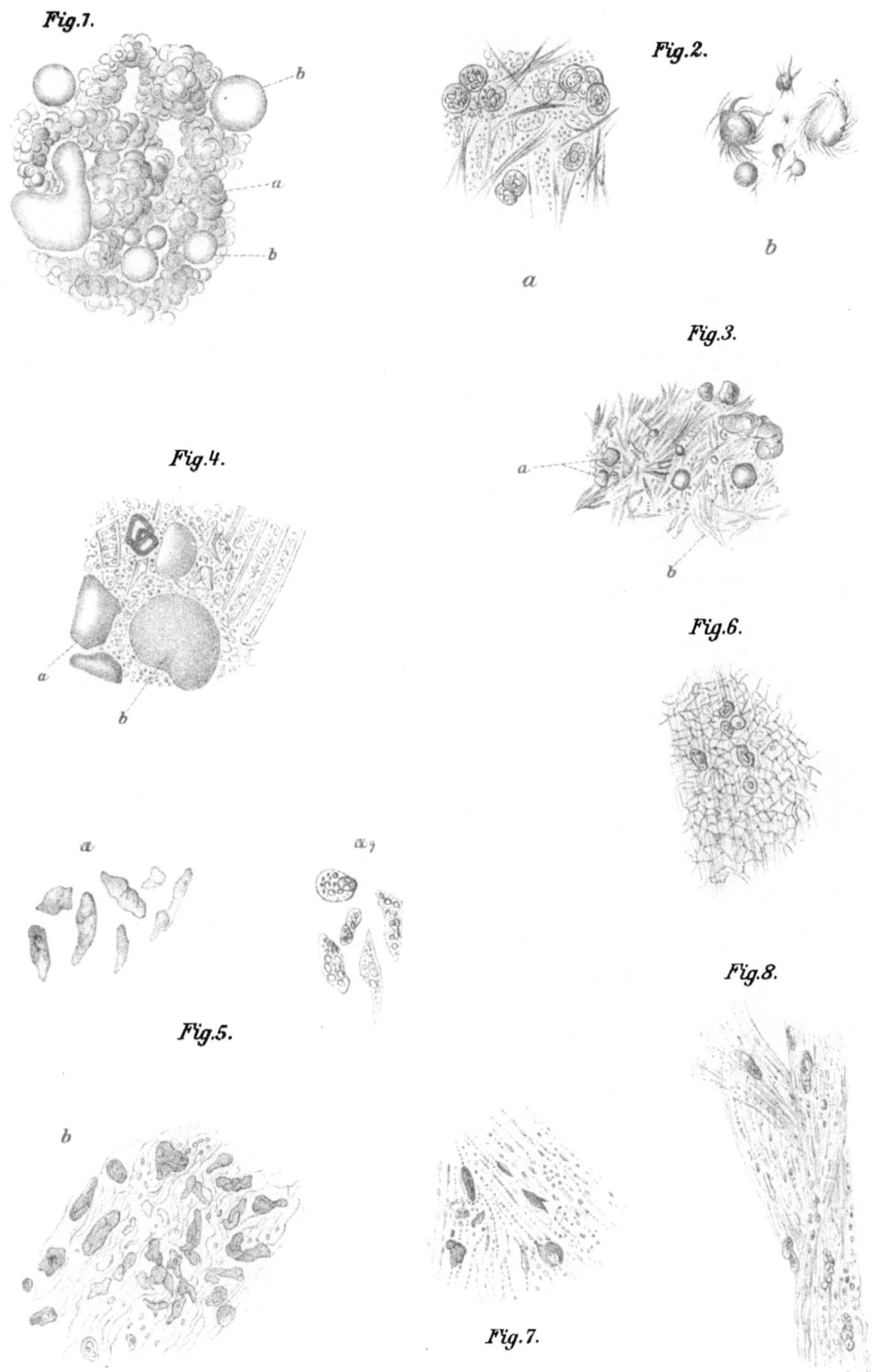

Ad. Schmidt und J. Strasburger, Die Fäzes des Menschen. 4. Aufl.

E. Laue, Lith. Inst. Berlin.

Erklärung zu Tafel IV.

(Aus Schmidt, Funktionsprüfung des Darmes mittels der Probekost, Wiesbaden 1904.)

Figur 1: Normaler Probediätstuhl (kombin. Bild). Leitz, Obj. 7.

    a) Muskelfaserreste.

    b) Gelbe Kalksalze.

    c) Seifen.

    d) Spelzenreste.

    e) Leere Kartoffelzelle.

    f) Detritus.

    g) Kakaorest.

Figur 2: Pathologische Bestandteile im Probediätstuhl (kombin. Bild). Leitz, Obj. 7.

    a) Grosse Muskelbruchstücke.

    b) Fettsäure- und Seifennadeln.

    c) Neutralfett- resp. Fettsäuretropfen.

    d) Stärkekörner in Kartoffelzelle.

    e) Granulosehaltige Bakterien.

    f) Hefezellen.

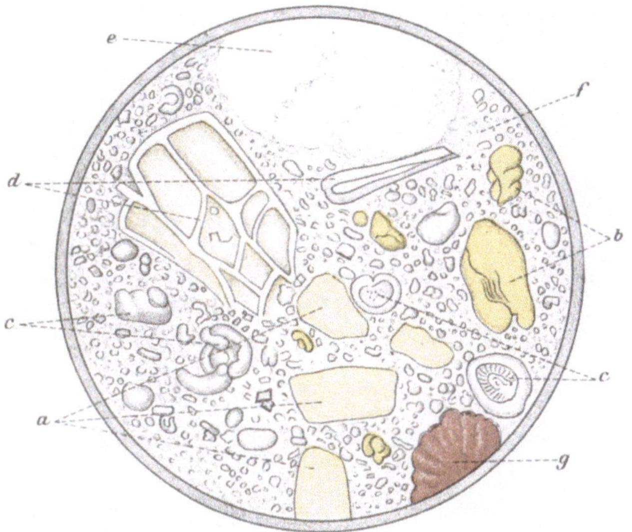

Fig. 1.

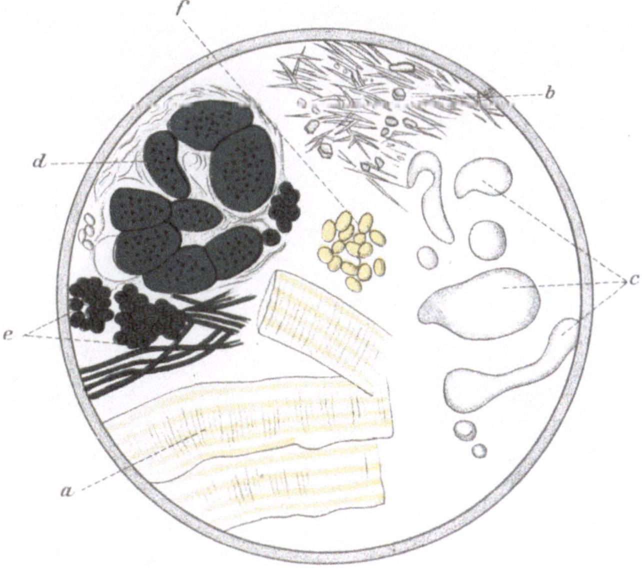

Fig. 2.

Erklärung zu Tafel V.

Figur 1: Tripelphosphatkristalle.
Figur 2: Neutrales phosphorsaues Magnesium }
Figur 3: Neutraler phosphorsaurer Kalk } nach Lynch.
Figur 4: Oxalsäurekristalle.
Figur 5: a = kohlensaurer bezw. phosphorsaurer Kalk in Verbindung mit Fettsäuren, a_1 = derselbe nach Säurezusatz, b = kohlensaurer Kalk in Kugel- und Hantelform.
Figur 6: Schwefelsaurer Kalk.
Figur 7: Cholesterinkristalle.
Figur 8: Charcot-Leydensche Kristalle.
Figur 9: Eiterflocken aus Fäzes bei chron. Ruhr (Leitz, Obj. 7): a = Leukozyten, b = Epithelien, c = Fettsäurenadeln, d = Amöbe?, e = Charcot-Leydenscher Kristall.
Figur 10: Dünndarmschleim von akuter Diarrhöe: Zellkerne mit angedeutetem Protoplasmasaum und Fetttröpfchen in zellförmiger Anordnung (Leitz, homog. Immers. $^1/_{12}$).

—————————

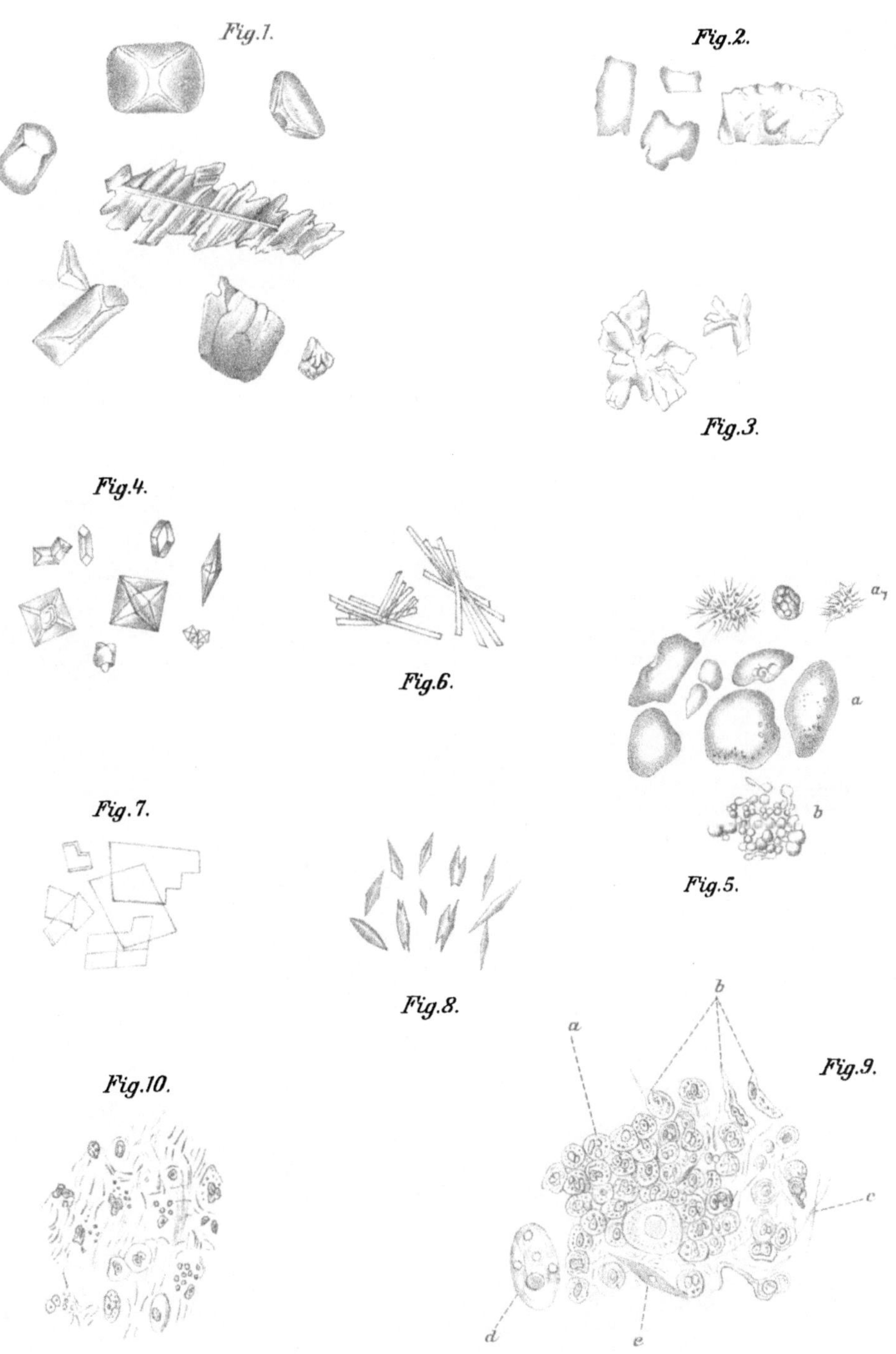

Fig.1.

Fig.2.

Fig.3.

Fig.4.

Fig.5.

Fig.6.

Fig.7.

Fig.8.

Fig.9.

Fig.10.

Ad. Schmidt und J. Strasburger, Die Fäzes des Menschen 4. Aufl

E.Laue,Lith.Inst.Berlin.

Erklärung zu Tafel VI.

Figur 1: Dünndarmschleim von Enteritis tuberculosa: Bilirubinkörner und -Nadeln in zellförmiger Anordnung (Leitz, homog. Immers. $^1/_{12}$).

Figur 2: Wismuthkristalle.

Figur 3: Holzkohle.

Figur 4: Hämatoidinkristalle (nach v. Jaksch).

Figur 5: Unveränderte (rohe) Stärkekörner aus Kinderfäzes (wahrscheinlich aus Streupulver) (Leitz, Obj. 7).

Figur 6: Korrodierte, z. T. verkleisterte Stärkekörner (nach Einnahme von roher Kartoffelstärke) (Leitz, Obj. 7),

Figur 7: Mit Jod gefärbte Stärkekörner.

Figur 8: Haare von der Epidermis der Zerealien.

Figur 9: Kleberzellen mit Inhalt.

Figur 10, 11, 12: Verschiedene Teile der Spelze der Zerealien.   (Leitz, Obj. 7).

Figur 13: Teile der inneren Samenhaut der Zerealien.

Figur 14: Pilzsporen (wahrscheinlich von Brandpilzen [Tilletia caries]): a = bei mittlerer Vergrösserung (Leitz, Obj. 7), b = bei starker Vergrösserung (Leitz, homog. Immers. $^1/_{12}$).

Figur 15: Nussreste.

Figur 16: Kakaoreste.

Figur 17: Trüffelsporen.

Figur 18: Reste von Apfelsinenschläuchen (mit Oxalatkristallen).   (Leitz, Obj. 7.)

Figur 19: Karotin.

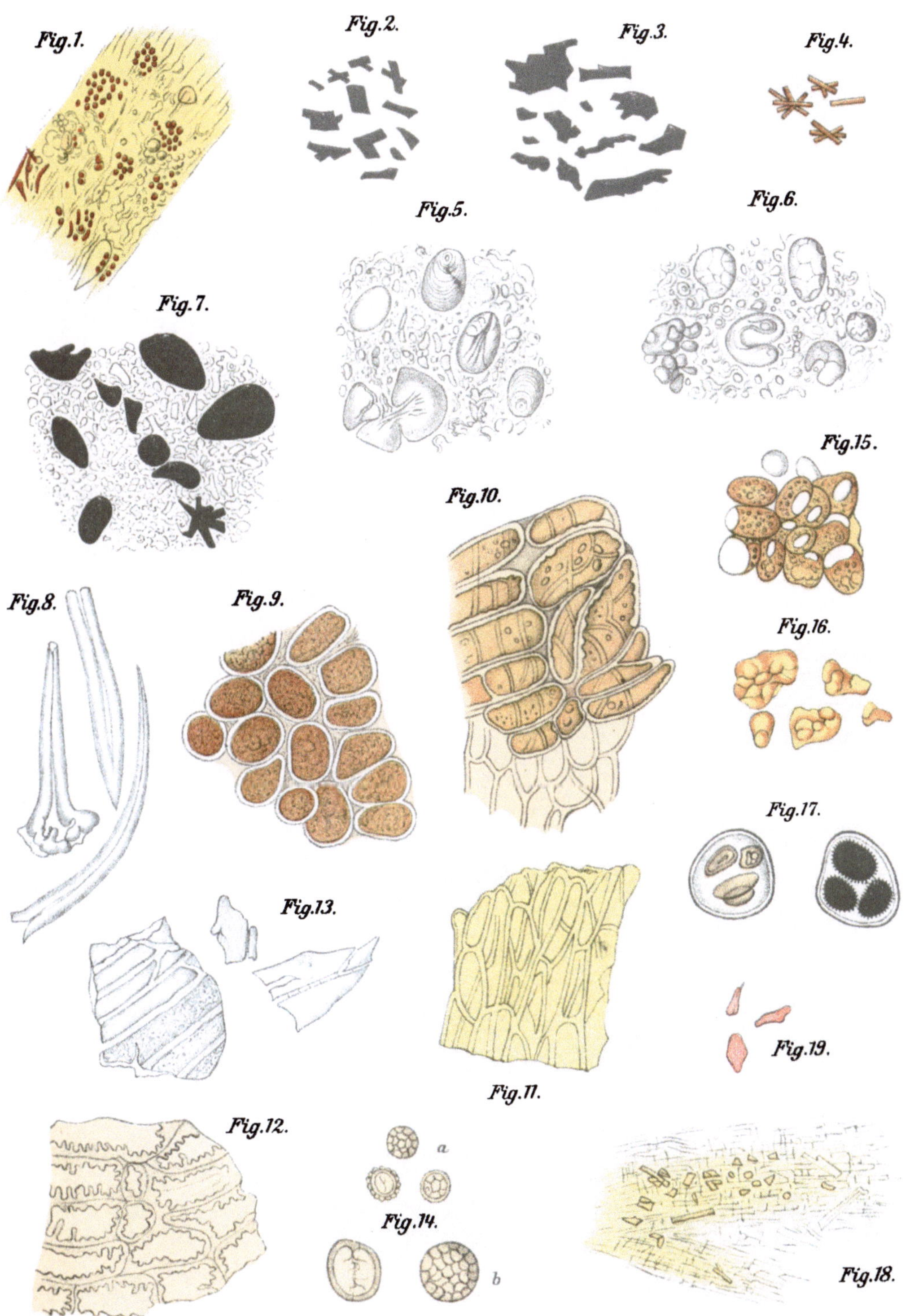

Ad. Schmidt und J. Strasburger, Die Fäzes des Menschen. 4. Aufl.

E. Laue, Lith. Inst. Berlin.

Erklärung zu Tafel VII.

(Alle Figuren ausser 9 b sind mit Leitz, Obj. 7, gezeichnet.)

Figur 1: Endosperm von Reis (mit Resten der zusammengesetzten Stärkekörner).

Figur 2: Epidermis von Blattgemüse.

Figur 3: Kristallzellen aus der Samenhaut von Bohnen (mit Kalziumoxalatkristallen).

Figur 4: Säulenzellen aus der Samenhaut von Erbsen (von oben und von der Seite gesehen).

Figur 5: Pallisadenzellen: a = von Bohnen, b = von Erbsen.

Figur 6: Kotylenparenchym von Bohnen.

Figur 7: Steinzellen aus Birnen.

Figur 8: Verschiedene Formen von Gefässen und deren Resten (Tüpfelgefässe, Schrauben, Spiralen, Ringe).

Figur 9: Kartoffelzellen, z. T. mit Stärkekleister gefüllt: a = bei mittlerer, b = bei schwacher Vergrösserung.

———

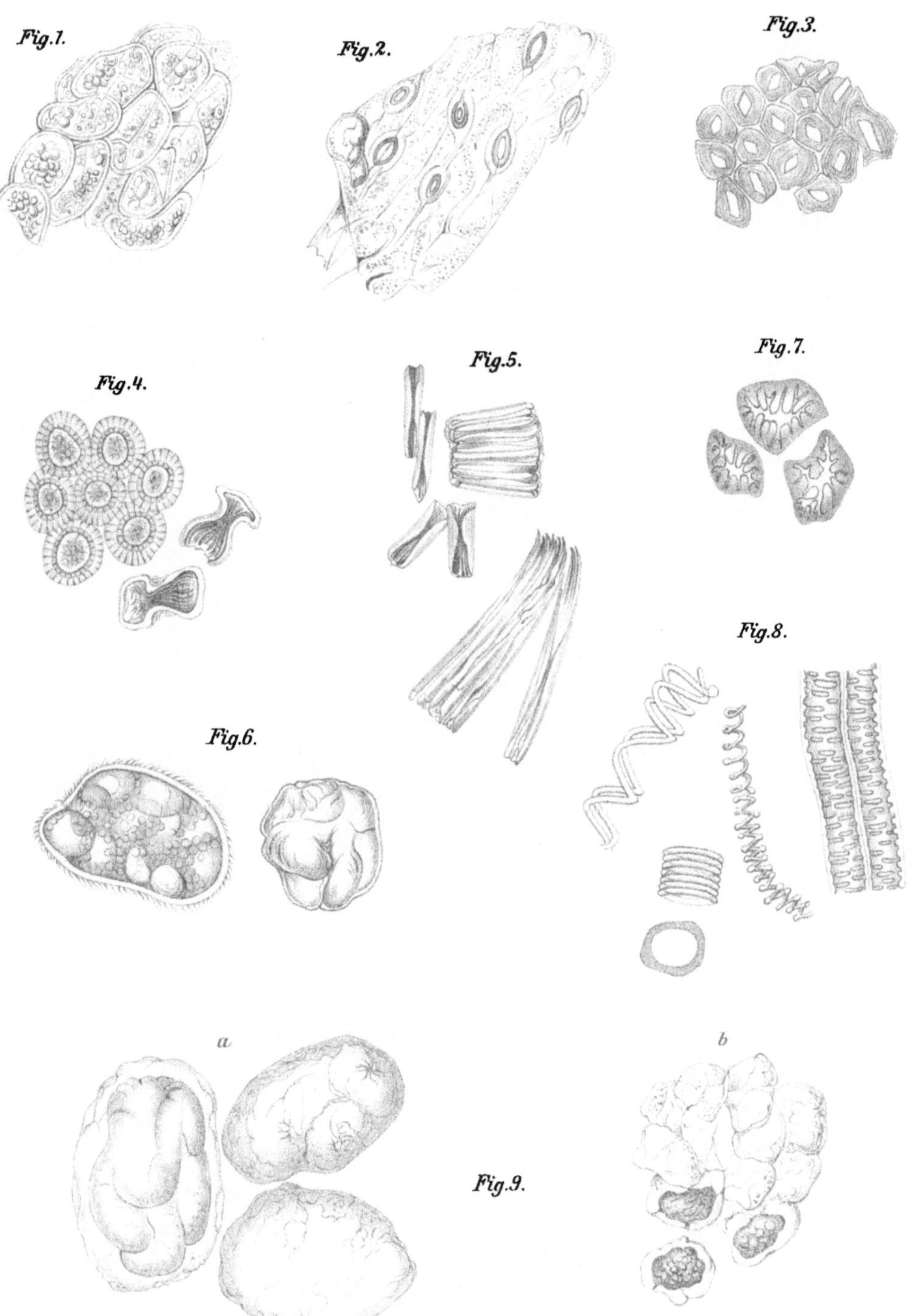

Ad. Schmidt und J. Strasburger, Die Fäzes des Menschen. 4. Aufl.   E.Laue,Lith.Inst.Berlin.

Spektroskopische Untersuchung.

Taf. VIII.

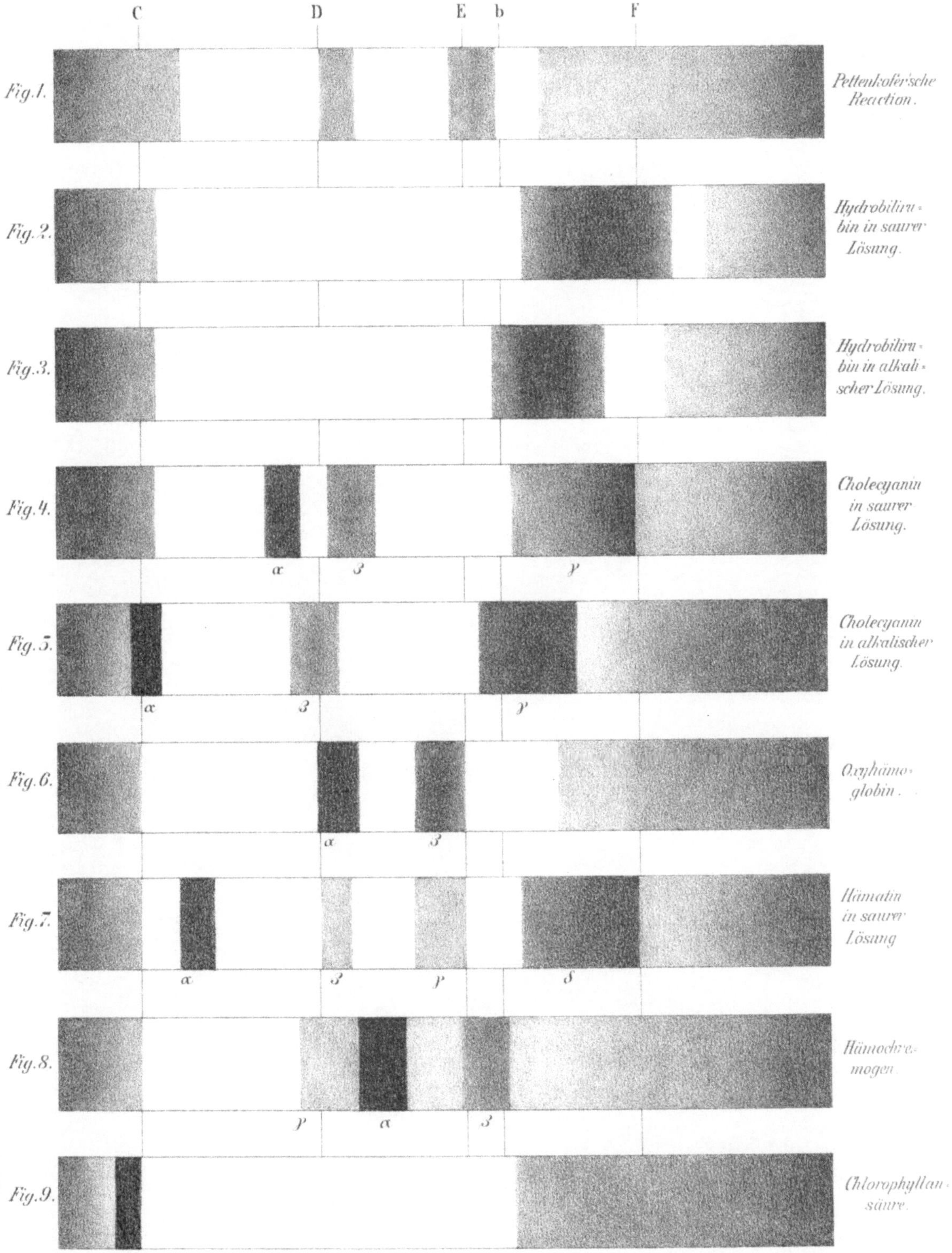

C   D   E b   F

Fig. 1.   Pettenkofer'sche Reaction.

Fig. 2.   Hydrobili= bin in saurer Lösung.

Fig. 3.   Hydrobili= bin in alkali= scher Lösung.

Fig. 4.   Cholecyanin in saurer Lösung.
α   β   γ

Fig. 5.   Cholecyanin in alkalischer Lösung.
α   β   γ

Fig. 6.   Oxyhämo= globin.
α   β

Fig. 7.   Hämatin in saurer Lösung
α   β   γ   δ

Fig. 8.   Hämochro= mogen
γ   α   β

Fig. 9.   Chlorophyllan= säure.

Ad. Schmidt und J. Strasburger, Die Fäzes des Menschen. 4. Aufl.

E. Laue, Lith. Inst. Berlin.

<h1 style="text-align:center">Erklärung zu Tafel IX.</h1>

Figur 1: Mekonium. Ausstrichpräparat. Vergr. 1000. Färbung mit verdünntem Karbolfuchsin.

Figur 2: Normaler Frauenmilchstuhl. Ausstrichpräparat. Vergr. 1000. Doppelfärbung nach Weigert-Escherich (Gram).

Figur 3: Normaler Kuhmilchstuhl. Ausstrichpräparat. Vergr. 1000. Doppelfärbung nach Weigert-Escherich.

Figur 4: Normaler Kot des Erwachsenen, milde Kost, vorwiegend Kohlehydrate, wenig Fleisch. Die Bakterien sind durch Verreiben der Fäzes mit Wasser und Zentrifugieren von den übrigen Teilen des Kotes getrennt und dann durch Zentrifugieren mit Alkohol gewonnen worden. Doppelfärbung nach Weigert-Escherich. Vergr. 1000.

Figur 5: Normaler Kot des Erwachsenen. Vorwiegend Fleischnahrung. Darstellung wie bei Figur 4. Vergr. 1000.

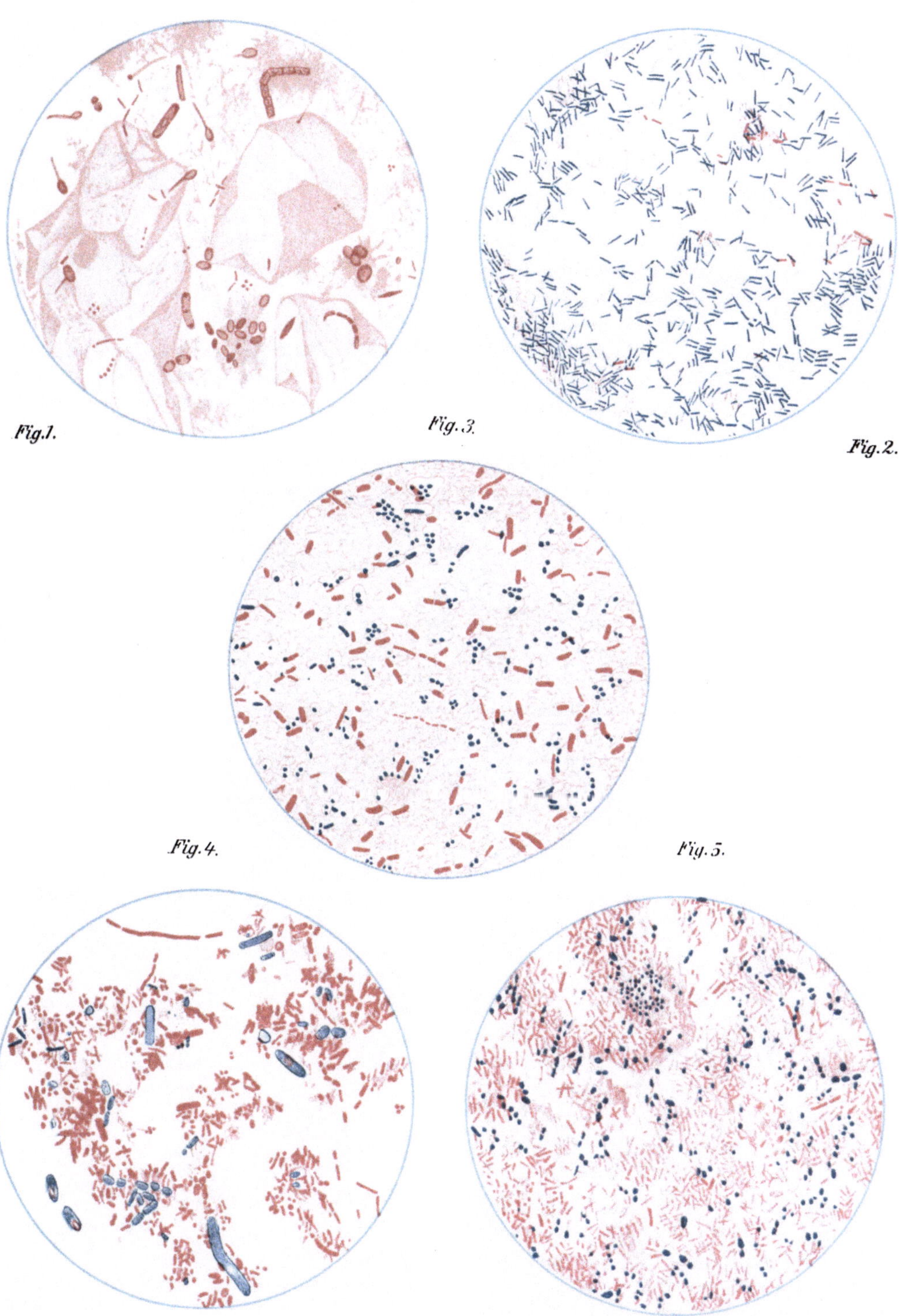

Fig. 1.

Fig. 3.

Fig. 2.

Fig. 4.

Fig. 5.

Ad. Schmidt und J. Strasburger, Die Fäzes des Menschen. 4. Aufl.

E. Laue, Lith. Inst. Berlin.

Erklärung zu Tafel X.

Figur 1: Diarrhoische Fäzes vom Erwachsenen mit langen rotgefärbten Bazillen Darstellung wie bei .Fig. 4, Tafel IX. Vergr. 1000.

Figur 2: Fäzes vom Erwachsenen bei intestinaler Gärungsdyspepsie mit langen. leptothrixartigen Fäden. Darstellung durch Zentrifugieren der Fäzes wie Fig. 4, Tafel IX. Färbung mit Methylenblau. Vergr. 1000.

Figur 3: Tuberkelbazillen aus geformten Fäzes. Darstellung durch Zentrifugieren wie Figur 4, Tafel IX. Uebliche Färbung. Vergr. 1000. (Ausser den T.-B. sieht man auch rotgefärbte Sporen.)

Figur 4: Dysenteriebazillen. Ausstrichpräparat von einem eitrigen Klümpchen. Färbung mit verdünntem Karbolfuchsin. Vergr. 1000.

Figur 5: Eitrige Partie eines Kinderstuhles bei infektiöser Kolitis. Färbung nach Weigert-Escherich (Blau gefärbte Mikroorganismen fehlen.) Vergr. ca. 1000 (nach Escherich).

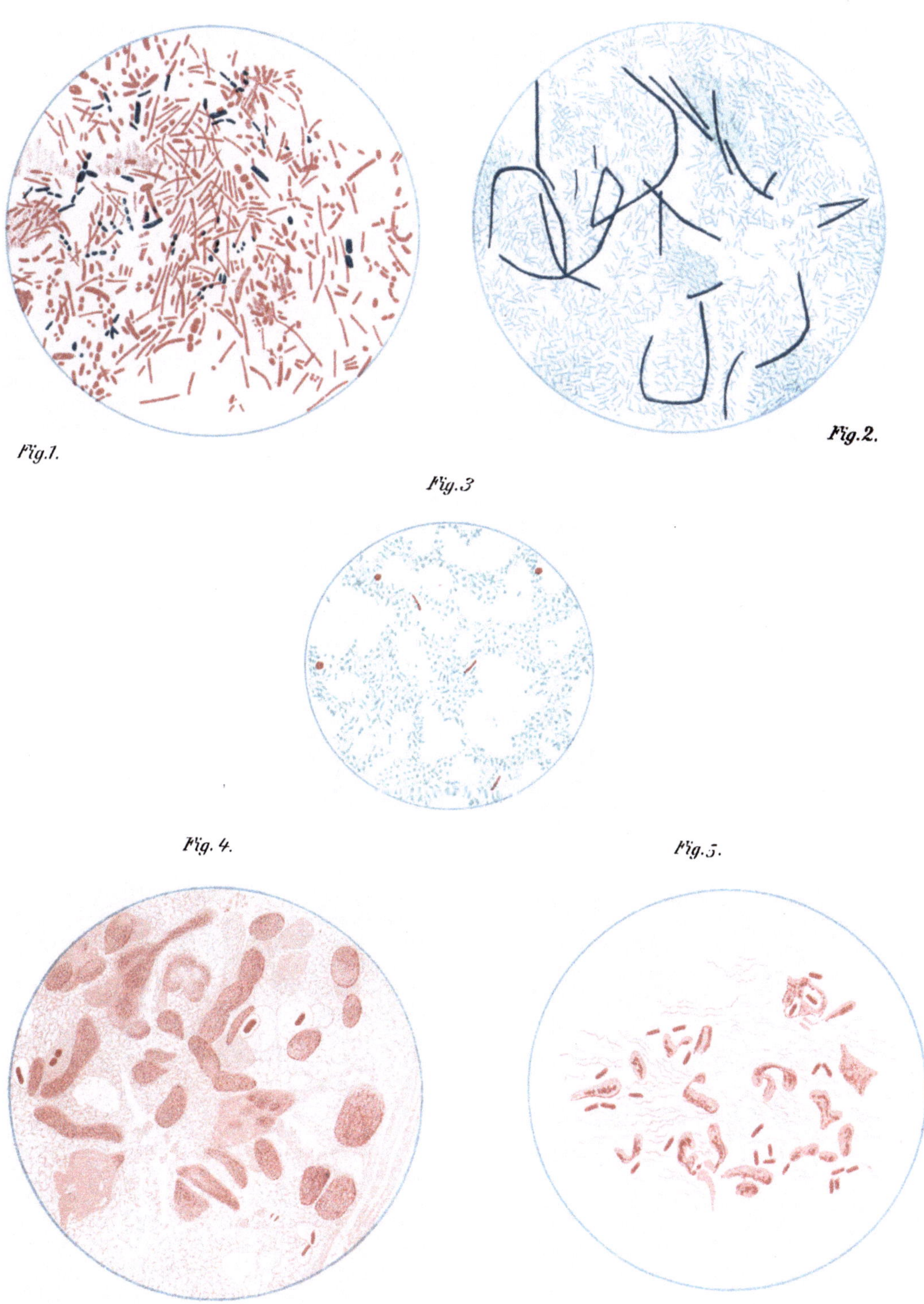

Ad. Schmidt und J. Strasburger, Die Fäzes des Menschen. 4. Aufl.

Erklärung zu Tafel XI.

Figur 1: Schleimflocke aus Kinderfäzes bei Streptokokkenenteritis. Färbung nach Weigert-Escherich. Vergr. 1000 (nach José L. Hirsch).

Figur 2: Schleimflocke aus dem Kote eines Erwachsenen mit schwerer Enteritis, zahlreiche Streptokokken enthaltend. Färbung mit Methylenblau. Vergr. 1000.

Figur 3: Kinderfäzes bei Staphylokokkenenteritis. Färbung Weigert-Escherich. Vergr. ca. 800 (nach Moro).

Figur 4: Blaue Bazillose von Escherich. Färbung Weigert-Escherich. Vergr. ca. 1000. (Diese Abbildung verdanke ich der Güte von Herrn Prof. Escherich.)

Figur 5: Granulosehaltende Bakterien aus dem normalen Stuhl Erwachsener. Färbung mit Jod. Vergr. 1000.

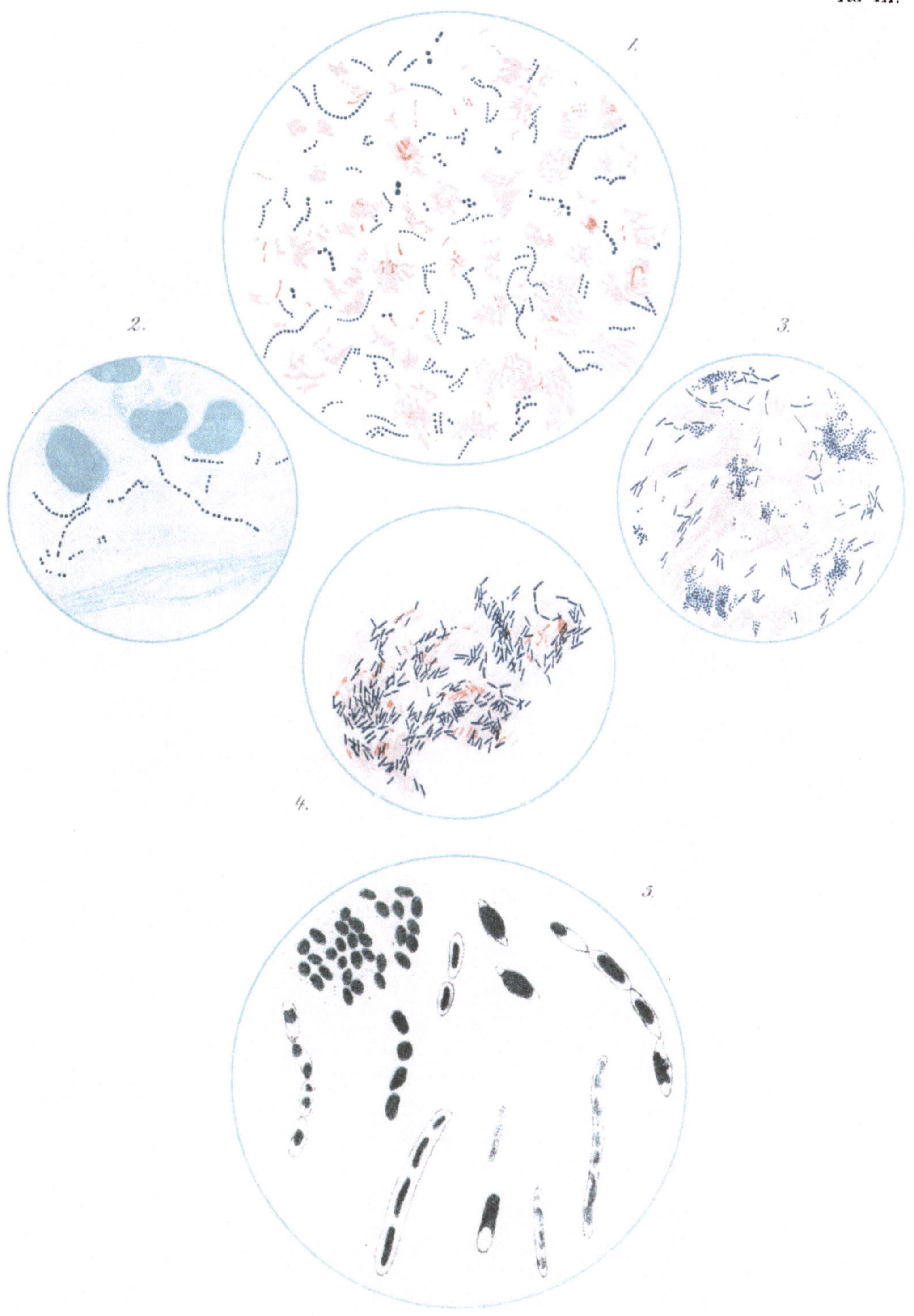

Ad. Schmidt und J. Strasburger, Die Fázes des Menschen. 4. Aufl.

E. Laue, Lith. Inst. Berlin.

Erklärung zu Tafel XII.

Figur 1: Monaden (nach Nothnagel).
Figur 2: Lamblia intestinalis (Megastoma entericum). 2a: Enzystierte Formen (nach Roos), Vergr. 1000. 2b: Megastomen auf den Darmepithelien sitzend nach Grassi und Schewiakoff).
Figur 3: Dysenterie-Amöben (Amoeba histolytica) von einem Fall in China akquirierter Ruhr. Verhältnismässig grosse Form. Vergr. 500.
Figur 3a: Amoeba coli (einheimische Form) enzystiert, bei einem Patienten mit Durchfällen infolge von Typhus abdominalis. Vergr. 500.
Figur 4: Trichomonas intestinalis (nach Grassi). Vergr. 1000.
Figur 5: Cercomonas hominis (nach Roos). Vergr. 1000.
Figur 6: Balantidium coli (nach Leuckart). Vergr. 500.
Figur 7: Coccidium hominis (nach Riek). Vergr. ca. 900.

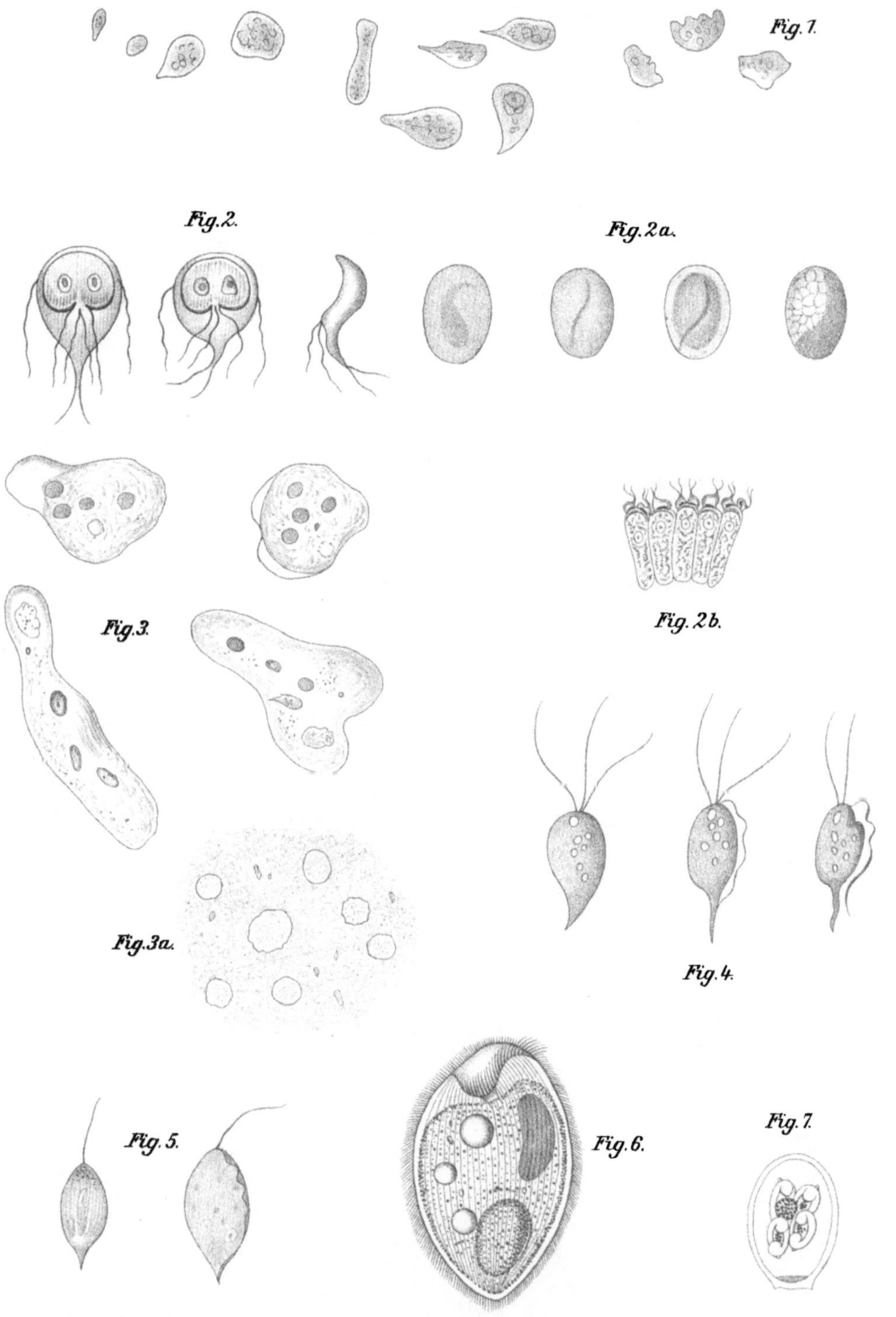

A d. Schmidt und J. Strasburger, Die Fäzes des Menschen. 4. Aufl.

F. Laue, Lith. Inst. Berlin

Erklärung zu Tafel XIII.

Figur 1: Taenia solium.
1) Skolex (nach R. Hertwig) Vergr. 15. 1 a) reife Proglottis (nach R. Hertwig) Vergr. 2. 1 b) Ei (Oncosphaera) (nach Leuckart) Vergr. 400.

Figur 2: Taenia saginata.
2) Skolex in kontrahiertem Zustand (nach Braun) Vergr. 15. 2 a) reife Proglottis (nach R. Hertwig) Vergr. 2. 2 b) Ei (Oncosphaera) Vergr. 400.

Figur 3: Taenia cucumerina.
3) Skolex (nach Diamare) Vergr. 15. 3 a) unreife Proglottiden. 3 b) reife Proglottis (nach v. Jaksch) Vergr. 2. 3 c) Ei (Oncosphaera) (nach Diamare) Vergr. 400.

Figur 4: Taenia nana.
4) Skolex (nach v. Jaksch) Vergr. 15. 4 a) Ausgewaschener Wurm (nach v. Jaksch) Vergr. 2. 4 b) Ei (nach Looss) Vergr. 400. 4 c) oben unreife, unten reife Proglottiden (nach v. Jaksch) Vergr. 20.

Figur 5: Taenia diminuta.
5) Skolex (nach Zschokke) Vergr. 15. 5 a) Proglottiden (nach Grassi) Vergr. 2.
5 b) Ei (nach Grassi) Vergr. 400.

Figur 6. Botriocephalus latus.
6) Skolex, von der Fläche des Wurms gesehen, (nach Heller) Vergr. 15
6 a) „   „   „ Kante „   „   „   Vergr. 15.
6 b) Reife Proglottiden (nach v. Jaksch) Vergr. 2. 6 c) Ei (nach Leuckart) Vergr. 400.

Figur 7: Botriocephalus cordatus.
7) Skolex mit den ersten Proglottiden von der Fläche des Wurms gesehen (nach Leuckart) Vergr. 15. 7 b) Skolex mit den ersten Proglottiden von der Kante des Wurmes gesehen (nach Leuckart) Vergr. 15.

———

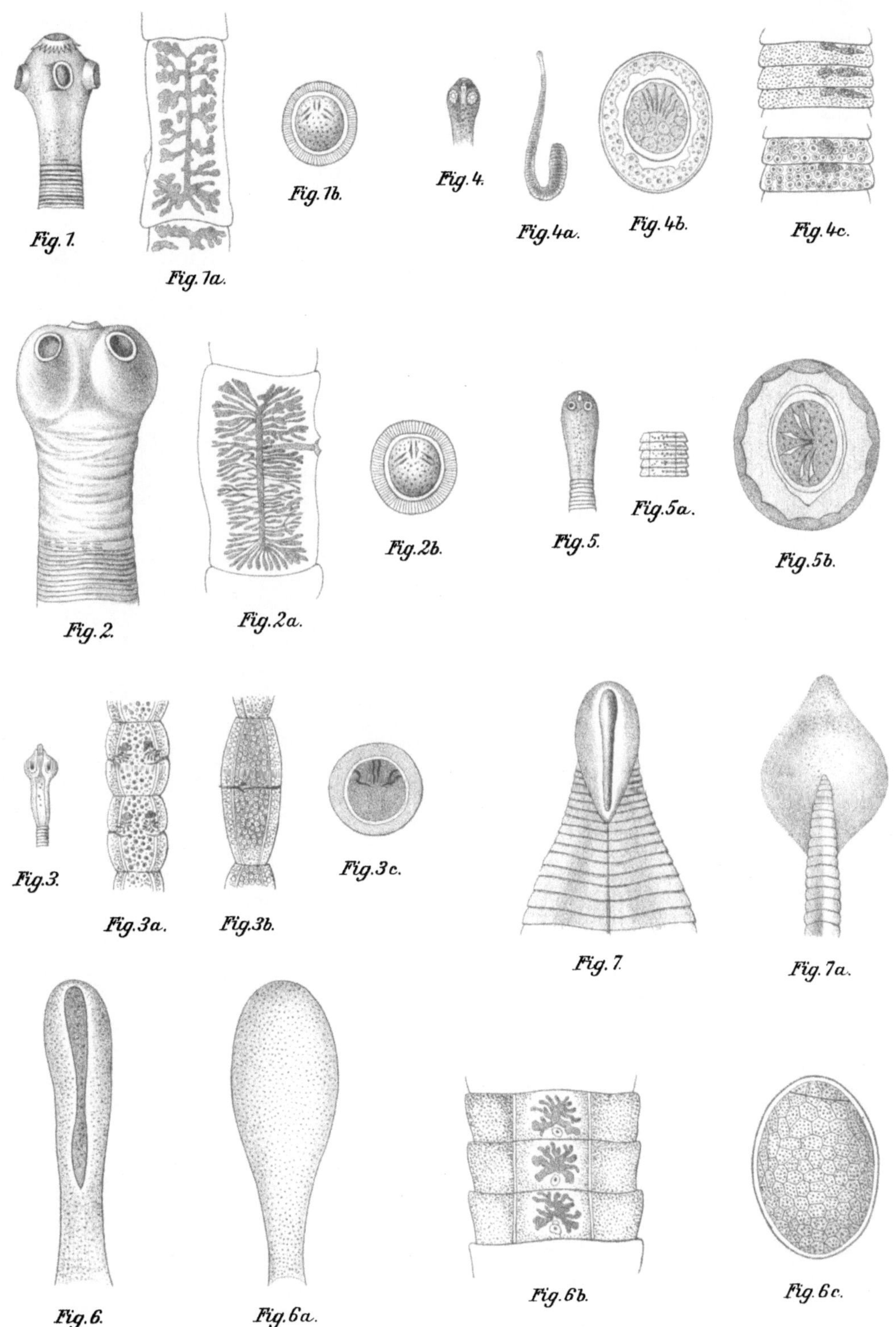

Ad. Schmidt und J. Strasburger, Die Fäzes des Menschen. 4. Aufl.

Erklärung zu Tafel XIV.

Figur 1: **Distomnm hepaticum.**
1) Wurm mit gefülltem Darm. Vergr. 2. 1a) Ei (nach Leuckart) Vergr. 400.

Figur 2: **Distomum lanceolatum.**
2) Wurm (nach v. Jaksch) Vergr. 2. 2a) Ei mit entwickeltem Embryo (nach v. Jaksch) Vergr. 400.

Figur 3: **Distomum sinense.**
3) Uterus, Ei (nach Leuckart) Vergr. 400.

Figur 4: **Distomum felineum.**
4) Eier im Stuhl (nach einem Präparat von Herrn Oberarzt Dr. Rindfleisch in Dortmund) Vergr. 400.

Figur 5: **Ascaris lumbricoides.**
5) Kopf- und Schwanzende des Männchens. Vergr. 2. 5 a) Normales Ei. Vergr. 400.
5 b) Ei ohne Eiweisshülle. Vergr. 400. 5 c) Normales Ei bei auffallendem Licht gezeichnet, um die Form der Eiweisshülle deutlicher zu zeigen. Vergr. 400.

Figur 6: **Ascaris mystax..**
6) Kopf (nach Mosler und Peiper) Vergr. 2. 6 a) Ei (nach v. Jaksch) Vergr. 400.

d*

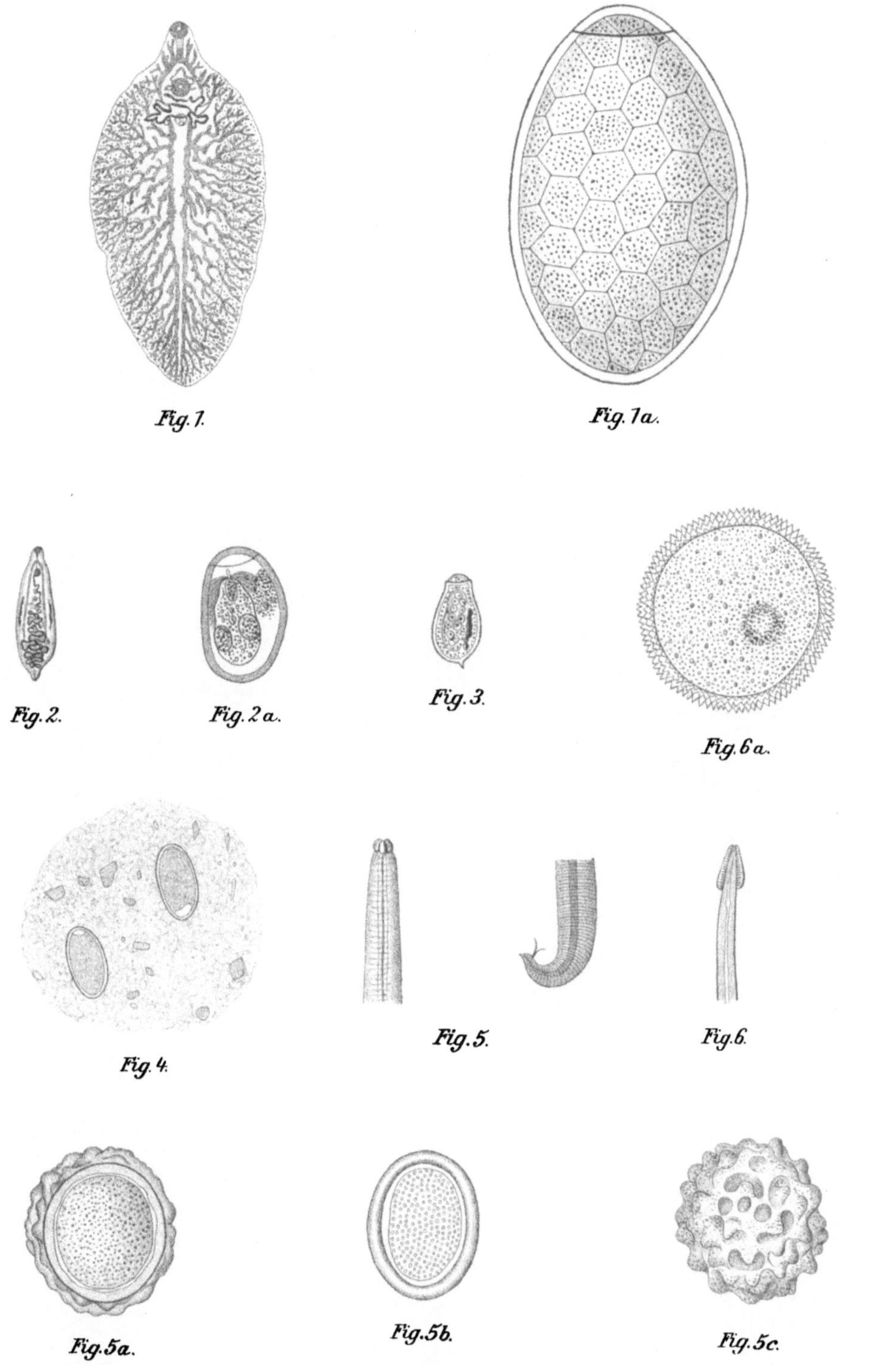

Fig. 1.

Fig. 1a.

Fig. 2.

Fig. 2a.

Fig. 3.

Fig. 6a.

Fig. 4.

Fig. 5.

Fig. 6.

Fig. 5a.

Fig. 5b.

Fig. 5c.

Ad. Schmidt und J. Strasburger, Die Fäzes des Menschen. 4. Aufl.

Erklärung zu Tafel XV.

Figur 1: Oxyuris vermicularis.
1) Kopf in gestrecktem, 1 a) in kontrahiertem Zustand. Vergr. 40. 1 b) Schwanzende des reifen Weibchens. 1 c) Weibchen und Männchen in natürlicher Grösse. 1 d—g) Eier in verschiedenen Entwicklungszuständen. Vergr. 400.

Figur 2: Ankylostoma duodenale.
2) Kopf mit Mundkapsel (nach Leuckart) Vergr. 40. 2 a) Hinterende des Weibchens Vergr. 40. 2 b) Hinterende des Männchens (nach v. Jaksch) Vergr. 40. 2 c) Weibchen und Männchen in natürlicher Grösse (nach Mosler und Peiper). 2 d—f Eier auf verschiedenen Entwicklungsstufen (nach Tenholt) Vergr. 400.

Figur 3: Anguillula stercoralis.
3 a) filariforme, 3 b) rhabditisförmige Larve (nach Braun) Vergr. 120.

Figur 4: Trichocephalus dispar.
4) Männchen und Weibchen in natürlicher Grösse (nach Mosler und Peiper). 4 a) Ei. Vergr. 400.

Figur 5: Musca vomitoria.
5) Larve (Made), noch nicht ausgewachsen, in natürlicher Grösse (nach Braun).

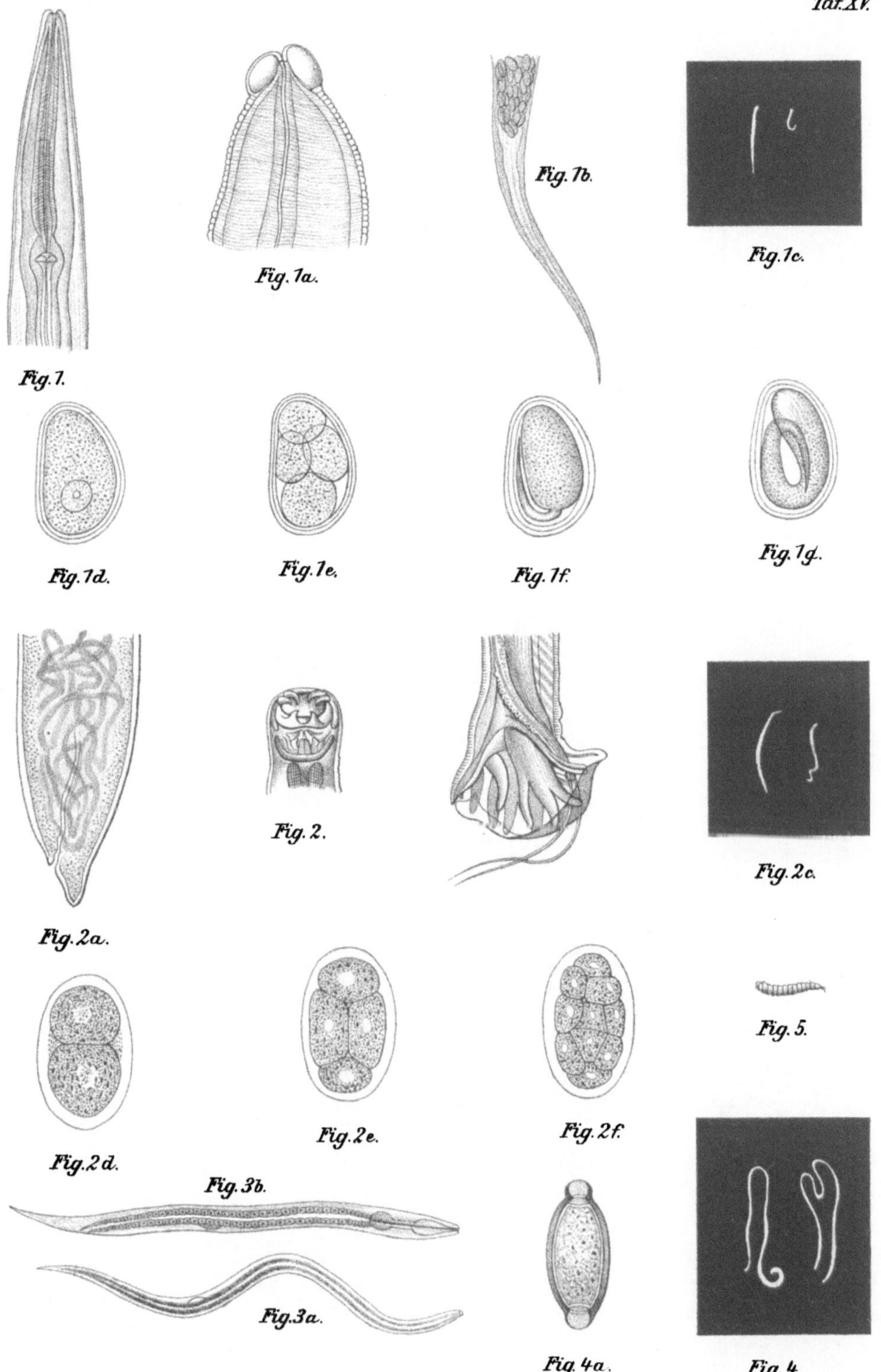

Ad. Schmidt und J. Strasburger, Die Fäzes des Menschen. 4. Aufl.